건강과 치유의 비밀

안드레아스 모리츠의
건강과 치유의 비밀

안드레아스 모리츠 지음 · 정진근 옮김

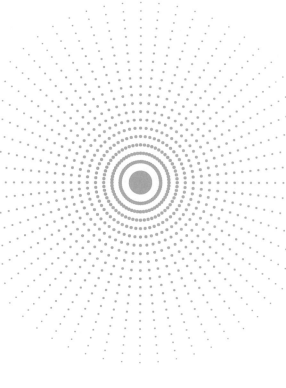

TIMELESS SECRETS
OF
HEALTH AND REJUVENATION

에디터
editor

우리의 잘못이 결코 아니라면, 우리는 그 책임을 질 수 없다.
우리가 책임을 질 수 없다면, 우리는 언제나 희생자가 될 것이다.

—리처드 바크(Richard Bach)

건강하게 살기 위한 '지식'은 물론 '지혜'까지 모두 담겨 있다!

질병의 증상을 치료하기에 급급하기보다는 병의 원인을 찾는 데 집중하는 것이 기능의학이다. 원인을 밝힌다는 것은 곧 해결책을 찾아낸다는 뜻이다. 미봉책이 아닌 진짜 해결책을 찾을 수 있는 유일한 방법이다. 이런 기능의학에 관심을 갖게 되면서 자연스럽게 자연치유에도 관심을 갖게 되었다. 그리고 수많은 관련 서적들을 읽어보았다. 그중에서도 이 책은 가장 빛나는 책 가운데 하나다.

우리는 몸에 이상이 생기면 병원에서 진단을 받고, 진단에 따른 치료를 받는다. 하지만 현대 의학은 증상만을 치료하는 학문인 터라, 잠시 증상이 완화되었다가 시간이 지나면 똑같은 문제로 똑같은 치료를 반복하는 것이 이 시대 평범한 환자들의 모습이다.

그런 평범한 환자로 남고 싶지 않다면…… 증상 완화가 아닌 진정한 치유를 원한다면, 이 책은 병원에 가기 전에 반드시 읽어보아야 할 책이다.

현재 건강하다면, 질병이 없는 건강한 삶을 영위하기 위해 반드시 읽어봐야 할 책이다.

방대한 분량이지만, 그만큼 이 책 속에는 값진 정보들로 가득 차 있다. 읽기 쉽게 쓰여 있으면서도 정보의 밀도가 높아 문장 하나하나, 단어 하나하나도 버릴 것이 없다.

대부분의 의학 또는 건강 정보는 질병의 드러난 부분만을 다룬다. 알레르기를 예로 들면, 알레르기의 증상, 원인, 진단, 치료에 대한 정보들을 다루는데 그중 원인을 다루는 정보는 대부분 매우 빈약하다. 대다수 질환들의 공식적인 원인은 "아직까지 불분명하다"라고 되어 있다. 과학의 한계 때문에 불분명한 것이 아니다. 신과 같은 위치에 있는 현대 의학이 질병들의 원인을 아직 불분명하다고 하면서 겸손을 떠는 이유는 원인을 콕 집어서 밝히기 어려운 입장에 기인하는 경우가 대부분이다. 복잡한 이해관계가 얽혀 있기 때문이다.

그러나 이 책은 다르다. 알레르기면 알레르기, 암이면 암에 대해 최대한 객관적인 정보를 제공한다. 식품업계가 두려워 탄산음료의 위험을 덮고 넘어가지 않는다. 축산업계와의 이해관계에 얽혀 가공육에 면죄부를 주지 않는다. 현대 의학을 손아귀에 쥐고 조종하는 부패한 제약업계의 이면을 드러내는 것도 주저하지 않는다. 하지만 이 책의 가장 소중한 가치는, 독자들로 하여금 인간으로서의 존엄성을 회복하고 자기 자신을 사랑하는 존재로 이끄는 힘이다. 부조리에 분노하고 비판

하기보다는, 저자 안드레아스 모리츠 특유의 따뜻함과 부드러움 덕분에 책을 읽어내려가는 것만으로 치유가 시작되는 느낌을 받는다.

이 책은 아유르베다 의학을 기본으로 하고 있다. 그러나 아유르베다 의학만을 고집하지 않는다. 언뜻 보면 사소한 일 같지만 이는 큰 차이다. 한 가지만을 주장하는 편협된 시각으로부터 무언가를 배우는 시대는 이제 지났다. 우리는 정보가 넘쳐나는 시대에 살고 있다. 다양한 정보들을 분석할 수 있는 능력이 필요하다. 이 책은 '몸'과 '건강'이라는 '기본'에 충실하다. 기본에 충실하기 때문에 정보의 풍랑 가운데 흔들리지 않는 닻이 되어줄 것이다.

스트레스에서부터 잇몸 질환, 암에 이르기까지 질환별 세심한 정보가 필요하다면 매우 잘 정리되어 있는 책이다. 질병의 치유를 넘어 건강을 지키기 위한 디톡스 방법이나 식사법에 대해 배우고 싶다면 이 또한 잘 정리되어 있는 책이다. 혹은 건강과 내 몸을 관리하기 위한 큰 틀의 지혜가 필요하다면 꼭 읽어봐야 할 책이다. 이 책에는 건강하게 살기 위한 '지식'은 물론 '지혜'까지 모두 담겨 있다.

의식이 살아 있는 삶을 살아가는 데 최고의 설명서가 될 것이다.

조한경(《환자 혁명》 저자)

나이보다
더 젊고 건강하게 사는 법

건강은 그 무엇과도 바꿀 수 없을 만큼 매우 귀중한 것이다. 이 단순한 명제는 갓 태어난 아기에서 노인까지, 누군가의 어머니이건 아버지이건, 의사이건 환자이건, 혹은 길거리에서 흔히 볼 수 있는 사람이건 한 나라의 대통령이건 누구에게도 예외가 없는 진실이다. 몸이 병들거나 정상적인 기능을 제대로 수행하지 못하는 상태가 되면, 당신은 몸이 이전처럼 건강과 활력을 되찾아야만 해결할 수 있는 불편함이나 두려움 혹은 우울증을 경험할 수 있다. 자기 자신과 주변 환경에서 진정으로 편안함을 느끼려면 자신이 경험하는 모든 종류의 '불편함', 즉 질병을 치유할 수 있어야 한다.

당신에게는 분명 스스로를 치유하는 능력이 있다. 건강 상태라는 것은 당신이 자신과 주변 세상을 어떻게 느끼고 있는지를 비춰주는 거울과 같은 것일 뿐이다. 따라서 당신 삶의 만족도에 대한 책임은 자연히 당신에게 있다. 활기찬 건강을 유지한다는 것은 그저 기분이 한번 좋아지는 것이 아니다. 당신은 아마도 당신의 인생에서 처음으로 가장 '완벽한' 상태가 될 것이다.

이 책은 당신의 내면에 잠들어 있는 엄청난 치유의 힘을 촉발시키고, 모든 단계에서 몸과 마음 그리고 정신의 균형을 되찾아줄 것이다. 자기 안에 갖고 있는 치유의 힘을 사용할 때 창조적이고 성공적이면서 보람 있는 인생의 근간이 되는 만족감을 항상 유지할 수 있다.

병에 걸리거나 비정상적으로 빠른 노화가 진행된다면 당신은 아마도 즉효가 있는 것처럼 보이는 치료법을 찾아 기를 쓰고 달려들 것이다. 오늘날 거의 대부분의 질병에는 그에 상응하는 약이나 치료법이 마련되어 있다. 당신은 은연중에 통증과 같은 질병의 증상을 억누르거나 제거하면 질병의 뿌리까지 함께 제거할 수 있는 것처럼 생각하도록 길들여져왔다. 이러한 근거 없는 믿음이 우리 마음속에 깊이 각인되어 있는 것처럼 보인다. 여기에는 우리에게 오로지 대증요법에 의한 치료법만 제공하는 의학 산업에 일차적인 책임이 있다. 물론 빨리 병이 낫길 바라는 우리 자신의 성급함도 이러한 속성 치료를 이끌어내는 주범 중 하나다. 하지만 원인은 다스리지 않은 채 증상만 제거할 때마다 지속적인 건강과 활력을 위해 필요한 균형을 다시 찾는 길은 점점 더 멀어질 뿐이다. 결과적으로 진정한 건강을 찾는 일은 한낱 꿈에 불과한 것이 되고 우리는 스스로를 좋지 못한 건강 상태에 빠뜨리면서, "인생이 뭐 그렇지!" 혹은 "어차피 우리는 어떤 병이든 걸려 죽게 될 운명인걸!" 따위의 말을 내뱉으며 자위할 수도 있다.

건강을 다시 찾는다는 것은 곧바로 효과를 나타내는 마법의 특효약 따위를 말하는 것이 아니라 당신의 창의력, 직업, 타인과의 관계, 감정, 행복과 같은 당신의 인생에 영향을 미치는 모든 부분을 재건하는 과정을 의미한다. 몇 알의 비타민제나 새로운 특효약이나 수술 혹은 심지어 대체의학적인 치료법이 몇 년 동안 방치해 쌓인 나쁜 요소들을 순식간에 제거해줄 수 있다고 믿는 것은 너무나 순진한 생각이다. 우리 몸은 지금까지 적절한 영양 공급을 받지 못하거나 수면 및 운동 부족과 같은 엄청난 부담을 몇 년 동안 견뎌야만 했을 수도 있다. 이 책은 나이 혹은 이전의 건강 상태와는 무관하게 우리 몸의 균형을 만들고 계속 유지하는 데 가장 중요한 전제 조건들을 갖추는 것에 대한 이야기다. 당신은 이 책을 통해 자기 자신의 건강에 스스로 책임지는 것을 시작으로 당신 인생의 모든 면에서 균형을 바로잡아줄 열쇠를 찾을 수 있다.

이 책은 생활 방식, 식습관, 영양, 운동, 일상생활, 햇빛 노출 등 건강에 관한 가장 실질적인 주제들을 다루는데, 그중 일부는 아유르베다 의학(고대 인도의 전통 의학 - 옮긴이)에서 파생된 것이다. 글자 그대로 '생명의 과학'을 뜻하는 아유르베다(Ayurveda)는 가장 오래되고 완벽한 고대의 자연치유 시스템이다. 당신은 이 책을 통해 아유르베다가 오랜 세월 입증해온 치유와 장수의 비밀에 대한 통찰력을 발견하는 것 외에도, 신체적·정신적·영적 행복에 기적처럼 영향을 미치는 매우 효과적이고 심오한 여러 가지 정화 절차를 적용하는 방법을 배울 것이다. 이 책에서 간략히 설명한 과학적 지식과 상식들은 당신이 건강과 젊음을 되찾을 수 있도록 동기 부여를 할 것이다. 또한 이 책은 대부분의 흔한 질병들과 모든 사람이 알아야만 하는, 잘못 인식되고 있는 의학적 치료 행위들에 대해서도 조명하고 있다.

개인의 건강과 삶의 만족도를 증진시키는 일과 관련하여 우리는 건강과 자유에 대한 우리 개개인과 사회 전체의 인식을 크게 바꿔야 하는 중대한 도전에 직면해 있다. 우리는 질병과 노화의 발생을 당연한 것으로 여기는 사고방식에서 영원한 젊음과 활력을 기대하는 것으로 우리의 사고방식을 전환해야 한다. 예전에는 몸에 병이 생겼다고 느낄 때만 의사를 찾았다. 그러나 현대를 사는 당신은 태어나기 전부터 주기적으로 몸 상태를 검사받으려고 병원을 찾기 시작해 남은 인생 전체를 의사의 도움을 받으며 살아갈 것이다. 특히 인간은 나이 들면서 때때로 의학적 도움이 필요한 연약한 존재라는, 일반적으로 받아들여지는 믿음은 노화라 불리는 신비한 힘에 의해 어두운 시간의 터널로 끌려가면서 통제 불능의 느낌을 일으키게 한다.

몸이 좀처럼 회복되지 않거나 말을 듣지 않는다고 느끼는 것은 육체적 혹은 정신적 질병의 가장 일반적인 원인 중 하나인데, 사람들은 이를 '스트레스'라고 부른다. 스스로가 약해졌거나 안전하지 못하다는 생각은 두려움을 낳고, 이 두려움은 다시 우리 몸에서 심각한 생화학적 변화를 일으킨다. 이러한 변화는 건강의 악화와 노화라는 신체적 '현실'로 나타난다. 정신과 육체는 밀접하게 연결되어 있기 때문에 당신의 모든 생각과 느낌은 정도의 차이만 있을 뿐 당신이 실제로 경험하게 되는 건강과 삶의 만족도에 영향을 미친다. 한바탕 우울한 감정에 휩싸이면 당신의 면역 체계가 무력해지기도 하고, 반대로 사랑의 감정에 빠지는 순간 면역 체계가 다시 힘을 낼 수도 있다.

당신이 만약 노화를 피할 수 없는 자연스러운 현상으로 확신한다면, 그것은 당신이 스스로를 위해 만들어낸 진짜 현실이 될 것이다. 마찬가지로 당신은 몸을 파괴하는 같은 힘에 의지하여 그 힘이 치유와 젊음을 회복하는 데 쓰이도록 할 수도 있다. 당신은 나이 들어가고 병에 걸리기 쉬워지는 것이 생명의 본성에 대한 무지를 투영하는 데 지나지 않음을 스스로 증명할 수 있을 것이다. 질병과 노화는 우리 몸의 유전적 설계도가 갖고 있는 계획의 일부분이 아니다. 심지어 미리 정해진 다양한 수명에 따라 우리 몸속 세포의 생명을 끊는 일을 담당하는 '세포 사멸 유도 유전자'도 우리가 생명을 유지할 수 있도록 도와주는 것이다. 이 유전자가 없다면 우리는 몇 주 안에 암으로 인한 죽음을 맞이할 것이다. 이와 같은 관점에서 볼 때 통제된 파괴는 생명의 선물이고, 암세포의 경우가 그렇듯 세심한 관리가 없는 상태의 성장은 죽음의 전주곡이 될 수 있다. 유전자에 대한 새로운 연구에서는 우리가 원하는 만큼 오래 살 수도 있다고 말한다. 우리 몸의 정상적인 원래 설계도에는 스스로 노화나 질병의 원인이 되도록 하는 것임을 나타내는 어떠한 표시도 없다. 하지만 노화와 질병이 두려움과 부정적인 마음가짐, 감정 그리고 체내에 독성 노폐물들이 과도하게 축적되어 나타나는 복합적인 효과에서 비롯된다는 것을 보여주는 증거들은 수도 없이 많다.

인생을 변화시키려면, 우리는 삶의 진정한 본질적인 문제와 심오한 행복감을 창조하기 위해 우리의 방대한 에너지, 창조력, 지능의 잠재력을 사용할 필요가 있다. 우리의 끝없는 잠재력을 풀어줄 열쇠 중 하나는 몸 그 자체다.

신체는 끊임없이 세포 교체를 하는데, 그 자체만으로도 인간이 창조한 그 어떤 것과도 비교할 수 없을 정도로 매우 신비롭고 엄청나게 복잡한 과정이다. 개개인의 유전자를 구성하고 몸 안의 세포들을 채우고 있는 다양한 형태의 단백질은 2~10일마다 교체가 이루어진다. 방사성 동위원소를 이용한 연구에 의하면, 지금 당신의 몸을 이루는 원자의 98%가 1년 후에는 그 자리에 있지 않을 것이라고 한다. 이러한 교체 과정은 혈액, 근육, 장기, 지방, 뼈, 신경 그리고 최근에 확인된 것처럼 뇌를 포함한 우리 몸 곳곳에 영향을 미친다. 모든 세포가 끊임없이 교체됨으로써 당신은 새로운 몸을 가질 수 있고, 결과적으로 최소한 몇 년에 한 번꼴로 새로운 생명을 부여받게 되는 것이다. 당신은 이 책을 통해 노화의 시계를 멈추고 실제 나이보다 훨씬 더 젊고 건강하게 만들어주는 신체의 선천적 메커니즘을 배우게 될 것이다.

우리는 지금 이 순간 전 세계적인 엄청난 변화의 한복판에 있는데, 이러한 변화는 이미 현대 의학의 근저에까지 커다란 영향을 미치고 있다. 몸과 정신을 완전히 분리해서 독립적으로 다루는 오래된 개념들은 심리신경면역학(면역 기능과 심리적 요인의 상호작용이나 그와 관련된 여러 메커니즘을 해명하려는 학문-옮긴이) 혹은 심신의학(몸과 마음의 조화를 통해 질병을 치료하고 예방하는 의학-옮긴이)과 같이 좀 더 진보적인 의학 분야의 연구로 밝혀진 지식들에 의해 그 근간이 빠르게 허물어지고 있다. 인간의 본성을 이해하는 낡고 오래된 관점에 바탕을 둔 몸과 정신의 분리는 실제로 존재한 적이 없다. 그럼에도 불구하고 인간 존재의 참된 진실에 대한 이 같은 잘못된 관념은 인간이 본질적으로 육체적 존재인 것처럼 믿게 만든다. 그리고 우리 모두 어느 정도는 그와 같은 생각에 동의한다. 인간의 건강을 탐구하는 오늘날의 의학 연구와 임상의학에서는 기분과 감정 그리고 정신의 역할을 대부분 무시하기 때문에, 우리의 안녕을 돌보는 일을 담당하는 그들이 우리가 합리적으로 만족하는 건강 상태를 보장할 가능성은 거의 없다. 이 책을 읽다 보면 명확해지겠지만, 오로지 증상에만 치우친 의학적 접근법은 지구상에서 질병을 근절하는 것이 아니라 오히려 질병을 치유할 가능성을 완전히 없애버렸다. 아니, 더 정확히 말하자면 만성 질환의 발병과 그로 인한 죽음에 다른 어떤 요인들보다 큰 원인이 되었다.

우리는 몸과 정신의 불가분성에 대해 이제 겨우 눈뜨기 시작했다. 심신의학의 획기적인 발견은 수많은 사람들이 건강을 되찾을 수 있도록 도와주었다. 현대의 과학적 연구 결과들은 정신과 몸이 절대로 분리되었거나 독립된 실체로 존재하지 않는다는 것을 보여준다. 우리의 정신이 글씨를 쓰라는 명령을 내리지 않으면 손은 절대로 글씨를 쓸 수 없다. 당신의 정신이 정해진 순서에 따라 분명한 지시를 내리지 않는다면 지금 이 글을 읽기 위해 눈동자를 움직이지도 못할 것이다. 정신 역시 몸에 대한 올바른 인식과 생명을 유지하려는 의지를 갖고 있어야 한다. 예를 들어 거식증에 걸린 사람을 생각해보자. 그 사람의 사고는 스스로가 뚱뚱하다고 믿도록 왜곡되어 있기 때문에 음식을 먹고자 하는 욕구가 심각하게 저하되거나 없어져서 몸이 쇠약해지고 심하면 생명을 잃을 수도 있다. 따라서 정신과 몸은 직접적으로 연결되어 있고 상호 의존적인 관계다. 우리의 생명은 '몸과 정신의 초지능(super intelligent)'에 의해 통제된다. 이러한 감독관이 없으면 1초에 1조 개 이상의 생화학 반응을 일으키는 60조~100조에 이르는 우리 몸의 세포들은 우주가 해체될 때 생길 수 있는 만큼의 혼돈과 혼란을 만들어낼 것이다.

또한 당신은 근심 걱정 때문에 복통이 찾아오거나, 혹은 매우 고통스러운 소식을 전해 듣고 기절할 때 정신과 몸의 밀접한 상호 관계를 경험할 것이다. 어떤 사람들은 고통스러운 사건으로 인해 하룻밤 사이에 머리카락이 반백이 되어 나타나기도 하고, 또 어떤 사람들은 당황스러운 상황에 놓이면 얼굴이 빨개지기도 한다. 심장동맥이 막혀 있는지 여부와 상관없이 단순한 분노나 극심한 불안감 때문에 심근경색이 올 수도 있다. 모든 생각과 감정은 뇌와 몸 안의 모든 부분에서 즉시 생화학적인 화합물로 변환되고, 그 결과 신체적 특성과 기능에 변화를 가져온다. 실제로 모든 정신 활동은 우리에게 감정이라는 특별한 느낌을 남긴다. 감정은 정신적 자극과 신체적 변화 두 가지 모두에 의해 만들어지고, 언제든 그 사람의 현재 건강 상태를 총체적으로 표현한다.

정신적 체험에 반응하여 호르몬을 분비하는 우리 몸의 내분비계는 그야말로 몸 안의 개인 약국이면서도 약값은 전혀 들지 않는다. 몸 안의 약국에서는 당신이 필요로 하는 어떤 약이든 만들 수 있고, 당신 자신이 적절한 처방전을 쓰는 약사가 된다. 당신의 정서 반응 혹은 특정 사건이나 상황에 대한 반응에 따라 만들어지는 약과 그 약의 역할이 달라진다. 이때 만들어지는 약에는 스트레스 호르몬인 아드레날린, 코르티솔, 콜레스테롤 등이 포함될 수 있다. 예를 들어 분노나 두려움 혹은 거부감에 대한 반응으로 이러한 호르몬들이 분비되어 혈류 속으로 방출되면 당신의 생명을 구할 수도 있겠지만, 이와 같은 호르몬들이 멈추지 않고 계속 분비된다면 혈관 벽에 손상을 주고 면역 체계를 약화시킬 수도 있다. 반면에 당신의 행복한 감정은 엔도르핀, 세로토닌,

인터류킨(Interleukin 2) 같은 쾌락과 만족의 경험들과 연관된 다른 약물로 나타난다. 이런 종류의 화학 물질들을 충분히 생산할 수 있다면 노화를 늦추거나 멈추게 하는 것도 불가능한 일은 아닐 것이다.

아주 세심하게 통제된 연구들은 당신의 삶에 대한 스스로의 해석이 빠르고 긍정적인 변화를 겪었을 때, 열흘 만에 생물학적 연령을 10~15년 정도 낮출 수 있음을 보여주었다. 이와 반대로 당신이 아무 희망이 없거나 우울하다는 감정에 휩싸이면 단 하루 만에도 20년 이상 늙어버릴 수 있다. 긍정적인 방향이든 부정적인 방향이든 호르몬의 효과는 매우 강력하다. 하지만 그러한 호르몬보다 더 강력한 것은 그것들이 분비되는 계기를 만들어주는 우리의 생각과 의도다.

지금까지 수십 년 동안 암 환자들이 말하는 '종양의 자발적 완화'를 경험한 사례들이 끊임없이 보고되어왔다. 악성 종양이나 다른 심각한 질병이 자연스럽게 치유되는 현상은 환자가 갑자기 엄청난 신뢰감이나 전례 없이 행복한 감정을 느끼는 상태가 되었을 때 나타날 수 있다. 또 어떤 사람들은 웃음에 '중독'되었을 때 불치병에서 회복되기도 한다. 우리의 몸은 현실에 대한 새로운 자각에 반응하여 이전에는 알지 못했던 매우 강력한 화학 물질을 만들어낼 수 있다. 인간의 심신 체계가 갖고 있는 이러한 내재적 능력은 호르몬 체계, 즉 내분비계가 좀 더 높은 수준의 효율성을 갖도록 도와주고, 우리의 몸이 현재 알고 있는 것 혹은 상상하는 것보다 더 큰 능력을 가질 수 있도록 해준다. 몸과 정신의 연결은 우리의 신체적·정신적 건강을 개선하려는 노력에서 가장 핵심적인 부분을 차지하기 때문에 이 책 앞부분에서 매우 비중 있게 다뤄질 것이다.

영원한 건강과 활력을 찾으려는 우리의 여행은 질병 치료와는 거의 관련이 없는 것이지만, 질병을 치료하는 행위는 현대 의학의 주된 관심사다. 진정한 치유는 건강한 몸과 건강한 정신 사이의 친밀한 관계를 재건하는 것이다. 정작 필요한 것은 전등 스위치를 올리는 일인데, 어두운 방 안에서 어둠과 싸우는 것은 바보 같은 짓이다. 어둠은 우리가 제거해야 할 문제가 아니다. 어둠을 창조하는 것은 사라진 빛이다. 어두운 방 안에 양초를 켜면 어둠은 그 즉시 사라진다. 이와 마찬가지로 질병도 우리의 몸과 정신에 건강을 가져오고 생명을 지탱할 수 있는 행동에 의해 사라진다. 여기서 말하고자 하는 핵심은 바로 이것이다. 즉 질병에만 초점을 맞추면서 건강하기를 바란다는 것은 비현실적인 꿈이라는 사실이다. 우리가 불행해진 것을 질병 탓으로 돌리고, 그것을 적으로 취급하는 것이야말로 현대인들의 건강에 위기를 가져온 근본 원인이다.

기본적인 자연법칙에 의하면, 에너지는 사고의 지배를 받는다. 만약 질병이 당신의 주된 관심사이거나 인생의 평가 기준이라면, 질병은 그러한 부정적인 에너지를 갈구하는 존재이기 때문에 당신은 거기에서 헤어나올 수 없다. 서구 문명사회에서 생기는 모든 질병의 90% 이상은 만성 질환이고, 최소한 현대 의학의 범주 안에서는 이러한 질병을 다스릴 수 있는 효과적인 치료법이 존재하지 않는다. 현대 의료 체계가 만성 질환들을 효과적으로 대처하는 데 어려움을 겪는 것은, 건강을 되찾기 위해선 질병의 증상을 없애야 한다고 생각하는 집단적인 확신에 근본 원인이 있다. 대신에 우리가 우리의 관심을 건강을 유지하는 데 책임 있는 메커니즘들을 복원시키고 그 전제 조건들을 충족시키는 데 집중한다면, 건강은 아주 자연스럽게 돌아올 것이다. 우리가 관심을 가져야 할 것은 질병이 아니라 사랑과 보살핌, 양질의 영양 공급 그리고 다시 온전해졌다는 느낌을 바라는 환자 자신이다. 균형을 잃은 정신과 몸을 치유하기 위해 필요한 가장 중요한 경험은 자신의 건강을 스스로 관리할 수 있게 되고, 그것이 무엇이든 몸 안에 있는 폐색과 불균형을 제거할 때 느끼는 행복의 경험이다. 이는 정신과 육체와 영혼을 즐겁게 하는, 스스로 힘을 북돋는 과정이다.

행복한 사람들은 아무리 자주 감기 바이러스에 노출되어도 감기에 잘 걸리지 않는다는 사실을 보여주는 매우 흥미로운 연구가 있다. 사랑에 빠진 사람들도 질병에 대한 내성이 강하다. 긍정적인 건강 상태를 만드는 것은 매우 행복한 감정을 느끼도록 만드는 사건이 될 수도 있다. 감기나 질병으로 고생하다가 몸이 낫는 듯한 느낌을 받는 사람에게는 행복이 저절로 돌아온다. 행복과 건강은 우리가 아주 좋아하는 것이지만 질병은 그렇지 않다. 건강하지 못한 사람이 행복해지기 어려운 것과 마찬가지로 행복하지 않은 사람들은 절대로 진정한 건강을 가질 수 없다. 이 책에 나오는 것처럼 암 때문에 고통을 겪다가 자신의 행복을 되찾는 방법을 찾은 사람들은 갑자기 저절로 병이 나을 수도 있지만, 자신의 아버지나 어머니 혹은 이혼한 배우자를 계속해서 미워한다면 똑같은 치료법을 사용하더라도 장기적으로 볼 때 치료에 실패할 가능성이 훨씬 더 높다. 질병이나 인생의 부정적인 것들에 집중하는 사람은 여전히 해결되지 못한 문제, 그리고 반복적인 분노와 갈등에 사로잡히고 만다. 이것은 결국 강력한 면역 억제 효과를 나타내고 진정한 치유를 방해한다. (질병의 증상으로 널리 알려진) 질병의 파괴적인 특성에 집중하는 것은 진정한 치유 반응을 가져오는 영감의 원천이 될 수 없고 건강을 증진시키지도 못한다. 실제로 질병의 증상이나 그것을 진단하는 일에 집착해서 얻을 수 있는 것은 별로 없다. 그에 반해 건강에 집중하면 거의 모든 것을 얻을 수 있다.

인간의 몸에는 병에 걸리도록 설계된 프로그램은 없지만, 완벽한 평형 혹은 균형 상태를 유지하면서 균형이 무너졌을 때 다시 균형을 잡도록 하는 프로그램이 많다. 건강해지려는 것은 인간의 본성이지만 이러한 프로그램들이 효과적으로 작동하는 전제 조건을 충족시키는 것은 우리가 해야 할 일이다. 거듭 말하지만 행복이 없으면 치유도 없다. 사랑하는 이와 사별한 사람에게는 사실 기쁨이라는 감정이 존재하지 않으므로 이와 같은 명제를 가장 극명하게 보여주는 사례가 될 것이다. 미망인은 암에 걸릴 위험이 가장 높은 집단에 속한다. 사랑하는 사람을 잃은 슬픔은 심지어 T세포(항원에 오염된 세포나 암세포를 파괴하는 백혈구─옮긴이)의 수가 정상적인 범위일지라도 암세포와 싸우는 정상적인 면역 반응이 약해지도록 만든다. 심장 질환에 관한 주요 연구 결과들에 따르면, 행복하지 않거나 직업에 대한 만족도가 떨어지는 것이 심근경색을 유발하는 요인 중 가장 위험도가 높은 것들이라고 한다. 그러한 것들은 동물성 지방이나 알코올, 심지어 흡연보다도 건강에 훨씬 더 위험하다.

삶의 주된 목적은 행복을 증진시키는 것이다. 어떤 것이든 이러한 목적에서 벗어나고 가장 기본적인 삶의 원칙을 충족시키지 못하는 행동은 실패할 수밖에 없거나 난관에 부딪히는데, 이러한 난관들은 우리가 행복에 이르는 길로 되돌아갈 수 있도록 이미 계획된 것들이다. 삶의 다른 부분들과 마찬가지로 이것은 건강과 관련한 부분에 있어서도 틀림없는 사실이다. 이 책에 있는 대부분의 조언들은 희망적이면서 매우 명확하기 때문에 건강한 몸을 만들고 유지할 수 있는 단단한 기초를 제공할 것이다. 제7장에서 설명하는 간과 담낭의 청소를 통해 이들 주요 장기에서 몇 시간 안에 수백 개에 이르는 담석들을 제거할 수 있는데, 이를 바탕으로 당신은 완벽한 건강을 위한 토대를 만들고 뿌리 깊은 분노와 좌절감을 제거할 수 있다. 심하게 막힌 담도와 순환계를 정화하면 더없이 행복한 효과를 볼 수 있고, 삶의 우선순위에 확실한 변화를 일으킨다. 건강의 지속적인 향상에 따라 당신은 스스로가 인생의 퍼즐 조각이 자연스럽게 맞춰지는 완벽한 상태로 진입하고 있음을 느낄 것이다.

신체적 건강을 개선하는 여러 가지 방법에 대한 글들을 읽은 후에는, 그것들이 당신의 정신적·정서적 삶의 만족도와 매우 깊은 관계가 있다는 사실을 기억하기 바란다. 당신이 암이나 심장 질환 혹은 에이즈와 같은 특정 질병으로 고통을 겪고 있다면, 질병이 발생한 원인이 된 신체적 불균형을 치유하는 것 외에 그에 상응하는 정신적·정서적 영향에도 관심을 기울일 필요가 있다. 질병은 당신이 '퇴치'해야 할 대상이 아니다. 그보다는 몸과 마음의 자연스러운 균형 상태를 방해하는 똑같은 제약을 반복하여 만들어냄으로써 당신 스스로 키운 것이라고 보는 편이 옳을 것이다.

질병은 더 이상 건강을 유지하지 못하거나 혹은 당신이 더 이상 자신의 내적인 목적, 즐거운 사람이 되고자 하는 자연스러운 욕망, 그리고 주변 세상과 조화를 이루지 못할 때 발생하는 것이어서, 당신이 질병 자체를 치유한다는 것은 절대 불가능한 일이다. 하지만 당신의 몸과 마음에 균형이 돌아오게 만드는 순간, 밤의 어둠이 낮의 빛에 의해 사라지듯 질병은 저절로 사라진다.

이 책에서 언급되는 데이터와 연구 결과는 논문이나 과학 저널처럼 일반적으로 '신뢰할 수 있는' 것으로 여겨지는 자료들을 기초로 했다. 그러나 기본적인 통찰력을 명확하게 하고 그에 대한 이해를 돕기 위해 이 책 전반에 걸쳐 과학적인 연구 결과들을 인용하기는 했지만, 의학적 연구 그 자체가 진실과 현실을 정확히 알려주는 믿을 만한 근거는 되지 못한다는 것이 나의 개인적인 생각이다. 실제로 대부분의 의학적 연구는 제약업체 같은 기득권 집단에 기대어 대중을 굴복시키고 잠재적으로 치명적인 위험을 가진 치료에 노출시키기 위해 이용되어왔다. 모든 연구는 시간 요소의 변화, 연구자와 연구 대상자의 설명할 수 없는 주관성, 그리고 연구의 의도된 목적에 의해 변하게 마련이다.

어떤 의견이나 믿음을 증명하는 수단으로 과학적 연구를 채택하는 것은 너무나도 쉬운 일이기 때문에, 특정한 사실을 증명하기 위해 과학적 연구를 배타적으로 사용해서는 안 된다는 것이 나의 개인적인 의견이다. 미국 식품의약국(FDA)은 수많은 사용자들에게서 발생하는 위험한 부작용 때문에 해마다 150개 정도의 의약품에 대해 생산과 판매를 중단시킨다. 그런데 그 의약품들은 이미 수년 전에 오늘날의 모든 임상 연구에 적용되는 엄격한 '과학적' 실험 결과를 근거로 FDA가 허가한 제품들이다. 관절염 치료제인 바이옥스(Vioxx, 미국의 머크사가 개발한 진통소염제로 심각한 부작용 때문에 2004년 판매를 중단했다 - 옮긴이), 화이자의 셀레브렉스(Celebrex)와 벡스트라(Bextra), 바이엘의 알리브(Aleve)

같은 진통제들을 예로 들어보자. 몇 년도 지나지 않아 심근경색과 뇌졸중 위험을 급격히 증가시킨다는 사실이 밝혀졌는데, 이처럼 위험하고 비싼 약들이 매우 엄격하고 과학적이었을 안전성 테스트를 통과하여 아무런 의심도 하지 않는 수많은 관절염 환자들에게 판매되었다는 사실이 충격적이지 않은가? 의학적 연구 분야의 '엄격한 검사' 기준이 두 개로 나뉘어 있어서 하나는 이러한 의약품들이 판매되기 '전'에 적용되고, 다른 하나는 판매된 '후'에 적용되는 일이 어떻게 가능할 수 있는가? 제약 회사인 머크가 '자발적으로' 시장에서 해당 약품을 철수시키기 전까지 얼마나 많은 사람들이 목숨을 잃어야만 했는가? (사망자가 늘어나면 소송 사건 규모가 엄청나게 커진다.) 마찬가지로 이런 약들이 자살 위험을 증가시킨다는 사실이 밝혀졌음에도 불구하고, 어떻게 불쌍한 어린이들에게 이처럼 강력한 항우울제를 투여할 수 있는가? 이러한 것들은 물리학의 '불확정성의 원리'(하나를 측정하는 동안 다른 하나가 변화한다 - 옮긴이)를 반영하는 문제로, 의약품 사용이 또 다른 면에서는 사람의 생명을 담보로 벌이는 위험한 게임이 되는 것이다. 과학적으로 밝혀졌다는 증명서는 오늘날 의학 산업이 자주 써먹는 가장 위험한 도구 중 하나다.

나는 종종 내가 가끔씩 인용하는 연구들의 정확한 참고 자료를 알려 달라는 요청을 받는데, 그렇게 할 경우 엄청난 결함이 있고 믿을 수 없는 것에 대해 지나친 신빙성과 믿음을 제공하는 일이 될 것이다. 이 책에서 내가 하는 말이나 주장 가운데 그것이 정말 확실한지 의심스러운 점이 있다면 당신의 몸이 그것을 어떻게 느끼는지 물어보라고 말하고 싶다. (몸으로 테스트하는 과정에 대해서는 제1장에 설명되어 있다.) 당신은 틀림없이 몸으로부터 확실한 답을 얻을 수 있는데, 무엇을 검사하느냐에 따라 그 신호는 무언가 약해지거나 강해지는 것, 혹은 어떤 형태든 불편하거나 편해지는 것으로 나타난다. 이 책은 당신의 지적 요구를 충족시키는 단순한 지식을 제공하는 데 목적이 있는 것이 아니라 당신의 직관력과 인지력을 강화시키는 쪽에 초점을 맞춘 책이다. 건강과 치유의 비밀은 다른 사람들이 만들어놓은 피상적인 지식이 아니다. 당신 자신이 이 비밀의 근원이며, 이 책에 담긴 영원한 치유의 지혜는 인류뿐만 아니라 당신 자신을 위해 이러한 비밀들을 어떻게 발견하고 적용할지를 알려주기 위해 쓰인 것들이다.

안드레아스 모리츠

차례

제1장

정신과 신체의
신비

신체를 통제하는 정신

당신의 신체와 정신 그리고 영혼이 융합한 힘은 당신에게 영양분과 활력 그리고 행복을 공급하기 위해 끊임없이 노력하고 있다. 몸은 스스로를 재생하고 유지하기 위해 음식물과 물, 공기를 사용한다. 정신은 몸이 창조적이고 활력이 넘치도록 만드는 역할을 수행한다. 영혼은 사랑과 평화 그리고 자유의 감정이 샘솟게 하면서 자아실현의 수단으로써 세상과 행복을 나눌 방법을 찾으려고 애쓴다.

부모님이나 배우자가 만든 음식은 정신과 신체 그리고 영혼에 동등한 영양을 공급한다. 누군가 나를 위해 준비한 음식을 먹는 일이 신체적 혹은 정신적인 체험이 될 수 있는 것처럼 영혼의 체험이 될 수도 있다. 아주 기분 좋게 먹는 음식은 좋은 호르몬들이 분비되도록 해줄 뿐만 아니라, 음식을 먹는 당신과 음식 그리고 음식을 먹는 과정이 하나가 되는 느낌을 만들어준다. 마치 아름다운 음악이 영혼을 달래주고 정신과 몸을 편안하게 해주듯, 소중한 친구나 가족과 함께하는 식사는 당신에게 더 큰 기쁨과 만족감을 준다.

당신이 하는 모든 일과 경험은 그것이 육체적인 것이든, 정신적이거나 감정적인 것이든 당신의 존재와 밀접한 관련이 있다. 당신의 생각이나 느낌 그리고 감정 하나하나가 몸과 마음과 영혼의 변화에 큰 영향을 미친다. 너무나도 외롭고 무기력해져 있을 때 친구가 당신에게 들려준 위로와 사랑의 말 한마디를 떠올려보라. 친구의 말 한마디와 그런 말을 해주는 친구의 존재 자체가 당신에게 큰 용기와 희망을 주지 않았는가? 그 덕분에 피곤하고 지쳤을 당신의 몸이 갑자기 편안해지고 활력을 띠지 않았는가? 우울한 표정이 가벼운 미소로 바뀌고, 당신은 이렇게 말한다. "고마워, 지금은 많이 좋아졌어." 한편 사랑하는 사람이 사고에 연루되는 등 당신의 인생에서 매우 괴로운 전화를 받았을 때를 생각해볼 수 있는가? 그 순간 당신을 사로잡은 공포는 당신을 마비시키는 효과를 가져왔다. 하지만 잠시 후 친구가 당신에게 사랑하는 사람이 무사하며 건강하다는 소식을 전해주었다. 바로 그 즉시 충격의 상태는 멈추고 깊은 평화감과 기쁨과 이완으로 대체되면서, 당신의 활력이 되돌아온다. 친구가 전해준 갑작스러운 좋은 소식은 당신의 감정을 고조시켰고 당신의 얼굴에 미소를 되찾아주었다. 내부의 모든 것을 바꾸는 심오한 내부 변혁을 촉발시키는 데 아주 짧은 순간이면 충분했다. 잠시 동안 당신은 완전한 질병과 절망의 상태를 경험했고, 이어서 또 다른 완벽한 건강의 순간을 경험했다. 당신은 자신도 모르게 질병과 건강의 궁극적인 원인을 발견했다.

독일의 의대 교수인 리케 게르트 하머(Ryke Geerd Hamer) 박사는 암과 같은 모든 신체적 질병이 환자의 삶에서 해결되지 않은 갈등의 영향에 의해 유발되거나 선행된다는 것을 증명했다. 하머 박사는 3만

1000명을 치료하고 20년 동안 연구한 끝에 생물학적인 갈등이 어떻게 암이나 장기 괴사를 초래하는지, 그리고 갈등이 해결되면 암이나 괴사 과정을 역전시켜 손상을 회복하고 그 환자에게 건강을 되돌려주는지에 대한 개념을 논리적으로 그리고 경험적으로 분명하게 확립했다.

갈등의 해결은 우리가 일반적으로 '질병'이라고 부르는 것의 증상 발생을 멈추거나 반전시킨다. 이것은 이해하기 어렵지 않다. 예를 들어 안심할 수 있는 차분한 말들과 친구의 애정 어린 보살핌은 당신의 몸속에 강력한 생화학 반응을 일으켜 여러분의 자세가 바뀌고, 몸이 이완되고 기분이 좋아지게 할 수 있다. 연구 결과는 우리의 모든 생각, 느낌, 감정, 욕망, 의도, 믿음, 깨달음, 인식들이 즉각 뇌 속의 신경 펩티드나 신경 전달 물질로 변환된다는 것을 우리에게 알려준다. 이 호르몬들은 화학적으로 정보를 전달하는 역할을 한다. 그들이 전하는 메시지는 당신의 몸이 어떻게 기능하는지를 결정한다.

과학자들은 이미 100가지가 넘는 신경 펩티드를 발견했고, 더 많은 것들이 존재하는 것으로 믿고 있다. 신경세포, 즉 뉴런은 다른 뉴런에 정보를 전달하기 위해 이런 펩티드들을 사용한다. 흔히 '발화'라고 부르는 이런 형태의 전달은 우리 뇌에 있는 수백만 개의 뉴런에서 마술처럼 발생하며 정확히 같은 순간에 일어난다.

최근 들어 과학자들은 이러한 화학적 전달체가 뇌세포뿐만 아니라 신체의 다른 모든 세포에 의해 만들어졌다는 사실을 발견했다. 이는 우리가 우리의 뇌세포로만 생각하는지 아니면 신체의 다른 세포로도 생각하는지 의문을 제기한다. 피부 세포, 간세포, 심장 세포, 면역 세포 등이 모두 뇌세포와 같은 놀라운 사고 능력, 감정 표출 능력을 갖고 있으며 의사 결정을 한다는 것을 보여주는 충분한 과학적 증거가 있다.

우리 몸의 세포에는 이러한 펩티드에 대한 수용체 부위가 장착되어 있는데, 이것은 모든 세포가 다른 세포들이 무엇을 하는지 또는 생각하는지를 알고 있는 이유를 설명해준다. 세포들 사이에는 어떤 비밀도 있을 수 없다. 어디에선가 주고받는 모든 명령은 어디에서나 하나의 명령으로 느껴진다. 신체는 이러한 생화학적 경로를 활용함으로써 강한 공포의 감정을 화학적 메시지로 변환하여 스트레스 호르몬인 아드레날린과 코르티솔의 분비를 유발하도록 부신(좌우 신장 위에 있는 한 쌍의 내분비 기관－옮긴이)에 명령할 수 있다. 이 호르몬들이 충분한 양으로 혈류로 방출되면, 당신의 심장은 두근거리고 당신의 근육에 혈액을 공급하는 혈관이 팽창하기 시작한다. 미리 프로그램된 이러한 신체의 방어 전략은 당신이 위험한 상황에서 도망치거나, 예를 들어 차에 치이지 않으려고 몸을 피하는 것을 물리적으로 가능하게 한다. 그러나 투쟁－도피 반응(긴박한 위험 앞에서 자동적으로 나타나는 생리적 각성 상태－옮긴이)으로 알려진 이 반응은 내장의 주요 동맥과 같은 체내의 중요한 혈관을 수축시키고 혈압을 상승시킨다. 이런 스트레스 반응이 정기적으로 일어나면 소화 기능과 영양 기능이 떨어져 몸에 큰 피해를 입힐 수 있다.

대부분의 사람들이 부신에서만 아드레날린을 분비할 수 있다고 생각하는데, 사실은 그렇지 않다. 신체의 각 세포는 비록 적은 양이지만 이 스트레스 호르몬을 생성한다. 아드레날린 주사로 인한 에너지와 체력이 처음 폭발한 후, 몸 안의 모든 세포가 갑자기 '긴장'하면서 몸이 떨리기 시작할 수도 있다. 그 과정에서 기운이 다 빠진 듯한 기분이 들수도 있다. 당신은 실제로 의식적인 통제 없이도 '신체를 통제하는 정신'을 실천해온 것이다.

정신 - 신체 반응 테스트

이 시점에서, 나는 당신이 행동 운동역학의 치유법에서 파생된 간단한 근육 검사를 배울 것을 권한다. 이 검사는 매 순간 당신의 생각, 의도, 욕망 등이 당신의 몸을 완전히 통제하고 있음을 보여줄 것이다. 나는 특정 음식, 약물, 미용 제품, 상황, 환경, 또는 심지어 특정한 욕망이 건강에 도움이 되는지 아닌지를 알아내려 할 때마다 이 책에서 근육 검사를 여러 차례 언급할 것이다.

사람은 항상 '신체를 통제하는 정신'을 연습한다. 하지만 우리 대부분은 무의식적으로 그것을 한다. 이 검사의 주목적은 마음과 몸의 이런 친밀한 관계를 여러분의 인식 표면으로 가져와 매우 구체적이고 의식적으로 그것을 경험하는 것이다. 당신은 근육 검사를 할 때마다 몸 속 내면의 지혜를 일깨워 자연적인 본능과 신뢰, 직관을 강화하게 된다. 결국 당신은 무엇이 당신에게 이롭고 이롭지 않은지 알기 위해 더 이상 검사할 필요가 없게 될 것이다. 검사를 수행하려면 파트너가 있어야 한다. 근육 검사는 다음과 같은 간단한 단계를 따르면 된다.

1. 두 사람 모두 일어선다. 왼팔은 옆으로 편안하게 늘어뜨리고, 오른팔은 팔꿈치를 늘어뜨린 채 수평으로 뻗는다. (왼손잡이는 왼팔로 검사한다.)

2. 그다음엔 파트너에게 앞에 서달라고 부탁한다. 문이나 벽 같은 중립적인 장소를 보고, 그 어떤 곳이나 그 누구도 생각하지 않도록 노력한다. 몸의 자세를 안정적으로 유지하기 위해 파트너의 오른손을 당신의 오른쪽 어깨 위에 놓고 왼손은 손목 바로 위에 올려놓게 한다.(오른쪽 그림 1 참조)

3. 이제 파트너가 팔을 누르도록 하고 당신은 압력을 견딘다. 파트너에게 이것을 빠르고 확실히 하도록 부탁하되, 너무 급하게 하지 말고, 약 3초 이내로 한다. 이 검사의 핵심은 파트너가 당신 팔의 저항력을 알아차릴 때까지 그 압력을 유지하는 것이다. 더 오래 누르면 근육이 약해지고 잘못된 검사 결과가 나올 것이다.

4. 당신의 팔 근육은 이 중립 상태에서 강하게 검사해야 한다. (특별히 부정적인 생각, 기대, 신체적 질병 또는 충격, 알코올이나 약물은 근육 검사의 결과를 상당히 왜곡시킬 수 있다는 점에 유의하라.)

5. 다음에는 오른팔을 쭉 펴면서 어떤 식으로든 화나거나 초조하거나 불편하게 느껴질 상황, 사람, 과거의 경험 등을 생각한다. 동시에 3번 단계를 반복한다. 당신의 팔에 가해지는 압력에 저항할 수 없다는 것을 알게 될 것이고, 팔 근육은 곧바로 약해질 것이다.(그림 2 참조)

그런 다음 사랑하는 사람이나 아끼는 사람을 떠올리면서 파트너에게 팔 근육을 다시 한번 시험해보라고 한다. 당신의 팔 근육은 다시 강해질 것이다.

——— 건강과 치유의 비밀

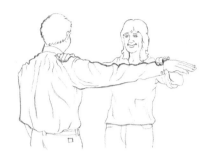 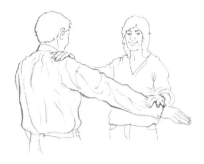

〈그림 1〉 근육 검사　　　　　　　　〈그림 2〉 근육 검사

　하드록을 듣거나 폭력 영화 혹은 형광등을 보면서 5번 단계를 반복할 수도 있다. 특정 샴푸, 치약, 의약품 또는 식품이 여러분에게 맞는지 알아보기 위해, 파트너가 다른 쪽 팔의 근육을 검사하는 동안 이 제품들 중 하나를 여러분의 손에 쥐어보라. (참고: 왼손잡이는 오른손에 물건을 쥐고 왼팔을 검사하는 것이 좋다. 이 제품들을 구할 수 없다면, 검사하는 동안 이 제품들을 한 번에 하나씩 생각해도 된다.)

　어느 정도 익숙해질 때까지 파트너와 함께하는 것이 좋다. 검사를 실시할 때는 개방적이고 편견이 없는 마음가짐이 필요하다. 어떤 식으로든 결과에 영향을 미치거나 조작하려 하지 마라. 그럴 경우 잘못된 결과가 나올 수 있기 때문이다. 모든 생각이 특정한 방식으로 신체에 영향을 미친다는 점을 기억하라. '예' 또는 '아니요'로 대답할 수 있는 질문을 한다. 이것은 당신이 해야 할 중요한 결정들, 곧 있을 여행이나 먹을 음식들과도 관계될 수 있다. 다시 한번 말하지만, 음식물을 시험하기 위해서라면 검사하는 동안 음식물을 그냥 보거나 생각하는 것으로도 충분하다.

파트너가 없을 때는 자신의 몸을 검사 장치로 사용할 수도 있다. 느긋한 자세로 서서 자신에게 '네'라는 말을 반복한다. 이때 몸을 앞으로 움직이거나 흔든다. 그런 다음 '아니요'라는 말을 반복하면 몸이 뒤로 움직이는 것을 발견하게 된다. 따라서 질문을 하거나 음식이나 물건을 가슴 가까이 붙들고 있으면 그에 대한 몸의 반응에 따라 앞이나 뒤로 휘둘린다.

인간의 생체 피드백 시스템은 항상 작동하며, 결코 거짓말하지 않는다. 검사가 제대로 이루어지면 근육은 어떤 특정한 자극에 약하거나 강하게 반응할 것이다. 소위 '건강식품'이라 불리는 것이라도 여러분의 몸이 제대로 처리하거나 소화할 수 없는 것을 포함하고 있다면, 이 피드백 시스템은 단순히 당신의 신체 세포로부터 적절한 메시지를 받는 것만으로도 즉시 여러분에게 알려줄 것이다. 무서운 생각, 거리에서 들려오는 파괴적인 소음, 또는 TV 뉴스에 나오는 살해당한 사람의 사진도 당신의 신체 세포로 전달된다. 당신의 몸이 보여주는 반응은 완전히 정확하고 당신에게 전달된 정보의 정확한 품질을 반영한다. 하지만 어떤 상황이나 도전 또는 위협을 인식하는 방법이 항상 명확한 것은 아니다. 잠재의식적인 욕망이나 혐오가 검사 결과를 바꿀 수도 있다는 점을 명심한다.

일반적으로 말해서, 우리 몸 안의 세포들은 들어오는 물질의 빈도를 감지하고 그것이 당신에게 유용한지 유해한지를 언제든 확인할 수 있다. 콜라 같은 청량음료는 사과와 다른 주파수를 발산한다. 농축된 인산(燐酸), 화학조미료와 감미료, 다량의 정제 설탕(대부분 과당 옥수수 시럽)과 청량음료에 함유된 다른 화학 물질은 생명체에게 매우 파괴적이다. 따라서 신체의 세포는 그것들을 독성으로 간주하여 스트레스 반응을 일으킨다. 그것들이 만드는 ATP 분자의 양으로 측정되는 에너지 생산량은 이 반응의 결과로 갑자기 감소하기 시작한다. 이는 신체의 조직들이 에너지 공급 경로로부터 점점 더 단절되고 그로 인해 약해진다는 것을 의미한다. 실제적인 의미에서 이 상황은 모든 장기, 분비선, 혈관, 신경, 근육을 최소한의 에너지에 의존하게 함으로써 신체의 정상적인 기능을 위태롭게 만든다. 근육 검사를 수행하는 동안 일어나는 팔 근육의 약화는 인지된 외부 또는 내부의 위협이나 갈등에 직접 반응하여 발생하는 것이 확실하다.

스트레스 – 그리고 수축하는 가슴샘

T세포(백혈구라고도 불리는 순환 면역 세포)의 활성화를 조절하는 가슴샘(가슴뼈 뒤, 심장과 대동맥 앞에 위치한 림프 면역 기관 – 옮긴이)은 스트레스의 영향을 받는 첫 번째 기관이다. T세포는 신체가 암세포와 다른 침입 물질을 식별하고 제거하는 것을 돕는다. 가슴샘의 영향력 약화는 부정적인 사건에 대한 뉴스, 탈수 또는 영양적으로 빈약하고 가공된 음식이나 음료의 소비와 같은 요소들에 의해 야기될 수 있다. 이 모든 것은 가슴샘 호르몬에 의한 T세포의 활성화를 감소시키고, 신체가 암세포의 확산과 다른 질병의 원인에 대해 충분한 방어력을 가질 수 없

게 만든다.

가슴샘은 스트레스에 노출되면 수축한다. 심각한 부상, 수술이나 갑작스러운 질병에 뒤이어 수백만 개의 백혈구가 파괴되고 가슴샘이 정상 크기의 절반까지 오그라든다는 것은 잘 알려진 사실이다. 아돌프 히틀러, 아동 학대자나 테러리스트의 비디오 영상을 보는 것만으로도 당신의 가슴샘에 스트레스를 가하는 데 충분하다. 다음에 당신이 잡지를 읽거나 영화를 볼 때, 당신이 다른 사진들을 보는 동안 당신의 팔근육을 시험해 보라고 친구에게 부탁하라. 사진들 가운데 어떤 것은 근육을 강하게 만들고, 또 어떤 것은 근육을 약하게 만든다는 것을 알게 될 것이다.

거의 매일같이 노출되는 라디오, TV, 신문, 정크푸드, 음식료의 화학 물질, 실내와 야외의 오염, 그리고 당신이 마주치는 부정적인 태도의 사람들 등을 고려할 때, 당신의 가슴샘은 엄청난 양의 부정적인 영향을 다루어야 한다. 심지어 사람들이 담배를 피우거나 술 마시는 모습을 보여주는 광고도 당신의 가슴샘을 약화시킨다.

대부분의 사람들이 스트레스를 받는 상황에 스스로를 노출함으로써 자기 삶의 에너지가 얼마나 많이 고갈되는지 모른다. 연기로 가득한 방과 같은 유해한 환경에서 규칙적으로 시간을 보내거나, 밤에 운전하거나, 피곤할 때 무언가를 먹는 것과 같이 에너지를 고갈시키는 일들은 신체를 혹사시킬 수 있다. 정상적인 기능을 할 수 없을 정도로 에너지가 남아 있지 않을 때는 초조해지거나 공황 상태에 빠진다. 이런 일이 있을 때 사람들이 내뱉는 가장 흔한 표현은 "오늘 너무 긴장된다" 혹은 "완전히 스트레스 받는다" 같은 말이다. 스트레스는 삶의 부정적

——————— 건강과 치유의 비밀

인 영향이나 약화로 일어나는 가슴샘의 끊임없는 고갈을 경험하는 것이다. 스트레스는 우리가 그런 영향에 노출되는 것을 피하면서 그로 인해 생긴 손상을 바로잡을 때 우리에게 영향을 끼치는 일을 멈춘다. 여러분은 실내나 TV 앞이 아닌 자연환경에서 더 많은 시간을 보내고, 영양가 있는 음식을 먹고, 음악을 듣고, 기분 좋게 하는 활동을 통해 가슴샘과 몸 전체를 긍정적으로 강화하고 재충전할 수 있다. 몸의 약화를 선택하든 몸의 강화를 선택하든, 두 경우 모두 당신은 '신체를 통제하는 정신'을 경험하고 있는 것이다.

플라세보 – 진정한 치유자?

플라세보 효과는 비슷한 방식으로 작용한다. 플라세보(placebo)는 라틴어로 '부탁할게'라고 번역된다. 무언가 마음에 들면 자동적으로 몸 안에서 쾌락 호르몬의 분비를 촉발시키는데, 이는 병이 났을 때 치유의 반응을 경험하기 쉽다는 것을 의미한다. 의학 분야에서 플라세보 효과는 신약이나 치료법의 효능을 시험하는 척도로 묘사된다. 참고: 병의 증상을 멈추거나 억제하는 것은 병의 치유와는 아무 상관이 없다. 치유의 이유와 방법에 대한 세 가지 가능한 설명이 있다.

1. 특정한 비억제적 치료는 인체의 치유 반응을 유발한다.

2. 자연의 치유력이 작용하고 있다.

여기에는 특히 질병을 유발하는 요인을 예방하고 제거하기 위한 면역 체계의 자연적인 반응이 포함된다. (몸이 스스로 치유한다는) 이 원칙이 의학 치료의 대다수에 적용되는 반면, 의사들의 이 '비밀의 협력자'가 환자들에게 소개되는 경우는 거의 없다. 인간이라는 유기체는 그것이 감염과 신체적 상해를 다룰 때 보여주는 비범한 능력에 대해 거의 칭찬을 받지 못한다. 치유 전문가의 성공 뒤에는 신체의 놀라운 치유 능력이 있다. 많은 경우에, 종종 약물이나 외과적 치료 절차의 부작용에도 불구하고 치유가 일어난다. 인체의 치유 반응이 없다면, 최첨단의 의료 기술이나 전문 지식도 아무 쓸모가 없을 것이다.

3. 플라세보 효과는 치유 반응을 유발한다.

정통 의학은 위약(僞藥)을 심리적 이유만으로 환자를 만족시키기 위해 투여하는 불활성 물질로 정의했다. 그러나 이 정의는 더 이상 정확하거나 충분하다고 여겨지지 않는다. 플라세보 효과는 약물을 포함하지 않는 절차나 알약으로도 일어날 수 있는 만큼, 불활성이 아닌 물질을 투여한 결과로도 발생할 수 있다. 플라세보 효과는 설탕 알약이나 가짜 약일 수도 있는 '약물'에 대한 환자의 믿음이 고통을 멈추게 하고 심지어 병을 치료하는 힘도 가지고 있음을 암시한다. 특정 치료에 대한 기본적인 신뢰나 의사에 대한 신뢰도 위약처럼 작용할 수 있다. 대조군에 적용되는 위약을 포함하지 않는 한, 그 연구 결과는 유효하거나 과학적인 것으로 간주되지 않는다.

약을 이용한 치료 성공률이 위약의 성공률보다 높을 때, 그 약은 효과성 검사를 통과한다. 과거에 플라세보 효과는 관상동맥 우회술과 암 방사선 치료를 연구하는 데까지 이용되었다. 많은 관상동맥 우회술 연구의 경우, 외과 의사들은 실제로 우회 수술을 하지 않고 플라세보 그룹에서 심장 환자의 가슴을 열었다가 곧바로 다시 봉합했다. 그런 다음 환자들에게 수술이 성공적이었다고 알렸다. 일부 플라세보 그룹 환자들은 가슴 통증이 완화되는 것을 경험했다고 확인했다. 실제 우회수술을 받은 심장병 환자들도 통증 완화를 보고했다. 우회 수술 그룹의 '성공' 비율이 플라세보 그룹보다 높으면 우회 수술은 가슴 통증을 완화시키는 효과적인 방법으로 간주된다.

협심증 환자들을 대상으로 세심하게 통제된 초기 연구는 진짜 수술을 받은 환자 여덟 명 중 다섯 명과 엉터리 수술만 받은 환자 아홉 명 중 다섯 명이 나중에 훨씬 나아진 것으로 나타났다. 엉터리 수술을 받은 환자 중 두 명은 체력과 지구력이 놀라울 정도로 향상되는 경험을 하기도 했다. 매우 회의적인 연구자 그룹은 열여덟 명의 다른 환자 그룹을 대상으로 같은 실험을 반복했다. 환자와 심장 전문의 모두 누가 실제로 그 수술을 받았는지 알지 못했다. 실제 수술을 받은 환자 열세 명 중 열 명, 엉터리 수술 환자 다섯 명 중 다섯 명이 크게 호전됐다는 결과가 나왔다. 이 실험은 플라세보 효과가 신체의 치유 반응과 결합하면 실제로 성공적인 수술로 이어질 수 있음을 보여주었다. 수술은 다른 치료법들과 마찬가지로 환자에게 플라세보 효과를 보일 수 있으며, 플라세보 효과보다 큰 이점이 없어 보인다. 그러나 엉터리 수술을 하고 건강에 해로운 생활을 계속하는 것은 매우 현명치 못한 일이다. 엉터리 수술을 받은 환자의 생존율은 2년을 넘지 못하고, 정상적인 수술을 받은 환자의 경우에도 식습관과 생활 방식을 크게 바꾸지 않는 한 생존율이 그렇게 길지 않다.

플라세보 효과

플라세보 치유의 메커니즘은 약이나 수술 혹은 치료 프로그램이 고통을 덜어주거나 병을 치료할 것이라는 환자의 믿음에 집중되어 있다. 회복할 수 있다는 깊은 신뢰나 느낌이 환자로 하여금 치유 반응을 일으키는 힘의 전부다. 앞에서 설명한 강력한 정신과 신체의 연결을 이용하여, 환자는 특정 사고 과정으로 활성화되는 뇌의 영역에서 자연적인 오피오이드(마약성 진통제)를 방출할 수 있다. 통증을 완화하는 신경전달 물질은 엔도르핀으로 알려져 있다. 엔도르핀은 가장 강한 헤로인보다 약 4만 배 더 강력하다.

암이 자라고 있는 환자는 종양 세포를 파괴하기 위해 인터류킨2와 인터페론을 추가로 생산할 수 있다. DNA의 산물로, 신체는 모든 세포에서 이러한 항암제를 만들 수 있고, 환자가 그것들의 방출을 어떻게 유발하는지를 안다면 한순간에 암을 근절할 수도 있다. 방출을 유발하는 것은 신뢰, 자신감, 행복이며, 이것은 플라세보 반응을 일으키는 것과 동일한 유발 원인이다. 이 약을 제약 시장에서 구입하려면 치료 과정당 최대한 4만 달러를 지출해야 한다. 투여된 약물의 '성공률'

은 15%에도 못 미치고, 부작용도 심하여 면역 체계를 파괴하고 암을 포함한 장래 질병의 씨앗을 뿌릴 수 있다.(제10장 참조) 15%의 성공률은 플라세보 효과의 일반적인 성공률보다도 못하다.

당신의 몸은 제약 산업에서 생산되는 모든 약을 제조할 수 있다. 인위적으로 합성하여 만든 약물은 단지 신체의 세포가 약물에 포함된 일부 화학 물질에 대한 수용체를 가지고 있기 때문에 '작동'할 뿐이다. 이것은 신체 역시 이러한 화학 물질을 만들 수 있음을 의미한다. 그렇지 않으면 이 수용체들은 존재하지 않을 것이다. 신체는 최고의 정밀도와 정확한 복용량, 완벽한 타이밍으로 그것들을 만드는 방법을 알고 있다. 또한 몸이 만들어내는 약물은 아무런 비용도 들지 않고, 부작용도 없다. 반면에 제약 회사의 약품들은 매우 비싼 데다 훨씬 덜 명확하고 부정확하다. 게다가 그 약품들의 부작용은 그들이 치료하려 했던 질병보다 더 심각해진다. 설상가상으로 처방약의 35~45%로 추정되는 약들이 처방되는 질병에 특별한 효과를 미치지 않는다는 것이다. 요컨대 긍정적인 결과의 대부분은 직접적으로 신체의 치유 반응에 의해 발생하거나 플라세보 효과에 의해 유발된다는 것이다. 그것들은 치료 자체와는 아무 관계가 없다.

의사는 환자가 자신의 질병을 고치기 위해 가장 적절하고 최선인 치료를 받고 있다고 믿도록 만들 만한 지위와 힘이 있다. 환자가 의사를 방문하는 주된 동기는 병이 낫기를 바라는 희망 때문이다. 의사 또한 자신의 처방이 원하는 효과를 낼 것이라고, 즉 환자의 증상을 완화시켜 줄 것이라고 믿는 듯하다. 자신의 질병 치료에 대한 의사의 믿음과 주치의에 대한 환자의 신뢰가 합쳐지면 쓸모없는 치료법이나 비특정 약물도 치유의 동력원으로 변화시키는 '치료'를 만들어낼 수 있다. 이렇게 되면 환자의 상태는 확실히 개선되고, 경우에 따라서는 완치될 수도 있다. 하지만 그러한 치료는 플라세보 효과 이상도 이하도 아니다.

만약 의사가 환자의 질병 치료가 성공할 것이라고 확신한다면, 의사의 확신을 환자가 의식하여 위약 반응을 일으킬 가능성이 의사가 자신의 접근에 대해 의심하는 경우에 비해 훨씬 더 높다. 영국 사우샘프턴의 토머스(K. B. Thomas) 박사는 의사가 환자들을 치료하는 데 처방전조차 필요 없다는 것을 보여주었다. 토머스 박사는 두통, 복통, 요통, 인후통, 기침, 피로 등 다양한 증상에 시달리는 200명의 환자를 선발한 뒤 두 그룹으로 나누었다. 첫 번째 그룹의 환자들은 명확한 진단과 '긍정적 상담'을 받았고, 의사는 곧 회복될 것이라고 장담했다. 그는 두 번째 그룹 환자들에게는 무엇이 문제인지 확신할 수 없다고 말한 뒤 개선되지 않을 경우에 대비해 다시 오라고 했다. 그러고 나서 그는 각 그룹을 두 개의 하위 그룹으로 나누었고, 그중 하나는 플라세보 위약 처방을 받았다. 2주 후 '긍정적 상담'을 받은 환자의 64%가 불확실한 조언을 받은 환자의 39%에 비해 상당히 높은 비율로 호전됐다. 처방전(플라세보)을 받은 환자 중 53%가 호전된 반면, 처방전이 없는 환자 중 50%가 호전됐다. 이 실험은 의사 자신이 환자에게 처방약보다 더 강력한 치유 효과를 줄 수 있다는 사실을 보여준다.

비록 많은 사람들이 그것을 억누르고 있지만, 우리 모두는 무엇이 우리에게 좋고 유용한지 알 수 있도록 미리 프로그램된 자연 본능을 가지고 있다. 이 직감은 순수하고 신선한 음식, 건강에 좋은 허브, 그리고 다른 자연적인 치료법에서 치유 효과를 감지한다. 히말라야의 약

———————— 건강과 치유의 비밀

초나 생강 조각은 혈압을 낮추는 데 쓰이는 합성 지방인 올레스트라 (olestra)나 제조된 약보다 우리 몸 안에서 위약 반응을 일으킬 가능성이 더 높다. 자연적인 것은 자연스럽게 몸과 마음을 즐겁게 한다.

의학 치료에서 플라세보는 실제로 그 치료의 성공 정도를 결정하는 주요인이다. 모든 통제된 연구 결과는 이 말을 확인시켜준다. 만약 의료 시스템에서 이루어지는 다른 치료법이 플라세보 효과만큼 효과적이고 일관적인 것으로 판명되었다면, 그것은 역대 가장 큰 의학적 돌파구 중 하나로 알려졌을 것이다. 그러나 의학 교과서에는 플라세보 효과가 거의 언급되지 않는다. 플라세보가 고가의 약품이나 정교한 의료 기계 못지않게 치유와 회복 과정에서 중요한 역할을 하는 것을 생각하면 이는 불행한 일이다.

그 대표적인 예가 장기간의 이점과 안전성이 입증된 적이 없다는 사실에도 불구하고 200년 넘게 의사들이 심장병 치료에 사용한 디기탈리스(digitalis)라는 약이다. DIG(Digitalis Investigation Group)가 실시한 3년간의 이중맹검법(환자와 의사 양쪽에 치료용 약과 위약의 구분을 알리지 않는 실험-옮긴이) 연구에 따르면, 디기탈리스를 투여한 3397명의 심장병 환자 중 1181명의 환자가 연구 기간이 끝나기 전에 사망했다고 한다. 위약을 받은 3403명의 환자 중 사망한 1194명의 환자와 비교해보면, 디기탈리스가 심장 질환에 의한 사망 예방에 설탕 약과 다를 바 없다는 것이 명백해진다. 그래도 그것은 여전히 (플라세보보다) 선호되는 치료법이다. 연구 기간 중에 죽지 않은 디기탈리스 그룹의 사람들이 실제로 살아남은 것은 디기탈리스를 처방해서가 아니라 플라세보 그룹의 사람들이 살아남은 것과 같은 이유 때문이 아닐까? 거의 동일한 사망률 수치를 감안할 때 그럴 가능성이 크다. 이 연구에서 보여주듯, 디기탈리스의 유일한 가치는 위약이 그랬던 것처럼 플라세보 효과를 유발하는 것이었다. 즉 플라세보 반응의 방아쇠가 되는 것 말곤 그 약의 어떤 이득도 존재하지 않는다.

의학 수련을 하는 동안, 의사 지망생들은 약물 자체가 치유 반응을 이끌어낼 수 없다는 불쾌한 사실을 직면해야 한다. 약은 투여받는 사람의 35%에서만 효과를 보일 수 있다. 나머지는 약의 부작용 때문에 결과가 없거나 오히려 악화될 수도 있다. 의사들은 또한 의사가 호전을 보장한다면 특정 약물로 환자의 상태가 좋아질 가능성이 훨씬 더 높다는 것을 알고 있다. 그들은 환자가 약만 봐도 나아질 수 있다는 것을 배웠다. 그러나 이러한 효과는 약물 자체보다 환자의 상상력과 믿음에 더 의존한다.

자발적 치유의 기적

현대 의학은 신체의 치유 메커니즘을 놓고 사실상 헛발질을 하고 있으면서도, 여전히 이를 인식하지 못하고 있다. 전 세계 의사들이 사용한 수천 개의 약물과, 치료에 대해 행해진 거의 모든 과학적 연구들은 플라세보 효과를 포함한다. 플라세보 효과는 환자나 시험 대상자의 순수한 주관적 반응이지만, 어찌 된 일인지 객관적이고 신뢰할 만한 것으로 여겨지는 의학 연구에서 필수 요소가 되었다. 그럼에도 불구하고 몸 자체의 치유 메커니즘을 나타내는 플라세보 효과는 연구 대상이 된 적이 없다. 어쨌든 플라세보 치유 반응에 특허를 내서 돈을 벌 수는 없다. 이러한 약물이나 치료법은 (신체만이 치유할 수 있는) 어떤 질병도 치유할 수 없기 때문에 플라세보 역할을 할 수 있는 가능성을 제외하곤 그 자체로 치유를 장려할 만한 것이 아무것도 없다. 증상을 억제하는 것이 치료와 아무 관련이 없다는 사실을 고려할 때, 이러한 접근 방식에 실제로 어떤 가치가 있다면 그것은 이차적인 가치일 뿐이다.

더욱이 특정 치료법에 따른 증상의 개선이 반드시 그 치료에서 비롯되었으리라고 생각하는 것은 잘못이다. 치료는 스스로의 치유력을 가지고 있지 않으며, 플라세보나 신체의 치유 반응을 유발하는 역할을 할 수 없는 한 아무런 효과가 없다. 게다가 치료는 단지 그 원인과 무관하게 질병의 증상을 없애는 데에만 맞춰져 있고, 진정한 치유와는 아무 상관이 없다. 증상의 일시적인 호전이 환자에게 바람직할 수도 있고 의사에게 만족감을 줄 수도 있지만, 그러한 접근법은 장기적으로 몸이 스스로 치유되는 것을 점점 어렵게 만들면서 종종 만성 질병으로 이어진다. 진정한 치유는 이미 존재하는 정신과 신체의 연결, 내적 정체(停滯)의 제거 그리고 신체 고유의 치유력 덕분에 일어난다.

신체의 강력한 치유 메커니즘은 세 그룹의 환자들을 대상으로 한 고전적인 연구에서 분명히 증명되었는데, 연구 대상자들은 모두 위에서 피를 흘리는 궤양으로 고통받았다. 각 그룹의 환자들은 궤양의 출혈을 막을 수 있는 신약의 효능을 검사하겠다는 통보를 받았다. 한 그룹은 신약을 받았고, 두 번째 그룹은 출혈을 증가시키는 약을, 세 번째 그룹은 불활성 위약제를 받았다. 환자들은 이 신약이 그들의 고통스러운 건강 문제를 없애는 데 도움이 되기를 절실히 바라는 이들이었다. 그 결과는 연구자들을 놀라게 했다. 모든 그룹의 환자들, 심지어 출혈이 증가하는 약을 받은 사람들까지도 출혈이 멎었다. 이 새로운 불가사의한 약물에 대한 믿음이 피를 유도하는 약물의 높은 독성까지 무시할 만큼 강력했던 것일까?

환자의 몸은 희망과 신뢰에 대한 그들의 생각과 감정에 반응하여 궤양의 출혈을 효과적으로 멈추게 하는 특수 약물을 생산했을 뿐만 아니라 출혈을 유도하는 약물에 함유된 독성 물질을 중화시켰다.

수천 개의 다른 연구들이 플라세보 반응의 놀라운 효과를 말해준다. 1950년에 실시된 또 다른 고전적인 연구에서는 입덧을 심하게 한 임신부들에게 이페칵(ipecac) 시럽을 투여했는데, 이것은 구토를 유도하는 화합물이다. 여성들은 이페칵이 메스꺼움의 강력한 새로운 치료법이라고 들었다. 놀랍게도 그 여성들은 구토를 중단했다.

의대 학생들의 도움으로 또 다른 흥미로운 실험이 이루어졌다. 56명의 학생이 설탕으로 만든 분홍색 또는 파란색 알약을 받으면서, 이 약이 신경안정제나 흥분제라고 들었다. 그중 세 명만 이 약이 아무 효과가 없다고 보고했다. 파란 약을 받은 학생들은 대부분 신경안정제라 추정했고, 72%는 졸음을 느꼈다. 게다가 파란 약을 두 알 먹은 학생들은 한 알만 먹은 학생들보다 졸음을 더 느꼈다. 반면 분홍색 약을 먹은 학생의 32%는 피로감이 덜하다고 답했고, 학생들의 3분의 1은 두통, 저림, 눈물 흘림, 위경련, 복통, 사지 가려움증, 보행 장애 등의 부작용이 있다고 답했다. 그들 중 세 명을 제외한 모든 학생의 반응은 그들의 상상력의 믿음에서 비롯되었다.

이와 유사한 실험의 함축적 의미는 질병에 대한 전체 의학의 접근 방식에 혁명을 일으킬 수 있었다. 그러나 불행히도 법은 불활성 물질만 함유한 '약물'의 판매를 금지하고 있다. 그러한 법이 없었다면, 많은 사람들이 실제로는 전혀 약이 아닌 약에 대한 신뢰를 이용하여, 그들 자신의 최고 치유자가 되었을 것이다. 한편 플라세보 판매가 합법화된다면 누구라도 가짜 약을 만들어 실제 약으로 판매할 수 있을 것이다. 그렇다면 어떤 것이 더 효과적인지는 누가 결정할 것인가? 런던에 있는 왕립의과협회의 전 회장은 한때 모든 질병의 10%만 약물 투여를 포함한 현대의 치료 방법에 의해 효과적으로 통제될 수 있다고 추정했다. 질병 통제가 반드시 약물이 치료 효과를 가지고 있다는 것을 의미하지는 않는다. 사실 그것들 대부분은 단지 증상을 억제할 뿐이고, 많은 비용이 든다. 이와는 대조적으로, 플라세보는 매우 저렴하거나 심지어 비용이 전혀 들지 않는다. 그것은 또한 부작용이 없다.

오늘날의 의료 행위는 신뢰할 만한가?

특정 약물이나 치료법의 유용 여부를 확인하기 위해 이중맹검법에 의한 통제 연구를 수행하는 것은 매우 의심스럽고 오해의 소지가 있는 관행이다. 임상 시험 대상자인 환자들의 이해하기 어렵고 결정되지 않은 주관적 상태 때문에, 의학계의 중추로 여겨지는 이러한 연구들은 매우 비현실적인 것으로 꾸며진 결과들과 명백한 사기 같은 결과를 낳을 수도 있다. 하지만 그것들은 과학 연구와 의학의 신뢰성에 대한 '증거'로 대중에게 제시된다. 최근 관절염 치료제 바이옥스에 관한 중요한 자료를 생략하거나, 인간 세포를 복제했다는 증거를 조작한 황우석 박사가 두 개의 논문을 발표한 것처럼, 결함이 있고 좋지 않은 연구 결과가 의학 저널에 의해 폭로된 이후 모든 것이 변하고 있다.

《영국 의학 저널(*British Medical Journal*)》 편집장 출신인 리처드 스미스(Richard Smith) 박사와 또 다른 영국 의학 저널 《랜싯(*Lancet*)》 편집장 리처드 호턴(Richard Horton) 박사는 "의학 저널들이 제약업계의 정보 세탁 도구로 이용되어왔다"고 말했다. 의학 저널들은 거대 제약 회사들을 행복하게 해주는 기득권을 가지고 있다. 상업 광고는 의학 저널과 대중 매체를 살아 있게 해주는 생명줄이다. 게다가 제약 회사들은 자사 제품과 관련된 대규모 임상 시험 결과물을 보고하는 기사들의 재인쇄에 많은 돈을 지불한다. 일부 저널은 소송을 우려해 알려진 사기 사건을 철회하지 못하고 있다. 편집자들은 그러한 연구를 발표할지 여부를 결정하는 데 "끔찍할 정도로 극명한 이해관계의 충돌"에 직면할 수도 있다고 스미스 박사는 말했다. 아무도 알아내지 못할 것이라는 희망으로 사기성 데이터를 손가락이나 마음속으로 그냥 흘려보내는 쪽이 더 쉬운 경우가 많다. 편집자들이 저자들을 의심하는 것을 오랫동안 싫어했기 때문에 일부 사기성 기사가 슬그머니 게재되기도 한다. 부정한 의학 연구를 근절하는 장벽이어야 할 의학 저널의 동료 심사 제도는 최근 결함 있는 연구들의 공개로 볼 때, 이제는 단순히 의심스러운 것 이상이 되었다.

의학 연구를 너무 심각하게 받아들이는 것에 대해 신중해야 할 이유가 더 있다. 1994년과 1995년에 매사추세츠 종합병원 연구진이 3000여 명의 학술 과학자를 대상으로 조사한 결과, 이 중 64%가 제약 회사와 재정적 유대 관계를 맺고 있는 것으로 나타났다. 《미국 의학협회 저널(JAMA, *Journal of the American Medical Association*)》에 실린 이 보고서에 따르면, 3000여 명의 연구원 중 20%가 실제로 특허를 취득하고 "불필요한 결과의 배포를 늦추기 위해" 6개월 이상 연구 결과 발표를 미뤘다고 시인했다. 노벨상을 받은 생화학자 폴 버그(Paul Berg)는 "회사로부터 보조금을 받으면 회사가 허락하는 것 외에는 아무것도 발표하지 않겠다는 단서를 넣어야 할 때가 있으며, 이는 과학에 부정적인 영향을 미친다"고 말했다.

게다가 미국 의회의 산하 기관인 기술평가국(OTA)의 주요 연구 보고서는 가장 놀라운 결론에 도달했다. 1978년 보고서는 "현재 의료 행위에 사용되는 모든 절차의 10~20%만 대조 시험에 의해 효과적인 것으로 나타났다"고 밝혔다. 권위 있는 《영국 의학 저널》은 1991년 10월호에 모든 의료 절차와 수술의 약 85%가 과학적으로 입증되지 않았다고 기술함으로써 이 보고서의 주장을 확인했다. 즉 일반인이 이용할 수 있는 치료법의 80~90%는 과학적 뒷받침이 없고, 그 정당성이 매우 의심된다는 것이다. 이러한 연구 결과는 오늘날 널리 퍼져 있는 모든 질병의 90%가 정통 의료 절차로는 치료할 수 없음을 확인한 세계보건기구(WHO)의 통계와 일치한다. 그러나 공식적인 의료 체계는 자신들에게 이러한 질병들을 치료할 수 있는 궁극적인 권한이 있다고 주장한다. 많은 의사들이 실제로 그들이 수행하는 대부분의 치료 행위가 순수 과학에 기초한다고 믿는다.

그러나 이러한 발견들을 일반화하는 것은 잘못된 일이다. 현대 의학에서 매우 성공적인 몇몇 방법들은 어떤 다른 형태의 치료도 그에 필적할 수 없다. 그 방법들은 위생 문제는 물론이고 화상, 골절, 심장마비, 생명을 위협하는 특정 감염 등과 관련한 것이다. 이들 분야에서의 높은 의학적 성공률은 실로 놀랍고 모범적이다.

WHO가 일반적인 의학적 접근법으로 치료할 수 없다고 인정하는 나머지 90%의 질병들에 대해, 현대적 연구 기법은 지금까지 어떤 획기적인 결과도 내놓지 못하고 있다. 그러한 질병들에는 심장병, 관절염, 당뇨병, 암 등을 포함한 전형적인 만성 질환이 있다. 만성 질환은 종래의 의학 치료 프로그램에서는 거의 고려되거나 인정되지 않는 하나 또는 여러 인과 요인의 복합적인 효과로 나타난다. 예를 들어 우발적인 부상과는 반대로 만성 질환의 경우에는 그 증상을 고치려는 시도만으로는 충분하지 않다. 따라서 식이요법, 생활 방식, 정신 상태, 감정, 갈등의 존재 등과 같은 중요한 요소가 시험 절차에 통합되지 않는 한 만성 질환에 대한 신뢰할 수 있는 연구를 수행하기란 사실 불가능하다.

연구자 그 누구도 환자의 약에 대한 강한 믿음으로 촉발되는 치유 메커니즘이 위약 통제 그룹뿐만 아니라 실험 대상 그룹에서도 일어난다는 사실을 고려조차 하지 않는 것 같다. 플라세보 효과(환자의 약에 대한 신뢰)가 양쪽 그룹에서 작용하고 있을 때 새로운 의약품이 위약보다 더 높은 치료율을 낸다고 선언하는 것은 그리 과학적이지 않다. 플라세보 효과가 모든 연구의 필수적인 부분으로 포함되어야 한다는 사실은 두 그룹 환자들의 주관적인 상태가 실험 결과의 주요 결정 요소로 남아 있다는 것을 보여준다. 플라세보 그룹의 성공률이 35%이고 실제 약을 사용한 그룹의 성공률이 40%라면 적어도 35%는 플라세보 효과에 기인한 것이며 약물 자체로는 5%만 개선되는 결과를 가져온 것이 분명하다. (정신적·감정적 상태와 같은 다른 영향 요인을 제거한 후) 진정한 성공률이 1~3% 정도인 약을 수백만의 의심하지 않는 환자들에게 주는 것을 정당화할 수는 없다.

왜 어떤 사람은 치유되지 못하는가?

환자로 하여금 자신이 받는 치료법을 믿게 만드는 마술 같은 방법은 없다. 플라세보 반응의 성공은 주로 환자의 심리적 상태와 의사를 믿을 만한 충분한 이유가 있느냐에 달려 있다. 다음은 심각하거나 생명을 위협하는 질병을 극복하는 데 성공을 가늠할 수 있는 세 가지 주요 성격 범주를 설명한다.

1. 당신은 인생의 모든 것에 우울함을 느낀다. 당신은 자신의 고통에 대해 다른 사람과 상황을 탓한다. 다른 사람들이 만족하고 즐거워할 때 행복하지 않다. 왜냐하면 이것은 여러분의 삶에서 무언가가 빠

져 있다는 느낌을 강화시키기 때문이다. 사람들이 행복해하는 모습을 보면 당신은 기분이 나빠진다. 당신은 열정과 자부심이 부족하고, 인생관은 다소 암울하다. 특별한 이유 없이 화를 낸다. 당신은 쉽게 포기하고 "너무 어렵다" 또는 "아무도 나를 신경 쓰지 않는다"라고 말함으로써 자신의 실패를 정당화한다. 당신은 자신을 희생자로 여기고, 그렇게 행동한다. 자신의 곤궁에 대한 동정을 찾지만, 그것을 받지 못했을 때 화를 낸다. 당신은 삶이 제공하는 것이 별로 없다고 느끼고, 삶의 진정한 목적을 보지 못한다. 당신은 자신처럼 우울하게 느끼는 친구들과 노는 것을 더 좋아한다.

2. 당신은 투사이고, 포기하려 하지 않는다. 당신의 결심은 고통과 고뇌의 시기를 이겨내는 것 같다. 당신은 필사적으로 살고 싶어 하며, 자주 "나는 이것을 이길 것이다" 또는 "이것이 나를 실망시키지 않을 것이다"와 같은 말을 한다. 그러나 마음속 깊은 곳에서는 두려움이 있고, 성공하지 못할까 두려워한다. 당신은 종종 외로움을 느끼고 마음속에 의심을 품는다. 희망은 당신에게 큰 의미가 있는 말이다. 마치 생명줄인 듯 희망에 매달린다.

3. 당신은 느긋하고 편안하다. 당신은 당신의 병이 우연의 일치도 아니고, 심지어 화낼 만한 이유가 아니라고 여긴다. 당신은 병을 신체의 치유 반응으로 해석하기 때문에 질병을 두려워하지 않고, 그중 일부는 전에는 시도하려고조차 하지 않았던, 당신 삶의 큰 변화를 강요할 수도 있는 중요한 징후나 교훈으로 받아들인다. 당신은 그 병을 없애기 위해 필사적으로 서두르지 않고 의식적으로 힘든 시기를 거치는 쪽을 선호한다. 병에 대한 당신의 태도는 그것이 자신을 불편하게

만들기는 하지만 부정적인 것이 아니라는 것이다. 당신은 몸이 보내는 '메시지'를 듣고, 그것으로부터 배운다. 당신은 어떻게든 이런 상황을 만든 것에 대해 스스로 책임을 인정하지만, 죄책감이나 자기 공격의 감정은 가지고 있지 않다. 긍정적이든 부정적이든 삶의 모든 것에 의미를 부여한다는 생각은 이론적인 개념이 아니라 실용적인 삶의 방법이다. 당신은 지금 이 순간 당신의 삶을 있는 그대로 인정하고 자신과 다른 사람들에게 감사함을 느낀다. 당신은 삶의 더 높은 목적을 믿고 어떤 식으로든 보살핌을 받는다고 믿는다. 매 순간이 성장과 인생과 자기 힘을 배우는 소중한 기회다. 인생은 육체적인 죽음으로 끝나지 않고, 죽음에도 특별한 목적이 있다는 것을 알기 때문에 죽음은 당신에게 무서운 문제가 아니다. 당신은 명상, 에너지 치유 그리고 지압, 마사지, 태극권, 요가, 그리고 다른 형태의 신체 운동을 포함한 활동에 참여하고 있다. 당신은 자신이 병에 수반되는 교훈을 배우고 이 병으로 시작된 필요한 변화를 받아들일 준비가 되면 그 병은 저절로 사라질 것이라고 생각한다.

여러분이 짐작했듯이, 3번에 속하거나 유사한 성격을 가진 사람들이 1번과 2번에 속한 사람보다 플라세보 효과가 더 좋거나 스스로 치유할 수 있는 더 나은 후보들이다. 3번에 속한 사람은 약이나 치료가 별무효과라고 믿을 이유가 없다. 그 사람은 어떤 결과가 나오든 간에 그 병의 원인이 실제론 긍정적인 것이기 때문에, 그 질병으로부터 이익을 얻으리라는 것을 스스로 알고 있다. 치유에 대한 한 가지 접근법이 효과가 없다 해도, 그는 실망하지 않고 대안을 찾을 충분한 동기를 갖게 될 것이다. 외부의 어떤 것도 자신의 병을 낫게 하는 것처럼 보이지 않는다면, 그는 내부에서 찾아야 한다는 것을 깨달을 것이다. 그는 이미 궁극적인 치유자가 자신 안에 있다는 것을 알고 있거나, 혹은 깨닫게 될 것이다. 많은 환자들이 이 범주에 속하지 않는데, 이 범주에 속하는 사람들은 사실 거의 병에 걸리지 않는 사람들이다.

2번에 속한 사람은 긍정적인 태도로 회복할 가능성이 높지만, 그럼에도 불구하고 마음 한구석에 '혹시나' 하는 약간의 의심을 남겨 플라세보 효과를 훼손할 수 있다. 기본적으로 두려움이 동기 부여가 되어 긍정적으로 생각하려 할 것이고, 따라서 적절한 치유 반응을 유발하기에는 충분하지 않다. 그는 다음과 같은 두 가지 상반된 신호를 자신의 몸과 마음에 보내고 있을지도 모른다. '그래, 나는 이 새로운 약으로 기분이 나아질 거야!'와 '하지만 그것이 나에게 효과가 없을 경우에 대비책을 세워야 해.' 긍정적인 태도는 두려움에 근거한 의심으로 희석되거나 부정된다. 의심이나 두려움은 에너지의 한 형태다. 만약 두려움이 당신의 생각과 행동에 동기를 부여하거나 추진한다면, 이 두려움은 당신이 두려워하는 것을 정확히 가져다준다.

1번에 속한 사람은 자존감이 거의 없고 자신의 개탄스러운 상황에 대해 다른 사람을 비난하거나 업보나 불운을 탓하는 데 온 힘을 쏟는다. 그에게는 플라세보 반응을 일으킬 능력이 없다. 따라서 자신의 가치를 평가하고 자신의 삶을 재평가하지 않는 한 만성 질환 속에 살아가야 한다. 많은 경우, 질병은 우리가 우리 자신을 얼마나 소중히 여기는지를 알아내기 위한 시험으로 나타난다. 당신은 약물, 의학 치료, 심지어 신에 대한 믿음만 갖고 있을 수도 있다. 자기 의심은 당신을 위해 일할 치유 에너지를 차단한다. 자존감이 낮은 사람은 자기 신뢰가 부족하다. 그리고 자기 자신에 대한 신뢰는 (증상만 제거하는 것이 아니라) 진정으로 질병을 치료하기 위한 플라세보 반응을 유발하는 데 꼭 필요한 요소다.

패러다임의 변화

미국을 비롯한 여러 선진국 의사들 사이에서 전문적인 치료 영역에서부터 건강과 치유에 대한 보다 총체적인 접근까지 분명한 변화가 일어나고 있다. 많은 의사들이 그들의 제한된 전문 분야에 환멸을 느끼고 있는데, 그것은 주로 혈액 검사를 시행하거나, 심전도 검사를 하거나, 메스를 사용하거나, 진단을 받은 증상에 대한 약을 처방하는 것 등이다. 상당수 미국 의과대학들이 의학계에서 금기시되던 전체론적 의학 및 대체의학 강좌를 추가하고 있다. 앞에서 말한 바와 같이 현대의 첨단 의학은 만성 질환에 적용될 수 없다. 장기가 고장 났거나, 사고로 인한 부상 때문에 수술을 해야 하거나, 생명을 위협하는 감염과 싸우고 있는 위기 상황에서는 의학적 치료가 필수적이다. 그러나 대부분의 질병이 사실은 만성 질환이다. 여기에는 고혈압, 심장병, 다발성 경화증, 류머티즘성 관절염, 당뇨병, 우울증 그리고 암과 에이즈 등 만성이 된 다른 급성 질환들이 포함된다.

현대 의학이 제공하는 끝없는 첨단 스캔과 검사에 환자들은 점점 더 낙담하고 있다. 그것들은 긍정적인 플라세보 효과를 필요로 하는 아픈 사람에게 절실한 개인적인 보살핌과 격려를 전혀 제공하지 않는다. 이러한 소외감과 무력감은 환자들과 더 많은 시간을 보내고 명상, 요가, 식이요법 조언 그리고 자연치유와 같은 자기 치료 프로그램을 포함한 접근법을 제공하는 대안 치료사들에게 많은 환자가 몰리게 한다. 1997년 미국인들은 대체의학 치료사들을 6억 2700만 회 방문했고, 암 치료를 포함한 대체 치료비에 170억 달러를 썼다. 그것도 하버드 대학교 의과대학에서, 미국의 35~49세 사이의 두 사람 중 한 사람이 1997년에 적어도 하나의 대체 요법을 사용한 것으로 추정된다. 오스트레일리아에서는 인구의 57%가 현재 어떤 형태로든 대체의학을 통한 치료를 받고 있다. 독일에서는 46%가, 프랑스에서는 49%가 대체의학을 이용한다. 게다가 '대체의학'으로 옮겨가는 의료인이 매일 늘고 있다. 참고: '대체의학'이 반드시 현대적인 치료법보다 더 낫다는 것을 의미하지는 않는다. 대체의학을 찾는 사람 중 최대 30%가 자신이 받는 치료에 "매우 불만족스럽다"고 주장했고, 대체 치료법을 이용하는 사람 중 최대 24%가 자신의 치료에 부정적인 반응을 보였다고 한다.

일반 의사에서 대체의학 의사 또는 진정으로 환자를 돌보는 의사로의 전환은 치유 반응을 일으키기에 충분하지 않을 수도 있다. 당신의 건강을 스스로 챙기고 당신의 삶에서 일어나는 모든 일에 책임지려는 의지와 욕망을 키우는 것이야말로 가장 강력한 치유 방법이다. 그것은 거의 모든 질병의 근본 원인, 즉 부적절하거나 가치가 없다고 혹은 통제할 수 없다고 느끼는 것에 대항한다. (대부분의 사람들은 이러한 감정이 병에서 비롯된다고 믿고 있다.) 건강에 대한 가장 심오하고 지속적인 보장은 자신의 건강과 삶에 대해 책임을 지는 것이다. 여기에는 신체를 해치는 요소와 영향을 피하는 것뿐만 아니라, 신체를 개선하기 위한 자연적인 방법을 탐색하고 적용하는 것이 포함된다. 질병의 원인이 무엇인지 알게 되면, 당신은 상황을 다시 조정할 수 있고 최적의 건강을 위한 기반을 마련할 수 있다. 다음 장에서는 자신의 좋지 못한 건강, 노화 및 장애에 도움이 되는 방법에 대한 심층적인 이해를 제공하며, 어떻게 이 과정을 영원히 멈추고 되돌릴 수 있는지를 보여준다.

제2장

질병과 건강의
숨겨진 법칙

질병은 비정상이다

우리가 건강과 치유에 대한 연구에서 도출할 수 있는 결론은 자연적인 생활 방식이 질병의 발생을 막을 수 있다는 것이다. 질병은 우리가 이런 생활 방식에서 벗어날 때 생긴다. 질병은 신체가 축적된 유해 물질과 액체를 중화시키고 제거하려 할 때 스스로 드러난다. 우리는 건강을 회복하기 위해 신체가 이러한 독소를 제거하는 데 도움을 줄 필요가 있다. 영양가 있는 식단과 자연적인 건강 관리 프로그램은 그런 독소들이 다시 축적되는 것을 막아준다.

질병은 독성 위기의 발생이며, 인체가 항상성이라 불리는 균형 잡힌 상태로 돌아가려고 시도하는 것이다. 독성의 위기는 체내의 독소가 일정 수준의 농도에 이르렀을 때 발생하는데, 이러한 맥락에서 나는 이것을 '허용치'라고 부른다. 나는 독소를 체내의 기관, 개별 장기, 조직, 세포 및 세포의 하위 단위에 해로운 영향을 미치는, 내부적으로 생산되거나 외부적으로 공급되는 물질로 간주한다. 독소에는 화학 식품 첨가물, 환경 오염 물질, 폐색된 대사 폐기물, 내장에서 소화되지 않은 식품을 분해하는 박테리아에 의해 생성된 독극물이 포함될 수 있다. 일단 독소에 대한 인체의 허용치에 도달하면, 그것은 고통이나 다른 형태의 불편함을 드러내면서 피부, 호흡기, 간, 대장, 신장, 림프계, 면역계와 같은 배출 기관과 체계를 자극하여 방어적인 작용을 하게 한다. 간, 폐, 대장, 신장, 피부, 림프샘은 몸이 이러한 독소를 제거하려 할 때 일시적으로 혼잡해질 수 있다. 면역 반응에는 독성 수준을 허용치 이하로 낮추는 데 도움이 되는 면역 세포와 항체의 동원이 포함될 수 있다.(그림 3 참조) 독성 위기의 반응 단계에서 신체는 독소를 제거하기 위해 모든 에너지를 이용하기 때문에 당신의 몸은 약해지거나 지칠 수 있다. 정상적인 상황에서는 이러한 치유 반응이 있고 나서 며칠 후에 체력과 식욕과 좋은 기분이 돌아온다. 이것은 당신의 건강이 다시 정상으로 돌아왔다는 인상을 주지만, 많은 경우 독성 위기의 증상을 없앴을 뿐이다.

독성이 축적되는 요인을 제거하지 않으면 독소가 다시 축적되어 또 다른 독성 위기를 불러올 가능성이 높다. 새로운 위기 때마다 면역 체계는 점차 약해지기 때문에, 건강과 활력을 완전히 회복할 가능성도 줄어든다. 반복된 독성 위기의 최종 결과는 만성 질환이다.

100여 년 전에는 만성 질환이 매우 드물었다. 20세기 초에는 100명 중 10명만 지속적인 병을 앓았다. 오늘날 만성 질환은 모든 건강 문제의 90% 이상을 차지한다. 요즘에는 일반인들과 의사들이 어떤 방법으로든 병의 증상을 없애는 것이 옳고 유익하다고 믿는 경향이 있다. 대부분의 경우 사용되는 방법은 약물과 수술이다. 이 방법들은 단순히 체내 독성 지표일 뿐인 증상의 원인을 탐지하고 관찰할 필요를 쉽게 지나치지만, 그러한 접근법의 최종 결과는 신체의 주요 장기와 시스템의 기능 저하다. 신체는 축적된 독소를 제거할 기회를 거부당하기 때문에, 다음에 똑같은 상황이 발생하면 처음보다 더 오래 지속되거나 더 심해질 것이다.

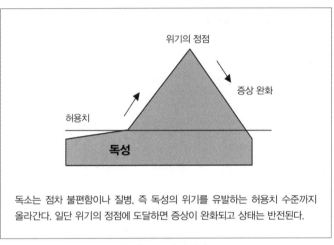

독소는 점차 불편함이나 질병, 즉 독성의 위기를 유발하는 허용치 수준까지 올라간다. 일단 위기의 정점에 도달하면 증상이 완화되고 상태는 반전된다.

〈그림 3〉 독성의 위기

이것은 면역 체계를 더 많이 소모시키고, 악화된 형태의 급성 및 만성 질환에 쉽게 걸리도록 만든다. 홍채학으로 유명한 헨리 린들라(Henry Lindlahr) 박사는 이런 심오하고 빈틈없는 관찰을 통해 다음과 같은 결론을 내렸다. "만성 질환 대부분이 약의 독성 때문인데, 급성 질환을 억누르면서 만들어진다."

우리는 아픈 사람이 약을 먹고 나으면 그의 회복이 '반드시' 그 약의 결과라는 집단적인 '합의'를 만들었다. 그러나 이러한 가정은 잘못되었을 수 있다. 치유는 항상 몸 안에서 일어나고 몸에 의해 조절된다. 따라서 어떤 이유로든 몸이 스스로를 치유할 수 없다면 아무리 강력한 약도 비틀거리는 신체의 치유 시스템이 하지 못한 것을 대신 이룰 수 없다.

질병은 신체의 자연치유 반응이 약해지거나 억제될 때 나타난다. 신체는 계속해서 정상적인 평형 상태로 되돌아가려는 경향이 있는데, 평형 상태야말로 어떤 질병이든 치유하는 진정한 힘이다. 때로는 특정 치료법이나 약(플라세보)에 대한 믿음이 신체가 평형을 회복하는 계기가 되는데, 이는 종종 환자에게서 생성될 수도 있는 신뢰와 인내의 에너지보다는 치료 덕분이라고 잘못 여기도록 만들기도 한다.

몸의 완벽한 균형을 유지하는 힘은 에너지를 빼앗는 요인들에 의해 심각하게 손상된다. 예를 들어 줄담배를 피우는 사람은 일산화탄소와 니코틴에 지속적으로 노출되어 동맥경화가 생기고, 심장 근육이 약해진 사람이 계속 담배를 피우면 치유 가능성이 거의 없다. 주식 중개업자들과 전문 도박사들은 일하는 동안 끊임없는 충격을 받아 심장병에 걸릴 위험이 매우 높다. 그들을 병원에 입원시켜 일에서 떼어놓으면 건강을 회복하는 데 도움이 된다. 하지만 그들이 받는 의료 처방이 그들의 건강 회복에 기여했다는 생각은 오해의 소지가 더 많다. 그들은 스트레스의 원천이 사라졌기 때문에 회복된 것이다.

병의 증상은 질병이 아니다

당신은 특정한 건강 상태에 가장 좋은 약을 발견했다고 생각할지 모르지만, 질병의 원인을 만들거나 유지하는 것을 멈추지 않는 이상 진정한 치유는 없다. 인과 관계의 법칙은 인생의 모든 것에 적용된다. 병의 증상을 멈추는 데는 성공할 수 있다. 그러나 장기, 관절, 뼈의 조직을 포함한 '깊은' 구조물에 독성 물질을 밀어 넣어야 한다. 독소를 억제하면 일반 순환계에서 '사라지기' 때문에, 이를 견디는 신체의 능력이 일시적으로 향상되는 것처럼 보인다. 물론 이것은 여러분에게 명백한 건강 악화의 징후 없이 훨씬 더 많은 독소가 쌓일 수 있는 여지를 준다. 만약 신체의 방어 체계의 1차 방어선들이 여전히 온전하다면, 몸은 감기나 열이나 감염을 나타냄으로써 이러한 독소의 축적을 쉽게 처리할 것이다. 당신은 실제로 꽤 아프다고 느낄 것이다. 그러나 이런 일이 하나도 일어나지 않는다면, 당신은 자신이 꽤 잘 지내고, 건강에 도움이 되고 있으며, 평소처럼 삶을 잘 살아갈 수 있다고 생각할지 모른다. 그러다 갑자기 별다른 경고도 없이 훨씬 더 큰 독성의 물결이 분출된다. 그러한 위기의 대표적인 예가 갑작스러운 심장마비나 뇌졸중이다. 그런 공격의 많은 희생자들은 자신들이 항상 "완벽하게 건강했다"고 주장한다.

생명을 위협하는 가장 심각한 질병은 대개 위 속 점막의 단순한 자극과 같은 사소한 문제에서 시작된다. 이것은 과식, 거친 음식과 음료 또는 감정적인 스트레스에 의해 야기될 수 있다. 만약 음식이 너무 무겁거나 소화하기 어렵다면 위는 염산 일부를 식도로 전달하여 '쓰라린' 느낌을 준다. 6000만 명의 미국인들이 적어도 한 달에 한 번은 속쓰림을 경험하고, 1600만 명 이상이 매일 속쓰림에 시달린다.

일반적인 생각과 달리 속쓰림이나 산성 역류는 위산이 너무 많아 생기는 것이 아니라 너무 적어 생기는 것이다. 염산 공급이 부족해서 음식물이 위장에 오랫동안 소화되지 않은 채 남아 배탈을 일으킨다. 산(酸)이 식도로 들어가면서 이 섬세한 구조물의 내벽을 소화하기 시작하고, 그로 인해 타는 듯한 느낌이 든다.

당신의 소화 장애가 너무 적은 위산과 관련된 것인지는 쉽게 알 수 있다. 식전에 소금이나 고추를 조금 넣은 신선한 생강을 먹어보라. 이것은 위산의 생산을 촉진시킬 것이다. 만약 그것이 도움이 되지 않는다면 베타인염산염(betaine HCL)이라고 불리는 일반적인 산 보충제가 효과가 있을 것이다. (그러나 궤양이 있는 경우에는 베타인염산염을 피한다.) 만약 이 방법들 중 하나가 당신의 증상을 완화시킨다면, 당신의 속쓰림은 너무 적은 위산 때문이라는 사실을 알게 될 것이다. 소화 기능을 향상시키고, 위산 분비가 부족한 문제를 해결하려면 간과 장을 깨끗이 하고, 고기나 튀김이나 가공식품처럼 소화하기 어려운 음식은 피한다.(자세한 내용은 뒷장 참조) 음식물이 제대로 소화되지 않으면 비타민과 영양소가 흡수되지 않아 퇴행성 질환에 걸리기 쉽다.

커피, 청량음료, 스포츠 음료, 설탕, 초콜릿, 고기, 니코틴, 알코올, 약 등 건강에 좋지 않은 것들의 지나친 섭취로 위장을 자극하는 일이 더 자주 일어난다면 엄청난 염증으로 이어질 수 있다. 이런 자극성 물질을 제거하기 위해 그 사람의 생활 방식과 식단을 바꾸지 않으면 궤양이 형성될 것이다. 매일 생기는 신진대사 폐기물, 세포 찌꺼기, 독성 식품 입자를 궤양 병변 부위에서 제거하지 못하면 위세포는 더 이상 정상적인 활동을 수행할 수 없다. 이처럼 부자연스럽고 독성이 강한 환경에서 숨이 막히는 동안, 신체는 특이한 생존 메커니즘에 의지해야 한다. 가장 많이 영향을 받는 위세포들은 '세포 돌연변이'라고 알려진 것을 통해 그들의 유전자를 바꾸도록 강요받을 수도 있다. 이러한 돌연변이, '통제 불능' 세포들은 자신들이 신체의 필수적인 부분이라는 사실을 인식하지 못하는 것처럼 보일 수도 있다. 그러나 신체가 하는 모든 것과 마찬가지로, 이 세포들의 유전 프로그램을 바꾸는 것은 산성 물질대사 폐기물과 다른 유해 물질을 제거하고 흡수하는 유용한 목적을 가지고 있다. 이러한 질병의 증상은 암이라 불리는데, 이는 몸이 세포의 끊임없는 자극과 중독을 다루기 위해 애쓰는 노력의 또다른 이름이다. 따라서 위암은 위세포의 지속적인 자극에 대한 자연스러운 반응이다.

현재 사용되는 대부분의 치료법은 마치 그것이 질병 그 자체인 것처럼 질병의 증상만을 대상으로 한다. 질병도 사라지길 바라는 마음에서 증상을 없애자는 게 지배적인 개념이다. 많은 경우 정교한 진단 도구를 사용하면 위의 궤양, 눈의 백내장, 쓸개의 담석, 자궁의 종양 같은 질병의 증상을 정밀하게 확인할 수 있다. 대부분의 '치료'는 병든 장기에서 '범인'을 잘라내는 것으로 이루어진다. 그리고 환자는 이미 완치되었다는 인상을 받고 집으로 돌아간다. 처음부터 무엇이 문제를 일으켰는지 모르는 그의 몸은 살아 숨 쉬는 시한폭탄으로 변할 수도 있다. 지금까지 순수하게 임상적으로 진단하는 접근 방식은 모든 질병의 80%가 넘는 인과적 요소를 규명하지 못하고 있다. 이것이 현대 의료 시스템의 가장 큰 결점일 것이다.

질병의 근본 원인을 찾는 것은 의학 훈련의 초점이 아니다. 따라서 우리는 현재의 의료 위기에 대해 의사들을 비난할 수 없다. 게다가 의사들은 환자로부터 '합법화된 마약 밀매자' 또는 '증상 사냥꾼' 역할을 하도록 압력을 받는 경우가 흔하다. 많은 환자들이 그들의 삶을 이어가기 위해 의사에게 질병의 증상을 빨리, 가능한 어떤 방법을 써서라도 빨리 제거할 것을 요구한다. 그들은 이러한 행동이 자신들을 또 다른, 더 강화된 독성 위기에 빠뜨린다는 것을 깨닫지 못한다. 이런 딜레마에 더하여, 대부분의 기존 치료법에 수반되는 부작용은 종종 너무 심해서 그것이 정당화될 수 있을지 매우 의심스럽다. 이것이 상대적으로 사소한 질병에 사용될 때 특히 그렇다.

기적의 감염

다음의 말은 감염에 대한 잘못된 믿음을 요약한다. "세균과 바이러스가 모든 질병을 일으킨다고 선언하는 것은 파리가 모든 쓰레기의 원인이라고 선언하는 것과 같다." 실제로 미생물이 질병 치료를 돕거나, 혹은 적어도 질병의 확대를 막는다는 것이 진실이다. 감염은 신체의 가장 특별한 자기방어 과정 중 하나다. 이 구조 임무를 수행하는 동안, 면역 체계는 숙주의 약해진 상태와 유해한 노폐물에 의해 '침입한' 박테리아나 바이러스와 싸운다. 감염을 통한 면역 체계의 이러한 역할은 신체의 기능을 회복하는 데 필수적이다. 이 두 가지 현상은 모순되는 것처럼 보이지만 그렇지 않다. 두 가지 모두 치유를 위해 필요하다. 미생물들은 약하거나 부상당하거나 죽은 세포와 폐색된 신체가 제거할 수 없는 노폐물을 분해하고, 면역 체계는 미생물들이 제 역할을 할 때 생기는 독소를 처리한다. 또한 면역 체계는 미생물의 활동을 통제하고 더 이상 필요하지 않을 때 그것들을 제거한다.

의사들은 보통 항생제로 세균 감염과 싸우려고 한다. 그들은 감염에 관련된 미생물이 해롭다고 믿지만, 이런 관점은 매우 불완전할 뿐 아니라 잠재적으로 환자의 생명을 위협할 수 있다. 세균은 신체의 자체적인 정화 및 치유 시스템이 무너졌을 때 자연스럽게 약한 장기나 부상당한 신체 부위로 '유혹'된다. 감염성 박테리아나 바이러스는 깨끗하고 건강한 부위를 피하는데, 그들이 할 일이나 살 곳이 없기 때문이다. 따라서 세균만으로는 질병을 일으키는 책임을 물을 수 없다. 이 간단한 진실은 예를 들어 100명이 감기나 독감 바이러스에 노출되었을 때 그중 극히 일부만 실제로 감염된다는 사실로 확인된다. 현대 의학 연구는 어떤 사람은 특정 바이러스에 면역되고 또 다른 사람은 바이러스에 취약하게 만드는 것이 무엇인지 정확히 지적하거나 이해하려고 노력한 적이 없다. 그렇지 않았다면 우리는 건강을 유지하는 방법이나 병에 걸렸을 때 건강을 회복하는 방법을 오래전에 배웠을 것이다.

거의 모든 현대 의학 체계가 기초하고 있는 질병의 세균 이론은 19

세기 후반 프랑스의 화학자 루이 파스퇴르가 만들었다. 파스퇴르는 임종 때 자신의 이론이 틀렸음을 인정했지만, 전 세계가 이미 그의 이론을 수용하여 질병의 세균 이론의 신화를 영구화하기 시작했다. 파스퇴르는 결국 세균이 근본적인 이유 없이는 감염을 일으킬 수 없다는 사실을 깨달았다. 그는 오히려 어떤 종류의 세균과 얼마나 많은 세균이 유기체의 세포에 달라붙는지를 결정하는 것이 세포 환경이라는 점을 인정했다. 이는 바로 파스퇴르가 생의 마지막에 이 같은 깨달음을 얻기 훨씬 전에 그와 동시대를 살았던 앙투안 보샹(Antoine Beauchamp)이 발견하고 가르쳤던 것이다. 보샹은 혈액과 조직의 생태가 질병의 징후가 나타나는지 여부를 결정하는 핵심적인 역할을 한다고 여겼다.

1883년, 보샹은 대담하게 이렇게 선언했다. "질병의 주요 원인은 우리 안에, 항상 우리 안에 있다." 우리는 하루 24시간 동안, 평생 동안 몸 안의 미생물에 노출된다. 사실 우리 몸에는 세포보다 더 많은 미생물이 살고 있다. 일부 미생물은 산소에 의존하지만 다른 일부는 그렇지 않다. 기본적으로 어떤 미생물은 우리가 음식을 소화시키고 비타민 B_{12} 같은 중요한 물질을 생산하는 데 도움을 주고, 또 다른 미생물은 배설물 같은 폐기물을 분해하는 데 도움을 준다. 그것들이 없다면 우리는 쓰레기 더미에 '파묻힐' 것이다. 우리가 살기 위해서는 두 종류의 미생물이 필요하고, 우리는 그것들을 몸 안에서 번식시킨다. 보샹의 연구는 신체의 산성/알칼리성 균형(pH)이 산성 쪽으로 기울 때, 신체는 유해 세균이 먹고 살 수 있는 '식량'을 더 많이 생산하고, 질병에 걸릴 위험이 높아진다는 것을 보여주었다.

보샹은 실험에서 모든 사람의 혈액과 세포에 존재하는 원시 미생물인 다형성 미생물의 존재를 증명했다. 이 미생물들은 다른 세균으로 보이도록 형태를 바꿀 수 있다. 따라서 원시적이고 무해한 미생물은 강하고 건강한 알칼리성 pH에 살지만 pH가 약산성으로 바뀌면 박테리아로 변한다. 이 박테리아는 pH가 중산도 수준으로 상승하면 균이 된다. 마지막으로 균이 강한 산성 pH에 노출되면 바이러스가 된다. 신체의 pH는 산성 노폐물, 죽은 세포 물질, 혈액 단백질, 독소가 갇혀 체액과 조직에 축적되면 알칼리성에서 산성 쪽으로 이동한다. 그 결과가 독성의 위기인데, 이는 신체가 더 알칼리성 상태로 돌아가려는 시도와 다름없다.

전염병이 수백만 명의 영양실조에 걸린 이들과 면역 결핍자들을 죽였던 중세에 흔히 볼 수 있듯이 면역 체계가 회복할 수 없을 정도로 손상되지 않았다면, 감염은 독성의 위기를 극복하는 가장 효과적인 수단 중 하나다. 미생물은 체내의 독성이 극도로 높아야만 통제 불능이 된다. 그런 경우라면 단기적인 의료 개입이 정당화될 수 있다. 그러나 치료를 하더라도 반드시 독소와 노폐물로부터 몸을 깨끗이 하는 것이 수반되거나 선행되어야 한다. 처방약으로 감염을 억제할 경우, 몇 년 후 심장병, 류머티즘, 당뇨병 또는 암으로 발전하는 심각한 결과를 초래할 수 있다. 이는 오늘날 세계에서 가장 많이 사용되는 진통제에도 적용된다.

진통제 – 악순환의 시작

약물은 결코 병을 고치지 않는다. 그것들은 단지 자연이 내는 저항의 목소리를 잠재울 뿐이고, 자연이 범죄의 길을 따라 세운 위험 신호를 끌어내릴 뿐이다. 몸속에 들어간 독은 현재의 증상을 완화시키더라도 나중에는 반드시 제거되어야 한다. 고통은 사라질지 모르지만 환자는 그때 의식하지 못할지라도 더 나쁜 상태로 남게 된다.

　　　　　　　　　　　　　—대니얼 크레스(Daniel H. Kress, 의학 박사)

진통제를 복용하는 것은 극도로 고통스러운 조건에서 절대적으로 필요하지 않는 한, 신체의 치유 기능을 억제하고 파괴하는 행위다. 병이 났을 때, 신체는 국소 영역에서 독소를 제거하기 위한 면역 반응을 촉발시키고 더 이상 자신을 해치지 않도록 통증을 신호로 보내기도 한다. 통증은 질병이 아니기 때문에 동일한 방법으로 치료해서는 안 된다. 통증은 폐색과 그에 따른 세포와 조직의 탈수, 영양실조에 대한 신체의 자연스러운 반응이다. 또한 통증은 독성 물질이 있는 상태에서 발생하며 감염을 동반하는 경우가 많다. 대부분의 통증 신호는 히스타민이라고 부르는 뇌의 첫 번째 보조 호르몬 중 하나가 다량으로 분비되어 폐색된 부위 근처나 옆에 있는 통증 신경을 지날 때 발생한다.

이때 신체는 바이러스 입자나 독성 물질과 같은 이물질을 거부하고 체내의 다른 호르몬이나 시스템에 지시하여 수분 분포를 조절하기 위해 히스타민을 사용한다. 히스타민의 후자의 기능은 매우 중요하며, 독소가 축적되는 곳에는 급성 물 부족(탈수)도 있다. 그러나 통증 신호가 인위적으로 억제되면, 몸은 폐색과 그에 따른 독성 증가를 어떻게 다루어야 하는지를 몰라 혼란스러워한다. 진통제는 신체가 세포 탈수의 진행 상태에 대해 알아가는 것을 막는다. 게다가 진통제를 처리하기 위해, 신체의 세포들은 그들의 귀중한 물을 더 많이 포기해야 한다.

일반적으로 통증의 강도는 세포를 둘러싸고 있는 액체에 갇힌 혈액 단백질 같은 물질과 독소가 집중되면서 높아진다. 이 액체 물질을 간질액 또는 결합 조직이라고 하며, 림프계에서 순환된다. 나중에 설명할 소화기 문제나 다른 이유로 림프계가 폐색될 때, 이러한 혈액 단백질과 독소의 탈출 경로가 폐쇄된다. 이 강산성 단백질과 반응성 단백질 및 독소에 의해 세포가 즉시 파괴되는 것을 막기 위해, 몸은 그들을 물로 감싸고 있다. 이것은 다시 차단막을 추가로 만들고 세포의 적절한 산화를 막는다. 고통은 바로 이런 산소 부족에서 비롯된다. 1964년 12월 미국 의학협회의 초기 학술지 중 하나인 《오늘의 건강(Today's Health)》에 실린 연구에서, 혈액 단백질은 자연스럽게 혈류를 떠나 결합 조직으로 들어가지만, 림프계에서 즉시 제거되지 않으면 24시간 내에 질병과 사망을 일으킬 수 있다는 사실이 입증되었다.

신체는 이러한 위험을 확실히 알고 그에 따라 행동한다. 뇌는 고통을 견딜 정도로 강력하고 활동적인 면역과 정화 반응을 유지할 수 있을 만큼의 천연 진통제, 즉 엔도르핀을 생산한다. 반면에 인위적으로 합성하여 만든 진통제는 통증 신호의 전기적 단락을 일으킨다. 하지만 뇌와 면역 체계는 위험에 처한 지역을 돌볼 수 있도록 이 신호를 받아야 한다. 갑작스러운 통증 억제는 집을 지키는 경보 장치의 전선을 끊는 것에 비유할 수 있다. 이때 도둑이 집 안에 들어가면 아무도 눈치채지 못할 것이다. 뇌와의 통신을 끊음으로써 몸은 갇혀 있는 독소와 혈액 단백질들을 제거할 수 없게 되고, 그들의 파괴적인 영향을 알아채지 못할 수도 있다. 진통제 같은 약물을 복용하는 것과 관련하여 우려스러운 점은 약물을 목적지로 운반하기 위해선 혈중 단백질이 필요하다는 것이다. 혈중 단백질은 기관의 결합 조직에 갇히기 때문에 약물들 역시 그곳에 갇힌다. 그 결과, 심각한 부작용을 일으키고 이 약들의 부작용으로 잘 알려진 죽음을 초래한다. 물론 제약업계는 그 약을 복용함으로써 당신이 자기 목숨을 걸고 도박한다는 것을 알기를 원하지 않는다.

진통제는 신체의 특정한 문제에 무지하게 할 뿐만 아니라 치유 노력을 방해한다. 규칙적인 진통제 복용은 뇌의 엔도르핀 생성을 억제하여 약물 의존을 유발한다. 이는 인체의 통증에 대한 허용치를 낮추어, 사소한 폐색의 문제까지도 매우 고통스럽게 만든다. 어떤 사람들은 이런 식으로 몸을 학대해왔기 때문에, 비록 아주 사소한 원인에서 비롯되었지만 심한 만성적인 고통에 시달린다. 진통제가 더 이상 효과가 없을 때, 사람들은 심지어 고통을 없애기 위해 죽음을 바라기도 한다.

만약 당신이 관절염이나 다른 고통스러운 질병 때문에 진통제를 복용해왔지만, 이제 바이옥스(Vioxx), 알리브(Aleve), 셀레브렉스(Celebrex) 그리고 아스피린과 같은 약을 복용했을 때 심장마비와 뇌졸중의 위험이 급격히 높아진다는 것을 안다면, (이 책에서 당신이 그러기를 권하는 것처럼) 당신은 고통의 근본 원인을 제거할 때까지 자연적인 대체물로 바꾸기를 원할 것이다. 《뉴잉글랜드 의학 저널(New England Journal of Medicine)》에 따르면, "항염증 약물들만으로 미국에서만 연간 1만 6500명 이상의 사망자와 10만 3000명 이상의 병원 입원을 유발한다"고 한다. AP통신이 보도한 미국 마약단속국(DEA)의 통계에 의하면, 1997년부터 2005년까지 미국의 소매업소에서 판매되는 5대 진통제의 양이 90% 증가했다.

아무리 소량의 아스피린이라도 어느 정도의 장 출혈을 일으킨다. 지나친 아스피린 복용은 심각한 결과를 초래한다. 아스피린을 매일 복용하는 사람들의 70%는 하루에 0.5~1.5티스푼의 출혈을 보이고, 10%는 하루에 2티스푼 정도의 출혈을 보인다. 최근 《내과학 회보(Annals of Internal Medicine)》에 발표된 연구는 아스피린과 이부프로펜 같은 비스테로이드 소염제(NSAIDs)를 사용하면 고혈압 위험이 40% 증가한다는 것을 보여주었다. 아세트아미노펜 역시 고혈압 위험을 34% 증가시키는 것으로 밝혀졌다.

강한 사람을 약하게 만드는 자극제

모든 자극제가 섭취할 때는 '달콤하지만' 그 결과는 '쓰다'. 당신은 그것들에 대한 의존성을 인식하지도 못하는 사이에 중독될 수 있다. 하루에 몇 잔의 커피를 마시는 사람들은 다음과 같은 방법을 시도해보

라. 하루 종일 커피를 마시지 않은 상태에서 시간이 지날수록 어떤 기분인지 관찰해보라. 몇 시간만 지나도 당신은 머리에서 둔탁한 느낌과 온몸에 힘이 빠지는 느낌을 발견할 수 있다. 어떤 사람들은 오후에 두통이 생기고, 어떤 사람들은 하품을 하고 풀이 죽기도 한다. 이는 그날 당신의 식단에 커피가 없었기 때문인 것 같지만, 실제로는 커피가 당신의 심장에 미치는 안 좋은 영향을 보여준다. "하지만 커피를 마시는 것은 정상이다, 모든 사람이 그런다"라고 여러분은 주장할 수도 있다. 선진국 사람들 역시 삶의 어떤 단계에서 심각한 병에 걸린다. 예를 들어 미국인 두 사람 중 한 명은 일생 중 어느 단계에서 암에 걸린다. 이러한 사실은 이제 거의 '정상적인' 경험으로 여겨지고 있다.

커피, 차, 담배에 들어 있는 자극제는 기운을 북돋거나 정신을 차리고 싶은 사람들 혹은 더 활력 있고 살아 있음을 느끼고 싶어 하는 사람들에게 환영받을 만큼 빠르게 작용하는 물질인 듯싶다. 그러나 이 흥분제들은 에너지가 없는데, 에너지 증가는 어디에서 오는 것일까? 분명히, 몸이 그것을 제공한다. 자극제는 신체에 강력한 방어 반응을 일으키는 신경 독소다. 담배를 피우거나 커피 또는 스포츠 음료를 마실 때, 이러한 면역 반응 때문에 에너지가 상승한다. 따라서 육체적인 에너지의 증가를 경험하는 것이 실제로는 신체의 에너지 손실이다.

많은 사람들이 카페인 없는 커피를 마시는데 카페인의 중독성으로부터 자신들을 보호한다는 믿음에서다. 《컨슈머리포트(*Consumer Reports*)》(미국의 비영리 단체인 소비자협회가 발행하는 소비자 잡지-옮긴이)는 최근 미국에서 가장 인기 있는 커피 전문점 여섯 곳에서 판매되는 디카페인 커피를 테스트했다. 일반 커피 한 잔의 카페인 함량은

85~100mg이고, 디카페인 커피는 5~32mg(코카콜라 약 360ml에 들어 있는 양과 거의 동일하다)이다. 미국 심장협회의 2005년 과학 세션에서 제시된 연구에 따르면, 여전히 상당한 양의 카페인을 섭취하는 것 외에도, 세 잔 이상의 디카페인 커피를 마실 때 대사 증후군과 관련된 특정 형태의 혈중 지방을 늘림으로써 해로운 LDL 콜레스테롤의 증가를 야기할 수 있다고 한다. 디카페인 커피는 일반 커피보다 산성이 더 강한 콩으로 만들어진다. 이런 강한 산은 속쓰림, 골다공증, 녹내장, 류머티즘성 관절염의 발병률을 증가시킨다고 알려져 있다. 사실 디카페인 커피는 일반 커피나 차를 마시는 사람들에 비해 3개월 만에 류머티즘성 관절염 발병 위험을 네 배로 높일 수 있다. 즉 커피 없이는 아무 것도 할 수 없다고 느낀다면, 제대로 만들어진 진짜 커피를 마시는 것이 훨씬 낫다.

에너지를 고갈시키는 것으로는 과식이나 자연의 것이 아닌 음식을 섭취하는 등의 다른 원인이 있다. 자연식품은 비록 자극적인 효과가 있더라도, 균형 잡힌 양의 신체 에너지를 제공하고 신체의 모든 기능을 지원하는 데 도움을 준다. 이런 종류의 자연 자극은 생리적 균형, 즉 항상성을 유지시켜준다. 반면에 어떤 종류든 음식을 너무 많이 먹거나 자주 간식을 먹으면 지나친 자극을 유발한다. 과도한 성행위, 과로, 스트레스, 두려움도 지속적으로 지나친 자극을 일으킨다. 따라서 신체는 자신에게 가해지는 증가하는 요구에 대처하기 위한 시도로 자신의 흥분제를 과다하게 분비한다. 이것들은 신체의 가장 필수적인 활동을 지속하는 데 필요한 스트레스 호르몬인 아드레날린, 코르티솔, 에피네프린, 코르티손, 엔도르핀, 프로락틴 등이다. 하지만 매일 스트레스 반응을 남용해 몸의 에너지 자원을 낭비하는 것은 몸과 마음 모두를 해친다.

예를 들어 과도한 아드레날린 분비의 부작용 중 하나가 장 혈관을 포함한 주요 혈관의 수축이다. 이것은 음식물을 소화시키고 해로운 노폐물을 제거하는 신체의 능력을 크게 감소시킨다. 그 결과, 유해 박테리아가 강력한 독소를 생산하면서 노폐물을 분해하기 시작한다. 이 독소들 중 많은 양이 림프와 혈액으로 들어간다. 독소는 신체에 강한 자극을 주는 영향을 끼치며, 사람을 과민성 상태로 몰아넣어 신체의 에너지 비축량이 더욱 고갈되고, 독성 위기나 급성 질환을 피할 수 없게 만든다. 독성의 위기는 신체가 제 기능을 수행할 수 없을 정도로 약화시킨다.

따라서 신체는 절대적으로 필요한 기능에만 에너지를 배분한다. 이런 상태에선 현기증이 나거나 메스꺼움이나 힘이 빠지는 느낌은 지극히 자연스러운 현상이다. 이는 신체가 에너지를 보존하고 그것을 사용하여 독소를 분해하고 폐색된 영역에서 독소들을 제거하는 데 도움을 준다. 에너지 감소 원인이 사라지면 신체는 균형을 되찾을 것이다. 그러나 만약 그렇지 않다면, 그 사람이 심각한 병에 걸릴 때까지 신체는 잇따라 위기에 처할 수도 있다. 결국 건강한 사람일지라도 계속되는 지나친 자극으로 몸이 쇠약해져서 만성 질환에 걸릴 수 있다.

끊임없는 정화의 필요성

신체는 지속적으로 자기 재생을 한다. 신체는 일생 동안 매일 300억 개의 새로운 세포(동화 작용)를 만드는데, 항상성을 유지하기 위해 같은 양의 오래된 세포도 파괴한다. 죽은 지 오래된 세포는 분해되면서 엄청난 양의 세포 잔해를 남기고, 이 파편들은 림프계에 즉시 흡수되어 제거된다. 이 쓰레기는 체외로 운반하는 물이 충분해야 제거할 수 있다. 그러나 계속되는 지나친 자극, 과식 또는 수면 부족(이 모든 것이 탈수 효과를 가지고 있다)으로 몸이 약해진 경우에는 정화 과정이 비효율적으로 이루어져 림프관에 독성 화합물이 축적되기 시작한다. 이 독소들 중 일부가 혈류로 스며들어 혈액을 중독시킬 수 있다. 그런 일을 예방하고 가능한 한 순수한 혈액을 유지하기 위해 신체는 결합 조직(세포를 둘러싸고 있는 액체)에 많은 독소를 버리려고 한다. 대부분의 세포 대사 노폐물과 죽은 세포 물질, 산성 혈액 단백질을 결합 조직에서 제거하는 역할을 하는 림프계는 이미 폐색되어 있기 때문에 세포 환경을 제대로 정화하지 못하고 독성은 점점 강해진다. 세포 환경의 pH는 더 높은 산성으로 변한다. 결합 조직이 더 이상 독소를 수용할 수 없게 되면, 독소가 혈관과 장기의 세포까지 침범하기 시작한다. 독소에 감염되는 첫 번째 세포군은 물, 산소, 영양소의 정상적인 공급을 박탈당한 첫 번째 집단으로, 독성의 위기를 가장 먼저 알린다. 독성의 위기는 젖산, 요산, 암모니아, 요소, 혈액 단백질 그리고 다양한 종류의 독소 등 너무 많은 산성 화합물이 축적된 것(산성 혈증)을 반영한다.

궤양, 폐색된 혈관, 종양 등 산성 혈증이 하나의 장기나 신체 부위에 나타난다고 해도 실제로는 몸 전체가 병에 걸린 것이다. 이런 위태로운 상황에 대처하여 모든 신체 시스템과 장기가 힘을 합쳐 신체의 생존을 위해 싸운다. 그것들은 고통받는 부분을 향해 소화 기관, 근육 그리고 다른 부위의 에너지를 우회시킴으로써 싸움을 벌인다. 이런 일치된 행동은 고농도의 독소가 신체에 가하는 위협에 대응할 수 있는 충분한 에너지와 자원을 면역 체계에 제공한다. 결과적으로 면역 반응이 진행되는 동안, 고통받는 사람은 매우 약하고 피곤하고 아픔을 느낄수 있다. 그러나 이때는 (약물, 음식, TV, 흥분 또는 다른 활동을 통해) 몸의 치유 노력을 방해하거나 어떤 식으로든 그것을 자극할 때가 아니다. 신체에 필요한 것은 휴식이다.

독성의 위기 동안 대부분의 사람들이 공황 상태에 빠져 신체의 치유 반응 증상을 억제하려고 시도할 뿐인 의사를 찾아가는데, 의사들은 그 증상을 질병이라고 부르는 실수를 저지른다. 대개 약으로 이루어진 몇 번의 개입 후에, 상태는 급성에서 만성으로 변하기 시작한다.

만성 질환의 발병률은 약물, 수술, 방사선 등의 치료를 통한 의료 개입이 시작되면서 급격히 증가했다. 이 모든 것이 신체 자체의 치유 반응을 방해한다. 물론 의학적 개입은 뇌졸중이나 심장마비 같은 급성 질환으로 고생한 많은 사람들의 생명을 구했지만, 만성 질환에는 거의 영향을 미치지 못했다. 이 질병들은 주로 증상 중심의 치료법이 원인 치료 중심으로 변하지 않는 한 만성적인 상태를 유지할 가능성이 크다.

질병의 증상은 변화무쌍하다

질병의 증상은 예측 불가능한 정도는 아닐지라도 매우 변화무쌍하다. 질병의 원인은 대부분의 의료 종사자들과 그들의 환자들에게 알려지지 않고 있다. 예를 들어 위 점막에 염증이 생기면 처음에는 자극으로 나타나다가 궤양으로 발전할 수 있다. 다음으로 그것은 조직의 경화로 인식될 수 있고, 결국 암으로 진단된다. 병적 증상의 과정과 심화(질병의 징후)는 사람에 따라 다르고, 암으로 발전하는 사람은 흔치 않다. 그러나 이전 단계들은 똑같이 생명을 위협할 수 있다. 사실 많은 사람들이 암과 관상동맥 심장 질환보다 급성 소화기 질환으로 죽는다.

위 점막 염증은 위가 상하고 메스꺼우며 구토, 위염, 위경련 등 여러 가지 불편이 동반될 수 있다. 위염을 앓고 있는 두 사람은 똑같은 증상을 보이지 않는다. 그중 하나는 매우 신경질적인 사람일 수 있고 그의 위염 증상은 두통과 불면증을 포함할 수 있다. 다른 한 명은 간질 발작을 일으킬 수도 있다. 모든 환자가 그런 것은 아니지만, 질병의 단계가 뚜렷해짐에 따라 일부 환자들은 궤양과 세포 단백질 부패의 결과로 빈혈이 발생한다. 위궤양이 생기기 시작하면 많은 사람들에게 치질이 형성된다. 다른 사람들은 위가 폐색되어 거의 2~3일마다 한 번씩 음식물이 가득 차고 토하기도 한다.

현대 의학은 각 증상의 조합을 각기 다른 유형의 질병으로 보고 있으며, 각각의 질병은 해당 전문의의 특별한 접근법이나 치료가 필요하다고 본다. 이로 인해 의료 진단과 치료가 너무 복잡해져서 의사들조차 환자들에게 어떤 조치를 취해야 할지 혼란스러워한다. 각 질병의 새로운 변화는 사람들마다 다른 증상을 만들어내지만, 전문가들은 다양한 증상의 공통적인 원인을 규명하지 못한다. 의사들은 증상의 원인을 찾는 훈련을 받지 않기 때문에, 다양한 증상들을 마치 별개의 질병처럼 취급하는 경향이 있다. 그들이 보기에 초기의 위통은 위 점막 염증과는 아무 관련이 없는 것 같고, 위벽이 두꺼워지는 것은 위궤양과 다르며, 궤양은 확실히 악성 종양이 아니다. 그리고 종양은 갑자기 나타난다.

의사는 제산제나 진통제로 위장의 초기 통증을 가라앉히고, 위 점막 염증이 일어나면 소염제를 처방할 수도 있다. 궤양이 점점 커져서 견딜 수 없을 정도가 되면 외과 의사는 궤양을 잘라내기로 결심할지도 모른다. 암이 나타나면 종양학자는 항암 치료, 방사선 치료 또는 종양과 위 일부의 외과적 제거를 처방할 수 있다. 그러나 이러한 증상들 중 어느 것도 그 자체로는 질병이 아니다. 이 증상들은 다른 어떤 것에 의해 발생하며, 다른 어떤 것을 다루지 않고서는 그 질병은 다른 질병으로, 겉보기에 아무 관련 없어 보이는 형태와 변형으로 계속 나타날 것이다. 증상은 손에 든 모래와 같다. 그것들은 순식간에 나타나고 일관성이 없다. 증상을 원인과 연결시키는 훈련을 받은 사람들만 병의 본질을 알아낼 수 있다. 따라서 만성 질환의 증상에 대한 치료가 환자의 최선책은 아니다. 진정한 치유가 되려면 근본적 원인을 해결하는 것이 중요하다.

──────── 건강과 치유의 비밀

원인 찾기

많은 사람들이 왜 배 속이 불편한지 혹은 자신의 질병에 대해 스스로 무엇을 할 수 있는지 알아보려 하지 않는다. 대신 그들은 증상이 나타날 때마다 단지 그 질병의 증상들을 치료함으로써 자신들이 할 수 있는 모든 것을 하고 있다고 생각한다. 불행히도 앞에서 말한 경우, 질병 증상의 마지막 단계인 암 종양을 제거한다 하더라도, 의사는 질병의 첫 증상인 위 통증의 원인을 밝히는 데는 아무런 조치를 취하지 않은 것이다. 자극적인 음식과 가공된 샐러드용 드레싱을 먹거나, 정제된 소금이나 매운 소스를 너무 많이 먹어서 통증이 생겼을 수도 있다. 또 다른 원인으로는 감정적으로 기분이 상하거나, 지나친 흡연이나 과음, 커피나 청량음료를 지속적으로 섭취하거나, 인공 감미료, 과식, 간폐색 또는 충분한 물을 마시지 않은 경우를 들 수 있다.

맨 마지막에 언급한 것은 아마도 가장 흔하지만, 위장병과 다른 질병들의 가장 알려지지 않은 원인일 것이다. 나는 질병으로 이어지는 기본적인 메커니즘을 설명하기 위해 위 질환의 예를 들고 있다. 대부분의 복통은 위 점막의 심각한 탈수증을 나타내는 신호다. 98%의 물과 그 물을 붙잡고 있는 2%의 구조물로 이루어진 점액층은 위산을 보호하는 자연 완충제 역할을 한다. 점액층 아래의 세포들은 중탄산나트륨을 분비하는데, 이것은 점액 막을 통과할지도 모르는 염산을 중화시키기 위해 그곳에 보관된다. 두 가지 화학 물질인 중탄산나트륨과 염산의 염소가 화학 반응을 일으켜 염(소금)이 생성된다. 고기, 생선, 달걀, 치즈 등 많은 양의 염산 분비가 필요한 식품을 섭취하면 위 안의 염분 생산이 높아진다. 이것은 점액 막 안에 있는 구조물의 수분 보유 특성을 크게 변화시킨다. 이러한 식품을 정기적으로 대량 섭취하면 산성의 중화가 심화되어 이 층에 염분이 축적되는데 산이 위벽에 닿을 수 있게 하는 '침식'을 일으키며, 그 결과는 소화불량이라는 골칫거리로 나타난다.

규칙적으로 물을 마심으로써 점액 장벽에 적절히 수분을 공급하고, 단백질과 지방 섭취가 적당할 때는 어떤 염분 침전물도 잘 씻겨나간다. 또 중탄산나트륨은 그대로 유지되고 염산은 점액층을 관통할 기회를 갖기 전에 중화된다. 따라서 위벽에 물보다 더 좋은 산성에 대한 장벽은 없다. 그러나 대부분의 경우 오히려 갈증이 심한 위통은 대개 제산제나 다른 약물과 싸운다. 하지만 이 약들은 염산의 작용에 대해 효과적으로 보호하지 못한다. 위궤양과 심한 위통 또는 소화불량 통증을 앓고 있는 대부분의 사람들은 한두 잔의 물을 마시면 거의 즉각적으로 불편함이 해소된다. 반면에 탄산음료, 차 또는 커피와 같은 카페인이 함유된 음료는 이뇨 작용을 하며, 위벽 보호막에서 물을 고갈시킨다. 커피 한 잔이나 알코올음료는 고통을 불러올 수 있다.

위통은 사람에게 식습관이나 체내 수분과 관련하여 무언가 균형이 맞지 않는다는 것을 알려주는 첫 신호다. 약물을 사용하여 이 통증을 억제할 경우, 환자가 무엇이 통증을 유발하는지 알아내지 못하게 한다. 따라서 물 대사의 메커니즘에 대한 무지, 즉 갈증을 하나의 질병으로 오인하는 것은 결국 암으로 끝날 수도 있는 초기 증상을 억제하는

———— 건강과 치유의 비밀

것에 대한 책임이 있다. 대부분의 암은 감기, 통증, 감염, 두통 등 가벼운 병의 증상을 반복적으로 억제하고, 실제 질병인 것처럼 치료한 결과물이다.

치료에 대한 순수한 임상적 접근은 병적 증상의 진행 단계에 초점을 맞추고 있으며, 이러한 각각의 문제에 대한 치료법을 약속하는 새로운 발견을 계속 생산하고 있다. 1982년 마셜(Marshall)과 워런(Warren)이 발견한 박테리아는 십이지장 궤양의 90% 이상과 위궤양의 최대 80%를 유발하는 것으로 추정된다. 이 미생물은 헬리코박터 파일로리(Helicobacter pylori)로 알려진 나선형 모양의 그람 음성균(그람 염색법에서 염색했을 때 적색으로 염색되는 세균 - 옮긴이)이다.

헬리코박터 감염과 그에 따른 위염과 소화성 궤양의 연관성은 인간 자원자들을 통한 연구, 항생제 치료 연구, 역학 연구를 통해 기록되었다. 그러나 잘 확립된 이 연결고리는 둘 중 어느 것이 원인이고 어떤 것이 그 결과인지에 대해서는 별로 밝혀지지 않았다. 이들 박테리아는 그 원인이라기보다는 궤양의 부산물일 수 있다. 이러한 시나리오는 궤양 조직에서처럼 죽은 물질이 있는 곳이면 세균이 자동적으로 나타나기 때문에 그리 이상한 논리가 아니다. 현재 위궤양에 처방되는 항생제 오메프라졸과 아목시실린은 분비 억제제와 함께 사용되어 미생물을 파괴하고 궤양을 사라지게 한다. 이것은 물론 고통받는 많은 사람들에게 큰 안도감을 준다. 궤양은 왜 없어지는가? 박테리아는 인체의 염증 반응(궤양 형성)을 촉진시키는 독소를 생산한다. 그러나 염증은 병이 아니라 인체가 스스로 치유하고 궤양보다 훨씬 심각한 상태를 예방하는 방법이다.(아래 설명 참조) 사람들은 궤양이 벌레에 의해 생기는 것으로 결론짓고 싶어 할 것이다. 그러나 일단 항생제와 산성 억제제가 중단되면 벌레와 궤양이 돌아올 수도 있다. 연구에 따르면, 헬리코박터 파일로리는 전체 인간의 약 50%에서 위장을 서식처로 만들며, 당신의 위에 이 미생물이 생기면 평생을 함께한다.

사회·경제적 수준이 높은 국가들에서는 모든 사람이 감염될 수 있는 개발도상국들에 비해 감염이 발생하는 일이 매우 드물다. 만약 헬리코박터가 위궤양을 일으킨다면 왜 개발도상국의 모든 사람들이 위궤양을 가지고 있지 않을까? 위궤양은 산업화된 국가에서 더 흔하다. 비록 전 세계의 거의 모든 사람들이 어린 시절부터 위장에 헬리코박터 박테리아를 가지고 있지만, 이들 중 대부분은 헬리코박터 감염 증상을 보이지 않는다. 감염자의 10~15%만 언젠가 소화성 궤양 질환을 경험할 것이다. 우리가 물어야 하는 주된 질문은 위궤양을 앓는 개인이 헬리코박터에 감염되었는지의 여부가 아니라, 왜 이 박테리아가 특정 개인에게서 더 활동적이거나 잘 증식하는지에 대한 것이다. 그리고 왜 궤양이 약물 치료에 의해 '치유'된 후에 재발하는 것일까? 즉 지구상의 사람들 절반이 공유하는 특정 박테리아가 단순히 존재하는 것 외에 궤양이 발생하는 또 다른 이유가 있을 것이다.

실제로 처방약들은 치료 효과가 전혀 없다. 고통받는 사람은 그들이 지속적으로 혹은 때때로 섭취하는 음식에서 영향을 받기 때문이다. 그들이 '성취'하는 것은 위 속, 특히 위 전정부라 불리는 위장 아랫부분에 축적된 독소와 소화되지 않은 음식물의 분해를 돕는 박테리아를 포함한 모든 종류의 박테리아를 파괴하는 것이다. 흥미롭게도, 위궤양과 관련된 만성적인 감염은 항상 위 전정부에서 시작된다. 헬리코박터 박테리아는 항생제가 더 이상 존재하지 않을 때 자연스레 장으로 다시 돌아온다. 그 이유는 일하기 위해서다. 죽거나 손상된 세포와 독소를 분해하고 제거해야 할 곳으로 가는 것이 그들의 기능이다. 음식을 너무 많이 먹으면 다 소화되지 않는다. 위장에 남아 있는 음식이 지속적인 자극과 독성의 원인이다. 게다가 어떤 음식과 음식의 조합은 소화하기 너무 어려워서 위장에 오래 머무르며 산 분비를 지나치게 자극한다. 이 모든 것이 위세포를 손상시키거나 약화시키거나 파괴한다. 부적절한 음식과 식습관에 의한 손상에 직접 반응하여 헬리코박터균의 증식이 일어난다.

반복해서 말하면, 이 벌레들은 어디서든 발견될 수 있지만, 소수의 사람들에게서만 위궤양이 발병한다. 헬리코박터가 20명 가운데 1명만 위궤양의 '원인'이 되고 나머지 19명은 그렇지 않은 이유는 무엇일까? 마찬가지로 갇힌 신경은 체내 질병의 원인으로 볼 수 있지만, 갇혀 있는 모든 신경이 질병을 일으키는 것은 아니다. 이 문제에 대해 외부의 범인을 찾기보다, 왜 갇힌 신경 중에 어떤 것은 병적인 변화를 일으키고 다른 것들은 그렇지 않은가를 알아내는 것이 더 중요하지 않을까? 왜 똑같은 무서운 상황이 다른 사람이 아닌 한 사람에게 공황 발작이나 경색을 일으키는가? 이러한 질병의 외부적 '원인'이 단순히 사람의 몸에 이미 존재하는 높은 독성 폭탄을 점화시켜 흔히 '질병'으로 알려진 독성 위기를 초래하는 계기가 될 수 있을까?

기존 의학에서는 증상이나 전염성 박테리아를 제거하면 건강 문제도 사라진다고 잘못 가정하고 있다. 그러나 실제로는 증상의 제거가 훨씬 더 심각하고 생명을 위협하는 상황을 만들어낸다. 예를 들어 점점 늘어나는 증거 중 하나로, 소화성 궤양에 존재하는 박테리아인 헬리코박터의 소멸이 실제로 비만의 원인이 될 수 있음을 암시한다. 헬리코박터는 렙틴과 그렐린의 생산을 조절한다. 렙틴은 식욕, 체중, 신진대사, 생식 기능을 조절하는 데 큰 영향을 미치는 단백질 호르몬이다. 위에서 파생된 순환 성장 호르몬 분비 단백질인 그렐린은 배고픔과 음식 섭취를 자극한다. 위장에서 헬리코박터를 파괴하면 이러한 호르몬의 균형이 흐트러져, 체중 증가와 신체의 모든 기관과 시스템에 상해를 입힌다. 불완전한 지식은 위험하다는 격언은 현대 의학의 증상 중심 접근법에도 분명히 적용된다.

절망적인 징후 물리치기

소화관 질환인 진행성 크론병을 앓는 제니가 나를 찾아왔을 때 그녀의 나이는 겨우 25세였다. 장벽 전체 두께의 부종과 함께 여기저기 만성적인 염증이 있고 장의 내부 공간이 부분적으로 막혀 있었다. 그녀는 자신의 상태가 되돌릴 수 없으며 결국 죽음으로 이어질 것이라는 말을 들었다. 제니는 내적 질식사를 향해 가고 있었다. 그녀가 받은 진통제, 항생제, 코르티손을 포함한 강한 항염증 약물로 이루어진 다양한 치료법에도 불구하고 그녀의 상태는 계속 악화되었다. 호전될 기미가 없자 의사들은 주기적으로 약의 복용량을 늘렸다. 그녀의 얼굴과 몸에는 피가 날 정도로 붉은 반점이 덮여 있었다. 그녀는 강한 월경통, 두통, 심한 허리 통증을 비롯해 몇 가지 다른 증상들을 가지고 있었다.

아유르베다 진맥과 안구 진단(홍채학)으로 제니를 진찰하고 그녀의 의학적 이력을 들은 후, 나는 그녀의 장내 질병이 그녀가 먹고 있는 음식 때문이라고 지적했다. 제니는 지속적으로 장 내벽에 강한 자극 효과를 주는 고산성 식품과 음료를 섭취했고, 이로 인해 간담관이 간내 담석으로 크게 막혀 있었다.(자세한 내용은 제3장 참조) 설상가상으로 그녀가 매일 섭취하는 강한 처방약들은 소화되지 않고 쌓인 해로운 음식들을 없애려는 그녀의 몸의 시도를 방해했다. 처방약의 독성 화합물은 면역 체계를 손상시키고, 조직과 세포에서 많은 양의 미네랄과 물을 제거했다. 모든 약은 이뇨 작용을 한다. 체내 수송과 치유의 주요 수단인 물이 충분히 없으면 몸은 위기, 즉 탈수 현상에 직면한다.

간과 내장의 극심한 폐색과 몸의 전반적인 탈수증은 두통, 요통, 아랫배 통증 등 대부분의 만성적인 질환을 일으켰다. 복용한 약들이 그녀의 내장에서 우호적이고 유익한 박테리아를 거의 전멸시키는 바람에 독소와 유해한 박테리아가 내장에 대량으로 축적되었다. 밤이 화려한 사회(지중해 동부 키프로스)에 사는 제니는 밤에 거의 잠을 자지 못했다. 그녀의 불규칙한 수면 습관과 그에 따른 만성 피로 때문에 소화 기관이 어떤 종류의 음식에도 대처하기 어려워졌고, 이로 인해 장내 독성이 더 높아졌다.

나는 그녀의 선천적인 체질과 건강 상태에 부합하는 식단과 함께 그녀의 불안정한 생물학적 리듬을 재조정하는 데 도움이 될 여러 가지 생활 습관 변화를 통한 일련의 정화와 수분 보충 절차를 제안했다. 또 그녀가 어린 시절부터 경험한 공포와 불안을 다루기 위해 감정적인 정리 기간을 갖도록 충고했다.

한 달 후 그녀의 주치의의 검진을 통해 그 병이 '제거'되었고, 모든 피부 질환과 다른 증상들도 사라졌다는 것이 밝혀졌다. 12년이 지난 지금도 그녀는 여전히 건강하고 윤기가 흘러넘친다. 그녀는 결혼해서 건강한 두 아이를 키우고 있다. 제니의 사례를 비롯하여 비슷한 사례에서 내가 배운 것은 거의 모든 질병에 적용될 수 있는 치유에 대한 단순한 이해다. 나는 이를 다음과 같이 요약했다.

"병의 증상은 병의 원인일 수 없고, 증상이 질병의 영향이다. 그러므로 질병은 단순히 증상을 제거한다고 해서 치유될 수 없다. 가장 효과적으로 질병을 다루는 방법은 신체의 자연적인 균형 상태나 평형 상태로 돌아가려는 노력을 방해하는, 에너지를 감소시키는 모든 요인을 제거하는 것이다. 과식, 영양 부족, 수면 부족, 충분한 양의 신선한 물을 마시지 않는 것, 의약품과 각성제 사용 등은 신체의 에너지 비축량을 고갈시키고, 세균이나 바이러스 또는 균류 감염을 수반할 수 있는 독성 위기에 취약하게 만든다. 반면에 축적된 노폐물로부터 몸을 정화시키고 건강한 식습관과 생활 습관을 확립하는 것은 신체가 스스로 치유할 수 있는 전제 조건을 충족시킨다."

건강과 치유의 비밀

몸의 능력에 대한 신뢰

이른바 거의 모든 질병은 독소를 축적하여 한계치(질병 단계)에 이르게 하는 독성의 위기다. 몸은 이러한 독소의 배출구를 찾는 것 외에 다른 방법이 없다. 독성의 위기는 두통, 감기, 관절 통증, 피부 발진, 기관지염 또는 다른 종류의 감염과 같은 다양한 증상을 동반할 수 있다. 이 증상들은 신체가 가장 폐색한 부분에서 독성 물질을 제거하려 한다는 것을 나타낸다. 면역 체계가 사람에 따라 다를 수 있는 허용치 이하로 독성을 낮추면 증상은 다시 사라진다(치유 단계). 모든 생명은 주기에 따라 움직이는데, 이 법칙에는 예외가 없다. 의료 개입의 가장 불행한 부작용 중 하나가 질병과 치유의 자연적인 순환이 완성되는 것을 가로막는 것이다. 내과 의사 헨리 린들라(Henry Lindlahr)는 이 기본적인 의학적 진실을 다음과 같이 분명하게 요약했다. "만성 질환 대부분이 약의 독성 때문인데, 급성 질환을 억누르면서 만들어진다." 단지 증상들을 억제하는 데 만족함으로써 오늘날 우리에게 많은 질병들을 남겼는데, 그 원인은 여전히 불명확하다. 독성의 위기 뒤에 자연스럽게 이어지는 치유 국면은 일어날 기회조차 갖지 못한다.

단순한 감기가 자연적인 경로로 진행되지 못할 경우, 다음에 다시 감기를 앓아 그것을 억누르려 할 때 코와 점막의 염증으로 변할지도 모른다. 몸의 치유 노력에 대한 간섭은 염증을 폐렴으로 만들 수 있다. 독성 분비물을 제거하려는 몸의 시도가 억제 약물을 통해 방해를 받으면 폐렴이 치명적으로 악화될 수 있다. 마찬가지로 반복적인 편두통은 언젠가 정신분열이 될 수 있고, 고혈압은 심장마비로 변할 수 있으며, 위 점막 염증은 암으로 발전할 수도 있다.

만약 우리가 독성의 위기를 자연적인 발전과 해결 단계를 거치게 하고, 또한 몸의 에너지 자원을 고갈시키지 않는다면 질병은 거의 발생하지 않을 것이고 설령 질병이 발생한다 해도 그것과 싸울 필요가 없을 것이다. 하지만 아픈 사람이 자기 몸에서 한동안 소화 기관이나 시스템을 마비시킨 노폐물이나 유해 물질을 성공적으로 제거하지 못하게 하면, 독성의 위기는 심각한 합병증으로 이어질 수 있다. 여기에는 간, 대장, 신장, 림프계, 피부와 폐가 포함된다.

건강을 회복하기 위해 겉보기에 더 효과적이고 빠르고 편리한 것처럼 보이는 의료 개입이라는 '지름길'을 택한 환자들은 재발 가능성에 대한 무의식적인 두려움을 안고 살아가면서 불안하게 자신의 병을 기억할 수도 있다. 그러나 신체의 자연치유력을 통해 치유된 사람들은 자신의 병을 커다란 정서적·육체적 해방의 경험으로 떠올림으로써 자신감과 행복감이 크게 높아진다. 자신의 치유 능력을 믿고 이를 도와 건강을 회복한 사람들은 개인적 발전에서도 비약적인 도약을 했을지 모른다. 많은 환자들이 질병으로부터의 자연적인 회복이 전반적인 삶에 대한 태도와 다른 사람들과의 관계를 크게 개선시켰다고 보고한다.

독성의 위기는 오래된 업보를 균형 잡히게 하고, 삶의 신체적·감정적·정신적 수준에 긍정적인 변화를 가져오는 특별한 기회일 수 있다. 자신의 몸에 치유 과정을 온전히 맡김으로써 새로운 자유 의식이 당신의 인식을 지배하고, 오래된 두려움과 불안이 사라지기 시작한다. 끝

───────— 건강과 치유의 비밀

까지 질병과 싸우는 전술은 불필요할 뿐만 아니라, 진정한 치유는 거의 일어나지 않고 운(運)의 문제라는 잘못된 믿음 체계를 강화한다. 연구 결과, 그 반대임이 확인되었다. 모든 질병의 80% 이상이 스스로 완전히 사라지는데, 이는 물론 신체의 선천적인 치유 능력 덕분이다.

독성의 위기를 겪으면서 몸의 치유 노력을 돕기 위해서는 매일 천연 하제(下劑)를 복용하고, 장 청소 또는 최소한 관장을 하여 장내에 축적된 독성 폐기물을 배출하는 것이 중요하다. 발을 따뜻하게 하고 푹 쉬면서, (자극적이고 탈수 효과가 있는) TV 시청을 피하는 것도 좋은 방법이다. 독성의 위기 동안 음식을 먹으면 신체가 독소를 제거하기 위해 사용할 에너지를 소모하기 때문에 치유 과정을 방해할 수 있다. 그러나 따뜻한 물을 많이 마시는 것은 몸에 필요한 정화 및 수분 보충에 도움이 된다. 또 잠들기 전에 따뜻한 물로 목욕을 하고, 통증이 있는 경우에는 하루에 몇 번이라도 편리한 횟수만큼 뜨거운 물로 자주 목욕하는 것이 좋다. 신선한 공기와 햇빛에 규칙적으로 몸을 노출시키는 것도 매우 유익하다. 둘 다 강한 면역 자극 효과가 있기 때문이다. 이런 방법들은 가능한 한 짧은 시간에 신체가 독성 위기를 극복하는 데 큰 도움이 된다. 육체를 믿고 두려워하지 않는 마음 자세가 회복에 중요한 역할을 한다.

모든 심각한 질병은 초기에는 '결백'하다. 그것들은 대부분 감기, 두통, 복통, 소화불량, 장 경련, 피로, 관절의 경직, 피부 트러블 그리고 이와 유사한 가벼운 질병으로 시작한다. 겉보기에 대단치 않은 이러한 증상이 너무 빨리 '치료'되면 이후에 포악하게 변할 수 있다. 이런 증상들은 증상 중심의 치료법으로는 결코 치유될 수 없다. 억제되는 각각의 사소한 독성 위기가 체내에 더 많은 독소를 축적하고, 체력과 활력을 떨어뜨리기 때문이다. 또한 이런 비교적 작은 증상의 원인이 제때 제거되지 않으면 신체의 기능은 더욱 심각하게 손상될 수 있다. 이것이 만성 질병의 출발점이 될지도 모른다. 다음 장에서는 보다 강화된 독성의 위기 또는 질병의 발달에 영향을 끼친 가장 일반적인 네 가지 요인을 다룰 것이다.

제3장

질병의 가장 흔한
네 가지 원인

간과 쓸개의 담석

사람들은 담석이 쓸개(담낭)에서만 발견될 것이라고 믿는다. 일반적으로 통용되는 믿음이지만 잘못된 가정이다. 실제로는 대부분의 담석이 간에서 형성되고, 상대적으로 담낭에서 발생하는 경우는 거의 없다. 간 청소를 한 번이라도 해보면 이 사실을 쉽게 확인할 수 있다.(112쪽 그림 4a 참조) 당신이 일반인이든 의사나 과학자이든 또는 이미 담낭이 제거되어 담석이 없는 것으로 여겨지는 사람이든 그것은 문제 되지 않는다. 간 청소[1]의 결과는 스스로도 알 수 있다. 아무리 과학적인 증거나 의학적 설명도 그런 정화 효과를 더 이상 가치 있게 할 수는 없다. 첫 번째 간 청소를 하는 동안 수백 개의 녹색, 베이지색, 갈색 또는 검은색 담석이 변기에 떠 있는 것을 보면, 당신은 직관적으로 당신의 인생에서 아주 중요한 것을 만나고 있다는 사실을 알게 될 것이다. 당신은 궁금한 나머지, 배출된 돌을 실험실로 가져가거나 의사에게 그것에 대해 어떻게 생각하는지 물어보기로 결정할 수도 있다. 당신의 주

---

1   이 책에서 간 청소를 언급할 때는 쓸개의 청소도 포함한다.

치의는 당신의 치료 계획을 지지할 수도 있고, 이것이 그저 우스꽝스럽다고 말하거나 혹은 그것에 대해 경고할 수도 있다. 그러나 이 경험에서 가장 중요한 사실은 당신이 생전 처음 자신의 건강에 대해 적극적으로 책임을 졌다는 점일 것이다.

모두가 당신만큼 운이 좋은 것은 아니다. 전 세계 인구의 약 20%는 일생의 어느 단계에서 쓸개에 담석이 생긴다. 그리고 많은 사람들이 수술로 이 중요한 장기를 제거하는 쪽을 택한다. 하지만 이 통계 수치는 간에 담석이 생기는(또는 이미 가지고 있는) 더 많은 사람들을 계산에 넣지 않는다. 자연의학을 실천하며 온갖 종류의 만성 질환을 앓는 사람들을 돌보던 30여 년 동안, 나는 그들 각자가 예외 없이 간에 상당한 양의 담석을 가지고 있었다는 사실을 증명할 수 있다. 놀랍게도 그중에서 쓸개에 담석이 발생한 병력이 있는 것으로 보고된 사람은 극소수였다. 이 책을 읽는 동안 깨닫게 되겠지만, 간 속의 담석은 건강, 젊음, 활력을 얻고 유지하는 데 주된 장애물이다. 단언하건대 간 속의 담석은 사람들이 병에 걸리고, 또 병에서 회복하는 데 어려움을 겪는 주요 원인 중 하나다.

간에서 담석이 생성되는 것을 아주 흔한 현상으로 인식하거나 이를 받아들이지 못하는 것은, 현대 의학이든 전체론적 의학이든 의학 분야에서 지금까지 이루어진 가장 불행한 실수일 것이다.

현대 의학에서 일반적인 것처럼 진단 목적으로 혈액 검사에 너무 많이 의존하는 것은 간의 건강을 평가할 때 큰 단점이 될 수 있다. 한 가지 혹은 그 이상의 신체적 질환을 가지고 있는 사람들이 간의 폐색으로 고통받고 있음에도 불구하고, 혈액 속의 간 효소 수치는 완벽하게 정상적일 수 있다. 간의 폐색은 대표적인 건강 문제 중 하나이지만, 종 래의 의학에서는 거의 언급되지 않고 있으며, 의사들도 그러한 상태를 감지하고 진단하는 믿을 만한 방법을 가지고 있지 않다. 간염이나 염증 발생 등에서처럼 간세포가 상당히 파괴된 경우에만 혈액 속의 간 효소 수치가 높아진다. 간세포는 다량의 효소를 함유하고 있다. 일정 수 이상의 간세포가 파괴되면 혈액 속에 간 효소가 나타나기 시작한 다. 이것이 혈액 검사를 통해 검출되면 간 효소 수치가 증가했으므로 간 기능이 비정상적이라는 것이다. 그러나 이런 경우라면 이미 피해가 발생한 이후다. 간 손상이 뚜렷해지기까지는 만성적인 간 폐색이 여러 해 지나야 한다.

표준적인 임상 시험은 간에서 생긴 담석을 거의 발견하지 못한다. 사실 대부분의 의사들은 간에서 담석이 자라는지도 모른다. 권위 있는 존스홉킨스 대학교 같은 몇몇 진보한 연구 대학들만 간의 담석들을 논 문이나 웹사이트에서 설명하고 있다. 그들은 그것들을 '간내 결석'이 라고 부른다.

당신은 간 속의 담석이 거의 모든 질병의 발생이나 악화에 어떻게 영향을 끼치는가를 이해하고, 그것을 제거하는 간단한 단계를 밟음 으로써(자세한 내용은 7장 참조) 자신의 건강과 활력을 영구적으로 회복 시키는 일을 스스로 책임지게 될 것이다. 직접 간 청소를 하거나, 혹 은 당신이 건강 전문가라면 환자들을 위해 간 청소를 하는 것은 매우 보람 있는 일이다. 깨끗한 간을 갖는 것은 인생을 새롭게 사는 것과 같다.

다음은 건강하고 깨끗한 간의 중요함을 보여주는 몇 가지 예다.

- 거의 모든 질병은 간의 담관과 쓸개(담낭)의 폐색에 의해 직간접적으로 발생한다.
- 갇혀 있고 독성이 있는 쓸개즙(담즙)은 대부분 소화기 문제의 근원이다.
- 폐색된 간내 담관은 무해한 화학 물질을 암 유발 물질로 만들어 몸 전체에 퍼뜨릴 수 있다.
- 간 기능이 좋지 않으면 심장으로 가는 혈류의 70%를 차단할 수 있다.
- 간은 정신적 명료성과 정서적 안정을 책임진다.
- 간은 림프계에 단백질을 흘려보내 알레르기에서 자가면역 질환, 감기에서 암에 이르기까지 수많은 면역 체계 반응을 일으킬 수 있다.
- 간 효소는 우리 몸의 스테로이드 호르몬을 유익하거나 치명적인 호르몬으로 바꿀 수 있다. 후자의 경우에는 생식기의 암을 발생시킬 수 있다.

간은 신체에서 가장 큰 기관이다. 무게는 1.36kg까지 나가며, 복부 우측 상단의 갈비뼈 뒤에 매달려 있고, 몸 전체 폭에 걸쳐 있다. 수백 가지의 기능을 담당하는 간은 신체에서 가장 복잡하고 활동적인 기관이기도 하다.

간은 신체의 중요한 '연료'(예를 들어 영양소와 에너지) 공급 임무를 처리, 변환, 분배, 유지하는 일을 담당하기 때문에, 이러한 기능을 방해하면 간과 몸 전체의 건강에 심각하고 해로운 영향을 끼치게 된다. 가장 강력한 간섭은 담석의 존재에서 비롯된다.

간은 모든 장기 세포, 호르몬, 담즙의 필수 구성 물질인 콜레스테롤을 제조하는 일 외에도 신체의 기능, 성장, 치유 방식에 영향을 미치는 호르몬과 단백질을 생산한다. 간은 또한 새로운 아미노산[2]을 만들고 기존의 아미노산을 단백질로 변환시킨다. 이 단백질들은 세포, 호르몬, 신경 전달 물질, 유전자 등의 주요 구성 요소들이다. 간의 또 다른 필수적인 기능은 제 기능을 상실한 오래된 세포를 분해하고 단백질과 철을 재활용하며 비타민과 영양분을 저장하는 것이다. 담석은 이 모든 중요한 기능에 대한 위협이다.

간은 혈액 속의 알코올을 분해하고 유해 물질, 박테리아, 기생충 그리고 약물의 특정 성분들을 해독한다. 간은 특정 효소를 이용해 노폐물이나 독극물을 몸에서 안전하게 제거할 수 있는 물질로 전환한다. 게다가 간은 매 분마다 약 1L 이상의 피를 여과하고, 여과된 노폐물 대부분은 담즙의 흐름을 통해 간을 떠난다. 담석들로 담관이 막히면 담즙은 독성을 띠고 간의 독성 수치가 높아지며, 궁극적으로 몸의 나머지 부분에도 독성이 생긴다. 이 과정은 보통 간에서 분해해야 하는 약물을 섭취함으로써 더욱 악화된다. 담석은 간의 해독 작용을 막아, 정상 용량에서도 '과잉'과 파괴적인 부작용을 일으킬 수 있다. 그것은

---

2 신체는 갓난아기의 첫 호흡 때부터 공기 중에 포함된 질소, 탄소, 산소, 수소 분자에서 아미노산과 단백질을 생산한다.

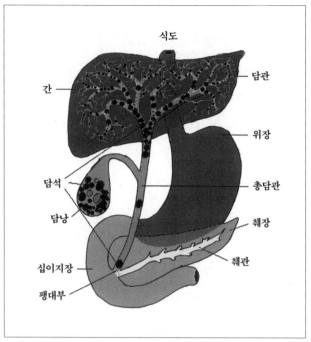

〈그림 4a〉 간과 담낭에 있는 담석

또한 약물의 분해 산물 때문에 간이 손상될 위험이 있음을 의미한다. 간에서 제대로 해독되지 않은 알코올은 간세포를 심각하게 손상시키거나 파괴한다.

간의 가장 중요한 기능 중 하나가 담즙을 생산하는 것인데, 하루에 약 0.9~1.4L를 만들어낸다. 담즙은 점성이 강한 황색, 갈색 또는 녹색 액체로 알칼리성이며 쓴맛이 있다. 담즙이 충분하지 않으면 대부분의 음식이 소화되지 않거나 부분적으로 소화되지 않은 상태로 남아 있게 된다. 예를 들어 작은창자가 당신이 먹은 음식을 소화하고 지방과 칼슘을 흡수할 수 있게 하려면, 음식은 먼저 담즙과 결합해야 한다. 지방이 제대로 흡수되지 않으면 담즙 분비가 충분치 않다는 것을 의미한다. 소화되지 않은 지방은 장내에 남는다. 그 지방이 다른 노폐물과 함께 결장(대장의 주체를 이루는 부분 - 옮긴이)에 도달하면 박테리아는 지방 일부를 지방산으로 분해하거나 대변으로 배설한다. 지방은 물보다 가벼워서 대변에 지방이 있으면 물에 뜨기도 한다. 지방이 흡수되지 않을 때는 칼슘도 흡수되지 않아 혈액에 칼슘이 부족해진다. 결국 그 혈액은 뼈에서 부족한 칼슘을 빼앗는다. 대부분의 골밀도 문제(골다공증)는 칼슘을 충분히 섭취하지 않아서라기보다는 담즙 분비가 부족하고 지방 소화가 제대로 되지 않아 발생한다. 이 사실을 알고 있는 의사는 거의 없기 때문에 환자에게 칼슘 보충제를 처방할 뿐이다.

담즙은 음식의 지방을 분해하는 일 외에 간에서 독소를 제거하는 일도 한다. 덜 알려져 있지만 담즙의 중요한 기능 중 하나가 장을 깨끗이 하는 것이다. 담즙은 또한 장의 연동 운동을 자극하여 건강하고 규칙적인 배변을 담당한다. 장운동이 잘 안 되면 변비의 주원인이 된다.

간이나 담낭의 담석이 담즙의 흐름을 심각하게 방해할 경우, 대변의 색은 일반적인 녹황색 대신 황갈색이나 검붉은 색 또는 점토처럼 창백한 색일 수 있다.

담석은 건강에 좋지 않은 식습관과 생활 방식의 직접적인 결과물이다. 만약 다른 질병 유발 요인을 모두 제거한 후에도 간이나 담낭에 담석이 존재한다면, 이는 상당한 건강상의 위험을 의미하는 것이며 질병과 조기 노화를 초래할 수 있다. 이런 이유 때문에 담석이 주요 위험 인자 또는 질병의 원인으로 이번 장에 포함되었다. 다음 절에서는 간과 담낭의 담석이 신체의 다른 기관과 시스템에 미치는 영향을 설명할 것이다. 이 돌들을 제거하면 몸 전체가 정상적이고 건강한 활동을 재개할 수 있다.

간내 담관이 막혔을 때

오늘날 가장 흔하지만 거의 인식되지 않는 건강 문제는 담석을 통한 간내 담관의 막힘이다.(그림 4b, 4c 참조) 다음과 같은 증상이나 이와 비슷한 상태를 겪는다면 간과 담낭에 수많은 담석이 있을 가능성이 크다.

- 식욕 저하
- 음식에 대한 갈망
- 소화 장애

- 설사
- 변비
- 점토색 대변

- 탈장
- 장내 가스
- 치핵

- 복부 오른쪽 통증
- 호흡 곤란
- 간경변증

- 간염
- 대부분의 감염
- 고콜레스테롤

- 췌장염
- 심장 질환
- 뇌 장애

- 십이지장 궤양
- 메스꺼움, 구토
- 화를 잘 내는 성격

- 우울증
- 발기부전
- 기타 성기능 장애

- 전립선 질환
- 배뇨 장애
- 호르몬 불균형

- 월경/폐경기 질환
- 시각 장애
- 모든 피부 질환

- 검버섯, 특히 손등 및 안면 부위의 검버섯
- 현기증과 실신

- 근긴장도 감소
- 과체중
- 극심한 어깨·허리 통증

- 어깨 부위 통증   • 눈 밑의 짙은 색   • 병적인 안색
- 광택이 나거나 백태가 낀 혓바닥   • 척추측만증
- 통풍   • 오십견   • 뻣뻣한 목
- 천식   • 두통, 편두통   • 치아와 잇몸 질환
- 눈과 피부의 황반   • 좌골신경통   • 다리가 저리고 마비됨
- 고관절병   • 무릎 질환   • 골다공증
- 비만   • 만성 피로 증후군   • 신장 질환
- 암   • 다발성 경화증 및 섬유근육통
- 알츠하이머병   • 수족 냉증   • 상반신의 과도한 열과 땀
- 매우 기름진 머리카락과 탈모
- 계속 피가 나고 치유되지 않는 상처   • 수면 장애/불면증
- 악몽   • 관절과 근육 경직

만성 질환을 앓는 사람들은 수천 개의 담석이 간내 담관을 막고 있는 경우가 많다. 담낭(쓸개)에도 담석이 몇 개 자랐을지도 모른다. 이런 담석들을 일련의 간 청소를 통해 제거하고 균형 잡힌 식생활과 생활 습관을 유지한다면, 간과 담낭은 원래의 기능을 회복할 수 있으며 신체의 불편함이나 질병의 증상은 대부분 가라앉는다. 혹시 있었을 지속적인 알레르기도 줄어들거나 사라질 것이다. 허리 통증도 사라지고 에너지와 삶의 만족도가 올라갈 것이다. 간내 담관에서 담석을 제거하는 일은 건강을 회복시키고 증진시키기 위해 당신이 할 수 있는 가장 중요하고 강력한 절차 중 하나다.

담석 – 지속적인 질병의 원인

간내 담석은 대부분 액체 상태의 담즙에서 발견되는 것과 같은 '해롭지 않은' 성분으로 이루어져 있으며 콜레스테롤이 주성분이다. 많은 담석들이 지방산과 담도에 도달한 다른 유기 물질로 구성되어 있다. 담석의 대다수가 담즙이나 유기물의 응축된 덩어리일 뿐이라는 사실은 엑스레이, 초음파, 심지어 컴퓨터 단층 촬영(CT)에서도 담석이 잘 '보이지 않게' 만든다.

담낭의 경우에는 상황이 조금 다른데, 담낭에서는 모든 담석의 약 20%가량이 무기질, 주로 칼슘염, 담즙 색소 등으로 구성된다. 담낭에 있는 이러한 딱딱하고 비교적 큰 돌들은 진단을 통해 쉽게 발견할 수 있지만, 간에 있는 부드러운 비석회질 돌들은 진단에서 놓치는 경향이 있다. 콜레스테롤이 주성분인 담석(85~95%)이나 다른 지방 덩어리가 간내 담관을 막을 때만 초음파 검사에서 일반적으로 '지방간'이라고 부르는 것이 밝혀질 수 있다. 이럴 경우 초음파 사진에서 (검은색 대신) 거의 흰색인 간이 드러난다. 지방간에는 최대 2만 개의 돌들이 모일 수 있고, 간은 그런 후에야 숨이 막혀 기능을 멈춘다.

간에서 발견된 담석은 다양한 모양과 색깔을 띤다. 대부분 밝은 색이나 어두운 녹색이지만, 어떤 것들은 흰색, 빨간색, 검은색 또는 황갈색이다. 그것들은 과식, 건강에 좋지 않은 식습관과 생활 방식, 스트레스와 억압된 분노에서 비롯된다. 담석이 크고 수가 많을수록 간세포는 담즙 생산을 줄일 수밖에 없다. 간은 보통 0.9L가 넘는 담즙을 매일 생산한다. 그것은 소장에서 음식을 제대로 소화시키는 데 필요한 양이

——————— 건강과 치유의 비밀

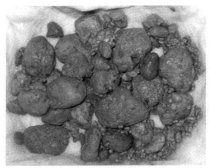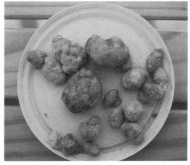

〈그림 4b·4c〉 간과 담낭의 담석

다. 주요 담도가 막히면 한 컵도 안 되는 담즙만이 장으로 통하는 길을 찾을 것이다. 제한된 담즙 분비는 소화를 어렵게 할 뿐만 아니라 간에서 독소를 배설하고 담도 밖으로 돌들을 밀어내는 것을 어렵게 한다. 그 결과 담즙에 독소가 축적된다. 일부 유독성 담즙은 혈액 속으로 역류하여 뇌를 포함한 주요 장기에 영향을 미친다. 이는 간의 혈액 순환에도 영향을 미친다. 간의 혈관 벽(동양 혈관)이 점점 막히면서 저밀도 지방 단백질(LDL과 VLDL, 나쁜 콜레스테롤이라고도 한다)의 혈류 탈출이 점점 어려워지고 혈청 콜레스테롤의 증가가 두드러진다.

담석은 다공성이어서 어망이 물고기를 잡듯 간을 통과하는 독소, 박테리아, 바이러스, 기생충, 낭종 등을 잡거나 흡수할 수 있다. 이 돌들은 지속적으로 감염의 근원이 될 수 있으며, 몸에 점점 더 많은 새로운 박테리아를 공급한다. 복부 팽만, 방광염, 위궤양, 감염 또는 앞에서 언급된 모든 질환을 영구적으로 치료하려는 시도는 세균이 가득한 담석을 간에서 제거하지 않는 한 실패할 가능성이 높다.

담낭이 담석으로 꽉 차 있을 때, 담낭통으로 알려진 상태인 극도의 고통스러운 경련성 근육 수축이 일어날 수 있다. 담석은 담낭의 벽과 총담관(간으로부터 나오는 총간관과 담낭에서 나오는 담낭관이 합하여 생긴 담도-옮긴이)에 자극과 염증의 강한 반응을 일으킬 수 있다. 거기에 중첩된 미생물 감염이 생길 수 있다. 오늘날 2000만 명 이상의 미국인들이 담낭 질환을 겪고 있으며, 매년 약 100만 명이 값비싼 담낭 수술을 택한다.

만약 어떤 사람이 수술로 담낭을 제거한다면, 그는 극심한 고통에서 해방되고 얼마 동안 소화 기능이 나아질 수도 있다. 수술 전에 비해 상대적으로 더 많은 담즙을 소화 과정에 이용할 수 있기 때문이다. 단점이 있다면 음식을 소화할 때 많은 양의 담즙이 나오는 것이 아니라 하루 종일 찔끔찔끔 나온다는 것이다. 담즙은 음식물과 섞이지 않으면 장벽에 상처를 입힌다. 게다가 간에는 담석이 그대로 남아 있기 때문에 소화 장애가 재발하거나 악화될 가능성이 높다. 담낭 제거 수술을 한 사람에게 과도한 체중 증가는 흔한 일이다. 통증, 천식, 윤활낭염, 심장병, 관절염 같은 기존의 다른 건강 문제들도 악화된다.

담석이 간과 담낭에서 나오는 총담관이 췌관과 만나는 팽대부에 걸리면 주로 황달과 급성 췌장염이 발생한다. 이 질환은 결국 췌장에 암 종양이 생기고 다른 많은 질병들을 만들 수 있다.

어떤 종류나 크기, 수의 담석이라도 이 책의 제7장 또는 필자의 책 《의사들도 모르는 기적의 간 청소》에 기술된 방법으로 간과 담낭 청소를 하면 쉽고 안전하게 제거할 수 있다. 간 청소 직후 흔히 볼 수 있는 첫 번째 긍정적인 효과는 통증 완화, 에너지 회복, 활력, 전체적인 삶의 만족도 향상이다. 비록 간 청소는 10세 이상의 어린이(오늘날의 많은 아이들이 간에 담석이 있다)와 노인을 포함한 어느 연령의 사람들이나 할 수 있지만, 나는 다음 장에서 설명한 것처럼 적어도 4~6주 동안 건강한 몸을 만들기 위한 일반적인 지침을 따른 뒤에 간 청소를 할 것을 권한다. 제7장에 설명된 대장 및 신장 청소는 간 청소를 위한 이상적인 준비물이다.

나는 일련의 간 청소를 통해 약 3000개의 완두콩 크기의 녹색 돌과 수백 개의 병아리콩 크기의 돌, 지름 2.5cm에 이르는 큰 돌 12개를 배출했다. 그 후 5년 동안의 지속적인 간 청소는 내 간이 완전히 깨끗하다는 것을 보여주었다. 개별 간 청소의 효과는 종종 극적이었고 점점 더 많은 이로움을 더했다. 전체적인 결과는 나의 에너지와 활력이 크게 증가하고, 모든 불편함, 뻣뻣함, 몸의 통증, 특히 요통이 사라지고 소화와 배출이 정상화된 것이다. 내 입으로 말하자면, 간 청소는 육체적·정신적 행복을 위해 내가 한 일 중 가장 잘한 일이었다.

주류 의학에서는 왜 간에서 생기는 담석을 다루는 의학 지식이나 참고 자료가 없는지 궁금할 것이다. 이처럼 극히 중요한 것을 빠뜨린 이유는 현대 의학의 이론이 담석은 담낭 안에서만 형성되고, 간에서는 형성될 수 없다고 생각하기 때문이다. 주류 의학의 이론을 뒷받침하는 '실험적 증거'는 주로 엑스레이나 초음파 스캔에 바탕을 두고 있는데, 엑스레이나 초음파는 담낭 안에서 일정 크기 이상으로 자라 석회화된 담석만 검출할 수 있다. 오늘날 사용되는 대부분의 진단 장비들은 간에서 수백, 수천 개의 석회화되지 않고 경화된 담즙 퇴적물을 감지하지 못하고, 존스홉킨스 대학교처럼 간내 담석으로 인식하지 못한다. 이미 언급한 것처럼 초음파 검사는 엄청나게 많은 양(2만 개 이상)의 돌이 간내 담관을 폐색시키고 있을 때만 간에 지방 축적물이 있음(지방 간)을 알 수 있다.

만약 당신에게 지방간이 생겨 의사를 찾아가면, 의사는 당신의 간에 과도한 지방 조직이 있다고 알려줄 것이다. 하지만 그 의사가 당신에게 간내 담석(간내 담관을 막고 있는 돌)이 있다고 말할 가능성은 아주 적다. 앞서 언급했듯이 간에 있는 작은 돌은 초음파나 CT 스캔을 통해 검출할 수 없는 것이 대부분이다. 그럼에도 불구하고 전문가들에 의한 진단 영상을 주의 깊게 분석하면 간에 있는 작은 담도 중 일부가 막혀서 팽창되었는지 여부를 알 수 있다. 더 크고 밀도가 높은 돌이나 돌무더기에 의해 발생하는 담도의 확장은 자기 공명 영상(MRI)을 통해 더 쉽게 탐지할 수 있다. 그러나 중대한 간 질환의 징후가 없는 한, 의사들은 간의 내부에 있는 결석을 검사하지 않는다. 불행히도 간은 신체에서 가장 중요한 기관 중 하나이지만, 간에 생긴 장애가 진단되지 않는 경우가 너무 흔하다. 지방간이나 담석 형성의 초기 단계를 쉽게 인식하고 진단한다 하더라도, 오늘날의 의료 기관은 이 중요한 장기가 짊어져야 하는 무거운 짐을 덜어줄 치료법을 제공하지 않는다.

간에 담석이 존재한다는 사실은 담낭이 제거된 사람을 포함하여 만성 질환을 앓고 있는 사람을 통해 쉽게 확인할 수 있다. 간 청소를 하면, 몸은 엄청나게 많은 양의 석회화되지 않은 담즙 덩어리 돌을 방출할 것이다. 이 돌들은 수술로 제거된 담낭에서 발견된 녹색의 석회화되지 않은 돌들과 같다. 방출된 돌들의 중간 부분을 잘라보면, 담석 '형태'를 하고 있는 돌들에는 모두 잘린 나무줄기에서 볼 수 있는 것과 비슷한 나이테가 있다. 적절한 분석을 통해 그 돌들의 생성 시기를 알 수 있고 신체의 건강을 위해 몸이 가장 많이 다루어왔거나 앞으로 다루어야 할 독소, 화학 물질, 박테리아의 종류가 무엇인지 밝힐 수 있다. 간을 깨끗이 청소하면 돌을 형성하는 데 기여하고 수천 개의 간내 담관을 괴롭혀온 수천 종의 독성 물질을 제거할 수 있다. 간내 담관에서 담석을 쓸어내고 깨끗이 하는 것은 건강을 회복하거나 향상시키기 위해 할 수 있는 가장 중요하고 강력한 절차 중 하나다.

참고: 간과 담낭을 깨끗이 하여 질병 치료에 관한 모든 차별성을 만들고 건강과 활력을 증진시키는 내용은 필자의 책 《의사들도 모르는 기적의 간 청소》를 참고하기 바란다. 이 책은 한 번에 수백 개의 담석까지 고통 없이 제거하는 방법을 가르쳐줄 것이다. (절차는 이 책 제7장에도 나와 있다.) 돌의 크기는 핀 머리만 한 것부터 작은 호두 그리고 드물게는 골프공 크기에 이르기까지 다양하다. 실제 간 청소는 14시간 안에 이루어지며, 집에서 주말 동안 편리하게 할 수 있다. 이 방법으로 최대의 효과를 보려면 실제 간 청소를 시작하기 전에 책 전체를 읽어보길 강력히 권한다.

탈수증

인체는 75%의 물과 25%의 고체 물질로 이루어져 있다. 영양분을 공급하고, 노폐물을 제거하고, 엄청나게 다양한 몸의 활동을 실행하기 위해서는 물이 필요하다. 그러나 현대 사회는 물을 다양한 영양분 중에서 가장 중요한 '영양분'으로 강조하지 않는다. 많은 사람들이 차, 커피, 술 그리고 다른 제조된 음료로 물을 대체하고 있다. 많은 사람들이 신체의 자연스러운 갈증 신호가 순수하고 담백한 식수를 필요로 하는 표시임을 깨닫지 못한다. 대신 그들은 신체의 수분 요구 조건을 충족시킬 것이라는 믿음으로 다른 음료를 선택한다. 하지만 이는 잘못된 믿음이다.

차, 커피, 와인, 맥주, 청량음료, 스포츠 음료, 주스 등에 물이 포함되어 있는 것은 사실이다. 그러나 카페인, 알코올, 설탕, 인공 감미료 또는 강력한 탈수제 역할을 하는 다른 화학 물질도 들어 있다. 이러한 음료를 많이 마실수록 몸에서 만들어지는 효과는 물에 의해 만들어지는 것과 정반대여서 여러분의 몸은 더 심한 탈수 상태에 빠진다. 예를 들어 카페인이 함유된 음료는 강한 이뇨 작용을 일으켜 배뇨가 증가하는 스트레스 반응을 유발하고, 설탕을 첨가한 음료는 혈당 수치를 급격히 높인다. 그런 반응을 유발하는 음료는 신체에 많은 양의 물을 내놓도록 강요한다. 이러한 음료를 규칙적으로 섭취하면 만성 탈수 현상이 나타나는데, 이는 모든 독성의 위기에 한몫을 한다.

인체의 수분 요구를 먼저 충족시키지 않는 한, 합성 약물로 또는 천연 약물일지라도 이런 것들로 질병(독성의 위기)을 치료할 수 있는 현실적이고 이성적인 이유가 없다. 약물이나 다른 형태의 의료 개입은 강력한 탈수 효과를 일으켜 인간의 생리적 기능에 여러모로 위험할 수 있다. 오늘날 대부분의 환자들은 탈수 현상의 발전 단계인 '목마름병'을 앓고 있다. 신체의 어떤 부분은 다른 부분보다 더 탈수될 수 있다.

——— 건강과 치유의 비밀

이들 부위에서는 수분 보유량 부족으로 독소를 제거할 수 없어 신체는 파괴적인 결과(독혈증)에 직면하게 된다. 체내 수분 대사의 가장 기본적인 측면에 대한 인식 부족으로 대개 신체가 물을 절박하게 요구하는 것을 질병으로 '진단'하는 경우가 많다. 의사들이 일반적으로 질병이라고 부르는 것은 대체로 탈수 현상의 진전된 상태를 말하는데, 이 때문에 신체가 노폐물과 독소를 스스로 제거할 수 없게 되는 것이다.

탈수증 인식

적절한 수분 섭취 없이 수년간 살아온 사람들은 체내에 축적된 독소에 압도될 가능성이 높다. 만성 질환은 항상 탈수증을 동반하며, 많은 경우 탈수증에 의해 발생한다. 부족한 수분 섭취가 지속되거나 자극적인 음료나 음식을 많이 먹고 오래 살수록 독성의 위기는 더 심각하고 오래 지속될 것이다. 심장병, 비만, 당뇨병, 류머티즘성 관절염, 위궤양, 고혈압, 암, 알츠하이머, 그리고 다른 만성적인 질병들은 수년간의 '몸 가뭄'이 선행된다. 박테리아나 바이러스 같은 감염성 생물은 수분 공급이 잘된 몸에서는 번성할 수 없다. 따라서 물을 충분히 마시는 일은 여러분이 취할 수 있는 가장 중요한 질병 예방 조치 중 하나다.

물을 충분히 마시지 않거나, 일정 기간 지나친 자극으로 몸의 수분 비축량을 과도하게 고갈시키는 사람은 세포 안에 존재하는 물의 부피 비율을 세포 밖에서 발견되는 물의 부피 비율로 점차 낮춘다. 일반적으로 세포 내부의 물 비율은 세포 외부에서 발견되는 것보다 높다. 탈수 상태에서는 세포의 수분 함유량이 28% 이상 감소하며, 문제의 세포가 피부, 위, 간, 신장, 심장 또는 뇌의 세포이건 간에 모든 세포 활동을 약화시킨다. 세포 탈수가 있을 때마다 신진대사 노폐물들이 제대로 제거되지 않는다. 이것은 질병과 유사한 증상을 일으키지만, 사실은 수분 대사가 방해받고 있다는 것을 보여주는 지표일 뿐이다.

53세의 그리스 여성 데메트리아는 고통스러운 담낭 질환 때문에 나를 찾아왔다. 그녀의 피부는 짙은 회색으로, 그녀의 간과 몸 전체에 높은 농도의 독소가 있음을 나타냈다. 그녀의 몸이 얼마나 탈수됐는지 보고 나서 물 한 잔을 권했을 때, 그녀가 말했다. "저는 결코 물을 마시지 않아요, 물은 나를 아프게 해요!" 나는 세포 탈수증으로 인해 그녀의 갈증 신호가 더 이상 작동하지 않고 있으며, 물을 충분히 마시지 않으면 그녀의 몸은 균형을 되찾을 수 없다고 말했다. 그녀의 몸은 마시는 물을 모두 위 속에 숨어 있는 독소 일부를 제거하기 위해 사용하면서 메스꺼움을 일으키는 것이 분명해 보였다. 그녀의 경우, 물을 마시는 것 말고는 어떤 치료도 그녀의 시간과 돈을 낭비할 뿐이었다. 데메트리아의 고통스러운 상태는 더 많은 일반 물을 마실 수 있는 상태가 될 때까지 독소를 제거하기 위해, 30분마다 적은 양의 뜨거운 이온화된 물을 조금씩 마시는 방법을 필요로 했다.(제6장의 지침 참조)

원칙적으로 우리가 마시는 물은 세포의 부피 균형을 유지하고, 우리가 먹는 소금은 세포 바깥과 순환하는 물의 균형을 유지하면서 세포의 영양분과 에너지 생산에 필요한 삼투압을 일으킨다. 신체는 탈수 상태에서 이 중요한 메커니즘을 지탱하지 못하여 잠재적으로 심각한 세포 손상을 초래할 수 있다.

통증과의 관계

체내 탈수증의 또 다른 주요 지표는 통증이다. 뇌는 점점 더 많은 물 부족에 대응하여 중요한 신경 전달 물질인 히스타민을 활성화하고 저장하는데, 히스타민은 특정 하위 수분 조절 장치에 순환하고 있는 물의 양을 재분배하도록 지시한다. 이 시스템은 몸에서 수분이 부족할 때 필수적인 신진대사 활동과 생존에 필수적인 곳으로 물을 이동시키는 것을 돕는다. 수분 섭취와 분배를 위한 히스타민과 그 하위 수분 조절 장치가 몸 안의 통증을 감지하는 신경을 가로질러 움직일 때, 그것들이 강하고 지속적인 고통을 유발한다. 이러한 통증 신호는 류머티즘성 관절염, 협심증, 소화불량, 요통, 섬유근육통, 신경통, 편두통, 숙취 두통으로 나타날 수 있다. 이것은 광범위하거나 국부적인 형태의 탈수 문제에 대해 환자에게 주의를 환기시키는 데 꼭 필요한 것이다.

항히스타민제나 제산제 같은 진통제는 몸에 돌이킬 수 없는 손상을 입힐 수 있다. 그것들은 (탈수증일 수도 있는) 진짜 문제를 해결하지 못할 뿐만 아니라, 신경 전달 물질과 히스타민 사이의 연결도 끊어버린다. 진통제로 국소적인 통증을 잠시 해소할 수는 있지만, 몸이 수분 분배의 우선순위가 어디인지 알 수 없게 만든다. 이것은 몸의 내부 통신 체계를 큰 혼란에 빠뜨리고 몸 전체에 혼란을 확산시킬 수 있다. (종종 알레르기 약이라고 부르는) 항히스타민제는 몸의 히스타민이 균형 잡힌 수분 분배를 보장하지 못하도록 방해하는 역할을 한다.

만약 당신의 몸이 뚜렷한 이유 없이 지속적인 고통을 만들어낸다면, 당신은 다른 결론을 내리기 전에 이것이 물을 원하는 몸의 외침이며 불균형한 상태를 치료하려는 몸의 시도라고 해석해야 한다. 처방 진통제는 신체의 주요 탈수 신호를 억제한다. 진통제는 수분 공급을 위한 인체의 비상 경로를 '차단'하고, 적절한 노폐물 제거를 방해하고 만성 질환의 씨앗을 뿌린다.

진통제가 치명적인 부작용을 일으킬 수 있음을 보여주는 기록들은 많다. 진통제는 매년 수천 명의 목숨을 앗아가는 위장 출혈을 일으킬 수 있다. 또한 이런 합법적인 약물에 함유된 모르핀 계열 화합물은 삶을 심각하게 변화시키는 중독으로 이어질 수 있다. 유명 라디오 진행자인 러시 림보(Rush Limbaugh)가 라디오 프로그램에서 자신이 진통제에 중독되었다고 발표했을 때, 그의 삶은 엉망이었다. 하지만 림보만 그런 것은 아니다. 가끔 일어나는 두통 때문에 처음에는 '무심코' 애드빌(세계 판매 1위의 진통제-옮긴이)을 복용하는 것으로 시작했지만, 결국 강한 진통제 없이는 살 수 없게 된 수백만 명의 사람들이 있다. 일단 당신이 이와 같은 탈수제를 사용하면, 당신은 거의 같은 종류의 고통 혹은 심지어 더 심한 고통을 계속해서 겪게 될 것이다.

가장 최근에 기록되고 널리 알려진 바이옥스, 셀레브렉스 그리고 처방전 없이 살 수 있는 알리브(나프록센) 같은 진통제의 부작용은 세상에 안전한 진통제는 없다는 사실을 말해준다. 이 약들은 심근경색과 뇌졸중 위험을 최소한 50% 이상 증가시키는 것으로 확인되었다. 아스피린과 다른 '해롭지 않은' 약이 이런 종류의 진통제에 속한다. 의료 시스템과 미국 식품의약국(FDA) 그리고 제약업계에 대한 무지와 잘못된 신뢰 때문에, 오늘날 작은 알약을 복용하는 것이 자신들에게 아무런 해를 끼치지 않을 것이라고 믿는 수백만 명의 심장병 환자들이 있다. 이 작은 알약을 10일 이상 복용할 경우 그들의 심장을 파괴하거나 뇌를 손상시킬 수 있다는 폭로는 충격 그 이상이다. 하지만 그들이 원하는 것이 '짜증 나는 고통을 없애는 것'뿐이라면 얼마나 많은 사람들이 그런 경고를 듣겠는가?

몇 분 안에 기분이 좋아지고 삶을 살아갈 수 있게 해주는 '해로울 것 없는' 작은 알약을 먹는 것이 옳은 일처럼 느껴질 수도 있다. 그리고 진통제가 맛도 좋다면 그 '기적의 약'은 절대 당신에게 해를 끼치지 않을 것 같다. 그렇지 않은가? 진통제의 최신 유행인 '타이레놀 엑스트라 쿨'은 이처럼 위험한 약을 해롭지 않아 보이게 한다. 이 약은 박하향이 나는 진통제다. 그러나 FDA가 인정한, 매년 적어도 (실제의 일부일 뿐인) 100건의 의도하지 않은 사망에 영향을 미친다는 진통제에 향기의 유혹을 더하는 것이 정말 건전한 생각일까? 약물 승인과 관련된 스캔들과 엉터리 연구에 대한 폭로가 점점 더 많이 드러나고 있기 때문에 이것은 바뀔 수도 있다.

당신이 약물 중독을 끝내기로 결심하면, 삶은 쉽지 않을 것이다. 재활 치료를 감당할 수 있는 사람들은 약 5900달러에 빠른 마취 해독제를 선택할 수 있다. 그러나 진정한 재활이 되려면 원래 중독성 있는 약을 복용하게 만든 고통의 근본적인 원인을 다룰 필요가 있다. 요점은 다음과 같다. 신체의 자연스러운 통증 신호는 비정상적인 상황, 즉 단순한 탈수 현상에 대한 정상적인 반응이다. 신체의 혈관 벽, 간내 담관, 림프관, 신장, 내장, 기타 배출 기관이 너무 폐색되어 만성 탈수가 불가피해지는 경우가 많다. 건강을 회복하려면 몸의 내부를 깨끗이 하고 제대로 영양을 공급해야 하는데, 이것이 바로 이 책의 주제다.

대부분의 사람들은 통증이 무엇인지 제대로 이해하지 못한다. 사람들은 그것이 신체의 치유 노력의 중요한 부분이라는 사실을 거의 인식하지 못한다. 통증은 언제나 자연적으로 움직이거나 흐르는 것에 대한 저항의 표시다. 저항은 변비나 림프 폐색과 같은 일부 신체적 장애의 결과 또는 특정 사람이나 상황에 대한 감정적 저항에서 발생할 수 있다. 인식되기만 하면 저항의 원인은 해결될 수 있다. 통증과의 싸움은 더 많은 통증을 초래하는 경향이 있는 반면, 저항을 풀어주면 통증을 경감시킨다. 신체 내부 청소와 휴식, 충분한 영양을 통해 몸을 지탱하면서 약간의 통증을 경험하더라도 실제로 그 통증은 치유의 가속화에 도움이 된다. 통증을 약으로 억누르기보다 계속 견디다 보면 몇 시간 혹은 며칠 뒤에 자연스럽게 줄어든다는 것을 알게 된다. 반면에 진통제로 고통이나 통증과 싸우려 하는 것은 당신의 삶에 더 많은 두려움과 고통을 유발하는 중독이다. 수용하는 태도로 자신의 통증을 느끼는 것은 당신의 삶에서 모든 종류의 두려움을 없앤다. 또한 통증 경험은 몸 자체의 천연 진통제와 치유 호르몬인 엔도르핀의 분비를 자극할 것이다. 일단 통증의 원인을 파악하고 대처하면 통증이 완전히 사라지는 것은 시간문제다.

물론 견딜 수 없는 통증이라면 진통제의 사용은 피할 수 없을지도 모른다. 그렇더라도 고통받는 사람은 진통제를 사용하는 것과 동시에, 그의 삶에서 탈수가 일어나는 영향을 끝내야 할 뿐만 아니라 수화(水化) 및 정화 프로그램을 시작해야 한다.

'신체 가뭄' - 가장 강한 스트레스

24시간 일하는 인간의 뇌는 신체의 어느 부분보다 더 많은 물을 필요로 한다. 일반적으로 뇌는 몸속을 순환하는 혈액의 약 20%를 포함하고 있다. 뇌세포는 85%의 물로 이루어진 것으로 추정된다. 뇌세포의 에너지 요구 조건은 포도당(단순당) 대사뿐 아니라 세포 삼투압을 통한 물 구동으로부터 '수력' 에너지를 만들면서 충족된다. 뇌는 매우 복잡한 프로세스와 효율성을 유지하기 위해 세포에서 생성된 에너지원에 크게 의존한다.

뇌 조직의 수분 부족은 뇌의 에너지 공급을 줄여 뇌의 중요한 기능들을 약화시키는데, 이는 사람들이 우울증이라고 부르는 상황이다. 당신은 정상적인 수준보다 낮은 수준의 뇌 에너지로 신체적·개인적·사회적 욕구를 충족시킬 수 없으므로 두려움, 불안, 분노 그리고 다른 감정적 고통에 굴복하게 된다. 당신은 아마 기진맥진하고 무기력하고 스트레스를 받고 우울해질 것이다. 예를 들어 만성 피로 증후군(CFS)은 대부분 뇌와 신체의 다른 중요한 부분에서 모든 대사 노폐물과 세포 이물질을 쉽게 제거할 수 없는 데서 오는 진행성 뇌 탈수증의 증상이다. 만성 피로 증후군 환자들이 경험하는 '뇌 안개'는 실제로 뇌에서 일어나는 폐색을 정확히 묘사하고 있다. 만성 피로 증후군은 뚜렷한 이유 없이 어떻게든 사람을 장악하는 악랄한 질병이 아니다. 그것은 고통받는 사람이 카페인, 담배, 약물, 동물성 식품 등으로 뇌를 자극하는 것을 멈추고, 몸을 정화하고 수분과 영양을 공급하는 일관된 프로그램을 시작할 때 아주 자연스럽게 사라질 수도 있다.

스트레스 반응

탈수가 되면 몸은 기근이나 '투쟁-도피 반응' 상황에서 경험했던 것과 비슷한 인생의 싸움을 벌여야 한다. 몸은 아드레날린, 엔도르핀, 코르티손 등 여러 가지 호르몬을 동원하여 이러한 위기에 대응한다. 예를 들어 엔도르핀은 우리가 고통과 스트레스를 견디고 신체가 대부분의 활동을 지속할 수 있도록 도와준다. 코르티손은 위기 때 몸에 에너지와 기본 영양소를 공급하기 위해 저장된 에너지와 필수 원료를 동원하라고 명령한다. 이 호르몬은 실제로 기근과 같이 허용된 상황에서 몸이 스스로를 먹이로 삼도록 한다. 물론 "더 이상 대처할 수 없다" 또는 "이것이 정말로 나를 잡아먹고 있다"와 같은 감정적인 표현에서 알 수 있듯이, 이것은 매우 스트레스를 많이 주고 잠재적으로 몸에 위험할 수 있다. 류머티즘성 관절염, 다발성 경화증(MS) 또는 기타 퇴행성 질환을 앓고 있는 많은 환자들이 코르티손 약물을 복용하는데, 이 약들은 그들에게 비교적 짧은 시간 동안 에너지와 사기를 북돋아준다. 그러나 이 약의 효과는 신체가 아직 남아 있는 에너지와 영양분을 이용할 수 있는 한에서만 지속된다. 신체가 비상식량을 다 써버리면 더 이상 기능하지 못하고 질병의 증상은 크게 악화될 것이다.

수분 정체 및 신장 손상

체내에 물이 부족할 때마다 레닌-안지오텐신(RA) 체계가 활성화된다. 영리하게 설계된 이 시스템은 신체가 가능한 모든 곳에서 물을 붙잡는 데 사용된다. 그것은 신장에 배뇨를 억제하도록 지시하고, 뇌와 심장 근육만큼 필수적이지 않은 부위의 모세혈관과 혈관 시스템을 단단히 조인다. 동시에 나트륨(소금) 흡수를 증가시켜 체내의 수분 보유에 도움이 된다. 신체가 정상적인 수화(水化) 수준으로 돌아가지 않는한, RA 시스템은 활성 상태를 유지한다. 그러나 이것은 또한 혈관 벽에 가해지는 혈액의 압력이 비정상적으로 높게 유지하여 심혈관 질환으로 알려진 손상을 일으킨다는 것을 의미한다.

고혈압이나 신장에 소변이 정체되어 있으면 신장에 손상을 일으킬수 있다. 이 질환에 대한 일반적인 치료는 대부분 이뇨제 약물과 제한된 소금 섭취로 이루어지는데, 둘 다 심각한 문제가 있다. 혈압을 정상화하는 데 사용되는 이뇨제를 복용하고, 염분 섭취를 줄이면 정상적인세포 활동을 위해 남겨둔 적은 물을 아끼려는 신체의 응급조치를 크게약화시킨다. 이에 따른 스트레스 반응은 탈수 현상을 더욱 심화시키고악순환이 이어진다. 오늘날 이루어지는 많은 신장 이식 수술은 만성 탈수증의 결과로 물을 충분히 마시지 않는 것, 알코올 섭취, 동물성 단백질이 많은 음식을 먹는 것 또는 신경계의 과도한 자극에 의한 것이다.

카페인과 알코올 드라마

차, 커피, 청량음료, 대부분의 스포츠 음료에 함유된 카페인은 중추신경계와 면역계 모두를 자극하고 스트레스를 줄 뿐만 아니라 강력한이뇨 작용도 한다. 커피나 차를 마실 때마다 당신의 몸은 독성 카페인을 제거하기 위해 세 컵의 물을 낭비해야 한다. 어떤 피해도 입지 않고이 물을 아낄 방법은 없다. 카페인이 함유된 청량음료도 비슷한 방식으로 작용한다. 신경 독소인 카페인은 부신을 자극하여 스트레스 호르몬을 분비하고, 새롭게 분출된 에너지와 활력이 소비된 음료에 의해 만들어졌다는 잘못된 인상을 줄 수 있는 강한 면역 반응을 촉발시킨다.

이런 흥분제들의 비밀은 당신의 몸이 자극을 받는 한, 당신의 기분이 상쾌하고 머리가 맑아지도록 면역 반응이 충분한 에너지를 동원한다는 것이다. 몸은 혈액에서 카페인을 제거하기 위해 세포에서 물을 빼앗도록 강요받는다. 이는 세포의 탈수와 일시적으로 피가 묽어지는 결과를 낳는다. 피가 묽어지면 기분이 좋아지기 때문에, 곧 탈수될 위험을 알아차리지 못한다. 탄산음료에 들어 있는 카페인의 탈수 현상은 카페인을 피할 충분한 이유가 된다. 그러나 불행하게도 탄산음료에 들어 있는 범인이 카페인뿐만은 아니다.

청량음료가 건강을 해칠 수도 있다

새로운 증거는 청량음료가 심각한 세포 손상을 일으킨다는 것을 입증한다. 영국의 한 대학교의 연구는 코카콜라, 환타, 펩시 맥스와 같은 음료에서 발견되는 방부제가 DNA의 중요한 부분을 무력화하는 능력이 있다는 것을 시사한다. 이것은 보통 노화나 알코올 남용과 관련되어 간경변증과 파킨슨병 같은 퇴행성 질병으로 이어질 수 있다. 이 연구 결과는 탄산음료를 소비하는 전 세계 수억 명의 사람들에게 심각한 결과를 보여준다. 그리고 어린이들의 과잉 활동과 관련 있는 식품 첨가제에 대한 논쟁을 재개하도록 만든다.

가장 큰 우려는 1500억 달러 규모의 탄산음료 산업에서 수십 년 동안 사용된 방부제인, 벤조산나트륨으로 알려진 E211의 안전성에 초점을 맞추고 있다. 벤조산나트륨은 벤조산에서 나오는데 스프라이트, 오아시스, 닥터페퍼 등 탄산음료에 곰팡이가 생기지 않도록 대량으로 사용된다. 이 흔한 방부제는 피클과 소스에도 첨가된다.

벤조산나트륨은 과거에 이미 암의 간접적인 원인으로 확인되었다. 이것이 청량음료에 첨가된 비타민 C와 섞이면 발암 물질인 벤젠을 생산한다. 영국 셰필드 대학교 분자생물학과 생명공학 교수인 피터 파이퍼(Peter Piper) 박사는 벤조산염이 미토콘드리아로 알려진 세포의 '발전소'에서 DNA의 중요한 부분을 손상시켰다는 사실을 발견했다. 그는 2007년 5월 27일자 《인디펜던트》에서 이렇게 말했다.

"이 화학 물질들은 미토콘드리아의 DNA에 심각한 손상을 주는 능력을 가지고 있다. 미토콘드리아는 에너지를 만들기 위해 산소를 소비하며, 만약 당신이 여러 질병 상태에서 나타나는 것처럼 미토콘드리아를 손상시키면 세포는 매우 심각한 기능 장애를 일으키기 시작한다. 그리고 현재 파킨슨병 및 수많은 신경 퇴행성 질병들처럼 이 DNA의 손상과 연관된 질병들이 아주 많지만, 무엇보다도 중요한 것은 노화 과정 전반에 걸쳐 있다는 점이다."

파이퍼 교수는 미국 식품의약국(FDA)과 세계보건기구(WHO)가 실시한 과거의 테스트를 언급하며 "식품업계는 이 화합물들에 대한 검사가 끝났으며 완전히 안전하다고 말할 것이다. 현대 안전 시험의 기준으로 보면, 안전 시험이 불충분했다. 모든 것들과 마찬가지로 안전성 테스트도 발전하고 있으며, 지금은 50년 전보다 훨씬 더 엄격한 안전 시험을 실시할 수 있다"고 말했다.

정부가 강력한 식음료 산업에 맞서지 않으리라는 점은 분명하다. 공공 보건 담당자들의 부주의한 정책과 관행으로부터 자신과 가족을 보호하는 것은 모두의 몫이다. 아이들에게 청량음료를 마시지 못하게 하는 것이야말로 아이들의 안전과 건강을 위해 당신이 할 수 있는 가장 중요한 일 중 하나다. 캘리포니아 대학교 버클리 캠퍼스에서 발표한 보고서에 따르면, 매일 약 560ml짜리 병을 한 병만 마시면 매년 체중을 무려 약 5.9kg 증가시킬 수 있는 스포츠 음료도 마찬가지다.

보스턴 대학교 의과대학에서 시행된 새로운 연구(2007년 8월 발표)에 따르면, 하루에 마시는 한 캔의 탄산음료는 심장병과 당뇨병에 중요한 역할을 하는 대사 증후군의 46% 증가와 관련이 있다고 한다. 연구에 따르면, 다이어트 제품이든 일반 제품이든 규칙적인 탄산음료 섭취의 또 다른 부작용은 다음과 같다.

- 비만이 될 위험 31% 증가
- 허리둘레가 증가할 위험 30% 증가
- 중성 지방 또는 고혈당이 발생할 위험 25% 증가
- 좋은 콜레스테롤 수치가 낮아질 위험 32% 증가
- 고혈압 위험 증가

장기적으로는 산성, 설탕, 인공 향료 및 감미료 그리고 청량음료에 함유된 E211 같은 방부제들이 신체에 치명적일 수 있다. 약 360ml 콜라나 다른 탄산음료의 산을 중화시키기 위해서는 32컵의 알칼리성 (pH9) 물을 마셔야 한다. 탈수 위험 외에도, 신체는 뼈나 치아 혹은 DNA에 저장된 알칼리성의 비축분을 다 써야 한다. 비축분이 고갈되면 당신의 목숨이 위태로워진다.

거의 모든 청량음료의 주성분인 카페인은 체내에서 수분을 다시 흡수할 수 있는 속도보다 수분을 빨리 제거해 지속적인 갈증을 유발한다. 청량음료를 자주 마시는 사람들은 그들의 몸에서 지속적으로, 그리고 점점 강하게 세포의 수분이 고갈되기 때문에 결코 갈증을 진정시킬 수 없다. 일부 대학생들은 하루에 10~14캔의 콜라를 마신다. 결국 끝없이 이어지는 몸의 갈증 신호를 배고픔과 혼동하여 과식함으로써 부기(浮氣)와 과도한 체중 증가를 일으킨다. 규칙적인 카페인 섭취는 이뇨 작용과 뇌에 미치는 중독성과는 별도로 심장 근육을 과민하게 자극하여 탈진과 심장 질환을 일으킨다.

당신은 어떤 물을 마시는가?

이제 당신은 물이 당신의 몸에 가장 좋고 가장 자연적인 음료임을 확신할 것이므로, 다음 도전은 당신을 아프게 하지 않는 물의 원천을 찾는 것이다. 56개 도시에 살고 있는 62만 1431명의 핀란드인을 대상으로 한 대규모 연구에 따르면, 식수에 함유된 염소는 분명 당신을 아프게 할 수 있다. 연구원들은 염소에 노출된 여성들이 방광암에 걸릴 확률이 48%, 직장암에 걸릴 위험이 38%, 식도암에 걸릴 위험이 90%, 유방암에 걸릴 위험이 11% 증가했다는 것을 밝혀냈다. 남성들은 여성들만큼 영향을 받지 않았다. 식수에 염소를 첨가하면 화학 반응이 일어나 발암 물질로 이루어진 칵테일이 만들어진다.

자연식품에서 흔히 볼 수 있는 자연의 가장 귀중하고 필수적인 항암과 질병 예방 식물의 화학 영양소 일부가 염소 처리된 수돗물과 결합할 때 치명적인 암을 형성하는 물질을 유발하는 것으로 밝혀졌다. 이는 최근 일본 국립보건과학원과 시즈오카 현립대학교 과학자들이 공동으로 실시한 연구로 확인되었다. 이 치명적인 화합물들은 '알 수 없는 돌연변이 유도 물질'을 의미하는 MX라는 이름이 붙여졌다. 예를 들어 많은 사람들이 채소를 먹지만 그와 함께 염소 처리된 수돗물을 마시는지 생각해보라. 문제는 많은 양의 이런 독극물들이 우리 몸의 수분 처리 시스템과 수분 재활용 시스템에 침투하고 있다는 것이다.

특히 염소 처리된 물로 씻은 식물성 식품이 이러한 독소를 발생시킨다는 것은 매우 당황스럽다. 이런 음식을 먹으면서 염소가 들어간 물을 함께 마실 경우 분명 상황을 악화시킨다. 이 결합으로 인해 발생하는 치명적인 암 유발제는 극소량만으로도 독성이 매우 강하다. 따라서 아주 적은 양의 염소만으로도 강력한 파괴 효과를 가져올 수 있다. 이러한 사실들은 도시와 가정에 염소를 사용하지 않는 새로운 물 처리 방법을 시행해야 할 필요성을 시사한다. 여러분은 여러분의 정부가 더 건강하고 더 효과적인 물 처리 시스템으로 바꾸도록 할 수는 없을지 몰라도, 자신과 가족을 위해 이러한 방법을 선택할 수 있는 것은 확실하다.

적은 비용으로도 당신의 건강에 큰 변화를 줄 수 있는 간단한 여과 시스템이 많다. 그것들은 상점과 인터넷에서 쉽게 구할 수 있고, 거의 모든 신제품 냉장고에는 그런 시스템이 내장되어 있다. 염소와 다른 오염 물질을 걸러내는 것만으로도 엄청난 이점이 있다.

음용수(그리고 이상적으로는 샤워기)에서 염소와 그 밖의 수많은 오염 물질을 제거하는 가장 흔한 방법은 여과와 역삼투압 시스템이다. 이것들은 값이 비쌀 수도 있지만, 암 투병을 통한 고통의 비용을 고려하면 여전히 감당할 수 있는 선택이다.

다음에 요약한 것들은 당신이 기억하거나 다른 사람들에게 알려줄 만한 몇 가지 사실이다.

- 미국인의 약 75%가 만성적인 탈수 증세를 보이고 있다.
- 미국인의 37%는 갈증 메커니즘이 너무 약해서 이를 배고픔으로 오인한다. 워싱턴 대학교의 연구에 따르면, 연구에 참여한 다이어트하는 사람들의 100%가 한 컵의 물만 마셔도 한밤중의 배고픔이 멈추었다.
- 약간의 탈수증은 신진대사를 3% 정도 늦출 것이다.
- 물을 충분히 마시지 않는 것이 주간 피로의 1위 원인이다.
- 연구에 따르면, 하루에 8~10컵의 물을 마시면 최대 80%의 환자들의 관절과 요통을 크게 완화할 수 있다.
- 몸에서 단지 2%의 수분 감소만으로 기본적인 수학 문제를 풀기 어려운 단기적 기억력 장애를 일으킬 수 있고, 컴퓨터 화면이나 인쇄된 종이에 집중하는 것을 어렵게 만들 수 있다.
- 매일 마시는 다섯 컵의 물은 대장암의 위험을 45% 감소시킨다. 같은 양의 물은 유방암의 위험을 79%, 방광암의 위험을 50%까지 줄일 수 있다.

플라스틱 병에 대한 경고: 플라스틱 병, 특히 부드러운 타입의 플라스틱 병에 담긴 물이나 음료를 멀리한다. 현재 많은 사람들이 몸에 엄청난 양의 프탈레이트(플라스틱을 유연하게 만드는 데 사용되는 가소제로, 화장품 산업에도 사용된다)를 축적하고 있다. 플라스틱 제품은 수용성과 지용성을 갖고 있다. 플라스틱 병에서 배어나오는 독성 화학 물질로부터 몸을 보호하는 신체의 자연스러운 대처 방법은 그것들을 지방 세포와 결합 조직에 저장하는 것이다. 이러한 생존 반응은 여성들의 체중 증가와 보기 흉한 피하 지방으로 이어질 수 있다.

연방 보건 기관 소속의 네 명을 포함한 수십 명의 과학자들의 발표에 따르면, 플라스틱 제품에 널리 사용되는 에스트로겐과 같은 화합물이 심각한 생식 장애를 일으키는 것으로 알려져 있다. 화합물 비스페놀 A(BPA)는 세계에서 가장 많이 생산되는 화학 물질 중 하나로, 거의 모든 사람들이 그 흔적을, 아니 그 이상을 몸에 지니고 있다.

비스페놀 A는 폴리카보네이트 플라스틱 젖병, 대형 냉각 용기와 스포츠 음료 병, 전자레인지용 접시, 식품용 캔 코팅제 그리고 어린이용 치아 실란트에서 발견된다.

플라스틱이 환경에 미치는 재앙과도 같은 영향은 판단하기 어렵다. 현재 바다에는 플랑크톤보다 더 많은 플라스틱 입자가 있다. 플라스틱 입자는 매립지에서 지하수로 스며들고, 강과 개울은 그것들을 바다로 운반한다. 그리고 우리가 마시는 물과 우리가 먹는 물고기를 통해 우리의 몸속으로 돌아온다. 변화를 만들고 싶다면 여과된 물만 마시고 가능하면 유리, 세라믹, 나무, 스테인리스 스틸 또는 기타 천연 용기와 기구를 사용하라.

신장 결석

신장은 신체의 진정한 '거장(巨匠) 화학자'다. 신장은 소변을 통해 체내의 노폐물과 과다한 액체를 제거하고 소금, 칼륨, 산의 결정적인 균형을 유지하는데, 이처럼 작은 기관이 한다고 하기에는 엄청난 위업이 아닐 수 없다.

신장의 주 임무는 피를 순수하고 건강하게 유지하고, 체내의 유체 균형을 적절히 유지하는 것이다. 이처럼 엄청나게 복잡한 위업을 성취하기 위해서는 신장이 지속적으로 정상적인 혈액량을 감시하고 적절한 양의 소변을 걸러내야 한다. 그러나 이런 메커니즘을 방해하고 신장을 폐색시키는 수많은 방해 요소들이 있다. 그 요인들에는 지나친 자극, 탈수, 피로, 과식, 고도로 가공된 음식 섭취, 담석, 혈압 장애, 소화 장애(특히 변비), 처방약이나 마약, 비타민 보충제가 포함된다.(이 주제에 대한 자세한 내용은 이후의 장 참조)

신장이 혈액에서 필요한 양의 소변을 분리할 수 없을 때, 소변 일부는 계속 몸 주위를 순환하며 소변의 노폐물을 혈관, 관절, 조직, 장기에 축적시킨다. 이는 액체와 노폐물이 체내에 갇혀 쌓이기 시작한다는 것을 의미한다. 궁극적인 결과는 잠재적으로 극도의 부기와 요독증(독성 부산물의 과부하) 또는 신부전증이다. 다양한 피부병, 강한 체취, 손바닥과 발의 땀, 수분 정체, 림프 폐색, 복부 팽만, 빠른 체중 증가, 무기력증, 고혈압 및 기타 장애는 대체로 신장에 모래 결정이나 돌과 같은 요로 퇴적물 때문에 생기는 독성 혈액을 나타내는 것이다.

신장의 결석은 작은 결정체로 시작하여 종국에는 달걀만큼 커질 수도 있다. 이 결정체들은 너무 작아서 엑스레이로도 발견되지 않고, 통증을 유발하지 않기 때문에 거의 인지할 수 없다. 하지만 그것들은 작은 신장관을 통한 액체의 흐름을 차단할 정도는 된다. 일반적으로 용액에 있던 소변 성분이 침전될 때 신장에 결석이나 돌이 형성된다. 이러한 입자가 지나치게 많이 생기거나 소변이 너무 농축되었을 때 침전이 발생한다. 결정체 입자나 돌은 보통 날카로운 가장자리나 각도를 가지고 있다. 이것들이 신장에 의해 소변과 함께 방출되면 방광으로 가는 동안 요로관의 내부 표면을 상처 내거나 잘라내면서 허리와 등 아래쪽에 심한 통증을 일으킬 수 있다. 심지어 소변에 피가 섞여 나오고, 통증이 다리를 타고 흘러내려 허벅지 마비가 생기고 소변을 보기 어려워질 수도 있다.

대부분의 결정체나 결석은 신장에서 비롯되지만, 일부는 방광에서 형성되기도 한다. 큰 결석이 두 요관(신장에 모인 소변을 방광까지 운반하는 가늘고 긴 관 - 옮긴이) 중 한 곳에 들어가면 소변 배출이 막힌다. 이는 신장 감염이나 신부전증 같은 심각한 합병증을 초래할 수 있다. 신장의 어느 부위가 막히든 간에 그것은 물과 화학 물질을 제거하고 조절하는 신장의 능력을 제한하여, 이런 섬세한 장기들에 부상을 입힌다. 신장의 여러 가지 기능이 별도로 영향을 받을 수 있기 때문에 심각한 신장병에도 불구하고 소변 배출은 정상으로 보일 수 있다.

——————— 건강과 치유의 비밀

결석의 종류와 영향

결정체와 결석의 형성에 관여하는 가장 흔한 용매는 옥살산염, 인산염, 요산염, 요산 그리고 시스틴, 시스테인 등의 아미노산이다. 다양한 원인으로 여덟 가지 종류의 결정체나 결석이 이러한 용매로부터 형성될 수 있다.

많은 양의 옥살산을 함유한 음식료는 옥살산염 결석의 원인이 된다. 일반 차(녹차나 허브차가 아닌 것) 한 잔에는 약 20mg의 옥살산이 들어 있는데 신장이 배출하기에는 너무 많은 양이다. 처음에 신체는 산을 중화시키기 위해 칼슘을 사용한다. 그사이 옥살산은 옥살산칼슘으로 변한다. 차를 마시는 것이 규칙적인 습관이 된다면, 신장의 과도한 옥살산칼슘은 언제든 작은 결정체 형태로 퇴적된다. 초콜릿, 코코아 음료, 초콜릿 아이스크림도 옥살산염이 풍부하다. 이러한 식품을 정기적으로 섭취했거나 섭취하는 사람은 신장에 옥살산염 결석을 키우고 있는데, 특히 어린이의 경우 신장이 매우 작고 섬세하기 때문에 더 위험하다. 또한 하루에 200mg 이상의 비타민 C를 섭취했다면, 그중 일부는 옥살산염으로 변환될 것이다. 그리고 실제로 몸이 사용하는 소량을 제외한 나머지는 내장과 소변으로 배출된다. 비타민 C는 많은 사람들이 믿고 있는 것만큼 무해하지 않으며, 특히 합성하여 만들어진 단일제제 형태라면 더욱 그렇다.

요산 결정체는 또 다른 종류의 신장 결석을 만든다. 요산은 음식물의 퓨린(탄소와 질소 원자로 이루어진 유기 화합물─옮긴이)으로부터 형성되는 노폐물이다. 퓨린 함량이 가장 높은 식품은 동물과 물고기에서 파생된 단백질 식품이 요산을 일으키는 음식의 대부분을 차지한다. 간에서 단백질이 분해되면 요산은 소변으로 배출되기 위해 신장으로 전달된다. 신장이 요산을 모두 제거하지 못하면 혈액 속의 요산 농도가 높아진다. 그리고 여분의 요산은 우선 혈액 순환과 산소 공급이 가장 나쁜 신체 부위, 즉 발가락이나 손가락에 축적된다. 이처럼 발가락과 손가락에 축적된 요산과 다른 유해 물질은 관절을 단단하고 뻣뻣하고 굽혀지지 않게 만들 수 있다. (특히 방광의 상태를 보여주는 새끼발가락을 살펴보라.) 몸 안쪽이든 바깥쪽이든 노폐물이 저장된 곳이라면 그곳이 어디든 그것들의 분해를 돕는 전문 박테리아도 존재한다. 따라서 몸에 있는 요산 축적물은 특정 호기성(산소를 필요로 한다는 의미-옮긴이) 박테리아를 끌어들여 이 노폐물을 암모니아로 분해한다. 요산 결정을 먹이로 삼는 수많은 박테리아가 이들 노폐물이 포화된 조직을 침범하면 염증과 통증이 일어난다. 통풍과 관절염은 이 같은 갑작스러운 '청소 반응'의 가장 흔한 증상이다. 발가락에 있는 요산 결정체는 신장의 요산 결석과 같은 물질로 만들어진다.

뒤꿈치에서도 비슷한 상황이 벌어질 수 있다. 족저근막염은 요산과 다양한 인산염이 축적되어 생긴다. 요산은 박테리아를 끌어들여 통증을 유발하며, 인산염은 뻣뻣하고 단단한 구조를 만드는 원인이 된다. 신장과 부신의 기능이 나빠지면서 생기는 발이나 발목 주위의 부종이 동반되기도 한다.

앞에서 논했듯이 신장과 부신은 몸 전체의 수분과 염분 농도를 조절한다. 만약 신장의 결석 때문에 이 기관들의 기능이 떨어진다면 당신의 몸 중에서 발, 다리, 복부, 얼굴, 팔, 장기 등에 물이 담긴 상태로 있을 것이다.

신장 결석은 수분 섭취 부족과 고기, 인공 감미료, 설탕, 알코올, 차, 커피, 탄산음료 등 탈수를 일으키는 음식료를 섭취한 결과로 형성된다. 또 담배를 피우거나 TV를 너무 오래 보는 것도 신체에 탈수 효과가 있고 소변이 지나치게 농축되는 원인이 된다. 이것은 소변 성분의 침전을 가속화한다.

고기, 생선, 유제품, 구운 제품, 사탕, 설탕처럼 강한 산성을 가진 음식을 많이 먹으면 신체가 귀중한 미네랄을 방출하게 되어 소변의 pH(산/알칼리 균형)를 변화시킨다. 이는 특히 뼈와 치아의 미네랄 결핍을 초래하고, 산성의 정상 소변을 알칼리성으로 변화시킨다. 알칼리성 소변에서는 인산염을 포함한 다른 물질들이 침전될 수 있다.

인산염은 몸 안에 산성이 있는 환경을 만들면서 말 그대로 뼈를 녹여 골다공증과 신체 뼈대의 수축으로 이어진다. 그것은 또한 치아 손상, 관상동맥 심장 질환, 소화 장애, 암 그리고 칼슘 결핍과 관련된 다른 질병들을 유발한다.

또한 식단에 정제된 소금인 염화나트륨이 너무 많으면 신장 결석에 걸리기 쉽다는 점을 명심해야 한다. 게다가 당신의 몸이 제거할 수 없는 염화나트륨 1g마다 당신의 몸은 염분을 중화시키기 위해 23배의 물을 사용하는데, 이는 수분 정체, 보기 흉한 피하 지방, 관절염, 통풍, 류머티즘, 담석을 초래할 수 있다. 이러한 사실은 주로 (독성이 매우 강한) 식탁용 소금이 많이 함유된 음식을 먹는 사람들(미국인의 90%)에게 이슈가 되고 있다. 미국인들은 매일 4000~6000mg의 염화나트륨을 섭취한다. 그러나 정제되지 않은 소금은 이와 같은 나쁜 결과를 가지고 있지 않다. 사실 진짜 소금은 몸이 심각한 병에 걸리지 않게 하는 필수 영양소다. 자세한 내용은 제7장의 정제되지 않은 소금 부분을 참조한다.

신장 청소를 해야 하는 이유

2000만 명 이상의 미국인들이 신장병을 앓고 있다. 그들이 겪는 문제로는 요로 감염(UTI), 신장 결석, 신장암, 다낭성 신장 질환(PKD), 신증후군, 유전 질환 등이 있다. 신장은 혈액에서 납, 카드뮴, 수은 그리고 다른 중금속과 같은 독성 물질을 제거하기 위해 엄청난 노력을 기울인다. 신장은 또한 유체와 전해질의 균형을 유지하고, 심장이 혈액을 여과하는 압력을 조절한다. 신장 결석은 이런 중요한 기능을 크게 약화시켜 체내에 중금속이 축적될 가능성을 높이고 일반적인 독성 수준을 높인다. 그 결과 감염, 고혈압, 심장병, 뇌 질환, 암 그리고 많은 다른 불균형을 초래할 수 있다.

다음 징후는 신장이나 방광에 결정체와 결석이 존재함을 보여준다.

- 눈 밑이 어둡거나 희게 물들어 있는 색
- 특히 아침에 눈이 붓거나 부풀어 있는 증상
- 눈 밑과 주위의 깊은 주름
- 눈 밑의 약간 희고, 황갈색이나 어두운 덩어리
- 윗눈꺼풀 겹침

- 등 아랫부분의 만성적인 통증
- 발과 다리 부어오름
- 끊임없는 두려움이나 불안

많은 약초들이 3~6주 안에 신장 결석을 효과적으로 녹일 수 있다.(자연 치유력을 활용하는 제7장의 '신장 청소' 참조) 신장 결석 여부와 관계없이 1년에 한두 번 하는 신장 청소는 엄청난 치료적·예방적 이점을 가지고 있다. 신장을 깨끗이 하면 전반적인 신체 건강을 증진시킬 뿐만 아니라 스트레스, 공포, 근심을 줄여준다.

무기력하거나 병들게 하는 것들

독감 전염병은 100년 전에는 드물었다. 그리고 독감 전염병이 발생했을 때는 아주 가난하고 약한 사람들만 중병에 걸리거나 죽었다. 지금은 매년 독감이 유행하고 있으며, 그중 일부는 1년 내내 지속되기도 한다. 독감이 (일반적으로 11월에 시작하여 다음 해 2월 겨울까지 지속되는) 가을에만 발병한다는 이론은 과학적으로 맞지 않는다. 만약 누군가 4월에 독감에 걸렸다면, 4월과 11월 독감 버전이 같은 바이러스를 공유하고 있음에도 불구하고 그는 이것을 '감기'라고 부른다.

설명하자면 1918년에는 이야기가 달랐는데, 당시 2000만~4000

만 명의 성인들이 '스페인 독감'으로 죽었다. 그러나 이 대유행병은 현재 매년 유행하고 있는 독감처럼 그렇게 흔한 자연 정화 사건은 아니었다. 1918년의 대유행은 제1차 세계대전과 직결되었다. 독감 대유행 뒤에 있는 H1N1 바이러스의 변종인 신종 독감 바이러스 A형은 유별나게 심각하고 치명적이었다. 무엇이 그렇게 만들었을까? 세계는 끊임없는 폭탄과 수류탄 폭발, 도시 전체의 화재, 독일이 만든 겨자 가스와 다른 생물 무기의 영향 등으로 인한 매연 때문에 역사상 그 어느 때보다 심각한 오염에 24시간 노출되어 있었다. 그것에 영향을 받지 않는 사람은 아무도 없었다.

1918년 대유행의 희생자 중 많은 수가 건강한 젊은이들이었는데, 주로 소아, 노인 또는 몸이 약해진 환자들에게 영향을 미치는 대부분의 유행성 독감 발병과는 대조적이다. 젊은 성인들은 면역력이 가장 강했고, 따라서 '사이토카인 폭풍'(면역 체계가 새로운 고병원성 침입자에 대응하여 한 장소에서 과다한 면역 세포를 활성화시키는 상태)으로 알려진 바이러스에 대한 증폭된 면역 반응을 발달시켰다. 아주 어린 사람과 나이 든 사람들은 그처럼 강력한 면역 반응을 일으킬 수 없다. 우리가 지구상의 오염 수준을 갑자기 또 다른 극한의 수준으로 끌어올릴 핵전쟁 또는 생물학 전쟁과 같은 또 다른 재앙을 경험하지 않는 한 1918년의 대유행이 반복될 가능성은 매우 낮다. 점진적으로 증가하는 오염 수준은 분명 독감 발병률을 증가시킬 수 있겠지만, 제1차 세계대전 중에 발생한 것과 같은 극단적인 바이러스 행동을 촉발할 가능성은 낮다.

오늘날의 '정상적인' 독감 전염병은 더 많은 사람들에게 영향을 미치고 이전보다 더 강한 증상을 동반한다. 지금과 1세기 전에 우리를 괴롭혔던 바이러스는 여전히 똑같다. 그러나 일반인들 사이에서 극적으로 변한 것은 바이러스 공격에 대한 사람들의 자연적인 저항이다. 오늘날 이런 미생물에 대한 우리의 자연 면역력은 불과 100년 전에 비해 몇 배나 낮다. 현재 젊은이들 사이에서 충치와 시력 저하는 매우 흔한 현상이다. 또한 새로운 수많은 전염병이 급증하고 있는데, 불과 2세기 전까지만 해도 없었던 현상이다. 여기에는 당뇨, 심장병, 암 그리고 비만으로 고통받는 수백만의 사람들이 포함된다. (이들 새로운 전염병은 질병과 죽음의 가장 흔한 원인이다.)

현대 사회가 이처럼 많은 만성 질환에 시달린다는 사실은 모든 세대가 스트레스, 건강하지 못한 식습관, 유해한 생활 방식으로 야기된 약한 체질을 지니고 있음을 보여준다. 100년 전에 살면서 좋은 위생 상태를 누린 사람들은 오늘날 우리보다 만성 질환에 걸릴 확률이 훨씬 적었다. 예를 들어 20세기 초에는 오늘날의 주요 사망 원인인 심장병으로 죽는 사람이 거의 없었다.

우리의 시대는 지나친 자극이 특징인데, 이것은 몸의 에너지를 떨어뜨리는 강한 효과를 가지고 있다. 다음에 나열한 것은 우리의 신체적 에너지를 고갈시키는 많은 요인 중 일부에 불과하다.

- 너무 자주, 너무 오랜 시간 TV를 시청하는 것
- 정서적 스트레스와 트라우마
- 시간 제약 및 할 일이 너무 많은 압박
- 과도한 소음, 공기, 물 및 토양 오염
- 지속적인 인공조명 노출

- 제약 회사에서 만든 약
- 커피, 차, 술, 탄산음료
- 설탕, 사탕, 초콜릿
- 육류 및 정크푸드
- 과식
- 수면 부족
- 불규칙적인 생활 방식과 일상
- 지나친 섹스
- 지나치게 적은 수분 섭취량

이 목록이 결코 완벽한 것은 아니지만, 오늘날 현대 세계에서 우리가 일반적으로 접하는 광범위한 악영향을 헤아려볼 수는 있다. 이 모든 요인들이 체내에 잠재적으로 유독성 노폐물을 축적시키는 것으로 이어진다. 독소는 신진대사 노폐물과 오래되어 생명을 다한 세포의 잔해(매일 300억 개 이상의 세포)가 더 이상 제거되지 않을 때 체내에 형성된다. 그것들이 체내에 남아 있으면 세균의 공격 대상이 되어 활성 산소가 급격히 증가한다. 활성 산소는 체내에 축적된 노폐물과 약하거나 죽은 세포의 많은 부분을 산화시키거나 파괴하기 위해 생성된다. 이러한 자기 보존 행위에 의해 생성된 독소는 자극제로 작용한다. 활성 산소는 신체를 자극하여 몸의 시스템에서 노폐물들을 제거한다.

정상적인 상황, 즉 신체의 생명력이나 활력 에너지가 강하고 효율적이라면 신체는 과도한 부담을 느끼거나 별다른 해를 입지 않고 이런 일들을 할 수 있다. 신체는 균형 잡힌 휴식과 활동을 통해 자연스럽게 평형 상태로 되돌아간다. 그러나 몸이 너무 많은 자극에 노출되어 스스로 균형을 잡지 못하면, '배터리'는 더 이상 재충전할 수 없게 된다. '방전된 배터리'를 가지고는 신체의 엔진이 분, 일, 연(年) 단위로 발생하는 대사 및 세포 폐기물을 스스로 제거할 수 없다. 그 결과 많은 노폐물과 그 부산물인 독소가 몸 전체로 퍼져나간다. 그곳이 어디든 이와 같은 것들이 매우 높은 농도로 발생하면 독성의 위기를 유발한다. 이런 위기는 인체의 질병 저항력(면역력)이 저효율 수준으로 떨어졌음을 의미한다.

몸이 너무 많은 독소를 억지로 붙들고 있으면 감염에 취약해진다. 만약 감염이 지원하는 방법이 아니라 억압적인 방법으로 치료된다면 만성적인 질병이 발생할 수 있다. 만성 질환은 노화와 조기 사망을 가속화시키는 경향이 있다. 감염이 억제될 때마다 신체의 더 깊은 구조에서 발생하는 폐색이 심장의 부담을 증가시켜 몸은 점점 약해지고 스트레스를 받게 된다. 만약 우리가 일반적인 감염과 같은 면역 반응을 억제하지 않는다면 산업화된 나라에서 주요 사망 원인으로 자리 잡은 심장병이 크게 예방될 수 있다.

보통 면역 체계에 의해 무해하게 되는 바이러스나 박테리아가 독소로 가득한 사람을 감염시킬 때, 감염 자체는 감염이 일어나기 전에 면역 체계가 이미 손상되었다는 것을 보여준다. 에너지를 감소시키는 영향이 유지되고 독성과 탈수 현상이 지속적으로 면역력을 손상시키는 한, 아무리 강력한 항생제라도 감염을 영구적으로 막을 수는 없을 것이다. 이미 언급했듯이, 비록 환자에게는 달리 말할 수 있을지라도 감염의 진정한 원인은 박테리아, 바이러스, 곰팡이가 아니다. 감염성 세균은 건강하고 깨끗한 환경에서는 번성할 수 없다. 노폐물을 처리하고 죽은 세포나 손상된 세포를 파괴하는 그들의 일을 하기 위해서는 비옥한 환경, 즉 그것들이 시간을 투자할 만한 일을 제공하는 곳에 있어야 한다.

우리는 인간에게 가장 흔하고 위험한 박테리아와 바이러스가 우리의 몸속에 이미 살고 있거나, 혹은 우리가 먹는 음식, 우리가 숨 쉬는 공기, 우리가 사용하는 화장실, 우리가 만지는 문손잡이, 우리가 껴안는 반려동물, 또는 우리가 방문하는 병원과 같은 우리의 직접적인 환경에 살고 있다고 믿게 되었다. 우리가 듣지 못한 사실은 신체가 폐색되고 유독성 노폐물을 스스로 제거할 수 없을 때만 이런 미생물이 우리를 공격할 수 있다는 것이다.

감염 – 항생제 – 감염 – 항생제의 악순환에 빠진 환자는 정화 및 휴식 프로그램을 통해 더 이상의 감염 사고를 예방할 수 있다. 이 두 가지는 모두 신체가 누적된 유독성 노폐물을 제거하는 일을 돕기 위해 필요하다. 하지만 나는 정화 프로그램을 시작하기 전에, 사람들이 그들의 삶에서 기존의 에너지 고갈의 원천을 확인하고 그것을 에너지를 증가시키는 쪽으로 대체할 것을 권장한다.

오늘날 많은 젊은이들조차 만성 질환을 앓고 있으며, 그들의 삶에 급격한 변화를 일으키지 않는 한 진정으로 건강해지기를 기대하기는 어렵다. 독소를 제거하는 것보다 더 빠른 속도로 새로운 독소가 축적되면 몸은 치유될 수 없다.

지중해 키프로스섬의 종합병원 내과 의사인 친구는 그곳에 사는 721명의 중학생을 대상으로 한 연구(1995년)에 참여했는데, 대부분의 아이들이 이미 동맥이 굳어진 징후를 가지고 있다고 말했다. 또 다른 연구는 키프로스의 초등학생 52%가 과체중이거나 비만이며, 높은 혈중 콜레스테롤 수치를 보여주었다. 그리 멀지 않은 과거에만 해도 지중해 국가들이 세계 최고의 건강 기록을 가지고 있었다는 사실을 고려하면 매우 놀라운 일이다. 그는 또한 키프로스의 아이들이 감염을 억제하기 위해 적어도 한두 번 항생제를 복용했다고 말했다. 1970년대 이전만 해도 키프로스에서 그런 일은 흔치 않은 경우였다.

세계의 거의 모든 현대 국가는 지금 건강에 좋지 않은 습관과 부적절한 의료 치료의 치명적인 결과를 받아 들고 있다. 미국은 매년 약 1조 5000억 달러를 의료비로 지출하고 있으며, 예측에 따르면 이 금액은 10년도 안 돼 두 배가 될 것으로 보인다. 소매 약국은 2000년에 30억 개의 처방전을 채웠다. 그러나 슬프게도 우리는 이 모든 돈과 약물 사용에 대한 대가로 많은 것을 얻지 못한다. 대신 미국은 세계에서 겨우 37번째 건강한 국가로 분류된다. 프랑스가 그 명단의 첫 번째다. (프랑스인들은 건강에 매우 신경 쓴다. 약초를 이용한 한방 치료가 널리 퍼져 있다. 그들의 건강 관리 시스템은 모든 시민들에게 무료로 제공되며, 의사들은 환자의 건강을 유지하고 지속시키는 방법을 가르치는 대가로 보너스를 받는다.)

처방약은 대부분 억제하는 효과를 가지고 있다. 이는 그 약들이 질병을 일으키는 요인에 취약하게 만드는 바로 그 독소를 분해하려는 인체의 시도를 방해한다는 것을 의미한다. 몸의 균형을 되찾기 위해서는 독성의 위기, 즉 질병을 만들어내야 한다. 최근까지 건강 기록이 뛰어난 나라에서도 젊은이들 사이에 만성 질환이 유행하고 있다. 이러한 추세는 오늘날 매우 뚜렷하게 나타나기 때문에, 이대로 간다면 미래

정부의 거의 모든 자원이 '질병 관리'에 사용될 것이다. 2007년 6월에 개봉된 마이클 무어(Michael Moore)의 다큐멘터리 영화〈식코(Sicko)〉는, 비록 우리가 건강해지고 이를 유지하는 것과 관련해서는 좀 부족했지만, 이런 현대의 경향에 대한 훌륭한 프레젠테이션을 제공했다. 당신과 나 같은 사람들이 우리의 건강에 대해 책임을 지고 개인에 맞춘 '건강 관리'를 실천하지 않는 한, 점점 더 젊은 나이에 만성 질환이 생기는 불안한 경향은 계속될 것이다.

질병은 독성의 위기다

독성의 위기는 림프, 혈액 및 조직에 존재하는 세균성 독소나 다른 유해 물질 때문에 생기는 상태를 말한다. 그것은 신체가 균형 상태로 돌아가야 할 절박한 필요성, 즉 항상성을 되찾을 필요성을 가지고 있을 때에만 일어난다. 신체는 독성 물질이나 유해 물질을 축적하는 데 걸리는 시간보다 훨씬 짧은 시간에 이들을 제거하는 메커니즘이 내장되어 있다. ('질병'이라 불리는) 이 과정을 방해함으로써 우리는 신체의 중요한 정화 노력을 방해하고 외부의 영향이나 작용제에 취약해진다. 예를 들어 백신이나 약물은 신체 내의 기관이나 시스템을 손상시키는 수단이 될 수 있다. 신체에서 가장 약하고, 가장 폐색된 장기가 제일 먼저 오작동할 가능성이 크다. 근본 원인을 제거하지 않고 병든 장기를 치료하려는 어떤 시도도 장기의 완전한 건강과 활력을 회복시키지 못할 뿐만 아니라, 실제론 더 많은 합병증을 일으킬 가능성이 높다.

이 책에서 여러분은 왜 헤모글로빈 수치가 낮은 사람들에게 수혈을 하거나, 발기부전을 위해 고환을 치료하거나, 궤양과 종양을 잘라내는 등의 일반적인 의학적 치료 절차를 통해 질병의 증상만을 치료하는 것이 잠재적으로 위험한 행동인지 알게 될 것이다. 혈액, 림프, 조직의 독소를 제거할 수 있는 것이 전혀 함유되지 않은 처방약을 사용하면 환자를 죽일 수도 있다. 어떤 의사도 신체가 약물에 반응하는 강도와 부작용의 정도를 크게 좌우하는, 환자의 신체에 있는 독성과 폐색을 알지 못하기 때문이다. 건강한 사람에게 약물을 사용하지 않았다면, 감염되는 동안 감염성 세균에 의해 발생하는 추가적인 독은 보통 독성의 위기가 지속되는 동안에만 체내에 남아 있었을 것이다. 우리가 충분한 휴식을 취하고 물을 충분히 마시는 것으로 몸을 정화시키는 노력에 도움을 준다면, '감염병'으로 잘못 알려진 이 자연스러운 자기 치유 과정은 미생물의 활동에서 비롯될 수 있는 독성의 모든 흔적이나 영향을 자연스럽게 제거한다. 그러나 면역 반응이 제대로 발휘되지 못하는 사람에겐 상황이 다르다.

질병의 증상은 다양한 강도와 수많은 변형으로 나타난다. 따라서 질병의 영향이나 증상을 통해 질병의 원인을 찾는 것은 거의 불가능하다. 위궤양, 맹장염, 편도선염, 관절염, 폐색된 동맥, 암 그리고 대부분의 다른 질병들은 단지 다양한 원인과 강도의 독성이 있음을 보여줄 뿐이다. 체액과 조직의 폐색과 산성 증가가 세포의 기초 영양소를 부족하게 만들어 세포들을 약화시키고 손상시킨다는 사실이 점점 더 명백해지고 있다. 앞의 '질병들'은 모두 하나의 공통 요소, 즉 몸 자체에 의해 유도되는 염증 반응을 공유한다. 염증은 갑자기 일어나는 것이 아니며, 확실히 질병이 아니다. 그것은 병원성 물질이나 독소에 오염된 약하거나 손상된 세포를 인체가 파괴할 필요가 있다고 판단한 경우에만 발생한다. 육체는 스스로를 파괴할 의도로 염증 반응을 선택하지 않는다. 오히려 그러한 반응은 산성 혈증(극한 독성)이나 패혈성 쇼크로부터 스스로를 구하는 가장 효율적인 방법이다. 몸 안에서 썩어 나오는 세포(죽은 세포) 때문에 생기는 독은 체내에서 처리하기 위해 염증 반응을 일으키지 않으면 환자를 빠르게 죽일 것이다. 그러나 치유의 진정한 메커니즘을 알지 못하는 의사와 환자들은 우리 몸이 신체 일부를 통제하지 못하는 것처럼 보이는 '오류'를 만들었다고 비난하는 경향이 있다. 염증은 신체의 의도적인 자기 보존에 대한 진정한 노력이다. 그것은 거의 모든 질병의 진행 과정에서 핵심적이고 필수적인 부분이라고 할 수 있는데, 나는 이를 치유 반응이라고 부른다.

다음은 온라인 백과사전인 위키피디아에서 내린 염증의 정의다. "라틴어로 불을 지른다는 뜻의 염증은 병원균, 손상된 세포, 자극제 등 유해한 자극에 대한 혈관 조직의 복잡한 생물학적 반응이다. 그것은 유해한 자극을 제거하고 조직의 치유 과정을 시작하려는 유기체의 보호 시도다. 염증은 감염과 동의어가 아니다. 염증이 감염에 의해 유발되는 경우에도 동의어로 사용하는 것은 부정확하다. 감염은 외생적인 병원체에 의해 발생하며, 염증은 병원체에 대한 유기체의 반응이다. 염증이 없다면 상처와 감염은 결코 치유되지 않을 것이고 조직의 점진적인 파괴는 유기체의 생존을 위태롭게 할 것이다." 바로 이 때문에 염증을 억제하는 데 중점을 두고 있는 현재의 의학 모델은 가장 흔한 질병의 치료에 적합하지 않다. 처방약이나 다른 의학적 시술로 질병의 증상을 억제하는 것은 신체가 치유되고 자신을 구하는 데 필요한 염증 반응을 약화시킬 뿐이다.

대부분의 질병은 신체에 의한 염증 반응이다. 여기에는 알레르기, 노쇠화, 관절염, 천식, 알츠하이머병, 동맥경화증, 암, 만성 피로 증후군, 울혈성 심부전, 치매, 우울증, 당뇨병, 심장마비, 염증성 장 질환, 신장 질환, 루푸스, 황반 변성, 골다공증, 치주 질환, 비만, 피부 질환, 뇌졸중 등이 포함된다. 일반적으로 부상이나 자극, 침입에 대한 신체의 자연스러운 반응은 결코 그런 극한의 질병으로 이어지지 않는다. 하지만 현대의 환경은 염증 반응을 너무 자주 유발하는 스트레스로 우리를 공격한다. 끊임없는 자극에 압도되면 몸에 생긴 염증이 스스로 인생 자체와의 한판 승부를 벌이고 영구적인 질병이 된다. 이런 종류의 만성 염증은 조용히 일어나고, 종양이 생기거나 심장에 이상이 생길 때에야 증상이 확실해질 수도 있다. 활발한 염증 반응이 조용히 일어나는 동안 신체는 더 많은 백혈구를 생산하는데, 이 세포는 혈관 벽 깊숙이 파고들어 더 많은 손상과 염증을 일으킨다. 당신의 몸은 총체적인 파멸을 막기 위해 LDL 콜레스테롤로 모든 상처와 부상을 막음으로써 반응한다.(제9장 참조)

앞에서 말한 질병 중 어떤 것을 별도의 질병으로 진단하고 치료하는 행위는 환자를 혼란시키고 호도할 뿐만 아니라 수많은 합병증을 일으킨다. 병에 걸린 사람의 80% 이상이 별다른 의학적 개입 없이도 스스로 회복된다. 따라서 대부분의 질병은 실제로 사람의 몸이 자연스럽게 해결할 수 있는 독성 위기일 가능성이 높다. 유독성 노폐물의 양이 최대 허용치 또는 포화점에 이르면 적절한 면역 반응(염증)이 일어나기 시작한다. (질병으로 잘못 알려진) 이러한 치유 과정은 단순히 독소를 중화시켜 제거함으로써 독성을 허용치 이하로 줄이고, 독소를 먹고 사는 미생물은 물론 갇혀 있는 대사 노폐물, 세포 잔해 등을 제거하는 데 도움이 된다. 이런 이유로 독성의 위기가 자연스럽게 진행되도록 놓아두면 질병의 증상은 저절로 사라진다. 따라서 우리가 신체의 치유 노력을 방해하지 않는 한 두통, 감기, 편도선염, 위염 또는 목과 어깨의 뻣뻣함 등은 어느 정도 시간이 흐르면 저절로 사라진다. 질병의 발생과 회복은 체내에 근본적인 정체와 독성을 쌓고 분해하는 주기와 일치한다.

만약 당신의 질병에 대한 의사의 치료가 성공적이라면, 당신은 그에게 감사할 것이다. 반면에 외부의 도움 없이 건강해진다면 운이 좋았다고 말할 수도 있을 것이다. 그러나 두 경우 모두 진정한 치유는 일어나지 않는다. 대부분의 사람들이 '치유'라고 부르는 것은 사실 신체의 끊임없는 노력이다. 그것은 신진대사 노폐물, 죽은 세포, 화학 독소, 중금속, 수십억 개의 죽은 박테리아, 그리고 다른 유해한 노폐물들을 제거하려는 몸의 강화된 노력이다. 치유한다는 것은 전체를 의미한다. 온전함이나 건강은 자연스럽게 균형이 생기는 것으로, 몸에서 매일 생성되는 모든 노폐물과 세포 찌꺼기를 제거하고 몸이 필요로 하는 영양분을 공급할 때 자연스럽게 이루어진다. 우리가 살아 있는 한 노폐물을 제거하고 영양분을 섭취하는 일은 결코 멈추지 않기 때문에 건강을 만들어가는 것은 매일 벌어지는 재생 과정이다. 이 두 가지 기본적인 과정 사이에 존재하는 미세한 균형을 유지하는 일만큼 건강과 치유에 신비로운 것은 없을지도 모른다.

질병은 어둠과 같다. 질병과 어둠 모두 실제로 존재하는 것이 아니다. 어둠은 빛이 없는 상태에 불과하다. 어둠은 그 자체의 근원이나 힘이 없기 때문에 불을 켜면 사라진다. 질병의 증상은 질병으로 오인될 수 없으며, 그것들을 똑같이 비현실적으로 만든다. 빛이 없는 곳에서만 어둠이 실재하는 것처럼 보이듯, 질병은 건강하지 않은 데서만 실재하는 것처럼 보인다. 실체가 없는 것과의 싸움은 현명하지 못하다. 오히려 몸을 청결히 하고, 긴장을 풀고, 영양과 에너지를 공급하기 위해 애쓰는 것이 더 좋다.

우리는 음식으로 아이들을 중독시키고 있는가?

우리는 질병이 외부 요인에 의해 생긴다는 믿음을 가지고 자랐다. 죽어서 독성이 있는 매개체나 환경에서만 세균이 '싹트기' 시작한다는 사실을 아는 사람은 거의 없다. 특히 자식들이 잇따라 전염성 질병을 앓는 모습을 보는 부모들은 전염성 질병으로부터 보호하는 가능한 모든 수단을 자식들에게 제공하려고 한다. 예방접종은 아이들의 생명을 보호하는 하나의 방법처럼 보인다. 만약 아이들이 여전히 감염성 질병에 걸린다면, 항균제나 항바이러스제를 최고의 치료법으로 여긴다.

감염의 원인으로 박테리아나 바이러스와 같은 외부의 (질병을 유발하는) 요인을 비난하는 데 너무나 익숙해서, 자신들의 건강 문제가 자신들이 먹는 음식과 관련 있을지도 모른다고 생각하는 사람들은 그리 많지 않다. 반복적인 감염으로 고통받는 아이들이 (그리고 또한 어른들이) 청량음료, 아이스크림, 감자칩, 가공된 초콜릿 제품, 사탕, '간이' 음식, 패스트푸드, 아침 식사용 가공 시리얼, 냉동식품, 통조림 그리고 마트에서 파는 샐러드용 드레싱과 같은 건강에 좋지 않은 제품들에 중독되어 그런 결과가 초래되었다는 것이 정말 가능한 일일까? (제13장에서 이 주제에 관한 자세한 내용을 다룰 것이다.)

현재 4만 개가 넘는 식품들이 식료품점 진열대를 차지하고 있다. 그 중 98%는 인간이 먹을 것으로 자연이 의도한 것과 아무런 관련이 없다. 우리의 소화 체계는 그런 제품들의 라벨에 나열된 성분과 상관없이 자연스럽고 본질적인 생명 에너지를 빼앗기거나 쓸모없을 정도로 조작되고 가공된 그런 음식들을 유용하게 활용할 방법이 없다. 대부분의 음식들이 그럴진대, 실험실에서 만들어진 것은 더 이상 음식이라고 할 수가 없다. 대신 그것들은 독으로 변한다. 이런 인공 산성 식품과 그 식품이 함유한 화학 첨가물들로 인해 면역 체계가 손상되면서, 아이들은 우리 자연환경의 일부이고 보통 무해하기 마련인 세균들과 싸울 기회를 거의 갖지 못한다.

특히 아이들에게 선천적인 면역력을 키울 만큼 충분히 모유를 먹이지 않았다면 상황은 더 악화될 것이다. 많은 유아들이 여전히 상업용 분유를 먹고 있는데, 이것들은 우유를 건조하는 과정에서 생기는 산패한(산화된) 콜레스테롤을 함유하고 있다. 대부분의 어머니들이 아기의 생후 1년 동안 사용하는 고형식은 통조림 공정 중에 일반적으로 살균되어 원래의 생명력이 완전히 저하된다. 산패된 지방/콜레스테롤은 암을 유발하며, 알레르기를 포함한 많은 질병의 원인이 된다. 몇 년전, 영국 정부는 일반적으로 사용되는 아홉 개 브랜드의 유아용 조제분유에 잠재적으로 유해한 화학 물질이 포함되어 있다는 사실을 발견

——————— 건강과 치유의 비밀

했다. 소의 젖으로 만든 분유는 실험실에서 화학적으로 변형된 제품이다. 콩을 원료로 만들거나 단백질 가수분해로 만든 분유도 마찬가지다. 이런 음식들에는 자연스러운 것이 전혀 없다. 유아에게 먹이는 생기 없는 공장 음식들이 아이들에게 어떤 영향을 끼칠지 상상해보라! 얼마나 많은 유아들이 다양한 질병으로 인해 정기적으로 의사를 찾아가는가? 특히 그들의 면역 체계가 아직 완전히 발달하지 않았기 때문에 아기에게 분유를 주는 것은 건강에 큰 위험을 초래하며, 아기는 화학적으로 변형되고 부자연스러운 이러한 음식으로부터 자신을 방어할 수 없게 된다.

모유와 가장 유사한 식품은 코코넛 밀크(코코넛 과즙 - 옮긴이)다. 열대 지방의 많은 사람들이 모유가 선택 사항이 아니었을 때 코코넛 밀크로 아이들을 건강하게 키웠다. 모유나 코코넛 밀크로 키우지 않는 한 거의 모든 아이들이 크고 작은 질병에 시달릴 것이다. (제13장에서 우유와 그 제품의 주요 위험에 대한 자세한 내용을 참조하라.)

또한 실내와 야외 환경뿐 아니라 어린이의 식수에도 오염 물질과 유해 물질의 총체적인 혼합물이 존재할 수 있다. 이것들은 발달 단계인 아이들의 면역 체계를 억제하여, 아이가 모든 종류의 질병에 쉽게 걸릴 수 있다. 이 모든 것은 성장하는 아이가 그의 삶에서 만나야 할 많은 신체적·정신적·감정적 도전들을 얼마나 잘 헤쳐나갈 수 있는지에 큰 영향을 미친다.

오늘날의 젊은 세대는 과거 그 어느 세대보다 더 아프다. 학교에서는 아이들에게 값싸고 영양가 낮은 음식을 먹이고, 가정에서도 상황이 좋지는 않다. 성인들에게만 생기던 많은 질병들이 이제는 젊은이들 사이에서 쉽게 발견된다. 25년 전만 해도 동맥경화, 고혈압, 제2형 당뇨병, 비만 등이 오늘날처럼 어린이들 사이에서 흔할 것이라고 상상이나 할 수 있었겠는가? 아동 비만은 1964년 5%에서 오늘날 약 20%로 증가했고 지금도 계속 증가하고 있다. 아이들은 TV 시청, 컴퓨터 사용, 비디오 게임 등 앉아서 하는 활동에 하루 평균 5~6시간을 소비한다. 오늘날의 아이들은 패스트푸드 체인점들과 다른 고지방, 고설탕 식품 제조업자들, 제과업체들로부터 잘 만들어진 TV 광고의 폭격을 받고 세뇌된다. 2007년 6월 17일 CBS 방송의 보고서에 따르면 정제 설탕, 고과당 옥수수 시럽, 인공 감미료를 포함한 미국인들의 평균 설탕 섭취량을 합하면 1년에 약 64.4kg, 즉 주당 약 1.13kg이라는 충격적인 양이라고 한다. 이 수치는 지난 25년 동안 23% 상승했으며, 치솟는 비만과 당뇨병의 주요 원인이다. 아이들은 설탕 섭취 인구의 많은 부분을 차지한다.

최근 한 연구에 따르면, TV를 시청하는 2~6세의 아이들이 TV를 보지 않는 아이들보다 TV에 광고된 식품을 선택할 가능성이 더 높다고 한다. 이 모든 것이 비만과 관련된 질병에 대한 높은 위험을 가진 어린이 세대를 만들어냈다. 의사들은 삶의 질 저하와 수명 단축은 물론이고 심장병, 고혈압, 신장병, 뇌졸중, 사지 절단, 실명을 불러오기도 하는 제2형 당뇨병을 앓는 청소년이 급증하고 있다고 보고했다.

몸에 아무 쓸모 없는 음식을 섭취하는 것은 감염 등 질병의 주원인이 된다. 고기나 다른 육류 음식이 그 범주에 속한다. 고기를 먹을 때 몸은 고기의 성분 중 극히 일부만 흡수하고, 나머지는 다른 방법으로 처리해야 한다. 소화되지 않은 동물성 단백질의 많은 부분이 고기 자

건강과 치유의 비밀

체의 세포 효소와 장내에 존재하는 박테리아에 의해 분해된다. 분해된 고기 세포는 퇴행성 단백질과 응고 단백질[3]로 구성되어 있기 때문에, 그것들이 부패하면서 치명적이고 매우 자극적인 시체 독인 푸트레신과 카다베린[4]을 방출한다.

대부분의 병원에서는 젊은 환자와 나이 든 환자 모두에게 소시지, 달걀, 생선, 고기를 먹이는데, 때로는 환자가 수술이나 외과적인 치료를 받은 다음 날이 되기도 한다. 이러한 절차들은 소화기 계통이 가장 약해지는 원인이 된다. 이미 불편해진 소화기와 면역 체계는 이런 추가적인 독소를 다룰 수 없고, 또 가능한 한 장에서 많은 배설물을 제거하려고 노력한다. 병원 환자들은 약물 치료, 하루 종일 침대에 누워 있는 것, 또 고기나 감자 같은 음식 때문에 변비에 시달린다. 장폐색은 고도로 비옥한 미생물 감염의 환경으로, 세균이 대량으로 존재하는 병원에서 더 쉽게 발생한다. 본질적으로 병원과 그곳에서 나오는 식단은 이미 아픈 사람들에게 심각한 위험을 야기한다.

아픈 아이의 생명은 내장이 대부분의 분해 물질을 혈류와 림프계로 흡수하기 전에 제거할 수 있느냐에 달려 있다. 담석이 간내 담관을 막고 있으면 (지금은 어린이들 사이에서도 꽤 흔하다) 간은 더 이상 장을 통

---

3 동물성 단백질을 가열하면 딱딱해지고 파괴된다. 이를 응고라고 한다. 예를 들어 액체인 날달걀을 삶거나 튀기면 딱딱해진다. 달걀의 단백질은 자연스러운 3차원 구조를 잃게 되고 그 결과 몸에 쓸모없는 식품이 된다.

4 살아 있는 유기체와 죽은 유기체의 아미노산이 분해되어 생기는 무색의 악취가 나는 시체독. 푸트레신과 카다베린은 1885년 베를린의 의사인 루트비히 브리거(Ludwig Brieger)에 의해 처음 설명되었다. 이 두 화합물은 주로 부패하는 살에서 악취의 주원인이기도 하고, 입 냄새와 세균성 질염 등의 원인이기도 하다.

해 혈액으로 들어가는 독소를 제거할 수 없기 때문에 '식중독'이 발생한다. 소위 전염병이라고 불리는 대부분의 질병은 사실 식중독이나 화학 중독의 한 형태다. 이런 질병들은 독성이 높고 면역력이 낮은 사람들, 즉 이미 아픈 사람들 사이에서 발생한다. 병원은 환자들에게 쉽게 소화시킬 수 있는 유동식 대신 고기, 달걀 등과 같은 단단하고 농축된 음식을 제공한다. 하지만 이것은 그들에게 겨우 남아 있던 에너지마저 고갈시킬 뿐이다. 이 에너지는 신체가 독성 위기를 극복하기 위해 저장된 에너지를 써야 할 때, 새로 섭취된 음식에 주의를 기울이는 데 사용되어야 한다. 이미 엄청난 양의 독소로 인해 손상된 면역 체계는 더이상 박테리아, 기생충, 바이러스를 효과적으로 막을 수 없다. 사실은, 이러한 세균들이 엄청난 독소를 처리하는 신체의 마지막 수단이 된다.

(영양 가치가 낮거나 전혀 없는) 정크푸드뿐만 아니라 우유를 포함한 육류, 달걀, 유제품 등을 먹는 아이는 과일, 샐러드, 채소, 곡물 식품, 견과류, 신선한 물을 많이 마시는 아이보다 소화기 질환과 디프테리아, 천연두, 패혈증 같은 어린이 질병에 걸릴 확률이 더 높다.

질병의 기본적인 과정

인체는 하루에 약 300억 개의 세포들을 교체한다. 세포 효소는 매일 300억 개의, 더 이상 산소와 다른 영양분을 제대로 흡수하고 활용할 수 없는 낡은 세포들을 분해해야 하는 과제에 직면해 있다. 이것은 대량의 세포 잔해물을 발생시킨다. 특히 신체를 구성하는 60조~100조

개의 세포는 지체 없이 폐기해야 할 대사 노폐물을 만들어낸다. 이 노폐물은 신진대사 과정에서 남겨지는 물질로 유기체가 사용할 수 없다. (그것들은 필요한 것도 아니고, 그렇다고 치명적인 영향이 있는 것도 아니다.) 여기에는 질소 화합물 요소, 요산, 암모니아, 젖산, 이산화탄소, 인산, 황산염, 인돌(indole, 방향족 화합물), 식품 첨가제 등이 포함된다. 정상적인 상태에서는 살아 있는 세포를 둘러싸고 있는 유체(결합 조직)에서 림프와 혈액이 이 노폐물을 신속히 제거한다. 혈액은 이러한 노폐물(세포 대사의 부산물) 외에도 혈장 단백질(알부민, 글로불린, 섬유질, 조절 단백질 포함)을 결합 조직에 투척한다. 자연적으로 발생하는 이런 노폐물과 혈장 단백질을 신속히 제거하지 못하면, 그 목적에 맞지 않는 신체 부위에 축적되기 시작한다. 결국 폐색이 일어나고 신체는 더 과감한 자기 보존 방법을 강구해야 한다. 1961년에 발표된 연구에 따르면, 폐색된 혈장 단백질은 24시간 이내에 사람을 죽일 수도 있다. 일단 축적된 노폐물이 일정 한계치에 도달하면 장, 간내 담관, 담낭, 맹장, 편도선, 생식 기관, 신장과 같은 신체의 영향을 받는 부분의 기능을 심각하게 손상시킨다. 신체는 건강한 세포나 장기의 손상과 총체적 장애의 위험을 피하기 위해, 죽은 세포와 대사 노폐물의 혼합물을 분해하는 일을 돕는 활성 산소, 효소와 (부패의 원인이 되는) 유해 박테리아와 세균을 사용한다. 독소는 이러한 신체의 치유 과정에서 피할 수 없는 부산물이다. ('질병'이라 불리는) 이러한 치유 과정 단계에서는 면역 체계가 관여하여, 노폐물과 독소는 물론 약하고 손상된 세포까지 제거하려 한다. 이러한 반응을 흔히 '염증성 질환'이라고 한다. 이제 염증은 모든 급성과 만성 질병의 일반적인, 가장 즉각적인 원인으로 점점 더 인식된다.

그러나 위에서 설명한 바와 같이 염증과 감염은 질병이 아니라 몸이 일으키는 기본적인 생존 시도다. 인체 내의 다양한 기관과 시스템은 매일 생산되는 노폐물을 효율적으로 처리하도록 설계되어 있다.

- 간은 세포 성분을 분해하고 약물, 알코올, 유해 물질을 해독한다.
- 폐는 고산성 대사 노폐물, 이산화탄소 그리고 다른 유독 가스를 제거한다.
- 신장과 방광은 과도한 혈장뿐만 아니라 요산, 요소, 암모니아 그리고 간에서 전달되는 다른 노폐물을 제거한다.
- 대장은 배설물, 점액, 죽은 박테리아와 기생충을 배출한다.
- 머리카락과 손톱은 단백질, 과도한 무기염, 색소, 기름 등을 제거한다.
- 신체에서 두 번째로 큰 배설 기관인 피부는 땀을 제거하며, 체내 노폐물의 40~60%를 제거한다.
- 노폐물을 머금은 림프액 18L를 체내에 지속적으로 순환시키고 정화시켜야 하는 림프계는 해독 과정에서 큰 역할을 한다.

모든 주요 질병은 특정한 형태의 장애가 선행하고, 그에 의해 유발된다. 예를 들어 간에 장애가 생기는 것은 담즙관의 담석(간내 담석) 때문일 가능성이 크다. 이것은 영양 공급과 신진대사, 몸 전체 에너지 분포에 영향을 미친다. 변비에 걸린 대장은 노폐물을 역류시켜 체내에 독소가 범람한다. 신장 결석은 소변의 정체로 이어질 수 있고 동맥에 대한 혈액의 압력을 높일 수 있으며, 고혈압은 그 결과물이다. 림프절

막힘은 림프 부종, 심장마비, 암, 비만, 관절염 그리고 거의 모든 만성 질환으로 이어진다. 다양한 독성 위기(질병)의 종류와 강도는 체내에 발생한 폐색의 정도와 위치에서 비롯된다. 그러나 사실은 몸의 한 부분이 안 좋으면 몸 전체가 안 좋은 것이다. 심혈관계, 면역계, 림프계, 신경계 등과 같은 시스템을 즉각적이고 심오한 방식으로 서로 영향을 미치지 않는 독립적인 부분으로 구분하기란 불가능하다. 질병의 심각성은 일반적으로 신체에 축적된 독소, 담석, 신장 결석, 대변, 대사 물질 및 세포 노폐물의 양에 의해 결정된다.

가장 흔한 질병의 기본적인 치료법은 다음과 같다.

- 불필요한 '에너지 유출'을 모두 멈추고 신체가 충분한 휴식을 취한다.
- 간의 막힌 담관을 청소한다.
- 신장의 결석과 기름을 제거한다.
- 위장관의 통로를 청소한다.
- 신선한 공기, 깨끗한 물, 햇빛, 영양분이 풍부한 음식을 충분히 섭취한다.
- 규칙적으로 몸을 움직인다.

이 모든 것들은 매일 생성되는 대사 노폐물과 세포 폐기물의 제거 등 신체 기능을 유지하기 위해 필요하다. 다음 목록은 간을 폐색시키고, 신장 결석을 만들고, 신체를 탈수시키고, 에너지를 약화시키는 요인들이다.

- 물을 충분히 마시지 않음
- 차가운 음료, 특히 몸이 뜨거울 때 마시는 것
- 과식
- 영양 부족
- 고도로 가공되고 정제된 음식
- 나쁜 조합의 음식물(육류와 감자, 과일과 시리얼 등)
- 커피, 차, 알코올 및 기타 흥분제
- 탄산음료
- 담배, 마약
- 스타틴, 스테로이드, 항생제나 진통제 같은 제약
- 불규칙한 일상
- 수면 부족
- 지나친 TV 시청
- 탈진, 긴장, 스트레스
- 환경 위험
- 실내외 오염
- 분노, 노여움, 질투, 탐욕, 두려움, 질투, 자만, 불안 그리고 다른
  부정적인 감정들
- 조화와 행복의 부족
- 극단적이고 지나친 습관
- 주로 앉아 있는 생활 방식

- 감각의 지나친 자극
- 부상

　이와 같은 것들 또는 신체와 정신의 에너지를 고갈시키는 유사한 원인이 있으면 체액에 독소가 심각하게 축적되어 독성의 위기(급성 질환)를 일으킬 수 있다. 면역 체계를 동원하고 독소의 배출구를 찾거나, 몸을 평형 상태 혹은 균형 상태로 되돌리기 위해서는 독성의 위기가 필요하다. 그러나 원인이 온전히 남아 계속해서 몸을 더 약하게 하면 만성 질환으로 알려진 독성 위기를 일으킬 수밖에 없다. 다음 장에서는 우리 몸에서 독소가 가장 먼저 생성되기 쉬운 부분을 다룰 것이다.

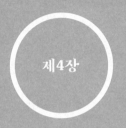

제4장

대부분의 질병은
어디에서 비롯되는가?

·

미국인의 5600만 명 이상이 위식도 역류 질환, 2050만 명은 담석증, 1450만 명은 소화성 궤양, 310만 명은 변비 증상을 보고하고 있다. 수백만 명 이상의 더 많은 사람들이 소화 기 질환을 보고하지 않고 과민성 대장 증후군을 앓고 있다.

우리가 쇠약해지거나 늙거나 병에 걸리는 근본적인 이유를 이해하기 위해서는 우선 소화 기관의 목적과 활동을 알아야 한다. 소화 기관은 신체적인 '엔진'뿐만 아니라, 감정의 중심과 잠재의식이 머무는 자리다. 만약 당신이 가장 영향력이 있지만 가장 실체적이지는 않은 신체적 질병의 근거를 이해하기 원한다면, 당신은 질병의 정신적·감정적 측면까지 포함해서 이해해야 한다. 육체와 정신은 목적이 전혀 다른 별개의 실체처럼 보이지만, 그 둘은 본질적으로 하나이고, 하나의 단위로서 기능한다. 음식 섭취, 세포 대사, 노폐물 제거 또는 운동과 같은 신체적인 차원의 모든 사건은 정신적·감정적인 면에서도 동시에 일어난다. 따라서 감정적 또는 정신적 경험을 육체로부터 비밀로 할수는 없다.

예를 들어 암에 걸렸다는 진단을 받고 그 진단을 진지하게 받아들인다면, 이 갑작스러운 생명의 위협(진단)에 의한 생화학적인 영향이 당신을 죽게 할 수 있다. 이 같은 생존에 대한 극심한 공포는 인체의 천연 항암제인 인터류킨2와 인터페론의 분비를 즉각 중단시키고 엔도르핀과 성장 호르몬을 포함한 치유 호르몬의 생성을 극적으로 감소시키기에 충분하다. 그와 동시에 공포는 갈등이나 위협이 계속되는 한 지속될 수 있는 (스트레스 호르몬의 방출 원인이 되는) 강한 스트레스 반응을 유발한다. 이러한 신체의 생화학적 변화는 신체가 치유되는 것을 막는다. 즉 건강과 행복을 위협하는 암이나 그 밖의 다른 질병으로 인한 죽음의 공포에 사로잡히면서 질병의 진단은 자기 이행적 예언이 된다. 대부분의 사람들이 모르는 사실이 있는데, 바로 질병의 진단이 종종 그 질병 자체보다 더 해롭다는 것이다.

질병의 과정 뒤에 숨겨진 메커니즘은 의료 종사자들에게조차 불명확하다. 오늘날 널리 퍼진 만성 질환의 진정한 기원에 대해서는 거의 알려져 있지 않다. 당신은 자신이 고통받고 있는 질병에 영향을 미치는 위험을 알고 있을지도 모르지만, 당신이 육체와 정신을 총체적인 관점에서 보지 않는 한, 어떻게 (원인에서 효과, 즉 증상까지) 질병이 나타나는지는 이해하기 어려운 상태로 남아 있을 것이다.

소화 기관이 어떻게 작동하는지, 그리고 그것이 육체와 정신에 어떤 방법으로 질병을 일으킬 수 있는지를 이해하는 것은 우리의 치유 여정에 큰 도움이 된다. (내가 질병이나 병을 언급할 때마다 나는 그것을 '독성의 위기'로 말하는데, 이것은 부자연스러운 상황에 대한 신체의 자연 치유 반응이다.) 나는 질병 과정에 대한 보다 명확하고 포괄적인 그림을 제공하기 위해 자연치유의 가장 오래되고 완전한 체계인 아유르베다 의학의 기본적인 통찰력을 여기에 일부 포함시켰다. 일단 질병을 '창조'하는 방법을 알면, 질병을 반전시키는 방법도 알게 될 것이다. 이것이 이번 장의 목적이다.

아그니 - 소화의 '지휘관'

음식이 입 안에 들어가 혀 표면에 있는 미뢰(혀 위의 돌기 안에 위치한 기관으로 미각 세포를 갖고 있다-옮긴이)를 건드릴 때마다 침샘에서 침이 분비된다. 침은 음식을 매끄럽게 하고 조리된 녹말을 소화가 잘되도록 하기 위해 필요하다. 이와 동시에 당신의 췌장과 소장은 음식을 가장 작은 영양 성분으로 분해하기 위해 필요한 적절한 종류와 적당한 양의 소화 효소와 미네랄의 방출을 준비하라는 지시를 받는다.

소화기 질환의 가장 흔한 첫 번째 원인은 음식을 너무 빨리 삼키는 것이다. 이런 식습관은 불안, 조급함, 초조함을 나타낸다. 너무 빨리 먹으면 구강에서 침의 생성이 줄어들어 충치의 주원인이 된다. 침의 기능 중 하나는 해로운 물질과 자극적인 미생물로부터 입과 치아를 보호하는 것이다.

음식을 천천히 씹는 행동이 우리 삶의 만족도를 위해 필수적일 수밖에 없는 다른 이유들이 있다. 일본 기후 대학교에서 행한 매우 흥미로운 연구에 따르면, 씹는 행동은 스트레스 호르몬의 분비를 줄임으로써 기억력을 향상시킨다고 한다. 자기 공명 영상(MRI)은 스트레스 호르몬의 혈중 수치를 조절하는 데 도움을 주는 해마(뇌에서 기억의 저장과 상기에 중요한 역할을 하는 기관-옮긴이)가 씹는 행동에 자극받는다는 것을 증명했다. 결과적으로, 천천히 씹는 간단한 행동은 스트레스와 스트레스 호르몬 모두를 감소시킨다. 그래서 음식을 오래 씹으면 불안 수준을 낮출 수 있다. 또한 일본 연구원들은 치아가 없거나 손상되었을 때 사람들이 음식을 덜 씹는 경향이 있다는 것을 발견했는데, 이는 스트레스 호르몬 수치를 증가시켰다. 이 연구에서 나온 결론은, 우리가 나이를 먹으면서 기억을 보존하고 스트레스의 해로운 영향에서 우리 자신을 보호하는 데 치아 건강과 천천히 씹는 능력이 중요한 요소로 나타난다는 것이다.

식도를 지난 음식물은 위장으로 들어간다. 만약 음식물이 탄수화물(채소와 곡물에서 발견되는 복합당과 녹말)을 함유하고 있다면, 침의 효소는 위액 분비가 시작되기 전에 약 한 시간 동안 이 음식을 계속 소화시킨다. 그런데 음식을 너무 빨리 삼키면 대부분 소화되지 않은 상태로 남아 발효하기 시작한다.

위액은 염산, 효소, 무기염, 점액, 물로 구성되어 있다. 산의 작용은 신선한 농산물, 고기, 생선, 유제품과 다른 음식들에 존재하는 수많은 해로운 미생물들과 기생충들을 죽인다. 또한 염산은 특정 식품 첨가물이나 화학 물질과 같이 식품에 함유되어 있는 유해 물질 일부를 분해한다. 특별한 효소는 음식에 존재할 수 있는 단백질에 작용한다. 일단 충분한 산성으로 포화되면, 그 음식은 십이지장의 작은 공간에 들어차게 된다.

십이지장은 소장의 세 부분의 중심인 공장(空腸)과 위를 연결하는 속이 빈 관으로, 소장 맨 앞에 있는 가장 짧은 부분이며, 대부분의 화학적 소화가 일어나는 곳이다. 엑스레이에서는 모자처럼 보여 캡(cap)이라고도 부른다. 그 후 십이지장은 복부의 오른쪽에서 왼쪽으로 C턴을 한다. 간에서 나온 담즙과 췌장에서 나온 분비물은 바터 팽대부(담

관과 췌관이 합류하면서 십이지장과 만나는 곳 - 옮긴이)를 통해 십이지장의
음식과 섞인다. 췌액은 소화 효소, 미네랄, 물을 함유하고 있어 녹말을
분해하는 데 도움이 된다. 담즙은 총담관을 통해 십이지장으로 밀려들
어가며 지방과 단백질의 소화를 돕는다. 십이지장은 특정한 호르몬과
소화액을 방출함으로써 소화 과정의 매우 중요한 부분에 참여한다. 아
유르베다 의학에서는 소화기 계통의 이 부분에 있는 모든 활동을 아그
니(Agni), 즉 '소화의 불'이라고 부른다.(그림 5 참조)

소장의 총 길이는 약 6m이고 영양소, 소금, 물의 흡수를 담당한다.
평균적으로 매일 약 9L의 액체가 공장(소장 윗부분)에 들어가는데, 대

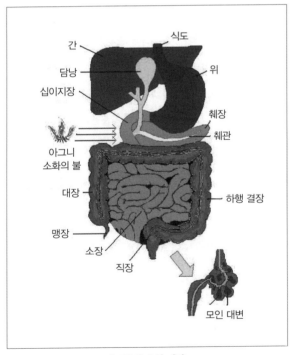

〈그림 5〉 소화 기관

부분 소화액으로 구성되어 있다. 소장은 약 7L를 흡수하고, 대장으로 이동할 1.5~2L만 남긴다. 건강한 사람의 경우, 흡수 기능이 매우 효율적이어서 자연적이고 균형 잡힌 식사로 섭취된 탄수화물과 단백질의 95% 이상이 흡수된다.

섭취한 음식은 소화의 불인 아그니가 강해야 기본 영양 성분으로 분해되어 체내의 복잡한 대사 작용에 이용할 수 있다. 아그니는 담즙에 의해 연료를 공급받는데, 이것 없이는 다른 어떤 소화액도 음식을 영양 성분으로 분해하는 데 효과적이지 않다.

영양가 있는 음식과 강한 아그니의 조합은 신체가 충분한 양의 아미노산, 지방산, 미네랄, 비타민, 포도당, 과당, 미량 원소 및 신체의 모든 부분에서 사용할 수 있는 다른 중요한 물질을 만들도록 도와주는 동반자 관계를 형성한다. 이것은 다시 건강한 혈액과 생명 조직 그리고 젊은 몸을 만들어낸다. 피부를 구성하는 것들을 포함하여, 혈액과 신체 조직의 질은 대부분 간과 소장의 상태를 반영한다.

독성 신체, 독성 정신

다음에 설명된 이유로 아그니가 고갈되면 아무리 건강에 좋은 음식도 몸에 해로울 수 있다. 낮은 아그니는 섭취한 음식의 많은 부분이 소화되지 않은 상태로 남아 있다는 것을 의미한다. 소화되지 않은 음식은 장벽을 통과하여 혈류로 들어갈 수 없고, 다른 방법으로 처리되어야 한다. 그런 음식물은 유해 박테리아의 표적이 되고 발효와 부패를 시작한다. 이러한 유해 박테리아는 독소와 독가스를 생산하면서 내장에 강한 자극을 주어 소화 능력이 더욱 떨어진다. 몸에 흡수되고 이용되는 음식물의 양이 점점 더 줄어들기 때문에, 점점 더 많은 노폐물이 생기고 위장은 점점 폐색된다. 이 단계에서는 음식이 독으로 변한다. 오늘날 서구인의 3분의 1이 장 질환 진단을 받는데, 진단되지 않은 모든 경우를 고려하면 실상은 훨씬 더 심각하다. 서구인의 3분의 2 이상이 일종의 장내 질환에 시달리고 있는 것으로 추정된다.

지름이 엄지발가락 정도인 소장은 신체에서 가장 깊이 숨겨진 기관으로 (대장이나 위와는 달리) 바깥세상과 직접적인 연관성이 없다. 우리 몸의 이 '보이지 않는' 부분의 정신적 대응 관계에 있는 것은 우리가 흔히 '무의식'이라 부르는 것이다. 저장된 기억과 무의식의 숨겨진 믿음은 우리의 생각, 감정, 욕망과 행동에 강한 영향을 미친다. 현대 의학에서 대부분의 장내 질병에 사용하는 일반적 용어인, 정신적인 문제에 기인한다는 뜻의 과민성 대장 증후군으로 간주한다는 사실이 흥미롭지 않은가? 다시 말해서, 당신이 자주 기분이 상하거나 화가 나거나 걱정하거나 불행하다고 느끼면 '정신적 소화불량'은 물론 신체적 소화불량까지 앓기 쉽다는 의미다. 소장의 불균형은 소화되지 않은 음식이든 해결되지 않은 감정적 갈등이든 상관없이 우리 내면에 존재하는 것들을 붙잡고 있는 것이 특징이다.

사고를 조절하는 뇌의 대뇌피질은 소화 과정과 밀접하게 연결되어 있다. 따라서 음식뿐만 아니라 생각 또한 유용하게 쓰이기 위해서는 적절히 '소화'되거나 가공되어야 하며, 우리에게 어떤 해도 끼치지 말아야 한다. 소화되지 않은 생각은 몸 전체, 특히 소화기 계통에 해로운 영향을 끼친다. 공포, 분노, 충격, 트라우마, 불안 그리고 이와 유사한 부정적인 감정들은 장기간에 걸쳐 뚜렷한 존재 징후 없이 장의 세포 기억 속에 갇혀 있을 수도 있다. 그런 것들이 어느 정도의 포화도에 도달하면 갑자기 폭발을 일으키고 부정적인 의미에서 한 사람의 성격을 바꿀 수 있으며, 몸에도 해로운 영향을 미칠 수 있다. 뇌의 가장 강력한 행복 호르몬 중 하나가 소화 기관에서도 생성된다는 점이 흥미롭다. 실제로 세로토닌의 95%는 (소화 기능을 조절하기 위해) 소화 기관에서 만들어지며, 뇌에서 생산되는 것은 5%에 불과하다. 행복의 부족은 세로토닌 분비를 감소시켜 음식의 소화를 약화시킨다.

정신과 신체의 연결도 역순으로 작용한다. 고도로 정제되고 변성된 가공 음식을 먹을 때 그리고 아그니가 낮을 때(식욕 부진으로 알 수 있다) 장에 유독성 폐기물이 축적되기 시작한다. 장내에 독소가 존재하면 신경과민, 과잉 행동, 신경질적인 웃음 또는 감정적으로 변덕스러운 상태를 야기할 수 있다. 일반적으로 장 속의 독소는 부정적인 생각의 물리적인 상대라고 말할 수 있다. 부정적인 생각과 감정은 정신과 신체의 연결을 통해 독으로 변할 수 있고, 그 반대도 가능하다. 보통 면역 체계는 3분의 2가 장에 위치하는데, 신체적 독소와 정신적 독소(부정적인 생각과 감정)를 모두 돌본다. 면역 체계는 우리의 신체적·정서적 치유 시스템 역할을 한다. 그러나 영양분이 없는 음식과 부정적인 생각(흔히 스트레스라고 한다)에 지나치게 노출되면 면역 체계가 혹사당할 수 있다. 면역 체계의 일부인 가슴샘은 스트레스를 받을 때 그 크기가 절반 이하로 줄어들기도 한다. 이것은 당신을 단순한 감기에서 암에 이르기까지 여러 질병에 쉽게 걸리게 할 수 있다.

'쓸모없는' 맹장의 놀라운 역할

일반적인 의미에서 면역 체계의 각 부분들과 장내의 림프계는 여러분이 먹는 음식과 함께 따라올지도 모르는 해로운 것들을 해독하는 데 도움을 준다. 이 시스템들은 매우 정교한 과정을 통해 유용한 영양소와 사용할 수 없는 노폐물을 분리한다. 잠재적으로 유해한 노폐물이나 식물 항체 같은 자연식품 독소는 해독과 제거를 위해 림프관에 들어간다. 대부분의 영양소는 소장 벽을 통해 혈류로 들어간 다음, 분배와 세포 대사 등의 후속 처리를 위해 간으로 이동한다. 그러나 더 특별한 다른 영양소들은 대장 벽을 통해서만 흡수될 수 있다. 이 영양소들은 신경계를 유지하고 영양을 공급하기 위한 것이다. 소장에서 흡수되지 않은 영양소, 미네랄, 수분, 노폐물 등은 맹장 바로 위에 있는 상행 결장으로 들어간다.

전통 인도 의학과 한의학에서는 맹장이 매우 중요한 역할을 하는 것으로 알려져 있다. 그것은 많은 양의 유익균 박테리아를 번식시킨 다음 해로운 물질을 중화하기 위해 결장과 다른 내장에 공급한다. 맹장의 전략적 위치는 액체 상태의 대변이 대장으로 들어갈 때 이런 유용한 미생물들이 혼합될 수 있도록 한다. 인간의 위장관에는 400여 종의 유익한 박테리아가 살고 있다. 그것들은 내장 내벽에 붙어 칸디다 알비칸스(대부분의 칸디다증의 원인체 - 옮긴이)와 같이 잠재적으로 골치 아픈 박테리아를 변화시킨다.

아주 최근까지 의사들은 맹장이 실질적인 용도나 기능을 가지고 있지 않다고 믿었다. 2005년에만 해도 32만 1000명의 미국인이 맹장염으로 입원했다. 맹장 제거는 가장 흔히 시행되는 수술 중 하나다. 현재 듀크 대학교 의과대학의 외과 의사들과 면역학자들로 이루어진 연구팀은 맹장이 장을 보호하기 위해 있으며, 어떤 의미에서든 결코 가볍게 여길 수 없는 기능이라고 말한다. 2007년 10월 《이론생물학 저널(Journal of Theoretical Biology)》에 실린 그들의 연구 결과에 따르면, 벌레 모양의 이 기관은 박테리아 공장과 같아서 유익한 미생물들을 배양하는 중요한 역할을 한다.

(아유르베다 의학이 6000년 동안 알고 있던) 분명히 '새로운' 이 발견에 따르면, 맹장의 기능은 인간의 소화 시스템을 채우는 엄청난 양의 박테리아와 관련이 있는 듯싶다. 인체에 있는 수조 개의 박테리아는 대부분 이로운 것으로, 음식물 소화를 돕는다. 그러나 때로 장에 있는 박테리아 군집이 죽거나 제거되거나 유해 박테리아에 압도당하기도 한다. 폐색된 결장과 염증성 맹장의 수가 많은 것을 고려하면, 이것은 오늘날 흔한 현상이다. 공동 저자인 듀크 대학교 의과대학 교수 빌 파커(Bill Parker)는 "맹장이 박테리아의 안전 가옥 역할을 한다"고 말했다. 파커 교수는 또한 벌레 모양의 이 기관이 유익한 미생물을 배양하는 박테리아 공장과 같은 역할을 한다고 말했다. 맹장의 역할은 소화 시

건강과 치유의 비밀

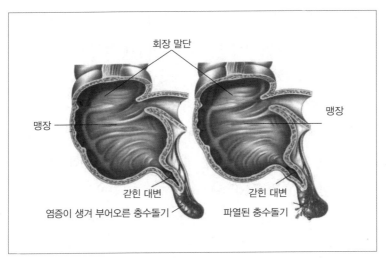

회장 말단

맹장

맹장

갇힌 대변

갇힌 대변

염증이 생겨 부어오른 충수돌기

파열된 충수돌기

〈그림 6〉 맹장의 염증과 파열

스템을 재부팅하는 것이다.

간에서 나오는 담즙의 정화 작용으로 지탱되는 맹장의 역할은 결장을 깨끗이 유지하는 것이다. 만약 소화되지 않고 분해된 많은 양의 음식물이 장의 이 부분에 도달하면 폐색이 발생한다. (유해 박테리아를 통한) 장의 폐색은 미생물의 침입이 뒤따르는데, 이는 장 내벽의 보호 점막과 궤양을 두꺼워지게 할 수 있다. 미생물의 성장이 더 증가하면 맹장에 염증을 일으키고 심지어 터지는 일이 생겨 이다음에 결장이 기능을 제대로 수행할 수 없게 만들 수도 있다. 맹장 제거 수술은 다음에 설명하는 것처럼 결장 및 몸의 건강에 장기적인 영향을 미칠 수 있다. 맹장에 염증이 생겼을 때는 며칠 단식하고 대장을 청소(관장 혹은 장 세척)하면 대부분 살릴 수 있다.

소장의 더 연속적인 연동 운동과는 다르게, 배설물은 주기적인 집단

이동에 의해 대장(지금은 흔히 '결장'이라고 함)으로 밀려난다. 이러한 집단 이동은 위장관의 이 마지막 부분에서 하루에 한 번 내지 세 번 일어난다. 그것들이 직장까지 도달하면, 배변 물질은 직장 벽의 신경 말단을 스트레칭하고 배변을 위한 반사적 충동을 일으킨다.

음식 섭취에서부터 배변까지 전체적인 소화 및 배출 과정은 먹는 음식의 종류에 따라, 그리고 음식을 섭취한 시간에 따라 약 20~24시간이 소요되어야 한다.(자세한 내용은 다음 장 참조) 그러나 대다수 사람들은 음식물이 대장을 통과하는 데만 25시간 이상 걸린다. 이런 상태를 변비라고 한다. 나에게는 2~5일에 한 번꼴로 배변을 본다는 환자들이 있었다. 심지어 주 1회 혹은 열흘에 한 번밖에 배변을 보지 못하는 경우도 있었다. 한편 많은 사람들이 하루에 3~4회 정도 배변을 하는데, 심한 경우에는 하루에 16회까지 조금씩 할 때도 있다. 이런 사람들은 3~12시간 이상 음식을 체내에 보관할 수 없다. 이 경우 섭취한 음식물 대부분이 제대로 소화되지 않아 유해 박테리아의 도움을 받아 분해된다. 이것은 장벽에 너무 자극적이어서, 몸은 가능한 한 빨리, 그리고 자주 그것을 방출한다. 결과적으로 노폐물 배출이 너무 과도하고 빈번하다.

하루에 한두 번 규칙적인 배변을 한다고 해서 반드시 소화가 잘된다고 볼 수는 없다. 중요한 것은 제거된 노폐물의 질이다. 다음은 소화가 잘 안 되고 불충분해서 생기는 주요 문제에 대한 설명이다.

건강과 치유의 비밀

내부 오염

    대부분의 장 질환은 해로운 음식 때문에 생긴다. 가공식품, 방사선 노출 식품, 정제 식품, 튀김, 전자레인지 조리 및 통조림 등의 음식이나 조리 과정은 입에서 항문까지 소화관 전체에 존재하는 점액 내벽에 강한 자극 효과를 준다. 또한 고기, 생선, 가금류, 달걀, 치즈, 정제 설탕, 식탁용 소금, 초콜릿, 사탕, 상업용 과일 주스, 커피, 알코올 같은 고산성 식품과 의약품도 장내를 자극한다. 신체는 혈액과 세포에 잠재적으로 해로울 만한 것을 소화시키고 이용할 수 있는 실질적인 능력이 없기 때문에, 이런 제품들 중 다수가 발효와 부패로 알려진 생화학적 변형을 겪는다. 대장에만 적절한 노폐물 처리를 돕는 700여 종의 박테리아가 서식할 수 있다. 그러나 이 과정에 부적절하게 소화된 많은 음식물의 발효와 부패가 포함되면, 자연적으로 존재하는 유해 미생물이 증식하여 장 내벽을 자극하거나 다치게 할 수 있는 과도한 양의 독성 물질을 생성한다. 사실 장 내벽은 혈액에 독이 스미는 것을 막기 위해 고안된 '내부 피부' 역할을 한다. 이 내부 피부가 손상되면 우리 목숨이 위태롭다.

    예를 들어 콜라에 함유된 인산이나 다른 화학 첨가물과 같은 산성화되고 자극적인 성분에 우리의 내부 피부가 규칙적으로 노출되면, 상처를 곪게 하고 내벽의 천공을 초래할 수 있다. 그러한 내상을 고치는 자연스러운 부작용으로 고름이 형성된다. 고름은 부패한 세포 물질로서 많은 박테리아 유기체를 포함하고 있다. 박테리아나 곰팡이가 방출하는 독소는 더 많은 조직 손상을 일으키고 장기의 기능을 저하시킨다. 또한 이 독소들은 인체의 활발한 염증 반응을 유발하는데, 크론병이나 궤양성 대장염에서 보는 것처럼 통증과 불편함을 일으킬 수 있다. 만약 상처에서 고름을 제거하는 것이 방해를 받으면, 그것은 패혈증으로 변하고 혈류로 스며들어 패혈성 쇼크와 심한 경우 죽음을 초래할 수도 있다. 신체는 이러한 시나리오를 피하기 위해 용종과 암 종양을 만드는데, 이는 이러한 치명적인 독을 일부 빨아들여 가능한 한 오랫동안 혈액으로부터 멀리 떨어뜨리는 데 도움이 된다.(암의 실제 원인을 다룬 제 10장 참조)

박테리아가 감염을 일으킨다는 비난은 신체와 환경 모두에서 자연적인 과정의 작용에 대한 무지를 반영한다. 앞에서 말한 바와 같이 감염은 박테리아에 의한 것이 아니라 독성 물질의 존재와 이러한 유기체를 끌어당기는 세포 손상에 의해 발생한다.

가장 심각한 감염에 관여하는 치명적인 세균은 거의 모든 곳에서 발견된다. 그것들은 손, 입술, 머리카락, 컵, 수저, 문손잡이, 화장실 변기, 욕실 바닥, 부엌 싱크대 같은 곳에서 살지만, 그것들 때문에 병에 걸리는 사람은 극히 일부다. 이 세균들은 건강하지 못한 습관이나 질병의 증상을 억제하는 것(이는 면역 체계를 억제하는 것)이 그들을 치명적인 무기로 '변질'시키지 않는 한 우리에게 전혀 해가 없다. 예를 들어 면역 혈청(예방접종으로 주사한 면역 혈청-옮긴이)은 면역 반응을 높이는 고독성(高毒性) 물질을 함유하지만, 오히려 면역 반응을 약화시키는 경향이 있다. 우리 주변 어디에나 존재하는 박테리아가 혈청과 섞여 쇼크, 경련, 뇌 손상과 사망 같은 부작용을 일으킬 수도 있다.(예방접종 프로그램의 영향에 대한 더 자세한 설명은 제13장 참조) 박테리아는 상한 것을 '먹기' 위해 주어지지 않는 한 아무 잘못이 없다. 개와 고양이는 상처에서 그것들을 핥고, 입과 위장 분비물에 한 번 닿으면 소화가 되고 무해하게 된다. 인간도 어떤 종류의 박테리아든 효과적으로 다룰 수 있는, 필요한 것보다 더 많은 무기를 갖추고 있다. 건강한 사람들은 그것들이 조금이라도 우리에게 해를 끼치기 전에 모든 박테리아와 기생충을 죽여 없앤다.

그러나 장내의 소화되지 않은 음식물에서 나온 노폐물이 적정 기간보다 더 오래, 때로는 몇 주, 몇 달, 심지어 몇 년 동안 남아 있을 때는 이야기가 달라진다. 너무 빨리 먹거나, 식사와 식사 중간에, 밤늦게 먹거나 또는 잘못 조합된 음식은 소화의 불 아그니를 감소시킨다. 분노와 공포 역시 아그니를 감소시킨다. 정상적으로 중화되어 내장의 생균 박테리아와 면역 체계에 의해 억제되는 치명적인 미생물들은 소화관 전체 어디든 자유롭게 다닐 수 있는 통행권을 받게 된다. 이 미생물들이 인체의 하수관에서 공사가 벌어진 비옥한 번식지를 발견한 후에는 폐기물을 처리하기 위해 개체 수가 급격히 증가한다. 이 미생물들은 노폐물을 공격하는 동안 많은 양의 독소를 생산하면서 모든 것을 독으로 바꾼다. 이렇게 생성된 독극물 중에는 '카다베린'과 '푸트레신'이 있는데 부패하는 시체에서 생성되는 것과 동일하게, 부패하는 단백질에서 발생한다.

이러한 독소의 방출은 인체의 면역 세포 대부분을 차지하는 장 내벽과 장내 림프계를 자극하여 독소를 흡수하고 중화시킨다. 그러나 독소의 지속적인 유입은 결국 감당할 수 없게 되어, 특히 가슴관 팽대부 혈관과 가슴관에서 림프 부종이 발생한다. 막힌 림프액 흐름은 복부의 부기를 초래하고 이어 몸의 다른 부위에 림프 폐색이 일어난다.

장 내벽과 장내 림프의 부기나 염증은 독소가 혈류로 흡수되는 것을 막기 위해 취하는 인체의 응급조치다. 만약 이러한 독소가 혈류로 흘러들어가면(패혈성 쇼크) 환자의 생명을 위태롭게 할 수 있다.

혈액 중독을 막으려는 필사적인 시도로, 몸은 고통받는 조직을 딱딱하게 만드는데, 바로 궤양 형성의 첫 번째 단계다. 건강하지 못한 습관이 계속되면 점점 더 많은 층의 굳어진 점액이 첨가되어 문제가 있는 부위 주변에 두꺼운 껍질을 형성한다. 이렇게 되면 장 내벽의 혈액 순환이 방해되어 장내 운동(연동 운동)이 느려진다. 결과적으로 음식물이 보통 때보다 몸에 더 오래 머무르는 경향이 생긴다. 머지않아 음식물이 분해되고, 냄새나는 가스를 생산하고 수분을 잃는다. 이렇게 되면 끈적끈적한 덩어리로 변하는데, 건조하고 단단해질 수도 있다. 만약 많은 수의 박테리아가 이 덩어리를 침범한다면 설사가 일어나기도 한다. 먼저 변비와 설사가 번갈아 일어날 수 있으며, 증상이 지속되면 배변 횟수가 많아지고 만성 설사로 이어진다.

장내 기생충을 죽여야 할까?

당신은 기생충 없이는 절대 살 수 없다. 우리는 그것들을 음식과 물 또는 다른 경로를 통해 섭취한다. 그중 일부는 위액의 공격에서 항상 살아남는다. 기생충은 건강하고 깨끗한 장에서 일을 벌이는 데는 정말 관심이 없다는 점을 기억하는 것이 중요하다. 왜냐하면 그들은 장기적으로 그곳에서 살아남을 수 없기 때문이다. 대신 그들은 더럽고 오염된 환경에서 번식한다. 기생충은 이미 독소를 흡수하여 혈액 순환과 영양을 제대로 받지 못하는 장 내벽 조직을 파고든다.

소화가 잘 안 되는 것은 기생충 감염의 주요 원인이지 그 결과가 아니다. 그러나 일단 기생충들이 들끓게 되면 소화 장애는 더 악화되는 경향이 있다. 문제는 당신이 오늘 기생충들을 죽여도 다음 날 당신이 다뤄야 할 다른 기생충이 또다시 생긴다는 사실이다. 기생충은 당신이 생각할 수 있는 가장 빠른 속도로 증식할 수 있다. 당신은 왜 그것들을 죽이고 나서, 대부분 폐기물 속에 그대로 갇힌 채 다른 기생충의 먹이가 되는 수십억의 기생충 시체를 제거해야 하는 부담을 떠안으려 하는가? 죽은 기생충의 상당수는 결국 림프계와 혈액 속에 남아 있게 될지도 모른다. 간은 그것들을 걸러내고 담관을 통해 제거하려고 한다. (죽어 있거나 살아 있는) 기생충이 담관에 들어가면 담즙에 휩싸여 간내 담석(간 안의 담석)의 원인이 된다.

비록 그들을 죽이는 것만큼 빠르지는 않지만 더 좋은 해결책은 간·

대장 청소와 식생활 및 생활 방식의 조정을 통해 소화 기능을 향상시키는 것이다. 이는 신체의 면역 체계가 이 문제를 한꺼번에 처리하기보다는 단계별로 처리하는 데 도움이 된다. 기생충에 대한 공격은 역효과를 일으켜 반복적인 기생충 감염으로 이어지면서, 면역 체계에 과중한 부담을 줄 수 있다. 항생제로 박테리아를 죽이는 것도 마찬가지다. 갑자기 많은 양의 죽은 박테리아가 신체에 홍수를 일으키는데, 이것은 단지 반복적인 감염과 많은 부작용의 발판을 마련할 뿐이다. 죽은 박테리아는 다른 박테리아의 먹이가 된다. 이것은 감염과 수많은 퇴행성 질병의 주요 간접적인 원인이 되는 항생제의 부작용 중 하나일 뿐이다.(자세한 내용은 제13장 참조)

일부 극단적인 경우에는 (그것이 가치가 있다면) 사람의 생명을 구하거나 연장하기 위해 기생충을 죽이는 것이 바람직하다. 그런 사람들은 면역 기능이 거의 손상되고 간과 대장을 청소할 수 없는 상태에 있을 가능성이 크다. 이것은 또한 장내에 뱀 크기 정도의 기생충이 있는 사람들에게 도움이 된다. 우리가 기억해야 할 가장 중요한 점은 기생충이나 다른 해로운 유기체를 죽이려 할 때는, 그것들을 몸 안으로 유인하는 독소도 함께 제거해야 한다는 것이다. 약쑥, 그린 월넛 팅크제, 정향 등의 기생충 세정제는 해독 효과를 가지고 있다. 그것들을 사용할 때 간과 대장을 청소하는 것이 도움이 된다. 기생충의 '죽음'이 당신의 혈액과 림프에 미칠 영향을 줄여주기 때문이다. 하지만 그러한 기생충 제거 방법은 시간이 오래 걸릴 수 있고, 내가 알고 있는 한 가지 예외를 제외하고는 부분적으로만 성공적일 수 있다.

숙변 - 폐색의 주요 원인

건강이 좋지 않은 장에서는 점액, 독소, 대변 물질이 결합하여 아유르베다 의학에서 '아마(Ama)'라고 부르는 숙변을 만들어낸다. 장은 여분의 노폐물을 수용하려 할 때 자연적인 모양을 잃기 시작한다.(그림 8) 그것들은 다른 선택의 여지가 없이 숙변(Ama)층으로 채워진 돌출부를 만든다.

숙변은 암세포뿐만 아니라 기생충과 미생물의 번식지다. 장내 면역 체계는 가능한 한 많은 유해 물질을 제거하려고 노력하지만 독소의 과적에 결국 굴복한다. 그것은 패혈성 독이 혈류로 스며들기 시작할 때 발생한다. 맹장염, 게실염, 대장염, 용종, 대장 협착, 탈장, 크론병, 아메바성 이질, 종양 등은 장내 독성 폐기물의 축적 및 흡수와 직결되는 몇 가지 증상에 불과하다.(그림 8a~c)

과적된 대장의 결과

과도한 양의 노폐물을 수용하기 위해 장이 겪어야 하는 구조적 변화는 예사롭지 않아서 신체의 다른 기관들의 건강에도 영향을 미칠 수

있다.(그림 7)

한 특정 부검 결과에서는 전체 지름이 23cm이고, 단단한 점액과 혼합된 소화되지 않은 오래된 음식물이 층층이 채워진, 남은 공간의 지름이 1cm도 안 되는 대장이 발견되었다.(그림 9)

점점 더 많은 남녀가 대장에만 약 18kg 이상의 노폐물을 축적하고 있다. 그 상태는 엄청나게 늘어난 허리 라인으로 알아볼 수 있다.

미국에서는 인구의 65%가 과체중이거나 비만이다. 체중 문제는 일반적으로 대장부터 발생하고, 그다음에 다른 부분에서도 발생한다. 이처럼 노폐물이 축적되면 횡행 결장(그림 8a)이 탈장되어 방광, 전립선 또는 여성 장기 등 하복부의 장기에 많은 압력이 가해질 수 있다. 그 결과 이러한 장기들이 탈장될 수 있으며, 이로 인해 더욱 구조적이고 기능적인 손상을 입게 된다.

노폐물은 많은 유해 박테리아를 끌어들이는데, 박테리아는 노폐물 처리 활동의 부산물로 독소를 생산한다. 그중 일부가 대장 내벽을 통해 혈액, 림프, 주변 장기로 침투하면서 단순한 '노폐물 증가' 이상의 심각한 합병증이 생긴다. 편두통, 두통, 목과 어깨 통증, 부기, 생리 전 긴장, 불규칙한 월경, 복부 경련, 난소 낭포, 정서 불안, 성기능 장애, 신장 및 방광 감염, 줄어든 정신 능력, 암 등은 과적된 대장과 관련된 합병증의 일부에 불과하다. 사실 손상된 대장 기능과 관련이 없는 만성 질환은 실제로 거의 드물다. 장은 주요 신경 반사점을 위한 자리로, 이 장기를 신체의 모든 부분과 밀접하게 연결시킨다.(그림 10) 대장의 어느 부분에 숙변이 붙어 있든 간에, 신체의 해당 부분이 불편함과 질병의 증상으로 고통받게 된다.

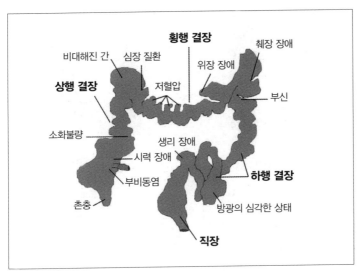

〈그림 7〉 형태가 변형된 대장

　예를 들어 횡행 결장의 중간 부분이 만성적으로 폐색되고 약해지면 축농증에 걸리기 쉽다. 마찬가지로 상행 결장과 횡행 결장이 연결되는 구부러진 부위에 유독성 노폐물이 축적되었다면, 오른쪽 폐의 기능이 약해진다.

　선진국 여성의 최대 80%가 대장 기능 장애로 가벼운 편두통이나 심한 편두통을 앓고 있는데, 변비가 가장 흔한 원인이다. 편두통은 또한 담도 막힘, 신장 결석, 혈관 벽의 비대화 혹은 약화와 같은 다른 형태의 체내 폐색으로 발생할 수 있다.

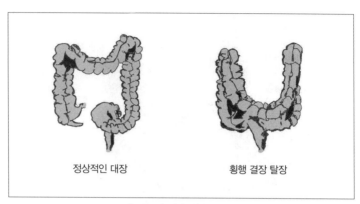

정상적인 대장　　　　　　　　　횡행 결장 탈장

〈그림 8a〉 대장의 이상 상태

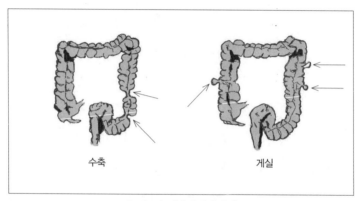

수축　　　　　　　　　　　　　　게실

〈그림 8b〉 대장의 이상 상태

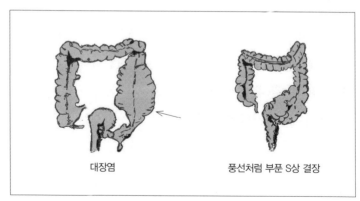

대장염　　　　　　　　　풍선처럼 부푼 S상 결장

〈그림 8c〉 대장의 이상 상태

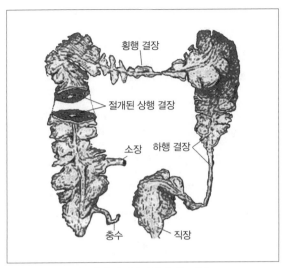

〈그림 9〉 과적된 대장의 엑스레이

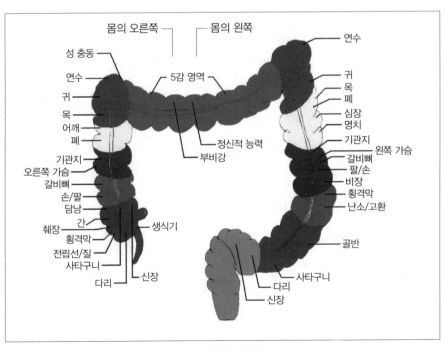

〈그림 10〉 대장의 신경 반사점

증상의 확산

대장 신경 반사점의 지나친 자극으로 인해 불쾌감과 질병의 증상이 신체의 다른 부분으로 퍼지기 시작하고 장내 독소가 림프관과 혈류로 스며들어 간, 신장, 피부, 폐, 림프계와 같은 배출 기관 및 해독 기관들 또한 폐색이 발생하고 과부하가 걸려 더욱 쇠약해질 수 있다.

혈액과 림프액은 60조~100조 개 세포의 끊임없는 대사 활동과 300억 개 이상의 세포의 일일 교체로 생기는 신체의 '자연적인' 폐기물을 제거한다. 매일 발생하는 대량의 대사 노폐물 외에 이처럼 천문학적으로 많은 낡고 오래된 세포를 분해, 해독하여 제거하는 것은 신체가 쉴 틈 없이 수행해야 하는 엄청난 과업이다. 그러나 장내 폐색이 심하고 유해한 노폐물이 퇴적된 장기에 과부하가 발생하기 시작하면 몸은 스스로를 구하기 위해 독성 위기를 일으킬 수밖에 없다.

간은 폐색된 장에서 오는 독소의 홍수를 받아들이는 첫 기관이다. 간이 이러한 독소에 노출되면 유익한 박테리아로 구성된 담즙 생태계가 변하면서 담관에 간내 담석이 형성된다. 담석은 독소를 가두어 더 이상의 해를 끼치지 못하게 한다. 그러나 이 돌들은 담즙 분비를 방해하고, 소화의 힘인 아그니를 약하게 하여 비효율적으로 만든다.

그다음부터는 악순환이 이어진다. 아그니가 낮으면 장내 폐색이 심해지고 간에 독성이 증가한다. 간은 인체의 기본적인 혈액 해독 기관이다. 간은 담관을 통해 독소, 노폐물, 박테리아, 바이러스, 화학 물질을 제거하는데, 이것들을 소장과 대장으로 배설하려는 의도도 있다. 건강한 상태에서는 이것이 별로 문제 되지 않는다. 그러나 담즙관이 담석으로 막히면 이 유해 물질은 혈액 속에 그대로 남아 뇌와 신경계를 포함한 신체의 모든 기관과 시스템의 결합 조직에 축적된다. 이것이 기관과 시스템을 약화시키고 빠르게 노화시켜, 결국 만성 질환이 발생하거나 심지어 기능이 멈추어버릴 것이라고 상상하는 것은 그리 어렵지 않은 일이다.

일반적으로 어떤 정화 절차도 고려하지 않는 의학적 개입은 신체의 노폐물 제거 노력을 크게 방해할 수 있다. 통증을 줄이는 약은 종종 더 많은 고통과 심지어 죽음을 초래한다. 약물을 사용하여 폐렴의 기침을 '개선'하는 것도 치명적일 수 있다. 간의 주요 담관이 계속 막혀 있기 때문에, 담석이 채워진 담낭을 제거하는 것으로 근본적인 문제가 해결되지는 않는다. 의학적 개입이 만성 질환을 크게 개선하지 못하는 것이 과연 놀랄 만한 일인가? 저명한 의학 저널인 《뉴사이언티스트(New Scientist)》는 오늘날 이용되는 의료 절차의 80%가 제대로 검증받은 적이 없다는 최근의 이슈들 중 하나를 표지 기사로 실었다. 그것들이 실제로 환자에게 어떤 영향을 미치는지 아는 사람은 아무도 없다. 질병을 일으키는 많은 요인들이 단순히 몇 가지 약을 먹거나 수술을 받는 것만으로 치료될 수 없다.(의사들이 당신에게 말해야 하는 것에 대한 더 자세한 내용은 제15장 참조)

게다가 성공, 돈과 권력을 향한 인간의 끊임없는 노력의 필수적인 부분으로 너무 자주 연결되는 스트레스, 긴장, 분투가 신체의 활력을 고갈시키고 스스로의 배설물에 질식할 정도로 모든 장기와 세포의 효율성을 떨어뜨릴 수 있다. 이러한 딜레마에 더하여, 급격한 기후 변화, 계절의 변화, 먼 나라로의 여행, 중년의 전환기와 같은 외부적인 영향들은 신체가 이러한 변화에 적응하기 위해 모아야 할 에너지마저 고갈시킬 수 있다. 정서적 압박을 받는 동안 이 모든 요소가 결합되어 갑자기 심각한 건강 문제를 촉발할 수 있다. 수많은 사람들이 여름철에 오염된 도시에서 호흡기 질환을 앓거나 계절이 바뀔 때 감기에 걸리는 것은 이러한 이유 혹은 비슷한 이유 때문이다. 그들은 실제로 병에 걸리기 오래전부터 신체적 에너지의 부족과 고갈된 면역 체계에 시달리고 있었는지도 모른다.

신체의 세포와 조직이 적절한 영양분과 물과 산소를 공급받지 못할 때, 노화는 빠르게 가속화된다. 암과 다른 형태의 지속적인 독성은 대부분 신체, 정신, 감각의 다년간의 과용 또는 '과소 사용'(앉아서 생활하는 방식)의 정점일 뿐 아니라, 체내에서 노폐물을 완벽하게 제거하지 못하고 있는 상태다.

오늘날 우리가 의료 시스템에서 가장 필요로 하는 것은 한 사람의 삶의 시작부터 균형 잡힌 생활 방식을 장려하는 것이다. 이는 모든 사람들이 신체의 필수적인 에너지를 유지하는 데 도움을 준다. 생명 에너지는 인체의 주된 활력인 바타(Vata)에 의해 몸 전체에서 이용할 수 있게 된다.

요통의 미스터리

장내 노폐물의 축적은 상행 결장, 횡행 결장, 하행 결장처럼 매우 강한 근육에도 영향을 미친다. 그들의 기능 중 하나는 신체가 정상적인 자세를 유지하도록 돕는 것이다. 대장을 구성하는 근육 세포에 혈액과 영양분이 부족하면 느슨해지고 약해진다. 그림 8a와 같이 탈출된 횡행 결장은 신체의 자세를 크게 변형시키기에 충분하다. 척추는 신체의 나머지 부분이 결장의 붕괴된 구조에 적응하는 것을 돕기 위해 굽어지도록 강요받는다.

위장관의 주요 부분은 척추에 부착되어 있다. 그 때문에 대장이 하루의 정상적인 양을 초과하여 노폐물을 수용하도록 강요될 때, 이 하중의 무게는 하부 척추를 앞으로 당길 수 있다.(그림 11 참조) 결과적으로 척추 만곡부의 뒤틀림이 척추에 체중의 불균등한 분포를 가져오고, 이것은 특히 직장과 가장 가까운 척추 부위에 여러 개의 스트레스 포인트를 발생시킨다. 체중 증가가 가장 두드러지는 지점이 바로 스트레스 포인트인데, 심각한 요통을 불러올 수 있다. 등 아래쪽의 비정상적인 곡률 변화(그림에 나오는 사람이 장 청소를 하기 전의 자세에 주목하라) 또한 상부와 목 부위가 중대한 이상 변형을 겪도록 강요한다. 많은 경우에 목은 앞으로 구부러지고 머리는 더 이상 어깨 위에 앉지 않는다. 이러한 상태는 목과 어깨에 만성적인 통증을 유발할 수 있다. 장 청소 후 이 남성의 몸자세가 정상으로 돌아왔다는 점에 유의할 필요가 있다.

이런 식으로 혹은 다른 비정상적인 방법으로 척추 구조가 변형되면 신체의 움직임은 점점 더 어려워진다. 결국 무거운 물체를 들어 올리거나 몸을 구부리면 며칠, 몇 주 동안 근육 경련과 요통을 일으킬 수 있으며 디스크도 탈구시킬 수 있다. 팽창된 대장이 신장과 요관(요도)에 압력을 가해 위치를 밀어내는 경우가 많다. 이는 자극적이고 염증을 유발하는 요로 노폐물을 보유하는 것으로 이어질 수 있으며, 수백만 명을 괴롭히는 허리 아랫부분의 극심한 통증의 주원인이 된다. 전립선 건강 및 성행위도 영향을 받을 수 있다.

요통을 유발하는 또 하나의 흔한 원인은 간이나 담낭에 생기는 담석이다. 소화의 불인 아그니는 담즙에 힘입어 강화된다. 대장에 유독성 폐기물을 축적하는 사람도 간과 담낭에 담석이 있을 가능성이 매우 높다. 이 두 장애는 서로 함께한다. 담석이 커지고 그 수가 늘어나면서 간과 담낭이 비대해져 주변 기관과 신체 일부에 대한 압력이 높아진다. 간은 거의 몸 전체 폭에 걸쳐 있다. 이미 큰 이 장기가 더 확대되면 횡격막의 움직임을 제한하고 폐의 호흡 능력을 떨어뜨린다. 제한된 호흡은 폐로 하여금 비정상적으로 많은 양의 산성 가스인 이산화탄소를 품게 한다. 폐는 넘쳐나는 산으로부터 스스로를 보호하기 위해, 평소보다 더 많은 점액을 생성함으로써 반응한다. 그것은 폐의 폐색으로 이어진다. 이 상황이 해결되지 않으면 점점 더 많은 점액, 죽은 세포, 대사 노폐물이 폐와 기관지 양쪽에 축적된다. 결국 폐가 너무 커져서 등을 밀어내고, 더 심한 경우에는 가슴도 밀어낸다. 노약자나 중장년층에서 흔히 볼 수 있듯이 등과 어깨는 더욱 단단해지고 둥글어지지만, 지금은 청소년들 사이에서도 이런 모습을 볼 수 있다. 이 모든 것

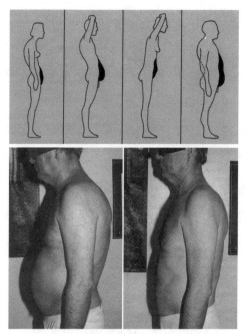

〈그림 11〉 비정상적인 신체 자세(위)와 장 청소 이전과 이후의 모습(아래)

상단의 그림에서 검은색으로 표시된 노폐물과 척추 만곡부 사이의 관계에 주목하라. 이것
은 하단의 사진에도 나타나 있다.

은 등 위, 목, 어깨의 통증을 동반하기도 한다.

담낭에 담석이 쌓이면 몸에 수백 가지 증상이 생길 수 있다. 이 중
대부분은 필자의 책《의사들도 모르는 기적의 간 청소》에서 자세히 논
의되었다. 이런 맥락에서 간 뒤에 붙은 담낭에 담석이 꽉 차 있다면,
담낭이 주변 조직과 척추에 가하는 늘어나는 압력에 신체는 자세를 맞
출 필요가 있다. 그 결과가 척추측만증으로, 젊은이와 노인들 모두에
게 공통적인 현상이다. 오른쪽 어깨가 떨어지거나 왼쪽 어깨가 들어
올려질 수 있다. 어떤 경우에는 왼쪽 흉곽이 돌출될 수도 있다. 또한

어깨뼈 사이에 통증이 있을 수 있으며 잠시 꼿꼿이 서 있는 동안 중·상부 등 부위에 강하고 둔한 통증이 있을 수 있다. 또한 오른쪽 어깨와 팔이 뻣뻣해질 수도 있다. 오십견과 테니스 엘보는 간과 담낭에 담석이 존재한다는 방증이다.

주요 담즙관 중 하나에 담석이 끼면 오른쪽 어깨 부위 주변에 강하고 날카로운 통증이 생기면서 등 부위 전체에 퍼질 수 있다. 그 단계에서는 경련성 통증 때문에 호흡이 점점 어려워진다. 이 모든 것이 영구적인 허리 문제를 일으킬 수 있다.(나는 개인적으로 이러한 대부분의 상태─치료가 어려운 척추측만증도 포함─와 40차례가 넘는 담낭 통증을 겪었는데, 간과 담낭에서 총 3500개의 담석을 빼내 깨끗이 한 후에 모든 통증이 완전히 사라졌다.)

미국인의 60% 이상이 허리 질환을 앓고 있는 것으로 추정된다. 대략 같은 비율의 미국인들이 과체중인데, 이는 기본적으로 그들의 소화 시스템이 오작동하고 있음을 의미한다. 만약 당신도 요통 때문에 수술을 고려한다면, 수술을 받는 요통 환자 3분의 2 이상이 이전보다 더 많은 고통을 받는다는 사실을 알아야 한다. 대장에서 유독성 노폐물 덩어리를 제거하지 않으면, 그리고 간과 담낭, 신장 청소를 통해 담석과 결석을 제거하지 않으면 요통의 원인이 사라지지 않거나 악화되기 쉽다. 이러한 장애와 관련된 증상은 허리에만 국한되지 않는다. 이 기관들의 폐색은 척추신경을 통한 에너지의 흐름에 지장을 주고, 혈액 순환이 원활하지 못하거나 무감각, 통증, 정맥류 등 다리의 문제를 일으킬 수 있다.

요통의 또 다른 주요 원인은 고기, 커피, 차, 청량음료, 스포츠 음료,

알코올과 같은 자극성 (이뇨성) 식품과 부적절한 식수 섭취로 야기되는 탈수증이다. 척추 기둥의 핵에 저장된 물이 상체 무게의 75% 이상을 지탱한다고 상상해보라! 수분의 제한 섭취와 장내에 축적된 노폐물은 척수의 양을 줄이고 디스크 연골과 주변 근육에 함유된 물을 고갈시킨다. 이 둘은 모두 추간 연골을 얇아지게 하고 근육 경련으로 이어질 수 있다. 사실 노화와는 무관하지만 흔히 '정상적' 노화에 기인하는 것으로 여겨지는 노인들의 키 줄어듦은 앞에서 설명한 이유에 따른 단순한 탈수 현상 때문이다.

신체의 가장 기본적인 욕구가 충족되지 않으면 허리 문제는 심각하고 복잡한 문제로 남아 있게 된다. 사고로 인한 허리 부상이 발생하지 않는 한, 허리 문제는 해결될 수 있으며, 대부분의 부상 중에도 크게 개선될 수 있다. 다음은 가장 복잡한 허리 문제에 대한 간단한 해결책이다.

1. 신체에 충분한 수분을 공급한다.
2. 장내에 축적된 노폐물을 제거한다.
3. 간과 담낭에서 모든 담석을 제거한다.
4. 신장 결석을 용해한다. (신장 결석이 없다 해도 신장을 깨끗이 한다.)

다음 장에서는 그런 결과에 이르게 하는 세부 지침을 설명한다. 만성 요통의 근본 원인을 해결하는 것은 수백만의 사람들에게 새로운 삶의 시작을 의미할 수 있다.

역류하는 간

음식물을 소화시키는 동안, 당신의 장에 있는 유익한 박테리아는 10L가 넘는 다른 종류의 가스를 만들어낸다. 이들 기체는 음식과 노폐물을 운반하는 데 필요한 근막 운동을 촉진하고 자극하는 데 도움이 된다. 작업이 완료되면, 이 가스들은 혈액에 흡수되고 혈액은 이것들을 배출하기 위해 폐로 이동한다. 그러나 대장이 소화되지 않은 오래된 음식들로 폐색되어 있다면, 이 가스들은 변 안에 갇힌다.

장내 어느 부분에 장애가 발생하든 그것은 혈액과 림프뿐만 아니라 음식물, 노폐물, 가스의 흐름을 방해하는 댐처럼 작용한다. 당신은 이를 이해하기 위해 댐으로 지탱되는 강을 상상할 수 있다. 물이 역류하면 그것은 광범위한 홍수를 일으킨다.

가장 심한 형태의 장애는 변비라고 알려져 있다. 변비는 섭취한 음식물의 위장을 통한 통과 속도를 늦추고, 이로 인해 음식물이 부패하고 발효된다. 부패는 장내 미생물이 달걀, 생선, 고기, 우유, 치즈의 단백질, 펩타이드(두 개 이상의 아미노산 분자로 이뤄지는 화학 물질-옮긴이), 아미노산을 침범할 때 발생한다. 밀, 콩, 과일, 채소 등 잘 소화되지 않는 탄수화물은 발효 박테리아에 의해 분해된다. 분해된 음식물은 황화수소, 암모니아, 히스타민, 인돌, 페놀, 스카톨(skatole, 세균 효소에 의한 트립토판의 분해 생성물) 등 다양한 유독성 폐기물 성분을 함유하고 있다. 황화수소와 암모니아는 간을 손상시킬 수 있다. 히스타민은 아토피 피부염, 두드러기, 천식과 같은 알레르기 질환을 일으킬 수 있다. 인돌과 페놀은 발암성, 즉 암을 유발하는 것으로 알려져 있다. 변비는 독성 화합물의 역류로 이어지고, 그중 상당수가 림프계로 유입된다. 나머지는 위아래로 탈출되거나 장내 어디에든 축적된다.

유독성 노폐물은 사람의 대변에 불쾌한 냄새를 풍긴다. 미세한 독소, 해로운 박테리아, 뮤코이드 배설물 그리고 일부 유해 가스들은 역방향의 바타 압력을 통해 소화관 상단 부분까지 밀려나면서 일종의 '교통 혼잡'을 일으킨다. 이런 혼돈은 장내 가스, 즉 복부 팽만, 경련 또는 더부룩한 느낌을 주기도 한다. 장내 가스는 250개 이상의 가스로 이루어져 있는데, 그중 수소가 가장 흔하다. 내부 압력이 위로 확장됨에 따라 일반적으로 발생하는 대사 노폐물, 죽은 세포 물질, 항체와 같은 자연 독성을 위장관에서 배출시키는 역할을 하는 림프관에 점점 더 많은 독소가 쌓인다. 이는 복부의 중간 부분(배꼽 부위)에 위치한 비교적 큰 가슴관 팽대부에 림프 부종을 발생시키는데 복부의 팽창이나 불룩한 모양으로 확인할 수 있다. 내 생각에는, 가슴관 팽대부가 중화시키거나 제거할 수 있는 양보다 더 많은 독소를 모으는 것은 비만, 심장병, 당뇨병, 관절염, 알츠하이머병, 암을 포함한 거의 모든 만성 질환의 주요 원인 중 하나로 보인다.

가슴관 팽대부의 림프 부종은 인체의 가장 큰 림프관으로, 몸이 하루에 생성하는 산성 대사 노폐물, 죽은 세포 및 기타 독성 물질의 90%를 배출하는 역할을 하는 가슴관에 주요 장애를 일으킨다. 신체 어디에서든 이런 '쓰레기'가 림프계에 의해 순조롭게 흡수되지 않으면, 결국 조직과 장기를 중독시킨다. 신체가 산성 혈증을 통한 죽음으로부터 자신을 보호하기 위한 조치를 취하기 시작할 때, 대부분의 사람들은 의사의 도움을 구하는데, 사람들은 이것(육체의 생존 시도)을 '질병'으로 판단한다. 그러나 의사가 깨닫지 못하는 것은 치료를 통해 '질병'의 증상을 멈추게 해도 신체는 독성 부담을 스스로 덜어내려는 노력을 멈추지 않는다는 사실이다.

림프계에서 처리하지 못한 노폐물은 그것이 무엇이든 상승 경로를 통해 계속 이동한다. 노폐물 조각, 독소, 미생물의 연속적인 상향 흐름은 이제 십이지장으로 들어가고, 때로는 바터 팽대부를 통해 총담관으로도 들어간다. 침몰하는 배의 물처럼, 숙변에서 나온 이 물질들은 실제로 췌관과 췌장을 포함한 상체 구석구석까지 스며들지도 모른다. 췌관의 폐색은 췌장 효소의 방출을 억제하는 것 외에 췌장 감염과 당뇨병의 원인이 될 수 있다.

이 모든 것이 소화의 불인 아그니를 악화시킨다. 이들 기관에서 나오는 림프 배출이 점점 더 어려워지고, 소화기 계통은 그 기능을 유지하느라 스트레스를 많이 받아 부담이 된다. 음식물을 소화하는 능력이 더 약해지면서, 대장에 갇힌 배설물과 혈액과 림프의 독소는 체형에만 영향을 미치는 것이 아니라, 내부 장기가 점점 더 제 기능을 발휘하기 어렵게 만든다. 간은 새로운 담석을 만들어 혈액 속의 증가하는 독소에 대처하려 한다. 간내 담관에 있는 담석은 살아 있는 시한폭탄과 같다. 음식물은 몸에 에너지와 영양분을 공급하는 대신 지방과 독소가 가득한 노폐물로 바뀌고, 몸은 매일 조금씩 더 나빠지기 시작한다.

피부병? 인체의 거울

지금까지 수십 가지의 피부병이 발견되었다. 그러나 각각의 피부병은 마치 거울처럼 혈액과 인체 내부 장기 등의 상태를 반영하는 것이다. 가장 잘 알려진 피부 질환으로는 여드름, 가려움증, 다양한 형태의 피부염, 포도상구균 질환, 단독(丹毒), 모낭염, 종기, 부스럼, 화농성 한선염, 진균 감염, 칸디다증, 옴, 이, 사마귀, 무사마귀, 딸기코, 다모증, 탈모, 수발 가성 모낭염, 각질, 낭포, 건선, 편평태선, 중독성 표피 박리증, 다형 홍반, 고리육아종, 천포창, 비듬, 모공성 각화증, 굳은살, 욕창, 색소 침착 저하(백반증), 과색소 침착, 지방종, 혈관종, 화농성 육아종, 기저세포암, 편평상피암, 악성 흑색종, 파젯병, 카포시 육종, 임신선(튼살), 주름, 간반(검버섯), 정맥류, 거미정맥류, 성병, 포진 등이 있다.

무게가 3.2~5.4kg인 피부는 신체에서 가장 큰 기관으로 신체의 모든 부분과 연결되어 있으며 유기체의 내부 상태를 반영하는 역할을 한다. 피부를 통해 혈액, 림프 그리고 신체의 여러 기관과 체계에 대한 중요한 단서를 '읽을' 수 있다. 피부를 '읽는 것'은 가장 정확한 진단 방법 중 하나다. 피부가 병들었을 때 피부 표면을 치료하는 것은 현명치 못한 방법이다. 약물 패치, 연고, 주사, 화학 치료, 미용 치료, 스프레이, 엑스레이 등은 기존의 피부 질환을 악화시킬 수 있다. 따라서 무엇이 그런 증상들을 일으키는지에 주의를 기울여야 한다.

외피는 입술 위, 콧구멍에서 시작하여 몸속 가장 안쪽 부분까지 이어진다. 이것은 (출구 및 입구 역할을 하는) 구멍뿐만 아니라 위장관 전체로 이어지는 내피를 형성한다. 외피의 질감, 색, 외관은 영양 결핍이나 분비 기관의 오작동을 반영한다. 외부 피부염(피부 질환)은 신체의 내부 어딘가에 염증이 있다는 것을 의미한다. 염증은 질병이 아니라 몸에 의한 치유 반응으로, 유해하고 자극적인 물질을 제거하는 것이다. 내부 염증이나 불균형이 계속되는 한, (약물이나 다른 방법으로 증상을 억제하지 않는다면) 외피는 계속 질병으로 고생할 것이다.

바타의 체내 기능이 손상될 때마다 배설 기관은 과도한 부담을 안게 되는데, 유해하고 더러운 노폐물을 피부를 통해 배출함으로써 긴장을 완화시켜야 한다. 모든 배설 기관이 정상으로 회복되고 재생이 이루어지면, 이전에 보기 흉하고 여드름이 많고 거칠고 부어오르고 징그러워 보이던 피부는 다시 한번 타고난 광택과 아름다움을 갖게 될 것이다. 발진이나 다른 잡티가 가라앉고, 거칠어지고 주름이 생긴 피부가 매끄러워질 수도 있다.

피부색의 변화, 잡티, 여드름, 블랙헤드, 물집, 종기, 거칠어짐, 두꺼워짐, 건조함, 과도한 기름기, 과민성 피부, 탄력 감소 등은 모두 내부 오염을 나타내며, 내부 위생을 개선하도록 끊임없이 상기시키는 역할을 한다. 인체의 주요 배설 경로는 간, 신장, 폐, 장, 림프계, 피부 등이다. 제거되어야 할 독소의 양이 비정상적으로 많으면 결국 피부의 도움을 요청하게 되고, 이것이 결과적으로 염증을 겪게 만든다. 건강해 보이지 않는 피부는 신체적으로나 감정적·정신적으로나 몸이 겪고 있는 투쟁에 대해 많은 것을 말해준다. 피부가 건강하지 않으면 정신과 신체 전체에 주의가 필요하다는 뜻이다. 대부분의 '감염성 피부 질환'은 단지 독을 제거하고 스스로를 정화하려는 신체의 노력일 뿐이다. 피부에 난 특정 발진(예를 들어 성홍열, 홍역, 수두, 천연두 등)은 몸 안의 근본적인 독성 위기를 증명하는 것이다.

피부병은 몸 전체의 상태를 가시적으로 보여주는 귀중한 표시다. 피부염의 심각성은 다른 장기에 부담을 덜어주기 위해 피부가 제거해야 할 독소의 양 및 종류와 연관되어 있다. 피부 질환은 인체가 피부를 통해 독성 노폐물을 처리한다는 것을 알려주는 증거일 뿐이다. 건강한 피부는 매일 약 450g 이상의 노폐물을 배출해야 한다. 인체가 중요한 장기를 보호하기 위해 피부 속으로 그 이상의 노폐물을 쏟아붓게 되면, 일부 노폐물은 결국 피부 조직에 침착하여 피부 자극과 염증을 유발한다.

어떤 사람들은 유독 피부병이 더 잘 생기는데 이것은 주로 간, 신장, 폐 또는 내장과 같은 특정 내부 장기의 유전적인 약점으로 결정된다. 나의 경우, 어머니는 내가 태어나기 전에 세 번의 간염을 겪어 나의 간은 약했고, 아주 어릴 때부터 담석을 만들기 시작했다. 그러나 유전적 약점이 질병에 대한 책임을 갖는 것은 아니다. 질병은 개인에 의해 결정된다. 스트레스, 불균형한 식생활과 생활 방식 그리고 독소에 지나치게 노출되는 것 때문에 유전 사슬의 가장 약한 고리는 어떤 장기, 조직 또는 기능이 먼저 양보할 것인가를 결정한다. 이것은 다시 종기, 여드름, 발진, 가려움증, 사마귀, 점, 병변, 종양과 같은 피부 질환의 종류를 결정한다. 이러한 문제들은 피부와 림프의 독소를 피부를 통해 신체에서 배출하려고 시도하는 결과물이다. 배설 장기의 폐색, 잘못된 식생활과 생활 방식은 건조하거나 기름진 피부, 피부 위축, 얼룩덜룩한 안색, 여드름의 주원인이다. 식습관과 생활 방식에 변화를 주면서 규칙적으로 신체의 모든 부분과 얼굴에 하는 일광욕은 여드름과 거의 모든 피부병을 빠르게 치유한다.(제8장 '태양의 치유 비밀' 참조)

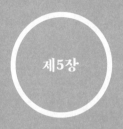

제5장

건강 회복의
비결

인간 질병의 궁극적인 원인은 우리가 보편적인 생명의 법칙을 위반한 결과다.
－파라셀수스

생물학적 리듬의 불가사의

일반인에게는 분명하지 않겠지만, 인간의 몸은 '생물학적 리듬'에 따라 운영된다. 모든 장기, 기관, 세포는 휴식과 활동의 정확하고 주기적인 패턴에 의해 제어되는데, 우리는 이를 '생명의 보편적 법칙'이라고 부른다. 다음은 이러한 법칙을 따르는 생물학적 리듬의 몇 가지 예다.

- 정상적인 월경 주기는 27.5일마다 반복된다.
- 스트레스 호르몬인 아드레날린과 코르티솔은 신체 활동을 촉진하기 위해 이른 아침 시간에 자연스럽게 혈류로 방출된다.
- 여성의 혈액 내 면역력과 철분 농도는 월경 때는 낮은 수준, 배란 때는 높은 수준에 도달한다.
- 간은 낮보다 밤에 더 활동적이다.
- 붉은 골수는 밤중에 더 많은 혈구를 생산한다.
- 대부분의 소화 효소는 낮에 분비된다.
- 담즙 분비는 한낮에 절정에 달한다.

- 대장은 이른 아침 시간 동안 가장 활동적이고 효율적이다.
- 다른 종류의 세포들은 서로 다른 수명을 가지고 있으며 특정한 간격으로 교체된다.
- 행복을 만들어내는 뇌 호르몬인 세로토닌은 자연적인 일광에 반응하여 생성된다.
- 수면 유도 호르몬인 멜라토닌은 밤의 어둠에 반응하여 분비된다.

이 중 1000개가 넘는 생물학적 리듬이 인간의 몸을 제어하고 조절하는 것으로 추정된다.

인간의 생체 시계

각각의 생물학적 시계는 세포군, 장기 또는 내분비선에 특정한 리듬이나 주기적인 행동을 지시한다. 그 다양한 개별 타이머 또는 체내 시계는 본질적으로 마스터 시계에 연결되어 있다. 마스터 시계는 각각의 시계를 조정하고, 신체의 모든 활동이 마스터플랜에 따라 수행되도록 한다. 이 마스터플랜은 완벽한 평형이나 균형을 유지하려는 몸의 끊임없는 노력으로 이루어져 있다.

신체의 마스터 시계는 일주기 리듬(24시간 주기로 변화하는 생물학적 리듬-옮긴이)으로 알려진 자연의 가장 영향력 있는 주기에 의해 조절된

─────── 건강과 치유의 비밀

다. 일주기 리듬은 우리에게 아침에 활동하게 하고 저녁에는 활동을 멈추게 한다. 태양은 이 행성에서 생명체의 주요 원천이다. 유기체와 무기체 모두 그 존재를 위해 햇빛 즉 태양 에너지를 필요로 하며, 인간 역시 그렇다. 지구의 축과 태양 주위를 도는 움직임은 계절의 변화뿐만 아니라 낮과 밤의 정확한 주기를 만들어낸다. 자연에 존재하는 힘의 주기적이고 반복적인 패턴은 다시 우리의 DNA가 완벽한 정밀성과 정확한 타이밍으로 모든 신체 활동을 수행하도록 프로그래밍한다.

자연계에서 일어나는 사건들은 몸 안에서 일어나는 유사한 사건들과 연관되어 있다. 예를 들어 자연의 일출은 당신 몸 안의 '일출'을 촉발시킨다. 그것은 당신을 깨우고 활동하게 한다. 아침 햇빛은 잠에서 깨자마자 눈에 들어온다. 첫째, 빛은 당신의 눈 렌즈에 의해 그것의 전체 색상 스펙트럼(일곱 가지 색상)으로 분해된다. 개별 광선은 즉시 신체의 주 분비선인 시상하부로 이동한다. 몸의 생체 시계를 조절하는 시상하부는 빛으로 암호화된 메시지를 솔방울샘(송과선 - 옮긴이)으로 보내는데, 이를 '제3의 눈'이라고 한다. 이 메시지들은 솔방울샘이 호르몬을 분비하도록 하는 구체적인 지침을 포함하고 있다.

송과선의 가장 강력한 호르몬 중 하나는 신경 전달 물질 멜라토닌이다. 멜라토닌의 분비는 24시간의 규칙적인 리듬을 따른다. 멜라토닌 생산량은 새벽 1~3시 사이에 최고 수준에 이르고 정오에는 최저 수준으로 떨어진다. 송과선은 이 호르몬을 직접 혈류로 분비하여 체내의 모든 세포에 즉시 이용할 수 있게 하고 자연에서 지금이 '몇 시'인지, 즉 지구가 태양과 관련하여 어느 위치에 있는지를 알려준다. 그것은 또한 모든 세포의 DNA에 있는 특정 유전자에 그것이 언제 죽을 때가

되어 새로운 세포로 대체될 것인지를 알려준다. 최근의 암 연구에 따르면, 멜라토닌 분비가 제때 이루어지지 않으면 정상적인 세포 분열의 시기가 연장되고 암세포가 발달한다고 한다.

뇌는 또 다른 신경 전달 물질인 세로토닌을 합성하는데, 이 호르몬은 우리 삶의 만족도와 관련이 있다. 주야간 리듬, 성적 행동, 기억, 식욕, 충동, 공포, 심지어 자살 충동에도 강력한 영향을 미친다. 세로토닌의 분비는 멜라토닌과 달리 낮의 빛과 함께 증가하여 한낮에 정점을 이루고, 육체적 운동과 당분 섭취를 통해서도 증가한다. 이처럼 지극히 중요한 신경 전달 물질의 95% 이상이 뇌가 아닌 장에서 만들어진다는 점은 매우 흥미로운 사실이다. 이 같은 내장과 뇌의 연결은 정신과 신체의 건강을 위해 좋은 음식을 먹고 건강한 소화 기능을 유지하는 것이 얼마나 중요한지를 보여주며, 그 반대의 경우도 마찬가지다.

멜라토닌과 세로토닌의 증가 및 감소는 세포들에게 밖이 어두운지 밝은지, 그리고 그들이 더 활동적이어야 하는지 아니면 더 느리게 해야 하는지를 알려준다. 이 복잡한 메커니즘은 모든 신체적 기능이 자연환경에서 일어나는 리듬의 변화와 동시에 일어나도록 보장한다. 이를 '동기화'라고 한다. 따라서 몸속 각 세포의 건강은 신체가 낮과 밤의 주기와 일치하고 조화를 이루는 정도에 달려 있다.

일주기 리듬으로부터의 일탈은 멜라토닌과 세로토닌 호르몬의 비정상적인 분비를 유발한다. 이러한 호르몬 불균형은 불규칙한 생물학적 리듬을 초래하는데, 이는 결과적으로 음식의 소화, 세포 대사, 전체적인 호르몬 균형을 포함한 전체 유기체의 조화로운 기능을 방해할 수 있다. 우리는 갑자기 '동기화되지 않았다'고 느끼거나 흔들릴 수 있고,

단순한 코감기, 두통, 우울증을 비롯해 심지어 암 종양까지 포함하는 질병에 걸리기 쉽다. 송과선은 생식, 수면, 운동 활동, 혈압, 면역 체계, 뇌하수체와 갑상선, 세포 성장, 체온 그리고 다른 중요한 기능들을 조절한다. 이 모든 것들이 규칙적인 멜라토닌 주기에 의존하는데, 이것 역시 우리 몸이 자연의 리듬과 동기화하는 능력에 의해 조절된다. 밤의 어둠에 반응하여 신체가 이용할 수 있게 된 멜라토닌의 양은 낮에 노출되는 자연광의 양에 반응하여 분비되는 세로토닌의 농도에 따라 달라진다. 낮의 빛이 약해지면서, 세로토닌은 멜라토닌으로 자동 분해된다.

만약 당신의 몸이 자연광으로 충분한 양의 세로토닌을 만든다면, 당신의 눈이 감겨 있는 한밤에 충분한 양의 멜라토닌을 생산할 것이다. (빛에 노출되면 송과선은 충분한 양의 멜라토닌을 분비하지 않는다.) 송과선은 (당신의 연령대에 따라) 오후 9시 30분에서 10시 30분 사이에 멜라토닌을 분비하기 시작한다. 그 시간에 카페인이나 음식 같은 자극제를 사용하지만 않으면 멜라토닌은 자연스럽게 졸음을 유발한다.

스페인 노화 연구 네트워크(RNIE)와 관련된 스페인 과학자들이 실행한 동물 연구에 따르면, 멜라토닌은 노화의 영향을 더디게 할 수도 있다고 한다. 혈중 멜라토닌 수치가 높으면 신체는 스스로 재생하고 원기를 회복할 수 있다. 이것은 건강, 활력 그리고 장수를 유지한다. (참고: 알약 형태의 멜라토닌은 인기 있는 수면 보조제지만, 복용량과 타이밍이 일주기 리듬과 완벽하게 동기화되는 신체 자체의 멜라토닌 생성을 방해한다.) 멜라토닌과 세로토닌의 주기는 서로 의존하며 우리의 변화하는 환경에 맞춰 조절된다. 이러한 자연의 리듬 변화를 무시하고 무언의 법칙에

반하여 생활함으로써, 우리의 육체와 정신은 서로 조화를 이루지 못하게 되고 이것은 신체적·정신적 질병의 주요 원인이 된다.

건강의 가장 큰 비결 중 하나는 우주와의 친밀한 관계 발견에 있다. 자연과 우리가 분리되어 있다는 의식은 신체가 아닌 정신에만 존재할 수 있다. 신체는 외부 세계와 본질적인 연관성을 형성해왔다. 신체의 모든 노력은 우리의 당면한 환경이나 달처럼 멀리 떨어진 환경과의 동기화를 지향하고 있다.

인간의 생물학적 주기

아유르베다는 '생명의 과학'을 의미하며, '소우주는 대우주의 축소판'이라고 주장한다. 마찬가지로 우리 몸은 우주의 거울이다. 신체는 매 순간 지속적으로 변화하는 환경과 반복되는 주기적 패턴에 적응하면서 심오한 변화를 겪는다. 아유르베다 의학은 이러한 주기에 대해 독특한 이해를 가지고 있다. 아유르베다는 24시간 동안 각각 두 번, 네 시간 동안 몸과 마음에 강력한 영향을 미치는 세 가지 중요한 힘, 즉 에너지를 알고 있다. 인간 신체의 온갖 복잡한 활동뿐 아니라 우주를 떠받치는 이 자연의 힘은 세 개의 도샤(Dosha), 즉 바타(Vata), 피타(Pitta), 카파(Kapha)로 알려져 있다. 이제 24시간 주기 동안 우리 몸에서 무슨 일이 일어나는지 자세히 살펴보자.(그림 12 참조)

첫 번째 카파 주기

첫 번째 주기는 새로운 날의 '출생'으로 시작된다. 오전 6시에 일출이 시작된다고 가정하자. 오전 4시 30분부터 5시 30분까지 자연이 깨어나기 시작한다. 태양이 더 높이 떠오를수록 자연은 점점 더 활동적이 된다. 아유르베다는 오전 6~10시 사이를 '카파 시간'이라 부르는데, 이는 당신의 몸이 아직 조금 느리다는 것을 의미한다. 카파 시간은 신체가 힘과 체력을 모을 수 있게 해준다. 당신이 자명종의 도움을 받아 깨어나든 말든, 신장의 분비샘은 오전 6시쯤 당신의 몸을 움직이기 위해 스트레스 호르몬인 코르티솔과 아드레날린을 분비한다. 그것은 배터리가 엔진을 움직이는 것과 비슷하다. 이때 체내의 성호르몬도 정점에 도달한다. 그리고 당신의 눈이 실제로 낮의 자연적인 빛을 볼 수 있다면, 뇌는 강력한 호르몬인 세로토닌의 생산을 증가시킨다. 이것은 당신이 스트레스 없이 즐거운 하루를 경험할 수 있는 행복과 열정을 만들어낼 수 있도록 도와준다.

첫 번째 피타 주기

오전 10시, 태양의 고도가 높아지면서 열기가 오르기 시작한다. 태양 에너지의 분포는 정오에 최고 수준에 도달한다. 오전 10시에서 정오 사이에 우리의 몸은 가장 경계심이 강하고 인지력이 좋다. 피타 시간은 오전 10시부터 오후 2시까지다. 정오에는 소화의 불인 아그니가 가장 효율적이다. 즉 소화액(담즙, 염산, 효소 및 기타 소화 물질)이 가장 풍부하고 농축되어 있다. 피타 주기는 세로토닌 주기를 따르는데, 대부분의 세로토닌이 정오에 소화 기관에서 분비되므로 놀라운 일은 아

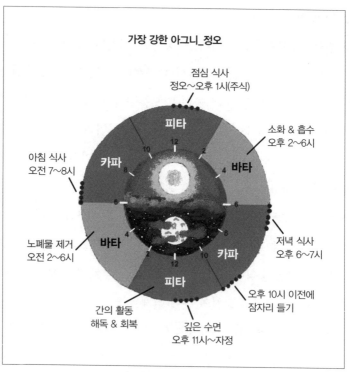

가장 강한 아그니_정오

점심 식사
정오~오후 1시(주식)

피타

소화 & 흡수
오후 2~6시

아침 식사
오전 7~8시

카파

바타

노폐물 제거
오전 2~6시

바타

카파

저녁 식사
오후 6~7시

오후 10시 이전에
잠자리 들기

간의 활동
해독 & 회복

피타

깊은 수면
오후 11시~자정

〈그림 12〉 생물학적 시계

니다. 강한 세로토닌 분비는 강한 아그니와 같다. 반면에 낮은 아그니
는 식욕 부진, 체력 부족, 우울증을 동반한다. 하루 중 가장 큰 식사를
소화하기 위해 몸이 스스로 준비했는데 가벼운 식사만 하는 것은 연
료통을 가득 채워야 하는 여행을 위해 자동차에 매우 적은 양의 연료
를 채우는 것과 같다. 몸은 당신의 건강과 에너지를 유지하는 데 필요
한 수많은 복잡한 활동을 하기에 충분한 연료(영양)를 공급받지 못할
것이다. 이런 이유로 아유르베다 의학에는 정오에서 오후 1시 사이에
하루의 주요 식사를 먹으라고 충고한다. 참고: 그 시간에 집으로 가서

직접 요리할 수 없는 사람들은 아침에 쌀이나 다른 곡물로 만든 샐러드와 채소 요리를 준비할 수 있다. 보온 도시락은 오랜 시간 음식을 따뜻하게 유지할 수 있다. 그러나 주중의 식사 시간과 주말의 식사 시간이 다르면 저녁에 주식을 먹는 것보다 더 나쁘다. 신체의 호르몬과 소화액 분비를 혼동하지 않도록 식사 시간을 규칙적으로 유지하는 것이 중요하다.

이상적인 하루 일정

1. 오전 6~7시 사이에 기상
2. 오전 7~8시 사이에 가벼운 아침 식사
3. 정오~오후 1시 사이에 하루의 주요 식사
4. 오후 6~7시 사이에 가벼운 저녁 식사
5. 오후 10시 이전에 잠자리 들기

만약 음식이 건강에 좋고 영양이 풍부하다면, 소화 과정은 여러분이 앞으로 24시간 동안 필요로 하는 대부분의 에너지와 활력을 제공할 것이다. 식사 후 피곤하고 졸린 느낌이 든다면 아그니가 약해서 음식을 제대로 소화하지 못한다는 의미다. 몸은 음식을 먹음으로써 에너지를 얻고 활력을 얻는 대신, 음식을 처리하기 위해 비축된 에너지를 이용해야 한다. 결과적으로 다른 형태의 신체적 또는 정신적 활동에 사용할 에너지는 아주 조금만 남아 있을 뿐이다. 전반적으로 식사 후 졸음은 다음 이유 중 하나 이상에 기인한다.

- 식사가 너무 과하거나 시리얼과 과일, 녹말과 동물성 단백질처럼 잘못 결합된 식품으로 구성되어 있다.(자세한 내용은 제6장 참조)
- 밤에 충분히 잠을 자지 못한다.
- 오후 1시보다 훨씬 늦게 점심을 먹는다.
- (담석 때문에) 소화를 쉽게 할 만큼 충분한 담즙을 분비하지 못한다.

첫 번째 바타 주기

바타(Vata) 또는 '활동'은 오후 2~6시의 시간을 조절한다. 바타는 장을 통해 음식물을 물리적으로 운반하며, 영양분을 흡수할 뿐만 아니라 수조 개의 체내 세포로 가져가는 역할을 한다. 피타(담즙 및 다른 소화액)가 음식물에 일찍 작용하도록 해야 바타가 제시간에 임무를 수행할 수 있다. 예를 들어 당신이 오후 2시나 3시의 늦은 시간에 점심을 먹으면 피타가 방해를 받는다. 담즙과 다른 소화액의 분비가 충분하지 못하면 영양분의 흡수를 약화시키는데, 영양 결핍의 주요 원인 중 하나가 된다.

오후의 바타 시간은 다른 시간보다 더 효율적인 정신 활동과 공부에 도움이 되는데 신경과 신경 세포 활동이 증가하기 때문이다. 따라서 바타 시간은 정보를 흡수하고 유지하는 데 효과적이다. 웨일스 대학교에서 수행된 연구는 오후나 이른 저녁 수업에 참석한 학생들이 아침 수업에 참석한 학생들보다 시험을 더 잘 본다는 사실을 밝혀냈다.

신경 기능이 좋아지고 감수성은 떨어지기 때문에 치과는 아침보다 오후에 가면 덜 아프다는 사실을 아는 것도 유용하다. 반면에 장 흡수 불량과 신진대사 불균형 같은 기존의 문제들은 이 시간에 더욱 뚜렷해진다. 바타 불균형은 과민성, 초조함, 부글거림, 가스 등의 증가, 그리고 설탕이 들어 있는 음식이나 차, 커피, 카페인이 들어간 청량음료, 초콜릿 또는 담배와 같은 다른 자극제에 대한 갈망으로 나타날 수 있다. 대부분의 알코올 중독자들은 바타 시간이 끝나갈 무렵에 하루의 첫 음주를 시작한다. 특히 오후 시간의 갈망은 인체가 소화기 질환과 영양실조로 고생한다는 것을 나타내며, 이는 정오 무렵에 하루의 주식을 먹지 않아 생기는 것일 수 있다.

두 번째 카파 주기

오후 6시가 지나면 햇빛의 에너지가 크게 감소하고 바타 활동도 줄어든다. 이는 또한 소화와 신진대사 그리고 다른 생리적 활동을 늦추는 저녁 카파 단계의 시작을 의미한다. 몸의 주기를 잘 맞추는 사람들은 카파 성질이 몸을 지배하기 시작하면 그것을 쉽게 받아들이는 경향이 있다.

태양이 움직이는 위치를 밀접하게 따르는 소화의 불 아그니는 어둠의 시작과 함께 급격히 감소한다. 이 때문에 아유르베다는 가급적 오후 6시쯤에 가벼운 저녁 식사만 할 것을 권한다. 이것은 잠들기 전에 음식을 소화할 수 있는 충분한 시간을 준다. 연구에 따르면, 가장 중요한 소화 효소는 오후 8시 이후에는 더 이상 생산되지 않는다. 따라서 늦은 저녁 식사(오후 7시 이후)는 제대로 소화되지 않고 위장에 남은 채분해될 것이다. 사람들은 배에 '돌덩이'가 있는 느낌이나 목으로 치솟는 산의 고통이 소화불량의 징후임을 알고 있다.

카파 시간(오후 6~10시) 동안 몸과 정신은 더 무겁고 느린 성질을 받아들인다. 이는 수면에 도움이 된다. 그러나 카파의 영향이 실제로 멈추기 전(오후 10시)에 잠자리에 드는 것이 더 유익하다. 대부분의 사람들이 오후 9~10시 사이에 나른하거나 졸음을 느낀다. 이러한 느낌은 뇌가 잠자러 가기를 원할 때 내는 자연적인 신경안정제의 분비에 기인한다. 하버드 대학교 의과대학 연구원들에 따르면, 잠자는 동안 대부분의 뇌세포는 시상하부에 위치한 세포군이 보내는 화학적 신호에 의해 '종료'되는데, 시상하부는 종종 '뇌의 뇌'라고 불린다. 이와 같은 '불 끄기'는 우리가 잠을 잘 수 있게 해준다.

또한 멜라토닌은 수면 유도에도 상당한 영향을 미치는 것으로 보인다. 왜냐하면 우리가 저녁 시간 동안 멜라토닌을 많이 분비할수록 우리는 더 깊은 잠을 잘 수 있기 때문이다. 오후 9시 30분에서 10시 사이에 졸음을 느끼지 않는 사람들은 멜라토닌 주기가 흐트러진 것이다.

오후 9시경에는 인체의 면역 수준이 떨어지는데, 이는 염증에 대항하는 인체의 무기인 엔도르핀과 코르티코스테로이드가 갑자기 떨어지기 때문이다. 카파 시간 동안 신체는 다음에 설명된 바와 같이 아주 타당한 이유로 가능한 한 많은 에너지와 물리적 자원을 절약하려고 노력한다.

두 번째 피타 주기

피타가 24시간 주기의 2라운드를 재개하기 전에 몸은 당신을 잠들도록 '유혹'한다. 피타의 영향력은 오후 10시에 시작하여 오전 2시까지 이어진다. 이 시간 동안 피타 에너지는 몸을 깨끗이 하고 재건하고 원기를 회복하는 데 쓰인다. 전형적인 피타 기관인 간은 이 시간에 신체 대부분의 에너지를 받고 총 500가지가 넘는 기능을 수행하며 놀라운 범위의 활동을 수행한다. 여기에는 신체의 모든 부분에 필수적인 영양소와 에너지를 공급하고, 유해 물질을 분해하고 혈액을 정화하는 것이 포함된다. 게다가 간세포는 이때 담즙을 만들어내는데, 이 담즙은 다음 날 음식, 특히 지방을 소화하는 데 필요하다. 간의 가장 중요한 기능 중 하나가 단백질 합성이며, 단백질은 세포, 호르몬, 혈액 성분들의 주요 구성 요소 역할을 한다. 간은 활동적인 기관이어서 상당한 양의 에너지를 사용한다. 이 장기의 대사율이 높으면 열이 많이 발생하기 때문에, 간은 체내의 주요 열 발생 기관으로서의 역할을 한다. 그러나 몸의 생물학적 리듬을 계속 무시하고 이 주기 동안 깨어 있으면 간의 중요한 활동을 수행하는 데 쓸 에너지가 크게 줄어들어 간 기능 저하, 간내 담석, 건강 저하 등의 결과를 낳는다.

적절한 수면이 중요한 이유!

간은 이러한 책임과 다른 책임들을 충족시키기 위해 얻을 수 있는 모든 에너지를 필요로 한다. 하지만 그것은 피타 시간인 밤에 잠을 잘 때에만 충족될 수 있다. 음식을 억지로 소화시키거나 정신적·육체적 활동을 함으로써 간이 야간에 사용할 에너지를 다 써버리면, 이 중요한 기관이 극히 중요한 일을 하기에는 에너지가 너무 적게 남아 있게 된다. 대부분의 이용 가능한 피타 에너지는 반드시 간으로 향해야 하고 그중 일부는 신장 쪽으로도 향해야 한다. 이것은 신장이 혈장을 여과하고 체액의 균형을 유지하며 정상적인 혈압을 유지하는 데 도움을 준다.

뇌는 무게가 몸의 50분의 1에 불과하지만, 몸 전체 혈액의 4분의 1 이상을 사용한다. 그러나 밤중에 피타 주기 동안 뇌의 뒤쪽에 위치한 대부분의 혈액은 저장과 정화를 위해 간으로 이동한다. 이때 당신이 정신적·육체적 활동을 한다면 간은 제대로 기능할 수 있는 혈액을 충분히 받지 못하고, 혈액을 충분히 정화시킬 수 없다. 이것은 간과 혈류에 독성 물질이 축적되는 결과를 낳는다. 만약 독소가 혈액 속에서 계속 순환하면 장기와 기관의 중간 액체(결합 조직)에 정착하여 산도를 높이고 손상을 입힌다. 여기에는 간도 포함된다. 높은 혈중 독소는 스트레스 호르몬 분비, 집중력 장애, 모세혈관·동맥·심장 근육의 손상으로 이어질 수 있다. 대부분의 심장 질환은 혈액에서 유독성, 유해 물질을 제거하는 간의 기능이 부실할 때 생기는 결과물이다. 간에 가장 기본적인 활동을 하는 데 필요한 에너지를 주지 않는 것은 질병의 씨앗을 몸 전체에 뿌리는 것이다.

수면은 자정 전과 후의 두 부분으로 나눌 수 있다. 성인의 경우 가장 중요한 정화 및 회복 과정은 자정 전 두 시간의 수면 중에 일어난다. 여기에는 흔히 '아름다운 잠'이라고 부르는 깊은 수면을 포함한다. 깊은 수면은 오후 11시부터 자정까지 약 한 시간 동안 지속되며, 몸의 산소 소비량이 약 8% 감소하는 꿈 없는 수면 상태에 들어간다. 이때 엄청난 육체적 휴식과 이완을 가져온다. 꿈도 꾸지 않는 이 수면 시간 동안 얻는 생리적 휴식은 신체의 산소 소비량이 다시 5~6% 증가하는 자정 이후의 수면 중에 얻는 것보다 적어도 세 배 이상 깊다.

흔히 성장 호르몬으로 알려진 성장 인자는 깊은 잠을 잘 때 많이 분비된다. 이 강력한 호르몬은 세포의 성장, 회복, 원기를 회복시키는 역할을 한다. 성장 호르몬이 충분하지 않으면 더 빨리 늙는다. 최근 미용 시장의 '유행'은 '환상적'으로 다시 젊어 보이게 하는 합성 성장 호르몬을 소비하는 것이지만, 심장병과 암을 포함한 파괴적인 부작용을 일으킬 수 있다. 반면에 깊은 수면 중에 일어나는 것처럼 신체가 적절한 시기와 양으로 이러한 호르몬을 만든다면, 나이가 들어도 활력 있고 젊은 신체를 유지할 수 있다.

깊은 수면은 자정이 지나면 결코 찾아오지 않으므로, 적어도 자정이 되기 두 시간 전에 잠자리에 들어야 한다. 규칙적으로 깊은 잠을 못 자면 몸과 정신이 극도로 지친다. 이것은 아드레날린, 코르티솔 혹은 콜레스테롤과 같은 스트레스 호르몬이 지속적으로 분비되는 형태로 비정상적인 스트레스 반응을 유발한다. (그렇다. 콜레스테롤은 스트레스와 함께 상승하는 스트레스 호르몬이 맞다!) 당신은 이처럼 인위적으로 유발된 에너지 급증을 당분간만이라도 계속 유지하기 위해 담배, 커피, 차, 사탕, 카페인 음료나 술을 섭취하려 들 수도 있다. 그러나 몸의 에너지 비축량이 고갈되면 만성 피로가 생기고 각성제도 더 이상 작용하지 않게 된다.

피로는 오늘날 건강 문제의 주원인 또는 보조 요인이다. 당신이 피곤함을 느낄 때, 피곤한 것은 마음만이 아니다. 실제로 피로할 때는 심장, 폐, 소화 기관, 신장 등 신체의 장기와 기관을 구성하는 모든 세포가 낮은 에너지로 고통받고 제 기능을 할 수 없게 된다. 당신이 피곤할 때, 당신의 뇌는 더 이상 적절한 양의 물, 포도당, 산소 그리고 아미노산을 제공받지 못한다. 그것들은 가장 필수적인 영양소들이다. 뇌 영양소의 공급이 부족하면 더 많은 피로를 포함하여 사람의 정신, 신체, 행동에 커다란 문제가 생길 수 있다. 예를 들어 밤에 운전할 때, 당신의 몸은 계속해서 '수면을 유도하는' 호르몬인 멜라토닌과 싸워야 하는데, 멜라토닌은 당연히 당신의 몸을 가장 낮은 수준의 성능과 활동으로 유지하려고 노력한다. 시간생물학의 연구에 따르면, 자정이 지난 뒤에 주의 집중 시간이 크게 줄어든다고 한다. 이것은 실수하거나 사고를 당할 위험을 극적으로 증가시킨다. 대부분의 고속도로 교통사고는 밤중에 발생하고, 공장 내 사고는 야간 근무 때 발생할 가능성이 20% 이상 더 높다.

캘리포니아 대학교 샌디에이고 캠퍼스의 의사들은 몇 시간 동안 잠을 못 자면 다음 날 피곤함을 느낄 뿐만 아니라 면역 체계에 영향을 미쳐 인체의 감염 퇴치 능력을 손상시킬 수 있다는 사실을 발견했다. 피로감이 증가하면서 면역력이 떨어지기 때문에, 당신의 몸은 박테리아, 미생물, 바이러스로부터 스스로를 방어할 수 없다. 또한 체내 유해 물질의 축적에도 효율적으로 대처할 수 없다.

잦은 피로와 낮은 에너지는 암, 심장병, 다발성 경화증, 만성 피로 증후군, 에이즈, 일반 감기, 독감 등 어떤 종류의 만성 질병이나 대부분의 급성 질환보다 선행한다. 연구는 수면과 건강 상태의 직접적인 관계를 발견했다. 수면 부족은 비만과 연관된 성장 호르몬 분비까지 영향을 미친다. 호르몬 분비의 양이 줄어들수록 체중이 늘어날 가능성이 커진다. 다시 말해서 질 좋은 잠을 못 잘수록 뚱뚱해진다는 얘기다. 게다가 혈압은 보통 수면 주기 동안에 떨어지는데 수면이 중단되면 이러한 정상적인 혈압 강하에 악영향을 미쳐 고혈압과 심혈관 질환으로 이어질 수 있다. 마지막으로, 불충분한 수면은 인슐린을 사용하는 인체의 능력을 손상시켜 당뇨병을 유발한다.

야간 불빛의 어두운 측면 – 암 성장

앞에서 말한 바와 같이, 암과 관련하여 가장 중요한 발견 중 하나는 혈중 멜라토닌 수치가 낮으면 암의 위험이 급격히 증가한다는 것이다. 세계에서 가장 종합적이고 오래된 암 연구인 '간호사 건강 연구(Nurses' Health Study)'의 2006년 1월 보고서에 따르면, 등록된 간호사들의 낮은 혈중 멜라토닌 수치가 암 발병 위험의 50배 높은 원인이 되는 것으로 밝혀졌다. 간호사들은 업무 특성상 수면 주기에 차질을 빚는다. 멜라토닌은 체내 세포의 수명 주기를 통제하는 역할을 하는 유전자를 조절한다. 즉 밤중에 멜라토닌을 적게 만들수록 세포는 자연적인 수명 주기를 넘어서서 암에 걸릴 가능성이 높다.

야간의 멜라토닌 분비에 대한 빛의 해로움의 첫 번째 징후는 설치류에서 관찰되었다. 뉴욕 쿠퍼스타운에 있는 메리 이모진 바셋 연구소(Mary Imogene Bassett Research Institute)의 데이비드 블래스크(David E. Blask)는 "쥐의 경우, 밤새 약간의 빛이 암에 극적인 영향을 미칠 수 있다"고 말한다. 블래스크는 멜라토닌을 억제하는 일정한 빛에 쥐를 노출시키면 종양이 특히 빨리 자랄 수 있다는 사실을 보여주었다. 소량의 빛도 신체의 자연적인 생물학적 리듬에 방해될 수 있다. 블래스크 연구팀은 완전한 어둠의 밤을 보내는 동물보다 방문 밑으로 들어오는 약간의 빛에 노출된 동물에서 종양이 거의 두 배나 빨리 성장했다고 보고했다.

블래스크는 30년 이상 암 연구를 수행했고, 특히 지난 20년 동안은 멜라토닌을 연구했다. 멜라토닌이 암 성장을 억제하고, 빛이 멜라토닌 생성을 억제한다는 발견은 암 치료 및 예방과 관련하여 기념비적인 성과다. 블래스크에 따르면, 멜라토닌은 빛과 어둠의 환경 주기에 대한 정보를 암세포를 포함한 신체의 모든 세포에 전달하는 근본적인 신호라고 한다.

수면 부족과 관련된 더 많은 질병

미국인의 50%가 한 번쯤은 수면 부족 때문에 고통받은 것으로 추정된다. 수면 부족의 원인은 다음과 같다.

- 매년 발생하는 자동차 사고와 수천 명의 사망자들의 최소 20%
- 스트레스의 끝없는 반복
- 수많은 실패한 관계와 가정 폭력
- 보잘것없는 근무 실적과 제한된 잠재 수입
- 장애와 휴직으로 인한 소득 손실
- 약물 남용
- 우울증, 불안감, 공격성, 판단력 저하
- 시험에서의 부진한 성적

점점 더 많은 어린이들이 수면 부족의 희생양이 되고 있다. 아동 발달에 있어 수면의 중요한 역할과 수면 장애의 부정적인 영향이 반복적으로 입증되었다. 발표된 연구에 따르면, 아이들의 정신병은 불충분한 수면과 그에 따른 피로와 졸음에 의해 야기되거나 악화될 수 있다. 수면 장애와 신경심리학적 기능 사이에는 특히 강한 관계가 존재한다. 수면 장애는 종종 아이들의 주의력 결핍 과잉 행동 장애(ADHD)와 관련지어지는데, 수면 부족과 그로 인한 졸음이 ADHD와 같은 증상을 야기할 수 있기 때문이다. 부족한 수면이나 수면 방해로 인해 학습과 주의력이 크게 저하된다는 분명한 징후가 있다. 이는 아이들에게만 국한되지 않는다.

가장 피곤한 것은 자정이 되기 전의 두 시간의 수면 시간을 놓치는 데서 비롯되는데, 이때가 가장 중요한 수면 시간이다. 자연스러운 '깊은 수면 요법'을 포함하지 않는 질병 치료는 신체의 치유 시스템, 면역 체계가 활력 있고 효율적인 수면 주기에 의존하기 때문에 지속적인 성공으로 이어질 수 없다.

소화의 불인 아그니를 조절하는 피타 역시 저녁을 늦게(오후 6시 30분 또는 7시 이후) 먹거나 피타 시간(야간)에 간식을 먹을 때 방해가 된다. 밤중에 피타를 악화시킴으로써 점심시간 전후에 피타의 기능을 방해하여 간, 비장, 담낭, 위, 췌장에 장애를 일으킨다.

잠이 안 오거나 자주 깨는가? 정상이 아닌 체내 시계 외에 수면 장애의 가장 흔한 원인은 혈액 속 독소의 순환이다. 대부분의 독소는 음식을 제대로 소화하지 못하거나, 저녁에 과식하거나, 잠자리에 들기 직전에 먹어서 생긴다. 이러한 독소들은 알코올처럼 뇌 장벽을 통과하여 뇌로 들어가 잠재적으로 뇌세포를 손상시킬 수 있다.

두 번째 바타 주기

오전 2~6시까지는 바타에 의해 제어된다. 바타의 이른 아침 주기는 간, 세포, 내장 그리고 신체의 다른 부위에서 해독과 제거를 담당하는 장기와 기관 쪽으로 몸의 노폐물을 옮기는 일을 한다. 이에 따라 림프계는 유해 미생물, 대사 노폐물, 세포 파편, 낡은 세포, 질병으로 손상된 세포를 중화시킨다. 직장은 배변 물질을 고체화하고 장 비우기를 촉진한다. 신장은 소변을 방광에 전달하여 배뇨 활동을 일으킨다. 피부는 이때 표면화되기 시작하는 노폐물을 받아들인다. 따라서 아침에 씻거나 샤워를 하는 것이 중요하다. 몸 전체가 쓸모없는 노폐물을 배출하는 쪽에 맞춰져 있다. 체내 노폐물의 약 70%는 폐를 통해, 20%는 피부를 통해, 7%는 소변을 통해, 3%는 대변을 통해 제거된다. 이들 장기에서 나오는 규칙적이고 완전한 배설은 신체의 모든 세포의 원활하고 균형 잡힌 기능을 위해 필수적이다. 대장, 간, 신장의 오랜 폐색도 신체를 하수구로 만든다.

바타 시간의 시작을 알리는 피타 시간이 끝나면 체온이 떨어지는데 오전 4시경(바타 시간의 정점) 최저점에 도달한다. 이후 체온은 점차 다시 상승한다. 자연이 더욱 활발해지는 바타 시간이 끝날 무렵, 체온과 스트레스 호르몬(아드레날린, 코르티솔 등) 수치가 모두 철저한 정화를 통해 하루를 시작하기에 충분할 정도로 높아진다. 그러나 완전하고 효율적인 노폐물 제거를 지원하려면 몸이 깨어 있고 수직으로 서 있어야 한다. 중력은 인체의 순환과 영양 기능에 중요한 역할을 한다. 그런 이유로 아유르베다는 일출 이후가 아닌 일출 전이나 새벽녘에 우리가 일어나기를 권한다. 일출 시기는 계절마다, 나라마다 다르기 때문에 바타도 일정한 변동을 겪는다. 일반적으로는 오전 6시가 권장되는 기상 시간이다. 참고: 어린이 그리고 밤에 성인들보다 더 일찍 멜라토닌 주기가 시작되는 청소년들은 저녁에 적어도 한두 시간의 추가 수면이 필요하다.

아침에 일어나기 위해 알람 시계를 사용하면 순차적으로 발생하는 여러 가지 수면 패턴의 점진적인 단계적 진행을 갑자기 멈추게 되고 하루 종일 짜증, 두통, 초조함을 유발할 수 있다. 아직 제대로 깨어나지 못한 것 같은 기분이 들 수도 있다. 기상 시간을 조절하는 가장 쉬운 방법은 저녁에 잠자는 시간을 조정하는 것이다. 예를 들어 당신이 일반적으로 상쾌하고 편안한 아침을 위해 여덟 시간의 수면이 필요하다면 오후 10시쯤 잠자리에 드는 것이 좋다. 만약 당신이 상쾌함을 느끼기 위해 더 많은 시간이 필요하다면 더 일찍 잠자리에 들라. (대부분의 어른들은 약 여덟 시간이 필요하지만) 일곱 시간의 수면만 필요하다면 오후 10시쯤 잠자리에 들어 오전 5시에 일어나는 것이 바타가 효과를 발휘하기에 좋은 시간이다. 배변은 체내에서 가장 강한 형태의 운동으로, 많은 에너지를 필요로 한다. 이때 몸의 노력을 돕기 위해 우리는 일찍 일어나야 한다. 밤에 일찍 자고 아침에 일찍 일어나는 것은 당신이 받을 가장 중요한 건강 권고 사항 중 하나다. 이를 생활에 적용하는 것이 현명할 것이다.

자연의 순서에서 벗어나는 위험

자연스러운 생물학적 리듬에서 정기적으로 이탈하는 것은 당신의 몸과 정신의 균형을 방해할 수 있다. 예를 들어 카파 시간(느린 활동) 두 시간째인 오전 8시까지 잔다고 가정해보자. 이는 오전 6시경 바타의 최종 단계 동안 바타의 유도 및 이동 기능이 노폐물을 제거할 수 없다는 것을 의미한다. 그러나 이 시간에는 아직 바타의 영향력이 매우 강한 탓에, 댐에 갇혀 있는 강의 흐름처럼 움직임이 제한되고 역류가 일어난다. 따라서 노폐물 일부는 배설되지 않고 다시 몸속으로 밀려든다. 이 상황은 비뇨 기관에도 적용된다. 소변 일부분은 뒤로 밀려나 신장으로 돌아오는데, 체내의 유체 균형을 뒤집어 얼굴, 눈, 복부가 붓는 결과를 낳을 수 있다. 또 피부가 제거하려던 노폐물이 다시 흡수되어 림프와 혈류로 들어간다. 대장에서는 배설물이 역류함에 따라 위장관 전부에 걸쳐 폐색이 발생한다. 림프관은 장과 신체의 다른 부위에 부종을 일으키며 막히게 된다. 이러한 림프관 부종은 배꼽 위나 주변에서 딱딱한 덩어리로 느낄 수 있다. 주먹만 한 크기의 부종들은 촉감에 민감하여 뒤로 누울 때 감지할 수도 있다. 대부분의 부종은 가슴관 팽대부에서 발생한다.

림프관 폐색은 심장에 큰 스트레스를 주고 적절한 순환을 유지하려는 노력을 약화시킨다. 방향을 잘못 잡은 바타의 압력은 호흡 기관, 입, 치아, 부비강, 귀, 눈, 뇌까지 도달하여 이들 부위에 유독성 퇴적물을 남기기도 한다. 이 때문에 다른 증상과 함께 눈과 얼굴이 무겁고 둔하게 느껴지며 부기를 야기할 수 있다. 둥근 얼굴(만월안모)은 오래된 장의 폐색을 말해주는 표시다. 카파 시간 동안에는 체력을 모으고 힘을 기르고 소화 과정을 준비하기 위해 체내에 체액이 매우 많아지기 때문에, 이때 폐색이 나타날 수 있는 것은 피해야 한다. 아유르베다 의학에서는 아침 카파 시간에 잠을 자면 극심한 폐색을 일으켜 호흡기와 순환기 문제를 일으킬 수 있다고 지적한다. 이 두 가지 모두 카파 장애다. 또한 카파 시간에 잠을 자면 정신의 둔감, 무거움, 무기력함을 초래하는데, 여러 시간 지속될 수도 있다. 아침 시간 동안 햇빛에 노출되지 않는 것 또한 세로토닌 분비를 낮게 유지한다. 이것은 행복과 열정의 부족을 초래하여 결국 만성적인 우울증을 불러올 수 있다. 아침에 일어나기를 원치 않는 욕망이 우울증의 첫 번째 징후다.

최근 독일의 한 연구는 아침에 늦게 일어나는 것이 심장마비의 주요 위험 요인이 될 수도 있다는 사실을 밝혀냈다. 월요일 오전 9시에 심장마비로 사망하는 사람이 그 어느 시간이나 요일보다 많다는 것은 꽤 오래전부터 알려진 사실이다. 조사 결과 대부분의 심장마비 피해자들은 오전 7시 30분경에 일어났는데, 이것은 아유르베다 의학에서 말하는 '위험한 시간'이다. 늦잠이 습관화되면 폐와 다른 배출 장기를 통해 노폐물을 효율적으로 제거하지 못하고, 이는 심장의 폐색과 탈진으로 이어진다.

늦게 자고 늦게 일어났던 주말을 기억해보라. 약에 취한 것처럼 기분이 나쁘지 않았는가? 아마 당신은 나머지 하루를 망칠 만큼 슬럼프에 빠졌을 것이다. 간은 밤 동안 혈액의 독소를 제거할 수 없었고, 카파 시간에는 혈액 순환이 원활하지 않아 당신의 몸 상태가 더욱 악화되기 때문이다.

카파 시간 동안 잠을 자면서 생기는 또 다른 부작용은 아그니가 가라앉아 소화 장애를 일으킨다는 것이다. 아그니는 아침에 세로토닌 수치가 증가하면서 자연스럽게 늘어난다. 그러므로 해가 뜨자마자 햇빛을 보는 것이 가장 좋다. 이것은 전기와 시계가 발명되기 전에 세계 모든 지역의 관습이었다. 세로토닌은 행복과 밀접하게 연관되어 있고, 행복은 건강의 가장 필수적인 전제 조건이므로 새벽부터 해 질 녘까지 자연광에 노출되는 것이 가장 중요한 건강 증진 요인 중 하나임은 분명하다.

벤저민 프랭클린은 세계의 모든 고대 문화가 항상 순환의 리듬을 고수해온 이유를 적절히 요약한다. "일찍 자고 일찍 일어나는 것은 사람을 건강하고 부유하고 현명하게 만든다." 구약 〈창세기〉 1장에도 "저녁과 아침이 첫날이었다"고 언급하고 있다. 다시 말하면, 그다음 날은 그 전날 저녁으로 결정된다는 것이다. 나는 거기에 이렇게 덧붙일 것이다. "이른 점심과 이른 저녁은 당신을 승자로 만들 것이다." 일상을 자연법칙의 시기로 조정함으로써, 당신은 인생에서 일어날 치유, 건강, 행복에 가장 본질적인 전제 조건을 정립하게 될 것이다. 바타, 피타, 카파의 주기는 일주기 리듬에 따라 정해져 있어, 자연법칙의 강력한 흐름에 대한 투쟁을 벌이지 않고서는 자신만의 개별적인 리듬을 만들어낼 수가 없다. 자연의 리듬에 대한 일탈의 정도는 몸속 투쟁의 정도, 즉 몸과 정신에서 다루어야 할 불편함이나 질병을 반영한다. 질병은 사람에게 다시 한번 동기를 부여하거나, 처음으로 이러한 강력하고 유익한 자연의 법칙을 따르도록 하기 위한 조치다.

당신은 다른 시간대에 있는 먼 곳을 여행할 때 시차 현상을 경험했을 것이다. 일출과 일몰이 다른 시간에 일어나고 몸의 세포와 장기가 그 나라의 새로운 시간대로 조정되기 전에 당신의 생체 시계를 며칠간 망가뜨린다. 다시 예전의 자신이 되기 전에, 한밤중에 배고픔을 느끼고, 아침에 피곤하고, 새벽 시간에는 잠이 완전히 깼을지도 모른다.

시차 경험에는 한 가지 기본 규칙이 있다. 즉 생물학적 리듬을 자신이 여행하는 특정 지역의 일주기 리듬에 맞추기 위해서는 시차가 한 시간 발생할 때마다 하루의 시간이 필요하다는 것이다. 새로운 장소의 낮과 밤의 자연적인 주기에 자신을 맞춘다면, (시차가 열 시간일 때) 당신 몸 안의 세포 기능은 최대 10일 후에 정상으로 돌아올 것이다.

선진국의 많은 사람들이 일상생활에서 '인공적인' 시차로 인한 부작용에 시달린다. 그들은 근로 조건, TV 또는 사회적 약속과 같은 다른 요소들로 하여금 자신들이 먹고 자고 깨어 있어야 할 시간을 지시하게 함으로써 신체와 자연의 밀접한 관계를 방해한다. 이것은 그 자체로 우리 시대에서 에너지를 고갈시키는 가장 큰 영향 중 하나일 것이다. 나는 건강 문제를 겪고 있는 사람들에게 가능한 한 신체의 자연스러운 리듬과 조화를 이루며 살 것을 강력히 권한다. 이는 치유 과정에 큰 도움이 되고, 질병 발생을 예방할 것이다. 삶의 자연스러운 리듬에 맞추는 것은 사람이 건강을 유지할 수 있는 가장 좋은 보험 중 하나다. 이 보험이 요구하는 것은 당신의 몸이 당신에게 보내는 끊임없는 메시지를 듣고 행동하는 것이다.

몸에 귀를 기울여라, 그러면 건강을 유지할 것이다!

당신의 몸은 스위치를 켠 무선 수신기처럼 외부 세계로부터 방대한 양의 데이터와 정보를 지속적으로 받는다. 지구, 별, 태양 그리고 모든 생명체가 끊임없이 정보를 방출하며, 당신의 몸은 균형 잡힌 기능과 환경의 조화로운 관계를 위해 이것을 등록하고 처리한다. 모든 것이 빛, 따뜻함, 공기, 지구 전기장, 전자기파, 자기장, 방사선과 같은 형태의 에너지를 방사한다. 당신의 몸은 이처럼 눈에 보이거나 보이지 않는 모든 영향에 반응하여 구체적인 메시지를 만들어내는데, 이 메시지들은 당신에게 무엇을 해야 하는지 알려주고 느끼도록 해준다. 수면, 배고픔, 갈증 그리고 당신의 몸에서 일어나는 다른 자연스러운 충동이나 사건들은 당신의 '수신기'가 켜져 있고 자연계와 '조응'하고 있다는 것을 보여준다. 우리는 끊임없이 우리가 받는 메시지에 귀를 기울이고 행동해야 한다는 도전을 받는다.

우리가 태양과 달의 순환 같은 외부의 힘과 조화를 이루지 못할 때, 우리는 균형을 잃고 병에 걸릴 것이다. 이는 우리가 더 많은 자기 책임을 져야 한다는 것을 의미하는데, 여기에는 자기 인정과 자기애에 대한 헌신이 필요하다. 이런 것들은 질병으로부터 우리를 강화시키는 데 도움이 되는 자질이다. 대부분의 심각한 질병은 스스로를 가치 없다고 느끼는 자신의 이미지나 감정에서 비롯된다. 모든 부정적인 것들과 마찬가지로 질병의 배후에는 긍정적인 이유가 있다. 즉 우리를 치유하고 신체적으로뿐만 아니라 정신적, 영적으로 다시 온전한 사람으로 만드는 것이다. 우리는 단순히 질병의 증상을 없애려고 하는 대신, 질병을 통해 우리 자신과 우리가 살아가는 방식에 대한 소중한 것을 배울 수도 있다. 우리는 질병의 기원을 다루면서 전보다 더 자신을 받아들이고 감사한다.

불규칙한 수면 습관이나 정크푸드를 많이 먹는 것, 그리고 이러한 생활 방식과 행동의 이면에 숨겨진 이유가 질병과 관련 있다는 것을 인정하기보다는, 당신이 걸리는 감기의 원인으로 바이러스를 비난하는 것이 훨씬 더 편리하다. 반복하자면, 모든 부정적인 것은 그 안에 긍정적인 것이 똑같이 숨겨져 있다. 당신이 스스로 만들어낸 상황을 생각하면, 당신을 병들게 하는 것은 뜻밖의 불운이나 형벌의 형태가 아니다. 모든 형태의 건강은 당신 자신, 당신의 몸, 당신의 과거 행동 그리고 당신이 지금 당장 당신의 삶을 살기 위해 선택한 방식에 대해 더 많이 배울 수 있는 기회로 작용한다. 질병을 성가신 존재가 아니라 자신의 삶에서 앞으로 나아가게 하는 도전으로 본다면, 그것이 당신을 높은 의식 상태로 이끌 수 있다.

육체의 원활하고 수월한 기능을 위해서는 자연이 마련한 규칙을 따르는 열린 자세와 마음이 필요하다. 모든 것이 타당하고 고려할 가치를 지니려면 과학적으로 설명되어야 한다고 주장하는 것은 비현실적일뿐더러, 자신감과 판단력의 부족을 보여준다. 과학적 증거를 기다리는 것은 자신의 직관과 자연 본능을 믿지 못하는 변명일 뿐이다. 우리가 자연으로부터 받는 메시지는 직접적이고 지적인 해석이 필요하지 않다. 사실 모든 것을 이해하고 그것을 지적으로 알려고 하는 것은, 내면의 지혜를 들을 수 있는 자연스러운 능력으로부터 당신을 멀어지게 한다. 건강하고 행복한 삶을 사는 방법에 대한 지혜는 모든 사람의 신체와 정신, 영혼에 내재되어 있다.

몸의 메시지

당신은 몸이 음식을 필요로 할 때 보내는 배고픔 신호 뒤에 숨겨진 정확한 메커니즘을 이해할 필요가 없다. 배고픔이 어떻게 가라앉는지 먹고 경험하기만 하면 된다. 먹고 싶은 자연스러운 충동을 습관적으로 무시함으로써 당신의 위, 췌장 그리고 소장은 '혼란'을 느끼고, 신체의 귀중한 에너지와 자원을 낭비하지 않기 위해 소화액 생산을 낮게 유지함으로써 새로운 생활 규칙에 적응할 수도 있다. 그 결과 갑자기 상당량의 정상적인 식사를 하게 되면 소화불량에 걸리기 쉽다.

반면 현재로서는 배가 고프지 않으며 어떤 음식도 필요 없다는 위장의 신호에도 공손함이나 호기심, 권태감 또는 유혹을 못 이기고 여전히 식사를 한다면, 금욕에 대한 소화 기관의 투표는 기각된다. 이때 신체는 준비되어 있지 않기 때문에 음식을 소화시킬 수 없다. 이것은 소화불량의 또 다른 원인이 된다.

배변 충동을 느낄 때 몸은 당신을 화장실로 이끈다. 그러나 이 신호가 불편한 시간에 온다는 이유로 무시한다면 당신의 몸은 대변을 몸 안에 붙들고 있는 것 외에 달리 방법이 없다. 결국 배변 충동이 가라앉고, 배변이 어려울 정도로 건조하고 단단해질 때까지 대변에서 점점 더 많은 물이 빠져나간다. 이 질환은 변비로 알려져 있다. 유해 박테리아는 일부 노폐물을 분해하기 시작하고 유독 가스와 다른 유해한 물질이 뒤따른다. 이것은 소화 기관에 혈액 중독과 다른 장애를 일으킬 수 있다.

몸이 피곤하고 졸릴 때 당신은 자고 싶은 충동을 느낀다. 하지만 커피 한 잔이나 담배 한 개비로 깨어 있을 만큼 충분한 아드레날린을 공급할 수도 있다. 만약 당신이 신체의 수면 신호를 일상적으로 무시한다면, 아드레날린과 다른 스트레스 호르몬의 과다 분비로 인해 지나치게 활동적이 되고 긴장을 풀거나 제대로 잠을 잘 수 없게 될 수도 있다.

신체의 자연스러운 메시지를 무시하는 행동은 오늘날 대부분의 질병의 기초가 된다. 건강 문제에 대해 이미 존재하는 혼란에 더하여 책, 라디오, TV 그리고 특히 잡지들은 당신의 눈에 '너무 좋게' 보이는 최신의 다이어트, 일상, 생활 방식에 대해 엄청난 충고와 정보를 퍼붓는다. 얼마 전까지만 해도 우리는 감자와 파스타가 가장 살찌는 음식 중 하나라는 말을 들었다. 그러나 얼마 지나지 않아 영양학자들은 그것들이 날씬해지는 데 좋다고 생각했고, 최근의 저탄수화물 열풍은 그것들을 정크푸드로 치부한다. 우리는 다양한 건강 교리들 사이에 끼인 채 우리의 문제에 대한 완벽한 해답을 찾는다. 결국 당신의 몸이 계속해서 온갖 식단에 적응하느라 기진맥진할 때, 당신은 자기 몸의 요구 조건이 매우 독특하고 종종 날마다 지속적인 변화를 겪는다는 것을 깨닫기 시작할지도 모른다.

최고의 건강은 자연 본능을 필요로 한다

1984년 노벨상 수상자인 카를로 루비아(Carlo Rubbia)는 인체가 대부분 에너지로 이루어져 있고 물질이 차지하는 부분은 아주 적다는 것을 증명해 보였다. 좀 더 정확히 말하면, 물질의 각 입자에는 9억 7460만 개의 에너지(포톤)가 있다. 즉 몸의 10억분의 1만 물질로 구성되어 있고 나머지는 진동 에너지라는 것이다. 당신의 신체, 당신이 앉아 있는 의자 그리고 당신이 살고 있는 행성을 구성하는 모든 물질은 본질적으로 양자역학적 방식으로 행동한다. 태양 폭풍, 기후 변화, 달의 특정 별자리 통과와 같은 외부 영향은 다른 에너지 준위를 나타내므로, 그것들은 즉시 여러분의 몸 안에서 상응하는 활동, 반응, 변화를 촉발시킬 수 있다. 이러한 외부 자극을 받은 당신의 몸은 음식, 물, 휴식, 운동, 따뜻함과 시원함과 같은 필수품에 대한 요구 조건이 바뀌었다는 것을 말해줄 미묘한 신호나 직관적인 메시지를 보낸다.

하지만 이것은 당신의 민감성과 각성을 요구한다. 당신이 습관적으로 신체의 자연스러운 충동(배고픔, 갈증, 배변, 배뇨, 수면 등)을 억제하고 음식물과 노폐물로 소화 기관에 과부하를 주며, 아무리 유용하게 보여도 다른 사람의 충고에 감정적으로 의존하게 만든다면, 이러한 것들은 아무 의미가 없다.

좋은 의료 시스템은 한 가지 속성으로 인식될 수 있다. 그것은 당신의 몸에 귀 기울이는 방법과, 매 순간 자신에게 유용한 것이 무엇인지 아는 데 있어 어떻게 자기 의존적이 될 수 있는지를 가르쳐준다. 어떤 경우든, 어떤 것이 당신에게 효과가 있고 그렇지 않은지를 알아내는 경험을 해보자. 이론만으로 건강해지는 것은 아니다. 당신이 신체의 미묘한 메시지를 듣기 시작할 때 신체의 행동이나 활동, 자연스러운 충동, 질병의 증상이 우연히 무작위로 나타나는 것이 아님을 알게 될 것이다.

건강 문제는 우리가 올바른 선택을 할 수 있는 우리 몸의 능력을 의심했을 때 시작되는데, 이것이 인생의 시작에서부터 우리가 배워야 하는 바로 그것이다. 우리의 많은 자연 본능은 인간이 만든 규칙, 믿음, 조작, 광고에 의해 좌절되거나 가라앉았다. 그것들은 우리의 생활 방식, 식습관, 식사 및 수면 시간, 노폐물 제거에 대해 우리에게 명령한다.(제6장의 세부 사항 참조)

우리가 신체의 기본적인 본능을 계속 무시하면 정신은 대체물을 찾기 시작하고, 이것은 음식, 음료, 흥분제, 섹스 등에 대한 갈망이나 중독을 유발한다. 당신의 몸에 좀 더 주의를 기울이면, 몸은 곧바로 당신에게 균형과 불균형의 차이, 메시지들의 차이를 말해줄 것이다. 예를 들어 배가 여전히 가득 찼지만 무언가를 먹고 싶다면, 당신은 더 많은 음식을 원하는 것이 당신의 위가 아님을 알게 될 것이다. 음식에 대한 갈망은 당신의 몸이 더 이상 음식을 제대로 소화시키거나 동화시키지 못하고 실제로 영양실조에 걸렸음을 말해준다. 이런 세포의 기근은 음식에 대한 갈망의 원인이 된다. 위가 비어서 배가 고프면, 당신의 위에 무엇을 먹고 싶은지 물어보라.

영양과 정서에 대한 인체의 요구 조건은 가깝거나 먼 환경에서 일어나는 변화에 직접 반응하여 하루하루 변화한다. 따라서 정해진 식이 계획은 신체의 특정한 일상의 필요를 충족시키는 데 실패하는 동시에 그것이 당신에게 전달하고자 하는 메시지를 차단하고 왜곡한다.

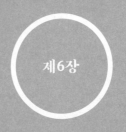

제6장

최상의
건강을 유지하는
간단한 방법

이번 장은 당신이 실제로 균형 잡힌 삶을 만들기 위해 사용할 수 있는 절차, 방법 및 통찰에 집중할 것이다. 일단 균형이 잡히면, 건강은 저절로 생긴다. 이 자연법칙의 원리는 모든 생명체뿐만 아니라 자연 전체에도 적용된다. 균형을 만드는 일은 일생에 단 한 번만 해야 할 것이 아니라, 당신의 몸과 정신이 자연환경과 완벽한 조화를 이루도록 하는 지속적인 과정이다. 균형 잡힌 삶은 당신에게 부여된 육체와 정신력, 창조력, 지혜의 도구들로 끊임없이 증가하는 우리 시대의 도전에 열정적으로 대처할 수 있는 능력을 갖추게 할 것이다.

당신의 건강을 해치는 요인들은 지난 수십 년간 엄청나게 증가했다. 얼마 전까지만 해도, 자연의 법칙이나 환경과 조화를 이루며 사는 것이 비교적 쉬웠다. 그러나 이제는 인간이 창조한 것들의 파괴적인 결과에 휘말리지 않도록 경계해야 한다. 대도시의 많은 아이들이 음식이란 고도로 가공된 정크푸드라는 개념을 갖고, 마실 물은 필요 없지만 청량음료는 필요하며, 자연은 미국 케이블 TV 방송인 디스커버리 채널에서나 볼 수 있는 것이라는 생각을 가지고 자란다.

균형 잡힌 삶을 버림으로써 치르는 대가는 천문학적이다. 많은 사람들이 점점 더 편한 안락함과 물질적 획득을 추구하고 그것들을 유지하도록 요구하는 현대적인 삶의 방식이 건강한 삶의 방식을 허용하지 않는다는 것을 알고 있다.

국가로서, 미국은 우리를 더 아프게 하고 대부분의 사람들이 감당할 수 없게 된 의료 시스템에 의존하게 되었고, 동시에 국가의 재정을 파멸 직전까지 내몰았다. 미국은 대부분의 개발도상국들을 합친 것보다 더 많은 돈을 건강 관리에 쏟아붓지만, 인구의 65%는 한 가지 이상의 건강 문제를 겪고 있다.

우리가 균형 잡힌 삶을 살아야 할 필요가 이토록 강했던 적은 일찍이 없었지만, 비교적 소수의 사람들만 그렇게 살아가고 있다. 정신과 신체, 영혼의 균형과 건강은 우리 대부분이 이 장에서 제시된 간단하지만 강력한 권고를 따르며 만들 수 있는 선택이다. 여기에 제시된 지침들은 고대 의학 아유르베다와 대체의학 분야에서 쌓아온 나의 35년간의 경험에서 도출된 것이다. 나는 이러한 원칙을 일상생활에 적용시킨 수천 명의 환자들이 제공한 정기적인 피드백에 따라 그것들을 업데이트하고 개선했다.

일상의 규칙 및 식이요법 지침

규칙

▶ 제5장에서 설명한 자연과 몸의 리듬을 따르라. 그렇게 하면 몸과

정신이 최적의 에너지로 기능할 수 있다. 이것은 또한 치유의 전제 조건을 만들어낸다.

규칙적인 휴식과 수면: 적정 취침 시간은 오후 9시~10시 사이

▶ 잠들기 힘들어도 걱정하지 말고 눈을 감고 편안히 누워라. 당신은 여전히 수면의 혜택 중 90%를 얻을 것이다. 이 프로그램은 수면 장애의 원인을 제거하는 데 도움이 된다.

규칙적인 운동과 신체 활동

▶ 아침, 저녁 산책.

▶ 수리야 나마스카라(Surya Namaskara, 태양 경배 자세) - 가장 오래되고 완전하며 간단한 운동 프로그램.(그림 13)

▶ 몸을 쪼그려 앉는 동작(스쿼트)은 모든 부족민들 사이에서 매우 중요하고 자연스러운 삶의 한 부분을 형성한다. 장점은 다음과 같다.

• 몸속 거의 모든 세포의 호흡 개선. 쪼그려 앉는 동작은 몸속 거의 모든 근육의 사용을 포함한다.

• (신체 내 대부분의 정신생리학적 기능을 제어하는) 중요한 경맥을 통해 생명력을 증가시킨다.

• 체액의 흐름 개선, 노폐물 제거 및 모든 신체 조직의 세포에 영양

분 공급을 돕는다.

- 호르몬 체계에 유익한 생리적 스트레스.
- 쪼그려 앉는 동작은 대변이 대장을 통해 더 쉽게 통과하고 더 규칙적인 배변을 하게 한다.

먼저 몇 개의 스쿼트로 시작하여, 매일 1~5개씩 늘린다. 당신이 100개의 스쿼트를 연속으로 할 수 있을 때, 신체는 물리적 에너지 자원을 다 쓰는 대신 에너지 요구 조건에 대해 치(Chi, 생명력)에 의존하기 시작할 것이다.

▶ 운동할 때는 인체에 유해한 '아드레날린 호흡'을 피하기 위해 입을 다물고 코로 숨을 들이마신다. 구강 호흡은 에너지 비축량을 급격히 고갈시키고 스트레스 호르몬의 분비를 촉발시킬 수 있다. 필요하다면 입으로 숨을 내쉬어도 좋다. 일부 유산소 운동은 구강 호흡 대신 코 호흡을 유지하는 한 괜찮다.

▶ 자기 능력의 50%까지만 운동하라. 자신의 몸을 피곤하게 해서는 안 된다. 예를 들어 피곤함을 느끼기 전에 30분 동안 수영을 할 수 있다면 15분만 하라. 시간이 지나면 더 많은 운동을 할 수 있는 능력이 생길 것이다. 지구력 훈련처럼 과도한 운동은 면역 체계, 심장, 폐를 약하게 하고, 유해한 산성 화학 물질로 혈액에 홍수를 일으킨다.

▶ 매일 한두 번 최소 30분 이상 신선한 공기에 몸을 노출시켜 수조 개의 세포에 적절한 혈액 순환과 산소 공급을 보장하라.

▶ 요가, 태극권, 기공, 필라테스 또는 이와 유사한 운동을 규칙적으로 하면 에너지와 유연성을 기르는 데 매우 좋다.

▶ 선 호흡법: 아래 설명된 바와 같이 프라나(힌두 철학에서 모든 생명체

를 존재하게 하는 힘 - 옮긴이) 또는 치(생명력 에너지)를 늘리기 위해 5분간 의 호흡 운동을 하는데, 명상하기 전과 음식을 먹기 전이 가장 좋다.

▶ 명상: 나는 뒤에 나오는 '의식 호흡 명상'에 요약된 '의식 호흡의 기술'을 추천한다.

규칙적인 식사

▶ 점심은 하루 세끼 중에서 가장 풍성해야 한다. 오후 12시에서 12 시 30분 사이에 점심 식사를 한다. (태양이 가장 높은 위치에 있을 때 먹는 것이 가장 좋다.)

▶ 저녁 식사는 가벼워야 하는데, 저녁에는 소화력이 낮기 때문이다. 오후 8시 이후에는 소화액 분비가 거의 없다. 저녁의 묵직한 식사는 대부분 소화되지 않은 상태로 남아 있다.

▶ 오후 6시에서 7시 사이에 저녁 식사를 하여 취침 전에 주 소화가 완료되고 잠에 지장을 주지 않도록 한다.

▶ 소화 기관이 항상 최상의 기능을 발휘할 수 있도록 매일 거의 같은 시간에 식사하라. 매일 다른 시간에 먹으면 신체가 각각의 식사에 필요한 적절한 양의 소화액을 생산하는 것을 어렵게 한다.

▶ 배고픈 정도에 따라 먹어라. 배가 고프지 않으면 먹지 마라. 자연 스러운 식욕(소화력)이 돌아올 때까지 기다려라. 참고: 음식에 대한 갈 망은 배고픔과는 아무 관련이 없으며 중독으로 다루어야 한다.(제7장 참조)

▶ 매일 6~8컵의 물을 마셔라. 순수하고 신선한 물이 가장 좋다. 수 돗물을 정수한 물도 괜찮다. 매 식사 30분 전, 매 식사 두 시간에서 두

시간 30분 후에 물 한 컵을 마시는 습관을 들여라. 이렇게 하면 소화가 잘되고 혈액이 맑아진다. (정확한 방법은 '물 마시기-가장 위대한 치료법' 부분을 참조하라.) 식사 중에 물 마시는 것을 피하라. 소화액을 희석시키고 위 분비를 방해하기 때문이다.

▶ 작은 간식이라도 식탁에 앉아서 먹는다. 소화 기관은 당신이 앉은 자세로 식사할 때 균형 잡힌 양의 소화액을 분비할 수 있다.

▶ 라디오, TV, 독서 없이 안정된 환경에서 식사한다. 다른 것에 주의를 빼앗기면 음식을 먹는 즐거움과 소화에 적합한 효소를 공급하는 신체의 능력을 손상시킨다.

▶ 식탁을 떠나기 전에 음식이 위 속에 자리 잡을 수 있도록 식사 후 적어도 5분 동안 조용히 앉아 있어라. 나중에 10~15분 정도 걷는 것도 소화에 큰 도움이 된다.

아침

배변

▶ 최적의 건강을 위해 배변은 기상 후(오전 6시 전후)에 정기적으로 하는 것이 좋다. 자신에게 시간을 더 주되, 억지로 배변을 시도하지는 마라. 또한 자연스러운 충동을 억제하지 마라. 왜냐하면 몸의 큰 혼란으로 이어질 수 있고, 심지어 내상을 입히거나 치질이 생길 수도 있기 때문이다.

▶ 매일 아침 일어나서 따뜻한 물 한 컵을 마신다. 이렇게 하면 밤의

'가뭄'을 끝내고 배변 활동의 규칙성을 높이는 데 도움이 될 것이다. 조금 후에 따뜻한 물을 한 컵 더 마시되 꿀 한 티스푼과 신선한 레몬 한두 조각의 즙을 넣는다. 이것은 위장관에서 숙변과 유해한 박테리아를 제거하는 것을 돕고, 장이 축적된 노폐물을 제거하는 것을 돕는다. 아침을 먹기 전에 적어도 30분 동안 기다려라.

규칙적인 빗질과 오일 마사지

▶ 천연 강모나 천연 수세미로 만든 브러시로 빠르게 온몸을 빗어준다. 이렇게 하면 혈액 순환이 좋아지고 피부를 튼튼하게 하고 원기를 회복시키며 림프 순환에 도움이 된다. 피부를 빗어주면 모공을 열고 나중에 오일을 바를 때 마사지 효과를 높인다. 항상 사지부터 시작해 심장 방향으로 빗질한다.

▶ 오일 마사지: 저온 압착 참기름이나 코코넛 오일, 해바라기유 또는 올리브 오일(정제되지 않은 냉압착유)로 마사지한다. 오일 마사지는 독소를 뽑아내고 혈액 순환을 좋게 한다. 따뜻한 목욕이나 샤워로 마사지를 마무리한다.(오일 마사지 지침 참조) 특히 저온 압착 참기름은 모든 피부층에 빨리 침투하고 (해로운 지방산을 포함한) 여러 가지 독소와 결합하여 독소를 제거하고 혈관의 혈전과 세포 잔해물을 없애는 데 도움을 준다. 이것은 동맥의 경화를 방지하고 역전시키는 데 있어 신체를 지원한다. 또한 오일 마사지는 성장 호르몬 생산을 촉진시키고 면역 체계의 3분의 1이 피부에 위치하기 때문에 면역력을 향상시킨다. 편할 때마다 자주 오일 마사지를 한다. 매일 해도 좋다.(오일 마사지에 대한 자세한 내용 참조)

아침 식사

▶ 배가 고프지 않으면 아침을 거른다.

▶ 배가 고프면 아침을 가볍게 먹어라. 식품 선택은 오트밀 또는 조리된 시리얼과 같은 영양가 있는 건강식으로 구성될 수 있다. (하지만 밀이나 글루텐 알레르기가 있는지 확인하라.) 시리얼을 압착된 코코넛 오일 또는 무염 버터, 정제되지 않은 천일염, 쌀, 삼, 귀리 또는 아몬드 밀크 그리고 감미료로 약간의 메이플 시럽, 스테비아, 아가베 시럽, 천연 벌꿀 또는 자일리톨 설탕과 함께 먹어라. 영양가 있는 아침 식사가 된다. 구운 통밀빵에 버터를 발라 먹는 것도 좋다.

참고: 두유는 천연 식품 독소(효소 억제제), 유전자 조작 가능성, 호르몬 균형에 잠재적으로 해로운 영향 때문에 피해야 한다. (대두는 체내의 에스트로겐을 흉내 내어 유방암의 위험을 증가시킨다.)

▶ 요구르트와 감귤류를 포함한 신맛의 식품은 물론 치즈, 고기, 햄 또는 달걀과 같은 동물성 단백질을 피하라. 이것들은 아침의 낮은 아그니를 빠르게 제압한다. 과일(감귤 제외)만으로 구성된 아침 식사는 괜찮다.

점심 식사

▶ 점심은 하루의 주요 식사가 되어야 한다.

▶ 농축된 소화액이 희석되고 소화불량 및 체중 증가의 원인이 되므로 식사할 때 음료는 피한다. 그러나 식사 중에 뜨거운 물을 조금 마시는 것은 소화력을 높이는 데 도움이 될 수 있다. 맑은 혈액과 정상적인 담즙 분비를 유지하기 위해서는 점심시간 30분 전, 점심시간 후 두 시

간에서 두 시간 반에 다시 한 컵의 물을 마시는 것이 가장 좋다.

▶ 식사에 샐러드가 포함되었다면 조리된 음식을 먹기 전에 먹어라. 날음식은 조리된 음식을 소화하는 데 필요한 것과 다른 소화 효소를 필요로 하기 때문에, 이러한 음식물들은 따로, 즉 차례로 먹어야 소화 기관의 부담을 덜어준다. 조리된 음식을 먹은 뒤 날음식을 먹으면 대부분 소화되지 않고 발효될 수 있다. 샐러드에 조리된 음식, 특히 단백질 음식을 곁들이지 마라. (추가 정보는 다음에 나온다.) 추운 날이나 겨울에는 자연스럽게 샐러드를 덜 먹고 싶어 할 수도 있는데, 이는 샐러드의 강한 냉각 효과 때문이다.

참고: 샐러드에 여분의 엑스트라 버진 올리브 오일과 레몬주스 같은 고지방 샐러드드레싱을 사용하라. 아이오와 주립대학교 연구팀은 저지방 또는 무지방이 아닌 고지방 샐러드드레싱과 함께 섭취할 때에만 샐러드의 영양소가 제대로 소화되고 흡수된다는 연구를 수행했다.

저녁 식사

▶ 아유르베다 의학에서는 단백질 식품을 소화시키기에는 저녁 시간의 아그니가 너무 낮기 때문에 고기, 생선, 햄, 달걀, 견과류 또는 다른 농축된 형태의 단백질은 섭취하지 말 것을 권고한다. 이것들은 낮 동안에도 위장에서 소화하는 데 4~7시간이 필요하다. 소화 효소 생산은 오후 8시쯤 중단되고, 저녁에 섭취한 소화가 잘 안 되는 음식은 이른 아침 시간까지 배 속에 머물러 있다는 것을 유의해야 한다.

▶ 요구르트, 치즈, 과일, 샐러드도 저녁엔 피해야 한다. 이 음식들은 자연적으로 높은 박테리아 함량을 가지고 있다. 그것들이 밤중에 위와

소장의 따뜻하고 습한 환경에 노출되면 소화불량과 (저급 알코올이 많은) 발효를 일으킨다.

▶ 기름지고 튀긴 음식뿐만 아니라 감자 같은 뿌리채소도 (조리된 당근, 비트, 흰 무를 제외하면) 밤에는 소화하기가 매우 어렵다. 코코넛 오일과 무염 버터나 기버터(Ghee butter, 인도 요리에 사용되는 정제 버터-옮긴이)는 사용해도 좋다.

▶ 가벼운 저녁 식사의 예로는 신선한 야채수프에 통밀빵, 통밀 토스트 또는 호밀 크래커와 함께 무염 버터, 기버터 또는 코코넛 오일을 곁들인 요리들이 있다. 또 다른 선택은 밥이나 다른 가벼운 곡물 음식을 곁들인 조리된 채소들이다.

일반 지침

▶ 소화가 잘 안 되는 기름지고 튀긴 음식, 오래된 치즈, 요구르트, 양파, 마늘, 고도로 가공되고 정제된 음식, 청량음료, 술, 커피, 일반차, 인공 감미료 그리고 판매용 설탕은 피하는 것이 좋다.

▶ 당신의 식단에 하루에 한두 조각의 신선한 과일을 포함하도록 노력하라. 과일 주스를 만들 경우, (물로 잘 희석하여) 신선하게 준비되었고 한 시간 이상 지나지 않았는지 확인하라. 포장된 과일 주스는 저온 살균을 하여 산성 형성을 하고 자연 효소를 박탈하며 중요한 미네랄과 비타민을 체내에서 고갈시킨다. 많은 제품들이 인공 감미료를 함유하고 있는데, 이것은 신체를 탈수시키고 뇌, 신경계, 면역계를 손상시킬 수 있다. 한 번에 한 종류의 과일을 먹는 것이 좋다.

과일이나 과일 주스는 항상 공복에 섭취해야 한다. 과일은 위의 작용 없이 20~40분 이내에 위장을 떠나므로 다른 식품과 함께 먹지 않는 것이 좋다. 다른 식품과 함께 먹으면 발효, 가스 발생을 유발하고 설사까지 이르게 된다. 과일을 먹기에 가장 좋은 시간은 오전 중반과 오후 중간 또는 다른 아무것도 먹지 않고 아침으로 먹는 것이다.

최적의 소화를 위해 과일은 제철에 섭취하는 것이 좋다. 너무 일찍 수확한 과일은 자연스럽게 숙성되는 단계에 이르지 못했고 비타민과 당분이 부족하다. 또한 높은 항체(신체에서 항원으로 작용) 농도와 효소 억제제(독성이 매우 높음)로 인해 장벽을 자극할 수도 있다. 햇볕으로 익히면 과일의 독소가 중화된다. 만약 여러분이 과일을 소화하는 데 어려움을 느낀다면, 과일이 너무 일찍 수확되었기 때문일 수 있다.

과일은 냉각 효과가 있으므로 여름에 과일을 더 자주 먹고 싶을지도 모른다. 과일은 우리가 따뜻한 음식을 필요로 하는 추운 계절에는 덜 적합하다.

가장 좋은 과일은 당신의 주변에서 자연적으로 자라는 과일이다. 다른 나라의 과일을 제대로 소화하기 위해서는 다른 소화 효소가 필요하다. 그곳에서 한동안 살았고, 우리의 몸이 그 새로운 환경에 적응해야만 이러한 효소를 생산할 수 있다.

▶ (다른 음식 없이) 아침으로 또는 다른 과일처럼 간식으로 건포도, 무화과, 대추, 자두와 같은 말린 과일을 먹을 수 있다. 어떤 것이 당신에게 가장 적합한지 근육 검사를 해보라! 말린 과일은 효소 억제제를 함유하고 있어 가스 형성과 변비 작용을 한다. 그것들을 하룻밤 또는 적어도 몇 시간 동안 물에 담가두면 이러한 천연 화학 물질이 분해되어 더 쉽게 소화될 수 있다.

▶ 매일 8~12개의 아몬드를 먹는다. 이것은 신체의 세포, 특히 눈과 뼈에 필수적인 영양분을 공급한다. 삶은 물에 아몬드를 15~20분 정도 넣었다가 껍질을 제거한다. 하룻밤 푹 담가두면 소화가 잘된다.

참고: 껍질은 곤충의 공격과 곰팡이로부터 견과류를 보호하는 데 필요한 유해한 산을 함유하고 있다. 이 산들은 몇몇 민감한 사람들에게 약간의 자극이나 알레르기를 일으킬 수도 있다.

▶ 하루 이틀 정도 보관했다가 다시 데울 수 있는 쌀과 콩을 제외한 남은 음식은 버리는 것이 가장 좋다. 연구에 따르면, 할머니가 다시 데워준 수프에는 한 달 된 주방 싱크대의 스펀지보다 더 많은 유해 박테리아가 있다고 한다. 채소의 경우 한 시간 동안 조리하면 활동적인 생명력(프라나 또는 치 에너지)과 중요한 효소와 비타민이 소멸한다. 냉동식품은 생명력이 없어 영양소 흡수가 줄어든다. 음식을 조리하는 데 사용되는 마이크로파는 음식의 분자 구조를 총체적으로 붕괴시키고 생명력을 파괴한다. 생명력이 없는 음식은 제대로 소화되거나 동화될 수 없다.

▶ 충분한 조직 정화를 위해 (이온화된) 뜨거운 물을 자주 마신다. 15~20분 정도 끓인 물을 보온병에 담아놓고 30분마다 갈증의 정도에 따라 한두 모금 이상 마신다. 정화 효과를 얻으려면 물을 오래 끓여야 하고 차를 마실 때만큼 뜨겁게 복용해야 한다. 맛을 향상시키기 위해 보온병에 생강 한 조각을 넣을 수 있다. 물을 15분 이상 끓이면 음전하를 띤 산소 이온이 많이 발생한다. 이 물을 하루 종일 자주 마시면, 음전하를 띤 이온들이 체계적으로 몸의 조직을 깨끗이 하고 고산성과 독소와 관련된 이온들을 제거한다. 만약 당신이 과도한 체중을 가지고

있다면 이 정화법은 큰 부작용 없이 많은 노폐물을 제거하는 데 도움을 줄 수 있다.(제7장의 자세한 내용 참조) 이 방법은 신체의 특정 부위의 폐색과 관련된 건강 문제에 사용될 수도 있다.

▶ 차가운 음식료는 소화의 불인 아그니를 여러 시간 약화시킬 수 있으므로 피하는 것이 좋다. 또한 찬 음식은 위장의 신경 종말을 손상시킬 수 있다. 얼음물을 손에 쥐면 손은 무감각해진다. 마찬가지로 차가운 음료나 음식물은 위 세포를 수축시켜 필요한 양의 소화액을 분비하지 못하게 한다. 또한 잠재적으로 위장을 해로운 음식이나 음료에 무감각하게 만들고, 뇌와의 의사소통 및 잠재적인 경고 신호를 방해한다. 게다가 소화 효소는 최적으로 작동하기 위해 매우 특정한 온도를 필요로 하는데, 효소의 주변 환경을 냉각시킴으로써 소화 및 항암 특성을 줄여 과도한 체중 증가는 물론 심지어 암에 걸리게 한다. 아이스크림이나 아이스 음료에 의해 야기된 갑작스러운 한랭 영향은 신체가 해로운 온도 하락을 보상하기 위해 내부에서 열 생성을 증가시키도록 강요한다. 이러한 반응은 신체의 에너지 비축량을 낭비하고 특히 여름에는 훨씬 더 덥고 갈증을 느끼게 할 수 있다. 상온이나 따뜻한 음식료는 인체에 가장 적합하고 자연스러운 것이다.

▶ 가능하다면 점심 전에 새로 준비한 당근 주스를 60~120ml 정도 마신다.

▶ 일주일이나 한 달에 한 번, 유동식(수프, 갓 만든 주스, 물, 허브차, 이온수 등)만 먹는 방법이 있다. 그런 다음 조금씩 식단을 늘린다. 이것은 소화 기관이 하루에 감당해야 할 작업량을 크게 완화하고 축적된 유독성 노폐물을 제거하는 능력을 향상시킨다. 여성은 월경이 시작되기 하

루 이틀 전에 '유동식의 날'을 갖는다. 이것은 월경을 좀 더 편안하고 효과적으로 만드는 데 도움이 된다.

물 마시기 – 가장 위대한 치료법

탈수증은 현대 사회에 만연한, 가장 흔하지만 대부분 인식되지 않는 문제다. 술, 커피, 차, 청량음료는 특히 젊은 세대들 사이에서 갈증을 해소하는 주된 선택이 되었다. 그러나 이러한 음료의 주된 효과는 혈액, 세포, 장기에서 가장 중요하고 귀중한 자원인 물을 제거하는 것이다. 신선한 물을 충분히 마시는 것은 질병을 피하고 노화 과정을 늦추는 데 필수적인 전제 조건이다. 현재 건강하고 그 건강을 유지하고 싶은 사람은 매일 여덟 컵의 신선한 물을 마실 필요가 있다. 이렇게 하면 효율적인 소화, 신진대사, 노폐물 제거를 위해 체내 60조~100조 개의 세포가 매일 필요로 하는 수분을 공급받을 수 있다. 아이들은 얼마나 신체적으로 활동적인가에 따라 하루에 4~6컵의 물을 마실 필요가 있다.

추천

▶ 밤의 '가뭄'을 끝내고, 배설 기관에 쌓인 노폐물을 제거하기 위해 따뜻한 물 한 컵을 마시는 것으로 하루를 시작하라. 앞서 언급했듯이,

따뜻한 물 한 컵에 레몬과 꿀을 첨가할 수 있다.

▶ 매 식사 30분 전에 물 한 컵을 마신다. 이렇게 하면 혈액이 맑게 유지되어 흡수한 영양분을 세포에 분배할 수 있다. 또한 이 물은 소화액의 분비를 증가시키고 담즙이 너무 끈적거리게 되는 것을 막는 데 도움을 준다. 하지만 식사와 함께 물이나 다른 음료를 마시면 소화액을 희석시켜 소화 과정을 저해하므로 피해야 한다.

▶ 식사한 후, 혈액은 세포에 영양분을 공급하기 위해 상당한 양의 물을 사용하기 때문에 수분 부족이 아주 빨리 일어난다. 매 식사 후 약 두 시간 반 후에 물을 한 컵 더 마심으로써 혈액의 수분 요구량을 충족시킨다.

이런 간단한 지침은 오늘날 현대 사회에서 유행하는 가장 심각한 주요 질병의 예방에 도움이 된다. 적절한 시기에 충분한 양의 물을 마시는 것은 모든 질병 치료의 일부가 될 수 있고, 또 그래야 한다.

주의 사항: 신체의 적절한 수분 상태를 회복하려는 모든 시도는 점진적으로 이루어져야 한다. 그렇지 않으면 심각한 해를 끼칠 수 있다. 탈수된 사람, 즉 최소 필요한 양의 물을 몇 주, 몇 달 또는 몇 년 동안 섭취하지 않았거나 오랜 기간 카페인이나 당분이 함유된 음식료를 섭취하여 세포에 과도한 양의 물을 고갈시킨 사람은 병에 걸리기 쉽다. 탈수 기간 동안 신체의 세포들은 효율적으로 기능할 수 없다. 세포는 더 이상의 수분 손실을 막기 위해 콜레스테롤을 포함한 추가의 지방을 끌어들이기 때문에 수분이 세포막을 통해 침투하는 것이 더욱 어려워진다. 이런 생존 메커니즘은 신진대사 노폐물이 세포에서 빠져나오는

것을 방해하여 세포가 노폐물에 질식되도록 만든다. 일부 세포는 이런 독성 환경에서 살아남기 위해 유전적 돌연변이를 겪는데, 결국 암이 될 수도 있다.

탈수 상태에서는 신장이 물을 붙들게 되고 신체의 나머지 부분도 마찬가지다. 이때 몸은 남아 있는 적은 양의 물을 잡아두기 위해 더 많은 소금을 요구하므로, 많은 사람들이 짠 음식을 갈망하고 과식하기 시작한다. 이 때문에 신장이 수축하여 전보다 훨씬 적은 물을 여과하게 된다. 소변은 점점 더 농축되고 양이 줄어든다. 이런 극심한 탈수 상태에서 하루에 권장하는 6~8컵의 물을 갑자기 마시는 것은 현명치 못한 일이다. 세포들은 물을 절약하기 위한 장벽을 만들었기 때문에, 그들이 익숙해지지 않은 양의 물을 한꺼번에 흡수할 만한 상태에 있지 않다. 물은 세포 밖에서 머물고 수분 정체와 체중 증가로 이어질 것이다. 이런 상황에서 신장은 상당량의 수분을 여과하지 못하고 소변이 부족한 상태가 지속된다. 실제로 많은 양의 물을 갑자기 섭취하면 심각한 림프 폐색, 부기 그리고 심한 경우에는 죽음에 이를 수도 있다. 그 결과는 수분 중독으로 이어지는데, 이것은 매우 빠른 물의 섭취에 의해 몸속 전해질의 정상적인 균형이 안전 한계 밖으로 밀려났을 때 일어날 수 있는 잠재적으로 치명적인 뇌 기능 장애다. 그러므로 심한 탈수 상태에서 개선된 수화(水化) 상태로의 이행은 매우 점진적으로 이루어져야 한다.

점진적 수화 상태 복구 지침

평소 마시는 물의 양에 하루 한 컵 정도의 물만 더한 뒤 배뇨가 증가하는지 확인한다. 배뇨가 증가하면 하루에 한두 컵 더 늘려라. 그렇지 않을 경우, 하루에 3분의 1컵 또는 반 컵의 물로 추가되는 양을 줄인다. 당신이 물을 더 많이 마실 때 신장이 더 많은 물을 여과하는 것이 가장 중요하다. 신장에 '댐'을 만들어 폐까지 범람하게 만드는 것은 좋지 않다. 시간이 지나면 신장은 더 이상 몸에서 물이 부족하지 않다는 것을 인식하고, 배뇨를 늘리기 위해 조정할 것이다. 동시에 신체는 자연스럽게 염분 생산과 염분 보유량을 줄일 것이다. 이렇게 되면 소금이나 짠 음식을 많이 먹고 싶은 충동도 줄어든다. 이러한 반응은 물 자체의 자연 이뇨 작용에 의해 일어난다.

만약 당신이 이뇨제를 복용하고 있다면, 물이야말로 어떤 약보다 훨씬 더 효율적이고 부작용이 없는 이뇨제임을 아는 것이 중요하다. 이뇨제 복용은 보건 의료인의 감독 아래 점차 줄여나가야 한다.

신장이 소변을 제거하는 데 더 이상 어려움이 없다면, 당신은 하루 6~8컵의 최소 일일 필요량까지 물 섭취량을 늘릴 수 있다. 이는 질병으로 인한 건강상의 위험을 크게 감소시킬 것이다. 그러나 수년간의 탈수 현상을 되돌리고 완전히 수화시키는 데는 1년, 때로는 그보다 더 오래 걸릴 수도 있다.

주의 사항: 신체가 탈수 상태에 있을 때는 물을 잡기 위해 염분을 유지하려고 한다. 일단 수분 부족이 개선된 후에 배뇨가 증가하면, 이 염분은 소변과 함께 점차적으로 배출된다. 만약 수화 시도가 너무 빨

리 시행된다면, 염분이 가장 많이 남아 있는 부위에서 림프 부종이 생길 수 있다. 눈 주위나 발목이 붓는 현상은 수화 작용이 좀 더 점진적으로 이루어져야 한다는 것을 의미한다. 부기가 줄어들면 정상적인 양의 물을 마실 수 있다. 수분 섭취가 증가하면, 당신의 몸은 과도한 염분 또한 제거할 수 있다. 그러나 염분이 부족한 상태를 원하지는 않을 것이다. 따라서 반드시 정제되지 않은 소금[5]을 식단의 중요한 일부로 포함해야 한다. 만약 당신이 근육을 충분히 사용하지 않고 특히 밤에 경련을 일으킨다면, 당신의 몸은 충분한 양의 소금을 얻지 못하고 있을(혹은 상업적으로 생산된 잘못된 소금을 사용하고 있을) 가능성이 높다.

물과 소금은 수분 대사의 균형 및 세포 활동을 유지하기에 충분한 수력 에너지를 생산하는 데 절대적으로 필요하다. 몸 안의 어느 부위도 물에 의존하지 않는 것이 없기 때문에 물을 마시는 것은 매우 중요한 치료법이다. 물을 마심으로써 에너지를 빼앗는 요소를 차단하는 것이야말로 질병 치료에서 다른 어떤 방법보다도 먼저 시행해야 한다. 대부분의 경우, 신체가 적절히 수분을 공급받고 휴식을 취할 때 질병은 자연스럽게 사라진다.

---

5 일반적인 정제된 식탁용 소금(염화나트륨)은 심장, 림프, 신장 질환의 주요 원인이므로 피해야 한다. 정제되지 않은 소금의 장점에 대해서는 제7장을 참조하라.

──────── 건강과 치유의 비밀

건강을 위해 스스로 운동하라

정상적인 상황에서 운동은 필수적인 것이 아니다. 인간은 다른 동물들과 마찬가지로 자연에서 살고, 신선한 공기를 많이 마시며, 몸을 건강하고 활력 있게 유지하기에 충분한 신체 활동에 관여하도록 되어 있었다. 그러나 기술적·경제적 발전으로 점점 더 좌식 생활 방식이 늘어났고, 이로 인해 우리 몸을 건강하고 튼튼하게 유지하려는 육체적인 운동이 필요하게 되었다.

신체 운동의 목적은 우리가 노화 과정에 저항할 수 있고, 멋진 몸매를 가지거나, 심장마비를 예방할 수 있음을 우리 자신에게 증명하기 위한 것만이 아니다. 운동은 또한 음식을 소화시키는 우리의 능력을 향상시키고 신체적·정서적 불순물을 제거한다. 게다가 운동은 스트레스 상황에 대처하는 능력뿐만 아니라 단단함과 유연함도 키워준다. 특히 기관과 근육의 결합 조직에서 유독하고 유해한 물질을 배출하는 림프계는 신체 모든 부분의 일상적인 움직임에 따라 달라진다. 순환의 원동력인 심장을 가지고 있는 혈액과 달리, 림프액은 몸 주위를 순환시키는 직접적인 펌프 장치를 가지고 있지 않다. 림프계는 호흡 메커니즘과 우리가 그것을 얼마나 잘 사용하는가에 크게 의존한다. 폐의 호흡 작용을 담당하는 근육(횡격막)이 복부로 확장되면 장내 림프관에 큰 압력을 가하여 그 내용물을 짜낸다. 이것은 림프액이 가슴관과 같은 림프관을 통과하여 흐르도록 강제한다. 따라서 들숨과 날숨이 림프계의 간접 펌프 역할을 한다. 좌식 생활에서 비롯되는 얕은 호흡은 림프 순환에 해로운 영향을 미친다. 그러나 운동은 림프 기능을 크게 향상시켜 수많은 질병을 예방할 수 있다.

신체 운동은 적당히만 하면 훌륭한 면역 자극제이며, 모든 연령층의 신경 근육 통합을 향상시킨다. 운동의 자신감과 자존감을 높이는 효과의 일부는 산소가 세포로 공급되는 것을 개선하고, 그 결과 몸과 정신의 모든 부분에서 만족도가 높아진다. 특히 창조성을 요구하는 도전이 따르는 운동은 삶에서 행복을 늘리는 좋은 수단이다.

운동에 대한 전통적인 접근법은 당신을 지치고 피곤하게 만들어 인내심의 한계에 이르도록 하는 것이 좋은 운동이라는 믿음을 촉진시킨다. 그러나 이는 사실이 아니다. 몸을 지치게 하는 운동은 몸이 충분한 수행을 하지 않은 것에 대한 일종의 벌로 인식되는 간접적인 폭력 행위다. 힘든 운동 프로그램을 통해 고군분투할 때 사람들의 얼굴에 나타나는 고통은 신체가 과민증에 시달리고 있음을 보여준다. 이런 종류의 운동은 그 목적을 망친다. 어떤 형태든 강한 육체적인 노력은 비정상적인 양의 아드레날린과 같은 스트레스 호르몬 분비를 일으켜 몸을 안절부절못하게 하고 흔들리게 한다. 따라서 에너지가 고갈된 몸은 힘든 운동으로 발생하는 수리 작업을 할 수 없게 되면서 심혈관계 시스템이 약해지고 다른 스트레스 요인에 취약해진다.

운동 후 피로는 자신의 몸을 한계까지 몰아붙임으로써 호의를 베푼다고 생각하는 많은 순진한 사람들에게 영향을 미치는 심각한 질병의 원인이다. 경쟁적인 스포츠의 흥분 속에서 처음에는 당신이 얼마나 열심히 애쓰고 있는지를 모를 수도 있지만, 아드레날린 폭주가 끝나고 나면 부작용이 나타나기 시작한다. 운동선수들은 탈진이나 부상 가능성 외에도 면역 체계가 부실해서 감염이나 다른 질병에 걸리기 쉽다. 이런 이유로 운동선수들은 일반인보다 훨씬 많은 양의 처방약을 소비한다. 림프구를 활성화시키고 에너지 공급을 조절하는 가슴샘은 실제로 크기가 축소되어 몸을 쇠약하게 만들고, 그 직접적인 결과로 신체를 과도하게 조절하고 정신에 스트레스를 줄 수 있다.

건강한 운동을 위한 기본 지침

- 그것이 당신에게 어떤 의미든 간에, 자기 능력의 50% 이상에서 운동하지 않는 것이 가장 좋다. 운동하는 목적은 자신의 능력을 타인에게 증명하기 위한 것이 아니라, 운동을 통해 개인의 이익과 만족을 이끌어내기 위한 것이다. 피곤하기 전에 30분 동안 뛸 수 있다면 15분 동안만 뛰라. 운동 중에 피곤해지면 그 목적을 망친다. 기분이 상쾌하고, 활력을 되찾고, 그 후에 힘이 넘친다는 것은 운동이 성공적이었음을 의미한다. 때가 되면 운동 능력은 저절로 높아질 것이다.

- 입으로 숨을 쉴 필요가 있다고 느낄 때 운동을 멈춰라. 코가 아닌 입으로 호흡을 하면 운동 능력의 50% 문턱을 넘어서게 된다. 이는 당신의 몸이 아드레날린을 내뿜는 모드로 바뀌었다는 신호인데, 당신의 기본적인 에너지 비축량을 소모하고 세포의 산소를 고갈시킨다. 심장이 심하게 두근거리거나 땀을 많이 흘리기 시작

하거나 몸이 떨릴 때 당신은 한계에 도달한 것이다. 그때는 짧은 시간 동안 걸으며 정상적인 호흡으로 마무리하는 것이 좋다. 기본적인 규칙은 항상 입을 통해서가 아니라 코를 통해 숨을 쉬는 것이다. 하루에 한 번 땀이 날 정도로 운동해라.

- 계단 오르기, 식료품 나르기, 어린아이 들어 올리기, 집 청소하기, 말타기, 호수 수영하기, 하이킹이나 자전거 타기 또는 다른 자연적인 활동 등을 하기 위해서는 건강한 근육이 필요하다. 근육의 긴장도와 힘을 높이는 가장 좋은 방법은 심장과 근육을 움직여 숨이 헐떡일 정도로 빠르게 끌어올리는 것이고, 이어 활동량이 적은 순간('능동적 회복'이라고 한다)이 뒤따르는 것이다. (운동과 휴식을) 1~2분 간격으로 하는 것이 이상적이다. 하루에 10~20분간 이렇게 하는 운동은 몇 시간 동안 격렬한 운동을 하는 것보다 더 많은 이점이 있다. 게다가 근긴장도, 폐활량 그리고 심장 건강을 향상시킨다. 숨을 헐떡일 정도의 운동을 하는 동안, 몸은 근육에 있는 복합당(다당류)을 다 써버린다. 체중 감량을 원하는 사람들에게 이 방법은 몸이 쉬는 동안 지방 축적물을 분해하여 잃어버린 당분을 보충하려 하기 때문에 운동 후에 체중 감량을 하게 된다. 반면에 격렬한 지구력 운동 프로그램으로 달성한 체중 감량은, 신체가 에너지를 소모하는 다음 운동을 준비하기 위해 잃어버린 지방 축적물을 재빨리 보충하려 하기 때문에 상황이 역전되는 경향이 있다. 신체는 격렬한 운동을 위협으로 인식한다.

- 운동은 낮에 하는 것이 좋다. 가장 좋은 운동 능력은 오전 6~10시와 오후 5~6시다. 운동의 이점은 햇빛 아래에서 할 때 극적으

로 증가한다.(제8장 참조)

- 아유르베다 의학에서는 해가 진 후에 운동하는 것을 반대한다. 따라서 저녁에는 몸이 느려지도록 하면서 편안하고 원기가 회복되는 수면을 준비한다. 식사 직전이나 식사 후에는 절대 운동하지 마라. 소화의 불인 아그니를 손상시키고 소화불량을 유발하기 때문이다. 하지만 식사 후 15분 동안 걷는 것은 좋은 소화제 역할을 한다. 혈액이 탁해지고 세포가 탈수되는 것을 막기 위해 항상 운동 전후에 물을 마셔라.

유산소 운동에 대한 주의 사항: 의학 저널 《랜싯》은 유산소 운동이 심장병을 앓았던 적이 없는 사람들에게 치명적인 동맥 막힘과 심장병을 유발할 수 있다고 발표했다. 《미국 심장학 저널(*American Journal of Cardiology*)》에 따르면, 조깅이 비슷한 이유로 일부 주자들이 심장마비로 사망하는 원인이 되었다. 그들의 부검 결과는 심각한 관상동맥 질환을 보여준다. 규칙적이고 격렬한 운동은 지속적인 스트레스만큼 당신의 심장에 많은 손상을 입힌다. 심장은 과도한 운동을 통해 끊임없는 공격을 받는다. 마라톤 선수들은 심장과 나머지 신체 모두 근육량을 잃는 것으로 알려져 있다. 결승점에 도착한 직후 많은 사람들이 죽었다. 반면 단거리 달리기 선수는 위의 세 번째 지침에서 설명했듯이 건강한 근육과 강한 심장을 발달시킨다.

격렬한 웨이트 트레이닝도 똑같이 해를 끼칠 수 있는데, 비정상적으로 팽창하고 부풀어 오른 근육 섬유를 만들어 실제로 기능 장애가 되고 부상을 입기 쉽다. 과도한 근육은 우리 몸이 더 중요한 활동을 하기 위해 필요로 하는 귀중한 에너지를 끊임없이 소모한다. 또한 웨이트 트레이닝은 의도하지 않은 신체 부위에 과도한 근육 조직을 추가시켜 자연스러운 움직임을 방해한다. 무거운 기구를 들어 올리면 혈압을 높일 수 있고 뇌졸중과 동맥류의 위험을 높일 수 있다. 본래 인체는 무거운 기구를 들어 올리는 동안 그것에 가해지는 추가의 중력을 견디도록 만들어지지 않았다. 관절, 근육, 힘줄에 잦은 스트레스를 주면 조로가 온다. 지나친 웨이트 트레이닝은 몸에 영구적인 손상을 줄 수 있다.

수리야 나마스카라 – 태양 경배 자세

태양 경배 자세(그림 13)는 우리가 알고 있는 가장 오래되고 통합된 운동 프로그램 중 하나다. 그것은 요가의 필수적인 부분을 구성하는데, 정신과 육체에 모두 이로운 것이다. 이 자세는 주요 근육 집단을 강화·확장시키고, 내장을 마사지하며, 신체의 모든 부위에서 나오는 림프 순환을 지원하고, 몸의 에너지 중심과 경혈점을 활성화시킨다는 점에서 특별하다. 이 운동 프로그램은 혈류량과 혈액 순환을 늘리고 척추를 조절하며 관절의 유연성을 향상시킨다. 우아함, 유연함 그리고 신체의 안정성은 매일매일의 연습에서 발생하는 자연스러운 결과들이다. 이 운동을 처음부터 제대로 수행하기는 어렵지만, 규칙적인 연습으로 자연스럽게 숙달할 수 있다.

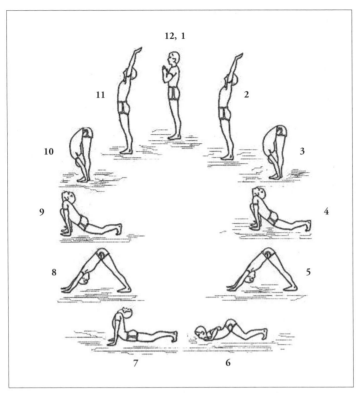

〈그림 13〉 태양 경배 자세

운동 방법: 수리야 나마스카라는 각 12개 자세의 두 사이클로 구성되어 있다. 첫 번째 사이클 동안은 4번과 9번 자세에서 오른쪽 무릎을 가슴 앞으로, 두 번째 사이클 동안은 왼쪽 무릎을 가슴 앞으로 가져온다. 이 예외를 제외하고, 모든 움직임은 두 사이클에서 정확히 동일하다. 12개의 자세나 위치는 차례에 따라 연속적으로 이루어지고 호흡에 맞추어 조정된다. 이 운동은 쉽고 힘들이지 않고 할 때만 이점이 느껴지기 때문에 무리하지 않는 것이 중요하다. 피곤함을 느낄 때는 누

워서 쉬고, 숨도 자유롭게 쉰다. 한두 번의 완전한 사이클로 시작해서 나중에 어떻게 느껴지는지 보라. 이렇게 하면 운동은 점차적으로 더 많은 것을 위한 능력을 키울 것이다. 일반적인 지침으로, 남성은 (2사이클씩) 12회까지, 여성은 6회까지 완주할 수 있다.

몇 번의 사이클을 거치면 호흡이 자연스럽게 다른 운동에 적응한다는 것을 알게 될 것이다. 며칠간 이 운동을 하고 나면 움직임의 순서가 자동화되고, 더 이상 지시 그림을 볼 필요가 없어진다.

의식 호흡 명상

의식 호흡은 (의자나 바닥에) 편안히 앉은 자세로 눈을 감은 채 행한다. 몸이 긴장하지 않고 쉽게 숨 쉬기 위해 똑바로 앉는 것이 가장 좋다. 하루에 한 번 약 15분 동안 이 명상을 실천해야 하지만, 최적의 결과를 얻으려면 아침과 저녁, 하루에 두 번 하는 것이 좋다. 음식을 먹기 전이나 음식을 먹고 최소 두세 시간 후에 명상을 하라.

눈을 감고 코끝이나 가슴에 주의를 기울이면서 들숨과 날숨을 내쉬는 동작을 해보라. 호흡은 쉽고 자연스럽게 한다. 연습을 오래 할수록 마음은 호흡의 리듬을 따라 편안해질 것이다. 평화로운 상태로 들어가기 위해서, 당신의 정신은 생각을 멈출 필요가 없다.

사실 이 훈련에서 당신이 범할 수 있는 유일한 실수는 생각을 멈추려 하거나 생각이 오는 것을 막는 것이다. 생각이나 느낌 혹은 감정에 사로잡혔을 때는, 그것을 막기 위해 어떤 행동도 하지 마라. 그 대신 호흡, 코나 가슴으로 당신의 의식을 집중하라. 생각이 계속 존재해도 괜찮다. 이 연습을 하는 동안 사고 활동이 증가하면 스트레스가 신경계에서 방출되고 있음을 알 수 있다. 스트레스 해소는 자연스럽게 신체 활동을 늘려 결국 정신 활동, 즉 생각, 감정 그리고 정신적 이미지를 증가시킨다.

15분 정도 지났다고 느낄 때까지 이 과정을 계속하라. 의식 호흡을 올바르게 하는지에 대해 불안해할 이유는 없다. 호흡은 자연스러운 것이고, 호흡에 주의를 기울이는 것도 자연스러운 것이다. 자연이 이미 완벽하게 하고 있는 것을 개선하기 위해 당신이 할 수 있는 일은 아무것도 없다. 앉은 자세에서 평소보다 더 강조하거나 더 깊이 숨을 쉬려고 하지 마라.

당신의 정신이 신선한 공기를 몸으로 들이마시는 것과 사용한 공기를 코를 통해 밖으로 내보내는 것을 따르도록 반복함으로써, 당신의 정신은 점점 평화로워질 것이다. 만약 잠시 동안 당신의 마음이 완전히 고요해진다면, 당신은 생각이나 느낌 없이 오직 당신 자신에 대해서만 인식할 것이다. 이 짧은 순간 당신은 자아실현을 하게 된다. 왜냐하면 당신의 자아만이 그것을 언급할 수 있기 때문이다. 당신의 마음이 생각을 포기하고 몸은 매우 느긋해짐으로써 그것을 따라가는 것은 바로 이 순간이다. 몸과 정신이 완벽하게 조화를 이루고, 몸과 정신이 치유를 받는 바로 그 순간이다.

하지만 이런 순간들을 연출하거나 경험하기 위해 당신 쪽에서 할 수 있는 일은 아무것도 없다. 그것들은 당신이 그것들을 거의 기대하지 않을 때, 즉 당신이 기대나 노력 없이 그 과정에 대해 완전히 느긋할 때 발생한다.

당신은 규칙적인 의식 호흡 연습을 통해 평화롭고 편안한 정신 상태가 시간이 지날수록 확장되고, 하루 종일 정신적·육체적 활동을 하는 동안 당신과 함께하리라는 것을 깨닫게 될 것이다. 그다음에는 스트레스가 많은 상황이나 소음과 혼란 속에서조차 침착함과 집중력과 자신감을 갖게 될 것이다. 이 체험의 깊이는 자신의 무한한 인식, 즉 의식의 가장 깊은 면이 몸과 마음의 가장 역동적인 활동과 공존할 정도로 높아질 것이다.

방법

- 눈을 감고 편안히 앉는다.
- 코끝이나 가슴에 주의를 기울이고, 의식적이지만 자연스럽게 숨을 쉰다.
- 다른 생각이 떠오를 때는 그 생각을 그대로 두면서 호흡에 주의를 돌려라.
- 약 15분 후에 천천히 눈을 뜬다.
- 이상적으로는 아침 저녁으로 하루에 두 번, 식사 전에 명상하는 것이 좋다.

건강과 치유의 비밀

아비얀가 – 아유르베다 오일 마사지

아유르베다 일상의 일부로서 아비얀가(Abhyanga), 즉 오일 마사지의 주목적은 생리적 독소의 축적을 방지하고 근육, 조직, 관절의 유연성을 촉진하는 것이다. 오일은 일단 피부에 바르면 피부의 여러 층과 밑에 깔린 결합 조직과 지방 조직들을 빠르게 통과한다. 오일은 거기에 존재하는 어떤 독소와도 결합되는데, 특히 지용성 독소와 결합한다. 피부를 마사지하고 몇 분 안에, 오일은 독소와 함께 피부를 통해 배출된다.

아유르베다의 고전 문헌은 매일매일의 오일 마사지가 피부의 부드러움과 윤기, 젊음을 촉진시킨다고 말한다. 피부는 내분비 호르몬의 주요 생산자로 수천 개의 피부 신경을 통해 신체의 모든 부분에 연결되어 있다. 따라서 오일 마사지를 매일 하면 신경계와 내분비계라는 두 가지 신체의 주요 계통의 균형을 맞출 수 있다. 다음은 아유르베다의 일일 오일 마사지를 배우는 데 도움이 되는 지침이다.

- 특정한 기름이 당신에게 추천되지 않는 한, 저온 압착으로 추출되고 정제되지 않은 참기름(볶아서 짠 참기름이 아니다)이 좋다. 저온 압착 참기름은 (외부용으로) 모든 체질에 적합하지만 피부에 자극이 있는 것을 발견하면 대안으로 올리브 오일이나 코코넛 오일을 사용해도 된다.

- 마사지를 시작하기 전에, 특히 겨울철에 오일의 온도는 체온과 비슷하거나 약간 높아야 한다. 나중에 샴푸할 생각이라면, 머리부터 마사지하는 것으로 시작하라. 손끝과 손바닥에 소량의 기름을 바르고 두피를 힘차게 마사지한다. 오일 마사지를 할 때는 머리와 발이 가장 중요한 부분으로 간주되기 때문에, 다른 신체 부위보다 머리와 발에 상대적으로 더 많은 시간을 들인다.
- 머리를 마사지한 후 오일을 얼굴과 귀 바깥쪽에 손으로 부드럽게 발라준다.
- 목 앞과 뒤, 척추 윗부분 모두 마사지한다.
- 몸 전체에 소량의 오일을 바른 다음 각 부위에 마사지를 계속하는 것이 좋다.
- 그다음에는 팔을 마사지한다. 적절한 동작은 긴뼈 위를 앞뒤로 움직이고 관절 위로 원을 그리며 움직이는 것이다. 또한 손과 손가락을 마사지한다.
- 가슴과 복부에 오일을 바른다. 심장 부분을 마사지할 때는 아주 부드러운 원형 동작이어야 한다. 이 동작을 반복하여 복부의 오른쪽 하부에서 시계 방향으로 움직이면서 복부의 왼쪽 하부를 향해 이동한다.
- 등과 척추를 마사지한다. 손이 닿기 어려운 부분은 파트너에게 도움을 청한다.
- 다리를 마사지한다. 팔을 마사지할 때처럼 긴뼈 위를 앞뒤로 움직이고 관절 위로 원을 그리며 움직인다.
- 마지막으로 발바닥을 마사지한다. 모든 신체 반사점이 발에 있으

므로 많은 시간을 발 마사지에 써야 한다.

이상적인 것은 매일 아침 5~10분간 마사지하는 것이다. 전신 마사지를 할 시간이 충분하지 않을 때는 머리와 발에 1~2분 정도 간단히 해준다. 마사지가 끝나면 따뜻한 물로 샤워나 목욕을 한다. 비누는 생식기 부분과 팔 아래에만 사용한다. 이것은 피부를 부드럽게 하고 하루 종일 몸의 근육을 따뜻하게 유지하는 데 매우 이로운 얇은 유막을 피부에 남긴다. 또 기름을 너무 많이 발랐다면 천연 성분의 순한 비누를 사용하여 씻어낸다. 특히 마사지용 참기름은 살균 작용이 있어 해로운 미생물을 막아준다.

일일 오일 요법 - 오일풀링

오일 요법은 간단하지만 놀라울 정도로 효과적인 혈액 정화 방법이다. 오일 요법은 혈액 질환, 폐와 간 질환, 치아와 잇몸 질환, 두통, 피부병, 위궤양, 장 질환, 식욕 부진, 심장과 신장 질환, 뇌염, 신경 질환, 기억력 감퇴, 여성 장애, 부어오른 얼굴, 눈 밑 지방 등 수많은 장애에 도움이 된다. 이 요법은 단순히 입 안에서 오일을 머금는 것으로 구성되어 있다.

이 요법을 하기 위해서는 저온 압착으로 추출한 정제되지 않은 해바라기유, 참기름 또는 올리브 오일이 필요하다. 아침에 일어났을 때 혹은 아침 식사 전에 1~2테이블스푼의 기름을 입에 넣되 삼키지 않는다. 입 안에 있는 기름을 혀로 천천히 휘저으며 씹은 후 치아를 통해 3~4분 정도 끌어낸다. 이것은 오일과 침을 완벽히 섞고 배출된 효소를 활성화한다. 효소는 혈액에서 독소를 뽑아낸다. 이 때문에 3~4분 이내에는 기름을 뱉지 않는 것이 중요하다. 방출된 독소 중 어떤 것도 재흡수되지 말아야 한다. 당신은 그 기름이 독소와 수십억 개의 유해 박테리아로 포화되면서 우윳빛의 흰색이나 노란색을 띠는 것을 발견할 것이다.

최상의 결과를 얻으려면 이 과정을 두 번 더 반복한다. (불편함을 느낄 때는 한 번만 한다.) 그런 다음 베이킹 소다 2분의 1티스푼이나 정제되지 않은 천일염을 소량의 물에 녹여 입을 헹군다. 이 용액은 오일과 독소를 모두 제거한다. 입이 깨끗한지 확인하기 위해 이를 닦는 것도 좋다. 이때 혀를 닦는 것도 권한다.

오일풀링의 가시적인 효과로는 잇몸 출혈 제거와 치아 미백 등이 있다. 질병이 있을 때는 하루에 세 번 할 수 있는데, 반드시 공복 상태에서 해야 한다. 오일 요법은 간에서 제거하거나 해독할 수 없는 독소를 혈액에서 제거하기 때문에 간 기능을 크게 완화하고 지원한다. 또한 이것은 몸 전체 시스템에도 이익이 된다.

이상적인 일상

다음은 누구나 자신의 건강을 회복하고 질병의 발생을 막을 수 있는 이상적인 일상을 요약한 것이다. 많은 사람들이 이 중 일부는 지킬 수 있지만 모든 사항을 지킬 수 없다는 것을 안다. 아무래도 괜찮다. 가장 쉬운 방법부터 실천하면 된다. 그것들이 당신의 생활 방식의 자연스러운 일부분이 되면서, 하루하루의 일상에 그것들을 점점 더 많이 구현할 수 있다는 것을 발견할지도 모른다.

아침

- 아침에 (해가 뜨기 전에) 일찍 일어난다.
- 이를 닦은 뒤 혀를 긁어내고 닦아낸다.
- 따뜻한 물을 한 컵 마신다.
- 레몬과 꿀을 넣은 따뜻한 물을 한 컵 더 마신다.
- 배변 및 방광 비우기
- 몸 전체를 빗질한다.
- 머리, 몸통, 발바닥에 오일 마사지
- 마사지를 하면서 저온 압착 해바라기유나 참기름을 1~2테이블스푼씩 입에 넣고 3~4분 정도 가글한 후 변기에 뱉는다.
- 따뜻한 물로 목욕이나 샤워를 하고, 마지막에 잠시 찬물로 샤워하면 가장 좋다.

- 좌식 요가와 프라나야마(호흡 운동). 땀 흘리는 격렬한 운동을 하고 싶다면 장과 방광을 배출한 후에 한다.
- 명상하기
- 오전 8시 이전 가벼운 아침 식사.
- 일 또는 공부

오후

- 점심은 정오에서 오후 1시 사이에 먹는다. 체질과 계절에 따른 든든한 식사
- 점심 식사 후 잠시 휴식을 취하고, 10~15분 걷는다.
- 일 또는 공부
- 좌식 요가와 호흡 운동(선택)
- 명상(선택)

저녁

- 저녁 식사: 체질에 따라 가벼운 식사, 오후 6~7시 사이
- 10~15분간의 간단한 산책
- 음악 감상 등 휴식 활동
- 일찍 잠자리에 들기(오후 10시 이전)

참고: 운동은 식사 시간과 간격(식사 전 30분 또는 식사 후 2~3시간)을 두고 매일 한다. 운동하기에 가장 좋은 시간은 아침이나 늦은 오후다.

건강과 치유의 비밀

채식주의자들은 더 오래, 더 건강하게 산다

아유르베다의 식단과 생활 방식의 장점 때문에 채식주의자가 될 필요는 없다. 그러나 균형 잡힌 채식이 필요할 때가 있는데, 특히 신체가 질병에 시달릴 때 그렇다. 채식주의자들은 순수한 채식주의 식단이 건강과 삶의 질을 향상시킬 수 있다고 계속 믿어왔다. 최근의 의학 연구에서는 균형 잡힌 채식 식단이 가장 건강에 좋은 식단이 될 수 있다는 사실을 밝혀냈다. 이는 옥스퍼드 채식주의자 연구에 참여한 1만 1000명 이상의 지원자들에 의해 증명되었다. 연구원들은 15년 동안 채식주의 식단이 장수, 심장병, 암 그리고 다양한 질병들에 미치는 영향을 분석했다.

연구 결과는 육류 생산업계만큼이나 채식업계를 놀라게 했다. "고기 먹는 사람들은 심장 질환으로 죽을 가능성이 두 배 더 높고, 암으로 죽을 위험이 60% 더 높고, 다른 원인에 의한 사망 위험이 30% 더 높다." 또한 담낭 질환, 고혈압, 성인 당뇨병 등 많은 질병의 주요 위험 요소인 비만 발생률은 채식주의 식단을 따르는 사람들에서 훨씬 낮았다. 체중과 식습관에 대한 20개의 서로 다른 연구와 전국적인 조사에 대한 존스홉킨스 대학교의 연구 보고서에 따르면, 모든 연령대, 성별, 인종의 미국인들이 점점 뚱뚱해지고 있다. 이런 추세가 지속된다면 2015년쯤에는 미국 성인의 75%가 과체중이 될 것이다(실제로 워싱턴 대학교 의학전문대학원의 2015년 연구 결과에 따르면, 25세 이상 미국 성인 가운데 남성의 75%, 여성의 67%가 비만이거나 과체중으로 나타났다-옮긴이). 이 제는 과체중이나 비만이 거의 표준으로 여겨지고 있다. 이미 40세 이상의 아프리카계 미국 여성의 80% 이상이 과체중이고, 50%는 비만에 속한다. 이것은 그들을 심장병, 당뇨병 그리고 다양한 암에 걸릴 큰 위험에 빠뜨린다. 균형 잡힌 채식은 현재 미국과 다른 나라들에서 유행하는 비만에 대한 해답이 될 것이다.

식단에 고기를 적게 포함시키는 사람들은 콜레스테롤 문제도 적게 가지고 있다. 미국 국립보건원은 5만 명의 채식주의자들을 대상으로 한 연구에서 채식주의자들이 고기를 먹는 미국인들보다 더 오래 살고 심장병과 암 발병률이 인상적으로 낮다는 점을 발견했다.

우리가 먹는 것은 우리의 건강에 매우 중요하다. 미국 암협회에 따르면, 미국에서 매년 90만 명의 새로운 암 환자 중 35%가 적절한 식이요법으로 예방될 수 있다고 한다. 롤로 러셀(Rollo Russell) 연구원은 암의 원인에 관한 노트에서 "나는 25개국이 육류를 주식으로 한다는 점을 발견했고, 19개국은 암 발병률이 높고 1개국만 낮은 것으로 나타났으며, 35개국은 육류를 거의 먹지 않거나 전혀 먹지 않는데 이 중 어느 국가도 암 발병률이 높지 않았다"고 썼다.

만약 그들이 균형 잡힌 채식주의 식단으로 눈을 돌리면 암은 현대 사회에 대한 지배력을 잃을 수 있을까? 세계암연구기금과 영국 식품 영양정책위원회의 보고서에 따르면, '그렇다'가 정답이다. 이 보고서는 식물성 식품이 풍부한 식단과 건강한 체중을 유지함으로써 전 세계적으로 매년 400만 건의 암 발생을 예방할 수 있다고 결론지었다. 두 보고서는 식물성 섬유질, 과일, 채소의 일일 섭취량을 늘리고 붉은 육류 및 가공육 소비를 80~90g 이하로 줄여야 한다고 강조한다.

만약 당신이 지금 규칙적으로 고기를 먹고 있지만 채식주의 식단으로 바꾸기를 원한다면, 당신이 주요 심혈관 질환을 앓지 않는 한, 모든 육류 섭취를 한 번에 없애서는 안 된다! 소화기 계통은 전혀 다른 식단에 하루 만에 적응할 수가 없다. 먼저 소고기, 돼지고기, 양고기와 같은 육류를 포함한 식사의 횟수를 줄이고 가금류와 생선으로 대체하는 것으로 시작한다. 시간이 지나면, 너무 빠른 적응으로 인해 몸에 부담을 주지 않으면서 가금류와 생선 역시 덜 섭취할 수 있다는 사실을 알게 될 것이다.

참고: 생선, 칠면조, 닭고기는 요산 함량이 붉은 고기보다 적어 신장과 몸의 조직에 과도한 부담을 주지는 않지만, 응고된 단백질을 섭취함으로써 혈관과 장에 가해지는 손상의 정도는 붉은 육류 섭취에 못지않다.

죽음의 육류

연구에 따르면, 육류 섭취자들은 장에 벌레가 있고 기생충의 발생률이 높은 것으로 나타났다. 사체(시체)가 모든 종류의 미생물이 즐겨 찾는 표적이 된다는 사실을 감안하면 조금도 놀라운 일이 아니다. 1996년 미국 농무부(USDA)의 연구는 80% 정도의 간 소고기가 질병을 일으키는 미생물에 오염되어 있음을 보여주었다. 이 벌레들의 주된 근원은 대변이다. 애리조나 대학교가 실시한 연구에 따르면, 평균적인 주방 싱크대에 변기보다 더 많은 배설물 박테리아가 있는 것으로 나타났다. 어쩌면 변기에서 음식을 먹는 것이 주방에서 먹는 것보다 더 안전할지도 모른다. 집에서 발생하는 이 생물학적 재해의 근원은 일반 식료품점에서 당신이 사는 고기다.

육류에서 발견되는 세균과 기생충은 면역 체계를 약화시키고 많은 질병의 근원이 된다. 오늘날 대부분의 식중독은 육식과 관련이 있다. 글래스고 근처에서 집단 감염이 대유행하는 동안 200명 이상의 감염자 중 16명이 대장균에 오염된 고기를 먹고 죽었다. 스코틀랜드와 세계의 여러 지역에서 빈번한 발병 사례가 보고되고 있다. 대부분이 어린이들인 50만 명 이상의 미국인들이 육류의 돌연변이 분변성 박테리아에 의해 병에 걸렸다. 이 미생물은 미국 어린이들 사이에서 발병하는 신부전의 주원인이다. 이러한 사실만으로도 부모들은 자식들이 육식을 하지 못하도록 해야 한다.

그러나 모든 기생충이 대장균처럼 빠르게 행동하는 것은 아니다. 대부분 고기를 여러 해 동안 먹고 나서야 눈에 띄는 효과가 있다. 정부와 식품업계는 소비자의 잘못이라고 말함으로써 점점 고조되는 육류 오염 문제로부터 관심을 돌리려 하고 있다. 그들이 무거운 소송과 육류 산업에 대한 악담을 피하고 싶어 하는 것은 분명하다. 그들은 소비자들이 고기를 충분히 오래 요리하지 않기 때문에 위험한 박테리아가 발생한다고 주장한다. 이제 덜 익힌 햄버거를 제공하는 것은 범죄로 간주되고 있다. 비록 당신이 이 '범죄'를 저지르지 않았다 해도, 모든 감염은 당신이 생닭을 만질 때 손을 씻지 않거나, 생닭이 주방 조리대나 다른 음식과 접촉하도록 내버려두는 것과 연관이 있다. 그들은 고기 자체는 완전히 안전하며 정부가 부과하는 표준 안전 요건을 충족한다고 주장한다. 물론 그것은 당신이 손과 주방 조리대를 계속 소독할 때만 해당된다. 매년 발생하는 7600만 건의 육류 질병에 대해 그런 '해결책'을 제안하는 것은 정부와 육류 산업의 기득권을 지키려는 의도 외에는 타당한 설득력이 없다. 만약 중국에서 생산된 특정 수입 식품이 실제로 사람을 죽이지 않았더라도 오염된 것으로 판명되면 식료품점 진열대에서 즉시 철거될 것이다. 하지만 육류 소비가 매년 수백만 명의 사람들을 해치고 죽인다는 것을 증명하는 많은 연구 결과에도 불구하고, 육류는 계속 팔리고 있다.

오늘날의 육류에서 발견된 새로운 돌연변이 벌레는 매우 치명적이다. 살모넬라 중독에 걸리려면 이런 세균을 적어도 100만 개는 섭취해야 한다. 하지만 새로운 돌연변이 벌레 중 하나에 감염되려면, 단지 다섯 마리를 섭취하는 것으로 충분하다. 다시 말해, 조리되지 않은 햄버거의 입자가 조리 기구에서 접시로 옮겨지면, 당신을 죽이기에 충분하다는 것이다. 과학자들은 이런 치명적인 결과를 가진 12개 이상의 음식물 매개 병원균을 확인했다. 미국 질병통제예방센터는 우리가 대부분의 음식 관련 질병과 사망의 이면에 있는 벌레조차 모른다는 것을 인정한다.

고기의 세균 감염은 농장 가축들에게 비정상적인 먹이를 주기 때문에 일어난다. 소에게 먹이는 옥수수는 그들이 소화할 수 없는 것이지만 매우 빠르게 살찌도록 만든다. 소 사료에는 닭의 배설물도 들어 있다. 닭장 바닥에서 긁어낸 수백만 킬로그램의 쓰레기(배설물과 깃털)가 소 사료로 재활용된다. 축산업계에서는 이를 '좋은 단백질'로 보고 있다. 소 사료의 또 다른 성분은 죽은 닭, 돼지, 말과 같은 동물의 부산물로 이루어져 있다. 축산업계에 따르면, 소에게 자연스럽고 건강한 사료를 주는 것은 너무 비싼 데다 불필요하다고 한다. 고기처럼 보이는 한, 고기가 무엇으로 만들어졌는지 누가 신경이나 쓰겠는가?

다량의 성장 호르몬이 함유된 옥수수와 특수 사료를 먹이면 시장에 내다 팔 정도까지 살찌우는 기간을 4~5년의 정상적인 기간에서 단 16개월로 단축할 수 있다. 물론 비정상적인 식단은 소들을 아프게 한다. 소들은 인간 소비자들처럼 속쓰림, 간 질환, 궤양, 설사, 폐렴 그리고 다른 감염들로 고통받는다. 도축 마감 시한인 16개월의 '고령'이 될 때까지 소들을 살려두기 위해서는 엄청난 양의 항생제를 먹여야 한다. 그동안 항생제의 대규모 생화학 공격에 반응하는 미생물들은 저항성 있는 새로운 변종으로 변이를 일으켜 이러한 약에 면역이 될 수 있는 방법을 찾는다.

지상에서의 짧은 생애 동안 그들에게 먹인 독 때문에 일찍 죽지 않는 불행한 소들은 도살장이나 고기 포장 공장에서 품위 없고 소름 끼치는 삶의 종말을 경험한다. 세균이 들끓는 병든 고기는 결국 동네 식료품점으로 가고 조금 후에, 당신이 원한다면, 당신의 저녁 식탁에 놓인다.

건강과 치유의 비밀

고기는 인간에게 정상적인가?

채식주의자들은 오래전부터 인간이 매일 먹어야 할 필수 단백질을 충분히 섭취하지 못한다는 경고를 받아왔다. 이러한 필수 단백질을 구성하는 여덟 개의 아미노산은 쌀과 콩이 주원료인 간단한 식사나 '치아 시드(chia seed)' 등에서 찾을 수 있다는 것은 잘 알려져 있다. 쌀은 콩에 부족한 아미노산을, 콩은 쌀에 부족한 아미노산을 포함하고 있다. 치아(chia)는 16개의 아미노산이 모두 있으며, 육류에 함유된 아미노산보다 더 많다. 비록 육류 없는 식단이 고기보다 더 많은 종류의 단백질을 함유하고 있지만, 육류는 단백질의 공급원으로서 여전히 더 나은 선택으로 여겨진다. 단백질을 너무 많이 섭취하는 것이 단백질을 너무 적게 섭취하는 것보다 더 심각한 건강 문제들과 관련 있다는 사실은 단백질 논의에서 거의 고려되지 않는다.

단백질의 과다 섭취로 인한 대표적인 질환은 골다공증, 심장병, 류머티즘성 관절염, 암이다. 이와는 대조적으로 육류, 가금류, 어류, 달걀 및 유제품에 포함된 동물성 단백질을 섭취하지 않는 사람들이 과일과 채소, 곡물, 콩과 씨앗을 적절히 섭취할 경우 이러한 질병의 발생률은 매우 낮으며 단백질 결핍도 겪지 않는다. 필자를 포함해 수십억의 다른 사람들처럼 동물성 단백질을 절대 먹지 않는 사람들에게 단백질 부족이 나타난다는 과학적 증거는 존재하지 않는다. 이와는 대조적으로, 현대 사회는 사람들이 실제로 필요로 하는 것보다 최소한 50%의 단백질을 더 많이 소비한다. 우리는 그것이 필수 아미노산과 관련되든 비필수 아미노산과 관련되든 단백질 부족에 시달리는 것이 아니라 단백질의 과다 섭취로 고통받고 있는지도 모른다. 우리 몸의 결합 조직에 쓰지 않는 단백질을 가득 채움으로써, 몸을 유해한 산(酸)과 노폐물의 바다로 만들어 동맥경화, 세균이나 바이러스 감염을 포함한 질병의 비옥한 터전으로 만든다. 따라서 고기를 인간의 자연스러운 음식으로 간주하는 것은, 특히 그것이 그토록 많은 사람을 죽이는 것으로 알려진 점을 고려할 때 전혀 설득력 없는 이야기다.

문제의 바탕에는 고기 단백질을 아미노산으로 제대로 분해하지 못하는 데 있다. 소화되지 않은 고깃덩어리가 기생충과 함께 장으로 들어간다. 대부분의 기생충은 장흡충(腸吸蟲)이라고도 하며, 요리하는 동안 가해지는 열이나 사람의 위산으로는 죽지 않는다. 반면에 육식동물은 고기가 위장을 통과하는 동안 이 기생충들을 곧바로 죽인다. 그들의 위가 우리보다 20배나 많은 염산을 생산하기 때문이다. 이 엄청난 양의 산은 동물들이 고기 단백질을 그들의 필수 성분으로 분해하는 것을 돕는다. 건강한 젊은이가 고기 한 조각을 먹으면 그중 25%를 소화시킬 수 있을지도 모른다. 이와는 대조적으로 육식동물은 뼈와 섬유질 조직을 포함한 거의 모든 것을 소화시킬 수 있다. 기생충과 다른 벌레들은 이런 산성 '공격'에서 살아남을 수 없다.

육식동물의 주된 소화 작용은 소장이 아닌 위장에서 일어난다. 고기는 그들의 짧은 장 안에 잠시 동안만 머물러 있다. 이에 반해 인간의 소장 길이는 5~6m로, 몇 시간 안에 대부분의 자연식품을 처리한다. 하지만 고기는 20~48시간 동안 소장에 머무르는데, 이때쯤이면 상당량이 부패하거나 분해된다. 그리고 부패 과정에서 카다베린, 푸트레신, 아민 같은 육류 독성과 기타 고독성(高毒性) 물질을 생성한다. 이 독은 체내에서 병원체(질병의 원인)로 작용한다. 그중 다수는 최종적으로 림프계에 도달하여 체액과 지방 축적은 물론 몸통에서 시작하여 몸 전체에 걸친 림프계 폐색의 원인이 된다. 소화되지 않은 고기의 잔해는 인간의 대장 벽에 20~30년 이상 축적될 수 있으므로, 육류를 섭취하는 사람들 사이에서는 대장암이 널리 퍼져 있지만 육식동물들과 채식동물들 사이에선 사실상 존재하지 않는다는 것이 놀라운 일은 아니다. 대부분의 경우 대장암은 부패한 고기를 통해 지속적으로 중독되는 것을 나타내는 또 다른 이름일 뿐이다. 육류는 소화되는 동안 발암성(암 발생) 특성을 가진 스테로이드 대사 물질을 생성하는 것으로 알려져 있다. 즉 고기를 제대로 소화할 수 있거나, 방목 사육되고 곡류가 아닌 사료를 먹은 '건강한' 고기를 먹는다 해도 대장암에 걸릴 위험은 여전히 높다.

혈액에서 노폐물을 추출하는 신장도 대부분 질소 함유 노폐물로 구성된 육류의 독이 과적되어 고생하고 있다. 심지어 가벼운 육식을 하는 사람들조차 신장이 하는 일은 채식주의자들보다 세 배나 더 많다. 일반적으로 젊은이들은 이러한 형태의 스트레스에 대처할 수 있을지 몰라도 나이가 들수록 신장의 손상 위험은 크게 증가한다.

여러 해 동안 규칙적인 육류 섭취를 해왔던 신체는 갑자기 소화되지 않은 육류에서 나오는 독성 물질의 범람에 굴복할지도 모른다. 독일에서 수행된 한 연구에서는 저녁때 고기를 먹은 중년들이 그렇지 않은 사람들보다 다음 날 아침에 심장마비를 일으키기 쉽다는 것을 보여주었다. 너무 많은 단백질이 혈액으로 유입되면 혈액이 탁해지고 심장과 뇌 같은 다른 주요 장기로 가는 산소 공급을 급격히 줄일 수 있다.

동물 세포는 세포벽이 단단하고 순환계가 간단한 식물 세포와 달리 혈액 공급이 끊기면 매우 빨리 죽는다. 동물이 죽으면 세포 단백질이 두꺼워지면서 단단해지고, 파괴적인 효소는 즉시 세포들을 분해하기 시작한다. 이것은 다시 많은 질병의 원인으로 알려진 프토마인 (ptomaine, 죽은 동물의 몸에 생기는 유독 물질의 총칭 – 옮긴이)이라는 퇴행성 물질을 형성한다. 세포 파괴는 닭과 물고기뿐만 아니라 죽은 동물의 모든 세포에서 일어난다. 육류 제품은 이미 분해되고 부패한 단백질로 중독되었다. 죽은 동물, 조류, 물고기는 더 이상 '신선'하지 않다. 그것으로 무엇을 하든 죽은 것을 다시 살리거나 몸을 위한 살아 있는 음식으로 바꿀 수는 없다. 부패와 박테리아의 성장은 사망 직후 시작되며, 고기가 식료품 가게나 정육점에서 팔리는 며칠 혹은 몇 주가 되었을 때 성장이 정점에 이른다.

섭취된 죽은 단백질에 작용하는 대장균, 박테리아, 효소가 무엇이든 간에, 그것들은 신체의 면역 체계에 '선전 포고'를 보내면서 고기의 자극적인 효과를 일으킨다. 사람의 신체적인 자원과 면역력에 따라, 신체는 결국 치명적인 독과 유해한 세균의 유입에 압도되어 불편함, 즉 '질-병'(저자는 질병을 나타내는 단어를 dis-ease로 분해하여 불편함을 질병과 같은 것으로 해석했다 – 옮긴이)의 신호를 보낼 수도 있다. 일반적으로 면역력이 가장 약한 사람들이 육류 중독에 가장 먼저 걸린다.

그렇다, 음식은 치명적인 독으로 변해서 누군가를 죽일 수 있다! 체내의 고기나 생선의 부패(분해)에 의한 독은 자연계에서 발견되는 가장 강력한 것 중 하나다. 오늘날 병원에 누워 있는 수십만 명의 노인들 중 다수가 단순히 고기나 생선을 먹기 때문에 죽을 것이다. 즉 이것들은 소화 기관이 수술 후나 심장마비 또는 만성 질환 치료 과정에서 다루기엔 불가능한 과업이다. 종종 변비에 걸린 이 환자들은 원래 갖고 있는 질병으로 사망하지 않는다. 오히려 그들은 위장관 속에서 썩어가는 고기가 소화 기관에 방출하는 카다베린, 푸트레신, 아민 그리고 기생충 때문에 죽는다.

고릴라나 오랑우탄과 달리 인간의 해부학적 구조(턱, 치아, 소화 기관, 손, 발) 전체를 보면 인간이 과일, 곡물, 채소, 견과류, 씨앗을 먹고 사는 수백만 년 동안 진화했음을 알 수 있다.

인간을 포함한 비육식동물은 기다란 내장을 가지고 있는데, 영양분이 풍부한 채소와 과일을 천천히 소화하도록 고안되었다. 우리의 치아 구조는 앞니로 과일과 채소를 자르는 데만 유리하며(사과를 먹을 때 그것들이 얼마나 유용한가를 생각해보라), 어금니의 도움으로 견과류, 곡물, 씨앗을 갈고 씹기에 편리하다. 우리의 짧고 둔한 송곳니는 고기를 썰거나 찢는 능력이 없다. 사실 우리의 해부학적 구조에는 호랑이나 독수리의 날카로운 발톱과 비교할 만한 것이 없다. 나머지 손가락과 마주 볼 수 있는 엄지손가락을 가진 인간의 손은 먹이를 죽이는 것보다 과일과 채소를 수확하는 데 더 적합하다. 동물의 살을 먹는 것이 우리의 본성이었다면 우리 역시 육식동물과 같거나 그와 비슷한 사냥 능력을 갖추었을 것이다.

잘못된 이론

불행하게도 주류 의학과 영양학의 이론은 몸에서 일어나는 기본 과정보다 음식의 내용물에 기반을 두고 있다. 이것은 아무리 좋게 말해도 커다란 오해를 불러일으킬 수 있다. 예를 들어 우리는 우유에 칼슘이 많으므로 칼슘이 부족할 때 우유를 마셔야 한다는 말을 듣는다. 하지만 우리는 우유의 칼슘을 소화시키고 대사시키려면 우유에 함유된 인(燐)부터 처리해야 한다는 말은 듣지 않는다. 그러나 인을 처리하고 제거하기 위해서는 칼슘이 필요하다. 우유에는 칼슘보다 인이 많기 때문에 뼈, 치아, 근육이 여분의 칼슘을 공급해야 한다. 이러한 사실만으로도 우유는 칼슘을 감소시키는 식품이 된다. 칼슘의 손실은 골다공증과 크론병, 과민성 대장 증후군, 당뇨, 심장병, 호흡기 질환, 암과 같은 질병을 일으킬 수 있다.

위의 원칙은 우리가 좋다고 믿는 거의 모든 것에 적용된다. 비타민 결핍증을 가진 사람들에게 비타민을 주면 비타민을 더욱 부족하게 만들 수 있다.(자세한 내용은 제14장 참조) 오메가3 지방이 부족한 사람들은 어유, 생선 또는 아마씨 형태로 이러한 지방을 섭취함으로써 반드시 부족한 것을 얻는 것은 아니다. 소화 기능이 손상된 사람들은 단지 음식을 더 많이 먹는다고 해서 갑자기 특정 음식이나 영양소를 더 잘 사용하지 않는다.

앞에서 설명한 바와 같이 물고기나 동물이 죽임을 당하면 세포에 대

건강과 치유의 비밀

한 산소 공급이 차단되면서, 즉시 세포 내 효소를 통한 세포 파괴 과정을 시작한다. 생선이나 닭을 죽인 후 바로 먹지 않는 한, 그렇다. 날것으로 먹지 않는 한, 우리가 얻을 수 있는 것의 대부분은 퇴화되거나 부패한 단백질이 된다. 발암성 착색제로 처리되지 않는 한, 고기 조각은 몇 시간 이내에 녹색이나 회색으로 보이기 시작할 것이다. 설상가상으로 고기, 생선, 달걀, 가금류를 굽거나 튀길 때 가하는 열은 단백질의 응고를 유발하기에 충분하다. 삶거나 프라이한 날달걀을 생각해보라. 액체 알은 금방 딱딱해지고 뻣뻣해진다. 단백질 분자는 열에 노출되면서 3차원 구조를 잃고 파괴된다.

신체는 세포 형성에 응고된 단백질을 이용할 수 없다. 오히려 몸에서 병원체나 질병을 일으키는 물질로 취급한다. 그 결과, 독성 식품이 된 이 물질들은 소장의 면역 체계를 자극하고 대장에서 강한 자극 반응을 유도할 수도 있다. 면역 반응은 당신에게 활력을 느끼게 함으로써 동물성 음식을 먹기 때문이라고 생각할 수도 있지만, 이는 사실과 거리가 멀다. 각각의 면역 반응에 따라 다르게 느껴지겠지만, 몸은 실제로 약해진다. 점점 더 많은 간내 담관이 담석으로 막히고 점점 더 많은 단백질이 혈관 벽에 축적되면서 심혈관계는 점점 더 폐색된다.(제9장 심장 질환의 숨겨진 원인 참조) 이것들은 만성 질환의 가장 흔한 원인이다.

육식은 또한 신체의 성장 호르몬과 남성 호르몬을 자극하여 조직의 과성장을 일으킬 수 있다. 오늘날 많은 젊은이들은 체격이 매우 좋고 키가 크고 근육이 불룩한데, 고기가 부족하고 식물성 식품이 풍부한 아시아, 남미, 아프리카 지역에서는 거의 볼 수 없는 현상이다. 몸집이 크고 근육이 두꺼운 신체를 갖는 것은 큰 단점이다. 왜냐하면 나중에 정신적인 문제뿐만 아니라 당뇨병, 심장병 그리고 다른 신체적인 문제에 쉽게 노출될 수 있기 때문이다. 게다가 큰 근육을 유지하는 데 많은 에너지가 손실되어 사람의 수명을 상당히 줄일 수 있다.

코끼리, 물소, 기린, 말, 소, 고릴라, 오랑우탄처럼 가장 강한 동물들이 그렇듯, 인간은 체내의 세포가 그것을 생산하고 이용하기 위해 단백질을 섭취할 필요가 없다. 건강한 신생아는 단백질 식품을 전혀 먹지 않고 처음 16개월 동안 그 크기와 단백질이 많이 들어 있는 세포의 수를 세 배로 늘린다. 여기서 당신은 "하지만 어머니의 모유는 단백질로 채워져 있지 않은가?"라고 말하면서 반대할지도 모른다. 그러나 전혀 그렇지 않다. 인간의 모유에는 소량의 단백질, 즉 모유 100g당 1.1∼1.6g의 단백질만 들어 있다. 대부분의 건강한 아이들은 생후 첫해 동안 엄마의 젖 외에 어떤 음식도 먹지 않는다. 예를 들어 1.4%의 단백질을 함유한 모유로는, 첫해 안에 아기의 체중이 약 6.8kg 증가하는 것을 설명하기에 충분하지 않다.

인간과 다른 대부분의 비육식동물들은 설계상 그들의 근육, 세포, 장기를 만들거나 유지하기 위해 단백질 음식에 의존하지 않는다. 우리는 사실 우리가 숨 쉬는 공기에서 가장 필수적인 영양분을 얻어낸다. 우리가 처음 마시는 호흡에서부터 말이다. 많은 사람들이 살기 위해 공기 중의 산소 분자가 필요하다는 것을 알고 있지만, 공기 중에 충분한 질소, 탄소, 수소 분자도 필요로 하고 또 사용한다는 것을 알고 있는 사람은 극소수에 불과하다. 이 네 개의 분자는 신체의 모든 아미노산을 구성하는 성분으로 지구 어디에나 존재한다. 우리의 DNA와 간은 이 분자들을 아미노산과 완전한 단백질로 완벽하게 합성할 수 있다. 뇌는 매일 수십억 개의 신경 펩타이드(펩타이드는 아미노산으로 구성되어 있다)를 생산한다. 몸이 만드는 수조 개의 효소 역시 단백질로 만들어진다. 마찬가지로, 대부분의 신체 호르몬은 순수한 단백질로 만들어진다.

단백질 결핍은 간, 호흡기, 면역 기능이 심각하게 손상되었거나 단백질을 너무 많이 섭취하는 사람에게서만 발생한다. 이는 모세혈관의 기저막에 축적된 과잉 단백질이 실제로 단백질이 세포에 도달하는 것을 억제하기 때문이다. 개인적으로 나는 성인이 된 이후 35년 동안 생선, 고기, 치즈, 우유, 달걀과 같은 농축 단백질 식품을 전혀 먹지 않았고, 그 기간 동안(이 글을 쓸 때 당시 54세) 내 몸은 거의 늙지 않았다. 반면에 나는 너무 많은 단백질을 섭취해서 일찍 늙거나 쇠약해지는 병을 앓는 수천 명의 사람들을 보았다. 인류 역사상 오늘날만큼 육류와 다른 농축 단백질 식품을 많이 섭취한 적은 없었다.

육식동물이 포화 지방과 콜레스테롤을 무한정 처리할 수 있다는 점도 주목할 만하다. 예를 들어 2년 동안 매일 고기와 함께 버터 지방 약 227g을 먹인 개들은 동맥의 손상이나 혈청 콜레스테롤의 변화 징후를 보이지 않았다. 이와는 대조적으로, 순수하게 채식을 하는 토끼들에게 고기를 먹이거나 매일 2g의 콜레스테롤을 먹였을 때는 동맥경화증이 빠르게 진행되었다. 인간 역시 동물성 단백질과 육류의 지방을 소화하고 가공하는 능력이 매우 제한적이다. 배고픈 아이를 한쪽에는 고깃덩어리가 있고 다른 쪽에는 사과가 있는 우리에 놓아두었을 때, 그 아이가 무엇을 선택할 것이라고 믿는가? 그렇다, 사과를 고를 것이다! 사자 새끼를 같은 우리에 놓아보자. 그러면 사자 새끼가 고기를 향해 직진하는 모습을 볼 것이다. 만약 우리가 식품업계의 광고가 아니라 우리의 기본적인 본능에만 귀 기울인다면, 우리는 고기가 결코 인간을 위한 음식이 아니라는 사실을 발견할 것이다.

육류 - 질병과 노화의 주요 원인

규칙적으로 고기를 먹는 사람들은 수명이 가장 짧고, 퇴행성 질환의 발병 가능성은 가장 높다. 세계 여러 나라의 국민 건강 통계 보고서에 따르면, 산업화된 세계에서는 두 명 중 한 명이 심장병이나 혈관 질환으로 사망할 것이라고 한다. 즉 심장병은 암이 바짝 뒤를 따라붙는 세계 최고의 위험한 질병이다. 1961년 6월, 미국 의학협회는 채식주의 식단이 신동맥 혈전 색전성 질환[6]의 90%와 관상동맥 폐색의 97%를 예방할 수 있다고 보고했다. 이것은 우리가 채식주의 식단을 선택함으로써 심장병을 거의 근절할 수 있음을 의미한다. 육식과 비교하면, 흡연은 심장병의 작은 위험 요소일 뿐인 것처럼 보인다! 이 중요한 연구가 오랫동안 잊혀왔고 오늘날 기본적으로 무시되고 있다는 것은 당혹스럽다.

---

6   혈관이 형성 부위에서 혈류로 운반되는 색전(embolus)에 의해 막히는 상태.

심장병은 육류 소비가 적고, 인구 대다수가 전통 음식을 주로 먹는 사회에서는 들어본 적이 없는 질병이다. 하버드 대학교 의사들과 과학자들은 에콰도르의 외딴 산촌에 사는 400명을 조사한 결과, 100세 이상 노인들과 121세 남성을 포함한 75세 이상의 사람들 중에서 단 두 명을 제외하고는 누구도 심장 질환의 징후를 보이지 않았다는 점을 발견하고 놀라워했다. 마을 사람들은 모두 채식주의자로 밝혀졌다. 미국의 비슷한 연령 집단 검사에서는 일반적으로 심장병 발병률이 95%를 보일 것이다.

두 번째로 위험한 암은 현재 심장병과 거의 맞먹는 질병이다. 현대의 암 연구는 특정한 종류의 암을 담당하는 특정 단백질 화합물을 발견했다고 주장한다. 이는 그 자체로 중요한 발견일 수도 있지만, 이 단백질들이 어디서 왔는지 발견하는 것이 훨씬 더 중요하다. 고기를 부패시키는 것은 한 가지 해답이고, 죽은 인간 세포의 부패 단백질은 또 다른 해답이다. 육류 소비는 (죽은 세포를 제거하는) 림프계를 폐색시키고 신체에 있는 (죽은 세포를 분해하여 안전하게 처리하는 데 필요한) 에너지, 효소, 미네랄, 비타민 등의 자원을 다 소비함으로써 체내의 죽은 세포의 완전한 제거 작업을 둔화시키거나 방해한다. 따라서 소화되지 않은 고기 단백질과 부패하는 세포 단백질 모두 인간의 세포와 유전 프로그램을 손상시킬 수 있다.

육류를 섭취하는 사람이 채식주의자보다 암이 많은 또 다른 이유는 육식을 '신선한' 것처럼 보이게 하는 발암성 방부제인 질산나트륨을 다량 섭취하기 때문이다. 그러나 동물이 죽은 후의 고기는 더 이상 신선하지 않다. 이미 언급한 바와 같이, 처리되지 않은 채 방치된 동물의 살은 며칠 안에 병든 잿빛 녹색을 띠기 시작한다. 누구도 그런 상태의 고기는 사지 않기 때문에, 육류 산업은 빨갛고 맛있어 보이게 하기 위해 유독성 질산염을 사용한다. 그러나 실제로 육류는 이미 분해되어 높은 독성을 갖고 있다.

하지만 암 연구에서 나온 가장 끔찍한 소식은 맥주, 와인, 차, 담배에 널리 사용되는 2차 아민이 고기의 화학 방부제와 반응하여 니트로사민(nitrosamine)을 형성한다는 것이다. 미국 식품의약국(FDA)은 니트로사민을 "지금까지 발견된 발암 물질 중에서 가장 가공할 만하고 다재다능한 물질 가운데 하나"로 규정했다. 즉 흡연자 또는 맥주나 와인, 차를 마시며 고기를 먹으면 어디에서나 발견될 수 있는 가장 치명적인 독소를 만들어낸다는 것이다. 대부분의 육류 소비자들이 와인이나 맥주를 마시고, 그중 많은 사람들이 담배도 피운다. 실험 동물을 먹였을 때 니트로사민은 동물의 100%에서 악성 종양을 발생시켰다. 암은 폐, 췌장, 위, 부신, 장, 뇌를 포함한 모든 부위에서 나타났다.

또한 육식주의자의 면역 체계는 다른 암 발생 물질들과도 싸워야 한다. 농장에서 사육되는 동물들은 성장을 촉진하기 위해 정기적으로 호르몬을 주입하고, 식욕 자극제를 먹여 끊임없이 먹도록 '강제'하고, 항생제·진정제 그리고 화학 사료 혼합물을 투여한다. 2500개 이상의 약물이 동물들에게 정기적으로 주입된다. 이 유해한 화학 물질은 동물이 죽었을 때 여전히 몸 안에 있다. 게다가 동물이 도살된 후에도 또 다른 약들이 첨가된다. 이 약들은 우리가 먹는 고기에 여전히 존재하지만, 법은 첨가된 약물 리스트를 요구하지 않는다. 따라서 당신은 육즙이 많은 스테이크를 먹었을 때 당신이 어떤 종류의 약물 상호작용과 알레르기 반응의 희생자가 될 수 있는지 알 방법이 없다. 그 고기에 들어 있는 유독성 약물들로 인해 얼마나 많은 사람들이 뚜렷한 이유 없이 병에 걸리는지 상상하기조차 어렵다. 슬프게도, 사람들이 의사를 보러 갈 때, 그들은 이미 자신도 모르게 섭취한 약들과 싸우기 위해 더 많은 약을 투여받을 가능성이 높다.

미국의 동물 사료에 첨가된 화학 물질 중 하나가 성장 호르몬인 디에틸스틸베스트롤(DES)이다. FDA는 이 화학 물질을 사용함으로써 미국의 육류 생산업체들이 연간 5억 달러를 벌어들이는 것으로 추정하고 있다. DES는 발암성이 매우 높고, 심각한 건강 위험 때문에 32개 국에서 사용이 금지되었다. FDA의 또 다른 보고서에 따르면, 항생제 페니실린과 테트라사이클린만으로도 육류 산업은 연간 19억 달러를 절약할 수 있다고 한다. 그러나 이 약들은 치명적인 항생제 내성 유기체를 소비자의 몸에서 번식시키고 있는지도 모른다.

동물성 단백질 식품은 제2형 당뇨병을 앓고 있는 사람들과 이 질환의 발병을 피하고 싶어 하는 사람들에게 가장 안전한 선택으로 전파된다. 하지만 이보다 사실과 더 거리가 먼 것은 없을 것이다. 많은 사람들이 당분이나 정제된 탄수화물을 과다 섭취하여 고혈당이 나온다고 믿는다. 그것은 옳은 얘기다. 코카콜라나 펩시 같은 탄산음료를 하루에 한 컵씩 마시는 여성은 당뇨병에 걸릴 확률이 83%라는 사실이 최근 증명되었다(한 캔의 탄산음료에는 약 12티스푼의 설탕이나 200kcal의 고과당 옥수수 시럽이 함유되어 있다). 그러나 고기와 비교하면 당분은 당뇨병의 사소한 원인에 불과하다.

만약 당신이 고기와 같은 농축된 단백질 음식을 먹는다면, 당신의 몸은 이 음식에서 나온 아미노산으로부터 단백질을 합성하기 위해 많은 인슐린을 필요로 한다. 연구에 따르면, 단백질 합성의 자극은 인슐린의 고전적인 작용이라고 한다. 단백질 합성에 대한 인슐린의 자극 효과의 상실은 성장을 지연시키고 체중 감소를 초래하는데, 이는 낭비의 특징이다. 단백질 식사에서 나온 아미노산이 단백질로 합성되기 위해서는 췌장이 인슐린을 분비해야 한다. 즉 단백질을 많이 먹을수록 인슐린을 많이 만들어야 하므로 인슐린 저항성, 제2형 당뇨병의 확률이 높아진다.

따라서 일반 크기의 스테이크는 한 캔의 탄산음료에 함유되어 있는 설탕의 12배를 섭취하는 것에 대한 반응으로 췌장이 만들어야 하는 것보다 더 많은 인슐린을 분비하게 된다. 게다가 미국인들처럼 식사와 함께 감자, 달콤한 디저트, 탄산음료를 마시면 인슐린 저항력을 더욱 높일 것이다. 현재 당뇨병은 미국에서 가장 빠르게 성장하는 질병이고, 그 이유는 쉽게 짐작할 수 있다.(제11장 당뇨병에 관한 내용 참조)

인슐린이 단백질 대사에 미치는 영향은 복잡하며, 단백질 합성 및 분해의 모든 변화에 관여한다. 단백질 섭취량이 과다할 때, 단백질 분해를 돕기 위해 인슐린 분비가 증가한다. 단백질 합성과 탄수화물 및 지방 대사의 조절은 예상치 못한 방법으로 연결되었다. 예를 들어 포도당 대사를 조절하기 위해 인슐린이 이용하는 동일한 신호 시스템의 많은 부분이 단백질 합성의 조절에도 관여하는 것으로 밝혀졌다. 요컨대 단백질의 과다 섭취는 인슐린 저항성의 직접적인 원인이며 제2형 당뇨병의 시작으로 이어질 수 있다는 것이다.

육식의 결과로 일어날 수 있는 다른 해로운 영향은 농장의 사육 동물들이 짧은 일생 동안 노출되는 비극적인 조건에 의해 간접적으로 발생한다. 농장 동물들은 낮의 햇빛을 보지 못한다. 그들은 비좁고 열악한 환경에서 평생을 보내다가 비참한 죽음을 맞는다. 고성장 양계장은 한 번도 신선한 공기에 노출되거나 한 발짝도 걷지 못하게 동물들을 사육한다. 이는 동물들의 몸의 화학적 구성을 크게 망가뜨릴 뿐 아니라 기형과 악성 종양의 성장을 야기한다. 이 병든 동물들은 도살되어 손님들에게 팔린다. 미국에서는 고름 많은 점액이 폐에 모이는 기낭염(폐렴과 같은 병)이 있는 닭은 판매할 수 있도록 허용된다. 흔한 질병의 다른 예로는 소의 안종양과 종기가 생긴 간이 있다. 설치류의 배설물, 바퀴벌레, 녹 등으로 오염된 사체는 육류 포장업체에서 일상적으로 발견되지만, 검사관들은 규제 시행에 매우 느슨하다. 왜냐하면 엄격한 규제는 전체 산업을 위축시키기 때문이다.

암과 당뇨병 같은 질병에 대한 현대의 연구는 주로 불균형한 생활 방식과 건강에 좋지 않은 식습관의 영향을 어떻게 이겨낼 것인가에 초점을 맞추고 있다. 수십억 달러가 이 질병의 증상을 발견하는 데 쓰이지만, 그 근본적인 원인에 대해서는 거의 또는 전혀 주의를 기울이지 않는다. 이와는 대조적으로, 채식주의를 삶의 한 방법으로 택한 사람들은 암, 당뇨병, 심장 질환의 발병률이 현저히 낮아졌다. 채식주의자들은 이러한 질병의 메커니즘이나 치료법을 이해한다고 주장하지는 않지만, 그들은 식단에서 고기를 제거함으로써 이러한 질병을 예방하고 정복하는 데 큰 성공을 거두었다.

채식주의 식단의 이점

캘리포니아에서 수행된 연구에선 육류를 매우 적게 섭취하는 것으로 알려진 모르몬교도들의 암 발병률이 일반인들에 비해 50% 낮은 것으로 드러났다. 더 포괄적이고 세심하게 통제된 연구에서 연구원들은 안식교 채식주의자들 5만 명을 같은 나이와 성별의 비채식주의자들과 비교했다. 옥스퍼드 채식주의 연구로 알려진 이 연구에서도 비슷한 결과가 나왔다. 채식주의 그룹의 구성원들은 놀랍게도 모든 종류의 암 발병률이 낮았고, 그들의 기대 수명은 눈에 띄게 길었으며, 대조군에 있는 사람들보다 심혈관 질환으로 고통받는 경우가 훨씬 적었다.

세계의 다른 나라들과 비교했을 때, 미국인의 기대 수명은 1999년 19위에서 2007년 42위로 떨어졌다. 비만 및 비만에 관련된 혈관 질환의 극명한 증가는 이러한 경향의 원인으로 지적될 수 있다. 그리고 이 두 가지 만성 질환은 주로 동물성 단백질을 섭취함으로써 발생한다.

역사적 관점에서, 제1차 세계대전 당시 연합군 봉쇄로 인한 덴마크인의 '강제적' 채식주의는 육류 배급 제도 시행 첫해에 사망률을 17%나 감소시켰다. 노르웨이도 제2차 세계대전 당시 육류 배급제로 인한 긍정적인 면을 경험했다. 심혈관 질환으로 인한 국가 전체의 사망률이 육류 부족 기간 동안 즉각 감소했던 것이다. 사망률은 인구가 육류 소비를 완전히 재개했을 때 전쟁 이전 수준으로 되돌아갔다.

채식주의자들의 지구력, 힘 그리고 육체적 피로에 대한 회복 속도를 검사한 벨기에 대학교의 연구는 채식주의자들이 세 가지 범주에서 훨씬 우월한 점수를 받았다는 것을 분명히 보여주었다. 예일 대학교의 한 연구는 채식주의자들이 육식하는 사람들에 비해 체력이 거의 두 배나 된다는 것을 증명했다. 또 다른 조사 결과들은 채식주의자들이 고기를 먹는 사람들보다 지구력 테스트 동안 완전히 탈진하기 전에 두세 배 더 오래 활동할 수 있었다는 것을 확인했다. 그들은 또한 고기를 먹는 비교군보다 매 시험 후에 피로를 회복하는 시간이 5분의 1밖에 안 걸렸다.

고기를 먹으면 강해진다는 통념은 근거가 없고 오해의 소지가 있다. 코끼리, 고릴라, 코뿔소와 말은 채소만 먹는데도 엄청난 힘과 체력을 유지한다. 현재의 증거에 따르면, 고기가 우리의 건강에 이롭다고 주장할 것은 아무것도 없다. 에스키모족(이누이트족)은 심장병을 앓지 않고 육식으로 생존할 수 있다는 사실이 알려져 있다. 그러나 에스키모인의 평균 수명은 여전히 40년을 넘지 않는다. 동아프리카의 마사이족은 대부분 소의 피와 우유 그리고 고기를 먹고 산다. 그들의 평균 수명은 60년이다. 전형적인 45세의 남자는 20~30년 정도 더 늙어 보인다. 1983~2006년에 마사이족 마을을 자주 방문하면서, 나는 농작물 재배에 적응하고 신선한 채소를 식단에 포함시킨 마사이 부족들이 훨씬 더 건강해 보이고 빨리 늙지 않는다는 것을 관찰했다.

채식주의 식단의 또 다른 이점은 통계적으로 채식주의자들이 날씬하고 건강하다는 것이다. 평균적으로 채식주의자들의 몸무게는 육식주의자들보다 9kg 정도 적다. 미국 월드워치 연구소에 따르면, 전 세계 11억 명이 저체중이고, 또 다른 11억 명은 과체중이라고 한다. 미국에서는 성인의 23%가 비만이고 60%는 과체중이다. 그러나 비만은 브라질에서 중국에 이르기까지 가난한 나라들도 괴롭힌다. 전통적으로 '날씬'하고 대부분 채식주의자들인 세계의 많은 사람들이 현재 전형적인 비채식주의자들의 전철을 빠르게 밟고 있다. 육식이 높은 생활 수준과 점점 동의어가 되어가고 있다. 예를 들어 전통적으로 수천 년 동안 채식주의자였던 인도 아대륙 국가들은 급속히 육식성 식습관을 채택하고 있는데, 이는 그 나라의 심장병 전문의와 종양학자들의 이익에 크게 기여하고 있다. (인도의 전통적인 의학인 아유르베다는 인도 인구의 채식 유지를 주로 담당했다.)

하버드 대학교의 한 연구는 채식주의 식단이 감기와 알레르기를 감소시킨다는 것을 보여주었다. 특히 아이들은 육류를 금했을 때 큰 이익을 얻는다. 연구에 따르면, 채식주의 아동들은 비채식주의 아동들보다 더 나은 치아를 가지고 있고 어린이 질병으로 고통받는 경우가 더 적다. 그들은 또한 비만, 높은 콜레스테롤, 당뇨, 심장병에 걸릴 확률이 적다.

생각할 거리

하버드 대학교의 영양학자 진 메이어(Jean Mayer)에 따르면, 우리가 육류 소비를 반으로 줄인다면 개발도상국 전체에 충분한 식량을 제공할 수 있다고 한다. 육류 생산량을 10%만 줄이면 6000만 명을 먹일 수 있는 곡물과 다른 자연식품을 공급할 수 있다! 앨버트 아인슈타인은 채식주의에 대해 이렇게 말했다. "어떤 것도 채식주의로의 진화만큼 인간의 건강에 이롭고, 지구상에서 생존할 기회를 늘릴 수 없을 것이다." 그는 그토록 많은 고기를 생산하고 먹는 것은 우리와 환경을 죽일 것이라고 예측했다. 또 레프 톨스토이는 "채식주의야말로 인도주의의 핵심이다"라고 말했다.

20세기 후반에는 세계의 육류 생산량이 다섯 배 증가했다. 현재의 추세를 감안할 때 2050년까지 육류 생산의 증가는 현재 소를 사육하는 데 쓰이는 식물성 식품으로 40억 명을 추가로 먹여 살릴 수 있는 지경에 이르게 될 것이다. 우리가 가축에게 먹이는 단백질과 칼로리의 10%만 우리가 먹는 고기에서 회복된다. 미국의 경우 연간 가축에 공급되는 인간이 먹을 수 있는 단백질 2000만 톤에서 육류 단백질을 약 200만 톤만 얻을 수 있으며, 이 중 27% 미만이 인체에 활용된다. 당신이 세계의 생존을 염려한다면, 다음 통계를 고려해보라.

- 4047m²의 곡물 생산지는 육류 생산을 위해 남겨둔 그만큼의 목초지보다 5배나 많은 단백질을 생산한다. 4047m²의 땅에서 콩이나 완두콩을 생산하면 10배, 시금치를 생산하면 28배 더 많은 단백질을 생산한다. 거의 모든 땅이 다른 작물을 재배하는 데 사용될 수 있다.
- 고기 한 덩이에는 단백질이 20g밖에 들어 있지 않지만, 일반 콩 100g에는 35g의 단백질이 들어 있다. 하지만 고기는 콩보다 약

20배 더 비싸다. 채식주의자가 되면 건강을 챙길 뿐만 아니라 돈도 절약된다.

- 동일한 식품 열량을 얻기 위해 육류 생산은 식물 생산에 비해 10배 더 많은 화석 연료를 이용한다. 현재 지구상의 화석 연료 부족을 감안할 때, 곧 육류 생산을 감당할 수 없게 될 것이다.

- 세계의 가축들은 현재 온실가스의 최소 10%를 생산하면서 대기 중 메탄의 주요 공급원이 되었다. 1990년 현재 가축은 연간 인공 메탄 배출량의 약 15%를 차지하고 있으며, 그 비율은 꾸준히 증가하고 있다.

- 미국에서 매년 손실되는 표토의 85%는 가축 사육과 직결된다. 이런 식으로 약 1억 6000m²의 농경지가 매년 파괴된다. 마찬가지로 귀중한 열대 우림도 더 많은 육류에 대한 수요를 충족시키기 위해 사라졌다.

- 약 450g의 밀을 재배하기 위해서는 약 27kg의 물이 필요한 반면, 약 450g의 고기를 생산하려면 약 2만 2680kg이라는 어마어마한 물을 필요로 한다. 약 450g의 닭을 생산하려면 약 816kg의 물이 필요하다. 거대한 닭 도살장은 매일 최대 1억 갤런, 즉 3억 7854만 1178L의 물을 소비하는데, 이는 2만 5000명이 사는 도시를 공급하기에 충분한 양이다!

- 《케미컬 앤드 엔지니어링 뉴스(Chemical & Engineering News)》에 실린 연구(2007)에 따르면, 대부분의 닭 사료에 사용되는 비소 기반의 첨가제인 록사손은 인간에게 건강상의 위험을 줄 수 있다고 한다. 록사손은 성장을 촉진하고, 기생충을 죽이며, 닭고기의 색깔

을 향상시키는 데 사용된다. 살아 있는 닭이나 농지에서 발생할 수 있는 특정 조건하에, 이 화합물은 독성이 더 강한 무기 비소로 변한다. 이러한 형태의 비소는 방광암, 폐암, 피부암, 신장암, 대장암과 연관되어 있으며, 낮은 수준의 노출은 부분 마비와 당뇨병을 유발할 수 있다. 물론 비소도 치명적인 독이다. 미국에서 매년 생산되는 90억 마리 이상의 육계 중 70% 이상이 록사손을 먹고 있다.

육류 생산 과정은 낭비가 너무 심하고 비용도 많이 들기 때문에, 매년 수억 달러의 보조금이 필요하다. 당신은 결코 당신이 먹는 고기에 대해서만 돈을 지불하는 것이 아니다. 보조금은 당신의 주머니에서 나온다. 1977년 서유럽 정부는 거의 5억 달러를 과잉 생산된 육류 구매에 사용했고 그것을 저장하기 위해 추가로 수백만 달러를 지출했다. 이러한 추세는 미국에서도 다르지 않았고 매년 악화되고 있다. 이 모든 것은 잃어버린 돈이며, 그로 인해 국가 경제에 엄청난 부담이 된다. 이런 의미에서 육류 소비는 부유한 나라들을 빈곤하게 만들고 있다. 앞으로 모든 전쟁은 에너지, 식량 그리고 물을 중심으로 전개될 것이며, 이 세 개의 전쟁이 육류 생산을 통해 심하게 낭비되고 있다. 전 세계적으로 육류 소비가 증가함에 따라 세계는 점점 국제 분쟁 직전으로 치닫고 있다.

그러나 생선은 정말로 좋은 것이 아닌가?

그렇지 않다. 죽거나 응고된 단백질 음식을 피해야 할 이유 외에도 자연산 생선과 양식 생선에 대한 테스트 결과, 독성 화학 물질과 금속 수치가 임신부의 생명을 위협하고 태아와 어린아이들의 생명을 위협한다는 사실이 밝혀졌다. 이러한 사실이 어른들은 생선을 먹어도 된다는 것을 의미하는가? 과학자들은 예를 들어 (오랫동안 물고기 중에서 가장 안전한 것으로 여겼던) 연어를 한 달에 한 번만 먹어야 한다고 말한다. 우리는 오늘날 대부분의 음식에 함유된 화학 물질은 말할 것도 없고, 거의 항상 실내외 오염의 다른 원천들에 노출되어 있다. 우리의 면역 체계는 식이성 독혈증을 발전시키지 않는 이상, 어류에서 발견되는 고농도의 독소를 감당할 수 없다.

특히 양식 연어를 검사한 결과, 암과 선천성 결함과 관련된 높은 수준의 독소가 발견되었다. 이러한 발견은 최근 다른 전문가들이 연어가 규칙적이고 건강한 식이요법에 중요하다고 주장하면서 '유언비어' 논란을 촉발시켰다. 《환경 과학과 기술(*Environmental Science & Technology*)》 저널에 발표된 한 연구는 자연산 연어와 비교했을 때 양식 연어에서 몇 가지 화학 물질의 수치가 훨씬 더 높다는 사실을 발견했다. 지금까지 양식 연어와 자연산 연어의 가장 철저한 분석으로 여겨지는 이 연구는 한 달에 한 마리 이상의 양식 연어를 섭취하면 허용할 수 없는 수준의 암 위험을 초래할 수 있다는 것을 발견했다. 안전한 생선 소비 수준을 결정하기 위한 이 표준은 미국 환경보호국(EPA)에 따른다. 양식 연어에서는 자연산 연어보다 최대 열 배 높은 폴리염화바이페닐(PCB)과 다이옥신이 검출됐다. 게다가 양식 연어의 살을 자연산 사촌들과 비슷하게 분홍색으로 물들이기 위해 종종 화학 물질이 첨가된다. 그렇지 않으면 양식 연어의 살은 매력적이지 않은 회색이나 갈색을 띨 것이다.

심장마비를 막기 위해 기름진 생선을 먹는 사람이 많아지면서 연어의 매출은 연 15%까지 늘었다. 그러나 런던과 에든버러에 있는 상점의 몇몇 샘플들을 분석한 결과, 14개의 '유기 염소' 독소가 발견되었는데 그중 가장 위험한 것이 PCB, 다이옥신, 디엘드린, 톡사펜이었으며, 야생에서 잡은 물고기보다 유럽과 북미에서 양식된 연어에서 그 수치가 훨씬 더 높았다. 미국·캐나다 과학자들과 과학 저널 《사이언스》가 보고한 바에 따르면, 어육이 이러한 독의 근원으로 추적되었다고 한다. 새로운 연구에 의하면, 다이옥신이 유방암의 원인임을 보여준다. 물고기의 독은 암을 유발하고 당뇨병을 일으킬 수 있다. 최근 한국의 연구원들은 유기 살충제(POPs)가 많이 함유된 생선을 섭취하는 사람이 당뇨병의 전조인 인슐린 저항성을 더 많이 갖게 된다는 증거를 발견했다. POPs는 동물의 지방 조직에 축적되는 합성 화학 물질이다.

양식장에서 기른 메기, 송어, 대구, 연어, 도다리 그리고 다른 물고기들은 독성 첨가물로 인해 소비하기에 적합하지 않은 반면, 심해어류는 지나치게 높은 수은 때문에 양식 어류보다 훨씬 더 해롭다.

(아무 증거도 없지만) 생선 섭취가 심장마비를 예방한다 해도, 다른 만성 질환이나 치명적인 질병을 일으키는 것으로 알려졌을 때 이를 건강한 식품으로 선전하는 것이 정당하고 현명한 일일까? 어떤 사람은 살

리고 또 어떤 사람은 죽이는 음식을 먹는 것은 한 사람의 목숨을 걸고 도박하는 것과 같다. 당신이 이길지 질지는 누구도 알 수 없다. 언제나 그렇듯이 최종 심판은 당신, 바로 소비자들이다. 견과류, 씨앗, 치아 시드, 아보카도, 콩, 채소와 같은 채식주의 음식은 생선보다 건강상의 이점이 더 크다. 동물의 사체는, 특히 열을 가함으로써 단백질이 파괴(응고)될 때 신체에 영양분을 공급하는 데 거의 도움이 되지 않는다.

수은은 주로 고체 폐기물 소각로, 광산, 발전소를 통해 물에 들어간다. 녹조류는 수은을 흡수하고, 작은 동물성 플랑크톤은 녹조류를 먹는다. 또 작은 물고기는 동물성 플랑크톤을 먹고, 수중 먹이사슬을 통해 수은은 먹이사슬 맨 위에 있는 심해의 대형 물고기로 옮아가 가장 높은 수은 농도를 갖게 된다. 심지어 네브래스카의 엘콘강이나 미국 서부의 콜로라도강처럼 바다에서 멀리 떨어진 수로에도 수은에 오염된 물고기가 서식하는 것으로 알려져 있다.

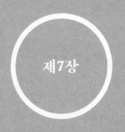

제7장

자연 치유력을
점화시키는
다양한 비결

·

치유의 기술은 자연에서 오는 것이지 의사가 하는 것이 아니다.
그러므로 의사는 열린 마음으로 자연에서 출발해야 한다.
─파라셀수스

간과 담낭 청소

간과 담낭의 담석을 청소하는 것은 건강을 증진시키기 위해 취할 수 있는 가장 중요하고 강력한 방법 중 하나다. 간 청소는 6일간 준비 과정을 거쳐 16~20시간의 실제 청소 시간이 필요하다. 담석을 제거하는 데 필요한 준비물은 다음과 같다.

- 사과 주스 1L들이 여섯 통
- 엡섬솔트*(또는 구연산마그네슘) 4테이블스푼(60g)을 700ml의 물에 녹인 것
- 엑스트라 버진 올리브 오일, 저온 압착한 것 120ml
- 신선한 자몽(과육이 빨간 것) 또는 신선한 레몬과 오렌지를 섞은 것 180ml

*약품 코너 또는 약국에서 판매하는 엡섬솔트(황산마그네슘)를 사용한다. 독일어를 사용하는 국가에서는 '비터잘츠(Bittersalz)'로 알려져 있다. 미국에서는 약국이나 자연식품점에서 구할 수 있다. 일부 포장 라벨에는 천연 완하제(배변을 쉽게 하는 약 - 옮긴이)로 표기되어 있다. 구하기 힘들 때는 구연산마그네슘을 사용해도 된다.

준비 과정

사과 주스 1L를 6일 동안 매일 한 통씩 마신다: (몸이 편안하다면 그보다 더 마셔도 좋다.) 사과즙에 들어 있는 사과산은 담석을 부드럽게 만들어 담즙관을 쉽게 통과하도록 해준다. 사과즙은 정화 효과가 뛰어나다. 민감한 사람들은 처음 며칠간 몸이 붓거나 설사를 하기도 한다. 설사의 많은 부분은 실제로 침체된 담즙이며, 간과 담낭에 의해 분비된다. 사과 주스의 발효 효과는 담즙관을 넓히는 데 도움이 된다. 이러한 증상이 불편하다면 사과 주스를 물에 희석하거나 나중에 설명하는 다른 방법을 사용할 수도 있다. 사과 주스는 하루 종일, 식사와 식사 사이에 천천히 마신다(식사 직전이나 식후 1~2시간 동안, 그리고 저녁때는 주스를 마시는 것을 피한다). 사과 주스는 하루에 마시는 6~8컵의 물 섭취량에 추가된다.

참고 : 유기농 사과 주스가 좋지만, 간 청소를 위해서라면 양질의 상업용 사과 주스, 사과 농축액 또는 사과 사이다도 효과가 있다. 베이킹소다로 입을 헹구거나 하루에 여러 번 이를 닦아서 산이 치아에 손상을 주지 않도록 하는 것이 좋다. (사과 주스가 거북하거나 사과 주스에 알레르기가 있는 경우, 이 장 끝부분에서 설명하는 다른 옵션을 참조한다.)

권장 식단: 준비하는 일주일 동안 차가운 음식료는 피한다. 이런 음식들은 간을 차갑게 해서 청소의 효과를 떨어뜨린다. 모든 음식료는 따뜻하거나 최소한 실온이어야 한다. 간이 청소의 주요 절차를 준비하도록 돕기 위해 동물성 식품, 유제품, 튀긴 음식을 삼간다. 아니면 정상적인 식사를 하되 과식은 피한다.

간 청소의 가장 적합한 시기: 간 청소의 가장 중요한 마지막 부분은 어떤 압박도 받지 않고 충분히 쉴 수 있는 주말에 하는 것이 가장 좋다. 월중 어느 때에 해도 효과가 있지만, 보름달이 뜨는 날에는 간 청소를 하지 않는 것이 좋다.

약을 복용하고 있는 경우: 간 청소를 하는 동안에는 가급적 약, 비타민 또는 보충제를 복용하지 않는다. 간을 청소하는 데 방해될 수 있는 일은 하지 않는 것이 좋다.

간 청소 전후에 대장을 청소한다: 배변을 규칙적으로 한다고 해서 당신의 장이 막히지 않았다는 의미는 아니다. 대장 세척은 간 청소를 준비하기 며칠 전(이상적으로는 6일 전)에 행하면 실제 간 청소 도중 발생할 수 있는 불편함이나 구역질을 방지 또는 최소화할 수 있다. 그것은 오일 혼합물의 역류나 장에서 나오는 노폐물을 위장 쪽으로 밀어내는 것을 방지한다. 또한 신체가 담석을 신속히 제거하는 것을 돕는다. 장 세척은 간 청소를 위해 대장을 준비시키는 가장 빠르고 쉬운 방법이다.

사과 주스를 마시는 여섯 번째 날에 할 일: 아침 혹은 오전에 사과 주스 1L를 모두 마신다. 배가 고프면 가벼운 아침 식사를 하는 것이 좋다. 설탕이나 다른 감미료, 향신료, 우유, 버터, 오일, 요구르트, 치즈, 햄, 달걀, 견과류, 차가운 시리얼 등은 피한다. 생과일이나 과일 주스는 괜찮다. 점심은 쌀밥에 익히거나 찐 채소를 먹고 약간의 정제되지 않은 천일염이나 암염으로 맛을 낸다. 반복해서 말하지만, 단백질 음식, 버터, 오일은 먹지 마라. 이를 어기면 간 청소를 하는 동안 아플 수 있다. 오후 1시 30분 이후에는 (물을 제외한) 어떤 것도 먹지 않는다.

그렇지 않으면 담석을 배출하는 데 어려움을 겪을 수 있다! 다음의 일정을 정확히 따른다.

실제 간 청소 – 저녁

오후 6시: 정수된 물 700ml가 담긴 병에 4테이블스푼의 엡섬솔트(구연산마그네슘)를 넣는다. 이것은 175ml씩 4회 분량이다. 첫 번째 분량 한 컵을 마신다. 입 안의 쓴맛을 중화하기 위해 나중에 물을 몇 모금 마실 수도 있고, 맛을 향상시키기 위해 레몬즙을 약간 첨가할 수도 있다. 혀의 미뢰를 우회하기 위해 빨대로 마시는 사람도 있다. 대부분의 사람들은 콧구멍을 막으면 거부감 없이 마실 수 있다. 나중에 이를 닦거나 베이킹 소다로 입 안을 헹구는 것도 도움이 된다. 엡섬솔트의 주요 작용 중 하나는 담즙관을 확장하여 돌들이 쉽게 통과할 수 있게 하는 것이다. (엡섬솔트에 알레르기가 있거나 거북해서 마실 수 없는 경우, 같은 용량의 구연산마그네슘을 사용할 수 있다.) 나중에 사용할 감귤류를 상온까지 데울 수 있도록 준비한다.

오후 8시: 두 번째 분량의 엡섬솔트 용액을 마신다.

오후 9시 30분: 이때까지 배변을 하지 않았고 지난 24시간 동안 대장 세척을 하지 않았다면, 증류수 관장을 실시한다. 이 관장은 배변을 유발시킨다.

오후 9시 45분: 자몽(또는 레몬과 오렌지)을 깨끗이 씻은 뒤 손으로 180ml 정도의 즙을 짠다. 자몽즙과 120ml의 올리브 오일을 뚜껑이 있는 유리병에 붓는다. 뚜껑을 닫고 20회 정도 또는 용액이 소용돌이칠 때까지 세게 흔든다. 이상적으로는 오후 10시에 이 혼합물을 마셔야 하는데, 몇 번 더 화장실에 가야 한다고 느끼면 이 단계를 최대 10분 정도 늦출 수도 있다.

오후 10시: 침대 근처에 앉지 말고 서서 가능한 한 중단 없이 혼합액을 마신다. 어떤 사람들은 빨대로 마시는 것을 선호한다. 콧구멍을 막고 마시는 것이 가장 효과가 있는 것 같다. 필요한 경우, 마시는 중간중간 꿀을 조금 사용한다. 꿀은 혼합물이 더 부드럽게 내려가도록 도와주는 역할을 한다. 그러나 대부분의 사람들은 한 번에 마시는 데 아무런 문제가 없다. 모두 마시는 데 5분을 넘지 않는다. (노약자나 약한 사람은 더 오래 걸릴 수 있다.)

즉시 침대에 눕는다!

이것은 담석 배출을 돕는 데 필수적이다! 불을 끄고 베개를 한두 개 포개어 머리를 높인 다음 등을 바닥에 대고 똑바로 눕는다. 머리는 복부보다 높아야 한다. 이 자세가 불편하다면, 무릎을 머리 쪽으로 당긴 채 오른쪽으로 눕는다. 적어도 20분 이상 똑바로 누워 절대로 말을 해서는 안 된다! 간이 하는 일에만 집중한다.

돌들이 자갈처럼 담즙관을 따라 이동하는 것이 느껴질 것이다. 엡섬 솔트의 마그네슘이 담즙관을 활짝 열고 이완시키며 돌과 함께 배설되는 담즙이 담즙관을 윤활시켜주기 때문에 경련이나 통증은 없다. (마그네슘과 담즙이 없는 상태에서 담석이 공격하는 경우와는 매우 다르다.) 가능하면 잠을 잔다. 밤중에 언제든 변의를 느낀다면 배변해도 좋다. 변기에 빠져나온 작은 담석(황록색 또는 황갈색)이 떠 있는지 확인해본다. 밤이나 이른 아침 시간에는 구역질이 날 수도 있다. 이는 주로 간과 담낭에서 나오는 담석이나 독소의 강하고 갑작스러운 유입에 의해 기름 혼합물이 위장 속으로 다시 밀려 올라가기 때문이다. 아침이 되면 구역질이 멈출 것이다.

다음 날 아침

오전 6시~6시 30분: 기상 후, 그러나 오전 6시 이후에 세 번째 분량의 엡섬솔트 용액을 마신다(목이 마르면 엡섬솔트 용액을 마시기 전에 따뜻한 물 한 컵을 마신다). 쉬거나, 책을 읽거나, 명상을 한다. 졸리면 다시 잠자리에 들 수도 있지만 몸이 똑바로 선 자세를 유지하는 것이 좋다. 대부분의 사람들은 기분이 좋아지고 요가와 같은 가벼운 운동을 선호한다.

오전 8시~8시 30분: 마지막 분량의 엡섬솔트 용액을 마신다.

오전 10시~10시 30분: 신선한 과일로 직접 짠 과일 주스를 마셔도 된다. 30분 후에는 신선한 과일 한두 조각을 먹어도 된다. 한 시간 후에는 평상시 먹던, 그러나 가벼운 음식을 먹을 수 있다. 저녁이나 다음

날 아침까지는 정상으로 돌아와 개선의 첫 징후를 느껴야 한다. 그리고 2~3일 동안 가벼운 식사를 계속한다. 당신의 간과 담낭은 별다른 부작용이 없고 비용을 들이지 않았더라도 큰 '수술'을 받았다는 사실을 기억하라.

참고: 엡섬솔트 용액을 마신 직후와 오일 혼합물을 마신 후 처음 두 시간 동안은 목이 마를 때마다 물을 마신다.

예상할 수 있는 결과

간 청소를 한 다음 날 오전이나 오후 무렵이면 여러 차례 물변을 볼 것이다. 이때 처음에는 담석과 음식 찌꺼기가 섞여 있을 것이고, 나중에는 물과 섞인 담석만 나올 것이다. 담석은 담즙 성분을 함유하고 있기 때문에 대부분 황록색이며 물 위에 뜬다.(그림 14a) 이 돌들은 각기 다른 색조의 녹색을 띠며 밝은 색깔로 보석의 원석처럼 반짝일 수도 있다. 간에서 나오는 담즙만 이런 초록색을 띤다.

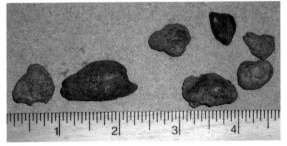

〈그림 14a〉 녹색의 담석

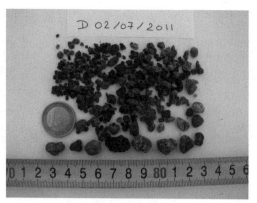

〈그림 14b〉 혼합된 형태의 담석

담석은 크기와 색깔, 모양이 제각각이다. 밝은 색깔은 가장 최근에 생성된 것이고, 짙은 녹색은 가장 오래전에 생성된 것이다. 어떤 것들은 완두콩만 하거나 그보다 작고, 또 어떤 것들은 지름이 2.5cm나 되는 큰 것도 있다. 수십 개의 돌이 한 번에 나올 수도 있고, 때로는 수백 개의 돌이 나올 수도 있다.(그림 14b 참조)

황갈색과 흰색의 돌들을 유심히 살펴보라. 이 돌들 중 더 큰 일부는 대변과 함께 바닥으로 가라앉을 수도 있다. 담낭에서 배출된 석회화된 담석인 이것들은 적은 양의 콜레스테롤과 함께 독성 물질을 함유하고 있다.(그림 14c) 녹색과 노란색 돌들은 사과 주스의 작용으로 젤처럼 부드럽다.

또한 변기에 떠 있는 황갈색이나 흰색의 껍질층이나 '거품'을 발견할 수도 있다. 이 거품은 작은 담관을 쉽게 깨뜨릴 수 있는 수백만 개의 작고 하얀, 끝이 뾰족한 콜레스테롤 결정으로 이루어져 있다. 이것들을 제거하는 것도 마찬가지로 중요하다.

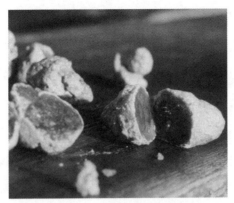

〈그림 14c〉 완전 석회화되거나 반석회화된 형태의 담석(반쪽 절단)

얼마나 많은 돌을 제거했는지 대략 측정해보기 바란다. 활액낭염, 요통, 알레르기, 기타 건강상의 문제를 영구적으로 치료하고 질병의 발생을 막으려면 모든 돌을 제거해야 한다. 이를 위해서는 최소 8~12회의 간 청소가 필요하고, 3주 또는 월 단위로 수행하면 된다. 이보다 더 자주 간 청소를 하지는 마라! 간 청소 사이 3주간의 휴식기에는 다음 간 청소를 위한 6일간의 준비도 포함될 수 있지만, 가장 이상적으로는 3주 후에 시작해야 한다. 만약 간 청소를 자주 할 수 없다면, 간 청소 사이에 더 많은 휴식기를 가져도 괜찮다.

기억해야 할 것은 일단 간을 청소하기 시작하면 두 번 연속 청소를 하는 동안 더 이상의 돌이 나오지 않을 때까지 계속해야 한다는 점이다. 간을 반 정도 청소하고 오랫동안(3개월 이상) 방치하면 청소하지 않았을 때보다 더한 불쾌감을 줄 수 있다. 간은 첫 번째 청소 직후부터 더욱 효율적으로 기능하기 시작할 것이며, 때로는 몇 시간 내에 갑자기 호전되는 것을 알아차릴 수 있다. 통증은 줄고 에너지는 증가하며 정신은 이전보다 명료해질 것이다.

그러나 며칠 안에 간의 뒤쪽에서 나온 돌이 간에 있는 두 개의 주요 담즙관(간관)을 향해 '전진'하게 되어 이전의 불편한 증상을 다시 느낄 수도 있다. 사실 회복 기간이 너무 짧은 듯해서 실망할 수도 있을 것이다. 하지만 이 모든 것은 단지 일부 담석이 남아 있고, 다음번 청소와 함께 제거될 준비가 되었다는 것을 보여주는 증거다. 그럼에도 불구하고 간의 자기 개선과 정화 반응이 현저히 증가하여 이처럼 극히 중요한 신체 기관에 엄청난 효과를 더해줄 것이다.

작은 담즙관에서 더 큰 담즙관으로 이동하는 수백 개의 작은 돌들이 여전히 있는 한, 그것들은 서로 결합하여 더 큰 돌들을 형성하고, 예전보다는 덜 심각하지만 요통, 두통, 귓병, 소화 장애, 부글거림, 짜증, 분노 등 이전에 경험했던 증상들을 만들어낼 수도 있다.

6~8회의 간 청소 후에 가능하지만(심할 경우 10~12회 이상 걸릴 수도 있다), 연이은 두 번의 간 청소에서 돌이 나오지 않는다면, 당신의 간에는 더 이상 '돌이 없는 것'이다. 그렇지만 6~8개월마다 반복하는 것이 좋다. 간 청소는 매번 간의 힘을 더욱 돋우고 그사이에 축적되었을지도 모를 독소나 새로운 돌들을 제거해줄 것이다.

주의 : 단순한 감기일지라도 급성 질병을 앓고 있을 때는 간 청소를 피해야 한다. 그러나 만성 질병을 앓고 있다면 간을 깨끗이 하는 것이 스스로 할 수 있는 최선의 방법일 수 있다. 항생제, 스테로이드, 진통제, 스타틴 또는 다른 억제제와 같은 처방된 약을 복용 중이라면 간 청소를 시도하지 마라. 간은 이러한 약물을 분해하고 배출하는 동시에 이 약물이 하는 일을 억제할 수 없다. 최소 10일 이상 약물 섭취를 중

단했다가 간 청소를 하는 것이 좋다.

중요! 주의 깊게 읽기 바람

간 청소는 건강을 회복하는 효과적인 방법 중 하나다. 모든 지시 사항을 빠짐없이 따른다면 부작용은 없다. 다음의 주의 사항을 진지하게 고려하기 바란다. 친구로부터 듣거나 인터넷을 통해 알게 된 간 청소법을 실시하고 나서 합병증을 겪는 사람이 많다. 그들은 간과 담낭에서 돌을 뽑아내는 것만으로도 충분하다고 믿으면서, 그 절차와 작동 방식에 대해선 완전한 지식을 가지고 있지 않다.

그들의 방식대로 하면 일부 담석이 배출되는 동안 결장에 걸릴 것이다. 담석들은 장 세척을 통해 빠르게 제거될 수 있다. 장 세척은 간 청소를 마치고 2~3일 뒤에 하는 것이 이상적이다. 담석이 결장에 남아 있으면 염증, 감염, 두통, 복부 불편, 갑상선 질환 등을 일으킬 수 있다. 이 돌들은 결국 체내 독소의 원인이 된다. 당신이 사는 곳에서 장 세척을 할 수 없다면, 커피 관장에 이어 증류수 관장을 하거나, 2~3회 연속으로 증류수 관장을 하면 된다. 물론 이런 관장을 한다고 해서 남아 있는 돌들이 모두 제거되는 것은 아니다. 간 청소에 관한 한 장 세척을 대신할 실질적인 방법은 없다.

대장 및 신장 청소의 중요성

간 청소는 그 자체로 놀라운 결과를 낳지만, 대장과 신장을 깨끗이 한 뒤에 해야 효과가 좋다. 대장을 깨끗이 하면(준비 부분 참조) 배출된 담석이 대장에서 쉽게 제거된다. 신장을 깨끗이 하면 간에서 나오는 독소가 이런 중요한 배출 장기에 부담을 주지 않는다. 신장병, 신장 결석, 방광염 등을 앓은 적이 없는 경우에는 대장 - 간 - 대장 순서로 청소를 진행한다. 하지만 나중에라도 신장을 깨끗이 하는 것을 잊어서는 안 된다. 매 3~4회의 간 청소 후에 그리고 당신의 간에서 담석이 완전히 제거된 후에 신장 청소를 해야 한다.(자세한 내용은 이번 장의 뒷부분에 있는 신장 청소 참조) 또한 매번 간 청소를 한 후 2~3일 동안 신장에 좋은 차(뒷부분 설명 참조) 한 잔씩을 마실 수도 있다. 실제 신장 청소를 준비하기 위해서는 지시 사항을 반드시 따라야 한다. 신장 청소와 간 청소는 결합(오버랩)할 수 있지만, 간 청소가 있는 날엔 신장과 관련된 차는 마시지 말아야 한다.

대장이 심하게 폐색되어 있거나 변비 병력이 있는 사람은 첫 번째 간 청소를 하기 전에 적어도 2~3회의 대장 세척을 고려해야 한다. 한 번 더 강조하자면, 매번 간 청소를 완료한 지 3일 이내에 대장을 깨끗이 하는 것이 매우 중요하다. 간과 담낭에서 담석을 제거하는 것은 대장에 담석과 다른 유독성 잔여물들을 남길 수 있다. 대장에 담석이 갇혀 발생할 수 있는 독소 문제를 예방하려면 그것들을 치우는 것이 필수적이다.

간 청소에 어려움이 있는가?

사과 주스에 대한 거부감

어떤 이유로든 사과 주스(혹은 사과)를 먹기 어렵다면 순수한 사과산

　　　　　　　　　　　건강과 치유의 비밀

이나 크랜베리 주스 등으로 대체하거나 하루씩 번갈아가며 사용할 수 있다.

사과 주스에 들어 있는 사과산은 정체된 담즙 일부를 용해시키고 돌을 부드럽게 만드는 데 특히 효과가 있다. 크랜베리 주스 또한 사과산을 함유하고 있어 사과 주스 대신 사용할 수 있다.(다음 참조)

엡섬솔트에 대한 거부감

엡섬솔트에 알레르기가 있거나 먹는 게 어렵다면, (엡섬솔트만큼 효과적이지는 않지만) 구연산마그네슘을 사용해도 된다. 구연산마그네슘은 약국 등에서 구할 수 있다.

올리브 오일에 대한 거부감

올리브 오일에 알레르기가 있거나 먹기가 어려운 경우에는 깨끗한 마카다미아 오일, 저온 압착한 포도씨유, 해바라기유 또는 기타 저온 압착한 오일을 대신 사용할 수 있다. 카놀라유나 콩기름 또는 이와 유사한 가공유는 사용하지 마라. 하지만 엑스트라 버진 올리브 오일이 간 청소에 가장 효과적인 오일로 보인다는 점에 유의한다.

담낭 질환으로 고생하고 있거나 담낭이 없는 경우

담낭 질환을 앓고 있거나 담낭이 이미 제거된 경우에는 간 청소에 앞서 2~3주 동안 크랜베리 주스를 복용(약 한 병)해야 할 수도 있다. 자세한 내용은 이전 및 다음 섹션을 참조하라.

일반적인 권고 사항으로 담즙 보충제를 복용하는 것도 고려할 필요가 있다. 대부분의 담즙 보충제는 소의 담즙을 함유하고 있다. 담낭이 없으면 다시는 음식물의 적절한 소화에 필요한 양의 담즙을 얻지 못할 수도 있다. 설사 증상이 나타나면 복용량을 낮추거나 중단한다.

사과 주스를 사용해선 안 되는 사람

어떤 사람들은 사과 주스를 간 청소에 필요한 양만큼 마시는 데 어려움을 겪을 수도 있다. 당뇨병, 저혈당증, 진균 감염(칸디다증), 암, 위궤양을 앓고 있는 사람이 여기에 속한다.

이 중 어떤 경우라도 사과 주스를 분말 형태의 사과산으로 대체할 수 있다. 사과산 캡슐은 피하고, 특히 다른 성분이 들어 있는 것은 반드시 피해야 한다. 섭취하기 전에 사과산을 적절히 용해시키는 것이 가장 좋다. 사과산 2분의 1티스푼에서 1티스푼을 상온의 물 1L(너무 산성일 때는 물을 더 붓는다)에 녹여 복용하는 것을 제외하고 준비 기간은 사과 주스를 사용할 때와 동일하며, 이것은 하루 1L의 사과 주스를 대체한다. 이 용액을 하루 종일 소량으로 나눠 마신다.

크랜베리 주스 또한 사과산을 많이 함유하고 있으며 준비 기간 동안 사용될 수 있다. (120ml의 물과 120ml의 주스를 6일 동안 하루에 네 번 마신다.) 사과 주스와 함께 사용해도 된다. 간 청소 전 2~3주 동안 매일 크랜베리 주스를 마시면 부가적인 이점이 있다.

또 다른 대안은 사과탄산식초다. 물 한 컵에 사과탄산식초 1~2테이블스푼을 넣어 6일 동안 하루에 네 컵씩 마신다.

간 청소 후 며칠 동안 두통이나 메스꺼움이 있는 경우

간 청소 후 며칠 동안 두통이나 메스꺼움이 있는 것은 대부분 지시를 제대로 따르지 않았을 때 생긴다. 드문 경우지만 간 청소를 마친 후에도 담석이 계속해서 간 밖으로 빠져나갈 수도 있다. 이 돌들에 의해 배출된 독소가 순환계로 들어가 불편한 상황을 초래하는 것이다. 이럴 때는 사과 주스를 120ml 정도 7일 연속 마시거나, 불쾌감이 지속되는 동안 계속 마시면 된다. 사과 주스는 아침 식사를 하기 전 적어도 1시간 30분 전에 마시는 것이 가장 좋다. 또한 늦게 나오는 돌들을 치우기 위해 반복적인 대장 세척이 필요할 수도 있다. 제5장에서 언급한 조직 청소법(이온화된 물)도 순환하는 독소를 제거하는 데 도움이 된다. 이온화된 물을 담은 보온병에 생강 한 조각을 넣어 마시면 구역질이 금방 멎는다. 하루에 캐모마일차를 두세 잔 마시면 소화 기관과 신경계를 안정시키는 데 도움이 된다. 캐모마일은 석회화된 돌의 훌륭한 '분쇄기'이기도 하다.

간 청소 중 아픈 경우

앞에서 설명한 모든 절차를 충실히 따랐지만 간 청소를 하는 동안 여전히 아프더라도, 무언가가 잘못되었을 것이라고 놀랄 필요는 없다. 비록 드물게 일어나지만, 어떤 사람은 밤에 토하거나 메스꺼움을 느낄 수 있다. 이런 현상은 담낭이 담즙과 담석을 힘으로 배출하여 담즙이 오일을 위장 속으로 다시 밀어낼 때 일어난다. 약간의 담즙과 결합한 오일이 위장 쪽으로 올라오면 속이 메스꺼워진다. 이 경우 돌의 배출을 느낄 수도 있다. 하지만 날카로운 통증이 아니라 가벼운 진통일 뿐이다.

나는 12회의 간 청소를 하는 동안 비참한 밤을 한 번 보냈었다. 대부분의 오일 혼합물을 토해냈음에도 불구하고, 그날 청소도 내가 했던 다른 간 청소들과 마찬가지로 성공적이었다. 내가 토할 때는 이미 오일이 제 역할을 다한 후였다. 즉 그것은 담석의 방출을 촉진시켰다. 만약 당신에게도 이런 일이 일어난다면, 그저 하룻밤의 불편한 일로 여기라. 담낭 수술을 하면 회복하는 데만 몇 주에서 몇 달이 걸릴 수도 있다. 그리고 수술은 이후에도 몇 년 동안 큰 통증과 고통으로 이어질 수 있다.

응급 처방: 몇 초 안에 메스꺼움을 멈추게 하는 치료법이 있다. 염산베타인 한 알 또는 알로에베라 주스 2테이블스푼을 복용한다. 이렇게 하면 식도 괄약근이 닫히기 때문에 오일 혼합물이 식도로 올라가지 못하고 메스꺼움이 진정된다.

간 청소에서 원하는 결과가 나오지 않을 경우

드문 일이지만 간 청소에서 원하는 결과를 얻지 못할 수도 있다. 이에 대한 두 가지 주요 원인과 해결책은 다음과 같다.

담석의 구조가 매우 단단하여 간내 담관의 폐색이 너무 심해, 첫 번째 간 청소를 시도할 때 사과 주스가 그것을 충분히 부드럽게 하지 못했을 가능성이 있다. 이때는 돌이 나오기 전에 두세 번의 간 청소가 필요할 수도 있다.

특히 담낭에 석회화된 담석이 있으면 담석 '분쇄기'라고도 알려진 찬카피에드라 허브가 간과 담낭이 더 효율적으로 담석을 배출할 준비를 하는 데 도움을 줄 수 있다. 다음번 간 청소를 하기 전에 최소한 2~3주 동안 매일 세 번씩 찬카피에드라 추출물 20방울을 물과 함께 복용한다.

캐모마일차를 하루에 두세 잔 마시는 것도 석회화된 돌을 녹이는 데 도움이 된다. 또 다른 방법은 데운 사과탄산식초를 천 조각에 적셔 가만히 누워 있는 20~30분 동안 간과 담낭 부위에 붙이는 것이다. 간 청소 때 간과 담낭을 지원하고 더 많은 돌의 배출을 이끌 수 있다. 어떤 사람들은 사과탄산식초 대신 따뜻한 피마자유를 사용하여 더 큰 효과를 보기도 한다.

불쾌한 간 청소 반응은 대개 3~6일이 지나면 사라진다. 불쾌한 반응들은 뜨거운 이온화된 물을 사용하는 조직 세척 방법을 따르고, 장세척을 통해 대장을 깨끗이 함으로써 최소화할 수 있다.(제5장 참조)

이외에도 간 청소를 하기 전 일주일 동안 매일 아침 식사 15~30분 전에 희석하지 않은 무가당 레몬주스를 3테이블스푼씩 마시는 방법도 있다. 이 방법은 담낭을 자극하여 간 청소하기에 더 좋은 상태를 만들어준다.

당신이 간 청소 방법을 제대로 따르지 않았을 수도 있다. 준비 과정에서 한 가지라도 누락하거나, 복용량이나 시간을 정확히 지키지 않으면 완벽한 결과를 얻기 어렵다. 꽤 많은 사람들에서는 대장이 먼저 정화되지 않으면 간 청소가 전혀 효과가 없다. 노폐물과 가스의 역류는 적절한 담즙 분비를 줄이고 오일 혼합물이 위장관을 통해 쉽게 이동하는 것을 가로막는다.

변비가 심한 사람은 간 청소 동안 담낭이 열리지 않을 수도 있다. 대장 청소를 하기에 가장 적절한 시기는 실제 간 청소를 하는 당일이다.

장 청소 - 예방과 치유

몸의 건강과 활력은 장에서 노폐물을 쉽고 완전하게 제거하는 데 달려 있다. 대부분의 신체적 문제는 처음엔 장에 축적되고 나중에는 간, 신장, 심장, 폐, 얼굴, 피부 등 신체의 다른 부위로 퍼질 수 있는 노폐물의 축적에 의해 야기되고 악화된다.

대장에 축적되거나 갇힌 노폐물은 오래된 대변, 경화된 점액, 죽은 세포 조직, 담석, 죽은 박테리아와 살아 있는 박테리아, 기생충, 벌레, 금속 및 기타 유해 물질로 이루어져 있다. 그것은 필수 미네랄과 비타민 B12를 포함하여 일부 박테리아가 생산하는, 비타민을 흡수하는 대장균의 중요한 역할을 약화시킨다. 노폐물 일부는 림프계와 혈관계로 들어가 당신을 피곤하고 무기력하게 하거나 아프게 할 수 있다.

대장과 관련된 불편한 증상으로는 변비, 설사, 복부 팽만, 두통, 어지럼증, 메스꺼움, 축농증, 눈 및 귀 질환, 요통, 입 냄새, 체취, 좌골신경통, 피부 잡티 및 피부 질환, 복부 가스, 무기력증, 신경계 질환 등이 있다. 깨끗한 대장은 신체의 나머지 부분의 균형 잡힌 기능을 위한 전제 조건이다. 그러므로 대장 청소는 모든 치료법의 일부가 되어야 한다.

장을 깨끗이 유지하라!

약하고 불편하며 폐색된 대장은 잠재적으로 위험한 노폐물을 분해하는 것 말고는 다른 목적이 없는 유해 박테리아를 번식시키는 곳이다. 이런 미생물은 진정한 생명을 구하는 활동의 피할 수 없는 부작용으로, 불쾌한 독성 물질을 생산한다. 박테리아에 의해 생성되는 독소의 일부는 혈액 속으로 들어가는데, 이 독소는 곧장 간으로 전달된다. 간세포가 이러한 독소에 지속적으로 노출되면 기능이 저하되고 담석이 생기고 담즙 분비가 감소하며, 이 모든 것이 소화 기능의 추가 붕괴로 이어진다. 이 독소는 더 이상 간을 통해 혈액에서 제거될 수 없으며, 결국 체내의 장기와 기관의 조직 속에 축적된다. 림프계에 들어가는 독소는 림프 폐색, 유체 정체, 복부 팽만, 체중 증가 등을 초래한다.

대부분의 영양소, 천연 섬유질, 생명력이 고갈된 고도로 가공된 음식을 섭취할 때, 당신의 대장은 음식물 덩어리나 유미즙(위액과 섞여 부분적으로 소화된 반유동 상태의 음식물 – 옮긴이)을 이동시키는 데 큰 어려움을 겪는다. 가공식품은 장내를 쉽게 통과하지 못하는 건조하고 딱딱하거나 끈적끈적한 유미즙을 만드는 경향이 있다. 대장을 둘러싸고 있는 근육들은 섬유질이 풍부하고 부피가 큰 유미즙은 쉽게 밀어내지만, 섬유질이 없고 끈적거리는 유미즙은 잘 배출하지 못한다. 유미즙은 대장에 오래 머물수록 더 딱딱해지고 건조해진다.

만약 유미즙이 딱딱하고 마른 대변으로 변하는 것이 항상 겪는 일이라면 당신은 변비를 걱정할 수밖에 없을 것이며, 수백만 명의 미국인들이 그 때문에 고통을 겪는다. 하지만 이것으로 끝이 아니다. 유미즙과 대변이 대장 벽에 달라붙고 나면 다음과 같은 여러 가지 결과를 낳는다.

- 발효, 부패, 경화가 되어 기생충과 병원체의 번식지가 되고, 혈액과 림프를 오염시켜 서서히 신체를 독살하는 독성 화학 물질의 창고가 된다.
- 대장이 음식물 유미즙에서 영양분을 흡수하고 상호작용하는 것을 막는 장벽을 형성한다.
- 대장 벽의 움직임을 제한하여 부드러운 수축 운동(연동 운동)을 어렵게 한다. 두꺼운 슬러지로 뒤덮인다면 얼마나 일을 잘할 수 있겠는가?

다음은 대장 기능 장애의 결과로 나타나는 증상들이다.

- 허리 통증
- 피부 질환
- 피로
- 감기와 독감
- 변비 또는 설사
- 부글거림/가스
- 크론병 궤양성 대장염
- 대장염/과민성 대장 증후군
- 장 누수 증후군

- 목과 어깨 통증
- 뇌 기능 저하(집중하기 어려움)
- 나른함
- 수족 냉증
- 소화 장애
- 복부 팽만

- 게실염/다발성 게실증
- 아랫배 통증

대장은 미네랄과 수분을 흡수한다. 대장의 막이 플라크(내벽에 생겨난 판 – 옮긴이)로 덮이면 미네랄과 특정 비타민을 제대로 흡수할 수 없기 때문에 아무리 많은 보충제를 복용해도 당신의 몸은 영양 부족에 시달릴 것이다. 사실 대부분의 질병은 결핍 장애로 생긴다. 질병은 신체의 특정 부위가 영양실조에 걸렸을 때, 특히 특정 미네랄이 부족할 때 발생한다. 영양실조의 주요 원인은 장의 폐색이다. 나는 장 청소를 돕는 몇 가지 방법을 추천한다. 바로 장 세척, 산화마그네슘 그리고 관장 요법이다.

장 세척

우리는 몸의 외부를 깨끗이 하는 것이 얼마나 중요한지 잘 안다. 그러나 몸속도 똑같이 적용된다는 사실을 깨닫는 사람은 거의 없다. 고대 이집트까지 거슬러 올라가는 역사적인 기록들은 몸의 내부를 물로 청소하는 것이 열을 내리고, 복통을 가라앉히며, 불편이나 병을 완화시키는 가장 빠르고 효과적인 방법이라고 여겼음을 보여준다. 옛사람들은 대부분의 질병이 단지 하나의 단일 조건, 즉 자가 중독 상태라는 것을 알고 있었다. 자가 중독은 자신의 노폐물로 중독되는 것에 의한 결과다. 장에서 노폐물을 완전히 제거하지 못하면 몸은 독소의 늪으로 변한다.

장 세척 처방은 1920년대까지 모든 좋은 병원에서 실시하던 표준적인 의료 절차였지만, 의사들은 이제 그것을 불필요하고 효과적이지 않으며 심지어 해롭다고 생각한다. 그래서 자신을 위해서든 환자를 위해서든 시도조차 하지 않는다. 하지만 러시아에서는 모든 병원과 진료소에서 장 세척이 어떤 종류의 질병으로 고통받든 상관없이 모든 환자들에게 시행하는 표준 시술로 남아 있다. 환자들은 입원 후 대장 세척 치료를 받는다. 러시아 의사들은 유독하고 폐색된 신체는 그들의 치료 프로그램에 제대로 반응하지 않는다고 믿는다. 일부 이스라엘 병원에선 대장 세척이 끝날 때까지 환자를 치료하지 않기도 한다.

대장 수치료라고도 불리는 장 세척은 가장 효과적인 대장 세척 요법 중 하나일 것이다. 장 세척은 축적되는 데 수년이 걸렸을지도 모르는 많은 양의 갇힌 노폐물을 짧은 시간에 제거할 수 있다. 40~50분이 소요되는 장 세척 동안 총 2~6L의 증류수나 정제수를 사용하여 대장을 부드럽게 청소한다. 가벼운 복부 마사지를 통해 점액 배변 물질의 오래된 퇴적물(오래된 점액에 의해 혼합되고 굳어진 것)이 느슨해지고 그 후에 물로 청소된다.

장 세척은 유해하고 유독한 노폐물을 제거할 뿐만 아니라 대장 근육의 균형을 맞추고 수분을 공급하며 활기를 되찾게 해준다. 반복적인 물의 역류와 방출은 대장의 연동 운동을 개선하고 배설물의 전달 시간을 단축시킨다. 또한 대장의 자연적 형태를 회복시키는 데 도움을 주며, 신체의 모든 부분과 연결하는 결장의 반사점을 자극한다. 이러한 형태의 대장 청소는 오래된 부패한 노폐물을 대장 벽에서 떼어낼 수 있어 대장과 몸 전체의 수분 흡수 및 수화 작용을 향상시킨다. 그러나 이러한 작용이 효력을 발휘하려면 최소 2~3회의 장 세척이 필요할 수 있다.

장 세척은 정서적 문제를 해결하기도 한다. 횡행 결장이 인체의 정서적 중심인 복강신경총(위장 뒤에 위치하고 복수의 내장에 공급되는 얼마간의 신경을 가진 교감신경의 망상 조직 – 옮긴이)을 바로 통과한다는 것은 우연이 아니다. 해결되지 않았거나 '소화'되지 않은 우리의 정서적 문제는 대부분 복강신경총에 저장되어 대장 근육이 조여지는 결과를 낳는다. 이것은 장운동을 느리게 하고 변비를 일으킬 수 있다. 장 세척은 물리적인 방해물을 제거하고 감정적인 억압을 일으키는 긴장을 푸는 데 도움이 된다.

장 세척은 진정한 완화 효과가 있다. 장 세척을 하면 많은 양의 유독성 노폐물이 장벽에서 분리되어 직장 쪽으로 이동하는 동안 약간의 불편이나 오한을 느낄 수 있다. 그러나 곧바로 이어지는 가벼움, 깨끗함 그리고 마음의 명료함이 그것을 보충한다.

장 세척은 결장을 깨끗이 하는 매우 안전하고 위생적인 요법이다. 고무 배관은 물을 대장으로 운반하고 대장에서 배설물을 배출한다. 배출된 폐기물은 제거된 노폐물의 종류와 양을 보여주며 튜브를 통해 떠다니는 것을 볼 수 있다. 비록 몇몇 비평가들이 이 과정에 위험이 있다고 주장하지만, 수치료 의사들과 함께 일한 여러 해 동안, 나는 이러한 주장에 대한 어떤 정당한 근거도 본 적이 없다. 오늘날 과민성 대장 증후군과 대장암의 높은 발생률을 고려하면, 오히려 장 세척을 하지 않는 것이 더 위험할 수 있다.

장 세척은 위장이 비어 있을 때 하는 것이 가장 좋다. 장 세척 후에는 물을 한두 컵 마시고 과일 한 조각을 먹거나 한 시간 반 후에 신선한 과일로 직접 짠 과일 주스를 먹는 것이 좋다. 치료 후 처음 한두 끼는 가벼워야 하며 고기, 달걀, 치즈, 튀긴 음식 등은 금한다.

몇몇 사람들은 장 세척의 결과로 결장에 있는 유익균을 잃는 것에 대해 우려를 표명한다. 하지만 우호적인 대장균은 부패하거나 발효된 노폐물로 채워진 환경보다 깨끗한 환경에서 다시 번식하는 것이 훨씬 쉽다. 대장이 제대로 정화되면 정상적인 박테리아 개체 수를 회복하는 데 36시간도 걸리지 않는다.

장 세척 후에는 이틀 안에 배변 운동이 자연스럽게 회복된다. 그보다 더 걸린다면, 대장이 오랜 기간 지나치게 많은 양의 노폐물을 축적했다는 것을 의미한다. 모든 노폐물을 부드럽게 하고 씻어내려면 장 세척은 물론이고 간 청소와 균형 잡힌 식습관 및 생활 방식이 필요하다.

장 세척을 통해 대장을 철저히 정화하고 나면 영양 개선, 운동, 간과 신장 청소, 그리고 그 밖의 어떤 건강 프로그램이든 몇 배나 더 효과적일 것이다. 면역 조직의 70~80%가 장에 존재하므로, 간과 담낭에서 담석을 제거하는 것 외에 면역 억제 독성 노폐물로부터 대장을 깨끗하게 하는 것은 암, 심장병, 관절염, 에이즈 그리고 다른 질병의 치료에 결정적인 차이를 만들 수 있다.

소금물 청소 요법

만약 하루만 장 내부를 청소하고 싶다면, 아침에 일어난 후 경구용 소금물 관장제를 복용해도 된다. 이 방법을 사용하려면 미온수 1L에 요오드 처리하지 않고 정제하지 않은 천일염 2티스푼을 넣는다. 잘 흔든 뒤 1L 전체를 마신다. 계속 마시다 보면 그 맛에 익숙해진다.

중요: 요오드 처리하지 않고, 가공하지 않은 천일염을 사용해야 한

다. 일반 소금이나 요오드 처리한 천일염 또는 식탁용 소금은 당신을 아프게 하고 부작용을 일으킨다.

좋은 제품은 무기염이나 암염인데, 그것은 회백색을 띤다. 스스로 해로운 것으로 알고 있는 것을 먹어서 폐색되었다고 느낄 때 이 방법을 사용할 수 있지만 일주일에 한 번 이상은 안 된다. 여기에 추가된 이점은 일반적인 염수 세척에 수반되는 경련이나 불편함이 없다는 것이다. 그러나 이 방법이 모든 사람에게 효과를 보이는 것은 아니다. 매우 폐색된 대장을 가진 사람들은 별 효과를 느끼지 못할 수도 있고, 수분 정체에 민감한 사람들은 손과 발이 단단해지고 물이 차는 것을 느낄 수도 있다.

엡섬솔트

또 다른 장 세척 방법은 엡섬솔트를 사용하는 것이다. 엡섬솔트는 대장뿐만 아니라 소장까지 깨끗하게 한다. 음식을 흡수하는 데 큰 어려움이 있거나, 반복적인 신장·담낭 폐색, 심한 변비가 있는 경우, 혹은 장 세척이나 관장을 할 수 없을 때 이 방법이 유용하다. 일주일 동안 따뜻한 물 한 컵에 엡섬솔트(구연산마그네슘) 1티스푼을 섞어 아침에 먼저 마신다. 이 구강 관장제는 소화관과 대장 전체를 위에서 아래로, 보통 한 시간 이내에 몇 번을 청소하도록 자극한다. 그것은 위장관 벽에서 플라크와 세포 잔해물을 치우고 거기에 살고 있었을지도 모르는 기생충을 제거한다. 장 전체가 깨끗해지면 내장은 더 정상적인 모양과 일관성을 갖게 된다.

이 치료는 1년에 두 번 할 수 있다. 처음에는, 그리고 창자가 약간의 주요 쓰레기와 독소를 배출할 때마다 가스가 차거나 부풀어 오르고, 심지어 경련을 일으킬 수도 있다. 혀는 흰색으로 덮이고 평소보다 두꺼워질 수도 있다. 이는 장내 청소가 더 많이 진행되고 있음을 의미한다. 엡섬솔트에 알레르기가 있거나 사용하기 어렵다면, 구연산마그네슘, 옥시-파우더 또는 유사한 세척 재료로 대체할 수도 있다.

일부 의사들은 엡섬솔트가 신장에 해롭고 혈압에 영향을 미칠 수 있다는 우려를 제기하지만, 나는 35년 동안 엡섬솔트를 사용하면서 그런 부작용은 겪지 않았고 이익만 보았다. 단, 엡섬솔트는 산화마그네슘과 달리 방부제 성분이 있으므로 과용하면 안 된다. 약물에 대한 반응은 알려진 바가 적지만, 처방된 약을 복용하고 있다면 다른 장 정화 방법을 사용하는 것이 가장 좋다. 위(복부) 통증, 메스꺼움 또는 구토가 있는 경우 의사의 지시가 없는 한 황산마그네슘을 완하제로 사용해서는 안 된다.

피마자유

피마자유는 전통적인 치료법으로 장에서 노폐물을 제거해준다. 엡섬솔트보다 자극이 덜하고 정상적인 징화 반응 외에는 부작용이 없다. 아침 또는 밤에 잠들기 전 (자신에게 잘 맞는 때를 선택하여) 따뜻한 물 3분의 1컵에 피마자유 1~3티스푼을 넣어 마신다. 이것은 고질적인 변비 환자에게 매우 유익한 치료법이다. 또한 (적은 양으로) 아이들에게도 사용할 수 있다. 간 청소를 할 때 피마자유가 엡섬솔트나 구연산마그네슘을 대체하는 것으로 권장되지는 않지만, 그 두 가지에 알레르기가 있는 경우에는 피마자유를 대용품으로 사용할 수 있다.

주요 직장 관장 치료법

관내 치료는 세정과 영양을 목적으로 한 액체의 직장(대장 최하부에서 항문까지의 부위 - 옮긴이) 내 유입을 포함한다.(그림 15 참조) 이 치료법은 변비, 부기, 만성 열병, 일반적인 감기, 두통, 성기능 장애, 신장 결석, 심장 부위의 통증, 구토, 요통, 목과 어깨의 뻣뻣함과 통증, 신경 장애, 위산 과다증, 피로 등을 완화시켜준다. 관절염, 류머티즘, 좌골신경통, 통풍 등의 질환도 관장으로부터 큰 도움을 받는다.

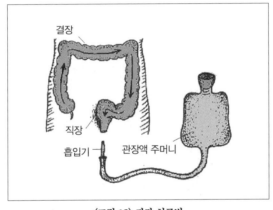

〈그림 15〉 관장 치료법

1. 오일 관장: 위에서 말한 질환들과 만성 변비에는 따뜻한 (저온 압착된) 참기름 반 컵을 사용한다. 다리를 올린 채 누워 있는 상태에서 관장을 시행한다. 장에 있는 오일을 가능한 한 오래, 이상적으로는 30분 이상 유지하라. 몸을 오른쪽으로 돌리면 더 쉬울 수 있다.

참고: 당뇨병, 비만, 소화불량, 낮은 아그니, 비장 비대증을 가진 사람은 오일 관장을 피하고 두 번째 관장제를 선택해야 한다.

2. 증류수 관장: 상온의 물 1L를 사용한다. 급성 변비와 앞에서 언급한 질환에 사용할 수 있지만, 일주일에 한두 번 이상 시행해서는 안 된다.

참고: 무기력, 치질, 항문염, 설사, 임신한 경우에는 피한다. 당뇨가 있을 때는 의사와 상의하기 바란다. 오일 관장에 이어 사용하면 효과가 커진다. 침대에 누워 있는 환자나 변비에 걸린 사람은 오일 관장과 번갈아가며 사용할 수 있다.

3. 커피 관장: 커피 관장의 주요 목적은 혈청(혈액) 독소를 낮추는 것이다. 커피는 장내 신경계를 자극하고 연동 운동을 활발하게 하며 독성 담즙이 십이지장에서 직장 밖으로 운반되는 것을 촉진한다. 커피 관장은 무기력하거나 피곤할 때, 특히 독성이 있는 간을 암시하는 요통이 있을 때 적절한 방법이다. 효과는 종종 즉각적이다. 분쇄한 유기농 커피(인스턴트커피가 아니다) 3테이블스푼을 수북이 떠서 끓는 물 0.5L(두 컵)에 넣는다. 3분간 끓인 후 낮은 불에서 15분간 은근히 끓인다. 커피 필터나 면포를 사용하여 여과한다. 바닥에 커피 성분이 남지 않도록 주의한다.

체온에 맞게 식히고 다리를 올린 채 누워 있는 상태에서 관장을 수행한다. 이상적으로는 커피 용액을 15분 동안 유지한 다음 내보낸다. 몸을 오른쪽으로 돌리면 더 쉬울 수 있다. 이 관장은 시간이나 상황(안 좋은 기분) 등으로 간 청소를 하지 못할 때 사용할 수 있다. 암, 간 질환, 심장 질환으로 중증일 때는 이틀에 한 번꼴로 더 자주 시행할 수 있다.

간과 담낭 청소를 하는 사람들이 알아야 할 주의 사항: 만약 어떤 이유로 간 청소 전후에 장 세척 치료를 받을 수 없다면, 간 청소 후 연달아 2~3회 물 관장을 한다. 물이 상행 결장까지 이르러야 한다는 점을 유념해야 한다. 물이 대장의 이 부분까지 올 수 있도록 복부를 마사지한다. 관장 키트는 약국 등에서 구입할 수 있다.

신장 청소

간에 담석이 존재하거나 다른 원인으로 인해 신장이나 방광에 돌이 생겼다면 신장을 청소할 필요가 있다. 신장은 소화불량, 스트레스, 불규칙한 생활 방식의 결과로 쉽게 폐색되는 매우 섬세한 혈액 여과 기관이다. 신장이 폐색되는 주요 원인은 신장 결석이다. 그러나 대부분의 신장 결석/결정/모래는 엑스레이 같은 현대의 진단 기구로 알아내기에는 크기가 너무 작다.

다음 약초들을 20~30일 동안 매일 복용하면 요산석, 옥살산석, 인산석, 아미노산석 등 모든 종류의 신장 결석을 용해하고 제거하는 데 도움이 된다. 만약 당신에게 신장 결석의 병력이 있고, 신장을 완전히 청소하려 한다면 6~8주 간격으로 이 방법을 여러 차례 반복할 수도 있다.

재료

- 마조람 30g
- 고양이발톱(약용 식물 – 옮긴이) 30g
- 컴프리 뿌리 30g
- 회향 씨 60g
- 치커리 60g
- 우바우르시 60g
- 수국 뿌리 60g
- 향등골나물 60g
- 마시멜로 루트 60g
- 미역취 뿌리 60g

방법

처음의 세 가지 약초 30g과 나머지 약초 60g을 계량한 다음 골고루 섞는다. 그것들을 밀폐 용기에 보관한다. 취침 전에 2~3테이블스푼씩 두 컵의 물에 담가 뚜껑을 덮고 밤새 그대로 둔다. 다음 날 아침 혼합물을 끓인다. 몇 분 동안 보글보글 끓인 뒤 내용물을 걸러낸다. 만약 전날 저녁에 차 준비하는 것을 잊었다면 아침에 차를 거르기 전에 10~15분 가볍게 끓인다.

하루 6~8회로 나눠 한 번에 몇 모금씩 마신다. 이 차를 따뜻하거나 뜨겁게 마실 필요는 없지만 냉장 보관하지는 마라. 설탕이나 감미료를 넣지 말고, 한 번 마신 후 적어도 한 시간이 지난 다음 마신다.

이 절차를 20~30일 동안 반복한다. 만약 하반신이 불편하거나 경직되는 것을 경험한다면 그것은 비뇨 기관의 요로관을 통과하는 신장 결석의 소금 결정 때문이다. 약초 끓인 물을 복용하는 초기 또는 중기에 소변의 강한 냄새와 어두운 색은 신장에서 독소가 많이 분비되고 있다는 것을 나타낸다. 보통 독소 분비는 점진적으로 이루어지며 소변의 색이나 질감을 크게 변화시키지 않는다.

중요: 신장 청소 중에는 하루에 최소 여섯 컵, 최대 여덟 컵의 물을 추가로 마시면서 신장을 돕는다.

신장 청소 중에는 동물성 식품, 유제품, 차, 커피, 알코올, 탄산음료, 초콜릿 및 방부제, 인공 감미료, 착색제 등이 함유된 식품이나 음료의 섭취를 금한다. 신장을 청소하는 동안 화학 물질과 같은 거친 물질은 정화를 방해할 뿐만 아니라 신장을 상하게 할 수도 있다.

뜨거운 이온수 마시기

이온화된 뜨거운 물을 조금씩 마시면 몸의 모든 조직에 강한 정화 효과를 가져다준다. 이것은 몸에서 전반적인 독성을 줄이고 순환 기능을 향상시키며 담즙의 균형을 유지하는 데 도움을 준다. 물을 15~20분 끓이면 더 연해지고 (물 분자 덩어리는 보통 1만여 개의 분자에서 한두 개 수준으로 감소) 음의 산소 이온(수산화 이온, OH⁻)으로 하전(荷電)되고 포화된다. 하루 종일 이 물을 자주 마시면, 몸의 조직을 체계적으로 깨끗이 하고 양전하로 하전된 이온을 제거하는 데 도움이 된다.

대부분의 독소와 노폐물은 양전하를 띠기 때문에, 기본적으로 음전하를 띠고 있는 몸에 자연스럽게 달라붙는 경향이 있다. 음의 산소 이온이 섭취한 물과 함께 체내에 들어오면서 양으로 충전된 독성 물질에 달라붙는다. 그리고 노폐물과 독소를 중화시켜 체내에서 쉽게 제거할 수 있는 유동체로 변한다. 처음 며칠 동안 혹은 심지어 몇 주 동안 여러분의 신체 조직을 이런 식으로 청소하는 동안, 당신의 혀는 흰색이나 노란색으로 물들 수도 있는데, 이는 신체가 많은 유독성 폐기물을 치우고 있다는 것을 뜻한다. 체중이 과다한 경우, 이 정화 방법은 일반적으로 갑작스러운 체중 감소에 따르는 부작용 없이 짧은 시간에 많은 체내 노폐물을 제거할 수 있다.

지침 : 물을 15~20분 끓인 뒤 보온병에 붓는다. 스테인리스 스틸로 만든 보온병이 좋다. 보온병은 하루 종일 물을 뜨겁게 하고 이온화를 유지시킨다. 하루 종일 30분마다 한두 모금씩 차를 마실 때처럼 뜨겁게 마신다. 몸이 좋지 않거나, 해독이 필요하거나, 피를 맑게 유지하기를 원하거나, 단순히 더 활기차고 깨끗하게 느끼고 싶을 때 언제든 이 방법을 사용할 수 있다. 어떤 사람들은 3~4주 기간을 정해 이온화된 물을 마시고, 어떤 사람들은 항상 이 물을 마신다.

산소 이온은 끓는 물의 부글부글 끓는 효과를 통해 생성되는데, 폭포에서 물이 떨어지거나 바닷가에 부딪혀 부서지는 것과 유사하다. 물은 보온병에서 최대 12시간 동안 혹은 뜨거운 상태로 유지되는 한 이온화 상태를 유지할 것이다. 하루 동안 이온화된 물을 마시기 위해 끓여야 하는 물의 총량은 560~680g 정도다. 특별히 준비된 이 물은 정상적인 식수를 대신해서는 안 된다. 이온화된 물은 보통의 물처럼 세

————— 건강과 치유의 비밀

포에 수분을 공급하지 않는다. 몸은 이것을 오로지 조직을 깨끗이 하기 위해 사용한다.

몸에서 독성 금속/화학 물질 제거하기

금속 충전재 - 똑딱거리는 시한폭탄?

금속 치과용품은 (우유와 유제품들에 대한) 체내의 지속적인 중독과 알레르기 반응의 원인이다. 공기와 습기의 농도가 높은 입에서는 모든 금속이 시간에 따라 부식된다. 특히 아말감 충전재는 유해한 금속들 중에서도 매우 독성이 강한 수은을 함유하고 있다. 수은은 충전물의 50%를 차지한다! 수은의 증기는 들숨을 통해 폐로 유입되며, 음식을 먹고 마실 때 소화 기관으로 들어간다. 이것이 피와 림프액에 들어가면 신경계를 비롯한 몸에 큰 손상을 입힐 수 있다. 최근 연구진은 치아에 금속성 충전물을 넣은 사람들의 입에서 끊임없이 수은 증기가 빠져나오는 모습을 담은 특수 영상을 제작했다. 당신이 키스를 좋아한다면 그리 좋은 모습이 아닐 것이다.

독일에서는 1990년대 중반에 통과된 연방법으로 치과 의사들이 환자에게 수은을 주입하는 것을 금지하고 있다. 같은 이유로 대부분의 북유럽 국가는 아말감 사용을 제한했으며, 그중에서도 스웨덴, 스페인, 오스트리아, 덴마크는 2000년에 이 제품을 금지했다. 아말감 화합물은 독성이 강해 치과 의사들조차 아말감을 맨손으로 만지지 말고 여분의 아말감은 밀폐 용기에 보관하라는 지시를 받는다. 아말감을 만지는 것이 그토록 위험하다면, 하루 24시간, 1년 내내 입 안에 넣고 있거나 수은이 함유된 독감 백신을 혈액에 주입하는 것은 분명 위험하다!

세계보건기구(WHO)는 아말감 충전재에서 흡수되는 수은이 환경과 식품으로부터 흡수되는 수은보다 최대 열 배 이상 많다는 보고서를 발표했다. 다발성 경화증과 알츠하이머병 환자의 뇌내 수은 수치가 정상인보다 최대 열 배 이상 높다는 점은 주목할 만하다. 사체의 검시(檢屍) 후 연구에 따르면, 일부 장기의 수은 수준은 병든 사람의 아말감 충전량과 정비례한다.

수은 중독에 가장 취약한 사람은 임신부의 배 속에서 자라는 태아가 아닐까 싶다. 태아는 산모보다 더 많은 수은을 축적하며, 그 양은 산모의 아말감으로 채운 치아 수에 정비례한다. (같은 이유로 임신한 여성들은 참치, 연어, 기타 수은이 함유된 생선을 피해야 한다.)

금속 충전재에 의해 수은과 다른 유독성 금속이 체내에 지속적으로 유입되면 특히 간, 신장, 폐, 뇌에 영향을 미친다. 예를 들어 틀니에서 분홍색을 내는 데 쓰이는 카드뮴은 납보다 다섯 배나 독성이 강하다. 혈압을 비정상 수준으로 올리는 데는 이 금속이 많이 필요하지도 않다. 그러나 입 안의 치아 충전재 때문에 심장 질환이 발생한다는 것을 알고 있는 사람이 얼마나 될까?

수은 아말감 충전재에서도 발견되는 탈륨은 다리 통증과 하반신 마비를 일으킨다. 탈륨은 신경계, 피부, 심혈관 계통에 영향을 미친다.

금속 중독 검사를 받은 모든 휠체어 환자에서 탈륨 양성 반응이 나왔다. 금속성 충전재를 넣은 지 몇 년이 지나 휠체어를 타고 있던 많은 사람들이 금속을 입에서 모두 빼낸 뒤에는 완전히 회복되었다. 탈륨은 0.5~1g의 용량으로도 치명적이다.

치과용 충전재에 함유된 다른 금속들은 암을 유발하는(발암성) 것으로 알려져 있다. 여기에는 골드 크라운, 교정기, 어린이용 크라운에 쓰이는 니켈이 포함된다. 또한 크롬은 극도의 발암성이 있다. (금, 은, 백금을 포함한) 모든 금속은 부식되고 몸은 그것을 흡수한다. 유방암을 가진 여성의 가슴에는 그렇게 녹아든 많은 양의 금속이 모여 있다. 입 안의 금속들이 제거되면, 그것들 또한 가슴을 떠날 것이고 금속으로 인해 생긴 낭종은 저절로 움츠러들고 사라질 것이다. 질염은 금속 충전재 제거 후 빠르게 개선되는 경우가 많다. 어떤 사람들은 코막힘과 축농증뿐만 아니라 전립선 질환이 완화됐다고 보고하기도 한다.

도자기 역시 독성이 있을 수 있다. 도자기에는 산화알루미늄과 다른 금속이 첨가되어 있다. 신체의 면역 체계는 자연스럽게 체내에 존재하는 독성 금속에 반응하여 결국 귀울림, 목과 분비선 팽창, 부기, 비장 비대증, 관절염, 두통, 편두통, 눈병 그리고 마비나 심장마비 같은 더 심각한 합병증으로 나타날 수 있는 알레르기 반응을 일으킨다.

복합 충전재

금속 독성이 이 질환들의 유일한 원인은 아닐지라도, 모든 금속 충전재를 합성물로 대체하는 것은 확실히 신체를 질병으로부터 보호하려는 당신의 면역 체계에 도움을 준다. 복합 충전재는 주로 비금속이다. 복합 충전재에는 다양한 재료가 쓰이지만 일부 금속이 존재할 수 있다. 일반 복합 충전재는 구멍이 큰 충치에는 적합하지 않다. 복합 충전재가 구멍이 큰 충치에 사용되면 지속 기간이 5~6년 이하인 경향이 있다. 반면에 복합 충전재를 간접 충전재로 사용하면 큰 구멍에도 사용할 수 있다. 그것들은 심지어 골드 크라운 대신 사용될 수도 있다. 복합 충전재는 진짜 치아처럼 보이고 금처럼 오래간다.

간접 충전재로 적절하게 선택한다면, 복합 충전재는 알레르기를 덜 유발하고 독성이 없다. 복합 충전재는 새로운 제품인 데다 금 충전재만큼 비싸기도 하지만, 장기적으로 보면 많은 수고를 덜 수 있고 비용도 절약할 수 있다. 또한 충전재는 한 번에 한두 개씩 점차적으로 교체해야 한다.

잇몸과 치아 치유

미국 보건복지부에 의한 1980년 조사는 치과 의사들의 일과 시간 중 단 5%만 잇몸 질환(치주 질환과 치주염)을 치료하는 데 사용되었으며, 발치되는 치아 대부분이 잇몸 질환으로 인한 것이라는 결론을 내렸다! 이 결과는 이후로도 변하지 않았고 실제로는 오히려 더 나빠졌다. 노스캐롤라이나에서 치과 당국이 실시한 연구에 따르면, 미국의 잇몸 질환은 "걷잡을 수 없다"고 한다. 전염병과 같은 속도로 확대되고 있는 것이다.

잇몸 질환 진단과 그것의 예측 가능한 해법은 로버트 나라(Robert O. Nara) 박사의 30년 이상의 조사 연구와 개인적인 임상 치료에 기초를 두고 있다. 나라 박사는 주삿바늘, 칼, 약물, 드릴, 발치 그리고 가짜 치아로 질병의 결과물을 치료하는 것보다, 사람들이 치아와 잇몸 질환을 피하도록 하는 데 전념하는 세계 유일의 단체인 오라메딕스 인터내셔널의 설립자다! 나라 박사의 해결책은 간단하고 효과적이며, 매우 설득력이 있다.

그는 미국 선조들이 음식을 보존하고 박테리아를 죽이기 위해 브라인(식품 저장용 소금물 – 옮긴이)을 사용했다고 말한다. 염수의 세균 제거 작용도 잇몸의 감염을 막는 데 이용될 수 있다. 수백만 명이 구강 종기, 잇몸 염증 등을 치료하기 위해 따뜻한 소금물로 입 안을 헹구는 방법을 사용해왔다.

따뜻한 소금물은 잇몸 조직에서 과도한 유독성 액체를 끌어내는 데 도움을 주어 부기를 줄이고, 모든 통증을 없애며, 유해한 박테리아를 죽인다. 이는 잇몸을 치유하고 치아를 건강하게 유지시켜준다. 구강세정기에 사용하면 따뜻한 소금물이 모든 잇몸 선(線) 틈새와 치주 주머니에 도달하는데, 이는 잇몸 질환과 충치 치료에 중요하다. 나라 박사는 양치질과 치실이 잇몸 질환을 멈추기에는 충분하지 않다고 말한다. 그래서 치과 의사의 표준적인 조언을 따랐던 많은 사람들이 여전히 잇몸 질환을 앓고 있다.

사람들은 플라크 때문에 잇몸 질환이 생긴다고 믿고 있다. 보스턴 소재 포사이스 치과 센터(Forsyth Dental Center)의 소크란스키(Socransky)와 미시간 대학교의 로셰(Loesche)에 의한 연구는 플라크 이론이 유효하지 않다는 것을 증명해 보인다. 잇몸 질환에 최대 다섯 가지 유형의 유해 박테리아가 존재한다는 사실은 플라크와 치석이 일차적인 인과 관계가 아니라 결과물이라는 것을 보여준다. 건강한 잇몸은 그람 양성균(세균을 그람 염색했을 때 짙은 자주색이 나타나는 세균 - 옮긴이)과 구균(주로 방선균 종과 연쇄구균) 같은 좋은 박테리아만 끌어들인다. 아픈 잇몸은 그람 음성균(주로 박테로이드와 푸소박테리아)을 끌어당긴다.

하루에 몇 번씩 소금물로 입 안을 헹구거나 세정하는 것으로도 잇몸 질환을 예방하고 치료하기에 충분하다. 그러나 많이 진행된 잇몸 질환의 경우, 나라 박사는 수 세기 동안 토착 문화에서 구강 린스로 사용되어온 허브 추출물인 혈근초(뿌리가 붉은 양귀비과의 식물 - 옮긴이)를 사용할 것을 권한다.

잇몸 질환은 특히 입에서 시작해 항문에서 끝나는 소화관에 많은 양의 독소가 있음을 나타낸다. 앞에서 제시한 방법대로 입 안을 헹구는 것 외에 좋지 않은 식습관, 탈수, 불규칙한 생활 방식, 폐색된 간과 장내, 정서적 스트레스 등의 근본적인 원인을 해결하는 것도 중요하다.

흡연과 중독에서 벗어나기

중독 – 무의식적 제어 불능 신호

당신이 어떤 물질에 중독되어 있다면, 그것은 당신의 가장 깊은 욕구 중 하나 이상을 충족시키지 못해서 일어난 것일 수 있다. 비록 무의식적이기는 하지만, 크고 작은 꿈을 이루는 것을 방해하는, 당신이 통제할 수 없는 힘이 있다는 생각을 가질 수도 있다. 심지어 당신은 흡연, 음주, 중독성 있는 음식을 먹는 것과 같은 오랜 습관을 포기하는 것이 너무 어렵다는 믿음을 유지함으로써 자멸을 인정할 수도 있다.

많은 흡연자들이 다른 사람들이 흡연하는 모습을 보면 담배를 끊을 수 없다고 주장한다. 또 어떤 사람들은 갑작스러운 금연에 동반되는 참을 수 없는 금단 증상에 직면하기를 거부한다. 꽤 많은 사람들이 가까스로 담배를 끊었지만, 갑자기 체중이 불어났을 때 그 습관을 다시 시작했다.

중독에서 벗어나기를 원하는 대부분의 흡연자는 자신에겐 흡연을 멈출 의지가 부족하다고 느낀다. 왜 우리는 조그만 담배에 우리의 삶에서 의식적인 선택을 할 수 있는 자유를 지배할 정도로 큰 힘을 주고 있는가? 다른 중독성 있는 습관과 마찬가지로 흡연은 어떤 종류의 근본적인 공허함이나 결핍의 증상일 뿐이다. 우리가 계속해서 대체품을 원하는, 우리의 삶에서 정말로 빠진 것은 무엇인가? 이 질문은 엄청난 수의 가능한 대답들이 있기 때문에 이런 맥락에서 대답하는 것이 불가능하며, 그중 많은 것은 중독자 자신만이 알 것이다. 그러나 담배를 피울 필요성은 그것이 무엇이든 간에 내면의 결핍을 드러내고, 실제로 극복할 수 있는 한 매우 유용한 것이 될 수 있다.

당신을 아프게 하거나 죽일 수도 있는 습관에 당신의 힘을 내준 것에 대해 자신을 비난하기보다 당신은 그것으로부터 많은 것을 배울 수 있고 다시 스스로 온전함을 느낄 수 있다. 흡연이 수반하는 근본적인 메시지를 이해하지 못할 수도 있기 때문에, 당신은 그 습관을 버리는 것이 어렵고 좌절감을 준다고 단정함으로써 스스로 체념하는 경향이 있다. 하지만 흡연은 당신이 더 이상 당신의 삶을 완전히 지배하고 있지 않다는 것을 알게 할 수 있고, 심지어 당신에게 그 통제권을 되찾는 방법을 제공할 수도 있다.

"나는 무엇무엇 때문에 담배를 끊을 수 없다"는 핑계는 자신이 일종의 희생자라는 것과, 낮은 자아 존중감으로 고통받고 있음을 무의식적으로 인식하는 것이다. 사람에게는 자신이 약하고 불충분하다고 생각하는 부분이 있다. 내 일부분은 살아 있지 않고 건강하지도 않다. 담배를 피우는 행위는 어찌 보면 담배를 피우고 싶은 욕구가 건강을 유지하려는 욕구보다 크기 때문이다. 다시 말해서 나 자신을 사랑하려는 욕구보다 더 크다는 것을 인정하게 한다. "포기할 수 없다" 또는 "담배가 없으면 미쳐버린다"와 같은 감탄사에 투영된 이 근본적인 약점을 유지하는 한, 흡연이나 다른 중독을 벗어나기란 매우 어렵다.

자유의지를 회복하는 방법

가시를 뽑기 위해 또 다른 가시를 사용하는 것처럼, 금연을 배우는 것은 여러분의 인생에 내재된 무능과 의존을 뿌리 뽑을 수 있는 가장 효과적인 방법 중 하나일 것이다. 담배를 피우고 싶은 습관적인 욕망을 억누르거나 싸우면서, 당신은 단지 자신의 에너지를 더 많이 거기에 소모할 뿐이다. 하지만 그것은 중독을 심화시킬 뿐이다. 욕망은 성취되기를 원하며, 아니면 적어도 우리가 그것을 성취하고 싶어 하는지 아닌지를 결정할 수 있어야 한다. 내적 역량과 완전성의 부족을 반영하는 흡연 중독은 사실 당신을 다시 채워주고 삶에 대한 의식적인 통제력을 되찾는 매우 효과적인 방법이 될 수 있다. 이 말이 무슨 뜻인지 궁금할 것이다. 흡연은 당신이 싸워야 할 문제가 아니다. 흡연을 끔찍한 결과를 가져올지도 모르는 중독으로 보는 것만으로도 우울한 생각이고, 거기에 대항한다 해서 자존감이 높아지지도 않는다. 혹 당신이 이 습관을 끊는 데 성공하더라도, 여전히 내면의 자유를 되찾지 못하고 단것을 먹거나 술을 마시거나 섹스를 하는 등 다른 것에 중독될 가능성이 있다. 당신이 해야 할 일은 자신의 불안이나 부실한 자신감과 전쟁을 벌이기보다는 인생에서 스스로 선택할 수 있는 내면의 자유감을 높이는 것이다.

만약 적절히 이해하고 대처한다면, 흡연은 당신에게 일어난 가장 중요한 일들 중 하나가 될 수 있다. 그것은 당신이 완전히 새로운 사고방식을 채택하도록 이끌어줄 것이다. 따라서 당신의 운명을 바꿀 수 있다. 당신이 흡연자이고 그 습관을 버리기를 원한다면, 우선 당신의 중독이 당신의 인생에서 가장 낮은 순간들 중 한때 당신이 저지른 우연한 실수가 아니라는 것을 이해할 필요가 있다. 당신은 그것 때문에 고통받으려고 이런 습관을 만든 것이 아니라, 그것을 통해 배우려고 이러한 습관을 만들어냈다. 욕구 충족의 모든 힘을 자신에게로 다시 돌릴 수 있는 능력을 습득할 그날까지 그것은 당신과 함께 있거나 또 다른 중독성 있는 습관으로 변할 가능성이 있다. 금연은 다른 하나의 중독적인 습관을 선택하기 위해 한 가지 중독적인 습관을 끊는 것이 아니라, 자유의지의 회복에 관한 것이다.

자신의 의지로 바람직하지 않은 습관과 싸우는 것은 그 목적을 물리치고 역효과를 낼 가능성이 있다. 왜냐하면 무언가와 싸우는 것은 당신이 공격받고 있거나 어떤 위험에 처해 있다는 전제에 근거하기 때문이다. 오늘날 우리가 신체와 정신의 강력한 연결에 대해 알고 있는 바와 같이, 중독과 벌이는 싸움의 근간이 되는 두려움은 몸의 세포가 초조하고 불안하며 기능 장애에 빠지게 만드는 데 충분하다. 그들은 주인에 대한 인식 속에 통제 불능의 두려움이 만연해 있는 한, 결코 '행복한' 세포가 되기 위해 필요한 평화, 균형, 에너지를 찾을 수 없다. 세포가 뇌와 심장에 보내는 효소 기반 메시지는 도움을 요청하는 단순한 외침이다. 그러나 뇌는 이러한 신호들을 우울증과 초조함으로 해석한다. 적어도 몇 분 동안은 그 불편함을 '극복'하기 위해, 뇌는 담배를 잡거나 술을 찾아야 한다고 느낀다. 불편함이 다시 나타날 때마다, 우리는 패배하고 약해진 것을 느끼고, 결국 중독은 계속된다.

그러나 진정한 의지는 의식적인 선택을 하는 방법을 배우는 것이다. 중독은 극복하고자 하는 모든 사람들에게 접착제처럼 달라붙는다. 그것은 우리의 잠재의식 속에 살면서 중독성 있는 물질이 눈에 들어오거나 떠오를 때마다 나타나는 '기억의 유령들'이다. 그 후의 충동은 의식의 통제를 받지 않기 때문에 담배 한 모금, 커피 한 잔, 초콜릿 바 하나의 유혹에 통제받게 된다. 하지만 항상 자신에게 선택권이 있음을 깨닫는 것이 중요하다. 중독을 극복하기 위해서는 이것만 배우면 된다.

담배를 버리거나, 흡연하는 친구를 피하거나, 금연하는 환경에서 사는 것으로 기억의 유령을 퇴거시킬 수는 없다. 사회는 흡연 행위를 비난해왔기 때문에 많은 흡연자들은 이미 삶에서 그들 자신의 선택을 하기 위해 그들이 가질 필요가 있는 개인적인 자유를 박탈당했다고 느낀다. 만약 여러분이 민감한 사람이라면 잔소리하는 배우자와 의사 그리고 흡연이 건강에 해롭다고 쓰여 있는 담뱃갑의 경고문이 당신을 죄책감에 휩싸이게 만들 수도 있다는 것을 알아야 한다. 이 모든 외압이 흡연을 포기하게 만든다면, 여러분은 계속 자신의 자유의지를 박탈당하게 될 것이고, 따라서 더 사회적으로 용인될 수 있는 다른 형태의 중독을 찾게 될 것이다.

흡연을 의식적인 선택으로 만들기

우리는 부모님이 점심 전에 초콜릿을 먹지 말라거나 우리가 원할 때 TV를 보지 못하게 하던 어린 시절을 기억한다. 잠재의식은 선택할 수 있는 능력을 박탈당하거나 자신의 의지에 반하는 행동을 강요당한다고 느낄 때 부정적으로 반응한다. 욕망을 채우지 못해 생기는 실망이 쌓여 내면의 공허로 이어질 수 있다. 흡연은 우리가 원하는 것을 선택하려는 자유의 외적인 통제에 대한 잠재의식적인 반항일 뿐이고, 적어도 잠시 동안은 그 불편한 공간을 채우는 것으로 보인다. 그러나 이러한 내면의 결핍은 우리가 스스로 선택할 자유를 되찾았을 때 비로소 영구히 가라앉을 수 있다. 당신은 당신이 원할 때 얼마든지 담배를 피울 자유가 있다는 것을 알아야 한다. 담배 한 대와 불붙일 라이터가 있다면 틀림없이 담배 한 대 피울 방법도 찾을 것이다.

당신의 과거에 있었던 다른 모든 '금기'와 마찬가지로, 자신의 흡연 욕구를 받아들임으로써 무의식적으로 맺어졌던 흡연과의 관계가 사라질 것이다. 나는 열 살에 중학교에 입학했을 때 첫 담배를 피웠다. 만 16세가 되어야 담배를 피울 수 있도록 하는 법 때문에 나 자신이 범죄자처럼 느껴졌다. 부모님은 흡연을 반대하셨다. 부모님과 선생님들에게 나의 '비밀'을 숨긴 몇 년 동안, 나에게 선택권이 있다는 것을 알 때까지 나는 담배를 계속 피울 수밖에 없었다. 하지만 담배를 피울 수 있는 법정 연령이 되자 오히려, 나는 흥미를 잃고 담배를 끊는 쪽을 택했다. 나는 흡연 습관을 금단 증상 없이 단번에 포기할 수 있었다.

담배를 끊는 첫 번째 그리고 가장 중요한 단계는 흡연을 허락하는 것이다. 흡연으로 인한 죄책감은 당신이 만족감을 얻는 것을 방해할 뿐이고, 당신이 찾던 것을 '마침내' 줄 수 있는 또 다른 담배를 갖도록 촉구할 것이다. 그러나 당신은 실제로 흡연이 제공하는 짧은 만족감을 찾는 것이 아니라 삶에서 스스로 선택하는 잃어버린 자유를 찾고 있는 것이다. 흡연을 피하려고 노력함으로써, 당신은 또한 이런 잠재적인 만족감을 스스로 박탈한다. 흡연에 대한 저항은 정신과 신체의 강력한 부작용을 일으킨다. 이는 우리에게 금단 증상이라고 알려져 있다. 금단 증상으로는 우울증, 삶에 대한 관심 부족, 불면증, 분노, 메스꺼움, 소름 끼치는 배고픔, 비만, 심혈관 질환, 집중력 부족, 동요가 있을 수 있다. 그러나 이러한 증상들은 흡연의 자유를 박탈당했다고 믿는 경우에만 나타날 수 있다.

담배를 덜 피우기로 선택했지만……

담배를 피우고 싶은 욕구와 싸우지 마라. 일반적인 믿음과 달리, 담배를 끊기 위해서는 흡연 욕구를 제거할 필요가 없다. 담배를 피우고 싶은 욕구가 생길 때마다 그 욕구를 따르지 않기로 선택하면 저절로 그 습관을 포기하게 될 것이다. 이것은 여러분의 무의식, 반항적인 마음으로부터 연료를 취하고 당신이 외부의 힘, 상황 또는 사람들의 희생자가 되는 것을 막아준다. 자신의 주인인 당신은 담배를 피우거나 담배를 피우지 않는 것을 선택할 수 있다. 당신이 이런 선택을 하고 싶다고 느끼는 한, 담배를 가지고 있어라. 담뱃갑을 앞에 두고 수시로 냄새를 맡으며 담배를 피우고 싶은 욕구를 북돋아주는 것도 좋은 생각이다. 당신 주위의 사람들이 담배에 불을 붙이고 한 모금 빨아들이는 것을 지켜보면서 당신 역시 깊이 들이마신다고 상상한다. 담배를 피우지 않고 지나가는 날들을 세지 말고 시간을 미리 내다보지 마라. 당신이 이러한 중독을 이길 수 있다는 것을 자신이나 다른 사람에게 증명할 필요도 없다. 사실, 당신은 이기고 싶지 않을 것이다. 당신은 거기서 이익을 얻기를 원한다. 그만둔다고 해서 더 좋은 사람도 아니고, 그렇지 않다고 더 나쁜 사람도 아니다. 오늘 담배를 끊고 내일 다시 피우는 것도 당신의 자유다. 당신은 항상 이런 선택을 할 것이고, 나머지 우리들과 마찬가지로 흡연자가 되기를 꺼려 할 것이다.

당신의 자유의지를 사용하고 훈련시키는 선택은 지금 현재, 항상 존재하는 순간에 이루어져야 하며, 매일 여러 번 새롭게 해야 한다. 담배를 피우지 않겠다는 선택을 현실화하는 기간이 길어질수록 담배에 대한 충동은 더 빨리 줄어든다. 기억의 유령은 하루아침에 당신의 무의식을 떠나지 않기 때문에 담배를 피우고 싶은 욕구가 생길 때마다 당신은 다시 한번 새로운 선택을 해야 한다. 그러나 이번에는 새롭게 개선된 자신감과 자부심 덕분에 당신의 의식은 이전의 성공적인 선택을 고수하기가 훨씬 더 쉽다는 것을 알게 된다. 이 프로그램에는 좌절이 없다. 오직 선택의 자유를 행사하는 것만 존재한다. 어느 쪽으로 가든 당신이 책임져야 한다.

의식적으로 정신을 재교육하는 일은 평생 도움이 될 것이다. 그것은 당신의 자유의지를 사용하는 힘을 회복시켜주고, 당신 안의 '피해자'를 제거할 것이다. 살면서 이것을 할 수 없다, 저것을 할 수도 없다는 말을 너무 많이 들었기 때문에, 당신은 자신의 중독을 끊기 너무 어려운 것으로 받아들이기 위해 이 믿음의 교리를 사용한다. 의식적인 선택을 하는 힘을 되찾음으로써 당신은 영원히 자신의 삶에서 '나는 할 수 없다'는 자기 충족적인 패턴을 깨뜨릴 수 있다. 이는 당신 삶의 모든 부분에서 큰 자산이 될 것이다.

흡연(또는 다른 중독)을 중단하기 전에 다음 사항들을 알고 있는지 확인하라.

- 중독을 종식시키는 것을 당신의 삶에서 우선시하라.
- 당신의 삶에 너무 많은 변화를 동시에 일으키려고 하지 마라.
- 습관을 끊은 것에 대해 보상하지 마라. 그만두는 것이 충분한 보상이다.
- 담배를 끊겠다는 당신의 의도를 누구에게도 말하지 않는 것은 좋은 일이다. 왜냐하면 그것은 당신의 흡연 선택권을 침해하기 때문이다.
- 당신이 흡연하기로 마음먹을 때마다 흡연할 수 있도록 담배를 갖고 다녀라. 사람들은 당신이 여전히 담배를 피우고 있다고 생각할 것이다. 이렇게 하면 당신이 그 습관을 끊을 수 있다는 것을 누구에게도 증명할 필요가 없다.
- 건강상의 이유 때문이 아니라면, 다른 사람들이 담배를 피우는 곳을 피하려고 하지 마라. 당신은 모든 상황에서 책임을 질 필요가 있다.
- 비행기나 버스를 타고 여행하지 않는 한, 당신이 원할 때 언제든 자유롭게 담배를 피울 수 있다는 것을 잊지 마라. 비록 차가운 곳에서 피워야 할지라도 말이다.
- 차, 커피, 초콜릿, 껌, 더 많은 운동, 미네랄워터 등으로 담배를

대체하는 것은 장기적으로 흡연 욕구를 충족시키지 못하기 때문에 피하라.

- 감정의 격변이나 스트레스 상황과 일치하지 않는 금연을 할 수 있도록 금연 프로그램의 시작 시점을 선택하라. 그 시점을 인생에서의 긍정적인 사건과 연결하는 것이 가장 좋다.

- 담배를 끊었을 때 얻을 수 있는 이점, 즉 건강 개선, 가래 감소, 깨끗한 호흡, 비용 절약 등을 생각해보라.

- 스스로에게 이렇게 말함으로써 담배를 피우고 싶은 욕구를 인정하라. "나는 지금 담배를 피우고 싶고 그렇게 해도 마음이 자유롭지만, 지금 당장은 담배를 피우지 않기로 결심했어." 한 시간쯤 후에 담배를 피우고 싶은 욕망이 되살아나면 이번에는 이행하는 쪽을 선택할 수도 있다. 이렇게 하면 담배에 대한 욕구를 의식적으로 받아들이되, 항상 충족시키지는 않도록 가르쳐줄 것이다. 욕구가 생길 때마다 담배를 피우지 않음으로써, 당신이 의식적인 선택을 하도록 정신을 훈련시킨다.

- 담배를 피우고 싶은 욕구는 종종 커피 한 잔을 마시거나, 전화벨이 울리거나, 버스나 택시를 기다리거나, TV를 켜는 것과 같은 단서와 결합된다. 당신의 중독은 당신이 잠재의식 속에 쓰고 그런 단서들과 연관 지어놓은 '프로그램'이다. 단서가 생기면서 담배에 대한 욕구도 튀어나온다. 다음에 전화벨이 울릴 때, 커피를 마실 때, 또는 TV를 켠 후에 담배를 피우고 싶을 때, 의도적으로 담배를 피울 시간이나 기회가 있을 때까지 몇 분 동안 의식적으로 기다리라. 또 다른 제안은 평소 담배를 피우지 않는 집이나 정

──────── 건강과 치유의 비밀

원 어딘가에서 담배를 피우는 것이다. 이렇게 하면 잠재의식과의 유대가 끊어지고, 담배를 피울지 말지를 더 의식적으로 결정하게 될 것이다.

- 담배를 실제로 피우기 전에 담배를 피우고 싶은 욕구가 더할 수 없이 강해지도록 하라. 다시 말해서, 당신은 여전히 담배를 피울 자유가 있지만 당신이 정말 불편함을 느낄 때까지 잠시 결정을 연기할 것이다. 당신의 몸에서 긴장감이나 자극을 느끼는 곳을 주목하라. 라이터를 켜기 전에 담배에 대한 욕구가 얼마나 강해지는지를 느끼는 것이 중요하다. 대부분의 흡연자가 아주 작은 흡연 충동에도 굴복하고 자신이 언제 라이터를 켰는지 알아차리지도 못한다. 당신은 무의식적으로 무언가 하는 패턴을 깨고 싶어 한다.

- 흡연(또는 다른 중독)을 쉽게 끊으려면, 담배를 피우고 싶은 충동이 생길 때마다 담배를 피우기로 선택하기 전에 반 컵 이상의 물을 마셔라. 물리적으로 말하면 흡연 충동은 신체의 결합 조직에 축적되어 있으며 혈액 속으로 들어가면서 혈액을 탁하게 만드는 독소와 직결되어 있다. 혈액이 탁해지는 것은 일반적으로 짜증, 초조, 불안, 심지어는 공황까지 일으킨다. (분명히 다시 나타날 것이기 때문에) 독소를 결합 조직으로 다시 밀어 넣는 대신 물 한 컵을 마시면 혈액을 더 맑게 만들어 체내의 독소를 제거하는 데 도움이 된다. 따라서 담배를 피우고 싶은 충동은 물 한 컵을 마실 때마다 줄어들고 결국 완전히 사라지게 된다.

- 마지막으로, 흡연에 대한 당신의 중독은 당신이 없애야 할 끔찍한 것이 아니다. 그것은 오히려 운명의 주인이 되기 위해 자신을

훈련시킬 수 있는 기회다. 당신의 중독은 당신이 지금까지 가졌던 가장 훌륭한 선생님들 중 하나다.

흡연을 멈추는 방법 요약

1. 담배를 피우고 싶은 충동을 느낄 때마다 다음과 같이 반복한다. "나는 지금 담배를 피우고 싶다." 이렇게 되면 담배를 피우고 싶은 욕구가 잠재의식에서 의식적인 마음속으로 들어오게 되고, 담배를 피울지 안 피울지를 선택할 수 있는 충분한 시간을 갖게 될 것이다. 물 반 컵을 마시는 것도 그 욕망을 의식 속으로 불러들인다.

2. 그런 다음 스스로에게 말하라. "나는 이제 자유롭게 담배를 피울 수 있다." 만약 당신이 스스로 선택하는 타고난 자유를 상기하지 않는다면 잠재의식, 중독된 마음은 더 이상 담배를 피울 수 없다고 믿어 반항 상태에 빠질 수도 있다. 이것은 금단 증상을 일으킬 수 있다.

3. 담배를 피우고 싶은 절박한 욕구를 느낀다면, "나는 다시 담배를 피우는 쪽을 선택한다"라고 말함으로써 자신의 욕구를 인정하라. 담배 한 대 피우려고 손을 뻗기 전에 이것이 당신이 정말 원하는 것인지 확인해보라. 아니면 스스로에게 이렇게 되풀이할 수도 있다. "당분간 나는 담배를 피우고 싶다고 받아들이지만, 지금은 담배를 피우지 않기로 한다." 담배를 완전히 끊으면 기분이 어떨지 생각해보라.

담배를 피우고 싶을 때마다 이 간단한 순서를 따르라. 결과가 어찌

되든 잘못될 수가 없기 때문에 이 방법은 바보라도 할 수 있다. 담배를 계속 피우기로 결정하든 안 피우기로 결정하든, 당신은 '인식'하기 시작했고, 자신의 삶을 의식적으로 책임지는 것의 전제 조건인 자유의지를 발휘했다. 이 간단한 프로그램을 따르는 대다수 사람들은 일주일 안에 흡연을 포기하고, 어떤 사람들은 좀 더 오래 걸린다. 그만두는 데 얼마나 걸리는지는 중요하지 않다. 중요한 것은, 당신이 자신의 생각과 자신이나 다른 사람들에 대한 태도에서 긍정적인 변화를 경험한다는 것이다.

흡연이 건강에 위험하다는 연구 결과는 모두 요점을 벗어나 있다. 담배를 피우는 사람들을 비난할 것이 아니라, 우리는 그들에게 우리가 인생의 다른 어떤 문제로부터 배울 수 있는 것처럼 이 중독적인 습관으로부터 배울 수 있는 방법을 보여주어야 한다.

이 방법은 커피, 술, 마약, 수면제, 설탕, 소금, 섹스 그리고 심지어 일을 포함한 다른 어떤 중독에도 똑같은 효과가 있다. 나는 당신이 주요 사항들에 익숙해질 때까지, 혹은 적어도 일주일에 한 번은 이 부분을 자주 읽을 것을 제안한다.

놀라운 치유 식품

히포크라테스는 음식이야말로 가장 좋은 약이라고 말한 최초의 의사였다. 음식이 영양을 공급하여 건강하고 강한 몸을 만들어낼 수 있다면, 몸이 아플 때 치유할 수도 있다는 것은 명백한 사실이다. 자연 재배 식품에 대한 연구는 가장 편견이 적고 가장 진실한 것이다. 왜냐하면 이미 모든 사람들이 쉽게 활용할 수 있는 이러한 발견을 이용하여 이익을 보거나 판매할 수 있는 제약 회사나 가공식품 산업이 있을 수 없기 때문이다.

나는 여기에 수백 가지의 놀라운 치유 특성을 가진 식품들 중 몇 가지만 열거했다. 대자연이 만든 음식을 충분히 먹지 않아 사람은 조만간 병에 걸리기 쉬운 몸이 될 것이다. 반면에 대자연의 음식을 먹으면, 당신은 처음부터 병에 걸리지 않을 수도 있다. 그러나 만약 당신이 지금 아프다면, 당신의 병에 대한 진정한 치료법을 찾는 데 음식이 여전히 당신이 살 수 있는 최고의 약이라는 사실을 발견할지도 모른다.

브로콜리의 항암 속성

존스홉킨스 대학교의 연구원들에 따르면, 소량의 신선한 브로콜리 싹은 시장에서 판매되는 다량의 성숙한 채소만큼 많은 항암 효과가 있다고 한다. 예를 들어 대장암에 걸릴 위험을 50% 줄이기 위해서는 일주일에 약 900g의 다 자란 브로콜리를 먹어야 한다. 물론 가능하겠지만, 브로콜리 싹 5g에는 다 자란 브로콜리 150g에서 발견되는 양의 글루코라파닌(glucoraphanin) 복합체가 함유되어 있다. 활성 복합체는 설포라판의 전구체로, 암을 유발하는 화학 물질로부터 분자 손상을 막는 세포 효소를 증가시키는 것이 동물 연구에서 입증되었다.

다른 십자화과(양귀비목의 한 과로 배추과·겨자과라고도 한다-옮긴이) 채소들과 같이 브로콜리는 몸에서 에스트로겐을 제거하는 속도를 높여 유방암을 억제하는 데 도움을 준다. 또한 항바이러스, 항우울제 역할도 하며, 인슐린과 혈당을 조절하는 크롬의 주요 공급원이기도 하다.

양배추 – 로마인의 암 치료제

양배추는 고대 로마에서 암 치료제로 추앙받았다. 오늘날 우리는 양배추의 암 치료 효과가 수많은 항암 물질과 항산화 화합물에서 나온다는 것을 알고 있다. 양배추는 유방암을 막고, 대장암의 시작인 용종의 성장을 억제하는 데 도움이 되는 에스트로겐의 신진대사를 가속화한다. 연구에 따르면, 일주일에 한 번 이상 양배추를 먹으면 남성의 대장암 확률이 66%나 감소한다고 한다.

하루에 2테이블스푼의 조리된 양배추가 위암으로부터 피실험자를 보호했다. 양배추는 또한 강력한 항우울제 화합물을 함유하고 있다. 양배추즙이 궤양을 치료하는 데 도움을 준다는 사실은 이미 밝혀진 바 있다. 양배추는 항균성, 항바이러스성까지 가지고 있다. 붉은 양배추는 흰 양배추보다 섬유질이 두 배나 많다. 양배추는 혈중 콜레스테롤의 균형을 잡아주는 효과로도 알려져 있다. 콜리플라워와 방울양배추도 비슷한 이점이 있다.

미네랄이 풍부한 청경채는 고혈압 수치를 30 이상 낮추는 것으로 밝혀졌다. 간, 신장, 소화 기관을 망치는 값비싼 처방전은 필요 없다.

위대한 당근

당근은 베타카로틴의 풍부한 공급원으로서 강력한 항암, 동맥 보호, 면역 강화 및 감염 퇴치 항산화제다. 최근의 연구는 하루에 당근 한 개가 여성의 뇌졸중 발병률을 68%나 감소시켰다는 것을 보여주었다! 어떤 약도 당근에 비할 수 없다. 최근의 또 다른 연구(2007)에 따르면, 베타카로틴 보충제는 전혀 효과가 없었다. 당신이 과거 흡연자였거나 현재 흡연자라면, 중간 크기의 당근 하나에 있는 베타카로틴이 폐암 위험을 반으로 줄인다.

당신의 눈 또한 매일 당근에 감사하게 될 것이다. 당근에 함유된 베타카로틴을 다량 섭취하면 퇴행성 눈병(백내장과 황반 변성)의 발병률을 크게 감소시킬 수 있다는 것이 밝혀졌다. 당근은 가슴 통증(협심증)에도 도움이 된다. 당근의 풍부한 수용성 섬유소는 혈중 콜레스테롤의 균형을 맞춰준다. 당근을 조리하면 신체가 베타카로틴을 쉽게 흡수하는 것으로 나타났다.

셀러리 - 비아그라보다 낫다

셀러리는 혈압을 정상으로 유지하는 최고의 음식 중 하나로 오랫동안 알려져왔다. 셀러리는 대부분의 강력한 약처럼 혈관을 확장시키지만 부작용은 없다. 이 흔한 음식이 비아그라나 다른 성기능 강화 약물보다 훨씬 효과적이라고 누가 생각이나 했을까? 정력제로 알려진 음식에 대한 연구에 따르면, 셀러리는 지구상에서 가장 '섹시한' 물질이다. 전혀 그럴 것 같지 않은 이 후보는 이상적인 양의 비타민 E, 마그네슘, 니아신, 칼륨, 아연을 결합했는데, 이는 최적의 성기능을 위해 필요한 것이다.

그리고 효과가 더욱 좋다. 셀러리는 천연 아미노산인 아르기닌을 함유하고 있는데, 아르기닌은 비아그라처럼 혈관을 확장시킨다. 하지만 아르기닌은 비아그라와 달리 음핵(클리토리스)으로 가는 혈류를 증가시키고 여성 성기의 반응성을 높인다.

셀러리에는 다른 이점도 있다. 셀러리에 함유되어 있는 아세틸렌 성분은 암세포의 성장을 멈추는 것으로 밝혀졌다. 셀러리는 유기 나트륨의 탁월한 공급원으로, 인체의 전해질 균형을 유지하도록 도와준다. 또한 면역 체계를 지탱하는 데 도움을 주는 비타민 C의 훌륭한 공급원이다.

셀러리는 천연 이뇨제로 고혈압이나 림프 폐색 같은 순환 장애에 유용하다. 중국의 의사들은 혈압을 안정적으로 낮추기 위해 오랫동안 셀러리를 사용해왔다. 이제 과학자들은 왜 그것이 그토록 잘 작동하는지 발견했다. 셀러리는 혈압을 조절하는 근육을 이완시키고, 흐름을 개선하고, 압력을 낮추는 독특한 오일을 함유하고 있다. 이틀에 한 번씩 몇 줄기의 셀러리(혹은 당근과 합쳐진 셀러리 주스)를 먹는 것만으로 이 마법이 실행된다.

아보카도 – 맛있는 슈퍼 과일

아보카도는 영양분이 가득한 과일이다. 특히 비타민 A가 풍부하며, 비타민 B, 엽산, 칼슘, 철분, 아홉 가지 필수 아미노산, 칼륨 등이 많이 함유되어 있다.

아보카도는 순환을 돕고 콜레스테롤을 낮추며 혈관을 확장시킨다. 또한 아보카도는 지방 함량이 높다는 이유로 '버터 배'라는 별명을 갖고 있다. 그러나 아보카도의 주요 지방은 (올리브 오일에도 농축되어 있는) 단일 불포화 올레산이며 LDL 콜레스테롤을 차단하는 항산화제 역할을 한다. 1996년 멕시코 사회보험재단(IMSS) 연구원들은 매일 아보카도를 섭취하는 데 따른 건강상의 이점을 조사했는데, 일주일 동안 매일 아보카도를 먹은 45명의 피실험자들은 총 혈중 콜레스테롤이 평균 17%나 떨어졌다. 또한 그들의 콜레스테롤 비율은 건강한 쪽으로 바뀌었다. 고밀도 리포 단백질(HDL) 수치는 올라간 반면 저밀도 리포 단백질(LDL)과 중성 지방 수치는 크게 떨어진 것이다.

아보카도는 또한 인간을 대상으로 한 16개의 연구에서 콜레스테롤을 감소시키는 것으로 밝혀진 베타–시토스테롤이 풍부하다. 베타–시토스테롤은 콜레스테롤 흡수를 방해하지만 부작용이 심각한 것으로 널리 사용되는 항콜레스테롤 처방약이다. 아보카도는 베타-시토스테롤의 가장 풍부한 과일 공급원으로 언급된 오렌지에서 발견되는 양의 네 배를 가지고 있다.

나는 매일 (저녁이 아닌) 점심 샐러드에 아보카도를 넣어 20년 넘도록 먹어왔는데, 아보카도가 가장 영양이 풍부한 음식 중 하나라는 것을 알게 되었다.

블루베리와 크랜베리 — 신장, 심장, 눈, 피부 보호

요로 감염은 주로 방광이나 신장의 벽에 붙어 있는 박테리아에 의해 일어난다. 많은 과학적 연구들은 블루베리와 크랜베리가 박테리아의 성장을 막거나 억제함으로써 요로 감염을 퇴치하는 데 이롭다는 사실을 발견했다. 전통적으로 크랜베리 주스는 방광 감염이나 요로 감염을 1~2일 이내에 해소하는 것으로 알려져 있다. 하루에 3~4회, 매 식사 30분 전과 잠들기 직전에 60~90ml의 주스를 복용한다.

블루베리는 약용으로 유익한 성질을 가진 고농도의 항산화 화합물을 함유하고 있다는 연구 결과가 나왔다. 보고된 블루베리의 약효로는 요로 감염 예방, 항암 활동 촉진, 심장병 위험 감소, 콜라겐 강화, 혈당 조절, 야간 시력 향상, HIV 바이러스 복제 감소, 설사 치료 등을 들 수 있다.

크랜베리는 면역 체계를 자극하고 감염을 막는 바이오플라보노이드와 천연 비타민 C가 풍부하다. 겨울에 크랜베리를 먹는 것만으로 감기와 독감을 예방할 수 있다. 게다가 크랜베리는 신장 결석 발생을 줄여준다. 또한 천식 발작 동안 기관지 확장에도 도움을 주고, 심지어 여드름 환자들에게도 유익하다.

그린빈의 치유력

스냅콩으로도 알려진 그린빈(껍질콩이라고도 부르는 식재료 - 옮긴이)에는 상당한 약효를 지닌 영양소가 풍부하게 들어 있다. 그린빈은 비타민 K의 탁월한 공급원(한 컵에 일일 권장량의 154.9%)이다. 비타민 K는 튼튼한 뼈를 유지하는 데 필수적인 성분이다.

또한 그린빈은 (특히 베타카로틴을 포함한 카로티노이드의 농도를 통해) 똑같이 중요한 비타민 A의 풍부한 원천이 된다. 그리고 대장암을 예방하는 데 도움이 되는 유용한 섬유질을 많이 함유하고 있다.

동맥경화증, 당뇨성 심장 질환의 경우 도움이 되는 영양소의 수에서 그린빈과 비교될 만한 식품은 거의 없다. 마그네슘과 칼륨은 함께 작용하여 고혈압을 떨어뜨리는 역할을 하고, 엽산과 비타민 B6는 잠재적으로 위험한 단백질 분자인 호모시스테인을 다른 양성 분자로 전환시키는 데 도움을 준다. 호모시스테인은 즉시 전환되지 않으면 혈관 벽에 직접 손상을 입힐 수 있다. 높은 수치는 심장마비와 뇌졸중의 위험을 크게 증가시킨다.

그린빈의 철분 함량은 시금치보다 두 배 높다. 이 유용한 식물의 철분은 음식 보충제와 아침 시리얼에 함유된 독성 녹(산화철)과 달리 이온화된 유기 형태로 나온다. 철분은 폐에서 모든 체세포로 산소를 운반하는 헤모글로빈의 필수 성분이며, 에너지 생산과 신진대사를 위한 핵심 효소 체계의 일부분이기도 하다.

참고: 그린빈에는 측정 가능한 양의 옥살산염이 포함되어 있다. 신장에 옥살산염 결석이 있으면 그린빈을 먹기 전에 반드시 정기적으로 신장을 정화시켜야 한다.

뼈를 튼튼하게 하는 방울양배추

미국 여성 둘 중 한 명은 70세가 되면 뼈가 약해져 고통스러운 골절을 겪을 것으로 보인다. 특히 엉덩이 골절은 치명적이다. 그러나 최근 한 연구는 일주일에 몇 번 90g짜리 양배추를 섭취함으로써 여성들의 고관절 골절 위험을 30%까지 줄일 수 있다는 것을 보여주었다. 더구나 양배추 속의 식물성 천연 물질은 암을 포함한 질병으로부터 몸을 보호하기 위해 신체의 자연 방어 시스템의 활동을 강화한다. 과학자들은 방울양배추와 다른 배추속(屬) 식물에서 발견되는 강력한 식물성 천연 물질인 설포라판이 인체의 해독 효소를 증가시킨다는 것을 알아냈다.

방울양배추는 섬유질과 엽산의 공급원이자 비타민 C의 공급원이다. 비타민 C는 면역 기능과 피부, 결합 조직, 연골, 힘줄 등 신체 구조의 기본 물질을 형성하는 단백질인 콜라겐의 합성을 지원한다. 방울양배추 한 컵에는 무려 1122IU(IU, 비타민량 효과 측정용 국제 단위 - 옮긴이)의

비타민 A와 669IU의 베타카로틴이 들어 있는데, 둘 다 감염으로부터
몸을 보호하고, 유연하고 빛나는 피부를 촉진하는 데 중요하다.

케일

이 영양가 있는 채소는 많은 변이와 색상으로 나오는데, 그중 녹색
과 보라색이 가장 흔하다. 케일은 사람들이 장수하고 건강한 삶을 사
는 아프리카 일부 지역에서 전형적인 전통 식단의 일부분을 차지하는
식재료다.

케일은 다양한 항암 화합물의 풍부한 공급원이다. 십자화과 식물 중
하나인 케일은 에스트로겐을 조절하고 대장암을 퇴치하는 항암 성분
이 있다. 시금치보다 베타카로틴이 더 많고 루테인은 두 배 더 많아 알
려진 식용 식물 중 이들 성분이 가장 많다. 또한 케일은 항산화 비타민
C도 풍부하다. 콜라드 그린과 다른 녹색 잎 채소들도 비슷한 효능을
가지고 있다.

견과류

견과류는 항암과 심장 보호 기능이 있다. 특히 아몬드와 호두는 콜
레스테롤의 수치 균형을 유지하는 데 도움을 준다. 둘 다 고농도의 산
화 방지 올레산과 단일 불포화 지방을 함유하고 있는데, 이는 동맥을

손상으로부터 보호하는 것으로 알려진 올리브 오일과 유사하다. 그러나 아몬드가 더 귀중한 것 같다. 여섯 개의 연구는 아몬드가 총 콜레스테롤과 LDL 콜레스테롤을 낮추고 심장 질환 위험을 10% 감소시키는 놀라운 결과를 보여주었다. 하루에 아몬드 한 줌(약 28g)만 먹으면 된다. 아몬드는 몇 분 동안 끓인 물에 넣어 껍질을 벗기는 것이 가장 좋다. 아몬드를 하룻밤 물에 담그면 소화가 잘된다.

견과류는 일반적으로 항산화 비타민 E가 풍부하여 가슴 통증과 동맥 손상을 예방한다. 셀레늄이 풍부한 브라질 너트는 심장병과 암 발병률을 낮춘다. 호두는 항산화제 및 암 억제제인 엘라그산 외에 오메가3형 오일도 함유하고 있다.

견과류는 인슐린과 혈당을 조절하여 가파른 상승을 막는다. 따라서 당불내성(생체의 포도당 처리 능력이 비정상적으로 저하된 증상-옮긴이)과 당뇨병 환자들에게 적합한 음식이다. 파킨슨병에 걸린 사람들의 식단을 조사했을 때 견과류가 부족했다는 사실은 흥미롭다.

알레르기와 산패한 견과류에 대한 주의: 견과류 중 땅콩은 민감한 사람들에게 급성 알레르기 반응을 일으키기도 한다. 부서진 견과류는 쉽게 산패하기 때문에 피한다. 견과류 버터는 소화기 계통에 역반응을 일으키는 것으로 악명이 높다. 갈아서 산소에 노출되면 쉽게 산패된다. 산패한 지방은 독성이 매우 강하고 질병의 주요 원인으로 작용한다. 심지어 과민성 대장 증후군과 크론병을 일으킬 수도 있다. 신선한 견과류만 섭취하거나, 신선한 견과류 버터를 구입했다면 2~3일 안에 소비한다. 말린 과일이나 시리얼 제품에 섞여 나오는 견과류는 섭취하지 않는 것이 좋다.

치아-고대의 슈퍼 곡물

치아(치아 시드)는 놀라운 종류의 오일, 비타민, 미네랄을 함유하고 있다. 이 고대 슈퍼 곡물은 과학자이자 기능성 식품 운동의 선구자로 토론토 대학교의 혁명적인 당분 지수 개발자 중 한 사람인 블라디미르 북산(Vladimir Vuksan) 박사가 이끈 6개월간의 연구 일부였다.

다음은 북산 박사가 발견한 치아의 우수한 영양 성분들 중 몇 가지다. 약 100g의 치아에는 아래와 같은 영양 성분이 함유되어 있다.

- 자연에서 발견된 오메가3의 가장 완벽한 공급원(대서양 연어 약 800g에 들어 있는 만큼의 오메가3를 함유)
- 우유 세 컵보다 많은 칼슘
- 한 컵 반의 강낭콩보다 더 우수하고, 많은 고품질의 식물성 단백질 함량
- 식품 중 최고 수준의 천연 섬유 함량 - 켈로그 올브랜 시리얼 1.25 컵보다 많은 섬유질
- 생시금치 세 컵에 해당하는 철분
- 바나나 1.5개에 해당하는 칼륨
- 오렌지 일곱 개에 해당하는 비타민 C
- 마이레세틴이 함유된 블루베리의 세 배 강도로 적포도주의 270 배에 이르는 항산화 능력

북산 박사와 그의 동료들은 치아가 "세계에서 가장 영양이 풍부한

식량 작물로 여겨지기 때문에 세계 기아에 대한 대책으로 사용될 수 있다"고 결론지었다.

쌀

이 평범한 음식에는 지사제 효과와 항암 효과가 있다. 다른 곡물처럼 쌀에도 항암 프로테아제 억제제가 함유되어 있다. 모든 곡물과 시리얼 중에서 쌀은 장내 가스나 결장 경직 등 장내 문제를 일으킬 가능성이 가장 낮다. 현미는 변비를 개선하고 콜레스테롤을 낮추며 신장 결석의 발달을 막아준다.

바스마티는 영양가가 가장 높은 쌀로 철분, 셀레늄, 티아민, 니아신 외에도 식물성 단백질을 풍부하게 함유하고 있다.

코코넛 오일 – 열대의 선물

버진 코코넛 오일은 입증된 항바이러스 및 항균제인 라우르산이 풍부하다. 라우르산은 현재 에이즈 치료에 사용되고 있다. 라우르산은 인간의 모유에서도 발견되는데, 이것이 코코넛 밀크를 우유로 만든 영아용 조제식(분유 – 옮긴이)의 훌륭한 대안으로 만들어준다. 실제로 코코넛 밀크는 모유를 구할 수 없을 때 아이들을 키우기 위해 열대 지방에서 사용되어왔다.

맛 좋은 코코넛 오일은 입맛을 만족시킬 뿐만 아니라, 묵은 배설물을 부드럽게 풀어 불쾌한 증상 없이 배출할 수 있도록 도와서 대장을 깨끗하게 해준다. 그리고 체내에서 강한 알칼리 효과가 있어 모든 질병 과정에 기여한다. 또한 열대의 선물인 코코넛 오일에는 HDL 콜레스테롤 수치를 높이는 물질이 있어 심장마비의 위험을 낮춰준다.

코코넛 오일은 또한 지방 퇴적물에 갇힌 독소를 용해하고 제거하여 결과적으로 지방 축적이 이루어지지 않도록 만든다(지방 축적은 지방 조직 내에 독소를 집어넣는 생존 메커니즘이다). 이것은 왜 코코넛 오일이 날씬한 근육을 만드는 데 도움이 되는지를 설명해준다. 보디빌더들, 개인 트레이너들, 운동선수들 그리고 많은 사람들이 지방을 제거하기 위해 코코넛 오일을 사용한다.

코코넛 오일은 약하고 손상된 소화 기관에서도 쉽게 소화된다. 담즙의 도움 없이 소화시킬 수 있는 유일한 기름으로, 담낭을 제거한 사람에게 유익하다. 코코넛 오일은 크론병과 과민성 대장 증후군 같은 대부분의 소화 장애를 돕는다. 이 오일은 세포막을 통과하기 위해 어떤 효소나 이동체도 필요가 없다. 일단 세포 내부에 도달하면 바로 에너지로 쓰인다. 세포는 코코넛을 쉽게 구할 수 있는 에너지원으로 만든다.

코코넛 오일은 특히 어린이와 노인에게 유용하다. 가장 건강하고 안전한 오일이라 할 수 있다. 대부분의 오일과 달리 코코넛 오일은 가열해도 산화되지 않는다. 이런 특징이 코코넛 오일을 이상적인 식용유로 만든다. 평균적인 성인은 하루 식단에 약 3.5테이블스푼의 코코넛 오일을 섭취할 수 있다. 이렇게 해도 당신을 뚱뚱하게 만들지 않는다. 단, 효모 분해 효소가 당신에게 어떤 영향을 미치는지 알 때까지는 적은 용량으로 시작하라. 코코넛 오일을 섭취하는 것 말고도 피부에 바르면 햇빛에 타는 것, 건조, 찰과상 그리고 해로운 세균으로부터 보호해준다.

유기농 식품을 먹어야 하는가?

다음에 제시된 이유로, 대답은 확실한 '그렇다'이다. 당신이 유기농 식품을 살 여유가 있는지, 심지어 그런 식품에 접근할 수 있는지 여부는 오직 당신만이 대답할 수 있는 질문이다. 유기농 식품은 농약 처리된 생산물과 비교했을 때 매우 비싸다. 만약 당신의 예산이 제한적이지만 여전히 가능한 한 최고의 음식을 몸에 공급하고 싶다면, 직접 과일과 채소를 재배하거나 식비를 늘려야 할지도 모른다.

2004년 영국의 《관상동맥과 당뇨 치료(Coronary and Diagenic Care)》 저널에 발표된 유기농 식품에 관한 보고서에는 식품 생산에 살충제를 사용하면 식품의 건강상 이점을 크게 감소시킨다고 나와 있다. 예를 들어 농약 사용과 식품의 항산화 성분 사이에는 강한 연관성이 있다. 곤충이 꼬여 스트레스를 받는 농작물은 강력한 항산화제인 폴리페놀 화합물을 생산하는 것으로 알려져 있다. 폴리페놀 화합물은 곤충을 막을 뿐만 아니라 식물의 영양 가치를 높인다. 그러나 농작물을 살충제로 처리하면 폴리페놀의 자연적인 보호가 필요 없어져, 이러한 화합물을 덜 생산한다.

농약을 함유한 식품은 영양학적 면에서 몸에 상당히 해롭다. 영국의 보고서는 농약 사용이 암, 태아 이상, 만성 피로, 파킨슨병 등 다양한 건강 위험과 관련이 있다고 지적했다. 또 다른 연구는 유방암에 걸린 여성들이 암이 없는 여성들보다 혈액 속에 농약 성분이 있을 가능성이 5~9배 높다는 것을 보여주었다. 당신이 유방암을 걱정한다면 예산과 암의 위험 사이의 경중을 따져봐야 할 것이다. 게다가 유기농 식품에는 어린이들의 천식, 두통, 성장 지체, 과잉 행동 등의 위험성과 관련 있는 MSG, 수소화 지방, 인공 감미료 및 착색제와 같은 식품 첨가제가 없다. 영국의 보고서가 추가로 지적한 바와 같이, 이러한 첨가제는 알레르기의 발달과 연관되어 있다.

유기농 식품의 또 다른 장점은 유전자 변형 유기체가 없다는 것이다. 이 보고서는 유전자 변형 식품에 대한 연구가 지금까지 10회밖에 진행되지 않았다고 지적한다. 그중에서 GM 계열사의 자금에서 완전히 독립적인 연구는 유전자 변형 식품이 인간의 내장에 해로운 영향을 끼친다는 증거를 발견했다.

유기농 식품은 일반적인 방식으로 재배된 식품보다 영양가가 높은 것으로 나타났다. 유기농 식품과 비유기농 식품의 비타민·미네랄 함량을 비교한 연구를 보면 유기농 식품은 검사된 21개 영양소 모두에서 더 높은 수치를 기록했다. 예를 들어 유기농 식품의 비타민 C와 마그네슘 수치는 비유기농 샘플에 비해 각각 27%, 29% 높았다. 이 연구는 또한 유기농 시금치, 감자, 양배추, 상추에서 미네랄이 훨씬 더 높다는 것을 보여주었다.

따라서 화학적으로 처리된 식품보다는 유기농 식품을 선택해야 한다. 당신의 예산에 다소 부담을 주지만, 위장의 부담은 덜어줄 것이다.

계피 — 당뇨병 환자를 위한 약

요리의 향신료로 쓰이는 계피가 수많은 치유 특성을 지니고 있다고 누가 생각이나 했겠는가! 계피를 4분의 1에서 2분의 1티스푼을 복용했을 때 혈당뿐만 아니라 콜레스테롤과 트리글리세리드를 낮추는 효과가 스타틴(콜레스테롤 합성 저해제 – 옮긴이)과 맞먹는다. 게다가 5달러 미만으로 약 453g의 계피를 얻을 수 있고, 끔찍한 부작용을 줄일 수 있다.

미국 농무부가 실시한 연구에 따르면, 계피는 제2형 당뇨병 환자의 혈당 수치 조절에 도움을 준다. 계핏가루는 포도당을 태우는 효소의 생성을 촉진시키고 인슐린의 효능을 높여준다. 한 연구에서 계피로 만들어진 인슐린은 혈당을 분해하는 능력이 20배 더 높았다. 제2형 당뇨병에는 하루에 약 2분의 1티스푼의 계핏가루를 먹어야 한다. 계피는 또한 트리글리세리드와 콜레스테롤 수치를 낮추고, 심장병을 예방하고 개선하는 것으로 나타났다.

계피는 당신을 더 똑똑하게 만든다. 인지 능력을 테스트하는 연구에서 참가자들에게 입과 코를 통해 계피를 주었다. 연구 결과, 계피가 인지 기능을 향상시키는 데 효과적이라는 사실을 알아냈다. 또한 계피는 남성의 경우 진통제로 높은 효과가 있는 것으로 알려졌다.

과학자들은 계피, 월계수 잎, 정향 등을 넣은 카레 가루(주로 강황, 쿠민, 카르다몸, 고수, 생강, 고춧가루, 호로파, 회향)가 인슐린의 효능을 세 배나 높인다는 사실도 밝혀냈다. 당뇨병과 수많은 장애들을 물리칠 수 있는 얼마나 맛있는 방법인가!

강황─강력한 해독제 및 항암제

카레 가루의 밝은 노란색 성분이 바로 강황과 울금이다. 강황은 의학적으로 강장제와 생체 보호제다. 아유르베다 의학의 실천자들은 수천 년 동안 강황을 사용해왔다. '커큐민(커큐미노이드)'으로 알려진 유효 성분은 스테로이드제와 비스테로이드제 약과 비슷한 강도의 항염증 특성이 있다. 커큐민은 항바이러스, 항균성, 항진균성, 항기생충, 항돌연변이, 항암성, 해독성으로 더 유명하다. 커큐민은 이미 형성된 것을 샅샅이 뒤지고 중화시키면서 활성 산소의 형성을 막는다. 전통적으로 강황은 황달과 다른 간 질환을 치료하고, 혈액 순환을 촉진하고, 혈전을 용해시키며, 관절염과 류머티즘의 통증을 완화시키고, 설사·축농증·중이염 등을 치료하는 데 이용되어왔다. 당신은 매일 조리된 음식에 많은 양의 강황을 첨가할 수 있다. 채소, 밥, 콩, 수프 등에 첨가된 강황은 맛은 물론 건강에도 좋다.

강황은 치질, 상처, 화상 치료에 도움이 되도록 (반죽 형태로) 외용약처럼 사용될 수도 있다. (그러나 황색 얼룩에 유의한다.)

멀미를 이겨내는 생강

덴마크의 스벤보르 병원에서 시행한 뱃멀미 실험과 임상 연구는 생강이 멀미약만큼 효과적이거나 더 우수하다는 것을 보여주는 한 사례다. 생강은 졸음을 유발하는 멀미약보다 더 안전한 선택이다. 런던에 있는 성 바톨로뮤 병원 마취과에서 수행한 또 다른 임상 시험에서 연구원들은 1g의 생강가루가 병원에서 흔히 사용하는 신경안정제만큼 효과적이고 더 안전하다는 것을 입증했다.

생강은 메스꺼움과 임신 중의 구토 증세를 완화시키는 데도 효과적이다. 캐나다 토론토에 있는 아동병원의 마더리스크 프로그램(Motherisk Program) 책임자인 기드온 코렌(Gideon Koren) 박사가 공동으로 작성한 새로운 연구에 따르면, 입덧을 가라앉히기 위해 사용하는 생강은 선천적 결함의 위험을 증가시키지 않는다고 한다. 병을 줄이는 효과는 생강을 꿀과 함께 복용했을 때 더 뚜렷해 보인다.

아유르베다 의학에서는 염증과 류머티즘 치료에 생강을 사용해왔다. 인도의 연구는 고도로 정제되고 표준화된 생강 추출물이 무릎의 골관절염 증상을 줄이는 데 통계적으로 유의미한 영향을 미친다는 점을 밝혀냈다.

생강은 구토, 두통, 가슴 폐색, 콜레라, 감기, 설사, 복통, 신경 질환의 치료에 사용되어왔다.

꿀을 약간 바른 생강 조각을 씹거나, 생강 추출물을 몇 방울 떨어뜨린 물을 마시거나, 생강가루 캡슐을 복용하는 것이 최선의 선택이다. 위액의 분비를 촉진하려면 식전에 간 생강을 정제되지 않은 천일염을 조금 넣어 복용한다.

벌꿀-세계 최고의 상처 치료제?

꿀벌들이 만든 이 맛있는 음식이 인류의 가장 오래된 약 중 하나라는 것을 짐작해본 적이 있는가? 꿀은 5000년 동안 화상, 기침, 궤양치료에 사용되어왔다. 그리스의 의사 히포크라테스도 꿀의 치유력을 높이 평가하여 피부 질환, 궤양, 소염과 같은 질병에 꿀을 이용한 많은 치료법을 고안했다. 제1차 세계대전 당시 독일 의사들은 총상을 치료할 때 꿀과 대구 간유를 혼합하여 사용했다. 노스캐롤라이나 주립대학교의 고대 과학 교수인 존 리들(John Riddle)에 따르면, 기원전 3000년부터 머리 상처에 꿀을 사용했다는 내용이 파피루스에 쓰인 의학 문서에 기록되어 있다고 한다. 그는 "아마도 꿀이 부기를 방지하고 상처를 봉하여 공기의 감염을 막았을 것"이라고 말한다.

최근의 연구는 꿀이 소독제나 항생제보다 우수하다는 것을 보여준다. 이스라엘 연구원들은 2주간의 정맥 항생제 치료와 매일매일의 소독으로도 치료에 실패한 아홉 명의 아기에게 이 달콤하고 끈적끈적한 음식을 하루에 두 번 상처 부위에 발라주었다. 그러자 5일 만에 상처가 눈에 띄게 개선되었다. 16일 후에는 상처가 깨끗이 아물었다.

예멘의 한 연구에서 꿀은 감염된 외과적 상처에 사용되는 소독약보다 더 장점이 있다고 한다. 상처가 감염된 여성 50명을 두 그룹으로 나누어 한쪽은 꿀로, 다른 쪽은 소독제로 치료를 했다. 꿀 그룹은 7~11일 사이에 회복한 반면, 소독제 그룹은 12~27일이 필요했다.

현대의 상처 크림과 항생제는 치유 효과가 있을지 몰라도 조직을 죽이고 딱지와 흉터를 남기는 단점이 있다. 하지만 우리 가운데 얼마나

건강과 치유의 비밀

많은 사람들이 꿀을 반창고나 붕대 밑에 바를 생각이나 할까? 앞의 연구처럼 나이지리아 칼라바르 대학교 부속병원에서 3년간 임상 시험을 한 결과, 가공되지 않은 꿀은 현대적인 드레싱과 항생제 치료가 실패했을 때 더 상처를 치유할 수 있다는 결과가 나왔다. 꿀은 상처와 외부 궤양을 치료한 59명의 환자 중 한 명을 제외하곤 모두 효과가 있었다. 연구자들이 놀랄 정도로, 꿀을 이용한 국소 처리는 그들이 치유할 시간이 있을 때까지 살균된 상태로 상처를 유지했는데, 감염된 상처는 일주일 안에 무균 상태가 되었다. 꿀은 심지어 끊임없이 지속되는 상처에서 죽은 조직을 제거하여, 일부 환자들이 피부 이식이나 절단을 피할 수 있도록 해준다.

뉴질랜드 와이카토 대학교 꿀 연구팀의 피터 몰란(Peter Molan) 박사는 "꿀은 촉촉한 치유 환경을 제공하고 상처가 심하게 감염돼도 세균의 성장을 막는다"면서, "이것은 항생제의 부작용 없이, 심하게 감염된 상처를 빨리 살균하는 매우 효과적인 수단이며, 항생제에 내성을 가진 박테리아 변종에도 효과가 있다"고 강조했다.

꿀이 감염을 막을 수 있는 이유는 사실 간단하다. 보통의 꿀은 상처에 있는 박테리아가 증식하기에 충분한 물을 갖지 못하도록 수분을 끌어모으는데, 이러한 꿀의 수분 활동이 세균의 성장을 억제한다.

2007년 7월, 미국 식품의약국은 뉴저지의 상처 치료제 제조업체인 더마사이언스에 마누카 꿀로 만든 상처 및 화상 드레싱 제품을 의료기기로 판매할 수 있도록 승인했다. 이제 마누카 꿀은 미국에서 공식적으로 상처와 화상 치료에 사용될 수 있다. 마누카 꿀은 오래전부터 영국, 오스트레일리아, 뉴질랜드에서 상처 드레싱으로 사용되었다. 캐나다도 2007년 초 마누카 꿀을 항균 드레싱으로 사용하는 것을 승인했다. 꿀은 20세기 초까지 감염을 퇴치하는 데 일반적인 전통 치료법이었다. 그러나 페니실린의 출현과 함께 꿀의 강력한 치유 능력에 대한 지식은 대중의 인식에서 사라지기 시작했고, 의사들은 이 새로운 기적의 약에 너무 흥분했다.

참고 : (요리하거나 굽는) 과도한 열 또는 빛에 장시간 노출되면 꿀의 항균 특성이 사라질 수 있으므로 항상 어둡고 서늘한 곳에 보관하라.

감기와 독감용 과산화수소

과산화수소(H_2O_2)는 독감과 감기에 탁월한 효과가 있다. 특히 증상이 처음 나타날 때 사용하면 80%의 효과를 볼 수 있다.

1928년 리처드 시먼스(Richard Simmons) 박사는 감기와 독감 바이러스가 많은 사람들이 믿었던 것처럼 눈과 코나 입이 아니라 외이도(귓구멍)를 통해 몸에 들어온다는 가설을 세웠다. 그의 연구 결과는 의학계에 의해 일축되었다. 하지만 그는 외이도를 통해 독감이나 감기에 걸린다는 가설을 고집했는데, 그가 맞을 수도 있다. 1938년 독일 연구원들은 감기와 독감 치료에 과산화수소를 사용하여 큰 성공을 거두었다. 그러나 과산화수소를 팔아서 벌어들일 돈이 많지 않아 그들의 데이터는 60년 이상 무시되어왔다.

일반적으로 손가락을 귀에 대지 않는 것은 귀에서 이러한 바이러스와 접촉할 가능성을 크게 감소시킬 것이다. 하지만 이 바이러스들은 아주 작은 미생물이고 공기 중에 항상 존재하기 때문에, 언제든 당신의 몸이나 귀에 달라붙을 수 있다. 독일의 연구 결과에 따르면, 일단 이 세균이 내이(중이)에 들어가면 번식을 시작한다고 한다. 거기서부터는 몸의 나머지 부분에 쉽게 접근할 수 있어 (그들이 퍼질 수 있는 비옥한 토양이 있다면) 온몸을 감염시킨다.

치료는 비교적 간단하다. 보통은 한쪽 귀에만 감염되는데, 양쪽 귀에 3%의 과산화수소를 몇 방울씩 투여하면 된다. 과산화수소는 즉시 행동을 개시하고 2~3분이 지나면 모든 세균을 중화시킨다. 귀에는 거품이 이는 듯한 소음감이 있을 것이고, 어쩌면 가벼운 얼얼함까지 있을 것이다. 방법은 머리를 잡고 한쪽 귀로 시작하며, 거품이 가라앉으면 휴지로 물기를 닦고 다른 쪽 귀로 반복한다. 한두 번의 시행으로도 충분하다.

3%의 과산화수소는 유아와 어린이에게 완벽하게 안전하며 약국에서 쉽게 구입할 수 있다. 가장 좋은 방법은 안약 등을 넣을 때 쓰는 점적기를 사용하는 것이다. 실수로 과산화수소가 눈에 들어가면 즉시 물로 닦는다.

정제되지 않은 소금의 기적

천일염은 92가지 필수 미네랄을 함유하고 있는 반면 정제된 소금 (화학 공업의 부산물)은 나트륨(Na)과 염소(Cl), 두 가지 원소만 함유하고 있다. 미량 원소의 식이 결핍이 일어날 때, 세포는 이온을 조절하는 능력을 잃는다. 이는 인체에 끔찍한 결과를 불러온다. 단 1분만 이온 평형을 잃어도 체내의 세포가 터지기 시작한다. 이것은 신경 장애, 뇌 손상, 근육 경련과 더불어 세포 재생 과정의 파괴로 이어질 수 있다.

(바닷물을 증발시킨) 천일염을 섭취하면 액체가 세포막, 혈관 벽, 신장의 사구체(필터 단위)를 자유롭게 통과할 수 있게 해준다. 혈액 속에서 자연적인 염분 농도가 높아질 때마다 소금은 이웃 조직의 액체와 쉽게 결합된다. 이것은 결국 세포가 농축된 세포 내 액(液)으로부터 더 많은 영양분을 얻어낼 수 있게 해준다. 또한 건강한 신장은 이러한 염류 용액을 문제없이 제거하므로 체내의 유체 농도를 균형 있게 유지하는 데 필수적이다. 그러나 정제된 소금은 신체에 큰 위험을 줄 수 있다. 정제된 소금은 액체와 미네랄이 자유롭게 교차하는 것을 방해하고, 유체가 축적되어 관절, 림프관과 림프절, 신장에 정체된다. 상업용 소금의 탈수 효과는 담석 형성, 체중 증가, 고혈압 그리고 다른 건강상의 문제를 야기할 수 있다.

신체는 탄수화물을 제대로 소화하기 위해 소금을 필요로 한다. 천연 소금이 있을 때 침과 위 분비물은 탄수화물 음식의 섬유질 부분을 분해할 수 있다. 소금은 용해되고 이온화된 형태로 소화 작용을 촉진하고 위장관을 소독한다.

상업적으로 생산된 식탁용 소금은 정반대 효과가 있다. 소금 제조업자들은 소비자의 편의를 위해 소금이 수분을 재흡수하지 못하도록 소금에 건조제, 표백제 등의 화학 물질을 첨가한다. 이 같은 처리를 거친 소금은 더 이상 인간의 체액과 섞이거나 결합할 수 없다. 이것은 신체의 가장 기본적인 화학적 균형과 대사 작용을 약화시킨다. 수분 정체와 신장 및 혈압 문제는 정제된 소금 섭취의 가장 명백한 결과물이다. 정제된 소금은 수천 가지의 다른 제조 식품에 첨가된다. 미국 인구의 약 50%가 수분 정체(체중 증가와 비만의 주요 원인)로 고통받고 있다. 다량의 정제된 소금 섭취는 그에 대한 책임이 크다.

소금이 상업적으로 생산되기 전까지는, 자연에서 수확되는 소금이 금보다 더 귀중했다. 소금은 켈트족 사이에서 주요한 신체적·정신적 장애, 심각한 화상 그리고 다른 질병들을 치료하는 데 사용되었다. 그 결과 천일염은 면역 반응, 알레르기, 기타 많은 건강 문제들을 유발하는 장애인 전해질 불균형을 제거한다는 것을 알게 되었다.

최근 들어 소금이 나쁜 평판을 받는 바람에 사람들은 콜레스테롤과 햇빛을 두려워하듯이 소금을 두려워하는 법을 배웠다. 많은 의사들이 환자들에게 나트륨과 나트륨이 풍부한 음식을 멀리하라고 경고한다. 하지만 소금 없는 삶을 산다는 것은 당신이 미네랄과 미량 원소 결핍의 위험에 노출되며 수많은 관련 합병증을 겪으리라는 것을 의미한다. 정제되지 않은 소금 섭취는 전해질 균형을 해치지 않고 염분에 대한 신체의 욕구를 충족시킨다.

그러나 정제된 소금은 몸에 해롭다. 담석을 비롯한 수많은 건강 문제를 일으킨다. 몸이 제대로 소화, 동화, 활용할 수 있는 유일한 소금은 정제되지 않고 가공되지 않은 천일염 또는 암염이다. 소금이 몸에 유용하려면 음식물, 즉 과일, 채소, 곡물, 콩류의 수분이 소금을 녹일 수 있어야 한다. 소금이 건조 상태에서 사용되면 비이온성 형태로 체내에 들어가 갈증을 일으킨다. 이것은 몸에서 제대로 동화되어 활용되지 않기 때문에 더 큰 해를 끼친다.

소량의 물에 소금을 약간 녹여 과일이나 조리되지 않은 다른 음식에 첨가할 수 있다. 이 소금물은 몸에서 산을 제거하는 동시에 음식들의 소화를 촉진한다. 식수에 소금을 약간 넣으면 알칼리성이 생성되며 중요한 미네랄과 미량 원소를 얻을 수 있다.

체내에서 진짜 소금의 중요한 기능

- 물과 연계해 불규칙한 심장 박동을 안정시키고 혈압을 조절한다.
- 체내 세포, 특히 뇌세포에서 과도한 산성을 추출한다.
- 혈당을 균형 있게 조절하므로 당뇨병 환자에게 특히 중요하다.
- 신체의 세포에서 수력 에너지의 생성을 위해 반드시 필요하다.
- 장내 영양소 성분 흡수에 필수적이다.
- 특히 천식과 낭포성 섬유증을 앓고 있는 사람의 폐에서 점액과 끈적끈적한 가래를 제거하기 위해 필요하다.
- 부비강의 염증과 폐색을 해소한다.
- 강력한 천연 항히스타민제다.
- 근육 경련을 예방한다.
- 침의 과잉 생산을 예방하는 데 도움이 된다. 수면 중에 입에서 흘러나오는 침은 염분 부족을 나타낼 수 있다.
- 뼈를 단단하게 한다. 신체의 소금 함량의 27%가 뼈에 위치한다. 소금 결핍 그리고 진짜 소금 대신 정제된 소금을 먹는 것이 골다공증의 주요 원인이다.
- 수면을 조절한다. 자연 최면술의 역할을 한다.
- 통풍 및 통풍성 관절염 예방에 도움이 된다.

- 성욕과 쾌감을 유지하는 데 필수적이다.
- 다리와 허벅지의 하지정맥류와 거미정맥류를 예방한다.
- 몸에 80가지 이상의 필수 미네랄 원소를 공급한다. 일반 식탁용
  소금처럼 정제된 소금은 이 중 두 가지를 제외하고는 모두 제거
  되었다. 게다가 정제된 상업용 소금은 알츠하이머병의 주요 원인
  인 규산알루미늄을 포함한 해로운 첨가물을 함유하고 있다.

치유의 당류

감염을 일으키는 세균을 파괴하지 않고도 실제로 감염을 끝낼 수 있
는 당은 다음과 같다.

프락토올리고당

프락토올리고당(FOS)은 과일, 채소, 곡물에서 자연적으로 발견되는
탄수화물로 구성된 과당류의 농축 사슬이다. 프락토올리고당은 수년
동안 일본에서 인기 있는 보충제였으며, 서구에서는 '프리바이오틱스'
효과로 높이 평가받고 있다. 프리바이오틱스는 비피더스균이나 유산
균 등 장내에 자연적으로 서식하는 유익한 박테리아(프로바이오틱스)를

위한 장내 영양소 역할을 한다. 따라서 프락토올리고당은 이러한 박테리아가 적절한 소화를 지원하는 능력을 촉진한다.

프락토올리고당이 장내 세균에 미치는 건강상 효과로 이득을 보는 이들 중에는 항생제를 사용한 사람들(항생제는 장내 미생물의 균형을 심각하게 해칠 수 있다), 몇 달이나 몇 년 동안 형편없는 식사를 한 사람들, '여행자 설사(다른 지역의 음식이나 물속의 박테리아로 인한 심한 설사 - 옮긴이)'의 위험이 있는 외국 방문자들, 그리고 끊임없이 스트레스를 받는 사람들이 있다.

프락토올리고당은 소화를 돕는 것 외에도 혈당 변화를 방지하므로 당뇨병 환자들에게 도움이 된다. 또한 장, 혈액, 림프에서 독성 화합물이 형성되는 것을 제거하거나 예방함으로써 간에서 체내 독소를 없애는 데 일조한다. 프락토올리고당은 혈압을 낮추고 혈중 지방과 총 콜레스테롤 수치를 감소시킴으로써 심혈관 기능을 지원하는 것으로 알려졌다. 감염에 대한 내성을 증가시키는 프락토올리고당의 자연적으로 유도된 능력은 박테리아 감염 위험이 증가하는 사람들에게 특히 도움이 된다. 뿐만 아니라 프락토올리고당은 다양한 비타민과 미네랄의 생산을 지원한다. 동물 연구에 따르면, 프락토올리고당은 장내 철분과 칼슘의 흡수를 촉진하여 빈혈과 골밀도 감소를 예방해준다고 한다.

프락토올리고당은 약간 달콤한 백설탕과 같은 가루로, 알약이나 캡슐 형태로 복용할 수 있다. 하지만 너무 많이 섭취하면 장내에 가스가 찰 수도 있다.

충치를 억제하는 자일리톨

설탕처럼 생겼고 맛도 있지만 칼로리는 설탕의 40% 이하인 자일리톨은 자작나무와 그 밖의 단단한 나무, 씨앗, 아몬드 껍질, 옥수수 속대 등 섬유질 식물과 채소에서 발견되는 천연 탄수화물이다. 인체는 정상적인 신진대사를 하는 동안 소량(하루에 5~15g)의 자일리톨을 생산한다. 자일리톨은 35개 이상의 국가에서 설탕 대체제로 사용된다.

여러 연구를 통해 자일리톨은 치석산을 중화시키고, 충치를 일으키는 주원인으로 꼽히는 플라크 생성 박테리아인 연쇄상구균 돌연변이의 성장을 억제함으로써 플라크와 충치를 최대 80%까지 감소시킨다는 사실이 밝혀졌다. 자일리톨은 치아 법랑질의 미네랄 공급을 돕는다. 임상 시험에서도 자일리톨은 면역 체계를 강화시키는 것으로 알려져 있으며, 어린이에게서는 폐렴 연쇄상구균의 성장을 억제하고 귀의 염증과 축농증을 40% 감소시키는 것으로 나타났다.

이외에도 입 냄새를 개선하고 치아 법랑질 손실을 지연시키며, 입과 인두부의 감염을 감소시키고 구강 건조증을 완화시키는 역할도 한다. 자일리톨은 당뇨병 및 저혈당 환자들에게도 안전하다.

일본, 핀란드, 스칸디나비아 국가들에서 널리 애용되는 자일리톨은 소련에서는 당뇨병 환자를 위한 감미료로 수십 년간 사용되었고, 독일에서는 정맥 주사용 영양제로 사용되었다. 지난 30년 동안 수행된 수많은 임상 및 현장 연구는 설탕과 인공 감미료의 건강한 대안으로 자일리톨의 안전성과 효능을 입증했다. 그래서 치과 의사, 치주 전문의 그리고 전 세계의 의료 및 치아 전문가들이 추천하고 사용한다.

자일리톨은 껌, 캔디, 민트, 이쑤시개, 구강 세척액 등에 첨가된다. 미국에서 자일리톨은 특별한 식이요법을 위한 식품에 사용하는 직접 식품 첨가물로 승인되어 있다. 많은 사람들이 아침 식사용 시리얼에, 혹은 빵을 구울 때 자일리톨을 사용한다.

녹차—생명의 차

서구의 연구원들은 30여 년 전부터 고형 종양암의 발병이 녹차를 많이 소비하는 국가들에서 훨씬 적다는 것을 알고 있었다. 오랜 차 전통을 가진 문화는 개인과 세계인의 건강에 많은 기여를 한다. 단, 이러한 문화는 녹차에만 적용되고, 현재 거의 모든 곳에서 인기 있는 일반 홍차는 진짜 차와는 별 관계가 없다. 진짜 차는 차나무에서 유래한 것으로 페퍼민트, 캐모마일, 펜넬 같은 허브차와 혼동해서는 안 된다.

홍차와 녹차는 모두 같은 차나무에서 유래하지만 가공 방법이 다르다. 차나무 잎이 부러져 공기의 산소에 노출되면 홍차가 만들어진다. 그 결과로 생기는 자연 발효 과정은 차의 가장 중요한 생물학적 성분인 타닌을 파괴한다. 이와는 대조적으로 녹차는 생산 과정에서 습한 열과 건조한 열에 모두 노출되어 잎이 안정된다. 이것은 발효 효소를 제거하고 영양분을 보호한다.

홍차는 발효로 인해 마약과 같은 성질을 가진다. 타닌과 다른 중요한 영양소들이 더 이상 차 안에 존재하지 않기 때문에, 홍차의 카페인은 자유로운 형태로 나타난다. 빠르게 방출되는 카페인의 자극 효과는 홍차의 중독성을 부추긴다. 몸 안에서 그야말로 '투쟁-도피 반응'을 유발한다. 섭취한 카페인을 신체가 신경 독소로 인식하기 때문에 부신은 자연스럽게 해독제인 아드레날린을 분비하는 반응을 보인다. 신체에 의한 이런 방어 반응은 자극적이고 활기찬 효과를 보여준다. 하지만 카페인과 아드레날린의 효과가 줄어들면서 몸은 피곤해지기 시작하고 결국 지쳐버릴 수도 있다.

반면 녹차는 다른 방식으로 작용한다. 녹차에는 타닌이 다량 함유되어 있기 때문에 적은 양의 카페인만 뇌로 흡수되어 체내의 에너지와 조화를 이룬다. 초록색의 진짜 녹차는 홍차와 달리 몸 자체의 에너지 사용을 더욱 효율적으로 한다. 이것은 녹차를 마시는 사람에게 홍차를 마실 때처럼 자주 '오르락내리락'하는 효과를 경험할 필요 없이 몸의 활력과 체력을 향상시키는 데 도움을 준다.

타닌의 가치는 전 세계적으로 수 세기 동안 연구되어왔다. 타닌에는 카페인을 묶는 능력 외에 치유의 특성도 있다. 녹차는 특히 장 질환과 고혈압에 도움이 된다. 또한 노화를 늦추는 데 비타민 E보다 20배 더 효과적인 것으로 밝혀졌다. (노화에 책임이 있다고 판단되는) 체내 산화제를 줄이는 녹차의 성공률이 비타민 E의 4%에 비해 훨씬 높은 74%임을 입증하는 연구 결과가 있다. 녹차의 비타민 C 함량은 레몬주스의 네 배이며, 알려진 어떤 식물보다 B군 비타민을 더 많이 함유하고 있다.

녹차는 알칼리성이 높아 자연적으로 과산성을 퇴치하는 데 도움이 된다. 녹차를 마시는 사람은 동맥경화증도 덜 겪는다. 또한 혈액을 맑게 유지하고 관상동맥 심장 질환, 심장마비, 뇌졸중을 예방한다. 일본 오사카 대학교의 연구원들은 녹차가 콜레라와 충치의 원인이 되는 미생물을 죽이고, 위장에 들어가기도 전에 살모넬라균을 파괴한다는 것을 밝혀냈다.

암내?—디오더런트를 사용하지 않을 타당한 이유

디오더런트와 발한 억제제는 점점 더 많은 사람들이 땀을 흘리고 체취가 나기 시작해서 발명되었다. 이제는 아침마다 겨드랑이에 스프레이를 뿌리고 하루 동안 이 '냄새나는 귀찮은 일'을 잊어버리는 것이 정상으로 보일 정도다. 그러나 땀을 흘리는 것은 성가신 일이 아니다. 오히려 특정 노폐물을 스스로 배출하고 몸을 시원하게 유지하는 신체의 자연스러운 기능이다. 장, 간, 비뇨기 계통, 폐와 마찬가지로 땀샘도 몸을 청결하게 하는 것을 돕는다. 그렇지 않다면 왜 우리 몸에 그것이 존재하겠는가?

단 몇 분이라도 하루에 한 번씩 땀을 흘리는 것은 건강을 유지하는 좋은 방법이다. 반대로 화학 약품(화장, 뷰티 크림, 자외선 차단제, 발한 억제제 등)으로 모공을 막으면 피부에 해를 입힌다. 땀샘의 체내 노폐물 배출을 막는 것은 배기구를 막고 차를 운행하는 것과 같다.

오늘날 많은 사람들은 몸의 체취를 조절하기 위해 화학 제품이 필요하다고 생각한다. 이것은 대장, 간, 폐, 신장과 같은 다른 배출 기관들이 심하게 막혀 있기 때문인데, 그래서 신체가 피부를 통해 과도한 유독성 노폐물 일부를 배출하도록 강요한다. 이 화학 제품들은 피부를 통한 독소의 배설을 막아 코의 쾌감을 주기도 하지만, 피부에 지속적으로 독소가 축적되면서 피부 질환, 심지어 피부암에 걸릴 위험도 증가시킨다.

체취는 땀 때문에 생기는 것이 아니다. 땀은 99%의 물로 이루어진 무취의 액체다. 정상적인 땀은 피부에서 매우 빨리 증발하고 불쾌한 냄새를 남기지 않는다. 겨드랑이나 피부에서 약간 불쾌한 냄새가 나는 것은 적절한 통풍을 가로막는 합성 섬유로 만든 옷을 입었기 때문에, 신선한 공기로 제거될 수 없는 여분의 땀을 제거하기 위해 당신의 몸이 박테리아를 고용할 필요가 있을 때만 일어난다. 1제곱인치의 피부에 서식하는 박테리아는 50만 마리에 이를 수 있다. 게다가 박테리아에 의해 소화되어야 할 독소가 지나치게 많을 때는 강한 악취가 발생한다. 파괴적인 미생물은 노폐물을 소화하면서 악취가 나는 가스를 자연적으로 생산한다. 피부의 악취는 호흡 곤란을 동반한 변비의 징후일 수 있다. 또 간과 신장의 기능 저하를 나타내기도 한다. 독소가 '초만원'을 이루면서 신체가 살려달라고 외치는 것이다. 그러나 대부분의 사람들은 몸의 증상을 불균형의 표시로 읽고 돌보는 대신 증상을 멈추게 하는 방법을 모색한다. 만약 체취가 가끔 일어난다면, 소화불량이나 음식의 화학 물질 때문일 것이다.

대부분의 사람들이 박테리아에 대항하기 위해 디오더런트를 사용하고, 겨드랑이의 땀을 없애려고 발한 억제제를 사용한다. 디오더런트에는 미생물을 죽이는 살균제가 들어 있으며, 대부분의 브랜드가 그렇듯이 살균제 냄새를 가리기 위한 합성 향수도 들어 있다. 상업용 디오더런트와 발한 억제제에서 가장 흔한 유효 성분은 알루미늄 클로로하이드레이트(aluminum chlorohydrate) 또는 알루미늄 지르코늄 클로로하이드레이트(aluminum zirconium chlorohydrate)다. 이 화학 물질들은 땀에 함유된 단백질과 반응하여 액체를 배설하는 땀샘의 능력을 부분적으로 차단하는 젤을 형성하며, 피부에 쉽게 흡수된다. 알츠하이머병을 앓는 사람들이 체내에 많은 양의 알루미늄을 가지고 있다는 증거가 늘어나고 있는데, 이것은 디오더런트를 사용함으로써 생길 수도 있다.

과일과 채소는 알루미늄을 자연적으로 합성한다. 이 유기적인 이온화된 미네랄은 인체에 무해할 뿐만 아니라 필수적이다. 그러나 화학적으로 생산된 알루미늄은 독성이 강하다. 알루미늄이 자연의 거의 모든 곳에서 발견된다는 업계의 주장은 오해의 소지가 크다. 왜냐하면 이두 종류의 알루미늄은 몸에 전혀 반대되는 영향을 주기 때문이다. 물론 금, 은, 납, 비소를 포함한 대부분의 미네랄과 미량 원소에도 같은 논리가 적용된다. (식물에 의해 생산된) 이온화, 혈관 크기의 상태에서는 이 물질들이 우리 몸에 필수적이지만, 그것들이 비유기적, 금속성 형태를 취하면 심각한 중독과 수많은 장애를 초래할 수 있다. 발한 억제제와 디오더런트는 중금속과 독성 화학 물질로 가득 차 있다. 이런 것들을 당신의 피부에 바르면 혈액 속으로 들어가 결국 간, 신장, 유방, 뇌 조직에 축적된다.

체취에 효과적으로 대처하기 위한 팁

- 아유르베다 의학의 처방 및 정화 절차를 따른다. 간에서 담석을 모두 제거하고 신장을 깨끗이 한다. 너무 많은 동물성 단백질, 지방, 녹말과 같은 산성 식품은 피한다. 음식이 정제되고 가공될수록, 피부를 통해 유독성 노폐물을 제거해야 할 가능성이 더 높아진다. 피부 박테리아에 의한 독소의 소화는 불쾌한 냄새를 유발한다. 고기를 먹는 사람들은 체취가 나쁜 경향이 있다. 알칼리성 식품의 주요 공급원으로 과일, 채소, 샐러드를 고수하라. 이런 식품들은 천연 정화제로도 작용한다.

- 디오더런트와 발한 억제제 사용을 중단하라. 디오더런트와 발한 억제제는 림프계 일부를 차단하고, 이 제품들에 포함된 화학 물질과 함께 독소를 몸의 다른 부분으로 분사하여 더 큰 문제를 일으키는데, 가슴의 혹과 암을 유발할 수도 있다!

- 아침에 유해한 화학 물질이 들어 있지 않은 천연 비누로 문제 있는 부분을 씻어내고 겨드랑이에 찬물을 끼얹어 마무리한다.

- 헐렁한 면옷을 입는다. 합성 섬유는 당신의 피부가 숨 쉬는 것을 막고 독소를 제거하지 못하게 한다.

- 가장 좋아하는 에센셜 오일로 용액(20ml의 물에 한두 방울 떨어뜨리고, 기름을 분산시키기 위해 잘 흔든다!)을 만들어 겨드랑이에 바른다.

- 황산칼륨과 다른 콜로이드 미네랄 같은 비독성 물질과 천연 물질로 만들어진 탈취제는 순수하고 무해하며 씻은 후 바로 바르면 세균이 퍼지는 것을 막아주는데, 건강식품점에서 구할 수 있다.

향수에 대한 참고 사항: 향수는 심각한 알레르기와 기형아 출산, 암을 유발할 수 있다. 미국 연방법의 큰 허점은 향수 제조 회사들이 독성 강한 프탈레이트와 인공 사향 등 잠재적으로 위험한 화학 물질을 제품에 포함시킬 수 있게 한다. 대부분의 향수가 함유하고 있는 프탈레이트는 연성을 강화하기 위해 플라스틱에 첨가되는 물질이다. 프탈레이트가 피부에 흡수되면, 지금까지 알려진 것 중 가장 강력한 에스트로겐으로 작용한다. 그리고 비정상적인 에스트로겐 수치는 암을 유발한다. 화학적으로 만들어진 사향은 피부 자극, 호르몬 교란, 암과도 관련이 있다. 아로마 오일에서 배출되는 천연 향수는 몸에 이롭지만, 합성 아로마는 호르몬의 통신을 방해하고 당신의 몸속에 축적된다.

밀랍 - 천식, 알레르기 및 부비강 치료

수백 년 전에는 밀랍(벌집에서 채취하는 동물성 고체랍 - 옮긴이)으로 양초를 만들었다. 그러나 지난 몇 세기 동안 밀랍 양초는 수지(소·면양에서 채취한 지방) 양초로 대체되었고, 지난 세기에는 파라핀 양초로 대체되었다. 파라핀은 원유 밑바닥에 있는 슬러지로 만든다. 그 슬러지는 벤젠으로 탈색되고 다른 화학 용매로 처리된다. (미시간 대학교의 연구 및 발표에 의하면) 파라핀 양초를 태우면 그을음과 연기를 내면서 해로운 화학 물질과 독성 발암 물질을 배출한다. (디젤 가스를 태울 때와 비견될 수 있는) 나쁜 냄새가 합성 향수에 의해 가려지지 않는 한 파라핀 양초를 태우는 것은 절대 불가능한데, 이 향수들 중 많은 것들이 자극제나 독소 그 자체다. 그리고 이 양초들의 그을음, 연기, 화학 찌꺼기들이 벽, 천장, 환기구에 달라붙어 냉난방 시스템을 켤 때마다 순환된다는 것을 알았다면 당신은 절대 양초를 켜지 않았을 것이다. 하지만 이제는 알았을 것이다. 순수한 밀랍 양초는 그러한 문제들을 일으키지 않는다는 것을. 반대로 밀랍 양초는 호흡기에 놀라운 치유 효과를 준다.

천식, 알레르기, 부비강 문제를 겪고 있는 사람들은 밀랍 양초에 불을 붙이는 것만으로 증상이 호전되었다고 한다. 잠자리에 들기 전 몇 시간 동안 침실에서 순수한 밀랍 양초를 태웠더니 호흡이 훨씬 편해졌고 잠을 더 잘 잤다. 어떤 천식 환자들은 며칠 또는 몇 주 동안 하루 종일 밀랍 양초를 태우자 증상이 완전히 사라졌다고 주장한다.

밀랍을 태우면 음이온이 발생한다. 음이온은 자연의 진공청소기다. 음이온은 공기 중의 먼지, 곰팡이, 바이러스, 박테리아 그리고 수많은 화학적 과민성의 원인이 되는 다른 오염 물질들을 정화한다. 하지만 양초가 공기를 정화하는 효과를 내려면 100% 밀랍으로 만들어야 한다. 많은 밀랍 양초들이 51%의 밀랍만 함유하고 있는데, 이는 생산자들이 밀랍 양초라고 이름 지을 수 있는 최소한의 양이다. 밀랍 양초를 태우면 신선한 냄새가 나고 연기는 거의 나지 않는다. 밀랍 양초는 파라핀으로 만든 일반 양초보다 비싸지만 더 오래 지속되고, 건강을 증진시킨다. 밀랍은 미국 폐협회에서 치료 제품으로 추천되었다.

질병 치유를 위해 필요한 전제 조건

신체의 치유력은 항상 당신 자신, 즉 신체를 자신의 개성과 목적을 표현하는 도구로 사용하는 의식의 존재 안에 있다. 질병의 증상을 억제하는 것과는 무관한 진정한 치유는, 치유의 전제 조건이 마련되어 있지 않는 한 최상의 치료로도 얻을 수 없는 것이다. 다음의 설명은 이러한 치유 능력이 어떻게 하면 당신 안에서 활성화될 수 있는지에 대한 가장 중요한 몇 가지 단서들이다.

1. 질병을 치료하기 전에 질병을 온전히 받아들여야 한다. 질병을 인정하는 것은 체념의 표시가 아니며, 우울증과 공포를 초래하는 소극적인 자세도 아니다. 질병을 받아들이는 것은 당신이 처한 상황에 대해 기꺼이 책임질 용의가 있음을 보여준다. 그것은 당신의 몸에 연민, 사랑, 다정한 느낌 그리고 에너지를 불어넣어줄 것이다. 질병을 받아들이면 당신의 온전한 치유 에너지가 당신의 몸 안으로 흘러들어가게 하고, 균형 잡힌 상태(평형)로 돌아가는 데 필요한 차분하고 편안한 상태를 제공할 것이다.

당신이 어떤 불운, 음식, 약, 심지어 (과거의 행동에 의한) 업보의 희생자라고 느끼는 한, 치유와는 거리가 멀어진다. 질병을 거부하면 몸과 정신에 스트레스를 주고 신체의 모든 세포들을 자기방어 상태로 만드는, 질병에 대한 저항만을 촉진시킨다. 스트레스는 면역 기능을 손상시키고 치유 반응을 막는다. 당신은 질병을 받아들임으로써, 더 이상 두려움과 불안에 시달리지 않고 스스로를 통제할 수 있게 된다. 이는 또한 당신이 당신의 질병 뒤에 숨어 있는 진정한 이유를 이해하는 데 도움을 줄 것이다.

2. 당신은 질병을 맞서 싸워야 할 부정적인 사건으로 보지 말고 몸의 약한 부분을 강하게 만들 기회로 인식할 필요가 있다. '우회'는 그렇지 않으면 놓칠 수도 있는 중요한 영역으로 당신을 이끌어준다. 질병을 거부하거나 저항하는 것은 질병이 가져오는 기회들을 거부하는 것이다. 질병은 당신의 몸과 마음을 치료하는 것 외에는 어떠한 힘이나 계획도 없기 때문에, 질병에 대항하는 것이 아니라 질병과 함께 일하는 것이 현명하다.

신체적 치유는 손상된 세포의 회복과 새로운 세포의 성장을 수반한다. 동시에 치유 과정을 거치는 동안 당신은 더욱 강해지고, 편안해지고, 평화롭고, 만족할 수 있는 기회를 갖게 된다. 질병을 앓으면서 영적으로 그리고 정서적으로 성장하는 것은 신체적 장애가 반복되거나 새로운 장애가 나타나는 것과 같은 추가적인 우회로의 필요성을 크게 최소화한다.

3. 질병은 당신의 삶을 더 지지하고 성취감을 주는 방향으로 되돌리려는 몸의 시도이므로 그것을 두려워하거나 그것에 대해 화낼 이유가 없다. 당신의 몸은 당신을 더 편안하게 만들고 균형 잡힌 상태로 돌리기 위해 최선을 다하고 있다. 따라서 그런 치유 위기를 겪고 있는 자기 자신이나 몸을 임의로 판단하지 않는 것이 큰 도움이 될 수 있다. 당신은 희생자가 아니다. 당신의 몸은 완전히 당신의 편이지 적이

아니다. 당신의 몸을 친구로 만들고 적으로 취급하지 마라.

신체가 스스로를 공격하는 자가면역 질환이 있다는 의학적인 개념에 속지 마라! 당신의 몸은 당신이 스스로 목숨을 끊지 않는 한(의식적이든 무의식적이든) 자살을 선택할 수 없다. 그 대신 신체는 관절이나 혈관, 림프관이나 세포에 자리 잡은 독소를 공격할 뿐이다. 그 결과 생기는 염증은 단지 생존 반응일 뿐이며 통증, 감염 또는 암세포 증식을 수반하더라도 그것을 질병으로 오인해서는 안 된다.

자신의 치유 능력에 대해 긍정적이고 평화로운 마음가짐을 유지하고, 몸이 당신을 다시 회복시키기 위해 항상 노력하고 있다는 믿음을 가져라. 당신의 질병은 인생의 새로운 목적이나 방향을 위한 개인적인 지침이 될 수 있다. 현자는 이렇게 말했다. "질병은 당신의 관심을 끄는 신의 방법이다!" 자신의 질병에 주의를 기울이고 질병을 귀찮은 일이나 위협보다는 변화의 축복으로 받아들일 때, 질병은 당신에게 내재된 축복의 모습을 드러낼 것이고, 더 온화하고 더 건강한 방법으로 삶을 살아가는 데 도움을 줄 것이다.

4. 신체적 건강을 인생의 목표로 삼지 말고 그것이 매 순간 자신의 과정이 되게 하라. 건강을 당신이 싸워서 쟁취해야 할 목표로 보는 것은 근본적으로 당신에게 문제가 있다는 생각을 내포하고 있다. 예를 들어 당신이 통증으로 고통받는다면, 이를 아프다는 표시로 인식하지 말고, 불균형한 상황을 다루기 위한 몸의 건강한 반응으로 인식하라. 질병이란 몸이 겪고 있는 치유 과정에 지나지 않는다. 현재를 벗어나 더 나은 미래에 도달하려 하는 것은 당신의 에너지를 소모시킬 뿐이며, 이는 신체가 스스로를 치유하는 것을 어렵게 만든다. 건강하다는

것은 현재에 존재하는 문제일 뿐, 미래 지향적인 헛된 꿈이 아니다. 지금 이 순간이야말로 당신이 인생에서 소유할 수 있는 유일하게 확실한 것이고, 비록 그렇게 느껴지지 않더라도 당신에게 완벽하게 맞춰져 있다. 병과 같은 것에 저항하거나 거부하면 저항 뒤에 숨은 두려움을 없앨 때까지 그 속에 갇혀 있게 된다. 반면에 그것이 어떤 형태로 나타나든 질병을 받아들이는 것은 당신에게 유용하다. 미래에 언젠가 건강해지겠다는 목표에 집착하는 것은 비현실적이다. 왜냐하면 그것은 당신을 현실에서 벗어나 아직 일어나지 않은 미래로 이끌기 때문이다. 인생은 완벽한 육체를 얻는 것이 아니라 불완전함을 갖고 완벽하게 잘 살아가는 것이다. 이것이 진정한 건강이다.

에너지는 생각을 따른다. 병을 없애려 하는 것과 같은 목표를 위해 사는 것은, 당신의 관심을 훔치고, 스스로를 치유하고 유지하는 데 필요한 에너지를 빼앗는다. 순간순간을 온전히 살아감으로써 당신의 전적인 관심이 몸속에 있게 된다. 이것은 몸의 모든 세포들이 알아야 하고 자신에게 주어진 일을 하거나 다시 시작하기 위해 느껴야 하는 모든 것이다. 사랑과 세심한 주의를 '공급받는' 세포들은 당신이 현재와 미래에 살아 있다고 믿는다. 이와는 대조적으로 가혹한 말, 분노, 위협, 약물, 수술, 방사선 등을 통해 '당신을 고통스럽게' 한다고 생각하는 세포들은, 당신이 그들을 싫어하거나 증오하고 죽기를 원한다고 믿기 때문에 치유 능력이 마비된다. 당신과 마찬가지로 세포는 의식적인 존재다. 아무런 판단 없이, 그러나 애정 어린 수용의 눈으로 병들어 있는 현재의 순간을 관찰한다면, 자동적으로 세포를 프로그래밍하여 치유 반응을 수행하게 만든다.

소금을 이용한 다목적 치유 목욕

방법

- 조리용 냄비(파이렉스 글라스 또는 스테인리스)에 순수한 천일염(혹은 히말라야 소금) 한 컵을 넣고 가스레인지 위에서 약한 불로 가열한다.
- 소금을 가열하는 동안 나무 주걱으로 부드럽게 계속 젓는다. 가열 온도는 낮게 유지해야 한다. 열은 소금 안에 있는 에너지 캡슐을 깨뜨려 에너지를 방출시킨다. 이 작업은 10분 정도 걸린다. 만약 당신이 에너지에 민감하다면, 언제 에너지의 캡슐이 열리고 에너지가 방출되는지를 알게 될 것이다. 이때 불을 끄고 냄비를 내려 소금을 작은 유리그릇(반드시 유리여야 한다)에 담는다.
- 소금이 담긴 그릇에 물을 약간 붓고 5~10초간 젓는다.
- 욕조에 따뜻한 물을 채우고 물에 적신 소금을 넣는다. 목욕물을 채우고 당신 외에는 아무도 목욕물에 손대지 못하게 하라.
- 컵이나 그릇에 담긴 물(80~120ml)에 소금을 조금(2분의 1티스푼) 넣고 목욕하면서 쉽게 닿을 수 있도록 욕조 근처에 놓는다. 그런 다음 욕조에 들어가 30분 동안 몸을 담근다. 욕조 안에 있을 때는 긴장을 풀고 소금에서 나오는 에너지가 어떻게 당신을 포용하고, 세포, 원자, 기운, 마음 등으로 들어가는지 상상하면서 생각, 감정, 육체 등을 깨끗이 한다. 발과 목이 물에 잠기도록 한다.
- 조화를 이루지 못한 해로운 에너지가 당신의 몸에서 나오기 시작

할 것이다. 어지럼증이나 통증을 느낄 수도 있지만, 괜찮다. 그것들은 당신의 몸에서 나오는 것이다. 때때로 무겁고 불편할 수 있다. 이런 증상들이 일어날 것을 미리 대비하라.

- 언제든 무겁고 어두운 무언가가 당신에게서 나온다고 느낄 때는, 이 느낌이나 감각이 지나갈 때까지 당신의 한 손을 옆에 둔 소금잔 위에 놓아라. 잔의 소금이 그 에너지를 흡수할 것이다.

- 목욕이 끝나면 옆에 둔 소금물을 변기에 붓는다. 그릇을 씻고 욕조를 비워라. 욕조 전체가 깨끗하고 소금 잔류물이 없는지 확인한다.

- 이 치유 목욕은 필요할 때마다 반복해도 좋다. 다른 상황에서도 소금을 사용할 수 있다. 일을 하거나 많은 시간을 보내는 곳에 소금과 함께 접시나 작은 유리그릇을 보관하면 좋다. 소금은 부정적인 에너지를 흡수하기 때문에 매일 바꿔주어야 한다. 유리그릇을 덮지 마라. 원한다면 마음을 이용하여 소금 분자와 교감할 수 있고, 가정이나 사무실 등에 존재할 수 있는 불협화음을 흡수하도록 명령할 수도 있다. 소금은 대부분의 사람들이 알지 못하는 놀라운 힘을 가지고 있다.

- 집 주위에 두면 소금이 해로운 에너지를 막아준다. 또한 물건(옷을 포함)을 소금물에 잠시 담가 정화시킬 수도 있다.

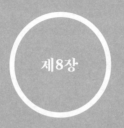

제8장

태양의
치유 비밀

태양 – 지구의 궁극적인 생명의 원천

살균력이 있는 태양의 자외선(UV)에 규칙적으로 노출되면 세균, 진드기, 곰팡이, 박테리아, 바이러스를 통제할 수 있다. 태양의 강력한 면역 자극 효과는 햇빛을 가장 중요한 질병 억제제 중 하나로 만든다. 하지만 그것은 태양 빛이 인간의 건강을 증진시키고 유지하기 위해 제공하는 수많은 이점 가운데 하나일 뿐이다.

태양에 의해 생성된 전자기파는 수억 년 동안 인간, 동물 그리고 식물이 살 수 있는 행성을 유지해왔다. 태양은 지구상에서 유일한 진정한 에너지원이다. 태양은 식물이 성장과 번식에 필요한 모든 영양소를 합성할 수 있는 완벽한 양의 에너지를 제공한다. 태양 에너지는 식물에 탄수화물, 단백질, 지방의 형태로 저장된다. 식물성 식품은 활동적이고 건강한 삶을 살기 위해 우리에게 필요한 필수 에너지를 제공한다. 체내 음식물의 소화, 동화, 신진대사 과정은 이처럼 다양한 형태로 압축된 태양 에너지를 분해, 전달, 저장, 활용하는 데 쓰인다. 햇빛에 의해 영양소가 직접 생산되는 먹이사슬의 가장 낮은 단계에서는 대부분의 태양 에너지를 사용할 수 있다. 그러나 먹이사슬의 높은 단계에서 만들어진 식품은 태양 에너지를 거의 또는 전혀 함유하고 있지 않으며, 그것이 몸에 해롭지는 않더라도 실질적으로 쓸모가 없다. 여기에는 죽은 동물, 생선, 정크푸드, 전자레인지로 조리된 식품, 냉동식품, 방사선 조사(照射) 식품, 유전자 조작 식품,[7] 고도로 가공된 식품들이 포함된다.

나무, 연료, 광물 역시 축적된 태양 에너지의 또 다른 형태일 뿐이다. 사실 모든 물질이 '변형된' 햇빛이다. 우리 몸의 세포는 태양 에너지의 묶음이다. 우리가 몸에 공급하는 포도당과 산소는 태양의 산물이다. 우리는 태양 에너지로 작동되는 포도당과 산소 없이는 단 한 가지의 생각도, 일 처리도 할 수 없다.

지구의 자전, 달의 위치, 태양의 내부 순환 활동(태양 흑점 주기)과 관련된 위치에 따라 태양은 지구의 기후와 계절적 변화를 주도하는데, 여기에는 온도, 강수량, 구름 형성, 건조 기간 등을 포함한 가장 작은 세부 사항까지 모두 포함된다.

지구는 인간만을 위한 행성이 아니다. 태양은 또한 식물, 동물, 곤충 그리고 특히 미생물들을 포함한 다른 종들의 성장을 지원하는데, 이들 없이는 지구의 생명체가 존재할 수 없기 때문이다. 행성의 생명체처럼 무한히 다양하고 복잡한 조직 체계 뒤에 서 있는 수학적 복잡성은 엄청난 슈퍼컴퓨터로도 헤아릴 수 없다. 그러나 태양은 개미든, 나무든,

---

7 1998년 과학자들은 유전자 변형 식품이 인간의 건강을 해칠 수 있다는 최초의 증거를 발견했다. 영국 애버딘의 로웨트 연구소 연구원들은 유전자 변형 식품이 쥐의 면역 체계를 손상시킬 수 있다는 사실을 발견했다. 햄버거에서 아이스크림까지 슈퍼마켓에서 발견되는 가공식품의 약 60%는 유전적으로 조작된 성분을 함유하고 있다.

———— 건강과 치유의 비밀

인간이든, 각각의 종이 진화 목적과 주기를 이루기 위해 요구하는 것을 실수 없이 '계산'한다.

태양에 의해 생성되는 전자기파는 다양한 파장으로 나타나고, 이것은 그들의 구체적인 행동 방식과 반응을 결정한다. 태양 에너지의 파장은 우주선(우주에서 지구로 쏟아지는 높은 에너지의 미립자와 방사선 – 옮긴이)의 경우 0.00001나노미터(nm, 1nm는 10억분의 1m)에서 전자파의 경우 약 4990km에 이른다. 이것은 우주선, 감마선, 엑스선, 다양한 종류의 자외선, 일곱 가지 색의 가시광선 스펙트럼, 단파 적외선, 적외선, 전파, 전자파로 구성되어 있다.

이 에너지 파동은 지구를 둘러싸고 있는 대기층의 다양한 단계에서 흡수되어 사용된다. 그중 극소수인 전자기파 스펙트럼만 지구 표면에 도달한다. 그러나 인간의 눈은 이 스펙트럼의 약 1%만 지각할 수 있다. 우리는 자외선과 적외선을 볼 수 없지만, 그것들은 우리에게 매우 강한 영향력을 행사한다. 실제로 자외선은 여러 가지 광선 중에서 생물학적으로 영향력이 가장 큰 것으로 판명되었다. 지구의 위치와 계절에 따라 자외선과 빛의 강도는 다양하다. 이것은 생명체들이 성장과 번식에 필요한 지속적인 변화의 주기를 거치게 한다.

자외선의 기적적인 치유력

화창한 봄날 자연스러운 충동에 끌려 밖으로 나가 햇살을 즐기던 시대는 이미 지났다. 자외선 차단제 산업의 전폭적인 지지를 받고 있는 의료 기관과 암 전문의들의 엄숙한 경고를 무시한 매우 용감하거나 '관심 없는' 사람들만 감히 '위험한' 태양 속에 뛰어들려고 한다. 자신의 기득권을 지키려는 자들은, 자외선 차단지수 60으로 머리끝부터 발끝까지 덮지 않는 한 이런 사람들을 목숨 걸고 도박을 하고 있는 것으로, 혹은 그렇게 믿도록 만들었다. 다행히 햇빛이 질병을 일으킨다는 과학적인 증거가 없다는 사실이 드러나면서 이러한 견해는 무너지기 시작했다. 대신 발견된 것은 오히려 태양에 노출되지 않는 것이 질병의 가장 큰 위험 요소 중 하나라는 것이다. 충분한 햇빛을 쬐지 못해 미국에서만 매년 5만 명이 암으로 사망한다는 사실을 아는 사람은 극소수에 불과하다.

불행히도 유리창, 건물, 안경, 선글라스, 자외선 차단제, 의복 등으로 가장 쉽게 제거되는 것이 태양의 자외선이다. 1930년대에 항생제가 발견되기 전까지(페니실린이 최초의 항생제였다) 유럽에서는 햇빛의 치유력이 의학계의 총애를 받았다. 일광 요법(heliotherapy)이라 불리는 햇빛 요법은 19세기 후반부터 20세기 중반까지 전염병에 대한 가장 성공적인 치료법으로 여겨졌다.

환자를 통제된 양의 햇빛에 노출시켰을 때 지나치게 상승한 혈압을 극적으로 떨어뜨리고(최대 40mmHg 강하), 혈류 콜레스테롤을 감소시키며, 당뇨병 환자의 비정상적인 고혈당을 감소시키고, 질병 저항에 필요한 백혈구 수를 증가시킨다는 연구 결과가 나왔다. 통풍, 류머티즘성 관절염, 대장염, 동맥경화, 빈혈, 방광염, 습진, 여드름, 건선, 허혈, 루푸스, 좌골신경통, 신장 질환, 천식, 심지어 화상을 입은 환자들까지 태양의 치유 광선을 통해 큰 혜택을 받는다.

어거스트 롤리어(Auguste Rollier) 박사는 당대 가장 유명한 일광 요법 치료사였다. 전성기에 그는 스위스 레장에서 1000개가 넘는 침상을 갖춘 36개의 클리닉을 운영했다. 클리닉은 해발 약 1500m에 위치해 있었는데, 높은 고도 덕분에 환자들은 낮은 대기권에서 쬐는 것보다 더 많은 자외선을 받았다. 롤리어 박사는 햇빛의 자외선을 이용해 결핵, 구루병, 천연두, 심상성 낭창(피부 결핵) 등의 질병과 상처 등을 치료했다. 그는 1903년 자외선을 이용한 결핵 치료로 노벨상을 받은 덴마크의 닐스 핀센(Niels Finsen) 박사의 뒤를 따랐다. 롤리어는 영양가 있는 식단과 함께 이른 아침의 일광욕이 최고의 효과를 낸다는 점을 발견했다.

이런 의사들 덕분에 촉진된 결핵과 다른 질병의 기적적인 완치는 그당시 대서특필되었다. 의학계를 가장 놀라게 한 것은 환자들이 선글라스를 쓸 경우 태양의 치유 광선이 효과가 없다는 사실이었다. (선글라스는 신체의 생물학적 기능에 필수적인 광스펙트럼의 주요 광선을 차단한다.)

참고: 그늘에 있어도 눈은 이러한 광선을 받는다.

1933년까지 165개 이상의 질병이 있었고, 햇빛은 유익한 치료법이었다. 그러나 1954년 롤리어가 사망하고 제약업계의 힘이 커지면서 일광 요법은 설 자리를 잃어갔다. 1960년대까지 인간이 만든 '기적의 약'은 태양의 치유력에 대한 의학계의 매혹을 대체했고, 1980년대에는 일광욕과 피부암의 위험에 대한 경고가 대중들에게 쏟아졌다.

오늘날 태양은 피부암, 실명으로 이어지는 특정 백내장, 피부 노화의 주범으로 여겨진다. 햇빛에 노출될 '위험'을 감수하는 사람들만 자외선 차단제를 사용하거나 일광 화상을 일으킬 정도로 햇빛을 쬐지 않는 한, 태양이 그들을 낫게 해준다는 것을 발견한다. 햇빛 속의 자외선은 실제로 갑상선을 자극하여 호르몬 분비를 늘려 신체의 기초 대사율을 올린다. 이는 체중 감량과 근육 발달 개선에 도움이 된다. 농장에서 사육되는 동물들은 실내에 있을 때 더 빨리 살이 찌고, 햇빛을 피하는 사람들도 살이 찐다. 따라서 살을 빼거나 근육량을 높이려면 규칙적으로 햇빛에 몸을 노출시켜야 한다.

실제로 일광 요법을 대체한 항생제 복용은 최근 수십 년 동안 약물 내성이 있는 박테리아 변종의 발달로 이어져 태양, 물, 공기, 균형 잡힌 음식 섭취를 제외한 어떤 치료법에도 저항한다. 이 네 가지 필수 요소 중 어느 하나라도 제거하거나 줄이면 질병을 초래한다.

누구든 햇빛을 쬐지 못하면 약해지고 결과적으로 정신적·육체적 문제를 겪게 된다. 그런 사람은 생명 에너지가 점차 감소하고, 그것이 삶의 질에 반영된다. 매년 수개월의 어둠을 경험하는 노르웨이나 핀란드 같은 북유럽 국가 사람들은 양지바른 지역에 사는 사람들보다 과민성 질환, 피로, 불면증, 우울증, 알코올 중독, 자살 발생률, 피부암 발병률이 더 높다. 예를 들어 스코틀랜드 북부의 오크니와 셰틀랜드 섬의 흑색종(피부암) 발병률은 지중해 섬의 열 배에 달한다.

자외선은 솔리트롤이라는 피부 호르몬을 활성화시키는 것으로 알려져 있다. 솔리트롤은 우리의 면역 체계와 우리 몸의 많은 조절 중추에 영향을 미치며, 솔방울샘 호르몬인 멜라토닌과 함께 기분과 일상적인 생물학적 리듬의 변화를 일으킨다. 적혈구 안의 헤모글로빈은 모든 세포 기능에 필요한 산소와 결합하기 위해 자외선이 있어야 한다. 따라서 햇빛의 부족은 피부암과 다른 형태의 암을 포함한 거의 모든 종류의 질병에 대해 공동 책임을 져야 한다. 당신도 곧 알게 되겠지만, 햇빛을 쬐지 않으면 당신의 건강에 매우 해로울 수 있다.

자외선이 피부암을 예방하고 치료할 수 있을까?

오늘날 과학자들의 주요 관심사는 피부암의 급격한 증가다. 피부암에는 크게 세 가지 유형이 있는데, 그중에서 기저세포암과 편평세포암(비흑색종 피부암)이 점점 만연하고 있는 반면, 악성 흑색종은 매우 드물지만 훨씬 치명적이다.[8] 가장 시급한 문제는 왜 태양이 수천 년 동안

8　기저세포암(BCC)은 가장 흔한 형태지만 전이되지 않는다. 치료하지 않으면, 피부 밑에 있는 조직으로 깊이 파고들어 흉터와 심각한 손상을 일으킨다. 편평세포암(SCC)은 체내 다른 부위로 전이될 수 있기 때문에 기저세포암보다 더 위험하다. 악성 흑색종은 피부암의 가장 위험한 형태로, 매우 빨리 전이될 수 있고, 일찍 대응하지 않으면 치료하기가 매우 어려울 수 있다. 악성 흑색종은 피부 외층에 있는 멜라닌 세포에서 발전한다. 흑색종은 보통 점 또는 비정상적으로 생긴 피부 부위에 생긴다.

무해하다가 갑자기 그토록 악랄해져서 수많은 사람들을 죽이려 하느냐는 것이다.

의료계는 자외선이 피부암의 주원인이라고 주장한다. 이 이론은 오존층이 얇아지면서 너무 많은 살균성 자외선을 지구 표면으로 침투시켜 우리의 피부와 눈 세포 손상을 포함한 온갖 종류의 파괴를 불러온다는 가정에 근거한다. 그러나 이 이론은 중대한 결함을 갖고 있으며 과학적 뒷받침이 없다. 일반적인 믿음과 달리 극지방에서 관측된 오존층 감소가 흑색종 증가를 야기했다는 증거는 없다.

자외선의 살균성 주파수 대역은 지구 성층권의 오존층에 의해 파괴되거나 걸러지고, 우리가 숨 쉬는 공기와 마시는 물을 정화하는 데 필요한 양만 지구 표면에 도달한다. 그 효과를 검증하기 위해 남극 오존 구멍에 가까운 남미 최대의 도시인 푼타아레나스에서 수행한 연구는 오존 구멍과 관련된 건강 문제들의 증가를 보여주지 않았다. 실제로 자외선 측정량은 눈에 띄는 효과를 내기엔 너무 적었다. 1974년 이후 미국에서 실시된 실제 측정은 지구 표면에 도달하는 자외선의 양이 감소하고 있으며, 이러한 추세가 매년 지속되고 있음을 보여준다. 이 연구는 햇빛에 타는 것을 유발하는 자외선 복사의 주파수 대역을 감지하기 위해 실시되었다. 자외선 복사는 1974~1985년에 매년 평균 0.7%씩 줄었으며, 이후에도 계속 감소해왔다.

미국의 피부암 발생 건수가 11년 동안 두 배로 늘어난 것은 자외선이 피부암 확산의 원인이라는 이론과 배치된다. 1980년 미국에서 발견된 악성 피부암(흑색종)은 8000여 건이었고, 8년 뒤에는 2만 8000여 건으로 350%나 늘었다. 1930년의 흑색종 발병 확률은 1300명 중 1명

정도로 낮았다. 미국에서는 2003년 이후 매년 4만 5000건에서 5만 건의 새로운 환자가 나온다. 전체 피부암 사망자의 75%를 차지하는 흑색종은 보고된 피부암의 5%에 불과하다. 이 치명적인 암의 가장 두드러진 사실은 그것이 눈, 직장, 외음부, 질, 입, 호흡기, 위장관, 방광처럼 태양에 노출되지 않는 신체 일부에서 발생한다는 것이다.

2000년 이후 매년 100만 명의 미국인들이 어떤 형태로든 피부암 진단을 받고 있다. 현재 수백만 명의 환자들이 있는데, 그들 모두 태양이 피부병의 주범이라고 믿게 되었다. 하지만 자외선 복사가 매년 감소하고 있는 데다 피부암은 100년 전 자외선 강도가 훨씬 높고 사람들이 야외에서 더 많은 시간을 보냈을 때도 아주 드물었는데, 피부암을 일으키는 다른 요인으로 어떤 것에 책임을 물을 수 있을까?

자외선이 많을수록 암은 줄어든다

예를 들어, (사실은 그렇지 않지만) 지구 표면에 대한 자외선 침투가 매년 1%씩 증가한다고 해도, 그러한 증가는 지리적 차이 때문에 사람들이 경험하는 일반적인 변화보다 수백 배는 더 적을 것이다. 가령 당신이 아이슬란드나 핀란드와 같은 극지방 근처 지역에서 동아프리카의 케냐나 우간다와 같은 적도 쪽으로 이동한다고 가정해보자. 적도에 다다를 때쯤이면, 당신의 자외선에 대한 노출은 무려 5000% 증가할 것이다! 만약 당신이 지금 영국에 살고 있는데 오스트레일리아 북부로 이사하기로 결정한다면, 자외선에 대한 당신의 노출은 600% 증가한다! 계산 결과, 적도에 약 9.65km씩 가까워질 때마다 자외선에 노출되는 양이 1%씩 늘어난다.

오늘날 수백만 명의 사람들이 낮은 자외선 노출 지역에서 적도 부근의 높은 노출 지역까지 여행한다. 수천 명의 관광객들이 그들이 살고 있는 곳보다 훨씬 높은 고도에 위치한 지역으로 여행하기도 한다. 고도가 약 30m씩 높아질 때마다 자외선은 크게 증가한다. 그러나 이러한 이유가 사람들이 등산을 하거나 스위스 같은 나라나 히말라야산맥의 높은 고도에서 사는 것을 막지 못한다. 자외선과 암의 인과 이론에 따르면 케냐, 티베트, 스위스 거주자들은 피부암으로 고통받아야 한다. 하지만 현실은 전혀 그렇지 않다. 사실은 자외선 복사가 가장 집중된 적도나 높은 고도에 사는 사람들이 피부암뿐만 아니라 모든 암에서 자유롭다! 이는 자외선이 암을 유발하지 않는다는 것을 보여준다. 사실, 자외선은 암을 예방할 수 있다.

인간의 신체는 환경의 다양한 변화에 적응하는 독특한 능력이 있다. 인체는 자연적인 원소의 손상으로부터 자신을 보호하는 완벽한 자기 조절 메커니즘을 갖추고 있다. 바다나 호수에서 너무 오래 수영하면 피부가 붓거나 부들부들 떨거나 순환기 질환으로 이어질 수 있다. 우리의 몸은 물 밖으로 나가야 할 때가 언제인지를 알려줄 것이다. 불에 너무 가까이 가면 뜨거움을 느낌으로써, 우리의 몸은 불을 피하도록 유도할 것이다. 빗물은 자연의 것이지만, 너무 오랫동안 비를 맞으면 면역력이 떨어지고 감기에 걸리기 쉽다. 식사는 생명을 유지하지만

　　　　　　　건강과 치유의 비밀

과식은 비만, 당뇨병, 심장병, 암으로 이어질 수 있다. 수면은 '배터리를 충전'하고 몸과 마음을 활성화시키지만 너무 많이 잘 경우 우리를 나른하고 우울하고 아프게 한다.

마찬가지로 우리가 피부에 구멍을 뚫기 위해 사용하지 않는 한, 햇빛은 치유의 성질을 가지고 있다. 우리가 이러한 자연적 요소나 과정을 오용하거나 남용하지 않는 한, 그것들이 우리에게 해를 끼칠 이유가 무엇이겠는가?

오랜 세월 지구에서 지속적인 성장과 진화를 보장해온 자연 현상보다 정크푸드, 각성제, 알코올, 마약, 의학적 개입은 물론 공해, 불규칙한 수면과 식습관, 스트레스, 돈과 권력에 대한 지나친 욕심, 자연과의 접촉 부족과 같은 부자연스러운 것에 대한 선호가 피부암이나 백내장 같은 질병을 일으킬 가능성이 높다는 것이 더 이치에 맞지 않을까?

빛을 이용한 새로운 치료법이 암과 다른 질병들에 대한 획기적인 방법으로 점차 인식되고 있는 것을 보면 매우 고무적이다. 미국 식품의약국은 최근 식도암과 조기 폐암을 퇴치하기 위한 '빛 치료'를 승인했는데, 이는 수술과 화학 요법보다 위험이 작다. 빛이 병든 세포를 죽일수 있다는 사실은 100년 넘게 알려져왔지만, 빛 치료에 대한 관심이갑자기 되살아난 것은 설득력 있는 연구가 여러 차례 실시된 이후부터다. 방광암, 불임을 유발하는 자궁내막증, 말기 폐암과 식도암, 피부암그리고 실명, 건선, 자가면역 질환으로 이어지는 질병에 대한 치료가기대된다. 한 연구에서, 빛 요법은 초기 폐암의 79%를 제거했다. 햇빛에 정기적으로 노출하는 것은 여전히 피부암을 포함한 암을 예방하기위해 취할 수 있는 최선의 조치 중 하나다.

나처럼, 태양이 치명적인 질병을 일으킨다는 이론을 믿지 않는 건강 전문가들이 항상 있었다. 동료들의 거센 비난에도 불구하고 지금 이 분야의 최고 권위자들조차 진실을 옹호하고 있다는 말을 들으니 마음이 훈훈해진다. 피부과 전문의인 버나드 애커먼(Bernard Ackerman, 미국 피부과협회의 최근 올해의 의사 수상자) 박사는 2004년 8월 《뉴욕타임스》에 기고한 글에서 햇빛/흑색종 연결에 대해 일반적으로 받아들여지는 가정에 공개적으로 의문을 제기했다. 1999년 세계 최대의 피부병리학 훈련 센터를 설립한 애커먼 박사의 주장에 따르면, 태양 노출이 흑색종을 일으킨다는 어떤 증거도 없다. 자신의 주장을 입증하기 위해 그는, 수억 달러 규모의 자외선 차단제 산업과 주류 의학 산업이 수십 년 동안 거짓으로 주장해온, 자외선 차단제가 흑색종을 예방한다는 개념을 뒷받침하는 어떤 증거도 존재하지 않는다는 결론으로 최근 피부과 학지에 발표된 기사를 인용했다.

애커먼 박사는 수십 년 동안 계속된 이 속임수를 폭로하며, 의사들이 주장하는 흑색종 발병률의 증가에 의문을 제기했다. 그는 '흑색종'이라는 진단적 정의가 확대되면서 30년 전에 비해 훨씬 더 광범위한 증상들이 치명적인 질병으로 분류되었다는 것을 발견했다. 통계 조작으로 흑색종의 질병 확산이 상당 부분 '성장'한 것이다. 즉 30년 전에 적용했던 똑같은 진단 정의를 오늘날까지 적용했다면 흑색종은 대수롭지 않게 증가했을 뿐이다.

게다가 이 존경받는 의사는 아프리카 흑인, 아시아인, 남미인과 같은 특정 인종[9]의 손바닥, 발바닥, 점막과 같이 햇빛에 거의 노출되지 않는 신체 부위에서 왜 흑색종이 발생하는지를 설명하기 위해 주류 의학에 도전했다. 심지어 옅은 색의 피부를 가진 사람들 사이에서도 가장 흔한 흑색종(여성의 다리, 남성의 몸통)이 신체의 다른 부분들에 비해 햇빛에 노출되는 양이 현저히 적은 부위에서 발병한다면, 의사와 환자 모두에게 의심을 불러일으켜야 하지 않는가? 이와 다른 증거에 근거하여 요점을 말하자면, 흑색종을 피하는 가장 좋은 방법은 산악 지방이나 적도 열대 지방과 같은 더 높은 자외선 농도의 지역으로 이동하여 나체주의자가 되는 것이다! 햇빛은 면역 체계를 강화하기 때문에, 당신은 그러한 이동이 당신이 고통받고 있는 많은 다른 건강 문제에도 도움이 될 수 있다는 것을 발견할지 모른다. 이 모든 데이터는 당연하게도 무엇이 피부암을 유발하는가 하는 의문을 제기한다. 그 대답은 아마 당신을 크게 놀라게 할 것이다.

---

9 전 세계적으로 흑색종이 옅은 피부색을 가진 인종(자외선 차단제를 사용하는 사람들) 사이에서 증가하고 있지만, 발병률이 10분의 1에서 3분의 1에 불과한 토종 흑색 피부를 가진 인종에서는 그에 상응하는 증가가 없었다. 그들의 피부가 더 높은 멜라닌 수치를 가져 그들을 보호할 수도 있지만, 그들은 또한 더 높은 농도의 자외선 아래 많은 시간을 야외에서 보내는 경향이 있다.

자외선 차단에 의한 피부암

태양은 우리가 지나치게 오랜 시간, 특히 한여름의 오전 10시에서 오후 3시 사이에 우리 몸을 노출시키지 않는 한 해롭지 않다. 햇빛에 지나치게 노출되면 사람들은 더위에 괴로워하며 피부를 태운다. 우리 몸의 자연스러운 본능은 화상을 입지 않기 위해, 그리고 안도감을 찾기 위해 그늘진 곳을 찾거나 차가운 샤워를 하도록 촉구한다. 하지만 자외선 차단제는 햇빛에 대한 자연스러운 반응을 방해한다.

자외선 차단제는 두 가지 방식, 즉 활석, 산화티타늄 또는 산화아연 같은 물리적 태양 필터를 사용하거나 화학 물질을 사용하여 자외선을 차단하는데, 화학 물질의 유효 성분에는 메톡시신나메이트, 파라아미노벤조산, 벤조페논과 일광 화상을 일으키는 특정 주파수의 자외선만 흡수하는 다른 물질들이 포함된다. 이 중 파라아미노벤조산이 함유된 자외선 로션은 햇빛의 치료와 치유 효과를 차단하고 피부에 유전적 손상을 일으킬 수 있다. 미국 식품의약국이 최근 발표한 보고서에 따르면, 파라아미노벤조산이 함유된 17개의 선탠로션 중 14개가 발암성, 즉 암을 유발할 수 있다는 증거가 포함됐다. 추가 연구는 파라아미노벤조산이 햇빛에 노출되는 동안 피부 세포의 DNA에 유전적 손상을 증가시킨다는 것을 보여주었다. 유전자와 염색체에 가해진 손상은 세포가 재생하는 능력을 손상시킨다. 자외선은 파라아미노벤조산이 있는 곳에서 DNA에 손상을 입히지만, 이 손상의 원인을 자외선에 돌리는 것은 산소가 탄소 원자와 반응할 때 혈액에서 유해한 노폐물로 변하기 때문에 산소가 위험하다고 말하는 것과 같다.

자외선 차단제는 보통 UVA(파장 320~400nm의 자외선 - 옮긴이), UVB(파장 290~320nm의 자외선 - 옮긴이) 또는 두 가지 모두를 차단한다.[10] 그것들은 또한 로션 없이 햇빛에 노출될 때와 비교한 화상 보호 시간을 나타내는 자외선 차단지수(SPF)에 따라 등급이 매겨진다. 예를 들어 SPF15는 보통 20분 동안 햇빛에 타지 않고 있을 수 있는 사람에게 300분의 보호 시간을 제공해야 한다는 것을 의미한다. SPF는 UVA가 아닌 UVB에 대한 보호 등급에만 적용된다. 하지만 자외선 차단제의 효과는 계산된 시간보다 훨씬 전에 사라지기 때문에, 아무 의심이 없는 사용자들은 계속해서 이러한 화학적 독을 피부에 아주 많이 바른다. 피부는 플라스틱이 아니라 살아 있는 세포로 만들어진다. 피부 표면에서 끊임없이 일어나는 생화학적 전쟁은 자신의 보호 메커니즘을 방해하고 파괴하며, 영구적인 손상과 비정상적인 세포 성장에 취약하게 만든다. 이러한 의혹은 5-메톡시소랄렌과 같이 자외선 차단제에 사용되던 일부 화학 물질의 사용을 중단시켰다.

하지만 자외선 차단제 사용의 주된 문제는 그것들이 자외선 차단제를 사용하지 않았을 때보다 훨씬 더 오랫동안 햇빛을 쬐도록 유혹한다는 것이다. 1996년 7월에 발표된 영국의 유명한 의학 저널에 주요 기사로 게재된 한 의학 보고서는 자외선 차단제 사용이 실제로 피부암을

---

10 세 개의 자외선 중 UVA는 주로 태닝 반응을 담당하며, UVB는 칼슘과 다른 미네랄 흡수에 중요한 비타민 D의 합성을 활성화하는 반면, 지구의 오존층에 의해 거의 걸러진 UVC는 살균성 자외선으로 세균, 바이러스, 기타 질병을 일으키는 세균을 죽인다.

조장할 수 있음을 보여주었다. 자외선 차단제는 사람들이 햇빛에 너무 오래 머물도록 유도하기 때문이다. 또한 자외선 차단제는 햇빛에 타는 것을 여러 시간 지연시킨다. 사람들은 이것이 유리하다고 생각하지만, 사실 이것은 그들의 삶을 위험에 빠뜨린다. 보고서를 편집한 의사들은 1995년 서유럽과 스칸디나비아에서 실시한 연구를 인용하여, 자외선 차단 로션을 자주 사용하는 사람들이 실제 불균형적으로 더 많은 피부암을 앓고 있다는 것을 보여주었다. 이 보고서는 "UVB 차단제만 포함된 자외선 차단제는 피부가 햇빛에 타지 않도록 보호하므로 UVA에 더 많이 노출될 수 있다"고 밝혔다. 다른 말로 하면, 많은 일광욕자들이 자외선 차단제를 사용하지 않을 때보다 더 많은 자외선에 노출된다. 사실, 햇빛에 타는 것은 피부암과 같은 더 심각한 손상에 대비한 신체의 자연적인 방어 반응이다.

자외선 차단제가 없다면 피부가 햇빛에 너무 많이 노출되었을 때 불편한 가려움이 생긴다. 이와는 대조적으로, 자외선 차단제 사용과 함께 일광 화상에 대한 당신의 첫 번째 방어선이 무너지기 때문에, 당신의 몸이 충분한 햇빛을 쬐었다는 사실을 알아차리지 못한다. 유해한 외부 화학 물질, 내부 독소와 결합된 UVA 과다 노출은 피부 세포를 손상시키고 악성 피부 질환을 일으킨다. (선크림을 바르지 않은) 정상적인 상태에서는 햇빛에 여러 시간 누워 있어도 결코 과도한 UVA를 받지 못할 것이다. UVB에 과다 노출되어 피부를 태울지라도, 당신은 여전히 과도한 UVA로부터 보호를 받는다.

애커먼 박사가 발견한 것처럼 햇빛에 탔을 때 일시적으로 면역 기능과 피부를 손상시킬 수는 있지만, 그것이 피부암을 일으킬 수 있다는 증거는 없다. 《영국 의학 저널》은 의학 전문가들이 "햇빛에 타는 것과 피부암의 정확한 관계에 대해 거의 알지 못한다"고 결론지었다. 이것은 모든 피부암, 특히 치명적인 흑색종을 가리킨다. 피부암에 대한 엄청난 양의 연구에도 불구하고 악성 흑색종이 자외선 노출과 관련 있다는 징후는 없었다. 그러나 확실히 알려진 것은 자외선 차단제가 피부암을 예방하는 데 실패할 뿐만 아니라 반대로 UVA 흡수를 증폭시켜 그것을 촉진시킨다는 것이다. 이것은 자외선 차단제가 햇빛보다 훨씬 더 위험하게 만든다.

남아 있는 문제 : UVA와 UVB를 모두 차단하도록 만들어진 자외선 차단제가 이러한 문제를 해결할 수 있을까? 연구에 따르면, 그것은 피부암을 예방하지 못한다. 첫째로, 피부는 여전히 로션을 바를 때 발생하는 산성의 공격을 처리해야 한다. 둘째로, UVA와 UVB를 차단하면 우리 몸으로부터 적절한 면역력 유지와 많은 필수적인 과정을 책임지는 태양의 가장 중요한 광선을 빼앗는다. 예를 들어 신체는 비타민 D를 합성하기 위해 UVB가 필요한데, 우리는 비타민 D 없이는 살아남을 수 없다. 그렇다면 오늘날 햇빛에 거의 노출되지 않았거나 전혀 노출되지 않은 수많은 사람들이 피부암으로 고통받고 있다는 것이 놀라운 일인가?

불충분한 햇빛 - 죽음의 함정

주로 야외, 높은 고도 또는 적도 근처에 사는 사람들의 피부암 발병률이 가장 낮은 것으로 수십 년 동안 알려져왔다. 그리고 이런 증거에서 알 수 있듯이 인공조명 아래에서 일하는 사람들은 피부암 발생률이 가장 높다. 1974~1984년까지 미 해군 직원들을 대상으로 한 연구에서, 연구원들은 실내 업무를 하는 선원들이 밖에서 일하는 선원들보다 피부암 발병률이 더 높다는 사실을 발견했다. 실내와 실외에서 일하는 선원들은 미국 평균보다 24% 낮은 발병률을 보였다. 그들 중 누구도 하루 종일 밖에서 보낸 적이 없기 때문에, 하루 종일 밖에 있는 것이 가장 높은 수준의 보호를 제공하는지는 알 수 없었다.

피닉스, 애리조나 등 미국에서 가장 더운 곳 중 일부는 피부암 발생률이 가장 높지만 피닉스 주민들이 피부를 햇빛에 지나치게 노출시키기 때문은 아니라는 점이 흥미롭다. 1년 내내 극심한 더위는 많은 사람들을 낮 동안 실내에 머무르게 한다. 또 밖에 있는 동안 건조하고 더운 공기와 집, 사무실, 자동차 안에서 에어컨이 만들어내는 건조하고 차가운 공기는 피부에서 수분을 빠르게 제거하여 오염과 곰팡이, 박테리아에 대한 자연 방어가 거의 이루어지지 않는다. 밤에도 끊임없는 냉방 때문에 피부가 자연스럽고 촉촉한 공기를 숨 쉬는 경우는 매우 드물다. 피부의 수분 부족은 결합 조직과 신체의 다른 부분에서 유해한 노폐물을 제거하는 능력을 크게 떨어뜨린다. 또한 탈수된 피부는 보습제와 자외선 차단 로션에 함유된 유해한 화학 물질을 쉽게 흡수하는데, 이 두 물질은 모두 피닉스처럼 뜨겁고 건조한 곳에서 더 자주 사용된다. 이 모든 것은 점점 더 약해지고 손상된 피부 세포로 이어져, 종국에는 암으로 발전한다.

도시에 거주하는 미국인은 하루 평균 22시간을 실내에서, 대부분 인공조명 아래와 주변에서 보낸다. 어린이들 역시 자연 속에서 보내는 시간이 점점 줄어드는 대신 집, 학교, 컴퓨터 그리고 TV 앞에서 보내는 시간이 늘어나고 있다. 겨울철이 되면 도시의 노동 인구는 자외선을 반사하는 창문을 통하는 것 말곤 일광조차 보지 못한다. 백열등은 햇빛에 비해 좁은 스펙트럼을 가지고 있어, 그 빛에 노출되면 자연 면역력이 약해지는 것으로 알려져 있다. (러시아의 한 연구에서는 근무 시간에 자외선에 노출된 근로자들이 감기를 50% 적게 앓는 것으로 나타났다.) 약한 면역 체계는 질병으로부터 자신을 방어할 수 없다. 여기에는 피부암도 포함된다!

헬렌 쇼(Helen Shaw) 박사와 그의 연구팀은 런던 위생 열대 의학대학원, 시드니 병원의 시드니 흑색종 클리닉에서 흑색종 연구를 실시한 결과, 사무원들의 치명적인 암 발병률이 야외에서 일하는 사람들보다 두 배나 높다는 점을 발견했다. 이 연구 결과는 1982년 영국의 의학 전문지 《랜싯》에 발표되었다. 쇼 박사는 많은 시간을 자연광에 노출하며 보낸 사람들이 피부암에 걸릴 위험이 지금까지 가장 낮다는 것을 증명했다. 야외에서 생활하거나 일하는 사람들과는 대조적으로, 대부분의 근무 시간 동안 인공 빛에 노출된 사무직 종사자들은 흑색종 발병 위험이 가장 높았다. 그녀는 또한 형광등이 동물 세포에서 돌연변이를 일으킨다는 것을 발견했다.

쇼 박사의 연구는 오스트레일리아와 영국에서 흑색종 발병률이 전문직 종사자와 사무직 근로자 사이에서 높고, 야외에서 일하는 사람들 사이에서는 낮다는 결론을 이끌어냈다. 다시 말해, 오스트레일리아 사람들과 영국인들(그리고 나머지 우리)은 자외선이 많은 바깥에서 더 오래 시간을 보내는 것이 낫다! 이와 유사한 통제 연구가 뉴욕 대학교 의과대학에서 이루어졌는데, 이 연구는 쇼 박사의 연구 결과를 확인하고 입증했다.

갈색에서 검은색의 피부와 머리카락을 가진 아프리카계 카리브해 사람들은 햇빛에 타지 않고 오랫동안 지낼 수 있다. 그들은 햇빛이 풍부한 고향에 살면서도 피부암을 앓는 일이 드물다. 그들의 높은 멜라닌 수치는 많은 자외선들을 걸러내지만 그들에게 충분한 양의 유익한 광선도 제공한다. 문제는 그들이 영국이나 스웨덴처럼 온난하거나 더 추운 곳으로 이동했을 때 발생한다. 이는 그들이 정상적인 비타민 D 수치를 유지하기 위해 태양에 추가로 노출되는 것을 요구한다. 미국에서는 출산 연령의 아프리카계 흑인 여성 42%가 비타민 D 부족을 보여준다. 만약 검은 피부를 가진 인종이 이런 추가적인 양의 햇빛을 받지 못한다면 피부암에 걸릴 가능성이 가장 높다. 그들의 높은 암 발병률은 햇빛을 너무 많이 받아서가 아니라 너무 적게 받기 때문이다.

《미국 임상영양학 저널(*American Journal of Clinical Nutrition*)》은 2007년 6월호에 비타민 D가 암을 예방한다는 이전의 발견을 지지하는, 비타민 D와 암에 대한 대규모 무작위 위약 통제 연구 결과를 최초로 발표하며 비타민 D가 암 위험을 60%까지 줄일 수 있다는 것을 보여주었다. 이 연구는 4년 동안 55세 이상의 여성 1200명을 관찰했다. 여성들은 두 그룹으로 나뉘어 한 그룹은 칼슘 보충제와 비타민 D를, 다른 그룹은 플라세보 위약을 받았다. 첫 번째 그룹의 여성들은 위약을 받은 그룹에 있는 여성들에 비해 암에 대한 위험이 60% 더 낮았다.

이 연구 결과는 스탠퍼드 대학교의 연구로 더 힘을 얻었다. 2007년 10월 《미국 역학 저널(*American Journal of Epidemiology*)》에 발표된 연구에 따르면, 햇빛에 노출되었을 때 유방암에 걸릴 위험을 줄일 수 있다고 한다. 해당 연구는 35~79세의 여성 4000명을 추적했고, 장기적인 태양 노출의 영향을 평가했다. 햇빛 노출이 많은, 연한 피부색의 여성은 태양 노출이 적은 여성에 비해 전이성 유방암(유방을 넘어 퍼진 암) 발병 위험이 절반에 불과하다는 사실이 밝혀졌다. 즉 정기적으로 피부를 햇빛에 노출시킬수록 유방암이나 다른 종류의 암에 걸릴 확률이 낮아진다는 것이다.

이 같은 가장 최근의 암에 의한 연구에 대응하여, 캐나다 암협회는 현재 모든 성인에게 비타민 D를 추천하고 있는데, 주요 공중 보건 기관이 이 비타민을 암 예방 치료제로 승인한 것은 처음이다. 비타민 D는 일부 식품원이나 보충제 등에서 얻을 수도 있지만, 약 90%는 태양 노출에 대한 직접적인 반응으로 신체에서 만들어진다. 실제로 암을 예방하기에 충분한 비타민 D를 얻는 가장 빠르고 효율적인 방법은 태양 노출이다. 햇빛과의 직접적인 접촉이 수천 년 동안 암과 많은 질병을 예방했지만, 오늘날의 건강 관리 산업은 이를 단념시키는 것은 물론 심지어 경고하고 있다.

흔히 그렇듯이 증상 위주의 의학 이론은 병의 원인을 설명하는 데 부족하다. 그런 의학은 당신을 더 아프게 한다. 가상의 위협으로부터 당신을 보호한다면서 자외선 차단제 로션 같은 것들을 팔려는 의사, 제약 회사 또는 의료 기관에서 당신에게 주는 조언에 주의해야 한다.

태양이 없으면 건강도 없다!

체질과 인종 색깔[11]에 따라 달라지는 균형 잡힌 햇빛 식단은 지구에 도달하는 자외선의 다양한 주파수 대역을 모두 포함한다. 영양가 있는 음식, 균형 잡힌 생활 방식과 함께 햇빛은 모든 종류의 질병에 대한 최고의 보호를 제공한다. 전 세계의 태양 에너지에 관한 연구는 자외선에 노출되는 것이 아마도 현존하는 가장 포괄적이고 인상적인 치유 방법이라는 것을 보여주었다. 햇빛이 우리에게 주는 이러한 엄청난 혜택에도 불구하고, 전 세계의 아픈 사람들이 여전히 거의 아무런 효능이 없는 비싸고 독성 있는 약에 의존한다는 것은 놀라운 일이다. 다음은 자외선이 당신에게 어떤 영향을 줄 수 있는지를 보여주는 몇 가지 예시들이다.

---

11 아프리카 흑인처럼 피부가 검은 사람들은 피부가 대부분의 햇빛을 차단하기 때문에, 건강을 유지하기 위해 매일 몇 시간의 태양 노출이 필요할 수도 있다. 피부가 흰 사람들은 필요한 양의 유익한 광선을 받기 위해 태양에서 더 적은 시간(하루 20~60분)을 필요로 한다. 우리는 지구의 생물체로 자연환경에서 살도록 설계되었다. 따라서 매일 장시간 햇빛 노출을 하지 못할 경우 심각한 건강상의 위험을 야기한다.

자외선은,

- 심전도 수치를 개선한다.

- 혈압과 휴식기 심박수를 낮춘다.

- 필요할 때 심박출량을 개선한다. (휴식기의 심박수 감소와 모순되지 않는다.)

- 필요한 경우 콜레스테롤을 감소시킨다.

- 간에서 글리코겐 저장량을 증가시킨다.

- 혈당 균형을 유지한다.

- 에너지, 지구력, 근력을 강화한다.

- 림프구와 식균지수(혈액의 백혈구 하나에 잡아먹히는 세균 수)의 증가로 인한 감염에 대한 신체의 저항력을 향상시킨다.

- 혈액의 산소 운반 능력을 향상시킨다.

- 성호르몬을 증가시킨다.

- 감염에 대한 피부 저항력을 향상시킨다.

- 스트레스에 대한 내성을 높이고 우울증을 감소시킨다.

햇빛은 바닷물을 약 3.66m 깊이까지 정화시킬 뿐만 아니라 유해한 세균으로부터 피부를 소독한다. 자외선은 파장이 길수록 피부 깊숙이 침투한다. 290나노미터(nm)에서는 자외선의 약 50%가 피부 표면층보다 조금 더 깊이 침투하는 반면, 400nm에서는 50%가 피부의 깊은 층에 도달한다. 더 깊이 도달하는 자외선은 뇌까지 침투할 수 있다. 인체는 매우 유익한 이유로 자외선을 흡수하도록 설계되었다. 그렇지 않았다면 우리는 피부와 눈에 자연적인 자외선 차단제를 지니고 태어났을 것이다. 가장 중요한 이유 중 하나가 정상적인 세포 분열을 위해 자외선이 필요하기 때문이다. 쇼 박사의 연구에서 확인된 것처럼 자외선 부족은 정상적인 세포 성장을 방해하는데, 이것이 암으로 이어질 수 있다. 자외선을 반사하는 안경과 콘택트렌즈를 포함한 선글라스는 황반 변성 등 특정 퇴행성 눈병에 대한 공동 책임이 있다. 선글라스를 사용하는 사람들은 시력이 지속적으로 약해진다고 보고한다. 이 문제에 대한 해결책은 간단하다. 그것들을 사용하지 않는 것이다. 당신은 곧 자신의 눈이 다시 햇빛에 익숙해지고 있다는 것을 알게 될 것이다. 시력을 향상시키고 햇빛에 대한 민감도를 줄이는 다른 방법들이 있다. 여기에는 눈 운동, 좋은 영양 섭취, 눈의 피로 방지, 너무 많은 시간 TV 시청하지 않기 등이 포함된다.

우리의 전형적인 실내 생활 방식은 고산성을 형성하는 음식료를 통한 지나친 자극, TV 시청으로 인한 콜레스테롤 증가와 탈수 효과, 그리고 다양한 스트레스 요인과 결합하여 눈을 구성하는 세포를 포함한 신체 세포 손상에 충분한 원인이 된다. 꼭 필요한 자외선을 정기적으로 차단함으로써 눈은 스스로를 제대로 수리할 수 없고 낡은 안구 세포를 교체할 수도 없다. 산업화된 세계에서 시각 장애와 눈병 발생이 증가하는 것의 상당 부분은 태양이 위험하다는 잘못된 정보로부터 비롯된다. 요즘 햇빛이 화창한 지역에서는 거의 모든 사람들이 선글라스를 쓴다는 것을 알아야 한다. 이러한 지역에서 백내장이 증가하는 원인을 매우 잘 설명하고 있다. 영양실조(설사는 심각한 미네랄 결핍으로 이어질 수 있다), 흡연, 공해, 불량한 식습관 등과 같은 다른 요인도 수반될 수 있다. 눈을 건강하게 유지하기 위해서는 반드시 매일 한 시간 이상 직간접적으로 햇빛이 눈에 들어오도록 허용해야 한다.

많은 사람들이 태양 아래 있으려 하거나, 해가 없을 때 그것을 갈망하는 이유는 햇빛의 치유와 정화 속성에 자신을 노출시키려는 신체의 자연적 본능 때문이다. 우리를 '보호'한다는 자외선 차단제에 속아 넘어가지 않는다면, 우리 몸은 햇빛이 균형 잡힌 성장에 얼마나 좋은지 자연스레 알게 될 것이다. 그리고 햇빛에 타는 상황으로 이어진다 해도, 인간의 몸은 그것을 다룰 완벽한 대비책을 갖추고 있다.

그러나 이런 자기 보호 과정에 대한 화학적 간섭은 심각한 결과를 불러올 수 있다. 다음과 같은 약물이나 화학 물질을 정기적으로 내부 또는 외부에 사용함으로써 피부와 눈 모두 햇빛에 지나치게 민감해지고, 몇 분만 노출되어도 피부가 심하게 화상을 입을 수 있다. 이 중에는 앞서 언급한 파라아미노벤조산과 다른 선크림 성분과 같은 항균제, 당뇨병 환자가 사용하는 혈당 강하제, 고혈압 조절을 위한 이뇨제, 신경안정제, 항우울제, 광범위 항생제, 비정상적인 심장 박동을 억제하는 항부정맥제, 할로겐 화합물, 화장품에 쓰이는 소독제, 많은 종류의 비누, 대부분의 상업용 미용 제품에 들어 있는 합성 성분,[12] 감기와 알레르기에 사용되는 항히스타민제 등이 있다.

또 간에 담석이 있으면 약품이나 알코올, 기타 유해 물질이 충분히 해독되지 않는다. 간에서 제거할 수 없는 것은 결국 신장과 피부로 간

---

12 합성 화장품을 매일 사용하는 여성들은 매년 최대 2.28kg의 화학 물질을 몸에 흡수할 수 있다. 이 화학 물질들은 혈액 속에 곧장 흡수되어 장기의 연조직으로 들어간다. 부작용은 피부 자극에서부터 암까지 다양하다. 미국 국립산업안전보건연구원은 화장품에 사용되는 900개에 가까운 화학 물질이 유독하다고 밝혔다. 화장품에 사용되는 화학 물질의 한 종류는 파라벤인데, 이것은 암과 관련이 있다.

다. 이러한 내부의 고산성 독소로 과부하가 걸리면, 피부는 햇빛을 포함한 자연 요소에 취약해진다. 피부암과 백내장은 간과 혈관 벽이 폐색될 때만 발생한다.

신체적 문제의 원인을 치료하는 것은 증상을 억제하는 것보다 훨씬 쉽다. 앞에서 언급한 약물을 복용하면서 병의 결과보다는 원인을 치료하고자 할 경우에는 점진적이고 단계적으로 약물을 중단하는 방법에 대해 의사와 상의해야 하며, 배출 장기를 정화하는 동시에 처음에는 1~2분 정도에서 시작하여 매일 몇 분씩 더 몸을 햇빛에 노출시켜야 한다. 그 과정에서 피부가 화상을 입지 않도록 주의해야 한다. 선글라스를 쓰고 있다면, 편안한 시간 동안 자연광에 눈을 노출시킨다. 점차 선글라스로부터 벗어나게 되고 더 이상 그것이 필요하지 않을 것이다. 피부의 탈수 현상을 피하기 위해 햇빛에 노출되기 전후에는 신선한 물을 마셔라.

햇빛은 암, 다발성 경화증, 심장병, 관절염, 당뇨병을 예방한다

《암 저널(The Cancer Journal)》에 발표된 연구에 따르면, 충분치 않은 자외선 노출이 서유럽과 북아메리카에서 암의 주요 위험 요인이 될 수 있다고 한다. 북미에서 암으로 인한 사망률을 다룬 이 연구 결과는 햇빛에 대한 공식적인 조언과 정면으로 배치된다. 이 연구는 생식기와 소화기 계통의 다양한 암으로 인한 사망률이 두 지역 간에 거의 차이가 없는 식단에도 불구하고 뉴잉글랜드가 사우스웨스트보다 두 배 정도 높다는 것을 보여주었다.

506개 지역을 조사한 결과, 암 사망률과 자외선 강도 사이에 밀접한 역상관 관계가 있는 것으로 나타났다. 과학자들이 햇빛의 보호 효과로 내놓은 가장 유력한 메커니즘은 비타민 D로, 이것은 자외선에 노출되었을 때 신체에 의해 합성된다. 이 연구의 저자인 윌리엄 그랜트(William Grant) 박사에 따르면, 미국의 북부 지역은 비타민 D 합성이 중단될 정도로 겨울 동안 충분히 어두울 수 있다고 한다.

이 연구는 주로 백인 미국인에게 초점을 맞췄지만, 동일한 지리적 경향은 전체 암 발병률이 매우 높은 흑인이나 검은 피부의 미국인에게도 영향을 미친다는 사실이 밝혀졌다. 앞서 설명했듯이, 피부가 검은 사람들은 비타민 D를 합성하기 위해 더 많은 햇빛을 필요로 한다.

이 연구는 햇빛 부족으로 인한 최소 13개의 악성 종양, 주로 생식기 암과 소화기암을 보여주었다. 가장 강한 역상관 관계는 유방암·대장암·난소암에서 나타났으며, 방광암·자궁암·식도암·직장암·위암이 그 뒤를 이었다.

태양은 암 위험을 절반 이상 줄인다!

1940년대에 프랭크 애펄리(Frank Apperly)는 지구의 위도와 암으로 인한 사망 사이의 연관성을 보여주었다. 그는 햇빛이 사람들에게 상대적인 암 면역력을 제공한다고 주장했다. 이는 입증된 사실이다. 샌디

에이고 대학교에서 수행한 두 개의 최근 연구에 따르면, 햇빛을 통해 혈중 비타민 D 수치를 늘리면 유방암에 걸릴 위험이 50%, 대장암에 걸릴 위험은 65% 이상 감소한다고 한다.

연구원들은 연구의 정밀도와 정확성을 높이기 위해 이전의 여러 연구에서 얻은 데이터를 수집하여 메타분석(여러 연구 결과를 하나로 통합하여 재분석하는 방법 - 옮긴이)을 실시했다. 이들은 혈중 비타민 D 수치를 바탕으로 피실험자를 여러 그룹으로 나눈 뒤 집단 간 암 발병률을 비교했다. 수집된 데이터는 가장 낮은 혈중 비타민 D 수치를 가진 그룹의 사람들에서 유방암 발병률이 가장 높았고, 혈중 비타민 D 수치가 증가함에 따라 유방암 발병률이 낮아졌다는 것을 보여주었다. 이 연구에서 가장 놀라운 발견은 유방암 위험을 50% 낮출 수 있는 혈중 비타민 D 수준이 피부색이 어두운 사람은 태양에서 25분, 피부색이 밝은 사람은 10~15분 이내의 시간만 보내면 도달한다는 점이다. 이것은 태양을 즉각적인 치료제로 만들며, 허셉틴 같은 가장 공격적인 암 치료제보다 훨씬 더 효과적이다.

두 번째 연구는 같은 양의 햇빛이 대장암에 걸릴 위험을 3분의 2가량 낮춘다는 것을 보여주었다. 햇빛이 암을 예방하거나 치료할 수 있다는 '터무니없는' 주장의 근거를 요구하는 의사나 친구가 있다면《스테로이드 생화학 및 분자생물학 저널(The Journal of Steroid Biochemistry and Molecular Biology)》과《미국 예방의학 저널(The American Journal of Preventive Medicine)》에 실린 논문을 읽어볼 것을 권한다.

약물, 수술, 방사선과 달리 햇빛은 비용이 들지 않고, 부작용도 없으며, 동시에 수많은 다른 질병을 예방할 수 있다.

연구원들은 지리적 위치와 다발성 경화증 사이에서도 암 연구에서와 다르지 않은 강한 상관관계를 발견했다. 다발성 경화증의 발병률은 적도(자외선이 가장 많은 곳)에 가까울수록 감소한다. 또 다른 연구(2007)는 어린 시절에 건강한 수준의 햇빛에 노출되면 성인이 되었을 때 다발성 경화증에 희생될 위험이 크게 감소한다는 것을 보여준다. 서던캘리포니아 대학교 연구팀은 자외선이 세포의 면역 반응을 변화시키거나 비타민 D 수치를 늘려 보호 기능을 제공한다고 주장한다. 다발성 경화증은 전 세계 약 200만 명에게 영향을 미치는 가장 흔한 신경학적 질병 중 하나다. 연구팀은 태양에 의한 자외선 복사가 낮은 수준인 고위도 지역에서 다발성 경화증이 더 흔하다는 사실에 주목했다. 햇빛은 비타민 D 생산을 유도하는 화학적 반응을 일으킨다.

미국 국립보건원(NIH)은 햇빛으로 유도된 비타민 D의 결핍을 골다공증, 류머티즘성 관절염, 심장병, 당뇨병을 포함한 많은 질병의 증가율과 연관시켰다. 오늘날 모든 병원 환자의 최대 60%, 그리고 모든 요양원 환자의 최대 80%가 비타민 D 결핍이다. 더욱이 임신부의 76%는 비타민 D 결핍이 매우 심각하다. 햇빛의 질병 억제 효과를 누리려면 일주일에 적어도 세 번, 매회 최소 15~20분 동안 밖으로 나가야 한다.

제약 회사들은 암과 다른 질병의 치료에서 비타민 D의 중요성을 인식하고 합성 비타민 D가 함유된 값비싼 약을 생산하고 있다. 그러나 합성 비타민 D는 햇빛에 의해 생성되는 비타민 D와 비교할 때 거의 또는 전혀 효과가 없다. 또 우유와 같은 음식에 첨가된 비타민 D는 사망을 포함한 심각한 부작용을 일으킬 수 있다.(제14장 참조)

햇빛과 운동의 놀라운 조합

  햇빛과 운동은 건강과 신체 단련에 좋지만, 두 가지를 병행했을 때 그 효과가 배가된다. 햇빛 요법(규칙적으로 햇빛 쬐기)만으로 치료를 받고 있는 결핵 환자들은 운동을 하지 않아도 지방이 거의 없이 근긴장도가 크게 증가한다. 규칙적인 피트니스 프로그램에 참가한 사람에게도 같은 일이 일어난다. 그러나 태양 노출과 운동을 병행하면 어느 한쪽만 할 때보다 근긴장도와 근력이 훨씬 증가한다.

  남성 생리학에서 근육 발달은 남성 호르몬인 테스토스테론의 생산과 연관되어 있다. 따뜻한 모래사장에서 나체로 운동하는 옛 그리스의 관습은 건강한 근육질의 몸을 기르는 데 사용되었다. 햇빛이 몸의 어느 부위든 내리쬐면 테스토스테론의 생산량이 크게 증가하지만, 남성 성기에 직접 내리쬐었을 때 호르몬의 분비가 가장 크다. 보스턴 주립 병원의 연구는 가슴이나 등이 햇빛에 노출될 때 자외선이 테스토스테론의 수치를 120% 증가시킨다는 것을 증명했다. 하지만 이 호르몬은 생식기 피부가 태양에 노출될 때 무려 200%나 증가한다.

  규칙적인 일광욕은 남성의 모든 근육의 힘과 크기를 늘린다. 따라서 태양과 운동의 결합은 최적의 생식 능력을 가진 강하고 건강한 몸을 만들 때 제격이다. 이러한 연구 결과들을 고려할 때, 신체의 폐색과 더불어 지속적인 태양 노출 부족이 세계 도시인의 불임 문제가 증가하는 주요 원인일 수도 있다. 만약 당신이 현재 이용 가능한 값비싼 치료법

——————— 건강과 치유의 비밀

중 하나를 사용하고 그것들의 심각한 부작용 때문에 건강을 위태롭게 하는 것보다 당신의 성생활이나 출산율을 향상시키고 싶다면, 먼저 태양 요법을 시도해볼 것을 추천한다.

물론 여성들도 햇빛으로부터 이익을 얻는다. 여성 호르몬 수치는 흔히 여성들이 위험하고 쓸모없는 것으로 여기는 특정 영역의 자외선, 즉 290~340nm(UVB)의 자외선에 노출되었을 때 상승한다. 햇빛에 거의 노출되지 않는 여성들은 종종 월경 문제를 겪거나 월경이 전혀 없는 경우가 많다. 그들이 규칙적으로 일광욕을 하고 하루 중 몇 시간을 야외에서 보내면 건강한 월경 주기를 다시 찾을 수 있다. 월경 주기의 정상화는 일광 요법을 시작한 후 몇 주 안에 일어날 수 있다.

일광 요법은 월경 주기의 조절을 돕는 것 외에 고혈압을 앓는 사람들에게도 도움을 준다. 몇몇 독립적인 연구들은 6개월 동안 격렬한 운동 프로그램을 해온 고혈압 환자들의 혈압이 15% 낮아진 반면, 태양의 자외선에 딱 한 번 노출된 환자들은 5~6일 동안 현저히 낮은 혈압 수치를 보인다는 것을 보여주었다. 그러므로 태양 아래에서 하는 운동은 고혈압에 대한 최고의 비의료적 치료법 중 하나로서, 비용 부담이 없으며 어떤 부작용도 없다. 동시에 운동과 일광욕은 심장 박동마다 박출되는 혈액의 양으로 측정되는 심장의 효율을 높인다. 태양의 자외선에 한 번 노출되면 심장 효율이 평균 39% 증가하여 다시 5~6일간 지속된다. 이런 접근법은 현재 심장을 자극하는 데 사용되는 약물을 효과적으로 대체할 수 있다. 햇빛은 단순히 질병의 증상을 억제하는 약처럼 작용하지 않고 오히려 몸과 정신의 균형을 회복시킨다는 점에 유의해야 한다.

당뇨병 환자 역시 운동과 햇빛에서 이익을 얻을 수 있다. 그들이 운동을 하거나 일광욕을 하면 혈당 수치가 떨어진다. 햇빛에 한 번 노출되면 저장된 글리코겐의 양을 감소시키는 포스포릴라아제 효소의 생성을 자극한다. 햇빛에 노출되고 두 시간이 지나면 글리코겐을 합성하는 다른 효소가 조직 내 글리코겐의 저장량을 다시 늘리면서 혈당치를 낮춘다. 따라서 햇빛은 인슐린과 똑같이 작용하며, 그 효과는 며칠 동안 지속된다. 당뇨병 환자들은 인슐린 투여량을 조절할 필요가 있기 때문에 규칙적으로 의사와 상의하며 햇빛에 노출되는 정도를 조금씩 늘려야 한다.

또한 햇빛과 운동 모두 스트레스 수준을 낮추는 데 좋은 영향을 미친다. 여기에는 초조, 불안, 정서적 불균형의 감소, 스트레스 내성, 자신감, 상상력, 창의력의 증가, 성격과 기분의 긍정적인 변화, 흡연과 알코올 중독 같은 건강하지 못한 습관들의 감소 등이 포함된다. 러시아의 연구는 또한 정기적으로 햇빛에 노출되었을 때 십이지장 궤양이 크게 개선된다는 것을 보여준다.

미국의 연구는 햇빛 노출이 건강 프로그램에 추가되었을 때, 체력 검정으로 측정한 피실험자들의 신체 능력이 19% 향상된다는 사실을 발견했다. 게다가 자외선에 노출된 사람들은 그렇지 않은 사람들보다 감기 발병률이 50% 낮았다. 그들의 면역 체계는 높은 효율로 유지되었다. 또한 겨울철에 추가로 자외선을 받은 어린이들은 체력이 눈에 띄게 좋아졌다. 예를 들어 햇빛이 잘 드는 지역으로 휴가를 가면 겨울철 면역 체계의 균형을 잡는 데 도움이 된다. 날씨가 추워도 매일 밖에서 시간을 보내면 인체의 자외선 요구량을 채우는 데 도움이 된다. 자외선램프 또한 유용하게 사용될 수 있다.

당신이 진통제를 복용하고 있다면 다음을 확인해보라. 최근 한 병원 연구에서 밝은 방에 있는 환자들은 어두운 방에 있는 환자들보다 더 적은 진통제를 필요로 한다는 것을 발견했다. 실제로 그들은 진통제 비용을 21%까지 줄였다.

태양을 그토록 '위험'하게 만드는 것
- 지방과의 관계!

햇빛은 개인적 요건과 체질에 따른 균형 잡힌 식사를 하는 사람들에게 가장 유익하다. 그러나 산성을 형성하는 고가공 식품, 정제된 지방이 풍부한 식단을 섭취하는 사람들에게는 일광욕이 위험할 수 있다. 알코올, 담배 그리고 다른 미네랄과 비타민 결핍 요인 물질들, 예를 들어 환각제 같은 것들도 자외선 복사에 매우 취약하게 만들 수 있다. 특히 마요네즈, 샐러드드레싱, 마가린과 같은 정제 및 비타민 E 고 제품에 함유된 다불포화 지방은 피부암과 대부분의 다른 발달에 특히 높은 위험을 내포하고 있다. 1998년 미국 학 《내과학 기록 (*Archives of Internal Medicine*)》에 따르면, 다불포화 방은 여성의 유방암 발병률을 69%까지 증가시킨다고 한다. 올리브 오일에서 발견되는 단불포화 지방은 유방암 위험을 %까지 줄인다.

가공 처리되지 않은, 저온 압착된 오일은 두 가지 유형의 지방을 모두 포함하며, 그 비율은 다양하다. 두 종류의 지방 모두 몸에 유용하다. 예를 들어 참기름은 50%의 다불포화 지방과 50%의 단불포화 지방을 함유하고 있다. 만약 단불포화 지방이 정제 과정을 통해 기름에서 제거된다면, 다불포화 지방은 반응성이 매우 높아져 세포에 손상을 입힌다.

이 현상은 이해하기 쉽다. 다불포화 지방은 단불포화 지방보다 지질 과산화(산패)에 더 취약하다. 즉 다불포화 지방은 활성 산소를 급격히 유인하여 산화하게 된다. 산소 분자가 전자를 잃으면 활성 산소가 생성되어 반응성을 크게 증가시킨다. 이 활성 산소는 세포, 조직, 장기를 빠르게 공격하고 손상시킬 수 있다. 정제된 다불포화 지방이 소비되기 전에 햇빛에 노출되면 활성 산소가 생성된다. 활성 산소는 또한 오일을 섭취한 후에 조직에서 형성될 수도 있다. 비타민 E와 다른 많은 귀중한 영양소는 정제 과정에서 걸러지거나 파괴된다. 햄버거와 감자튀김을 먹으면 몸에 활성 산소가 넘쳐날 수 있다. 두 음식 모두 정제된 기름으로 가열된다. 이러한 기름을 가열하면 산화 작용이 증가하여 조직이 크게 손상된다.

많은 사람들이 견과류나 씨앗에서 오일을 추출한 뒤에 어떤 일이 일어나는지 알지 못한다. 추출된 기름은 유통 기한을 늘리고, 선명한 색상을 만들어내고 자연적인 향을 없애기 위해 석유 용매로 녹인 다음 '분리'하거나 뜨거운 물에 넣어 빠른 속도로 빙글빙글 돌면서 다양한 물질을 분리한다. 오일을 더욱 정제하기 위해 잿물이나 수산화나트륨 같은 알칼리와 섞은 다음 다시 휘젓고 가열하고 표백하고 수소를 넣어

안정시킨 후 최종적으로 탈취한다. 제조업체들은 유통 기한을 더 늘리기 위해 여기에 방부제와 식품 첨가물을 첨가한다. 비록 이 모든 작업이 오일의 유통 기한을 연장시키지만, 그것이 유통 기한이 되기 전에 산패되는 것을 막지는 않는다. 오일이 겪는 화학적 공정은 악취의 징후를 위장하고, 그것은 이러한 오일들을 의심하지 않는 소비자들을 매우 위험하게 만든다.

포화 지방은 고체 형태로, 라드(돼지비계를 정제한 반고체의 기름-옮긴이)와 버터 같은 제품에서 발견된다. 그것들은 다량의 천연 산화 방지제를 함유하고 있으며, 활성 산소에 의한 산화로부터 좀 더 안전하게 해준다. 그것들은 또한 매우 쉽게 소화된다. 반면에 정제된 기름의 다불포화 지방은 소화가 잘되지 않아 몸에 위험하다. 예를 들어 마가린은 플라스틱과 비교했을 때 분자 하나만 다를 뿐이며, 따라서 소화가 극히 어렵다. 신체의 자연 정화제인 활성 산소는 세포벽에 붙어 있는 지방질을 제거하려고 노력한다. 그러나 활성 산소가 이러한 해로운 지방을 소화하면서 세포벽도 손상시키는데, 노화와 퇴행성 질병의 주요 원인 중 하나다. 이는 또한 우리가 자연의 원리에 어긋나는 음식과 화학 물질에 신체를 노출했을 때 활성 산소처럼 유용한 것이 얼마나 해로워질 수 있는지를 보여준다.

연구에 따르면, 다불포화 지방을 다량 섭취한 100명 중 78명이 조로 현상의 뚜렷한 임상 징후를 보인 것으로 나타났다. 그들은 또래의 사람들보다 훨씬 늙어 보였다. 이와는 대조적으로 식이 지방과 알츠하이머병의 위험에 대한 최근 연구에서, 연구원들은 자연적이고 건강한 지방이 알츠하이머에 걸릴 위험을 80%까지 줄일 수 있다는 것을 알고 놀랐다. 이 연구는 알츠하이머 발병률이 가장 낮은 그룹은 매일 약 38g의 건강한 지방을 섭취한 반면, 이 질병의 발병률이 가장 높은 그룹은 그 양의 절반밖에 섭취하지 않았다는 것을 보여주었다.

비정상적인 활성 산소 활동으로 손상된 조직 세포는 재생될 수 없다. 이것은 면역, 소화, 신경, 내분비계를 포함한 신체의 주요 기능을 손상시킬 수 있다. 정제된 다불포화 지방이 제2차 세계대전 중과 후에 대규모로 도입되고 나서 퇴행성 질환이 급격히 증가했는데 피부암이 그중 하나다. 사실, 다불포화 지방은 오늘날과 같이 음식을 변형하고 조작하지 않았다면 결코 생기지 않았을 '위험한' 햇빛을 만들었다. 다불포화 지방이 자연식품에서 제거될 때는 식품에 따라 정제, 탈취, 수소화가 필요하다. 이 과정에서 일부 다불포화 지방은 화학적 변형을 겪는데, 종종 '수소화된 식물성 오일'이라 불리는 트랜스 지방산(트랜스 지방)으로 변한다. 마가린은 이것을 54%까지, 식물성 쇼트닝은 58%까지 함유하고 있다.

식품 성분표를 읽어보면 식품에 포함된 수소화된 식물성 오일을 확인할 수 있다. 빵, 과자, 감자칩, 도넛, 크래커, 비스킷, 페이스트리, 구운 제품, 냉동식품, 소스, 냉동 채소, 아침 시리얼 등을 포함한 대부분의 가공식품에는 트랜스 지방이 들어 있다. 즉 식품점에서 판매하는 거의 모든 가공식품, 정제 식품, 보존 식품 등은 트랜스 지방을 함유할 수 있다. 트랜스 지방은 음식물을 태워 이산화탄소와 물로 만드는 데 필요한 세포의 산소 사용 능력을 억제한다. 따라서 신진대사 과정을 완료하지 못한 세포는 암이 될 수 있다. 음식에서 트랜스 지방을 제거하려는 현재의 움직임은 단지 하나의 유해한 지방을 인공적으로 생산된 다른 유해한 지방으로 대체하게 만들었다. 실제로 '유익한' 지방이라고 불리는 새로운 인공 지방은 이전의 트랜스 지방보다 더 나은 것이 아니다. 《영양과 대사 저널(*Nutrition and Metabolism*)》(2007년 1월 15일)에 발표된 연구는 상업용 제품의 지방을 대체하는 새로운 방법이 혈당을 올리고 인슐린을 억제하며 유익한 HDL 콜레스테롤의 수치를 감소시킨다는 것을 보여준다.

또한 트랜스 지방은 혈소판의 점착성을 증가시켜 피를 탁하게 만든다. 이것은 혈액 응고 가능성과 지방 축적 증가의 확률을 배가시켜 심장병을 유발할 수 있다. 8년간 8만 5000여 명의 여성들의 식습관을 관찰한 하버드 대학교 의과대학의 연구는 마가린을 먹는 사람들이 관상 동맥 심장 질환 위험이 높다는 것을 발견했다. 추가 연구에서는 트랜스 지방산이 인체가 저밀도 리포 단백질(LDL), 즉 나쁜 콜레스테롤을 처리하지 못하게 하여 혈중 콜레스테롤을 비정상 수준으로 끌어올린다는 사실이 밝혀졌다. 웨일스의 한 연구는 인공 트랜스 지방의 농도를 심장병으로 인한 죽음과 연관시켰다. 네덜란드 정부는 트랜스 지방산을 함유한 모든 제품을 금지시켰다.

다불포화 지방은 면역 억제 효과도 있는 것으로 나타났다. 이 때문에 오늘날 신장 이식 수술이나 다른 사람에게서 채취한 피부를 이식받은 환자에게 다불포화 지방이 사용된다. 이것은 환자의 면역 체계가 외래 조직을 거부하지 않도록 도와주지만, 감염과 다른 장애에 취약하게도 한다. 면역 체계가 신체의 일부 세포를 죽이려 하는 자가면역 질환, 즉 독성이 생겨 신체의 생존에 위험이 되는 질병에도 이와 같은 접근법이 사용된다. 이 모든 것의 비극은 그러한 치료법이 전반적인 사망률을 변화시키지 않고 오직 사망 원인이 바뀔 뿐이라는 것이다. 여기서 말하고자 하는 바는, 당신이 면역 체계를 손상시키거나 파괴하고 싶지 않다면, 정제되고 가공된 지방과 기름을 먹지 말라는 것이다.

실제로 피부를 태우고 손상시키는 것

　다불포화 지방을 섭취하고 피부가 붉어질 정도로 자외선에 노출되는 사람은 지방 안에 들어 있는 리놀레산으로부터 프로스타글란딘이라는 호르몬과 유사한 물질을 생산한다. 프로스타글란딘은 면역 체계를 억제함으로써 종양의 성장에 기여한다. 또 다불포화 지방은 활성 산소와 함께 세포를 손상시킬 수 있다. 자외선 차단제를 바르면 특히 태양에 더 많이 노출되는 부위에서는 피부암을 일으킬 수 있는 화학 물질의 적절한 조합을 갖게 된다.

　자연에서는 오일이 대량으로 생산되지 않는다. 자연적인 형태의 옥수수유 1테이블스푼을 얻기 위해서는 12~18개의 옥수수를 먹어야 한다. 옥수수, 곡물, 씨앗에서 기름을 추출하는 것이 80~90년 전에 가능해진 이후, 산업화된 세계에서 샐러드와 식용유를 통한 다불포화 지방과 불포화 지방(더 탁한 기름)의 소비가 급격히 증가했다. 현대인은 90년 전에 비해 평균 16배나 많은 지방을 소비한다.[13] 이것은 오늘날의 음식에 포함된 다른 모든 지방을 포함하지 않은 것이다. 운동, 신선한 공기 그리고 영양이 풍부한 음식의 부족은 인간이 이처럼 많은 양의 자연의 원리에 어긋나는 지방들에 대처하는 것을 훨씬 어렵게 한다. 이런 것들은 소화력을 손상시키고 독소의 축적과 그에 따른 독성의 위기를 초래한다. 활성 산소가 과다하게 존재한다는 것은 신체에 독소가 가득하다는 것을 의미한다. 활성 산소가 피부 조직에 들어가면 자외선에 단기간 노출되어도 화상을 입히고 피부 세포를 손상시킬 수 있다.

만약 눈과 피부가 햇빛에 민감하다면, 당신의 몸에 독성이 있다는 의미다. 태양을 피하려는 당신의 후속적인 노력은 심각한 햇빛 부족을 초래하고, 이는 다시 심각한 건강 문제를 일으킨다. 자외선 차단제가 생기면서 모든 종류의 암이 증가했다는 사실은 결코 놀라운 일이 아니다. 눈을 통해 들어오는 자외선은 면역 체계를 자극하기도 한다. 오늘날 미국인의 50% 이상이 자외선 차단 안경을 쓰고 있다. 최신 유행으로 떠오른 플라스틱 안경은 모든 자외선을 차단하기도 한다.

플라스틱 콘택트렌즈도 마찬가지다. 실내 활동, 자외선 차단제, 옷, 자외선 차단 창문 등은 우리가 자외선을 얻지 못하게 한다. 그러나 정기적으로 햇빛에 노출되지 않으면 면역 체계는 해마다 효율성이 떨어진다. 햇빛이 있으면 신체 조직에서 산소 사용이 늘어나지만, 햇빛이 없으면 우리의 세포는 산소에 굶주리게 된다. 이것은 세포 오작동, 조기 노화, 심지어 죽음으로 이어진다.

---

13 소화기 계통은 아몬드나 아마인 같은 작은 견과류와 씨앗보다 올리브, 코코넛, 아보카도 등의 기름 농도가 높은 식품에서 추출되는 기름을 다루기가 더 쉽다.

균형 잡힌 햇빛에 굶주린 우리는 자연이 언제든 우리를 치료할 준비가 되어 있음에도 불구하고 다른 곳에서 도움을 찾는다. 병든 사람들이 커튼을 치고 창문을 닫은 채 집 안에 틀어박혀 있는 것은 매우 불행한 일이다. 자연의 가장 강력한 예방과 치료의 힘 중 하나인 햇빛은 누구나 사용할 수 있도록 언제나 그 자리에 있다.

태양 노출을 늘릴 수 있는 지침

태양으로부터 혜택을 얻고 싶지만 야외에서 많은 시간을 보낼 수 없을 때, 햇빛에 대한 노출을 늘리는 몇 가지 방법이 있다.

- 창문은 모든 종류의 자외선이 투과될 수 있는 유리로 만들어야 한다.
- 그런 창문이 가능한 한 많아야 한다.
- 커튼을 열고 햇빛에 최대한 노출되도록 한다.
- 날씨와 계절에 따라 창문을 열어둔다.
- 가능한 한 많은 파장의 빛이 나오는 조명을 설치한다. (자연광에 대한 최상의 대안)

온난한 기후에 사는 사람들은 규칙적으로 일광욕을 할 수 있다. 아주 더운 나라에서는 여름에는 오전 11시에서 오후 3시 사이에 태양을 피하는 것이 좋은 반면, 북부 국가에서는 겨울, 봄, 가을에는 이 시간이 실제로 더 유익하다. 겨울에는 바람이 들어오지 않는 곳에 누워 일광욕을 할 수 있다. 태양을 향한 쪽 벽에 기대고 당신만의 일광욕을 할 수도 있다. 벽의 측면은 바람막이 역할을 할 수 있는 재료로 만들어져야 한다. 태양을 향하는 벽은 낮은 겨울 광선이 일광욕 지역으로 비출 수 있도록 태양을 향해 비스듬히 기울어져 있어야 한다. 이불 위에 누워 있으면 실내에 있을 때보다 따뜻해질 것이다. 또 다른, 어쩌면 더 실용적인 방법은 바람이 불지 않는 맑은 날에 창문을 여는 것이다. 나는 일생 동안, 심지어 겨울이 매우 추운 나라에 있을 때도 이런 일을 여러 차례 했다.

어떤 이유로든 지나치게 긴 시간 동안 태양에 노출될 경우에는 알로에베라젤, 코코넛 오일 또는 올리브 오일을 바르면 좋다.

하지만 햇빛의 혜택을 최대한 누리기 위해, 그리고 일광욕을 하기 전에는 자연적인 기름기를 씻어내기 위해 샤워를 하는 것이 좋다. 가능하면 몸 전체를 노출시키고 하루에 몇 분씩 햇빛 치료를 시작한 다음 20~30분이 될 때까지 매일 조금씩 시간을 늘린다. 또는 일주일에 여러 번 햇빛을 쬐면서 40~60분 정도 걷는 것도 비슷한 이점이 있다. 이는 앞 장에서 설명한 균형 잡힌 식사 및 생활 방식과 함께 몸과 정신을 건강하게 유지할 수 있는 충분한 햇빛을 줄 것이다. 몸은 일정량의 비타민 D를 저장할 수 있으며 이것이 4~6주의 겨울 날씨에도 유지될 수 있지만, 가능하면 직사광선에 노출되어 '비타민 D 배터리'를 충전하는 것이 좋다.

고대의 태양 응시 요법

태양 에너지는 뇌에 에너지를 공급하는 원천으로서 공기, 물, 불, 흙의 네 원소를 통해 몸속으로 들어간다. 컬러 렌즈로 차단되지 않는 한, 햇빛은 인간의 눈을 통해 가장 쉽게 몸으로 들어오고 나간다. 태양을 응시하는 행위는 몸과 정신의 치유를 유도하는 고대의 관습이다.

눈은 50억 개의 부분으로 구성된 매우 복잡한 기관이다. 카메라 렌즈 역할을 하는 인간의 눈은 햇빛의 전체 스펙트럼을 다른 색깔의 광선으로 분해할 수 있다. 카메라에서는 다양한 빛의 광선이 필름의 화학 물질과 반응하여 당신이 찍은 사진을 표현한다. 마찬가지로, 서로 다른 광선이 뇌의 송과선에 들어가면, 화학적으로 암호화되어 몸 안의 장기와 기관으로 전달된다. 신체의 주요 장기는 광스펙트럼의 특정 색상에 의존한다. 예를 들어 신장 세포가 제대로 기능하기 위해서는 적색 빛이 필요하다. 심장 세포는 황색 빛을 필요로 하고, 간세포는 녹색 빛을 필요로 한다. 신체의 장기나 기관의 빛 결핍은 질병으로 이어질 수 있다. 따라서 규칙적으로 태양을 응시하는 행위는 몸의 모든 세포가 균형과 효율성을 회복하는 데 도움을 준다.

해가 뜨고 나서 한두 시간 혹은 해가 지기 전 한두 시간쯤, 아침이나 저녁 시간에만 태양을 응시해야 한다. 하루에 한 번 뜨거나 지는 해를 응시하라. 첫날은 여유 있는 마음으로 최대 10초간 태양을 바라본다. 둘째 날에는 20초 동안 보고, 다음부터는 날마다 약 10초를 더한다.

———————— 건강과 치유의 비밀

이런 식으로 열흘 동안 계속 태양을 바라본다면 당신은 약 100초 동안 태양을 응시할 수 있을 것이다. 눈을 깜빡거릴 수 있고, 안정적일 필요는 없다.

태양을 응시하는 데에서 주된 혜택을 얻으려면, 3개월이 될 때까지 이런 방법으로 지속 시간을 늘려야 한다. 그렇게 하면 한 번에 15분 동안 태양을 응시할 수 있다. 이 단계에서 인간의 눈을 통과하는 태양광선의 태양 에너지는 인간의 뇌로 이어지는 망막 뒤의 통로인 시상하부를 충전할 것이다. 이 경로를 통해 뇌가 점점 더 여분의 힘을 받아 정신적 긴장과 걱정을 크게 줄여주는 것을 발견할 것이다. 이러한 추가의 에너지 원천에 접근할 때, 당신은 더 긍정적인 사고방식과 더 많은 자신감을 갖게 된다. 만약 당신이 걱정과 우울증에 시달리고 있었다면, 그것들이 사라지는 것을 느낄 것이다. 슬픔과 우울증은 햇빛에 노출되는 양이 줄어들면서 증가하는 것으로 알려져 있다. 걱정과 두려움이 줄어들면, 당신의 뇌는 에너지를 절약하고 추가로 공급된 에너지를 정신적·육체적 행복의 치유와 개선을 위해 사용할 수 있다. 정기적인 태양 응시로 가장 자주 보고되는 이점 중 하나는 시력 향상이다.

나는 한 독자가 시드니 공항에서 관찰한 것을 인용함으로써 햇빛에 관한 이 중요한 주제의 결론을 맺고 싶다.

"몇 년 전 시드니에서 비행기를 기다리는 동안 나는 터미널에 몇 시간 동안 머물렀다. 많은 비행기들이 오고 갔다. 새로 도착한 사람들의 얼굴 표정에는 큰 차이가 있었다. (햇빛이 별로 들지 않는) 추운 지역에서 온 사람들은 좀처럼 미소를 짓지 않았고, 행복해 보이지 않았으며, 다른 사람들과 어울리지 않았다. 반면에 오스트레일리아에서 온 사람들

은 따뜻함과 친근감을 발산했는데, 그것은 그들의 얼굴에 두드러지게
새겨져 있었다. 이 관찰은 내가 결코 잊은 적이 없다. 그렇다면 당신도
햇빛이 사람들에게 어떤 영향을 미치는지 알 수 있을 것이다……."(로
저 소로코푸트)

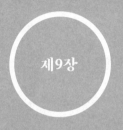

제9장

심장 질환의
숨겨진 원인

불과 100년 전만 해도 심장병은 매우 드문 질병이었다. 오늘날 심장병은 의원성 질환(의사의 의료 행위로 생긴 질환-옮긴이)을 제외하고, 다른 모든 사망 원인을 합친 것보다 더 많은 선진국 사람들을 죽인다.(제14장 참조)《뉴잉글랜드 의학 저널》에 따르면, 갑작스러운 심장마비는 미국에서 연간 35만~45만 명(하루 1000명 이상)의 생명을 앗아갔고, 심혈관계 질환으로 인한 전체 사망자의 절반 이상에 대한 책임이 있다. 매년 86만 5000명의 미국인들이 심근경색을 겪는다. 관상동맥 심장 질환과 관련된 직접 비용(의료비)과 간접 비용(생산성 손실)은 2004년에 약 1330억 달러에 달했다. 그리고 최근 연구는 50세 이상의 85%와 40세 이상의 71%가 이미 동맥이 막힌 것으로 결론 났다!

지난 20년간 심장마비 위험이 높은 환자를 인식하는 능력은 크게 향상됐지만, 심장마비로 인한 급사 중 90%는 위험 요인이 확인되지 않은 환자에게서 발생한다. 심장 질환으로 인한 갑작스러운 사망의 대다수는 관상동맥 심장 질환을 앓는 환자들과 관련 있는 것으로 알려졌다. 그러나 심장마비는 이러한 근본적인 문제를 가진 50%의 환자들에게서 나타날 수 있는 첫 번째 징후다.

갑작스러운 심장마비의 일반적인 근본 원인은 심근경색인데, 이는 불규칙한 심장 박동과 그에 따른 심장 정지를 일으킨다. 몇몇 선진국에서는 심근경색으로 인한 사망률이 심장병 치료에 대한 노력으로 아주 약간 줄었다. 여기에는 신약, 관상동맥 우회 수술, 혈관 성형술 등이 포함된다. 그러나 이런 종류의 심장병 치료 '수혜자'들은 예상치 못한, 종종 파괴적인 결과를 떠안은 채 살고 있다. 그들의 상처 입은 심장은 여전히 뛰고 있지만, 삶의 질을 제대로 누릴 만큼 충분히 강하지는 않다. 많은 사람들이 느리고 고통스러운 죽음을 겪기보다는 차라리 빨리 죽기를 바랄지도 모른다.

더 나은 심장 치료의 의도치 않은 결과는 만성 심부전의 전례 없는 증가로 나타났는데, 이는 대유행으로 불릴 만하다. 심부전은 피를 펌프질하고 신체에 산소를 공급하는 심장의 힘의 점진적인 감소로 묘사된다. 콜로라도 대학교의 마이클 브리스토(Michael Bristow) 박사는 "심부전은 심장병과 고혈압을 다루는 데 있어 우리의 성공의 산물"이라고 말했다.

심장병과 고혈압의 원인보다는 그 질병의 증상을 치료하는 것이 예상보다 많은 고난과 고통을 초래했다. 지금은 가장 치명적인 질병의 원인을 좀 더 총체적으로 살펴보고, 부작용 없이 심장 기능을 신속하고 영구적으로 회복하기 위한 자연적인 방법을 적용하는 것이 우리 시대의 요구다.

심장 질환의 시작

우리의 심혈관계는 중앙 펌프 장치, 심장 근육 그리고 동맥, 정맥, 모세혈관 등의 혈관 파이프라인으로 구성되어 있다. 심장 근육은 혈관을 통해 혈액을 펌핑하여 신체의 모든 부위에 산소와 영양분을 전달한다. 혈관계는 길이가 약 9만 6560km 이상이고 표면이 약 2000m² 이상이다. 몸 안의 60조~100조 개 세포는 이 거대한 도관과 순환 통로를 이용한 막힘없는 혈액의 흐름에 의존한다.

사람 머리카락의 10분의 1 두께를 가진 작은 모세혈관은 특히 몸에 중요하다. 모세혈관은 동맥과 달리 얇은 벽으로 산소, 물, 영양분을 통과시켜 지정된 조직에 영양분을 공급한다. 동시에 특정 세포 노폐물이 혈액으로 되돌아와 체내에서 배설되도록 한다. 아래에 설명된 이유로 모세혈관망이 폐색되면 심장은 몸의 모든 부분에 혈액을 전달하기 위해 더 큰 압력을 가한다. 따라서 심장의 부담을 상당히 증가시키며 근육을 긴장시키고 피곤하게 만든다. 그 결과, 혈관 벽도 약해져 탄력이 떨어진다. 어느 순간, 심장의 노력은 스트레스와 피로를 일으키고 신체의 모든 주요 기능을 손상시킨다.

모세혈관은 동맥의 근육 세포에 영양을 공급하는 역할도 하기 때문에 산소, 물, 영양분의 공급 감소는 동맥을 손상케 하고 결국 파괴할 것이다. 이 의도하지 않은 자멸에 신체는 염증으로 반응한다. 종종 질병으로 오인되는 염증 반응은 실제로는 혈액 공급을 늘리고 새로운 세포의 성장을 촉진하고 손상된 결합 조직의 회복을 돕기 위해 중요한 영양소를 공급하는 가장 좋은 방법 중 하나다. 그러나 지속적인 염증 반응은 결국 동맥에 상당한 병변을 일으켜 동맥경화성 퇴적물을 늘린다. 동맥경화가 심장병의 주원인이라고 일반적으로 믿고 있지만, 이것은 새로운 연구 결과가 보여주듯이 완전한 사실은 아니다.

대부분의 심근경색은 심장 동맥의 폐색에 의해 유발되어 수백만 개의 심장 세포를 파괴하는 반면, 뇌졸중은 뇌동맥이 막혀 일어나는 것으로 추정되며 수백만 개의 뇌세포의 죽음을 초래한다. 뇌세포는 신체 모든 부분의 활동과 움직임을 통제하기 때문에, 뇌세포의 죽음은 부분적이거나 완전한 마비와 신체의 죽음으로 이어질 수 있다. 뇌졸중은 단지 동맥경화가 심해진 결과로 간주된다.

뇌동맥은 심장과 가까운 곳에 위치해 있다. 뇌동맥과 심장 동맥의 혈압은 신체의 다른 동맥보다 상대적으로 높다. 따라서 순환계의 서로 다른 동맥에서 혈압의 차이가 있다. 동맥의 분기부(分岐部)에 난기류와 폐색 현상이 일어나면 혈압이 올라가기 시작한다. 이것은 특히 관상동맥, 경동맥(목), 뇌동맥에 상처를 입힐 정도로 압박을 가한다. 이미 내부 폐색과 영양결핍으로 약해진 혈관이 가장 먼저 손상된다. 이 모든 것이 고혈압을 뇌졸중과 심장병의 주요 위험 요소로 만들 수 있다.

그러나 높아진 혈압을 약물로 낮추는 것은 해결책이 아니다. 문제를 지연시키고 더 악화시킬 뿐이다. 최근 연구에 따르면, 그런 식의 혈압 조정은 만성 심부전으로 이어질 수 있다. 고혈압의 근본 원인을 제거하지 않으면, 고혈압에 대한 표준 치료가 심각한 세포 탈수를 일으킬 수 있고, 심장 근육에 산소를 공급하고 신체의 세포와 조직에서 산성 노폐물을 제거하는 혈액의 주요 기능을 급격히 감소시킬 수 있다. 이는 심장병, 신장 및 간 질환과 많은 다른 질병의 위험을 더 증가시킨다.

서구는 심장병을 앓고 있는 인구의 비율에서 세계를 선도하고 있다. 의사들은 지난 수십 년 동안 잘못된 형태의 음식을 먹고, 과식하고, 운동을 너무 적게 하고, 담배를 피우며, 스트레스 받는 것을 주요 위험 요인으로 지목해왔다.

가장 최근의 연구에서는 활성 산소, 공해 물질, 혈액 순환 불량, 특정 약물과 화학 약품, 혈전 형성의 원인인 혈액의 단백질 소화 능력 저하 등 몇 가지가 추가되었다. 단백질 분해 효소(브로멜린, 트립신, 키모트립신)가 부족하여 단백질이 더 이상 분해되지 않을 때 가장 가능성이 높은 결과는 심근경색, 정맥염, 뇌졸중이다.

그러나 관상동맥 심장 질환의 주된 신체적 원인은 동물성 단백질의 과다 섭취다. 단백질이 몸에 저장되면 심장병과 다른 질병에도 가장 큰 위험 요인 중 하나가 된다. 동맥 손상과 염증의 원인에 대해 가장 최근에 발견된 것 중 하나는 육류에 고농도로 함유된 호모시스테인 단백질이다. 현재 이 물질은 심근경색을 유발하는 혈전의 주요 원인으로 여겨지고 있다.

육류 소비와 심장 질환

　가상의 서구 국가에서 가장 큰 죽음의 질병인 심장병의 증가를 설명하기 위해 나는 전형적인 산업 국가인 독일의 질병 발달을 기술하는 통계적 추세를 사용해왔다. 1800년 독일의 육류 소비량은 1인당 연간 약 13kg이었다. 100년 후 육류 소비량은 1인당 연간 38kg으로 세 배 가까이 늘었다. 1979년에는 육류 소비량이 94.2kg에 달했는데, 180년도 채 안 되는 기간 동안 725%나 증가한 것이다. 1946년에서 1978년 동안 독일의 육류 소비는 90% 늘었고 심근경색은 20배 증가했다. 이 수치에 지방 섭취는 포함되지 않는다. 같은 기간 동안 지방 소비는 그대로 유지된 반면 식물성 단백질의 주요 공급원인 시리얼과 감자 소비량은 45% 감소했다. 따라서 지방, 탄수화물, 식물성 단백질은 관상동맥 심장 질환의 원인이 될 수 없다. 이것은 육류를 퇴행성 혈관 질환의 극적인 상승의 주요인으로 남겨둔다.

　독일 인구의 50%가 과체중이고 대부분의 과체중인 사람들이 정상 체중인 사람들보다 더 많은 고기를 먹는다는 사실을 고려하면, 과체중인 사람들의 육류 소비는 제2차 세계대전 후 33년 동안 적어도 네 배 이상 증가했을 것이다. 과체중은 고혈압과 심장병의 주요 위험으로 간주된다.

　1978년 세계보건기구(WHO)가 발표한 통계에 따르면, 서유럽 국가들의 연간 심장마비 증가는 1인당 연간 4kg씩 지속적으로 늘어난 육

　　　　　　　　　　　　　　　　　　　　　　————— 건강과 치유의 비밀

류 섭취와 함께 이루어졌다. 이것은 제2차 세계대전 이후의 식습관이 건강한 혼합 식단에서 동물성 단백질은 매우 많지만 과일, 채소, 곡물과 같은 탄수화물이 적은 식습관으로 바뀌었음을 보여준다. WHO에 따르면, 지방 소비량은 변하지 않았다. 전쟁 직후 독일 등의 선진국에서 심근경색과 동맥경화가 극적으로 증가하기 시작했다. 오늘날 이 질환은 의료 행위로 인한 사망을 제외한 전체 사망자의 50% 이상을 차지한다.

채식주의자들의 지방 섭취가 육식주의자들보다 낮지 않음에도 불구하고, 채식주의자들은 심장병으로 인한 사망률이 가장 낮다. 《미국 의학협회 저널》은 채식주의 식단이 모든 관상동맥 폐색 중 97%를 예방할 수 있다고 보고했다. 채식주의자들 사이에서 관상동맥 심장 질환이 사실상 없는 이유는 탄수화물 섭취가 더 균형 있고, 동물성 단백질 섭취량이 적거나 전혀 섭취하지 않기 때문이다. 따라서 지방 섭취는 질병 발생의 공범일 뿐 그 원인은 아니다. (이미 설명했듯이 정제유와 마가린에서 발견되는 유독성 트랜스 지방은 예외다.) 일반적으로 콜레스테롤과 연관 지어 지방을 심장병의 주범이라고 선언하는, 끊임없이 재생산되는 집단 히스테리는 구식이며 과학적 근거가 없다.

믿을 수 없을 정도로 인기 있는 고단백 저탄수화물의 앳킨스 다이어트(고단백질 식품만 먹고 고탄수화물 식품은 피하는 다이어트 - 옮긴이)와 사우스 비치 다이어트는 모세혈관과 동맥 혈관 벽을 과도한 단백질로 막고 탄수화물이라는 연료 섭취를 크게 제한함으로써 사람을 굶겨 죽이는 부작용을 가지고 있다. 이 방법은 확실히 살을 빼게 할 수는 있지만, 다이어트하는 사람의 신장, 간, 심장을 손상시키지 않고서는 불가능하다. 심장병과 비만의 피해자로 고인이 된 앳킨스 박사와 사우스 비치 다이어트의 열렬한 추종자이자 네 번의 관상동맥 우회 수술을 받은 빌 클린턴 전 미국 대통령은 고단백 식단 때문에 고통을 겪었다.(자세한 내용은 다음 섹션 참조) 그리고 수백만 명의 미국인들이 그들의 전철을 밟고 있다.

《응용 및 환경 미생물학 저널(Applied and Environmental Microbiology)》에 실린 스코틀랜드 팀의 연구는 내장 건강에 예외적으로 낮은 저탄수화물 다이어트 식단의 장기간 사용이 미치는 영향을 조사했다. 영국 애버딘에 있는 로웨트 연구소의 과학자들은 저탄수화물 식단을 장기간 고수할 때 내장을 건강하게 유지하고 대장암을 예방하는 데 중요한 부티레이트(butyrate)라는 물질을 생산하는 장내 세균 집단에 악영향을 미칠 수 있다는 사실을 발견했다. 다행히 저탄수화물 다이어트는 동맥 막힘, 심근경색 그리고 대장암에 걸릴 위험을 더 높이는 것으로 알려지면서 최근 대중들에게 인기를 잃었다.

몸은 단백질을 저장할 수 있다!

육류와 육류 가공 제품은 식물성 식품 단백질의 5~10배에 이르는 단백질 농도를 가지고 있다. 그래서 동물성 단백질은 쉽게 과식할 수 있지만 채소나 곡물, 견과류에 들어 있는 단백질은 과식할 가능성이 훨씬 적다. 그렇게 많은 양의 음식을 수용하려면 위가 다섯 배는 커야 하기 때문이다. 신체가 사용하지 않은 당분과 다른 탄수화물을 지방 형태로 저장할 수 있다는 것은 상식이지만, 신체가 단백질을 위한 '저장' 능력이 크다는 사실은 덜 알려져 있다. 인체의 (의도하지 않은) 단백질 저장소는 결합 조직으로, 특히 모세혈관과 세포 사이의 유체 그리고 혈관 벽의 기저막이다. 기저막은 모세혈관과 동맥의 세포를 지지하고 제자리에 유지한다.(그림 16 참조) 이 막이 없으면 혈관은 무너지고 분리될 것이다. 기저막은 두께를 최대 여덟 배까지 늘려 과다한 단백질을 수용하는 능력이 있다.

이 단백질 저장고가 한계치까지 채워지면, 단백질로 채워진 모세혈관은 더 이상 장기와 동맥에 충분한 산소와 영양분을 공급할 수 없게 된다. 이러한 신체 부위를 구성하는 세포들은 자신의 신진대사 노폐물에 의해 질식하기 시작한다. 그 결과 발생하는 독성 위기가 신체에 의한 염증 과정을 촉진하는데, 이는 혈류를 증가시키고 새로운 세포의 성장과 손상된 조직의 수리에 영양소를 이용하기 위해 필요하다. 동맥 벽에 염증이 반복되면 출혈과 그에 따른 혈전이 발생할 수 있다. 혈전은 뇌졸중과 심근경색의 가장 큰 원인이다.(그림 17a·b 참조)

잠재적인 심근경색이나 뇌졸중을 막기 위한 응급조치로, 신체는 접착제 같은 지질 단백질인 LP5를 혈액에 방출하여 출혈의 상처를 억제하려고 한다. LP5는 개방된 상처에 붙어 상처를 봉합한다. 상처의 치유를 촉진하고 반복적인 출혈을 막기 위해 끈적끈적한 LP5는 LDL과 VLDL 콜레스테롤 분자(즉 '나쁜' 콜레스테롤)와 같은 비교적 큰 지질 단백질 분자를 잡아 동맥벽에 쌓는다. 그렇게 해서 생기는 보호 '밴드'는

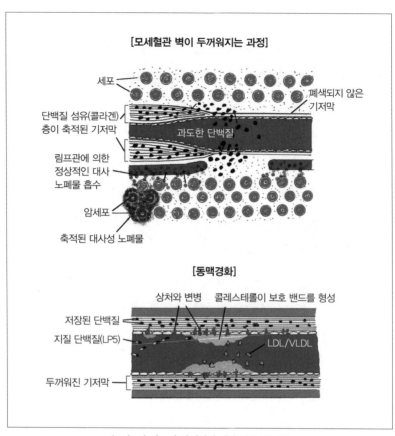

[모세혈관 벽이 두꺼워지는 과정]

세포

폐색되지 않은 기저막

단백질 섬유(콜라겐) 층이 축적된 기저막

과도한 단백질

림프관에 의한 정상적인 대사 노폐물 흡수

암세포

축적된 대사성 노폐물

[동맥경화]

상처와 변병

콜레스테롤이 보호 밴드를 형성

저장된 단백질

지질 단백질(LP5)

LDL/VLDL

두꺼워진 기저막

〈그림 16〉 **과도한 단백질에 의한 혈관 벽 폐색**

그 사람의 생명을 잠시 구할 수 있다. 이는 혈전이 혈액 속으로 빠져나와 심장마비나 뇌졸중을 일으키는 것을 방지한다. 이런 생존 메커니즘이 관상동맥에서 일어날 때 동맥경화 또는 관상동맥 심장 질환이라고 부른다. 보다시피 '나쁜' 콜레스테롤에는 나쁜 점이 없다. 콜레스테롤은 신체가 어떤 상처 부위에든 보내는 스트레스와 치유 호르몬이다.

식사 중에 간단한 탄수화물 음식(설탕, 빵, 파스타)이나 지방을 너무 많이 먹는 사람은 이러한 물질과 콜레스테롤이 함유된 지질 단백질의 농도가 높아졌을 수 있다. 하지만 그가 많은 양의 단백질 식사를 한다면 혈액 검사에서 더 높은 농도의 단백질이 검출될 것이다. 영양학에서는 어떤 과학적 증거도 그러한 가정을 뒷받침하지 못하면서도 소화 과정에서 단백질이 완전히 연소된다고 가정한다. 현재의 가설은 세포가 사용하지 않거나 필요로 하는 단백질이 무엇이든 간에 간 효소에 의해 분해되어 요소로 배설될 때까지 혈액에서 계속 순환한다는 것이다.

문제는 사람이 혈류에서 과다한 단백질을 제거하기에 충분한 이런

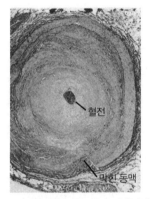

〈그림 17a〉 심장마비를 일으킨 54세 남성의 혈전

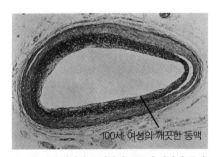

〈그림 17b〉 건강하고 개방된 100세 여성의 동맥

효소를 가지고 있지 않을 때 발생한다. 간내 담관이 담석으로 꽉 차면 단백질을 분해하는 간 기능이 크게 떨어진다. 규칙적으로 너무 많은 단백질을 섭취하는 사람들에게도 마찬가지다. 이때 간에서 분해되지 않고 배출된 여분의 단백질은 피부 아래의 결합 조직에 흡수되는데, 단기적으로는 가장 덜 해로운 해결책이다. 여분의 단백질은 또한 장기의 세포 간 결합 조직에 들어가는데 잠재적으로 치명적일 수 있다. 다량의 식품 단백질을 계속 섭취하면 모세혈관의 세포 간 결합 조직과 기저막은 단백질을 채우면서 두꺼워지기 시작한다. 단백질 섭취가 중단되지 않는 한, 모세혈관 벽의 세포는 점차 약해지고 손상된다. 신체는 손상된 세포를 파괴하고 죽은 세포를 제거하기 위해 염증으로 반응한다. 그러나 염증 반응은 부작용을 가지고 있다. 이것이 식단으로 인한 동맥경화의 시작 단계다.

탄수화물, 지방, 단백질 등 어떤 형태로 발생하든, 사용되지 않은 칼로리는 지방으로 변환되어 체내 지방 세포에 축적된다는 것이 일반적으로 받아들여지는 의학 이론이다. 이렇게 되면 지방은 관상동맥 심장 질환과 제2형 당뇨병을 포함한 비만과 관련된 질병에 책임 있는 유일한 저장 분자가 될 것이다.(제11장 참조) 그러나 저장된 지방만으로는 관상동맥 심장 질환의 책임을 물을 수 없다는 것을 보여주는 압도적인 증거가 있다. 신체가 대량으로 저장할 수 있는 지방 외의 유일한 다른 물질은 단백질이다. 그리고 저장되는 단백질의 대부분은 혈관 벽에 모인다. 잘못된 장소에 축적되는 단백질이 치명적일 수 있다는 점을 알아야 한다. 1961년 《미국 의학협회 저널》이 발표한 연구는 장기나 기관의 결합 조직에 계속해서 들어가는 몸 자체의 혈중 단백질도 림프계에 의해 신속하게 제거되어 혈류로 되돌아가지 않으면 24시간 내에 사람을 죽일 수 있다는 것을 보여주었다. 림프계가 심하게 폐색되면 이런 단백질을 혈관 벽의 기저막에 저장해야 한다.

잘 훈련된 운동선수는 하루에 40g 이하의 단백질을 사용할 수 있다. 미국인은 평균적으로 하루에 200g의 단백질을 섭취한다. 신체는 혈관 벽에 저장할 수 없는 단백질을 질산, 황산, 인산으로 변환하는데, 이는 자동차 배터리에 있는 산과 유사하다. 만약 매일 30~40g 이상의 단백질을 섭취한다면 이런 일이 일어날 가능성이 매우 높다. 신장은 모든 산성 분자에 미네랄을 부착하여 산의 일부를 제거하려고 애쓴다. 그 결과, 다른 것들뿐만 아니라 주요 기본 미네랄인 나트륨, 칼륨, 마그네슘도 고갈된다. 이 모든 것이 당신의 몸을 산성 혈증으로 밀어 넣는데, 이는 독성 위기의 또 다른 이름이다. 심장병은 만성 산성 혈증의 전형적인 증상이다.

단백질 저장 - 시한폭탄

비만인 사람들은 고농도의 지방과 너무 많은 단백질을 혈액 속에 가지고 있다. 심근경색이나 뇌졸중의 가장 큰 원인으로 여겨지는 혈액의 응고 경향은 전적으로 혈액 속 단백질의 포화에서 비롯된다. (다음에 설명한 것처럼 흡연도 혈중 단백질 농도를 증가시킨다는 점에 유의하라.) 하지만 지방은 혈액을 응고시키는 능력이 없다. 모세혈관 세포는 심근경색을 막기 위해 과도한 단백질을 흡수하여 콜라겐 섬유로 변환한 다음 기저막에 저장한다. 비록 이런 응급처치가 피를 맑게 하고 생명을 구하는 효과가 있지만, 혈관 벽을 더 두껍게 하고 부상에 더 취약하게 만들기도 한다.

비만인 사람들의 결합 조직을 검사한 결과, 살이 오른 지방 세포뿐 아니라 고밀도 콜라겐 섬유질도 다량 함유하고 있다는 것이 밝혀졌다. 콜라겐은 100% 순수한 단백질이다. 일반적으로 필요한 것보다 더 많은 콜라겐 섬유를 만드는 것은 신체가 위험할 정도로 높은 혈액의 단백질 농도를 처리하기 위해 취하는 응급조치 중 하나다. 혈액에서 단백질을 제거하여 순환되지 않게 함으로써 혈액이 맑아지고 중대한 위기를 피할 수 있다. 그러나 인체의 '단백질 매장 용량'이 채워지고 단백질 섭취가 계속되면 상황은 급변한다. 이런 상황이 되면 혈액 속의 단백질은 포화 상태로 남는다. 그리고 혈액이 영구적으로 탁해지면서 응고하는 경향이 생긴다. 이 때문에 고통받는 사람이 피를 맑게 하는 효과가 있는 아스피린을 복용하지 않으면 뇌졸중이나 심근경색이 올 수 있다. 그러나 장기적으로 보았을 때 아스피린은 그러한 증상의 발생을 예방하는 데 실패할 뿐만 아니라 오히려 그것을 강하게 장려한다. 또한 규칙적이거나 지나친 아스피린 복용으로 통제되지 않는 치명적인 출혈의 위험이 발생할 수 있다. 게다가 아스피린 치료를 중단하면 심근경색을 일으킬 위험이 크게 높아진다.

경고: 55세 이상의 사람들에게서 시력 감퇴의 가장 큰 원인인 황반 변성을 앓고 있다면 아스피린 섭취를 피하라. 또한 흡연을 피하라.

최근의 연구는 흡연이 황반 변성의 주원인임을 밝혀냈으며, 흡연자의 절반이 황반 변성을 발달시킨다. 담배를 끊자마자 황반 변성 위험은 3분의 1로 줄어든다. 주요 연구는 아스피린을 미국의 황반 변성 유행과 연결시켰다. 종종 하루 한 알씩 처방되는 아스피린은 망막 출혈을 더 쉽게 만든다. 게다가 아스피린은 바이옥스, 셀레브렉스, 알리브와 같은 종류의 진통제에 속하는데, 모두 심장마비와 뇌졸중 위험을 50% 이상 증가시키는 것으로 밝혀졌다.

호모시스테인의 역할

연구자들은 유황을 함유한 독성 아미노산인 호모시스테인이 동맥 손상을 일으키는 작은 혈전과, 대부분의 심근경색과 뇌졸중을 유발하는 치명적인 혈전 생성을 촉진한다는 사실을 발견했다. 호모시스테인은 붉은 육류와 유제품에 풍부한 아미노산 메티오닌의 정상적인 신진대사의 결과물이다. 일반적으로 당신의 몸에는 호모시스테인 증가에 대한 방어 메커니즘이 내장되어 있다. 이 메커니즘은 호모시스테인을 시스타티오닌이라 부르는 무해한 물질로 변환하는데, 이것은 소변을 통해 체외로 배출된다. 그러나 규칙적으로 단백질을 과식하면 이런 능력을 크게 약화시킨다. 엽산이 많은 식품(제7장 참조)은 호모시스테인 수치를 급격히 낮춰 심혈관 질환의 위험을 낮추는 것으로 나타났다.

호모시스테인의 증가를 심장병의 주요 위험 요인으로 보는 것이 오랫동안 의학 연구 분야에서의 상식이었지만, 이제는 응용의학 분야에서만 그렇게 인식되고 있다. 신체에 안전하지 않은 수준의 호모시스테인이 존재한다는 것은 유전적으로 호모시스테인을 충분한 비율로 변환할 수 없는 사람들과 관련 있는 것으로 생각했다. 그러나 심장 질환 환자 중에서 비정상적인 호모시스테인 수치가 엄청나게 발생한다는 것은 유전적 요인이 2차적임을 시사하거나, 오히려 단백질 식품을 과도하게 섭취한 데 따른 반응으로 여겨질 수 있다. 최근의 한 연구에서, 일단의 사람들이 엄격한 채식주의 식단, 스트레스 관리와 영성 증진 그리고 담배, 술, 카페인의 배제를 포함한 일주일간의 프로그램에 참여했다. 이 프로그램에서는 일주일 만에 평균 호모시스테인 수치가 13% 떨어졌다.

결론: 육류, 가금류, 어류, 달걀, 우유, 치즈 등을 포함한 동물성 단백질을 규칙적으로 다량 섭취할 경우, 체질 때문에 이미 자연적으로 낮은 것이 아니라면, 모든 단백질이나 호모시스테인을 분해하여 안전하게 제거하는 신체의 능력이 점점 약해진다. 과도한 단백질 섭취는 혈액을 탁하게 하고 응고 위험도 높이기 때문에, 신체는 여분의 단백질과 단백질 대사 부산물을 피부 밑의 결합 조직과 장기의 결합 조직 그리고 모세혈관의 기저막에 저장하지 않을 수 없게 된다. 기저막의 저장 용량이 다 채워지면 모세혈관에 더 이상의 단백질을 축적할 수가 없다. 동물성 단백질의 과다 섭취가 계속되면 신체는 과도한 단백질을 동맥의 벽에 저장하기 시작한다.(그림 16 참조) 이 단계에서는 주요 관상동맥이 두꺼워지고 손상되며 비효율적이 된다. 관상동맥이 막히고

심장에 공급되는 산소 공급이 끊기면서 호흡이 어려워지고 통증과 마비가 생길 수도 있다. 마침내 심근경색이 일어나는 것이다. 따라서 몸에 저장되는 과도한 단백질은 언제라도 터질 수 있는 '시한폭탄' 역할을 한다.

진실을 밝히는 C-반응성 단백 시험

혈관 벽에 과도한 단백질을 계속 보관하면 결국 혈관 벽을 손상시킨다. 손상을 치료하고 약하고 다친 세포를 제거하기 위해 신체는 염증으로 반응한다. 염증은 질병이 아니라 스스로 치유하려는 신체의 기본적인 비상 대응 시스템이다. 혈관은 신체의 생명선이다. 혈관 벽의 기저막에 해로운 단백질이 축적되어 위협을 받을 때, 신체는 동맥에 보호용 지방 플라크(동맥 내벽에 생겨난 판 – 옮긴이)의 형성을 허용함으로써 자신을 살리려 한다.

신체는 침입한 세균을 퇴치하기 위해 특수 세포를 떼 지어 내보내는 면역 체계와 유사하게, 잠재적으로 생명을 위협하는 혈관 장애에 대처하기 위해 과감한 조치를 취한다. 염증을 통해 문제를 고치려는 과정에서 면역 세포는 점점 불안정해지는 여러 병변을 일으켜 파열될 수도 있다. 몸이 파열된 병변의 출혈을 억제하지 못하고 상처를 봉합하지 못할 때, 심근경색이나 뇌졸중이 발생한다.

2002년《뉴잉글랜드 의학 저널》에 발표된 획기적인 연구에서 보스턴의 브리검 여성병원의 의사들은 C-반응성 단백 시험(CRP)이라고 부르는 간단한 혈액 검사에서 어떤 환자가 심장마비나 뇌졸중을 겪을 가능성이 가장 높은지 예측할 수 있음을 보여주었다. C-반응성 단백질은 면역 체계의 염증 반응에 대한 반응으로, 간에서 생성되는 단백질이다. 이 혈액 검사는 혈관 벽의 염증 유무와 강도를 측정한다. 혈관 벽의 염증은 혈액 속의 '좋은' 콜레스테롤(HDL)과 '나쁜' 콜레스테롤(LDL)의 농도를 측정하는 것보다 심장 질환이 임박했음을 보여주는 훨씬 정확한 지표다. 이 연구 결과는 심근경색 절반이 정상적인 콜레스테롤 수치를 가진 사람들에게서 발생하기 때문에 매우 중요한데, 염증이 심장병뿐만 아니라 관절염, 당뇨병, 암 등 순환기 계통과 관련된 광범위한 다른 장애에서도 중요한 역할을 한다는 것을 보여준다.

위의 연구에서 연구팀은 8년 동안 2만 8000명의 여성에게서 C-반응성 단백질과 LDL의 수치를 추적했다. 연구 결과에 따르면, C-반응성 단백질 수치가 높은 여성은 LDL이 높은 여성보다 심장병에 걸릴 확률이 두 배 높았다. 그것은 또한 나중에 심근경색을 겪은 여성들이 낮은 LDL 수치에 근거하여 완벽한 건강증명서를 받았으리라는 것을 보여주었다. 단순히 콜레스테롤 수치를 검사하는 것만으로는 충분하지 않으며, 사실 그 사람의 생명을 위태롭게 할 수도 있다.

C-반응성 단백질은 감기나 독감과 싸울 때 열 배까지 뛸 수 있기 때문에 심장병의 궁극적인 검사가 될 수 없다. 감염은 염증 반응을 포함하므로 C-반응성 단백질이 혈액에 나타날 가능성이 가장 높다. 그러나 이 연구는 우리가 심장 질환의 위험에 처한 사람들의 생명을 구

하고 싶다면 콜레스테롤 테스트가 올바른 방법이 아니라는 것을 보여준다. 이는 혈중 콜레스테롤 수치의 상승이 심근경색의 주요 위험 요인으로 간주될 수 없다는 것을 보여주는 가장 최근의 연구에 의해 더욱 입증된다.(심근경색의 위험 지표 참조) 콜레스테롤 수치 대신 염증 반응의 원인에 초점을 맞추면 관절염과 암뿐만 아니라 심장병 발병을 근절하는 데 도움이 될 것이다.

심근경색이 발생하는 진짜 이유

심장에 공급되는 산소 공급을 차단하는 것만으로는 심장을 고장 내기에 충분치 않을지도 모른다. 심장은 신체에서 가장 혁신적이고 회복력이 뛰어난 장기 중 하나이기 때문이다. 심장을 죽이려면 심하게 학대해야 한다. 모세혈관과 동맥의 기저막이 더 이상 심장 근육의 세포에 산소, 당분, 인슐린을 충분히 공급하지 못할 때 심장의 수축과 혈액 펌프 능력은 크게 저하된다. 부족한 산소로 일하기 위해 심장 세포는 에너지를 생산하려고 포도당을 발효시키지만, 이 (무산소) 공정은 젖산을 생성하여 결과적으로 근육 조직을 산성화시킨다.

심장은 펌핑 작용을 유지할 에너지를 얻기 위해 추가의 비상 도구를 사용하는데, 바로 지방을 이동시키고 분해하는 것이다. 그러나 이 과정에서 산소를 사용하지 않으면, 지방은 세포를 파괴하는 유해한 산으로 변한다. 단백질은 에너지를 공급하기 위해 사용되지만 이 과정의 부산물은 해로운 지방산이다. 심장의 결합 조직, 림프관과 모세혈관이 두꺼워져 신진대사 노폐물의 정상적인 제거를 방해하면서 심장 근육은 유해한 산성 물질로 포화한다. 이것은 심장에 극심한 고통을 줄 수 있다.

낡고 닳은 세포를 파괴할 때 생긴 노폐물인 요산이 결합 조직에 축적되면 통풍이 일어난다. 통풍은 관절염과 비슷한 고통스러운 질환이다. 결합 조직의 폐색으로 근육 세포의 탈수 현상이 일어나는데, 이것은 비만 세포로 알려진 세포들이 체내의 주요 수분 조절 호르몬인 히스타민을 분비하도록 촉진시킨다. 히스타민이 근육 조직의 예민한 통증 신경을 통과할 때 강한 근육통이 생긴다. 이런 형태의 근육 류머티즘이 심장에 생기면, 우리는 그것을 협심증이라고 부른다. 산성 축적(통풍)과 산소 부족은 모두 심장 세포의 죽음을 초래한다.

심근경색이 발생하는 경우

- 심장 세포를 둘러싸고 있는 결합 조직이 너무 폐색되어 심장 세포가 질식으로 안락사를 당할 수 있다.
- 협심증 발작이 일어날 수 있는데, 이는 산성화와 저산소화가 심장 근육을 파괴시켰다는 것을 의미한다.
- 모세혈관과 동맥의 기저막이 막히면 심장에 산소를 공급할 수 없다. 그 후 단백질 저장 용량이 최초로 한계를 넘어섰을 때 심근경색이 발생한다.
- 폐색되고 다친 혈관에서 떨어져 나온 혈전이 심장으로 들어가 산

건강과 치유의 비밀

소 공급을 차단한다. 동일한 시나리오가 뇌졸중을 일으킬 수 있다.

동맥 확장의 가치에 대한 새로운 질문

심근경색의 원인에 대한 새로운 이해는 막힌 동맥을 확장하는 것의 가치나 유용성에 대한 의문을 제기한다. 우선 한 가지 이유는 혈관 우회 수술, 혈관 성형술,[14] 스텐트[15]를 통해 동맥을 개방하는 것과 같은, 점점 인기를 얻고 있는 공격적인 치료법은 혈관 폐색의 재발을 막는 데 거의 또는 전혀 도움이 되지 않는다. 혈관 우회 수술은 중증 환자의 수명을 연장하는 것으로 밝혀졌지만 심근경색 예방에는 아무 도움이 되지 않는다. 심근경색은 많은 사람들이 추측하듯 동맥 막힘 때문에 발생하는 것이 아니라 앞에서 언급한 네 가지 이유 중 하나 때문이다. 전반적으로, 현재 사용되고 있는 어떤 수술 절차도 심장 질환으로 인한 사망률을 현저히 낮추는 것으로 밝혀지지는 않았다.

이처럼 치료의 성공률이 낮은 주된 이유 중 하나가 대부분의 심근경색은 동맥이 좁아지는 장애에서 비롯되지 않기 때문이다. 선진국은 물론 개발도상국에서도 들불처럼 번지고 있는 심장병 대유행을 다루기 위해서는 예방 전략에 의존할 필요가 있다. 그러나 이러한 접근법은 비용이 거의 들지 않아 의료 종사자들에게 재정적으로 이득이 되지 않는다. 예방책으로는 단백질을 적게 섭취하는 것, 규칙적인 운동, 이른

---

14 작은 풍선으로 플라크를 뒤로 밀어 동맥을 연 다음, 스텐트로 확장 상태를 유지한다.

15 스텐트는 동맥벽에 플라크를 고정하는 철사 그물로 구성되어 있다. 스텐트는 찌르는 듯한 가슴 통증을 완화시키고, 폐쇄된 동맥을 열어줌으로써 심근경색이 일어나고 있는 환자를 구할 수도 있다.

취침, 규칙적인 식사 시간과 균형 잡힌 식사, 물을 충분히 마시는 것, 정크푸드를 피하는 것, 담배를 끊는 것, 알코올 섭취를 줄이는 것, 스트레스 발생원 제거 등이 있다.

심장병을 이해하는 오랜 모델이 아주 빠르게 무너지고 있는데, 이는 심장 전문의들이 놀랄 만한 일이다. 캘리포니아 대학교 샌프란시스코 캠퍼스의 심장병 전문의 데이비드 워터스(David Waters) 박사는 "심장병학에서는 협착이 문제였으며 이를 고치면 환자의 상태가 개선된다는 통념이 있었다"고 말했다. 이 이론은 외과 의사, 심장병 학자, 일반인들에게 너무나 이치에 맞아서 수십 년 동안 심장병의 진정한 원인을 발견하는 데 더 관심 있는 (나 자신을 포함한) 소수의 사람들을 제외하곤 거의 아무도 의문을 제기하지 않았다. 그러나 가장 최근의 과학적인 발견들은 이와 같은 이론의 주요 결함을 드러냈고, 거기에는 논쟁의 여지가 거의 없다.

최근까지 관상동맥 질환은 파이프에 찌꺼기가 쌓이는 것처럼 발생한다고 여겨졌다.[16] 그러나 플라크는 천천히, 수십 년에 걸쳐 축적되며, 일단 관상동맥이 완전히 막히면 어떤 혈액도 심장으로 들어갈 수 없고 환자는 심근경색을 겪는다. 이러한 재앙을 피하는 가장 합리적인 해결책은 좁아진 동맥이 완전히 닫히기 전에 혈관 우회 수술이나 혈관 성형술을 시행하는 것이었다. 이것이 심근경색 발생을 막고 생명을 연장시킬 것이라는 가정은 논쟁의 여지가 없어 보였다. 그러나 의학 연

---

16 이것은 아주 오래전인 1986년 시애틀에 있는 워싱턴 대학교의 그레그 브라운(Greg Brown) 박사가 심근경색은 플라크가 너무 적어서 스텐트나 혈관 우회 수술을 할 수 없는 관상동맥 부위에서 비롯된다는 논문을 발표했기 때문에 엄밀히 말하면 사실이 아니다.

———————— 건강과 치유의 비밀

구에서 알 수 있듯이, 이 이론은 더 이상 유효하지 않고 오해의 소지가 있다. 관상동맥 우회 수술 공동 연구 그룹이 《뉴잉글랜드 의학 저널》에 발표한 연구는 혈관 우회 수술을 받는 심장병 환자의 3년 생존율이 수술을 받지 않은 환자와 거의 같다는 것을 보여주었다.

수많은 심장병 연구에 따르면, 심근경색은 플라크에 의해 동맥이 좁아져서 일어나는 것이 아니다. 심근경색은 관상동맥에서 플라크 부위가 터지면서 심장으로의 혈류를 갑자기 차단하는 혈전이 형성될 때 발생한다고 연구원들은 말한다. 실제로 75~80%의 사례에서 동맥을 가로막는 경화된 플라크는 범인이 아니며, 혈관 우회 수술이나 스텐트 시술이 고려되어서는 안 된다. 가장 위험한 형태의 플라크는 부드럽고 깨지기 쉽다. 이것은 아무 증상도 일으키지 않고 심지어 혈액의 흐름을 방해하는 것으로 보이지도 않는다. 새로 형성된 부드러운 플라크 조각은 오래되고 단단한 것보다 훨씬 더 잘 부서지는데, 그렇게 되면 심장으로 들어가는 혈전이 형성되어 심근경색을 일으킨다. 따라서 동맥의 굳어진 부분 주위에 우회로를 만들어도 심근경색의 위험을 낮추는 데 아무 도움이 되지 않는다. 이런 이유로, 많은 심근경색이 동맥 폐색증이 없는 사람들에게서 일어난다. 이 때문에 어느 날은 조깅하는 데 아무 문제가 없지만, 다음 날 심근경색(또는 뇌졸중)을 겪는 사람이 있는 것이다. 동맥 협착이 원인이라면, 그런 사람은 가슴 통증과 호흡 곤란이 심해 운동조차 할 수 없을 것이다.

대부분의 심장병 환자들은 동맥에 수백 개의 취약한 플라크 부위가 있다. 이 부분들을 교체하는 것은 불가능하기 때문에, 현재 적용된 중재적 시술로는 심근경색을 예방할 수 없다. 그럼에도 불구하고, 이것이 혈관 우회 수술이나 스텐트 수술이 덜 시행되고 있음을 의미하지는 않는다. 수십억 달러의 스텐트 사업은 막을 수 없는 것처럼 보인다.

심장 연구자들과 일부 심장병 전문의들은 그들의 발견이 건강 전문 가들과 환자들에게 충분히 심각하게 받아들여지지 않고 있다는 사실 에 점점 더 좌절하고 있다. 오하이오 클리블랜드 클리닉의 심장 전문 의인 에릭 토폴(Eric Topol) 박사는 "동맥을 고치는 수술이 좋은 일이라 는 믿음이 내재되어 있다"고 말했다. 만약을 위해 동맥을 고치는 일이 거의 유행처럼 되었다. 토폴 박사는 아무 증상도 없는 사람들이 점점 더 많이 스텐트 수술을 받고 있다고 지적한다. 2004년에는 100만 명 이상의 미국인들이 스텐트 수술을 선택했다.

많은 의사들이 오래된 심장병 이론은 더 이상 사실이 아니라는 것을 알면서도, 환자들에게 증세가 있든 없든 간에 막힌 동맥을 열어야 한 다는 압박감을 느낀다. 텍사스 대학교 댈러스 캠퍼스 사우스웨스턴 메 디컬센터의 심장 전문의 데이비드 힐리스(David Hillis) 박사는 다음과 같이 설명했다. "당신이 심장외과 전문의이고 그 지역 내과 의사인 조 스미스가 당신에게 환자를 보냈는데, 만약 당신이 그에게 수술이 필요 하지 않다고 말한다면, 조 스미스는 더 이상 환자를 보내지 않을 것이 다. 때로는 마음속으로 옳지 않다고 생각하면서도 스스로 그렇게 하도 록 설득할 수도 있다."

토폴 박사의 말에 의하면, 환자는 일반적으로 소화불량이나 호흡 곤 란 같은 막연한 불편함 때문에 심장병 전문의에게 갈 수도 있고, 심장 스캔 결과 칼슘 퇴적물이나 플라크가 쌓여 있는 것으로 나타났기 때문 에 갈 수도 있다. 심장 전문의는 자신의 일을 하면서, 표준 절차를 따르고 환자를 심장 검사실에 들여보내 혈관 조영술로 동맥을 검사한다. 미국처럼 선진국에 살면서 중장년 이상이면 동맥경화증에 걸리기 쉽고 혈관 조영술에서도 협착 증상이 나타날 가능성이 높다. 스텐트가 필요하다고 말하는 것은 별다른 설득력이 필요하지 않다. "도중에 어느 역에서도 내릴 수 없는 것이 바로 이 기차다"라고 토폴 박사는 말했다. "한번 기차에 타면 스텐트 수술을 받는다. 일단 심장 검사실에 들어가면, 어떤 일이든 일어날 가능성이 높다."

더 불안한 점은 스텐트가 실제로 약 4%의 환자들에게 경미한 심근경색을 일으킬 수 있다는 것이라고 토폴 박사는 말했다. 이것은 2004년 100만 명의 스텐트 수술 환자 중 4만 명이 심근경색을 예방하려는 수술로 인한 심장 손상, 즉 수술을 받지 않았다면 결코 일어나지 않았을 수도 있는 심장 손상을 겪게 된 것을 의미한다. 《뉴잉글랜드 의학저널》(2004년 10월 15일)에 실린 보고서에 따르면, 현재 미국 식품의약국(FDA)이 승인한 두 개의 스텐트가 마케팅 승인을 받은 후 매우 널리 알려진 부작용과 관련이 있다고 한다.

혈관 우회술, 혈관 성형술, 스텐트 수술은 심근경색을 예방하는 것이 아니다. 이런 수술의 분명한 목적은 증상 완화다. 환자들은 갑작스러운 심근경색으로 죽는다는 불안감에서 벗어나 '뭔가'가 이뤄졌다며 만족한다. 그리고 의사들은 환자들이 행복해졌다고 만족해한다. 제약업계는 환자들이 평생 값비싼 약을 복용할 운명에 처해 있기 때문에 만족한다.

심근경색의 위험 지표

심근경색, 뇌졸중, 류머티즘, 협심증 등의 식품 관련 혈관 질환은 당과 지방 대사의 장애가 아니라 단백질 저장 때문에 생기는 질병이다. 단백질 식품의 과다 섭취는 수많은 질병, 특히 심장병, 암, 당뇨병과 류머티즘성 관절염에 대한 가장 큰 위험 요인 중 하나로 여겨진다. 단백질의 저장으로 혈관 및 결합 조직의 기저막이 두꺼워지면서 체내의 세포들에 영향을 미친다. 그러한 폐색이 언제 어디든 몸에서 발생할 때마다 세포와 장기의 조기 노화가 일어난다. 반면 모세혈관 벽이 다공성, 유연성을 유지하고 맑은 혈액이 유지된다면 세포 영양과 장기의 활력은 연령에 관계없이 평생 지속된다.

지방과 콜레스테롤은 혈관 벽의 주요 차단제가 아니어서 심장병이나 신체의 다른 질병의 주요 원인으로 간주될 수 없다. 반면 혈관 벽에 축적되는 단백질은 (음식에서 비롯된) 동맥경화증을 앓고 있는 모든 환자의 공통적인 발병 요인이다. 특히 제2차 세계대전 이후 선진국 사람들이 너무 많은 양의 단백질을 섭취했기 때문에, 관상동맥 심장 질환은 선진국에서 주요 사망 원인이 되었다. 다음의 설명에서 알 수 있듯이 심근경색을 일으키는 주요 위험 요소는 대부분 단백질을 많이 섭취하고 혈관 벽에 단백질이 축적되는 것과 직간접적으로 연관되어 있다. 이러한 위험의 징후는 다음과 같다.

적혈구 용적률로 측정한 혈액의 농도

적혈구 용적률(hematocrit)은 전체 혈액 1L에 들어 있는 적혈구의 부피인데, 간단하고 저렴한 혈액 검사로 측정할 수 있다. 이 수치가 42%를 넘으면 심근경색 위험이 커진다. 건강한 사람은 35~40%의 적혈구 용적률을 가지고 있다. 혈액에 더 많은 양의 단백질이 존재해도 무해하다는 가정 아래, 많은 의사들이 44~50%는 여전히 정상 범위에 있다고 생각한다. 그러나 연구 결과는 적혈구 용적률이 49%에 이르렀을 때 42%에 비해 심근경색 위험이 두 배나 높았다는 것을 보여주었다. 간단히 말해서, 적혈구 용적률이 높을수록 심근경색을 겪을 위험이 더 크다.

문제는 적혈구 용적률이 왜 40%를 넘어서는가 하는 것이다. 과도한 단백질의 저장 때문에 기저막과 세포 간 조직이 두꺼워지면 결국 혈류량이 느려지고 방해를 받게 된다. 이는 '자연스럽게' 혈액 내의 단백질, 지방, 당분을 포함한 농도를 증가시킨다. 혈액 농도가 높아지는 것은 신체의 모든 부분에 영향을 미치는 큰 위험을 내포하고 있다. 위험할 정도로 높은 혈중 단백질 농도를 다루기 위해 췌장은 여분의 인슐린을 분비하는데, 그럼으로써 인슐린이 혈관 벽을 더 다치게 하고 약화시킬 수도 있다. 모세혈관 벽을 구성하고 있는 세포들은 과도한 단백질을 일부 흡수하여 콜라겐 섬유로 변환한 뒤 기저막에 침전시킨다. 이것은 혈액에 매우 필요한 희석 효과를 보여주지만, 세포에 전달하는 영양분도 감소시킨다. 결과적으로, 세포가 영양실조 신호를 보낼 때 충분한 양의 영양분을 세포에 다시 공급할 정도로 확산 압력이 높아질 때까지 혈류량이 상승하기 시작한다.

한편 이런 끊임없는 대응 방식들은 붉은색 헤모글로빈을 함유하고 있는 적혈구의 수를 늘린다. 헤모글로빈은 폐 속의 산소와 결합하여 모든 체세포로 운반한다. 그런데 기저막의 두께가 두꺼워지면서 세포에 대한 산소 공급도 제한된다. 그 결과, 세포에 의한 산소의 필요도 증가가 적혈구의 헤모글로빈 농도를 높인다. 하지만 이것은 적혈구를 부풀게 만든다. 결국 그것들은 너무 커져서 작은 모세혈관을 통과하지 못하고 완전히 차단된다.

결론: 두 요인, 즉 혈액이 탁해지는 것을 나타내는 적혈구 용적률의 증가와 적혈구 내 헤모글로빈 농도가 높아지는 것의 조합은 혈액 순환을 감소시킨다. 동그랗고 붉은 얼굴과 가슴은 성인의 적혈구 용적률이 비정상적으로 높고 혈액 순환이 감소했음을 보여주는 전형적인 증상이다. 세포 조직은 수분 분배가 점점 어려워지면서 탈수되기 시작한다. 심장 근육 수축의 속도와 힘은 순환계 전체에 걸쳐 지속적인 폐색에 대비하여 심장 출력을 유지하는 데 도움이 된다. 결국 심장은 더 이상 그런 격렬한 활동을 할 여력이 없어지고 무너진다.

동물성 단백질 과다 섭취

대다수 심근경색 환자들은 그들이 육류, 생선, 달걀, 치즈를 포함한 많은 양의 동물성 단백질을 일생 동안 혹은 적어도 수년 동안 먹어왔다는 것을 확인시켜준다. 이와는 대조적으로, 균형 잡힌 식물성 음식을 먹는 채식주의자들 사이에서는 심근경색이 거의 일어나지 않는다.

많은 사람들이 잘못된 종류의 지방을 섭취하면 심장과 신체의 다른 장기에 손상을 준다는 것을 안다. 또한 앨버타 대학교의 연구원들은 트랜스 지방이 심장의 전기를 아수라장으로 만들어 심근경색의 심각성을 악화시키고 사망 위험을 높일 수 있다는 것을 발견했다. 그들은 이처럼 자연의 원리에 어긋나는 지방들이 심장의 세포에 영향을 미쳐 세포 내에 칼슘이 지나치게 축적되고 심장에 흐르는 전기의 리듬을 방해한다는 것을 발견했다.

흡연

심혈관 질환의 위험은 흡연과 함께 크게 증가한다. 그러나 이것은 담배를 피운 뒤 몇 시간 안에 완전히 분해되는 신경 독소 니코틴 때문이 아니라 담배 연기에 함유된 일산화탄소(CO)에 의한 것이다. 일산화탄소는 폐에서 혈액으로 확산되어 적혈구의 헤모글로빈에 산소보다 약 300배 빠르고 단단하게 달라붙는다. 흡입된 연기의 일산화탄소는 헤모글로빈과 결합하여 세포로 가는 산소 수송을 차단한다. 따라서 일산화탄소-헤모글로빈을 적재한 적혈구는 혈액의 혈장 속으로 그들의 결함이 있는 단백질 입자를 분출시킨다. 이 단백질 입자의 상당수는 현재 모세혈관 벽의 기저막에 퇴적되어 있다. 모세혈관의 저장 용량이 포화점에 도달하면, 동맥도 단백질 파편을 혈관 벽 안에 넣기 시작한다.

이것은 과도한 양의 단백질 파편을 형성하면서 담배 연기의 일산화탄소를 느리지만 치명적인 독으로 만들어, 신체의 순환계와 심장 근육을 파괴시킨다. 또한 간접 흡연자들도 일산화탄소를 다량 흡입하는데, 이는 그들이 자발적인 흡연자들과 관상동맥 심장 질환의 발병 위험을 공유하는 이유를 설명해준다.

단백질 소화를 약화시키는 유전적 기질

건강해지기 위해 추가의 식품 단백질을 필요로 하지 않는 사람들은 동물성 단백질을 분해하는 소화 시스템을 가지고 있지 않다. 체질은 타고나는 것이어서, 유전적으로 결정된 이 '부족함'은 부모로부터 자녀에게 전해진다. 심근경색 가족력이 있는 사람들은 유전적 요인 때문에 위험한 것처럼 보이지만, 설령 그런 것이 존재한다 해도 심장병에서 유전의 역할은 매우 미미하다. 일차적인 연결고리는 가족 구성원들이 사용되지 않는 초과 단백질을 파괴하는, 동일한 '효율적이지 않은' 효소 시스템을 가지고 비슷한 식단, 생활 방식, 체질 유형을 공유하고 있다는 점이다.

폐경기 및 이후의 여성

다량의 단백질 식품을 섭취하거나 담배를 피우는 여성들은 월경 주기가 불규칙해지거나 중단되는 위험에 처하게 된다. 생리혈의 규칙적인 방출은 생식계가 정상적으로 기능하는 한, 여성의 몸에 위험한 단백질이 축적되는 것을 막아준다. 그것은 왜 40세 이전에 생리 중인 여성들이 일반적으로 심장마비를 겪을 위험이 없는 반면, 또래의 남성들은 그렇지 않은지를 설명해준다. 40세 미만 여성의 혈중 수치는 같은 연령대의 남성들보다 낮다. 여기에는 적혈구, 헤모글로빈, 적혈구 용적률, 단백질의 총량이 포함된다. 30~40세 남성이 심장마비로 사망할 확률이 동갑내기 여성보다 여섯 배나 높다는 연구 결과가 있다. 실제로 생리 중인 여성들 사이에서 심근경색 발생은 극히 드물다.

여성의 생리 주기가 끝나면, 지속적인 동물성 단백질 섭취가 혈액

내 단백질 농도 수준을 꾸준히 높인다. 그녀가 50세쯤 되었을 때, 심근경색을 일으킬 위험은 같은 나이의 남자가 겪을 위험과 거의 같아진다. 폐경이 일찍 시작될수록 위험은 더 커진다. 35세 이전에 난소가 제거된 여성은 아직 폐경기에 접어들지 않은 여성보다 심근경색 위험이 일곱 배나 높다. 많은 여성들이 폐경기에 경험하는 열감과 안면 홍조는 더 높은 혈중 수치를 나타내는 징조다. 그것은 신체가 월경혈로 더 이상 배출할 수 없는 과도한 양의 단백질을 저장했다는 것을 의미한다. 현재 다량의 유제품으로 구성된 식단은 여성의 몸에 동맥경화 퇴적물의 형성을 촉진하고, 나중에 설명하겠지만, 골다공증을 유발한다는 사실이 밝혀졌다.

과일과 채소를 충분히 먹지 않고, 담배를 피우며, 운동하지 않음

2004년 뉴스 진행자들이 빌 클린턴 전 대통령이 응급 심장 수술을 받아야 한다고 보도한 것은 베이비붐 세대에게 보내는 경종이었다. 그러나 불행히도 세계에 전달된 메시지는 심장 건강을 증진시키는 것이 아니라 올바른 약의 복용에 초점이 맞춰져 있었다. 클린턴 대통령이 입원하기 일주일 전, 의학 전문지《랜싯》이 다른 의미를 띤 경종을 울린 것은 단순한 우연의 일치였다.《랜싯》에서 출판된 심장 질환 위험에 대한 새로운 연구는 심장을 걱정하는 사람들에게 다음과 같은 메시지를 담고 있다. "일어나서 심장을 건강하게 하라. 그런데 약은 필요 없어."

2001년 클린턴 대통령이 퇴임했을 때 그는 여전히 콜레스테롤을 낮추는 스타틴 계열 약(Zocor)을 복용하고 있었다. 하지만 체중이 크게 줄고 콜레스테롤 수치가 떨어지자, 약 복용을 중단했다. 그래서 주류 의사들은 클린턴의 심장 질환에 대해 들었을 때, 즉시 스타틴 부족을 범인으로 지목했다. "약을 먹지 않으면 어떻게 되는지 보이는가?" 그들의 말은 콜레스테롤 수치를 조절하는 데 아마도 클린턴만큼 부주의할 우리에게 던지는 경고였다. 일부 심장병 학자들은 클린턴이 이제 평생 콜레스테롤을 낮추는 약을 훨씬 더 많이 복용해야 할 것이라고 믿고 있다. 이것은 심장 혈관 우회 수술을 받은 후에 확실히 드문 일은 아니지만, 거의 이해할 수 없는 일이다.

뉴욕 레녹스 힐 병원의 심장외과 과장인 발라바누르 수브라마니안 (Valavanur Subramanian) 박사는 뉴스데이 보고서에서 클린턴의 수술에 사용된 세 개의 동맥 중 두 개가 가슴에서 떼어낸 내흉 동맥이라고 지적했다. 수브라마니안 박사는 이 동맥들을 "콜레스테롤의 증가에 엄청나게 저항하는" 것으로 묘사했다. 문제는 동맥이 콜레스테롤 퇴적물을 축적할 수 없는데 왜 잠재적으로 위험한 스타틴 약물을 계속 투여하는가 하는 것이다. 클린턴은 또 매일 아스피린과 이뇨제(유체의 정체를 막기 위해), 베타 차단제(심박수 조절을 돕기 위해)를 복용해야 하는 종신형을 선고받을 가능성이 크다. 그러나 잠재적으로 위험한 이 약물 혼합물은 그의 남은 생에서 불필요한 '목발'이 될 것이다.

《랜싯》 편집자들에 따르면, 인터하트(INTERHEART)라는 제목의 새로운 연구는 심장 질환 위험 요인에 대해 이루어진 가장 강력한 연구 중 하나라고 한다. 260명의 연구원들이 약 10년 동안 1만 5000명의 심근경색 환자를 면밀히 관찰하고 엄격한 검사를 실시했는데, 이는 심장병을 경험하지 않은 동일한 수의 피험자와 일치하는 것이다. 전 세계적인 연구는 다양한 연령, 문화적 배경, 식습관을 가진 남성과 여성 대상자들을 포함했다. 그 결과는 높은 LDL 콜레스테롤이 심근경색의 주요 위험 요소라고 믿는 사람들에게 충격으로 다가올 수 있다. 연구는 이것이 전혀 사실이 아니라는 것을 보여준다.

인터하트 연구에 따르면, 심근경색의 신체 위험 인자 1위는 아포 지질 단백 A1과 아포 지질 단백 B의 비정상적인 비율이다. 아포 지질 단백은 콜레스테롤의 단백질 성분이다. 아포 지질 단백 B는 LDL에서 발견되고, 아포 지질 단백 A1은 HDL에서 발견된다. 아포 지질 단백 B와 A1의 이상적인 비율은 1 대 2다. 즉 상승한 나쁜 콜레스테롤(LDL) 만으로는 심장에 큰 위험이 없다. 그러나 높은 LDL은 콜레스테롤을 낮추는 스타틴 약물이 처방되는 바로 그 조건이다. 모든 초점은 높은 콜레스테롤을 떨어뜨리고 낮게 유지하는 데 있었다. 약물로 그렇게 만드는 것은 충분히 문제점을 예상할 수 있다. 따라서 스타틴 약물의 온갖 부작용 때문에 수백만의 건강한 사람들이 이미 (약물로 인한) 진짜 질병을 가진 환자로 변해버렸다. 하지만 그들은 높은 콜레스테롤이 심장에 큰 위험을 주지 않는다는 말을 들은 적이 없다. 분명히, 내가 아는 어떤 환자도 의사로부터 아포 지질 단백 비율에 대한 설명을 들은 적이 없었다. 인터하트 연구팀은 보고서에서 아포 지질 단백 비율 다음으로 흡연, 당뇨병, 고혈압, 복부 지방 과다, 스트레스, 과일과 채소의 부적절한 섭취, 운동 부족 등을 심장마비의 가장 중요한 위험 요소로 열거했다. 콜레스테롤과 심장 질환을 연결 짓는 로비스트들에게는 놀라운 일이겠지만, 높은 콜레스테롤은 이러한 위험들 중 하나가 아니었다. 10년간의 연구 결과에서 연구원들은 과일과 채소를 많이 먹고 규칙적인 운동을 하고 담배를 끊으면 심근경색의 상대적 위험을 약 80% 낮출 수 있다고 썼다. 콜레스테롤을 낮추는 약이 심근경색의 위험을 낮춘다는 사실이 드러나지 않았기 때문에 이 연구의 권고 사항 목록에 빠져 있었고, 그것은 특히 스타틴 생산자들을 성가시게 만들었다.

심장병 환자들의 식단에서 동물성 단백질을 제거함으로써 때로는 6주 안에 정상적인 심장 기능을 회복하는 데 도움을 주었다는 것이 나의 경험이다. 따라서 나는, 누구나 먹을 수 있고 가장 많은 산성을 형성하는 식단 중 하나인 고단백 식단이 아포 지질 단백 비율을 크게 높이고 관상동맥의 염증 반응을 유발한다는 결론을 내렸다. 이 두 가지 요인은 모두 함께 작용하며, 우리가 지금 알고 있는 바와 같이 심장 건강에 가장 큰 위험을 내포하고 있다.

신장 질환

많은 사람들이 간내 담관과 담낭을 가로막는 담석을 가지고 사는 반면, 또 다른 많은 사람들이 발견되지 않은 만성 신장 질환을 앓고 있다. 마침내 증상이 나타나기 시작하면 피해를 되돌리기에는 너무 늦는 경우가 많다. 보건 당국 관계자들은 미국인 1000만~2000만 명이 심각한 신장 장애를 가지고 있는 것으로 추정한다. 하지만 이것이 심장병과 무슨 관련이 있을까? 2004년 9월 《뉴잉글랜드 의학 저널》에 실린 두 가지 새로운 연구는 (심각하지 않은 상태까지 포함한) 만성 신장 질환과 심혈관 질환의 분명한 상관관계를 밝혀냄으로써, 신장병 예방이 그 어느 때보다 중요함을 일깨웠다.

이 중 한 연구에서, 연구원들은 100만 명이 넘는 환자의 의료 기록을 다룬 3년간의 데이터(샌프란시스코의 카이저 병원 환자 등록 관리 시스템에서 이용할 수 있는 데이터)를 조사했다. 대상자의 평균 연령은 52세였다. 연구팀은 특히 신장이 혈류에서 나오는 노폐물을 걸러낼 수 있는 속도(사구체 여과율, GFR)를 측정하는 혈액 검사 결과를 조사했다. 이 연구 결과는 사구체 여과율이 감소함에 따라 심혈관 질환, 뇌졸중, 입원, 사망의 위험성이 모두 급격히 증가했음을 보여주었다. 사구체 여과율이 45 미만이었던 환자들의 경우 사망 위험이 17%, 심혈관 질환 위험이 40% 이상 증가했다.

신장이 계속 제 기능을 발휘하기 위해서는 대장, 간, 신장을 청결하게 유지해야 한다.(제7장 참조) 신장 건강은 주로 소화기 계통의 효율적인 성능에 달려 있다. 또한 신장이 중요한 혈액 여과 작용을 할 수 있기 위해서는 신장 세포에 혈액을 공급하는 모세혈관과 동맥의 기저막에 단백질 퇴적물이 없어야 한다. 신장 건강은 신장의 대사성 노폐물과 매일 수백만 개의 죽은 신장 세포를 배출하는 림프관의 능력에 달려 있다. 체내에서 가장 큰 림프관(가슴관)의 폐색으로 인해 신장의 노폐물이 역류하고, 신장은 자신의 노폐물과 세포 파편에 서서히 질식된다.(필자의 책 《의사들도 모르는 기적의 간 청소》 참조) 림프계를 가장 많이 폐색시키는 식품으로는 동물성 단백질, 우유와 치즈, 설탕과 트랜스 지방산이 있으며, 여기에는 많이 가공되고 지방이 부족한 식품도 포함된다.

주요 배출 장기를 청결하게 유지하는 것 이외에 신장 질환을 예방하는 또 다른 방법으로는 저단백질 식단, 규칙적인 영양식, 간과 신장이 각자의 일을 할 수 있도록 오후 10시부터 오전 6시까지 잠을 자는 것, 정서적 건강 유지, 그리고 이 책에서 제공하는 여러 조언이 있다. 만약 신장을 건강하게 유지한다면, 당신의 심장은 두려울 것이 없을지도 모른다.

항생제 및 기타 합성 의약품

질병의 증상을 억제하는 효과가 있는 모든 의약품이 심장 건강을 해친다는 사실이 점점 더 명백해지고 있다. 당신의 몸이 감기, 바이러스 감염 또는 염증을 포함한 다른 질병을 통해 축적된 독소와 노폐물을 제거하려고 할 때마다, 당신의 심장은 조직에서 방출된 유해한 노폐물을 원래 위치로 밀어내는 어려운 일에 부담을 느낀다. 통증, 감염, 콜레스테롤 등을 억제하려는 새로운 시도와 함께, 몸에서 빠져나오는 노폐물이 점점 더 줄어든다. 그중 일부는 심장 근육으로부터 대사성 노폐물의 배출을 담당하는 림프관을 폐색시킨다. 항생제는 이러한 형태의 심장 손상을 일으키는 주요 원인 중 하나다.

항생제는 오랫동안 과잉 처방되었는데, 그 약들이 전혀 효과가 없는 감기나 독감과 같은 단순한 감염에 처방된 것이다. 항생제가 바이러스를 죽이는 것이 아니라 박테리아만 죽인다는 것은 상식이다. 최근의 한 연구는 1950년대부터 널리 사용되어온 인기 있는 항생제 에리트로마이신이 실제로 심장마비를 일으킬 수 있음을 보여준다.

심장 전문의들은 에리트로마이신이 정맥 주사로 사용되었을 때 심장마비의 위험을 알고 있었지만, 다양한 감염을 치료하기 위해 동일한 항생제를 알약 형태로 처방하는 다른 의사들 사이에서는 이러한 위험이 잘 알려져 있지 않았다. 밴더빌트 대학교의 연구원들은 경구용 에리트로마이신을 단독으로 사용하거나 다른 약물과 함께 사용할 때의 심장마비 위험을 조사했다. 저소득층 의료 보장 제도의 도움을 받는 4400명의 환자들을 15년 동안 연구하여 2004년 10월《뉴잉글랜드 의학 저널》에 발표된 보고서는 각 의학 분과의 완전한 약물 사용을 분석한 후 다음과 같은 결과를 내놓았다.

- 심근경색으로 인한 돌연사 비율은 에리트로마이신을 사용한 환자가 항생제를 사용하지 않은 환자에 비해 두 배나 높았다.
- 일반적으로 베라파밀(verapamil)과 딜티아젬(diltiazem)으로 판매되는 두 가지 혈압약은 에리트로마이신과 함께 복용했을 때 심장마비의 위험이 증가하는 것과 관련이 있었다.
- 에리트로마이신과 함께 복용했을 때 심장마비 위험이 증가하는 다른 약들로는 항생제인 클래리스로마이신, 칸디다 질염 약물인 플루코나졸 그리고 항진균제인 이트라코나졸과 케토코나졸 등이 있다.

연구원들에 따르면, 이러한 추가 약물의 혈액 수치는 에리트로마이신 때문에 증가하여 혈액이 탁해지고 혈류가 느려질 수 있다고 한다. 그것은 심박수를 더 느리게 만들고, 심장의 불규칙한 리듬을 촉발하여 심장마비를 일으킬 수 있다.

의사가 약물을 처방한다고 해서 그것이 당신에게 안전하다는 것을 의미하지는 않는다. 다른 약품이나 일반적인 음식과의 약물 상호작용에 대한 테스트가 이루어지는 경우는 거의 드물다. 약물 처방은 당신이 진료실에 들어갈 때 감수해야 하는 생사를 건 도박이 될 수 있다. 중요한 것은 모든 약품에는 건강에 해로운 영향을 미치는 독이 들어 있다는 사실이다. 당신의 심장은 끊임없이 제공되고 높이 평가되는 '건강의 지름길'에 대한 대가를 치른다. 그것들은 당신의 생명을 단축시킬 수 있다.

분명한 사실은 어떤 질병 관리 기관이나 미국 식품의약국(FDA)도 처방된 약을 사용했을 때 심각한 질병이 발생하거나 사망에 이르는 것을 막을 수 없다는 점이다. 2004년 9월의 바이옥스(Vioxx) 사태는 우리에게 안전한 약은 없다는 사실을 가르쳐주었다. 대표적인 관절염 치료제 바이옥스는 심장마비와 뇌졸중의 위험을 두 배로 증가시킨다는 증거가 유출되면서 생산업체인 머크는 바이옥스 판매를 중단했다. (2007년 말 현재, 머크는 바이옥스와 관련하여 미국 전역에서 4200건의 주 및 연방 소송에 직면해 있다.) 문서에 따르면, 약품 생산자와 FDA는 1990년대 중반부터 이러한 위험을 알고 있었다. 이 잘 가려진 비밀의 결과는 최소한 2만 7000명이 심장마비를 겪었거나 그로 인해 죽음을 맞았다. 보고되지 않은 부작용도 많다는 것을 고려하면, 이 숫자는 수십만 명을 훨씬 넘을 수도 있다.

점점 더 많은 의약품들이 살인 의약품이라는 혐의를 받고 있다. 벡스트라(Bextra)가 그다음 용의자다. 과거에 심장 수술을 받은 적이 있는 1500명 이상의 환자들을 대상으로 한 연구에 따르면, 벡스트라와 함께 통증 치료를 받은 사람들은 약을 전혀 사용하지 않은 환자들보다 심장 질환 및 혈전 문제가 있을 가능성이 훨씬 더 높았다. 뇌졸중, 심근경색, 폐의 혈전, 다리의 심정맥 혈전 모두 이 약을 먹었을 때 생길 수 있다. 관절염 치료제는 안전 검사를 제대로 받은 적이 없다. 바이옥스, 셀레브렉스, 벡스트라, 알리브 그리고 아스피린은 그저 평범한 독이다. 또 다른 관절염 치료제인 인플릭시맵(레미케이드)은 암을 유발한다는 비상등이 켜졌다.

많은 사람들이 영악한 광고 캠페인과 세뇌에 눈이 멀어 석유 산업을 제외하면 세계에서 가장 수익성 높은 제약 산업을 위해 체계적으로 중독되고 있다는 사실을 전혀 모르고 있다. 2007년 9월 26일 CNN이 공개한 조사에 따르면, FDA의 승인도 받지 않은 약물에 대해 의사들이 매년 5600만 건의 처방전을 쓰고 있는 것으로 나타났다. 미국의 처방약 중 2%는 어떤 과학적 연구에도 뒷받침되지 않고 있으며, 환자에게 치명적일 수 있다. 충격적인 일이지만 FDA는 안전성이 입증됐든 효과가 입증됐든 상관없이, 약을 팔려는 모든 의약품 생산자에게 약품 생산 면허증을 나눠준다는 사실을 인정한다.

중요한 질문은 자사 제품으로 해결되기보다 더 많은 건강 문제를 일으킴으로써 질병 사업을 지속시키는 것이 유일한 목표인 의약품 제조업체들에 어떻게 우리의 생명을 맡길 수 있는가 하는 것이다. 대다수의 경우, 질병의 증상에 대한 구제책을 제시한다고 주장하는 약을 처방하는 것은 위험한 접근일 뿐만 아니라 비과학적이고 비윤리적인 접근법이다.

콜레스테롤 - 심장 질환 신화의 종식

왜 콜레스테롤이 체내의 정맥을 막았다는 기록이 단 한 번도 없었을까? 콜레스테롤이 정맥은 내버려두고 동맥벽에만 달라붙게 하는 것은 무엇일까? 건강한 혈관 벽이 막히는 것의 배후가 정말 콜레스테롤의 끈적끈적한 성질일까?

이 질문들에 대한 해답은 아마 당신을 놀라게 할 것이다. 실제로 다른 모든 상처에도 그러하듯 신체는 손상된 동맥벽의 찰과상과 찢어진 부분을 가리기 위해 지질 단백질인 콜레스테롤을 일종의 밴드로 사용한다. 콜레스테롤은 생명을 구하는 것일 뿐이다. 그러나 지난 38년 동안 이 지질 단백질은 부유한 국가의 사망 1위인 심장병의 원인이라는 오명을 썼다.

이론은 다음과 같다. 잘 알려지지 않은 이유로, 오늘날 '나쁜'이라는 이름을 얻은 콜레스테롤의 형태는 어떻게든 수백만 명의 혈류에서 증가하여 동맥벽에 달라붙고, 결국 심장 근육이 산소와 영양소의 결핍을 겪게 한다는 것이다. 이에 따라 대중들은 콜레스테롤이 함유된 지방을 식단에서 줄이거나 금지함으로써 동맥 막힘이나 심장마비로 인한 사망에 대한 두려움 없이 살도록 해야 한다는 경고를 듣는다. 이 '사악한' 지질 단백질에 대한 엄청난 우려는 결국 치즈, 달걀, 소시지 등에서도 콜레스테롤을 추출할 수 있는 혁신적인 기술로 이어져 이러한 '죽은' 식품이 '소비자 안전'이 되고 있다. 콜레스테롤이 낮다고 주장

건강과 치유의 비밀

하는 마가린이나 다이어트 음식 등의 제품들이 '건강한 식사'의 인기 있는 선택이 되었다.

어쨌든 콜레스테롤은 범인이 아니다

하지만 인터하트 연구와 다른 연구들이 보여주듯이 콜레스테롤은 심장병의 심각한 위험 요인이 전혀 아니다. 독일 연구기술부가 후원한 이전의 연구는 식품 콜레스테롤과 혈중 콜레스테롤 사이에 정확한 연관성이 없음을 보여주었다. 더 놀라운 것은 일본에서는 최근 콜레스테롤 수치가 올랐지만 심장마비의 발생 수는 감소했다는 점이다. 심장병의 위험성에 대한 사상 최대의 건강 연구가 중국에서 수행되었다. 다른 많은 유사한 연구들처럼, 중국의 연구는 심장병과 동물성 지방의 소비 사이에는 아무런 연관이 없다는 것을 밝혀냈다.

8년간의 심장 연구에서 연구원들은 콜레스테롤 수치가 높은 1만 명을 관찰했다. 그중 절반은 가장 잘 팔리는 스타틴 약을 받았고, 나머지 절반은 평범한 식단을 먹고 충분한 운동을 하라는 말만 들었다. 그 결과는 연구자들을 놀라게 했다. 비록 스타틴 약이 혈청 콜레스테롤 수치는 낮췄지만, 이것이 사망률, 심근경색 발생률, 치명적인 동맥 질환에는 아무런 영향을 미치지 못했다. 즉 치료를 전혀 받지 않은 사람보다 스타틴 복용 환자가 유리한 점이 전혀 없었다. 하지만 그들은 8년 동안 간 기능 상실, 근육 소모, 심지어 갑작스러운 죽음을 감수하며 끔찍한 부작용을 동반한 값비싼 약을 먹는 데 시간을 보냈다. 약이나 저지방 식단을 통해 콜레스테롤을 낮춘다고 해서 심장병 발병 위험을 낮추지는 않는다.

유럽의 주요 장기 콜레스테롤 연구는 저지방 식단이 콜레스테롤 수치를 4% 이상 낮추지 못하며, 대부분의 경우 1~2%의 콜레스테롤 수치를 감소시킬 뿐이라는 것을 확인했다. 측정 오차가 보통 4%보다 높고 콜레스테롤 수치는 자연스럽게 가을에는 20% 정도 증가했다가 겨울에는 다시 떨어지기 때문에, 1980년대 후반 이후의 콜레스테롤 반대 운동은 아무리 좋게 말해도 오해의 소지가 크다. 실제로 2만 명의 남성과 여성을 대상으로 한 덴마크의 최근 연구는 대부분의 심장병 환자들이 정상적인 콜레스테롤 수치를 가지고 있음을 보여주었다. 요컨대 콜레스테롤은 어떤 것에도 위험 요인이 되지 않았다는 것이다.

콜레스테롤 문제에 대한 현재의 의학적 이해는 불완전하다. 토끼를 대상으로 한 동물 실험에서 지방이 많은 음식이 동맥경화를 유발한다는 주장이 설득력 있게 들리지만, 다음과 같은 사실이 누락될 때만 그렇다.

- 토끼는 사람보다 콜레스테롤에 3000배 더 민감하게 반응한다.
- 콜레스테롤이 함유된 식품의 유해성을 증명하기 위해 선천적으로 육식동물이 아닌 토끼에게 과도한 양의 달걀노른자와 동물의 뇌를 강제로 먹인다.
- 토끼의 DNA와 효소 체계는 지방이 많은 음식을 소비하기 위해 고안된 것이 아니며, 만약 선택권이 주어진다면 이 동물들은 결코 달걀이나 동물의 뇌를 먹지 않을 것이다.

토끼와 같은 동물의 동맥이 그런 부적합한 식습관으로 야기되는 피해에 대응하는 능력이 극히 제한되어 있다는 것은 분명하다. 지난 35년 이상, 서구 문명은 동물성 지방이 식이성 심장병의 주원인이라고 가정했다. 이러한 잘못된 정보는 실제로 동물성 지방의 소비가 줄어들면서 심장마비가 증가하기 시작했다는 사실에 의해 주목을 받는다. 이러한 사실은 영국에서 수행된 연구로 입증되었는데, 영국에서는 사람들이 더 많은 마가린을 소비하고 버터를 덜 섭취한 지역들이 가장 높은 심근경색 발병률을 갖고 있다는 것이 밝혀졌다. 추가 연구는 심근경색 환자들이 가장 적은 양의 동물성 지방을 섭취했다는 것을 밝혀냈다.

이러한 맥락에서 가공된 지방과 가공되지 않은 지방을 구별하는 것이 중요하다. 심근경색으로 사망한 사람들은 생존한 사람들보다 지방 조직에서 부분적으로 수소화된 식물성 지방에서 유래된 해로운 지방산을 더 많이 가지고 있는 것으로 밝혀졌다. 소위 '결함 있는' 지방이라고 불리는 이 지방(트랜스 지방)들은 심장과 관상동맥을 구성하는 세포들을 포함한 세포들의 세포막을 둘러싸고 폐색시킨다. 이는 실질적으로 세포들을 산소, 영양소, 수분에 굶주리게 만들고, 결국은 그들을 죽인다.

하버드 대학교 의과대학의 최근 연구에 따르면, 마가린은 같은 양의 버터에 비해 여성의 심장병 위험을 53%까지 올릴 수 있다고 한다. 실제로 마가린은 LDL 콜레스테롤을 늘리면서 유익한 HDL 콜레스테롤을 낮춘다. 또한 마가린은 암의 위험을 최대 다섯 배까지 증가시킨다. 마가린은 면역 반응과 인슐린 반응을 억제한다. 이 고도로 가공된 제품은 한 분자만 빼고 플라스틱과 다를 바 없으며 파괴되지도 않는다.

영양적 가치가 없고 분해할 수도 없기 때문에 파리, 박테리아, 곰팡이 등은 마가린 근처에 가지 않을 것이다. 이것은 신체 외부뿐만 아니라 내부에서도 몇 년 동안 그대로 남아 있을 수 있다. 손상되고 부패한 지방이나 트랜스 지방은 건강한 유기체를 파괴할 수 있으므로, 누구나 피해야 한다는 것이 매우 명백하다. 2007년 뉴욕 시는 식당에서 트랜스 지방의 사용을 금지했다. 그러나 이 트랜스 지방은 동일하거나 더 나쁜 결과를 가진 새로운 인공 지방으로 대체되고 있을 뿐이다.

건강한 오늘-아픈 내일

불행히도, 높은 콜레스테롤 수치(고콜레스테롤 혈증)는 21세기의 가장 큰 건강 문제가 되었다. 그것은 실제로 존재하지 않는 발명된 질병이다. 아무리 건강한 사람도 혈청 콜레스테롤 수치가 높을 수 있지만 그들의 건강은 여전히 완벽하다. 그러나 일상적인 혈액 검사에서 '콜레스테롤 문제'가 발견되면 즉시 환자로 바뀐다.

'건강한' 수준의 콜레스테롤에 대한 정의는 지난 30년 동안 반복해서 조정되어왔는데, 이것은 분명히 나에게 건전한 과학적 원리에 기초한다고 공언하는 의학 체계에 큰 신뢰를 갖지 못하게 한다. 콜레스테롤 수치를 측정하던 초기, 위험에 처한 사람은 콜레스테롤이 240을 넘고 흡연이나 과체중과 같은 다른 위험 요소들을 가지고 있는 중년 남자였다.

1984년 콜레스테롤 수치를 주제로 열린 컨퍼런스에서 매개 변수 값을 조정한 이후, 사람들은 큰 충격파를 맞았다. 이제 (남자든 여자든) 전체 콜레스테롤 수치가 200mg/dl(100ml당 200mg)이면 누구나 무서운 진단과 알약 처방을 받을 수 있다. 하지만 혈청 콜레스테롤이 200 이하이면 정상이고, 200을 넘으면 위험하다는 주장은 과학적으로 근거가 없는 것이었다. 적어도 그것은 주요 콜레스테롤 연구의 일치된 결과였다. 실제로 1995년 《미국 의학협회 저널》에 실린 한 보고서는 여성의 높은 콜레스테롤 수치가 삶의 후반기의 심장 질환과 연관되어 있다는 증거가 없다는 사실을 보여주었다. 55세 여성이 260mg/dl의 콜레스테롤 수치를 보이는 것은 정상으로 여겨지지만, 대부분의 동일 연령대 여성은 이 사실을 듣지 못하고 있다. 또 건강한 근로자들의 평균 수치는 250mg/dl이고 위아래로 변동성이 높은 것으로 나타났다.

그러나 높은 콜레스테롤과 심장 질환의 위험성을 연관 짓는 증거의 부족이 대중을 향한 세뇌를 중단시키지는 않았다. 미국에서는 콜레스테롤 수치가 높은 전체 남성의 84%와 50~59세 여성의 93%가 갑자기 심장병 치료가 필요하다는 말을 듣는다. 전혀 입증되지 않았지만 적극적으로 홍보된 콜레스테롤 이론은 우리 대부분을 결코 발병하지 않을 질병의 환자로 만들었다. 많은 사람들이 콜레스테롤 수치를 확인하라는 충고를 따르지 않았지만, 불행히도 수백만 명의 사람들이 잘못된 정보의 함정에 빠졌다.

설상가상으로 허용 가능한 공식적인 콜레스테롤 수치는 이제 180으로 낮아졌다. 만약 당신이 심근경색을 한 번 앓았다면, 심장 전문의는 당신의 콜레스테롤이 매우 낮아도 콜레스테롤을 낮추는 스타틴을 복용하라고 말할 것이다. 현대 의학의 관점에서 심근경색을 앓았다는 것은 당신의 콜레스테롤 수치가 반드시 높다는 것을 의미한다. 따라서 당신은 평생 복용해야 할 스타틴과 지루한 저지방 식단을 선고받는다. 당신이 아직 어떤 심장병도 경험하지 못했다 하더라도, 이것은 이미 당신에게 적용 가능한 치료로 고려된다. 의사들이 콜레스테롤 수치를 낮추기 위해 사용하는 스타틴 약은 리피토(Lipitor, 아토르바스타틴), 조코르(Zocor, 심바스타틴), 메바코르(Mevacor, 로바스타틴), 프라바콜(Pravachol, 프라바스타틴)이다. 만약 당신이 의사의 조언에 따라 이 약들 중 하나를 복용하기로 결정한다면, 당신이 복용할 약의 위험을 알 수 있는 부작용 설명서를 반드시 읽으라.

만약 당신이 콜레스테롤에 대한 객관적인 정보를 얻고 싶다면, 미국 국립보건원이나 미국 심장학회 같은 기관들은 그것을 얻을 수 있는 곳이 확실히 아니다. 최근까지 그 기관들은 당신이 전체 콜레스테롤 수치를 150 이하로 유지하기를 원했다. 그러다가 2001년 마침내 전체 콜레스테롤 수치를 측정하는 것은 말이 안 된다고 하면서 LDL을 100 이하로 권장하기 시작했다. 이제 그들의 목표는 LDL을 70 이하로 유지하는 것이다. 그들이 목표치를 낮출 때마다 치료가 필요한 '환자'의 수는 급격히 증가하는데, 이는 의약품 생산자들의 이익에 큰 도움이 된다. 이 기관들의 공식적인 지원을 받으면서, 의사들은 의무적이지는 않더라도 새로운 환자들에게 이 비싼 약을 처방할 의욕을 느낀다. 거대 제약 회사의 광범위한 홍보 캠페인은 그들이 갑작스러운 심장마비로부터 안전하기 위해 이 약들이 필요하다고 믿도록 대중들을 이미 세뇌시켰다. 설령 의사가 콜레스테롤 속임수에 대한 진실을 알고 있다 하더라도 불안한 환자들은 처방전을 요구할 것이다. 이는 단지 그들의 건강뿐만 아니라 많은 사람들의 경제적 미래에 영향을 미치고 있다. 이 역대 최고 판매 약품의 대량 판매는 건강 관리 비용을 경제 성장을 저해하는 수준으로 끌어올리고 점점 더 많은 사람들에게 기본적인 건강 관리를 감당할 수 없도록 만든다. 대중들은 잘못된 정보로 세뇌당했기 때문에 잠복하고 있는 재정 위기가 그들의 즉각적인 관심사는 아닌 듯싶다.

2004년에는 미국에만 3600만 명의 스타틴 사용자가 있었는데, 리피토 사용자만 1600만 명이었다. 공식 LDL 목표치가 70으로 떨어지면 추가로 500만 명이 사용 자격을 얻게 된다. 소비자 가격이 272.37달러인 리피토 1개월분의 실제 원가가 5.80달러인 점을 고려할 때, 제약업계가 자사 제품을 시장에 쏟아내고 대량 소비 제품으로 만들어야 하는 동기를 이해할 수 있다.

스타틴이 당신에게 할 수 있는 일!

스타틴은 콜레스테롤 생성을 억제하는 약이다. 대부분의 사람들은 스타틴을 좋은 약이라고 생각할 것이다. 스타틴은 인체에서 콜레스테롤의 전구물질인 메발론산의 생산을 억제함으로써 콜레스테롤을 낮춘다. 신체가 메발론산을 덜 생산하게 되면 세포에 의해 콜레스테롤이 덜 생성되어 혈중 콜레스테롤도 낮아진다. 이러한 이야기는 대부분의 사람들에게 희망적으로 들린다. 그러나 메발론산은 다른 물질의 전구체로, 확실히 방해해서는 안 되는 중요한 생물학적 기능을 가진 물질

이다.(다음의 부작용 참조)

대중 매체와 의사들의 조언을 통해 사람들은 가장 중요한 목적이 과도한 콜레스테롤을 제거하여 동맥경화를 예방하고 심근경색을 일으키지 않도록 하는 것이라고 들었다. 그러나 이 단순한 사고의 연속은 처음부터 우리를 곤경에 빠뜨렸다. 우리가 콜레스테롤의 진정한 가치에 대해 알고 있는 것과 달리, 우리는 이 본질적인 물질이 우리의 삶을 비참하게 만드는 위험한 골칫거리라고 믿게 된다.

우리 몸의 각 세포는 방수 효과를 만들고 세포막이 새거나 다공성 상태가 되는 것을 막기 위해 콜레스테롤을 필요로 한다는 것이 진실이다. 이것은 콜레스테롤의 중요한 역할이지만, 다음 사항은 심근경색을 예방하는 데 절대적으로 중요하다.

만약 당신의 식단에 동물성 단백질, 당분, 트랜스 지방과 같은 산성 화합물들이 포함되어 있다면, 당신의 세포막은 쉽게 손상되어 수리가 필요하다. 세포의 회복 요청을 이행하기 위해 신체는 추가의 콜레스테롤을 섭취하게 하는 코르티코이드 호르몬을 대량으로 방출한다. 알다시피 콜레스테롤의 여러 역할 중 하나가 조직 손상의 복구다. 동맥 내 흉터 조직을 포함한 흉터 조직에는 콜레스테롤 수치가 높은 것으로 알려져 있다. 즉 동맥이 산성 공격과 동맥벽의 단백질 축적으로 손상될 때마다, 콜레스테롤이 손상을 복구하는 데 도움이 되리라고 기대하는 것이다. 콜레스테롤의 늘어난 수요는 간에서 자연스럽게 충족될 수 있으며, 간은 필요하다면 생산량을 400%까지 늘릴 수 있다. 이러한 긴급 대응이 혈액 속의 콜레스테롤 수치를 높이는 쪽으로 이어진다는 사실은 상식일 뿐 아니라 바람직한 일이다. 확실히 이것은 당신이 몸속에서 콜레스테롤의 역할에 대해 가지고 있었을지도 모르는 부정적인 선입견을 바꿀 수도 있다. 콜레스테롤은 당신의 가장 나쁜 적이 아니라 당신의 가장 친한 친구다.

콜레스테롤이 당신의 건강을 보호하는 것 외에도, 우리가 몸 안에서 미세하게 조절되는 콜레스테롤 생성 메커니즘에 개입하는 것을 피해야 할 이유는 더 많다. (이 이야기는 뒤에서 설명할 것이다.) 진짜 문제는 우리가 이 생명의 필수 메커니즘을 우회하거나 방해하여 콜레스테롤을 낮출 때 발생한다. 콜레스테롤을 낮추는 스타틴 약이 바로 그런 작용을 한다. 만약 당신의 몸이 혈중 콜레스테롤 수치를 증가시킬 이유가 있다면, 그것은 오직 당신을 보호하기 위해서다. 합성 약물로 혈중 콜레스테롤을 인위적으로 낮추는 것은 그러한 보호막을 없애고 부신 호르몬의 생성을 방해하는 것에서 시작하여 수많은 건강 문제를 일으킬 수 있다. 이것은 다시 다음과 같은 부작용으로 이어질 수 있다.

- 혈당 문제
- 부종
- 미네랄 결핍
- 만성 염증
- 치유의 어려움
- 알레르기
- 천식
- 성욕 감퇴
- 불임

- 다양한 생식 장애
- 뇌 손상

리스트의 마지막 부작용, 즉 뇌 손상은 장기간의 스타틴 복용으로 인한 가장 불안한 부작용 중 하나일 수 있다. 2002년에 미국 신경학 아카데미가 발표한 환자-대조군 연구에서는 스타틴에 오랫동안 노출되면 전신 말초신경이 동시에 오작동할 때 발생하는 신경 질환인 말초신경병증의 위험이 크게 증가할 수 있다는 점을 발견했다.

새로운 스타틴 약물의 문제는 기존의 콜레스테롤 저하제처럼 즉각적인 부작용을 일으키지 않는다는 것이다. 기존의 콜레스테롤 저하제는 내장의 흡수를 막아 메스꺼움, 소화불량, 변비 등의 원인이 되었다. 그 약들의 성공률은 미미했고, 환자의 수용률은 매우 낮았다. 새로운 스타틴 약은 알려진 부작용 없이 즉시 콜레스테롤 수치를 50 이상 낮출 수 있었기 때문에 갑작스러운 성공 스토리가 되었다. 콜레스테롤이 심장병을 일으킨다는 잘못된 생각에 기대어 스타틴은 21세기의 기적의 약이자 역대 베스트셀러 약품이 됐다. 이 거대 제약 회사들의 약속은 만약 당신이 그들의 약을 평생 복용한다면, 인간의 가장 큰 살인 질병으로부터 영원히 보호받을 수 있다는 것이다. 그러나 이 방정식은 크게 두 가지 결점이 있다. 첫째, 콜레스테롤이 심장병을 일으키는 원인으로 입증된 적이 없다. 둘째, 스타틴의 도움으로 콜레스테롤을 낮춤으로써 실제로 신체를 심각하게 병들게 할 수 있다. 현재 업계에서는 치료 개시 후 여러 달 뒤에 나타나는 부작용을 열거하는 보고가 계속 늘어나고 있다.

1999년 영국 런던의 세인트토머스 병원은 리피토 최고 복용량의 환자 중 36%가 부작용을 보고했고, 최저 복용량의 환자 중 10%도 부작용을 보고했다는 사실을 발견했다. (간 손상 같은) 명백하고 숨겨진 부작용의 꾸준한 증가는 전혀 놀랍지 않다. 승인 과정의 연구 초기에 본 리피토의 '장점'은 너무 설득력이 있어서 연구는 예정보다 약 2년 앞서 중단되었다. 연구 기간은 리피토가 사람들의 삶을 황폐화시킬 장기적인 부작용이 있다는 것을 보여줄 만큼 충분히 길지 않았다. 리피토 복용으로 인한 부작용은 가스, 복통 또는 경련, 설사, 변비, 속쓰림, 두통, 흐릿한 시야, 현기증, 발진 또는 가려움, 배탈, 근육통, 무기력, 근육 경련 등이 있다. 음식의 소화를 끊임없이 방해하는 것은 실질적으로 심장병, 암, 당뇨병, 다발성 경화증, 알츠하이머병, 피부 질환, 류머티즘 등을 포함한 모든 종류의 질병을 일으킬 수 있다.

가장 흔히 경험하는 부작용은 근육통, 무기력증이다. 캘리포니아 샌디에이고의 비어트리스 골롬(Beatrice Golomb) 박사는 현재 스타틴 부작용에 대한 연구를 진행하고 있다. 골롬은 리피토를 복용하는 환자의 98%와 메바코르(저용량 스타틴)를 복용하는 환자의 3분의 1이 심한 종아리 및 발 통증 등 근육 질환을 앓고 있다는 사실을 밝혀냈다. 점점 더 많은 장기 환자가 (3년 후) 불분명한 발음, 균형 문제, 심한 피로를 갖게 된다. 이러한 부작용은 종종 제대로 잠을 이루지 못하는 수면 패턴과 함께 시작된다. 미디어가 발표한 새로운 연구(2007년 10월)에 따르면, 조코르와 프라바콜 같은 지용성 스타틴은 수면 부족을 유발하여 비만과 정신적 장애를 일으킬 수 있다. 미세한 운동 능력이 영향을 받을 수 있고 인지 기능이 저하될 수 있다. 기억력 상실은 드물지 않다.

하지만 환자들이 스타틴 복용을 중단하면 일반적으로 증상이 약해지거나 사라진다.

2005년 7월 25일자 《뉴잉글랜드 의학 저널》에 발표된, 보다 최근의 독일 연구에서는 콜레스테롤을 낮추는 스타틴 약물이 심각한 당뇨병을 앓는 환자들을 돕지 못할 뿐만 아니라 치명적인 뇌졸중을 겪을 위험도 배가시킬 수 있다는 사실을 발견했다.

실제로 스타틴은 중요한 간 효소인 코엔자임Q10을 낮추기 때문에 심근경색의 위험을 크게 늘릴 수도 있다. 이 효소는 심장 질환, 근육위축병, 파킨슨병, 암, 당뇨병으로부터 몸을 보호한다. 하지만 코엔자임Q10 보충제는 별 도움이 되지 않았다. 즉 스타틴과 같은 위험한 약의 복용을 중단하지 않는 한, 멈출 수 없는 퇴화의 소용돌이 속으로 빠져들 수도 있다.

하지만 아스피린은 심장병을 예방하지 않을까?

만약 당신이 심부전 진단을 받고 아스피린이나 쿠마딘과 같은 혈액 희석제를 복용하라는 권고를 따른다면, 당신의 건강을 심각한 위험에 빠뜨릴 수 있다. 최근 한 연구에서, 연구원들은 혈액 희석제 요법을 항혈전 치료를 받지 않는 것과 비교했다. 연구원들은 그러한 치료를 받는 데 아무 이점도 발견하지 못했을 뿐만 아니라, 오히려 더 많은 합병증의 위험을 발견했다. 참가자들 중에는 이뇨 치료가 필요한 심부전 진단을 받은 279명의 환자도 포함되었다. 피실험자들은 아스피린 요법, 와파린 요법, 항혈전 요법 등 세 그룹으로 나뉘었다.

연구 결과는 다음과 같다.

- 아스피린과 와파린은 환자에게 건강상 아무런 가치 있는 효능도 주지 않았다.
- 이 연구의 3개 그룹에서는 사망, 비치명적 심근경색 또는 비치명적 뇌졸중의 발생에 대해 상당한 차이가 있는 것으로 보이지 않았다.
- 아스피린 그룹의 환자들은 심각한 위장 장애를 경험할 가능성을 높였다.
- 경미한 출혈 합병증은 주로 아스피린과 와파린 그룹에서 관찰되었다.
- 아스피린 치료 그룹의 환자들은 심혈관 합병증, 특히 연구 후 처음 12개월 동안 악화되는 심부전 때문에 와파린 그룹의 환자들보다 두 배나 더 많이 입원했다.
- 와파린은 별 효과가 없는 것으로 판명되어 치료 옵션에서 빠져야 했다.

미국 학술지 《내과학 기록》에 발표된 연구에 따르면 아스피린, 이부프로펜, 아세트아미노펜 같은 인기 있는 약들은 혈압을 높이고 남성들 사이에서 심장병의 위험을 높일 수 있다고 한다. 연구진은 일주일 동안 거의 매일 이런 약을 복용한 남성들이 약을 전혀 복용하지 않은 남성들보다 고혈압 진단을 받을 확률이 약 3분의 1 더 높다고 밝혔다. 새로운 연구 결과는 이 약품들이 여성의 혈압을 높인다는 2002년에 발표된 연구를 뒷받침한다. 연구를 이끈 보스턴의 브리검 여성병원의 존 포먼(John Forman) 박사는 성명을 통해 "이것은 잠재적으로 예방할 수 있는 고혈압의 원인"이라고 말했다.

아스피린의 주요 문제는 수백만 명이 두통, 관절염, 근육 땅김, 혈액 및 기타 통증과 같은 질환들을 '치료'하고, 심근경색과 뇌졸중의 위험을 '감소'시킨다는 이유로 매일 약을 복용한다는 점이다. 아스피린과 다른 비스테로이드 항염증제는 혈관의 확장 능력에 영향을 미칠 수 있으며, 또한 나트륨 보유를 유발할 수 있는데, 이는 혈압을 상승시키는 요인이다.

이 연구 결과에 기초하여, 심부전 치료에 아스피린 같은 약물 기반의 혈액 희석제를 사용해서는 안 된다. 균형 잡힌 채식을 통해 혈액을 맑게 유지하고, 물을 충분히 마시며, 이뇨제와 음료를 피하고, 규칙적인 식사 시간과 취침 시간을 지키고, 간·신장·결장을 깨끗이 하는 일은 비교적 쉽다.

저콜레스테롤의 위험

높은 콜레스테롤을 걱정하기보다는 오히려 암, 정신 질환, 뇌졸중, 자살, 간 질환, 빈혈, 에이즈 등의 위험 요소가 되는 저콜레스테롤을 걱정해야 할 것 같다. 독일의 주요 병원에서 실시된 연구는 낮은 콜레스테롤 수치가 높은 사망률과 관련이 있음을 입증했다. 콜레스테롤 수치가 150mg/dl까지 떨어졌을 때 환자 세 명 중 두 명이 숨졌다. 콜레스테롤 수치가 높은 환자들 대부분은 그들이 겪은 고통에서 회복되었다. 또한 은퇴자 시설에서 장기간 머무르는 것은 더 높은 콜레스테롤 수치와 관련이 있다. 《영국 의학 저널》에 실린 최근 연구는 낮은 수준의 혈중 콜레스테롤이 사람의 자살 위험을 증가시킬 수 있다는 것을 보여준다.

1997년 《랜싯》에 발표된 한 연구는 높은 총 콜레스테롤 수치가 특히 노인들의 장수와 관련이 있음을 보여주었다. 이 연구는 콜레스테롤 수치가 높은 노인들이 더 오래 살고, 암이나 감염으로 사망할 가능성이 낮다는 것을 보여준다. 아이슬란드의 레이캬비크 병원과 심장 예방 클리닉 의사들은 콜레스테롤에 대한 주요 역학 연구가 노인들을 포함하지 않았다고 지적했다. 그들이 80세 이상에서의 총 사망률과 혈중 콜레스테롤을 연구했을 때, 정상보다 높은 콜레스테롤 수치를 가진 남성들의 사망률은 콜레스테롤 수치가 '건강한' 남성 사망률의 절반도 되지 않는다는 점을 발견했다. 이 발견을 옹호하는 라이덴 대학교 의료 센터의 과학자들은 "각각 1mmol/L의 총 콜레스테롤 증가는 15%의 사망률 감소에 해당된다"는 사실을 밝혀냈다. 뉴질랜드의 마오리족에 대한 연구는 혈중 콜레스테롤 수치가 가장 낮은 사람들의 사망률이 가장 높다는 것을 보여주었다.

어린이도 마찬가지다. 6개국의 7~9세 소년들을 대상으로 한 연구는 혈중 저콜레스테롤과 소아 사망의 강한 상관관계를 보여주었다. 사망률은 혈중 콜레스테롤 수치가 떨어지면서 급격히 증가했다. 따라서 어린이들에게도 혈중 저콜레스테롤은 분명 건강에 좋지 않다. 그리고 다시 한번, 공식적인 의학 지침은 콜레스테롤을 낮추거나 낮게 유지하려면 자녀의 지방 섭취량을 줄이라는 것이다. 하지만 부모들은 그런 지침 대신 콜레스테롤이 자연스럽게 상승하도록 하는 것이 낫다는 말을 들어야 한다. 그것은 아이들의 질병과 죽음의 위험을 효과적으로 낮춘다.

저콜레스테롤과 암의 연관성은 여러 해 동안 알려져왔다. 높은 콜레스테롤 수치는 관상동맥 심장 질환과 어떤 인과 관계를 가지고 있다는 설득력 있는 증거가 나오지 않았음에도, 이것이 거대 제약 회사들이 심장 질환으로부터 대중을 보호하는 안전한 접근법으로 스타틴 약을 광고하는 것을 막지는 못했다. 특히 높은 콜레스테롤 수치가 지극히 정상적인 노인들 사이에서 콜레스테롤 수치를 무차별적으로 낮추려는 극단적인 시도는 미국과 전 세계에서 수많은 암으로 이어졌다. 대부분의 연구에서 알 수 있듯이 높은 혈청 콜레스테롤은 50세 이상의 남성에게는 약한 위험 요인이거나 전혀 위험 요인이 아니며, 실제로 80세 이상의 남성에게는 장수의 요인이 된다.

특히 여성은 스타틴 사용에 주의해야 한다. 대부분의 연구는 높은 혈청 콜레스테롤이 여성들에겐 전혀 위험 요인이 되지 않기 때문에 어떤 방법으로도 낮춰서는 안 된다는 것을 보여주었다. 중요한 것은 콜레스테롤이 암을 막아준다는 것이다. 이런 천연 보호 장치를 제거하는 것은 '비자발적 자살'과 동의어다. 동물 실험과 인간 실험 모두 피브레이트(Fibrate) 제제와 스타틴을 통해 콜레스테롤이 낮아졌을 때 암이 증가한다는 사실을 보여주었다. 예를 들어 콜레스테롤과 관련한 2차 예방 연구(CARE)에서 유방암은 1400%나 증가했다!

낮은 콜레스테롤과 뇌졸중 사이에도 중요한 연관성이 존재한다. 1997년 크리스마스이브에 매우 중요한 연구가 언론의 헤드라인을 장식했다. 유명한 프레이밍햄 연구의 연구팀장은 "콜레스테롤 수치는 뇌졸중 발병률과 관련이 없다"고 말하면서, 섭취한 지방으로부터 에너지를 3% 늘릴 때마다 뇌졸중이 15% 줄어들 것이라고 덧붙였다. 또한 "지방 섭취와 지방 종류는 모든 심혈관 질환의 발생률이나 총 심혈관 사망률과 관련이 없다"고 결론지었다.

물론 이 모든 공개된 증거들 때문에 거대 제약업계가 점점 더 '영리한' 약물을 고안하는 일을 단념하지는 않을 것이다. 머지않아 의사들은 당신의 LDL 수치를 낮추기 위한 알약 하나와 HDL 수치를 높이고 트리글리세리드를 낮추는 또 다른 약을 추천할 것이다. 몇몇은 이미 그렇게 한다. 그것은 이미 많은 사람들이 현재의 스타틴 약품에 지불하는 높은 비용을 두 배로 올릴 뿐만 아니라, 뇌졸중을 겪거나 암 또는 다른 질병으로 사망할 위험도 크게 증가시킬 것이다.

심지어 공격적인 행동과 자살도 낮은 콜레스테롤 수치와 연관되어 있다. 1992년 이후, 연구원들은 콜레스테롤을 낮추는 치료법이나 식이요법을 수행하는 사람들 중에서 자살이 증가했다는 점을 알아냈다. 혈중 콜레스테롤을 낮추면 세로토닌 수용체도 감소시켜 미세 점도를 높이고 뇌 지질 대사 밸런스에 영향을 준다. 이것은 뇌의 기능에 심한 영향을 미친다. 정신병원의 자료에 따르면, 공격적인 사람들과 반사회적인 성격을 가진 사람들은 혈중 콜레스테롤 수치가 평균보다 낮다고 한다. 혈중 콜레스테롤 수치가 높은 정신 질환자들은 수치가 낮은 환자들에 비해 퇴행과 폐쇄가 덜 한 것으로 나타났다.

심장 질환과 그 위험 요인을 연구한 지 오래되었지만, 높은 콜레스테롤 수치를 심장병, 뇌졸중 또는 다른 질병과 인과 관계로 연결시키는 증거는 아직 나타나지 않았다. 1차 고콜레스테롤 혈증 환자들을 상대로 한 평생 콜레스테롤을 낮추는 약물 치료 여부는 이용 가능한 증거에 대한 의사의 해석에 달려 있다. 그러나 그 증거는 콜레스테롤 신화를 존속시키는 기득권을 가진 사람들에게만 존재한다. 동시에 혈관 질환의 진범이나 기여 요인은 대부분 사람들의 눈에 띄지 않는다. 하지만 동물성 단백질이 많이 포함된 식단이 동맥 손상과 콜레스테롤 함유 플라크의 증대에 가장 큰 위험 요소라는 사실은 점점 더 명백해지고 있다.

콜레스테롤 – 당신의 보험과 생명

엄마의 젖을 먹는 갓난아기는 태어나자마자 고량의 콜레스테롤을 섭취한다. 모유는 우유보다 두 배나 많은 콜레스테롤을 함유하고 있다! 자연은 그렇게 많은 양의 콜레스테롤로 아기의 심장을 망가뜨릴 의도가 전혀 없다. 반대로 건강한 심장은 (수분을 제외하고) 10%의 순수한 콜레스테롤로 구성되어 있다. 우리의 뇌는 심장보다 훨씬 더 많은 콜레스테롤로 이루어져 있는데, 부신의 콜레스테롤 비중의 절반 이상이다. 콜레스테롤은 우리 신체 세포의 필수 구성 요소로서 모든 신진대사 과정에 필요하다. 콜레스테롤은 우리 몸에 매우 중요한 물질이기 때문에, 모든 세포가 콜레스테롤을 생산할 수 있다. 우리는 콜레스테롤 없이는 단 하루도 살 수 없다.

콜레스테롤은,

- 지방의 소화를 돕고 우리 몸을 날씬하게 유지하기 위해 담즙산을 형성하는 데 필요하다.
- 뇌 발달에 중요하다.
- 손상이나 부상으로부터 신경을 보호한다.
- (병변을 봉합하여) 손상된 동맥을 치료한다.
- 면역 기능을 지원한다.
- 혈액 세포(혈구)에 탄력을 준다.
- 세포막을 안정시키고 보호한다.
- 성호르몬의 기본 성분이다.
- 피부를 형성하는 데 도움을 준다.
- 비타민 D를 만들기 위해 피부가 사용하는 필수 물질이다.
- 신체의 스트레스 호르몬을 제조하는 데 쓰이는 기본 성분이다.
- 당뇨병의 신장 손상을 예방한다.

콜레스테롤은 모든 생명체에 중요한 역할을 한다. 미생물, 박테리아, 바이러스, 식물, 동물 그리고 인간은 콜레스테롤에 의존한다. 콜레스테롤은 우리 몸에 매우 중요하기 때문에, 외부 공급원으로부터의 공급에만 의존할 수 없고, 내부에서도 생산할 수 있어야 한다. 보통 우리 몸은 그날 인체에 요구되는 양에 따라 하루에 약 0.5~1g의 콜레스테롤을 만들어낸다. 주요 콜레스테롤 생산자는 간과 소장이다. 이 기관들은 콜레스테롤을 혈류로 방출하고, 여기서 즉시 혈장 단백질과 결합하여 앞에 열거된 목적을 위해 지정된 지역으로 운반된다. 콜레스테롤은 기본적으로 지방과 단백질 분자로 구성되어 있으며, 이 때문에 '지질 단백질'이라고도 불린다.

건강한 사람이 하루에 100g의 버터를 먹었을 때(유럽 평균은 18g이다) 240mg의 콜레스테롤을 섭취하게 되는데, 이 중 30~60%만 장을 통해 흡수된다. 즉 약 90mg의 콜레스테롤을 공급하는 것이다. 하지만 이 중 12mg만 혈액 속에 들어가 콜레스테롤 수치를 0.2%만 올릴 것이다. 이에 비해 우리 몸은 100g 버터를 먹어서 얻을 수 있는 콜레스테롤의 400배를 더 생산할 수 있다. 다시 말해서 음식을 통해 평소보다 더 많은 콜레스테롤을 섭취하면 혈중 콜레스테롤 수치가 자연히 높아진다. 하지만 이 같은 증가의 균형을 맞추기 위해, 당신의 몸은 자동적으로 콜레스테롤 생산량을 줄일 것이다. 이러한 자기 조절 메커니즘은 당신의 몸이 최적의 기능과 평형을 유지하는 데 필요한 정확한 수준으로 콜레스테롤이 유지되도록 한다.

만약 지방이 많은 음식을 먹는 것이 이 중요한 물질에 대한 신체의 요구량을 충족시킬 만큼 콜레스테롤 수치를 크게 증가시키지 않으면, 신체는 더 과감한 다른 조치를 취한다. 그중 하나가 스트레스 반응이다. 만약 당신의 몸에 콜레스테롤이 부족하면, 당신은 스트레스를 받을 것이다. 당신은 침착함과 인내심을 잃고, 긴장감과 불안감을 느낄 것이다. 이런 일은 어떤 외부적인 이유 없이도 일어날 수 있다. 스트레스는 체내 콜레스테롤 생성을 위한 강력한 방아쇠다. 콜레스테롤은 모든 스트레스 호르몬의 기본 성분이기 때문에 불안정한 상황은 많은 양의 콜레스테롤을 소모할 것이다. 간은 콜레스테롤의 손실이나 늘어난 수요를 보충하기 위해 더 많은 콜레스테롤을 만들기 시작한다.

콜레스테롤을 증가시키는 TV의 영향을 예로 들어보자. 연구에 따르면, 한 번에 몇 시간씩 TV를 시청할 때 식단, 좌식 생활 방식 또는 유전적 기질을 포함한 이른바 위험 요소라고 불리는 다른 어떤 것보다 혈중 콜레스테롤을 더 극적으로 상승시킬 수 있다. TV에 노출되는 것은 뇌에 큰 도전이다. 매 순간 TV 화면에 나타나는 압도적인 수의 그림 프레임에서 나오는 자극의 홍수를 처리하는 일은 뇌의 능력을 훨씬 넘어선다. 그 결과로 생긴 압박은 우리에게 대가를 치르게 한다. 더 많은 산소, 포도당, 콜레스테롤, 비타민 그리고 다른 영양분들을 몸과 뇌로 이동시키는 데 도움을 주기 위해 혈압이 상승하는데, 이 모든 것들이 무거운 뇌 작업에 의해 빠르게 소모된다. 거기에 폭력, 긴장, 총소리 등을 더하면 부신은 신체가 '투쟁-도피 반응'을 준비하도록 아드레날린의 방출로 반응한다. 이것은 체내의 많은 크고 작은 혈관의 수축을 유발하여 세포의 수분, 당분 그리고 다른 영양소의 부족을 초래한다.

이러한 스트레스 반응의 징후는 여러 가지가 있을 수 있다. 당신은 기진맥진하고, 목과 어깨가 뻣뻣하고, 목이 몹시 마르고, 무기력하고, 우울하고, 심지어 잠들기에는 너무 피곤함을 느낄지도 모른다. 만약 신체가 그런 스트레스와 마주치는 동안 콜레스테롤 수치를 증가시키려 하지 않는다면, 우리는 지금쯤 TV 시청으로 인한 수백만 명의 사망자를 볼 것이다. 콜레스테롤 수치가 상승한 덕분에 TV 시청자들의 생명을 구할 수 있다!

심장병 극복 - 두 개의 희망적인 이야기

나는 지난 세월 동안 실제로는 심장 질환이 전혀 아닌 '심장' 질환을 가진 수백 명의 환자들을 보아왔다. 대부분 가슴과 위장에 강한 통증을 일으키는 단순한 소화불량을 갖고 있었다. 그들의 배는 단단하고 부어 있었으며 횡격막과 심장에 커다란 압력을 가하는 가스주머니로 가득 차 있었다. 가스와 '속쓰림'이 심장 질환의 거짓 경보의 원인이다. 그러나 다른 환자들은 만성 소화불량 이외에 실제로 심각한 심장병을 앓고 있었다. 내가 보기에 심장병의 원인은 만성 소화불량이었다. 64세의 조지는 그중 한 명이었다. 조지는 심장병 전문의들이 '진행성 심장병'이라고 부르는 질환으로 30년간 치료를 받아왔다. 같은 기간 동안 그는 증상을 완화시키기 위해 여러 가지 약을 복용했다. 그중 하나가 항고혈압 약이었다. 그 약의 이뇨 효과는 그의 몸에서 과다한 액체를 배출하는 데 도움이 되었지만, 심각한 세포 탈수를 일으키고 신장과 간을 손상시켰다. 또 다른 부작용으로는 발기부전, 협심증 통증 증가, 배탈, 눈병, 근육 약화, 우울증, 악몽 등이 있었다.

그는 이런 약을 규칙적으로 복용했음에도 불구하고 심장 동맥 몇 개가 거의 완전히 막혀 있어 혈관 우회 수술을 받아야 한다는 얘기를 들었다. 수술하고 몇 년 뒤인 62세의 나이에 그의 '새로운' 관상동맥도 강한 손상 징후를 보여 가슴 통증과 심한 피로를 일으켰다. 그의 심장은 더 이상 기능을 수행하지 못했고, 그는 마지막 소견으로 오직 심장 이식만이 자신의 수명을 연장시킬 수 있다는 것을 알게 되었다. 조지를 처음 만났을 때 그는 나에게 말했다. "나는 살아 있는 게 아니라 죽은 것 같은 기분이 듭니다. 나의 에너지는 예전에 비하면 턱없이 작아요. 지금 내가 할 수 있는 일은 심장 이식을 기다리는 일 외에는 많지 않지만, 나의 일반적인 상태를 고려할 때, 나는 그 수술을 통해서도 잘 해낼 수 있을지조차 확신할 수 없어요."

아유르베다 의학의 진맥과 홍채 분석으로 진단을 마친 나는 그의 진짜 문제는 심장이 아니라 그의 창자에 축적된, 독성을 띤 분해되지 않은 음식물과 그의 혈관 시스템 전체에 저장된 동물성 단백질이라고 설명했다. 그 독성 물질이 몸의 세포를 질식시키고 간, 신장, 심장 세포에 점진적인 독성을 일으키고 있었다. 그의 간내 담관은 수천 개의 담석으로 폐색되어 있었다. 나는 지난 40년 동안 소장과 대장에 축적된 유독성 폐기물을 장 청소로 모두 제거하고 일련의 간 청소를 통해 소화력을 자극하자고 제안했다. 그렇게 해서 그는 유해한 물질에 가로막혀 힘겹게 신체에 영양분을 전달해야 하는 무거운 짐으로부터 심장을 구할 수 있었다. 그의 심장은 폐색된 몸을 통해 피를 뿜어내는 일로 매우 지쳐 있었다.

조지는 즉시 자신의 체질에 맞는 식단을 만들고, 창자와 간을 깨끗이 하고, 아유르베다의 일상적이고 계절에 맞는 루틴을 수행하고, 전신 오일 마사지를 하고, 명상을 하고, 요가를 하고, 해변 근처를 걷는 등의 프로그램을 실행했다.

첫 대장 세척이 끝난 지 3일 만에, 그리고 단백질 식품을 엄격하게 피한 후 조지는 심장에서 엄청난 부담이 풀리는 것을 느꼈다. 그의 에너지가 돌아오기 시작했지만, 다시 일할 만큼 강하지는 않았다. 그러나 2주 뒤에 그는 열의를 가지고 일터로 돌아갔다. 보험 회사 이사인 그는 더 이상 치료 전에 느꼈던 것만큼 직장에서 스트레스를 받지 않았다. 또 오후 10시가 되면 잠을 자고 매일의 명상을 통해 기분이 상쾌하고 차분해진 덕분에, 직장에서의 어려움을 좀 더 느긋하게 처리할 수 있었다.

세 달 뒤 조지는 이전에 검사를 받은 심장 전문의를 찾아가 심장 상태를 검사했다. 조지는 심장 이식 수술이 필요하지 않다는 의사의 말을 듣고도 놀라지 않았다. 그는 심장 이식에 드는 비용 75만 달러를 절약했다. 그는 약 복용량을 줄였고 마침내 모든 약을 중단했다. 15년이 지난 지금도 그는 매우 활발하고 건강 상태가 좋다.

"심근경색이 온 지 1년이 넘었기 때문에, 월요일에 찾아간 심장병 전문의로부터 최근 상태에 대한 보고를 들을 거라고만 생각했어요." 이것은 애리조나에서 온 62세의 내 친구 수전이 몇 년 전에 보낸 이메일 메시지의 시작이다. 그녀는 "의사를 처음 봤을 때 조금 심란해 보였다"면서 이야기를 계속했다.

"왜냐하면 지난 8월 이후로는 약을 전혀 먹지 않는다고 했거든요. 의사는 이야기를 나누면서 내가 다시 복용할 수 있도록 몇 가지 약을 처방해주고 싶지만, 우선 초음파 심장 검사와 스트레스 검사를 하고 싶다고 말했지요. 나는 의사의 제안을 받아들이고 진료실에서 검사를 시작했어요. 러닝머신 위에 있는 동안 간호사들에게 내가 점점 피곤해지고 있다고 말했지만, 그들은 '당신은 그럴지도 모르지만, 심장은 그렇지 않을 거예요!'라고 말했답니다. 그들은 심장 초음파 검사와 스트레스 테스트가 정상 범위 내에 있다고 말했어요. 심장 전문의가 진료실로 돌아와 '정말 놀라운 일이군요. 심장이 매우 건강하고 근육 손상이 전혀 없다는 결과가 나왔어요! 그러니 집에 가서 하던 일을 계속하고 6개월 후에 보러 와도 됩니다'라고 말했답니다. 그는 약물 치료에 대해서는 아무 언급도 하지 않았어요."

그녀의 메시지는 자신에게 건강하고 정상적인 심장을 되찾을 수 있는 힘을 주었던 모든 충고와 권고에 대한 고마움의 인사말로 끝을 맺었다. 수전은 불치의 심장병을 앓고 있다는 진단을 받은 수천 명의 사람들 중 하나이지만, 간 청소와 식생활 및 생활 방식의 변화를 통해 건강하고 활동적인 삶으로 돌아왔다.

식단 외의 심장 질환 원인

부족한 사회 지원 제도

일본에 사는 일본인들은 심장병과 암 발병 비율이 매우 낮다. 그러나 이들이 미국으로 대거 이주하고 나서 새롭게 채택한 생활 방식과 식단이 그들의 건강에 치명적인 것으로 판명되었다. 제2의 고향에 사는 2세대가 되었을 때, 미국인보다 좋았던 그들의 건강상 이점은 완전히 사라졌다. 우선 지방이 풍부한 전형적인 미국 식단이 이러한 사태의 원인이라는 가설이 제기되었다. 그러나 심장병과 식이 콜레스테롤을 연관 짓는 이론은 곧 심한 타격을 받았다.

캘리포니아에 거주하는 일본인 이민자들 중 한 부류는 혈중 콜레스테롤 수치가 높든 낮든 상관없이 심장병 발병률이 계속해서 매우 낮았다. 이 그룹은 일본인들끼리 모여 살면서 일본인의 감각을 지키고, 일본 전통문화 행사와 사회 행사에 참여했으며, 모국어를 배우고 말하는 남성들이었다. 친밀한 가족 관계와 사회적 지원 제도가 퇴행성 심장병 발병을 막는 유일한 요인이었다. 가정에서 개인적인 문제가 있거나 경제적인 어려움이 있어도 그들에게는 서로 기댈 수 있고 정신적인 지원과 재정적인 지원까지 해줄 대가족이 있었다.

스웨덴의 한 연구는 우정, 골프 모임, 포커 등과 같은 남성들의 빈번한 사회적 상호작용이 실험 대상자들 사이에서 심장병의 발병률이 50% 이상 감소하는 것을 설명한다는 것을 확인했다. 내가 아는 한, 어떤 처방약도 그런 결과에 근접할 수 없다. 거부당하고, 홀로 남겨지고, 외로워지는 느낌은 건강한 심장을 병든 심장으로 쉽게 바꿀 수 있는 '심장이 멎을 듯한' 사건이 될 수 있다.

여성들이 임신 중에 더 많은 지원과 이해를 필요로 한다는 것은 잘 알려진 사실이다. 임신부에 대한 역학 연구는 가족과 친구들로부터 지지받지 못한다고 느낀 사람들 중 91%가 임신 중 심각한 합병증을 겪었다는 것을 보여주었다. 이 여성들은 사회적 지지가 거의 없거나 전혀 없는 스트레스 많은 삶을 살고 있다고 보고했다. 실직 남성에 대한 비슷한 연구는 가족, 친척, 친구들로부터 강한 지지를 받은 남성들이 신체적·정신적 문제를 일으킬 가능성이 낮다는 것을 밝혀냈다.

가장 큰 위험 요인: 직업 만족도와 행복 등급

인간의 치명적인 질병에 대한 가장 중요한 발견 중 하나는 심장병과 그 발병 위험에 대한 보고서에서 거의 언급되지 않지만, 이것이 그것을 덜 현실적으로 만들지는 않는다. 심장병 발병의 가장 큰 위험 요인은 직업 만족도와 행복 등급이다. 이런 예상치 못한 위험 요인들은 미국 연구원들이 심장 질환의 원인에 대한 단서를 다시 한번 찾았을 때 나타났다.

거리를 걷는 남자에게 직업에 만족하고 삶에 만족하는지 물었을 때, 그의 대답은 심장 건강에 대한 매우 정확한 예후를 줄 것이다. 심장병이 스트레스, 흡연, 과식, 알코올 남용 등으로만 생긴다고 가정하는 것은 너무 단순한 생각이다. 이러한 위험 요인은 기능 장애인 심장의 궁극적 원인이 아니라, 삶에 대한 불만족의 영향이나 증상이다. 심장 질환의 주원인(행복과 만족의 부족)은 다른 위험 요소나 원인이 제거된 후에도 여전히 존재할 수 있다. 완벽하게 깨끗한 동맥과 다른 유형의 신체적인 이유가 없는 많은 사람들이 심근경색으로 죽었다. 그중 다수는 담배를 피우거나 과음하거나 특별히 스트레스를 많이 받는 생활을 한 적이 없다. 하지만 그들은 자기 안에서 행복하지 않았다.

존스홉킨스 대학교 의과대학의 1998년 연구에서는 열 개의 다른 조사 결과에서 다음과 같은 사실이 확인되었다. 임상적으로 우울증을 앓고 있는 남성들은 그렇지 않은 남성들에 비해 심근경색을 겪거나 다른 심장병에 걸릴 가능성이 두 배나 높다. 만약 '심적 고통'이 심하다면, 몇 가지 요소들이 실제로 동맥과 몸 안의 전체 에너지 시스템을 정지시킬 것이다. 유전자 연구는 당신이 두려움, 좌절, 분노, 시기심 또는 증오를 느낄 때마다 몸 안 세포의 건강을 통제하는 DNA의 이중 가닥이 즉각적으로 수축하고 짧아질 것이라는 것을 보여주었다. 이것은 컴퓨터가 제대로 작동하지 못하게 만드는 소프트웨어 프로그램의 오작동과 같다. 특히 그가 개인적인 문제를 곰곰이 생각하는 동안, 우울하거나 불행한 사람에게 운동 요법 시험(근육 검사)을 하면 몸의 모든 근육이 약하다는 것을 알게 된다. 그의 불만은 심장과 동맥의 근육에도 영향을 미친다. 불행이 계속되면 질병은 불가피하고, 그의 몸에서 가장 약한 부분이 만성적인 에너지 부족에 우선 굴복할 것이다. 만약 그것이 심장이라면 심장병이 발생할 수 있다.

그런 사람이 산소의 과격한 공격으로부터 동맥을 보호한다고 믿어지는 항산화제를 복용한다 해도, 약물이 소화되거나 동화되지도 않고 손상된 동맥에 제대로 전달되지도 않을 것이다. 삶에 대한 만족도의 부족은 신체의 소화 기능과 신진대사 그리고 배출 기능을 마비시킨다. 이것은 폐색, 높은 독성 그리고 세포 조직의 손상을 야기한다. 관상동맥이 막힌 사람은 단순히 심장 부위에만 병이 난 것이 아니라 온몸에 병이 난 것이며, 자아의식에 병이 든 것이다. 질병의 가장 중요한 결정 요인은 자신이 행복하고 만족스러운 삶을 살지 못하는 것이다. 2007년 9월 의학 전문지 《정신건강의학(General Psychiatry)》에 게재되어 대중 매체가 보도한 여성에 대한 새로운 연구는 공황 발작을 겪고 있는 여성들이 5년 내에 심장마비나 뇌졸중을 겪을 위험이 세 배 높다는 것을 보여주었다.

분노, 우울, 불안 상태가 길어지면 어떻게 심장에 손상을 줄까? 이것은 연구원들이 오랫동안 해온 질문이다. 노스캐롤라이나 듀크 대학교의 보일(Boyle) 박사가 이끄는 연구팀은 고민에 빠진 마음이 심장과 혈관을 손상시킬 수 있는 염증을 일으키는지 알아내고자 했다. 듀크 대학교 연구진은 1972년과 2002년 사이에 300명 이상의 건강한 중년 남성들로 이루어진 그룹에서 C3와 C4로 알려진 두 가지 주요 염증 표지의 혈액 수치를 관찰했다. C3는 특히 더 높은 심장 질환의 위험과 관련이 있다. 연구에서는 우울증, 분노, 적개심도 함께 평가됐다. 듀크 대학교 연구팀은 《뇌 행동 면역학 저널(*Brain, Behavior and Immunity*)》 최근호에서 1992~2002년 사이에 C3의 급격한 증가가 우울증, 분노, 적개심이 가장 높은 수치를 보인 남성들에게서 발견되었다고 보고했다.

영국과 미국 정부의 보건 기구에서 기금을 지원받은 새로운 연구는 부당한 대우를 받았다고 생각하는 사람들이 관상동맥 질환에 걸릴 가능성이 더 높다는 것을 발견했다. 이 연구에서 얻은 메시지는 만약 삶이 불공평하다고 믿는다면, 심장이 당신을 실망시키고 있을지도 모른다는 것이다. 이 연구는, 자신들이 불공평하게 대우받았다고 생각하는 사람들이 심근경색이나 가슴 통증을 더 많이 겪는다는 점을 발견했다. 스스로를 불의의 희생자라고 믿었던 사람들은 삶이 공정하다고 생각하는 사람들보다 관상동맥 질환을 경험할 가능성이 55% 더 높았다. 《역학과 공공 건강 저널(*Journal of Epidemiology and Community Health*)》에 실린 이 보고서에 따르면, 자신을 차별의 희생자라고 생각하는 사람들은 종종 음주나 흡연, 과식으로 반응한다. 연구원들은 일상적인 건강 검진에서 환자들에게 불공평한 문제를 제기할 것을 주장했다.

현대 의학이 심장병에 대한 지속적인 치료법을 제공하는 데 이렇듯

무력한 이유는 현재의 의학적인 접근법에서 환자를 행복하게 해줄 만한 것이 많지 않기 때문이다. 그러나 관상동맥 질환을 포함한 질병의 주요 위험 요인은 행복과 만족의 결여 외에 거의 없다. 스트레스를 받거나, 약을 먹거나, 단백질과 다른 음식을 과식하거나, 술과 담배를 남용하거나, 커피를 과다하게 마시거나, 일 중독자가 되거나, 자신의 직업이나 자신을 싫어하게 만드는 것은 내면의 행복과 마음의 평화가 결여된 것이다.

당신에게 필요한 사랑

삶에 대한 만족은 육체적·정신적 측면을 발전시키는 것 말고도 정서적인 필요를 충족시키는 데 시간을 쏟을 때 저절로 증가한다. 인간의 자아는 타고난 천성이 무조건적으로 행복한 영적 존재로 인정받기를 간절히 원한다. 진정으로 행복한 사람은 자신이 좋아하는 것을 다른 사람과 나누는 데서 깊은 내적 만족을 느끼는데, 이를 사랑이라고 부른다. 사랑은 인간의 가장 기본적인 특징이다. 사랑은 심장을 뛰게 하고 세포가 번성하게 하고 영혼이 솟구치게 하는 생명력이다. 이것은 영적인 삶, 즉 영혼과 의미가 가득 찬 삶을 산다는 뜻이다. 그러나 때때로 사랑은 표현되지 않은 채 남아 있다. 만약 그것이 몸의 안과 밖으로 흐를 수 없다면, 심장 중심부에 깊은 슬픔과 좌절감을 일으킨다.

의사가 질병의 몇 가지 위험을 알려주고 그 질병을 치료하는 것은 다른 사람과 자신에게 마음을 열려는 사람의 깊은 내면적 욕구에 아무 도움이 되지 않는다. 인간의 감정이 어떤 물리적 효과보다 더 강력하다는 사실을 무시하기 때문에 그러한 접근은 무의미하다. 만약 환자의 삶에서 불행이 계속된다면, 비타민 C나 비타민 E가 아무리 많아도 활성 산소가 몸에 대혼란을 일으키는 것을 막을 수 없다.

오늘날 질병의 위험 요인에 대한 지속적인 강조는 사람들의 관심을 삶의 실제 문제에서 다른 곳으로 돌릴 수도 있다. 행복 등급과 직업 만족도가 심장병의 주원인이라는 사실은 이들을 다룰 마법의 공식이 없기 때문에 거의 공개되지 않고 있다. 제약 산업은 사람들을 행복하게 해줄 어떤 약도 가지고 있지 않다. 그들이 제공할 수 있는 것은 그 질병의 신체적 증상을 다루는 약뿐이다. 만약 당신이 심장병으로 고생하고 있다면 다음과 같은 기본적인 몇 가지 질문을 스스로에게 던질 필요가 있다.

나는 건강에 해로운 생활을 하고 있는 것일까, 만일 그렇다면 왜 그렇게 하고 있을까? 나는 아무도 나를 진정으로 좋아하거나 사랑하지 않는다고 느끼는가? 나는 파트너에게 거절당할까 봐 두려워하는가? 나를 일종의 희생자로 보는 것은 나 때문인가, 아니면 다른 사람들 때문인가? 나는 내 삶에 더 깊은 목적이 있지만 그것을 찾을 수 없다고 믿는가? 내가 진정으로 원하지 않는 삶에서 벗어날 수 없기 때문에 나는 좌절감을 느끼는 것일까? 그리고 가장 중요한 것은, 내가 상처받기를 두려워하여 사랑하는 것이 두려운 것일까? 자신을 사랑할 줄 모르는 다른 사람을 사랑하는 것은 마음을 치유한다. 도와달라고 외치는 사람들을 돕는 일은 마음을 열고 긴장을 풀어준다. 이것은 심장병을 예방한다. 당신은 항상 당신의 도움이 필요한 사람을 찾을 수 있다. 당신이 다른 사람의 삶에 변화를 줄 때, 자연스럽게 당신도 사랑받고 있음을 느낄 것이다.

사랑하는 배우자가 할 수 있는 일

남성 심근경색 환자를 대상으로 한 연구는 아내로부터 사랑받고 있다는 남성들의 감정이 심근경색의 공격에서 살아남을지 여부를 결정짓는 가장 중요한 요소라는 것을 보여주었다. 서로 사랑하고 아끼는 법을 잊은 소원해진 부부들에게 심근경색은 가끔 그런 사실을 드러내는 계기가 되기도 한다. 한 배우자가 심근경색을 겪은 후 부부들이 종종 겪는 갑작스러운 친밀감은 많은 환자들이 계속 살고 싶어 하는 동기가 되고, 그렇게 된 사람들은 살 가능성이 있다.

남성 심근경색 환자들에 대한 조사는 많은 남성들이 심근경색 발생 전에 외롭거나 이해받지 못한다고 느낀다는 것을 보여주었다. 아내들이 더 이상 자신을 사랑하지 않는다고 느끼는 남자들에게서만 가벼운 심근경색이 죽음에 이르게 했다. 만약 그런 심근경색의 결과로 부부 관계가 다시 '정상'으로 돌아간다면, 아무리 엄청난 심근경색도 그 사람의 목숨을 앗아갈 수는 없을 것이다. 스스로 인정하지는 않겠지만 대부분의 남자들이 마음속으로는 매우 예민하다. 그들은 일반적으로 용기 있는 얼굴을 하고 '마음고생'이 있을 때 조용히 고통받는 경향이 있다. 대부분의 남자들이 특히 여자 앞에서 눈물 흘리는 행동을 나약함의 표시로 여긴다. 하지만 나약함을 억누르는 행동이 그를 심장 질환 후보자로 만든다. 심근경색은 그의 깊은 취약성과 지지 및 위안을 갈망하는 마음을 드러낼 수 있다. 만약 그가 배우자에게 자신의 '새로운' 면을 보여준다면, 그것은 사랑, 동정, 친밀감 그리고 두 사람의 삶에 대한 새 출발을 촉발시킬 수 있다.

영국 연구팀의 유럽인들에 대한 연구는 이 모든 것을 확인시켜주었다. 또한 배우자, 친척 또는 가까운 친구들과 사랑스럽고 친밀한 관계를 맺는 것이 미래에 두 번째 심혈관 질환으로 고통받을 위험을 현저히 낮추는 데 도움이 된다는 것을 보여주었다. 실제로 감정적 지지나 사회적 상호작용을 위한 친밀한 관계가 없는 심근경색 생존자들은 최초 심근경색 발생 후 1년 이내에 심각한 심장 질환을 겪을 가능성이 두 배나 된다.

'사랑의 손길'이 지닌 치유력

누군가 사랑스러운 보살핌으로 우리를 만지거나, 우리가 다른 누군가에게 똑같이 할 때마다 심금을 울리는 감정적인 교류가 일어난다. '그가 내 마음을 건드렸다', '그의 말에 너무 뭉클했다(so touched)' 혹은 '오래된 친구를 다시 보게 되어 너무 감동적이었다(so touching)'와 같은 표현(영어 표현에서 만진다는 뜻의 touch가 감동적이라는 뜻의 touched, touching 으로 파생되는 것을 활용한 해석 - 옮긴이)은 촉감이 우리의 물리적·감정적 심장과 밀접한 관계가 있음을 보여주는데, 이는 또한 우리 존재의 중심이기도 하다. 내가 누군가를 만지고 누군가가 나를 만지는 것은 균형 잡힌 식단만큼이나 건강에 필수적이다.

미국 연구진이 하루 세 번 쓰다듬어줌으로써 미숙아들의 몸무게를 49%나 늘렸다는 사실을 발견했을 때, 그들은 본의 아니게 애정 어린 손길의 힘을 발견했던 것이다. 나중에 밝혀진 것처럼, 과학자들은 사랑의 손길, 즉 '촉각 자극'이 아기의 입원 시간과 비용을 줄이는 효과적인 방법으로 인식했다. 사랑의 손길은 (나는 이 귀중한 치료 선물을 위해 더 인간적인 용어를 사용하는 것을 선호한다) 아기들의 성장 호르몬 생산을 자극하여 매일 먹는 음식에서 영양소의 활용을 향상시켰다. 연구원들은 자신들이 젊은이들과 노인들, 건강한 사람들과 아픈 사람들, 그리고 예방뿐만 아니라 치료에도 성공적으로 적용될 수 있는 중요한 치유 기술을 우연히 발견했다는 것을 깨닫지 못했다.

인간의 신체에서 촉각은 레이더처럼 접촉하는 모든 것을 감지하거나 느낄 정도로 발달되어 있다. 타인의 페로몬[17]을 느끼고 그들의 기운을 '접촉'함으로써, 당신의 몸은 누가 친절하고 정직하고 사랑스럽고 냉정하고 기만적이고 공격적인지를 확인할 수 있다. 몸은 그 모든 정보를 당신의 기분을 좋게 하거나 아프게 할 수 있는 강력한 화학 반응으로 즉각 바꾼다. 그러나 이런 내부 반응은 또한 경험에 대한 당신의 해석에 달려 있다.

여러 형태의 촉감은 상당한 치유 효과를 가져올 수 있다. 예를 들어

---

17 자신의 존재를 다른 사람에게 알리기 위해 신체가 생산하는 화학 물질로 특히 성적 행동에 중요한 역할을 한다. 인간의 페로몬이 대부분의 사람들이 상상할 수 있는 것보다 더 많은 영향을 준다는 것은 명백해졌다. 시각적 입력에 대한 우리의 지식, 그리고 시각이 우리의 성적 행동에 어떻게 영향을 미치는지에 대한 지식은 이것과 비교했을 때 의미가 매우 약해진다.

아유르베다 오일 마사지는 깊은 침투와 해독 작용 덕분에 막힌 동맥을 열 수 있다는 것이 증명되었다. 그러나 이런 종류의 촉각에서 순수하게 물리적인 부분은 이러한 치유 현상에 대해 부분적으로만 영향을 준다. 건강을 증진시키려는 의도로 몸을 만짐으로써, 몸은 자동적으로 당신이 자신과 자신의 삶을 사랑하며 감사하고 있다는 것을 느끼고, 그렇지 않았다면 당신이 그런 행동을 하지 않았으리라는 것을 감지하게 된다. 사랑은 가장 높은 주파수의 에너지를 전달하며, 젖먹이 아기가 엄마로부터 받는 것과 유사한 엔도르핀, 세로토닌 그리고 다른 행복과 치유의 약물을 몸 전체에 방출함으로써 강력한 치유 반응을 촉발시킨다.

만약 당신이 아픈 사람을 돕고 싶은데 어떻게 해야 할지 모르겠다면, 그의 손을 잡아주거나 그의 발을 부드럽게 잡거나 마사지하라. 이것은 어떤 동정적인 말들보다 더 그에게 도움이 된다. 신체는 말보다 사랑스러운 손길을 더 생생하게 기억하고, 그 기억을 통해 '손길이 닿는' 느낌으로 연결될 때마다 동일한 약을 만들어낸다. 특히 심장 질환자들은 그의 심장이 애정 어린 관계 속에 자연스럽게 존재하는 삶의 달콤함을 잃었기 때문에 사랑받고 보살핌을 받고 있다는 것을 느낄 필요가 있다. 많은 심장병 피해자들이 병들기 전에 일, 약속, 마감일 그리고 온갖 사회적 약속으로 그러한 친밀감으로부터 스스로를 고립시켰다. 사랑스러운 손길의 비밀을 재발견함으로써, 그들은 다시 한번 적절하고 효율적으로 기능하기 위해 심장이 필요로 하는 유일한 주파수, 즉 사랑의 주파수를 공급하는 사랑의 회로에 연결할 수 있다.

다른 사람과 의미 있는 애정 교류가 불가능한 경우, 반려동물을 키우는 것도 고려해볼 수 있다. 반려동물이 당신의 마음을 열고 당신 자신에 대해 더 좋게 느끼도록 만들 수 있다. 반려동물은 혈압을 낮추고 심근경색의 위험을 줄이는 것으로 알려져왔다. 이를 '동물 매개 치료'라고 부른다. 정신과 의사들은 치료 프로그램에 동물 매개 치료를 추가했다. 현재 치료용 반려동물은 학교, 정신병원, 요양원, 재활 시설, 어린이 병원에서 활용되고 있다.

사랑의 손길은 마음을 열어준다. 그것은 아무것도 기대하지 않고 아낌없이 주는 손길이다. 그것은 기적을 만드는 손길이다. 우리는 모두 이 치유의 선물을 가지고 있다. 그것은 단지 당신이 그것을 가지고 있음을 인정하는 것의 문제일 뿐이며, 이것이 그 선물을 사용할 수 있는 전제 조건이다. 또한 이것은 당신을 진정으로 행복하게 해줄 몇 안 되는 선물 중 하나이므로, 주저 없이 당신의 손길을 자유롭게 내밀어라. 누군가에게 사랑받는 것도 기분 좋지만, 가능한 어떤 형태로든 다른 사람에게 사랑을 표현하는 것이 가장 중요하다. 당신은 항상 당신의 친절함, 관대함, 정직함으로 누군가를 만질 수 있고 그로 인해 기분이 좋아질 수 있다. 이것은 당신의 마음을 연다. 닫힌 마음만 깨지거나 공격당할 수 있다. 심근경색을 겪을 위험 없이 평생을 사는 것은 단지 당신에게 우연히 일어나는 일이 아니라 바로 당신의 선택이다. 당신이 자신의 마음을 돌보면 마음이 당신을 돌볼 것이다.

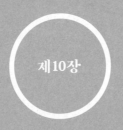

제10장

암이
질병이 아닌 이유

·

당신이 지금 읽으려 하는 것은 신체, 건강 그리고 치유에 대한 당신의 신념의 기초를 흔들거나 완전히 무너뜨릴 수도 있다. 2006년에 나는 《암은 병이 아니다》를 출판했다. 질병은 생존 메커니즘이다. 그 제목은 대부분의 사람들에게 자극적일 수 있고, 많은 사람들에게 불안감을 줄 수 있고, 소수의 사람들에게는 고무적일 수 있다. 나는 암이나 다른 쇠약해지는 질병이 실제 질병이 아니라, 상황이 허락하는 한 오래 생존하려는 육체의 필사적인 마지막 시도일 가능성을 고려할 수 있을 정도로 열린 마음을 가진 사람들을 위해 이 책을 썼다. (진정한 질병을 구성하는) 암의 주요 원인에 시달리는 사람이 실제로 암세포를 배양하지 않는 한 가장 빨리 사망할 가능성이 높다는 사실을 알게 되면 아마 경악할 것이다. 《암은 병이 아니다》에서 나는 이런 효과에 대한 증거를 제시했다. 이 장을 통해 당신은 암의 진짜 원인, 목적, 역할을 이해하는 기초를 확립할 수 있을 것이다.

나는 더 나아가 암은 신체의 모든 방어 메커니즘이나 치료 메커니즘이 실패한 후에만 일어날 것이라고 주장한다. 극한 상황에서, 신체가 다량의 암 생성 물질(발암 물질)에 노출되면 몇 주 또는 몇 달 내에 신체의 방어력이 붕괴되고 암 종양이 빠르게 공격적으로 성장할 수도 있다. 그러나 대개 이러한 '악성' 종양이 형성되기까지는 수년 또는 심지어 수십 년이 걸린다.

불행히도 종양 성장의 이유에 대한 기본적인 오해나 지식의 부족은 '악성' 종양을 우리의 죄에 대한 보복이나 육체를 학대하는 것 외에는 다른 목적이 없는 괴물로 바꾸어놓았다. 그러나 곧 알게 되겠지만, 암은 우리의 적이 아니라 우리 편이다. 우리가 암에 대한 인식을 바꾸지 않는 한, 암은 제아무리 최고의 치료법을 사용하더라도 계속해서 치유에 저항할 것이다. 만약 당신이 암에 걸려 있고, 내가 주장하는 것처럼 암이 실제로 우리 몸의 복잡한 생존 반응의 일부일 뿐이고 질병이 아닐 경우, 다음과 같은 질문에 대한 답을 찾아야 한다.

- 당신의 몸이 암세포를 만들도록 강요하는 이유는 무엇인가?
- 이러한 이유를 확인했다면, 그것들을 변화시킬 수 있는가?
- 지금 당신이 앓고 있는 암의 종류와 심각성을 결정하는 것은 무엇인가?
- 만약 암이 생존 메커니즘이라면, 신체가 이런 극단적인 방어 조치를 취하지 못하도록 하기 위해선 무엇을 해야 하는가?
- 인체의 원래 유전적 설계는 항상 생명의 보존과 어떤 종류의 적대 행위로부터도 자기 보호를 선호하는데, 왜 인체는 자멸을 허용하는가?
- 왜 거의 모든 암은 의학적인 개입 없이 저절로 사라질까?
- 방사선, 화학 요법, 수술은 실제로 암을 치료하는가? 아니면 이러한 급진적이고 부작용이 따르는 치료에도 불구하고 암 생존자들은 다른 이유로 치유되는가?

- 두려움, 좌절, 낮은 자존감과 억압된 분노는 암의 시작과 결과에서 어떤 역할을 하는가?
- 암의 이면에 도사린 정신적 성장의 교훈은 무엇인가?

암의 근본 원인을 다루기 위해서는 위의 질문에 대한 만족스럽고 실용적인 답을 찾아야 한다. 인생을 바꾸는 큰 사건, 즉 암에 대한 내적 충동을 느낀다면, 당신은 이 책을 계속 읽음으로써 엄청난 이익을 볼 것이다. 암은 삶의 모든 면에서 균형을 되찾는 데 도움을 줄 가장 큰 기회가 될 수 있지만, 다른 한편으로는 심각한 트라우마와 고통의 전조일 수도 있다. 어느 쪽이든, 당신은 당신이 항상 자신의 몸을 통제하고 있음을 알게 될 것이다. 인간의 몸으로 살기 위해서는 생명 유지에 필요한 어느 정도의 에너지에 접근할 수 있어야 한다. 당신은 이 내재된 에너지를 자양분과 자급자족에 사용할 수 있고, 또 반대로 파괴적이고 쇠약하게 만드는 데 사용할 수도 있다. 애정 어린 관심과 자존감보다 의식적이든 무의식적이든 태만이나 자기 학대를 선택할 경우, 당신의 몸은 결국 목숨을 걸고 싸워야 할 것이다.

암은 당신이 스스로를 바라보고 대하는 방식을 바꾸기 위해 신체가 시도하는 여러 방법 중 하나에 불과하다. 이것은 필연적으로 영적 건강의 주제를 제기하는데, 육체적·정서적 이유만큼 암에 중요한 역할을 한다.

암은 매우 혼란스럽고 예측할 수 없는 질환으로 보인다. 암은 행복하거나 슬픈 사람들, 부자와 가난한 사람들, 흡연자와 비흡연자들, 매우 건강하거나 건강하지 못한 사람들을 공격하는 것 같다. 모든 사람이 암에 걸릴 수 있다. 그러나 암세포의 종류, 생김새, 행동 등 그 신체적 증상의 가면을 들여다보면 암이 보이는 것만큼 우연의 일치나 예측이 불가능한 것이 아니라는 점을 알게 될 것이다.

미국 인구의 50%가 암에 걸리기 쉬운 이유는 무엇인가? 나머지 절반은 전혀 위험이 없는데 말이다. 그 이유를 유전자 탓으로 돌리는 것은 진짜 원인에 대한 무지를 은폐하려는 구실에 불과하다. 게다가 어떤 유전학 연구자도 그런 믿음이 어떤 논리에도 맞지 않을뿐더러 완전히 비과학적이라고 말할 것이다.

암은 지난 40~50년간 선진국을 제외하고는 항상 극히 드문 질병이었다. 인간의 유전자는 수천 년 동안 크게 변하지 않았다. 그런데 왜 지금 이렇게 급격히 변화하고, 갑자기 수많은 사람들을 죽이기로 결정했을까? 이 책에서 자세히 설명하겠지만, 이 질문에 대한 대답은 놀라울 정도로 간단하다. 손상되거나 결함이 있는 유전자는 아무도 죽이지 않는다는 것이다. 암은 암에 걸린 사람을 죽이지 않는다! 암 환자를 죽이는 것은 종양이 아니라 세포 돌연변이와 종양의 성장 이면에 있는 수많은 원인들이다. 이러한 근본 원인이 모든 암 치료의 초점이 되어야 하는데, 대부분의 종양학자들은 그것들을 무시한다. 예를 들어 끊임없는 갈등, 죄책감, 수치심은 신체의 가장 기본적인 기능을 쉽게 마비시켜 암 종양의 성장을 이끌 수 있다.

20년 동안 수백 명의 암 환자를 보면서 나는 그들이 갖고 있는 생각, 믿음, 느낌의 일정한 패턴을 인식하기 시작했다. 좀 더 구체적으로 말하면, 나는 어떤 열악한 자아상, 해결되지 않은 갈등과 걱정 혹은 잠재의식에 남아 있는 과거의 감정적 트라우마에도 부담을 느끼지 않는 암 환자를 아직 만나지 못했다. 육체적 질병인 암은 정서적 불안과 뿌리 깊은 좌절의 강한 암류(暗流) 없이는 일어날 수 없다.

암 환자들은 전형적으로 자존감이나 가치관의 결여로 고통받고 있으며, 그들의 삶에서 내가 '미결된 일'이나 '해결되지 않은 갈등'이라고 말하는 것들을 갖고 있다. 암은 실제로 그러한 내적 갈등의 근원을 밝히는 방법이 될 수 있다. 게다가 암은 그들이 그러한 갈등을 받아들이도록 도울 수 있고, 심지어 그것을 완전히 치유할 수도 있다. 잡초를 제거하는 방법은 뿌리째 뽑는 것이다. 이것이 우리가 암을 치료할 수 있는 방법이다. 그렇지 않으면 암은 재발할지도 모른다.

이 장을 통해 운명의 붉은 실처럼 흐르는 다음의 진술은 암을 대하는 자세에서 매우 중요하다. "암은 사람을 아프게 하지 않는다. 암을 일으키는 것은 그 사람의 병이다." 암을 치료하기 위해서는 우선 환자가 신체, 정신, 영혼의 모든 단계에서 다시 완전해져야 한다. 암의 원인이 제대로 밝혀지면, 완전한 회복을 위해 무엇을 해야 하는지가 분명해질 것이다. 이 책에 제시된 접근법은 암의 증상, 즉 암세포에는 중요성을 두지 않으면서 암의 원인을 다루게 한다.

모든 사람이 암세포를 가지고 있다는 것은 의학적 사실이다. 이 암세포들은 수십억 개가 될 때까지 표준적인 검사를 통해 검출할 수 없는 상태로 남아 있다. 의사들이 암 환자에게 자신들의 처방으로 모든 암세포를 제거하는 데 성공했다고 발표할 때, 그들은 단지 암 종양의 감지 가능한 크기를 확인할 수 있는 검사들을 언급할 뿐이다. 표준적인 암 치료는 암세포의 수를 감지할 수 없는 수준으로 낮출 수도 있지만, 이것이 모든 암세포를 근절시킬 수는 없다. 종양 성장의 원인이 남아 있는 한, 그것은 언제 어떤 식으로든 재발하기 때문이다.

암의 치유는 검출할 수 있는 크기의 암세포 덩어리를 제거하는 것과 아무 관련이 없다. 화학 요법이나 방사선 치료는 확실히 많은 암세포를 독살하거나 태울 수 있지만 또한 골수, 위장, 간, 신장, 심장, 폐 등의 건강한 세포까지 파괴하여 신체의 전체 장기와 기관에 영구적으로 회복할 수 없는 손상을 초래한다. 암의 진정한 치유는 신체의 다른 부분을 파괴하는 희생을 치르고 일어나지 않는다. 그것은 오직 암세포의 과잉 증식 원인을 제거하거나 중단시켜야만 달성할 수 있다. 이 책 전체는 암을 포함한 모든 질병의 원인을 다루는 데 전념하고 있다.

암의 신체적 원인

메리는 서른아홉 살 때 나를 방문했다. 1년 전에 그녀는 유방암 진단을 받았다. 담당 의사는 암의 표준 치료법인 방사선 치료와 화학 요법을 처방했지만 소용이 없었다. 얼마 지나지 않아 의사는 그녀의 오른쪽 가슴을 절단하는 수술을 권했다. 안심이 되는 것은 그녀의 의사들이 그녀에게 '모든 암을 제거'했고, 이제 모든 상황이 통제되고 있다고 알렸다는 것이다.

놀랄 것도 없이, 메리는 유방 절제술 1년 뒤 척추 아래와 왼쪽 무릎에 심한 통증을 호소했다. 10년 전에 그녀는 척추 하부에 경추증[18]이 있다는 진단을 받았는데, 척추 관절 주위의 비정상적인 돌출과 경직화된 연골에 의한 것이었다. 그러나 이번 검사 결과에서는 척추 아래와 왼쪽 무릎에 골암이 생긴 것으로 밝혀졌다. 유방 수술과 그에 따른 면역 체계의 억제는 종종 그렇듯이 수백만 개의 암세포가 이미 약해진 신체의 다른 부분에서 발병하도록 독려했다. 이 때문에 암 형성에 대한 저항력이 특히 낮은 그녀의 척추 아래에서 암세포가 자라기 시작한 것이다.

또한 메리는 심한 생리 장애를 앓고 있었는데, 빈혈 진단까지 받았다. 오랫동안 규칙적으로 잦은 메스꺼움과 위경련을 일으키는 철분제를 복용했음에도 불구하고 빈혈은 그대로 남아 있었다. 그녀는 나에게 자신의 소화기 계통이 '제대로 작동한 적'이 없었고 변비는 종종 3~5일간 지속된다고 말했다. 검사 결과, 그녀의 간에는 수천 개의 간내 담석이 가득 차 있었다.

게다가 메리는 모든 종류의 감염에 대해 오랫동안 여러 가지 항생제를 처방받았다고 언급했다. 항생제를 규칙적으로 복용했을 때 유방암 위험이 급격히 높아진다는 것은 잘 알려진 사실이다. 암 연구에 따르면, 17년 동안 25건 이상의 다양한 항생제 처방을 받은 여성이 유방암에 걸릴 위험은 항생제를 전혀 사용하지 않은 여성에 비해 두 배나 높다.

메리는 사탕, 케이크, 아이스크림, 초콜릿을 많이 먹고 자랐다. 최근

---

18 경추증은 두 개 이상의 척추뼈의 관절 변성 및 기형을 말한다.

의 연구들은 여성들 사이에서 유방암의 더 큰 위험을 당분이 많은 식단(특히 청량음료와 달콤한 디저트)과 연관시켰다. 과학자들은 이제 이런 음식에서 발견되는 단당류와 당분을 처리하기 위해 추가로 분비되는 인슐린이 세포를 분열시키고 혈액 속의 에스트로겐 수치를 높이는 것으로 믿고 있다. 이 두 가지(세포 분열과 혈중 에스트로겐 수치 증가)는 모두 암 성장의 요인이 된다.

암의 정신적 원인

메리는 부모님이 서로에 대해 큰 문제를 가지고 있었기 때문에 슬픈 어린 시절을 보냈다. 내가 물었을 때, 그녀는 단 한 순간도 부모님 사이에 긴장이 없었던 때를 기억하지 못했다. 그녀는 매우 예민해서, 외향적인 오빠보다 모든 것을 심각하게 받아들였고, 결과적으로 불안하고 우울함을 느꼈다. 고통스러운 미소를 띤 채, 그녀는 어머니와 아버지 사이에서 갈팡질팡하며 어느 쪽을 편들어야 할지 선택할 수 없었다고 말했다.

부모님과 식사할 때가 그녀에게는 특히 힘들었다. 그녀는 잔뜩 긴장된 분위기에 시달리면서도 그들과 함께 식사할 수밖에 없었다. 때때로 사람들은 어떤 갈등도 일으키지 않기 위해 침묵을 지킨다. 오늘날 그녀는 음식에 대해 강한 혐오감과 두려움을 가지고 있고, 종종 서

건강과 치유의 비밀

있거나 운전하는 동안 음식을 매우 빨리 먹어 치운다.

메리는 직장에서도 큰 어려움에 직면해 있었다. 교사인 그녀는 학생들이 자신에게 불만을 털어놓는 것이 허용된다고 느끼지만, 그 모든 것을 내면에 간직해야 했다. 하지만 집에 돌아와서는 자기 아이들에게 소리를 지르는데, 이것이 그녀에게 많은 죄책감을 안겨준다. 그녀는 좋은 엄마가 되기를 원하지만, 자신이 좋은 엄마가 아니라고 생각한다. 단지 그녀는 자기 아이들에게 어떻게 친절해야 할지 모를 뿐이다. 메리는 또한 학교 선생님이 되고 싶지 않았다고 말했다. 그녀는 체조 코치를 꿈꿨다.

자신의 희망을 충족시키지 못한 좌절이 메리에게 생긴 암의 주요 원인이었다. 그녀는 인생 시작부터 사회 제도에 순응하는 법을 배웠는데, 그것은 그녀가 항상 시키는 대로 해야 한다는 것을 의미했다. 그녀 자신의 내면 깊은 곳에서는 긴장을 불러일으키거나 다른 사람들이 자신을 나쁘게 생각하게 만들고 싶지 않았기 때문에 그녀는 결코 이룰 수 없는 꿈을 가지고 있었다.

메리는 가정의 평화를 위해 부모님이 요구하는 대로 따라갔지만, 그녀의 내면은 분노로 끓어올랐다. 그날 아침 메리가 내 사무실로 들어섰을 때, 그녀는 자기 내면에서 느끼고 있는 고통을 드러내지 않는 미소를 지어 보였다. 그녀는 자신의 내면을 외부로부터 숨기는 법을 배웠었다. 그녀에게 상처를 준 것은 몸속의 신체적 고통이 아니었고, 가슴속의 사랑과 평화의 민감한 감정을 위협하는 것은 병든 좌절과 공포와 불안이었다. 육체적 고통은 단지 그녀가 오랫동안 앓아왔던 심각한 정서적 고통을 떠올리게 했을 뿐이다. 어린 시절과 성인 시절 동안 그녀의 진정한 내적 감정을 억누르거나 감추려는 온갖 시도는 결국 일종의 결론에 이르기 위해 질병이 필요한 인격을 만들었다.

오랫동안 부모님 사이에서 괴로워하며 두 사람의 비위를 맞추려고 애썼지만, 메리는 결코 자신만을 기쁘게 해줄 선택을 할 만큼 대담하지 못했다. 마음속의 분열은 그녀에게서 모든 에너지와 행복을 앗아갔다. 암은 그녀의 분열된 마음속에서, 어린 시절을 채운 표현되지 않은 숱한 슬픔과 좌절 속에서 시작되었다.

암은 심리적 문제일 뿐

우리의 정서적인 몸에서 일어나는 일은 육체적인 몸에서도 일어난다. 진짜 암은 갇혀 있고 고립된 정서, '선택의 여지가 없다'는 느낌이다. 삶의 조화, 평화, 안정, 단순한 기쁨을 원하고 그것을 받을 자격이 있는 억압된 감정들은 마음과 정신의 연결을 통해 신체에서 적절한 생화학적 반응으로 변환된다. 그리고 신체 세포에서 긍정적인 성질을 효과적으로 박탈한다. 세포는 감정, 자아 또는 외부나 위협에 대한 반응이 없는 물리적 기계가 아니다. 정서적 질식은 메리에게 너무 많은 분노와 좌절감을 안겨주었고, 부모님을 포함한 다른 사람들의 사랑을 받지 못할까 봐 그녀는 이러한 부정적인 감정을 자신의 몸으로 돌렸다. '독성' 정신은 독성이 있는 육체로 번역되었고, 그것은 메리의 생존을 위협했다. 그녀는 자신의 가장 중요한 생각과 감정을 혼자만 간직함으로써 몸의 세포를 위협했다.

———— 건강과 치유의 비밀

비난받거나 다칠까 봐 혼자만 알고 있는 것이 무엇이든 그것은 몸속의 독으로 변한다.

메리가 부모의 집에서 저녁을 먹는 동안 겪었던 끊임없는 긴장감은 그녀의 소화 기능을 크게 손상시켰다. 스트레스나 긴장감 속에서는 소화기 계통의 장기에 혈액을 공급하는 혈관이 단단해지고 제한되어 아무리 건강한 음식도 소화하지 못한다. 게다가 정서적으로 불안정한 상태에서 먹는 음식은 균형 잡힌 양의 소화액 분비를 억제한다. 화가 나거나 기분이 상했을 때는 담즙 생물군(담즙의 균형을 유지하는 유익한 박테리아)이 변형되어 응고되기 쉽다. 정서적 압박이 지속되면 간이나 담낭의 담즙관에서 담석이 형성된다. 그 결과 억제된 담즙의 분비가 소화의 불 아그니를 낮춘다. 메리는 여전히 식사하는 것을 부모님과 함께 식탁에 앉아 있는 동안 겪었던 긴장감과 연관 짓는다. 그녀는 무의식적으로 음식을 먹는 것과 관련된 모든 것을 피하려고 시도했다. 몸은 급하게 먹는 음식물을 제대로 소화하고 흡수할 수 없기 때문에 그녀의 소장과 대장에는 다량의 유독성 노폐물이 축적된다. 만성 변비와 지방, 칼슘, 아연, 마그네슘, 비타민을 포함한 영양소의 부실한 흡수는 그녀의 뼈조직, 골수, 생식 기능을 점점 떨어뜨리고 약화시켰다.

세포의 유전자 설계도(DNA)를 유지하고 있는 생식 조직에 산소와 영양소가 부족하면 정상적이고 건강한 세포가 '기근'에서 살아남기 위해 유전자를 변이시키고 비정상적으로 분열되는 것은 시간문제다. 일반적으로 다수의 면역 세포, 췌장 효소, 비타민은 체내에 암세포가 나타날 때마다 그것을 분해한다. 하지만 대부분의 소화 효소는 식단에 육류와 가금류, 생선, 달걀, 치즈, 우유와 같은 동물성 단백질이 풍부할 때 아주 빠르게 '고갈'된다. 메리는 실제로 이런 음식들을 먹고 살았다. 평생 동안 소화불량과 변비로 고생했던 메리의 몸은 사실 이러한 천연 해독제를 모두 암세포에 빼앗겼다. 암은 소화기 계통이 효율적이고 일반적으로 행복한 기질을 가진 사람들보다 소화 기능이 지속적으로 방해받고 정서적 행복감을 박탈당한 사람들 사이에서 더 많이 발생한다.

메리의 척추 하부 경추증은 그녀의 내부와 외부의 지원 시스템의 약화를 의미한다. 그것은 그녀의 부모에 의한 지지와 격려의 부족에 대한 직접적인 반응으로 나타났다. 메리의 몸은 그녀가 앉아 있는 동안 앞으로 축 처져 크기가 절반으로 보인다. 그녀는 자신감과 믿음이 없는 겁먹은 아이처럼 보였다. 그녀의 자세는 마음이 다시 상처를 입지 않도록 보호하기 위해 애쓰고 있음을 암시한다. 게다가 그녀의 호흡은 마치 부모님이 꾸중하거나 못마땅해할까 봐 그러는 것처럼 매우 얕고 불충분했다. 무릎은 전신을 지탱하는 역할을 한다. 평생의 '포기'와 '자신과 자신의 욕구를 옹호하지 않는 것'이 그녀가 수년 동안 키워온 무릎 문제로 나타났다.

메리의 개인적인 해결책

일본에서 이루어진 연구는 암 종양이 24시간 이내에 저절로 축소된 암 환자들이, 이런 갑작스러운 치유가 일어나기 전에 그들 자신에 대한 태도에 심오한 변화를 경험했다는 것을 보여주었다. 메리는 그녀의 삶에 중요한 변화를 줄 필요가 있었다. 그중 하나가 비록 그것이 그녀와 그녀의 아이들에게 더 적은 수입을 의미할지라도 직업을 바꾸는 것이었다. 메리는 여전히 스트레스를 많이 받는 상황과 혼란스러운 소음에 매우 민감하여, 학교에서의 긴장된 분위기는 치유 과정에 별 도움이 되지 않았다. 또한 그녀는 자연 속에서 더 많은 시간을 보내고, 햇빛을 받으며 해변을 걷고, 감명을 받고, 좋아하는 음악을 듣고, 매일 조용함과 명상에 시간을 할애할 필요가 있었다.

메리는 아유르베다 의학의 일상과 식이요법 외에도 대장의 숙변과 오래된 배설물을 제거하고, 축적된 독소로부터 혈액, 간, 결합 조직을 정화하기 위한 여러 가지 요법을 병행했다. 간 청소는 그녀의 간과 담낭에서 15~20년간 영향을 끼친 수천 개의 돌들을 배출시켰다.

메리에게 가장 중요한 것은 자기 삶에서 많은 것을 더 의식하는 것이었다. 그것은 먹는 것, 감정적인 해방, 갈증, 배고픔, 피곤함의 신호를 듣는 것을 포함했다. 그녀는 자신의 필요와 욕구를 의식할 필요가 있었고, 가능하면 언제든 그것을 충족시킬 필요가 있었다. 그녀가 얻어야 할 가장 중요한 깨달음은 그녀를 기쁘게 하지 않는 일은 할 필요가 없다는 것이었다. 자신의 실수를 허락하고, 실수를 저질렀는지 자신을 판단하지 않는 것이 그녀에게 필수적인 치료법이었다.

메리의 친구들과 가족들도 메리가 어렸을 때 가졌던 긍정적인 생각과 감정이 엄청난 지원 시스템 역할을 해줄 회복의 매우 중요한 단계에 있다는 것을 이해할 필요가 있었다. 메리는 내가 추천한 조언의 약 60%를 채택한 후 6개월 동안 꾸준히 나아지기 시작했다. 현재 그녀는 그 질병이 자신에게 삶에 대한 더 깊은 이해를 가져다주었고, 전에는 경험하지 못했던 내면의 각성을 불러일으켰다고 느낀다. 지금은 암이 없지만, 메리는 계속해서 자신감과 자기 수용력을 향상시키며 성장하고 있다.

암-거부 반응

제로미는 가장 흔한 림프종인 호지킨병을 갖고 있다. 림프종은 림프 암이라고도 하는데, 성장률이 변화하는 림프 조직의 악성 신생 세포다. 현대 의학은 무엇이 질병을 유발하는지에 대한 설명이 없다. 호지킨병은 보통 청소년기 혹은 50~70세 사이에 시작된다.

스물두 살 때, 제로미는 목에서 두 개의 확대된 림프절을 발견했다. 그리고 며칠 후 호지킨병 진단을 받았다. 어떤 사람들은 이 병으로 몇 달 안에 사망하기도 하지만, 또 어떤 사람들은 몇 년 동안 병의 징후가 거의 없다. 제로미도 그중 한 명이었다. 그는 운동량이 뛰어나고 강한 체력과 지구력을 갖고 있었다. 선천적으로 느린 그의 신진대사가 병의 진행이 더뎠던 원인으로 간주될 수 있다.

제로미는 림프종 진단을 받은 직후인 1979년 첫 항암 치료를 받았으나 뚜렷한 개선은 없었다. 1982년 의사들은 정기적인 항암 치료에 여러 가지 방사선 치료를 추가했지만, 오히려 전신 탈모, 미각 상실 등 심각한 부작용을 낳았다. 그의 괴로움은 상당했다. 하지만 그 후 14년 동안 온갖 치료로 인한 정신적·충격적 경험에도 불구하고 제로미는 우울증과 절망감에 굴복하지 않았다. 그는 투지가 강해서 성공적인 사업체의 총책임자로 일을 계속할 수 있었다.

나는 아유르베다의 진맥법과 홍채 진단법(홍채학)을 통해 아주 어린 나이부터 제로미의 소화 기능과 림프액 순환이 급격히 감소하기 시작했다는 것을 알아냈다. 그의 간에는 간내 담석이 많았다. 알고 보니 제로미는 네 살 때 매우 충격적인 경험을 했지만, 처음엔 그것을 기억하는 데 어려움을 겪었다. 제로미의 말에 의하면, 그에게 가장 충격적인 사건은 오래 사귀었던 여자 친구가 갑자기 다른 남자에게 갔을 때 일어났다고 한다. 그녀가 그를 떠난 지 정확히 1년 후에 그는 목에서 림프 부종을 발견했다. 여자 친구의 변심은 그의 인생에서 가장 가슴 아픈 경험 중 하나였다. 그러나 이 경험은 더 충격적인 거절의 기억을 불러일으켰다.

기억의 유령과 싸우기

제로미는 정치 상황이 불안정한 개발도상국에서 태어났다. 그가 네 살이 되었을 때, 부모는 안전을 위해 그를 다른 개발도상국의 기숙 학교에 보냈다. 자세한 내막을 이해할 수 없었던 그는 부모가 자신에 대한 사랑을 멈추고 더 이상 그를 곁에 두고 싶어 하지 않는다고 느꼈다. 그가 기억하는 것은 자신이 생명줄이라고 생각했던 것, 즉 부모님과의 친밀감이 단절된 느낌뿐이다. 그의 부모는 그를 멀리 보내는 것이 제로미를 가장 위하는 길이라고 믿었지만, 그는 가장 중요한 때에 갑자기 그의 인생에서 가장 중요한 사람들의 사랑을 잃었다. 그의 작은 세계는 그의 생애 첫 '검은 날'에 무너졌고, 몸의 주요 기능은 이후 쇠퇴하기 시작했다.

제로미는 자신이 부모님으로부터 사랑받을 가치가 있다는 것을 증명하기 위해 인생의 대부분을 바쳤다. 하지만 그는 인생에서 성공하려는 자신의 끊임없는 욕구에 대해선 알지 못했다. 그는 나에게 자신은 인생을 절대 포기하지 않고, 자신을 쓰러뜨릴 어떤 것도 허락하지 않겠다고 자랑스럽게 말했다. 그의 한 부분은 그가 심각한 병에 걸렸다는 것을 결코 인정하지 않았다. 머리가 벗어진 것을 제외하면, 그의 몸은 자신이 싸우고 있는 전투를 드러내지 않는다. 그는 모든 정력과 시간을 일에 쏟아부었고, 또 매우 잘했다.

그러나 육체적인 질병을 치유하기 위해 제로미는 자기 내부에 있는 '거부된 아이'를 인식할 필요가 있었다. 그는 자신의 그 부분을 네 살때 잠재의식의 가장 깊은 곳에 묻었다. 그리고 스물한 살 때는 여자 친구가 그를 떠났다. 두 번째 사건은 부모의 거절로 받았던 깊은 상처를 더욱 증폭시켰다.

몸은 우리가 겪은 경험들을 눈에 보이지 않는 '파일 서류함'에 저장해둔다. 우리가 삶에서 느끼는 분노의 모든 감정이 하나의 파일로, 슬픈 사건들은 다른 파일로, 거절은 또 다른 파일로 저장되는 식이다. 그것은 시간의 순서에 따라 기록되고 저장되는 것이 아니라 유사성의 관점에서 정리된다. 저장된 파일들은 '기억의 유령'을 먹고 점점 더 많은 에너지를 준다. 일단 파일이 '저장'되면 작은 사건이라도 엄청난 폭발을 일으키면서 기억의 유령을 깨워 스스로 생명을 얻을 수 있다. 이런 일이 제로미의 삶에서 일어났다.

제로미가 네 살 때 겪었던 버려짐의 기억은 여자 친구가 떠났을 때 그의 의식 속에서 다시 깨어났다. 이런 버려짐이 일어난 적이 있다는 사실을 무시하거나 부인함으로써 그는 무의식적으로 자신의 몸이 똑같은 반응을 일으키도록 유도했는데, 그것은 바로 체내의 해로운 노폐물을 중화시키고 제거하는 역할을 하는 림프계의 암이었다. 버림받은 느낌으로 인한 깊은 공포와 분노로 구성된 기억의 유령을 제거할 수 없었기 때문에, 제로미는 수명이 다한 세포, 대사성 노폐물 역시 제대로 제거할 수 없었다.[19] 그의 간과 담낭에는 수천 개의 담석이 쌓여 있어 거의 질식할 뻔했다. 그의 몸은 그토록 오랜 세월 마음과 정신을 괴롭혔던 기억의 유령에 대해 암을 통한 신체적 표현 말고는 선택의 여지가 없었다.

싸워야 할 필요를 놓아주기

부정적으로 보이는 삶의 사건들은 사실 내면을 더 완전한 전체로 만들고 삶에서 앞으로 나아갈 수 있게 해주는 특별한 기회들이다. 우리는 스스로에게 더 많은 사랑과 시간과 감사를 줄 필요가 있지만, 이러

---

19 인체는 건강을 유지하기 위해 매일 300억 개가 넘는, 죽었거나 낡아 빠진 세포와 대량의 대사 노폐물을 제거해야 한다.

한 본질적인 필요를 충족시키지 못할 때마다, 우리의 삶에는 우리를 그런 방향으로 밀어 넣는 누군가 혹은 무엇인가가 있을 것이다. 거절당한 느낌을 갖거나 누군가가 자신에게 실망했다고 느끼거나 다른 사람에게 화를 내는 것은 우리에게 일어나는 부정적인 것들에 대한 책임의 결여를 강조한다. 불행한 상황에 대해 다른 사람이나 자신을 탓하는 것은 자신이 일종의 희생자라는 느낌을 불러일으켜 질병으로 나타나기 쉽다. 게다가 만약 우리가 그것에 수반되는 메시지를 이해하지 못한다면, 우리는 삶과 생명의 진가를 알아보기 위해 심지어 죽음과 직면해야 할지도 모른다.

암은 사람의 마음을 마비시키는 교착 상태에서 벗어나는 독특한 방법이다. 그것은 미약한 자기 존중으로 구속되는 오래되고 경직된 죄책감과 수치심의 패턴을 깨는 데 도움이 된다. 현대의 의학적인 접근 방식은 암의 이면에 있는 주요 이슈를 목표로 하지 않지만, 다른 것들에 방해받지 않는 한 '질병의 과정'은 그런 것들을 목표로 한다. 화학 요법, 방사선 치료, 수술은 환자의 피해 의식을 고취할 뿐이며 이러한 고통의 근본 원인을 치유할 수 없다. 기적적인 치유는 환자가 피해 의식의 필요성을 스스로 해소할 때, 그리고 외부의 문제가 그 사람의 내적 행복과 자기 수용에 큰 영향을 미치지 못할 때 일어난다. 그저 삶의 외부적인 문제를 제거하는 것만으로는 암의 자연 완화를 유도하기에 충분하지 않다.

제로미는 부모로부터 받지 못했다고 느꼈던 사랑과 감사를 스스로에게 줄 필요가 있었다. 그는 또한 즐거움과 쾌락을 위한 공간을 만들고, 자연 속에 머물면서 그것이 우리에게 불러일으키는 기쁨과 에너지를 감지하기 위해 자신만의 시간, 명상의 시간, 자기반성의 시간을 가질 필요가 있었다. 암세포는 '적대적이고 독성이 있는 환경'에서 살아남기 위해 싸우는 세포들이다. 삶에서 싸워야 할 필요를 없애는 것은 신체의 DNA를 재설계하고, 전쟁과 궁극적인 전멸을 향한 진로를 건강한 재생산의 진로로 바꾼다. 생존을 위해 싸울 필요가 없는 것은 암세포가 몸 안의 전체 세포 '가족'에 의해 다시 수용될 기회를 준다. 암세포는 그들이 집으로 생각하는 것에 의해 거부당하는 정상적인 세포들이다. 그들은 적절한 영양분과 지원을 받지 못한다. 그들은 생존에 대한 필사적인 욕구 속에 먹고살 수 있는 모든 것, 심지어 세포 노폐물과 독소까지 붙잡는다. 이것은 사실상 그들을 따돌림당하는 '이방인'으로 만든다.

하지만 우리가 사랑받고 싶은 것처럼, 암세포도 그들이 사랑받고 있다는 것을 알 필요가 있다. 수술을 통해 신체에서 그들을 잘라내거나, 독약이나 치명적인 방사선으로 그들을 파괴하는 일은 이미 힘겹게 싸우고 있는 신체에 더 심한 폭력을 가할 뿐이다. 건강과 평화 속에 살기 위해서는 특히 암세포를 포함한 신체의 세포와 친구가 될 필요가 있다. '원수를 사랑하라'는 말은 암세포에도 적용된다. 제로미의 암은 자기 존중의 결여, 자신이 사랑받지 못하고 누구도 자신을 원하지 않으며 자신이 가치가 없거나 충분치 못하다는 느낌이 원인이었다. 부모가 그에게 사랑을 보여주기를 기다림으로써, 그는 사실 이 사랑을 스스로 부정했다. 제로미는 그의 병이 그가 자신을 찾고 사랑하는 데 도움을 줄 수 있는 가장 큰 축복이라는 것을 처음으로 깨달았다. 만일 우리가 질병이라고 부르는 것이 우리의 내면세계를 완벽하게 대변한다는 것만 알 수 있다면, 우리는 실제로 고칠 필요가 없는 것을 고치려 하기보다는 내부에서 일어나고 있는 일에 더 많은 관심을 기울일 것이다. 이해하기 어렵겠지만, 암에는 심오한 의미가 있다. 암의 목적은 파괴하는 것이 아니라, 더 이상 온전하지 않은 것을 치유하는 것이다.

암은 당신을 죽일 수 없다

　다른 질병들과 마찬가지로 암은 갑자기, 그리고 무작위로 땅속에서 튀어나오는 버섯처럼 신체 일부에 나타나는 명확히 정의할 수 없는 현상이다. 암은 오히려 그들의 공통적인 기원으로, 하나 이상의 에너지를 떨어뜨리는 영향을 미치는 수많은 독성 위기의 결과물이다. 자극제, 정서적 외상, 억압된 감정, 불규칙한 생활 습관, 탈수, 영양 결핍, 과식, 스트레스 반응, 수면 부족, (특히 금속성 충전재로 인한) 중금속과 화학 물질 축적 등은 매일매일 쌓이는 대사 노폐물, 독소, 300억 개의 죽은 세포를 제거하려는 몸의 노력을 방해한다. 이런 것들이 몸의 어느 부분에서든 축적되면 자연스레 자극, 부기, 경화, 염증, 궤양, 세포의 비정상적 성장을 포함한 많은 진행성 반응을 일으킨다. 다른 질병들처럼 암은 독성의 위기에 불과하며, 대사성 노폐물, 독소, 체내의 죽은 세포를 적절히 제거하지 못해서 생기는 패혈성 독과 산성 화합물을 제거하려는 신체의 마지막 시도다.

암은 그 자신의 원인이 될 수 없다. 마치 그것이 그 자신의 원인인 듯 다루는 것은 더러운 진흙으로 더러운 냄비를 닦는 것과 같다. 그것은 결코 깨끗해지지 않을 것이다. 물론 냄비를 버림으로써 문제를 해결할 수도 있지만, 새로운 식사를 준비하는 데 더 큰 문제에 직면할 것이다. 음식을 요리할 그릇이 없게 되는 것이다. 마찬가지로 암을 죽임으로써 우리는 또한 환자도 죽이는데, 아마 즉시가 아니라 점차적으로 죽이게 될 것이다.

의료 기관에 쏟아붓는 엄청난 노력과 지출에도 불구하고 암으로 인한 사망률은 변하지 않고 있다. 방사선 치료, 화학 요법 약물 혹은 외과적 수술은 확실히 종양 덩어리에 의해 억제되어 있는 많은 패혈성 독을 중화시키거나 제거하는 데 도움을 주고 그 상태를 개선시키지만, 그럼에도 불구하고 이러한 절차들은 암의 원인을 제거하는 데 실패한다. 암 환자는 치료에 '성공'한 뒤 분명히 '치유'된 상태로 안도하며 집으로 돌아올 수도 있지만, 계속해서 그의 몸속 에너지를 감소시키고 이전처럼 독소를 수집할 수도 있다. 이미 한 번의 충격적인 개입으로 손상된 면역 체계는 두 번째 치료법을 통과하지 못할 수도 있다. 그러나 환자가 죽는다면, 그를 죽인 것은 암이 아니라 치료되지 않은 원인 때문이다. 대부분의 암에 대한 7%라는 극히 미미한 관해율(암의 징후와 증상이 사라진 비율 – 옮긴이)을 감안할 때, 암 환자에게 종양을 파괴함으로써 그들 역시 치료될 것이라고 약속하는 것은 기만적이다. 환자들은 정상적이고 튼튼한 세포를 약하고 손상되고 비정상적인 세포로 바꾸는 것이 무엇인지 듣지 못하고 있다.

종양 세포는 음식물, 물, 산소, 공간 부족으로 '패닉'에 빠진 세포다.

우리와 마찬가지로 생존은 그들의 기본적인 유전적 본능이다. 결함이 있는 세포들은 이처럼 산성이 넘치고 비우호적인 환경에서 살아남기 위해 돌연변이를 일으켜 독소를 포함해 그들이 손에 넣을 수 있는 모든 것을 먹어 치우기 시작한다. 그들은 정상적으로 성장하는 세포일 때 필요로 하는 것보다 더 많은 양의 포도당, 마그네슘, 칼슘과 같은 영양소를 결합 조직에서 가져온다. 그 과정에서 이웃 세포들은 점차 쇠퇴하여 탈진, 영양실조 또는 영양소 낭비로 인해 전체 장기가 기능 장애가 된다. 암 종양은 세포 분열과 증식을 위해 항상 더 많은 에너지를 찾는다. 설탕은 그들이 가장 좋아하는 에너지 공급 음식 중 하나다. 설탕을 갈망하는 것은 과도한 세포 활동을 반영하며, 설탕을 많이 먹는 사람들은 결국 몸에서 종양을 키운다.

암세포가 사람의 죽음에 책임이 있다는 것은 너무나 명백해 보인다. 이것이 거의 모든 의학적인 접근 방식이 암세포를 파괴하는 데 맞춰진 주된 이유다. 그러나 막힌 동맥이 심장병의 진짜 원인이 아닌 것처럼, 암세포는 주범과 거리가 멀다. 사실 암세포는 매우 폐색된 신체가 그들이 없는 것보다 좀 더 오래 살아남도록 돕는다. 유독성 노폐물로 가득 찬 체내에서 함께 모여 종양 덩어리를 형성하는 암세포를 면역 체계가 애써 무시하는 이유는 무엇일까? 암세포는 공격적인 세포가 전혀 아니며, 사실 암세포는 좋은 목적에 기여한다. 독버섯을 먹으면 죽을 수도 있다고 해서 그것이 '공격적'이거나 '사악하다'고 하지는 않을 것이다. 그렇지 않은가? 토양, 물, 공기의 독을 끌어당기고 흡수하는 숲속의 이런 버섯들은 자연계에서 생태계의 필수적인 부분을 형성한다. 비록 버섯이 만들어내는 정화 효과는 거의 눈에 띄지 않지만,

——— 건강과 치유의 비밀

숲과 그 자연 거주자들의 건강한 성장을 가능하게 한다. 정상적인 건강한 세포가 갑자기 '독성'이나 '악성'이 되는 것이 최선의 선택은 아니지만, 이것은 신체의 즉각적인 재앙을 피하기 위해 그들이 선택하는 차선책이다. 몸이 죽으면 그것은 암 때문이 아니라 암이 생길 수밖에 없게 만든 원인 때문이다.

암은 병이 아니다

이 종양 세포들은 점점 더 어려워지는 일을 하기 위해, 다른 건강한 세포를 희생해서라도 계속 성장할 필요가 있다. 그들이 활동하지 않으면, 장기는 이미 약해진 구조가 더 이상 버티지 못하고 갑자기 무너질지도 모른다. 암 이론은 암세포가 종양 발생 부위를 떠나 몸의 다른 부분으로 운반되는 림프액으로 들어갈 수 있다는 가정을 한다. 그러나 (증명된 적이 없는) 이 가정이 사실이라면, 그것은 똑같이 높은 독성이나 산성화의 농도가 있는 신체 일부에서만 일어날 수 있다. 암세포의 '확산'은 (암의) 전이라고 알려져 있다. 그러나 반복하자면, 암세포는 높은 독성(산성)의 '비옥한' 곳에서만 안정되도록 프로그램되어 있는데, 그것은 그들이 살아남아 특이한 구조 임무를 계속할 수 있는 지반이다. 독성이 있고 산소가 없는 환경에서 살 수 있는 그들은 젖산, 요산, 요소, 암모니아와 같은 갇힌 대사 노폐물의 최소한 일부를 중화시키고 세포 찌꺼기를 분해하는 것을 돕기 위해 돌연변이를 일으켰다. 이러한 상황을 고려할 때, 면역 체계가 자신들이 해야 할 임무의 일부를 분담하고 있는 이러한 종류의 '배정' 세포를 파괴하는 것은 치명적인 실수일 것이다. 종양이 존재하지 않는다면, 분해된 세포의 누적된 시체로 인한 많은 양의 패혈성 독이 모세관 벽을 뚫고, 혈액 속으로 스며들어 몇 시간 또는 며칠 내에 그 사람을 죽일 것이다. 암세포는 여전히 인체의 세포인데, 더 이상 필요하지 않다면, DNA에서 나온 간단한 명령 하나로 그들이 분별없는 미치광이처럼 행동하는 것을 막을 것이다. 그러나 암세포는 분별없는 미치광이가 아니다.

신체는 종양을 제거하기보다 유지하는 데 더 많은 노력을 기울여야 한다. 만약 암의 성장을 최후의 생존 전술 중 하나로 사용하지 않는다면, 신체는 역경을 딛고 살아남으려는 시도가 실패할 수 있기 때문에 자기 보존의 마지막 도전을 선택할 것이다. 앞에서 언급한 바와 같이 대부분의 종양(90~95%)은 의학적 개입 없이 스스로 나타났다가 완전히 사라진다. 수백만 명의 사람들이 자기 몸에 암이 있다는 사실을 결코 알지 못할 것이다. 불행히도 우리가 질병이라 부르는 우리 몸의 치유 메커니즘과 근접하게 경쟁할 수 있는 다른 암 치료법은 없다. 암은 질병이 아니다. 그것은 매우 흔치 않지만, 생존과 자기 보호의 효율적인 메커니즘이다.

우리는 우주에서 가장 발달하고 복잡한 시스템, 즉 인간의 신체에 대해 지금까지 받은 것보다 더 많은 공적을 부여해야 하며, 아무리 섬뜩한 상황에서도 자신의 일을 수행하는 방법을 완벽하게 알고 있다는 신뢰를 주어야 한다.

암은 '자신을 사랑하지 않는 것'

많은 암 환자들이 타인을 돕는 데 평생을 헌신해왔다. 그들의 사심 없는 봉사는 이면의 동기 부여에 따라 매우 고귀한 것이 될 수 있다. 만약 그들이 자기 내면의 수치심, 죄책감 혹은 무가치함을 직면하지 않기 위해 자신의 행복을 희생하고 돌보지 않는다면, 그들은 실제로 자신들이 매달려 있는 나뭇가지를 잘라내고 있는 것이다. 그들은 다른 사람들을 기쁘게 하기 위해 '사심 없이' 헌신적이어서, 그러한 공헌의 대가로 사랑받고 인정받을 수도 있다. 하지만 그것은 자신을 사랑하지 않는다는 무의식적인 인식의 역할을 한다. 그 결과 신체의 장기와 조직의 세포 기억에 풀리지 않은 문제, 두려움 그리고 무가치한 감정을 가두어버릴지도 모른다.

'자신을 사랑하는 만큼 이웃을 사랑하라'는 말은 암 치료의 가장 기본적인 요건 중 하나다. 이 말은 우리가 우리 자신을 사랑하고 감사할 수 있는 만큼만 다른 사람을 사랑할 수 있다는 것을 의미한다. 애착과 소유욕의 구속 없이 누군가를 진정으로 사랑하려면, 사람은 자신의 결점, 실수, 불충분을 포함한 자기 자신을 온전히 받아들여야 한다. 우리가 우리의 신체, 정신, 영혼의 행복에 관심을 가질 수 있는 정도는 우리가 다른 사람들에게 관심을 가질 수 있는 정도를 결정한다. 우리 자신에 대해 비판적이거나, 자신이 행동하거나 느끼는 방식을 싫어함으로써 우리는 마음을 닫고 무가치함과 부끄러움을 느낀다. 거절을 두려워하여 자신의 그림자 자아(우리가 좋아하지 않는 부분)를 남에게 노출시키지 않으려고, 우리는 다른 사람을 기쁘게 함으로써 다른 사람의 사랑을 얻으려 한다. 우리는 이렇게 하면 스스로에게 줄 수 없는 사랑을 받을 수 있다고 가정한다. 그러나 이런 접근법은 장기적으로 효과가 없다.

당신의 몸은 항상 당신의 정신이 내린 명령을 따른다. 당신의 생각, 정신, 감정, 욕망, 신념, 추진력, 좋아하는 것, 싫어하는 것 등은 당신의 세포에 매일 프로그래밍되는 소프트웨어 역할을 한다. 당신의 세포들은 신체와 정신의 연결을 통해, 잠재의식이나 의식적인 정신을 통해 그들이 받는 명령에 복종할 수밖에 없다. 최근의 DNA 연구가 증명했듯이, 당신은 말 그대로 당신 DNA의 유전적 설정과 행동을 순식간에 바꿀 수 있다. 당신의 DNA는 당신이 자신에게 말하는 모든 단어를 듣고 당신이 경험하는 모든 감정을 느낀다. 게다가 당신의 DNA는 그것들 모두에게 반응한다. 당신은 의식적으로든 무의식적으로든 매초마다 당신 자신을 프로그램한다. 당신이 진정으로 자각한다면, 당신이 원하는 어떤 방식으로든 프로그램을 다시 쓸 수 있다. 일단 자신이 누구인지 알게 되면 당신은 스스로를 사랑하지 않을 수 없다. 당신은 인생에서 실수를 하고, 완벽하지 못하며, 항상 다른 사람들이 원하는 대로 되지 않는 것으로 자신을 판단할 수 없다. 이런 관점으로 자신을 보면 당신은 사랑의 신호를 세포에 보내게 된다. 사랑의 결합 효과는 차이를 결합하고 몸의 세포를 포함한 모든 것을 함께 유지시켜준다. 필요성이나 애착과 혼동되어서는 안 되는 사랑이, 바로 그 사랑이 더 이상 일상의 경험이 아닐 때, 육체는 분해되어 병들기 시작한다.

이 지구상에서 우리가 존재하는 주된 목적이 바로 사랑의 확대다. 자신을 사랑하는 사람이 다른 사람도 사랑할 수 있고, 그 반대도 마찬가지다. 이 두 가지 사랑의 양상은 항상 서로 통한다. 자신을 온전히 받아들이는 사람은 죽음에 대한 두려움이 없고, 죽을 때가 되면 가슴 속에 아무런 후회나 회한 없이 평화롭게 이 세상을 떠난다.

우리 자신에게 마음을 닫을 때마다 외로워지고, 몸은 약해지고 병들기 시작한다. 남편과 사별한 미망인이나 사회적으로 고립되어 있는 사람들, 깊은 감정을 나눌 사람이 없는 사람들이 가장 암에 걸리기 쉬운 것으로 알려져 있다.

당신의 신체 세포는 가장 친밀한 '이웃'이며, 그들은 당신의 사랑과 자기 수용을 느끼고, 자신들이 당신의 일부분이며 당신이 그들을 아끼고 있다는 것을 알 필요가 있다. 오일 마사지를 해주거나, 제시간에 잠자리에 들거나, 영양가 있는 음식을 먹는 것은 아주 간단한 일이지만, 세포가 서로 조화를 이루어 기능하도록 동기를 부여하는 강력한 사랑의 메시지들이다. 또한 그것들은 독소를 완벽하고 효율적으로 제거해주는 메시지들이다. 여기에 비과학적인 것은 없다. 당신은 여러 병원을 돌아다니면서 환자들에게 병에 걸리기 이전의 삶에 대해 좋은 느낌을 받았는지 물어볼 수도 있다. 압도적인 대답은 '아니요'일 것이다. 의학 연구자가 아니어도, 당신은 누구나 할 수 있는 가장 중요한 연구 중 하나를 수행한 것이다. 당신은 나쁜 건강의 가장 흔한 원인인 '자기 자신을 사랑하지 않는 것'이나 '자신의 삶이 어떻게 변했는지에 대해 행복하지 않다'는 표현을 사용했을 것이다. 인생에서 행복하거나 만족하지 못하는 것은 당신이 가질 수 있는 가장 심각한 정서적 스트레스의 한 형태다. 그것은 암을 포함한 많은 질병의 주요 위험 요인이 된다.

최근 발표된 한 연구는 심각한 정서적 스트레스가 유방암의 위험을 세 배나 증가시킬 수 있다는 것을 보여준다. 유방에 종양을 가진 여성 100명이 자신이 유방암에 걸린 사실을 알기 전에 인터뷰를 했다. 병을 앓은 두 명 중 한 명은 지난 5년 이내에 사별과 같은 심각한 충격적 사건을 겪었다. 정서적 스트레스나 불행은 소화, 배출, 면역력을 심각하게 손상시켜 위험할 정도로 높은 수준의 독성을 몸에 지니게 할 수 있다. '대량 파괴 무기'로 암을 제거한다고 해서 그 이면의 풀리지 않는 정서적 고통이 없어지는 것은 아니다.

갈등 상황을 해결하는 힘

해결되지 않은 갈등이야말로 암을 포함한 모든 질병의 출발점일 가능성이 높다. 신체는 갈등의 정신적 충격에 대처하기 위해 항상 스트레스 반응을 이용한다. 2007년 3월 12일 《생화학 저널(Journal of Biological Chemistry)》이 발표한 연구에 따르면, 스트레스 호르몬 에피네프린은 세포의 죽음에 대한 내성을 갖게 하는 방법으로 전립선과 유방암 세포를 변화시킨다. 연구원들은 스트레스를 받는 상황에 대응하여 에피네프린 수치가 급격히 증가하며, 장시간의 스트레스나 우울증에도 지속적으로 상승한 수치를 유지한다는 사실을 밝혀냈다. 그들은 암세포가 에피네프린에 노출되면 세포 사망을 일으키는 BAD라는 단백질이 비활성 상태가 된다는 것을 발견했다. 이는 정서적 스트레스가 암의 발달을 촉발시키거나 이바지할 뿐만 아니라 암 치료 효과를 떨어

건강과 치유의 비밀

뜨리거나 감소시킬 수도 있음을 의미한다.

독일의 리케 게르트 하머(Ryke Geerd Hamer) 박사는 2만 명이 넘는 암 환자들을 대상으로 일반적인 CT 촬영을 하는 동안, 그들 각각이 뇌의 특정 부분에 병변을 갖고 있으며, 마치 사격 표적지의 동심원 고리 혹은 수면에 돌멩이를 떨어뜨렸을 때 생기는 물결무늬 같은 것이 보인다는 점을 발견했다. 뇌의 이러한 왜곡은 '장애의 중심'이라고 알려져 있다. 현재 스페인에 살고 있는 하머 박사는 이러한 병변들이 환자의 심각하고 독특한 충격의 경험에서 비롯된다는 것을 알아냈다. 갈등이 해소될 때마다 CT 영상이 바뀌어 부종이 생기고 마침내 흉터 조직이 생겼다. 암은 자연스럽게 성장을 멈추고, 활동하지 않게 되고, 결국 사라질 것이다.

하머 박사는 이 치유 단계 동안 환자들이 급성 갈등을 해결하도록 돕고 신체를 지원함으로써, 예외적으로 높은 암 치료 성공률을 달성했다. 공인 기록에 따르면, 그의 간단한 치료를 받고 4~5년이 지난 지금도 대부분 말기까지 암이 진행되었던 환자 6500명 중 6000명이 생존해 있었다.

몸의 필사적인 생존 시도

아무도 누군가의 공격을 받고 싶어 하지 않는데, 이는 신체의 세포에도 적용된다. 세포는 방어 모드로 들어가 가능한 한 오래 생존을 보장할 필요가 있을 때만 악성으로 변한다. 자연적 완화는 세포들이 더 이상 스스로를 방어할 필요가 없을 때 일어난다. 다른 질병들과 마찬가지로, 암은 자연스러운 결론에 도달하면 저절로 증상을 포기하는 독성의 위기다.

건강한 신체가 매일 교체하는 300억 개의 세포 중에서 적어도 1%는 암세포다. 이러한 사실이 우리 모두가 암, 즉 질병에 걸릴 운명이라는 것을 의미하는가? 절대 그렇지 않다! 이들 암세포는 면역 체계가 경보 시스템을 유지하고 활동을 계속하며 자극을 받도록 하는 '계획된 돌연변이'의 산물이다.

그러나 지속적인 에너지 유출로 인해 신체가 낡고 손상된 세포 및 암세포의 지속적인 존재에 더 이상 적절히 대처할 수 없을 때 상황은 변한다. 바로 세포 간 유체 폐색의 점진적인 증가다. 이것은 세포로 영양분을 운반하는 것과 세포에서 나오는 노폐물을 제거하는 것 둘 다에 영향을 미칠 수 있다. 그 결과, 죽은 세포의 시체가 부패하기 시작하여 퇴행성 단백질 조각 덩어리로 남게 된다. 신체는 이런 해로운 단백질을 제거하기 위해 그중 일부를 혈관의 기저막에 쌓고 나머지는 림프관에 버리는데 이 때문에 림프관이 막힌다. 이 모든 것은 정상적인 신진대사 과정을 방해하고 세포의 일부 집단이 손상되기 시작하는 단계로 나아가게 한다. 이 세포들 중 많은 수가 유전적 돌연변이를 겪으며 악성으로 변한다. 이후 암 종양이 생기고 독성의 위기는 절정에 이른다.

이때 올바른 접근법을 사용하면 달걀만 한 크기의 종양이라도 뇌, 위, 유방, 난소 등 위치에 상관없이 저절로 퇴행하여 사라질 수 있다. 치유는 독성의 위기가 멈출 때 시작된다. 독성의 위기는 우리가 신체 에너지를 고갈시키는 행동을 멈추고(제3장과 제4장 참조) 혈액, 담즙관,

림프관, 세포 조직에서 기존의 독소를 제거함으로써 끝난다. 신체가 심하게 손상되지 않은 한, 신체의 나머지를 완벽하게 돌볼 수 있다. 반면에 의학적 개입은 억제적이고 몸을 쇠약하게 만들기 때문에 자발적 해소의 가능성을 거의 제로로 만든다.

대부분의 암은 여러 번 반복되는 경고 이후에 발생한다. 여기에는 당신이 진통제로 멈추는 두통, 커피나 차, 콜라 한 잔을 마시며 계속 억누르는 피로감, 니코틴을 통해 조절하고 싶은 초조함, 당신이 원하지 않는 증상을 없애기 위해 복용하는 약물, 저절로 사라지길 기다리지 못하는 계절성 코감기, 스스로 긴장을 풀면서 웃고 조용히 있지 못하는 것, 당신이 계속 피하는 갈등, 실제론 그렇지 않으면서 항상 괜찮은 척하는 가식, 모든 사람을 기쁘게 하려는 욕구를 가지고 있지만 자신은 무가치하고 남에게 사랑받지 못한다고 느끼는 것, 남에게 끊임없이 자신을 증명하려고 노력하는 것, 맛있는 음식으로 자신을 보상하는 것 등이 포함될 수 있다. 이 모든 증상들과 이와 유사한 증상들은 암이나 다른 질병에 대한 심각한 위험 지표들이다.

단순한 감기와 암 종양의 발생 사이에는 근본적인 생리학적 차이가 없다. 둘 다 축적된 독소를 제거하려는 신체의 시도지만, 그 강도는 다양하다. 체내에 축적된 독소를 몸이 제거하기 전에 코감기나 상기도 감염증을 막기 위해 약을 복용하는 것은 체세포에 강한 질식 효과를 준다. 그것은 신체가 세포를 둘러싸고 있는 세포 외 액체(결합 조직)에 많은 양의 세포 노폐물, 산성 물질, 약품에서 나온 독성 화학 물질을 보관하도록 강요한다. 몸이 스스로를 정화하려는 노력을 반복적으로 약화시킴으로써, 세포들은 산소와 영양소의 공급 경로에서 점점 더 차단되고 있다. 이는 기본적인 신진대사를 변화시키고 결국 DNA 분자에 영향을 미친다.

모든 세포의 핵에 위치한 DNA는 60억 개의 유전자를 이용하여 신체의 모든 부분과 기능을 조종하고 통제한다. 필수 영양소의 적절한 공급이 없다면, DNA는 세포의 생존을 위해 유전 프로그램을 바꾸는 것 외에 선택의 여지가 없다. 돌연변이 세포는 유독성 노폐물의 환경에서도 생존할 수 있다. 그들은 주변의 다른 세포에서 영양분을 끌어온다. 영양분을 빼앗긴 세포들은 살아남기 위해 스스로도 유전적 돌연변이를 일으킴으로써, 암의 확산이나 확대로 이어진다. 암의 성장은 혐기성인데, 이는 암세포들이 산소를 사용하지 않으면서 에너지를 생산하고 생존한다는 것을 의미한다.

노벨상 수상자 오토 바르부르크(Otto Warburg) 박사는 정상 세포와 암세포의 차이점을 보여준 최초의 과학자 중 한 명이었다. 둘 다 포도당에서 에너지를 얻지만 정상 세포는 산소를 이용해 포도당과 결합하는 반면, 암세포는 산소를 사용하지 않고 포도당을 분해하여 정상 세포가 만들어내는 포도당 분자당 에너지의 15분의 1만 만들어낸다. 암세포가 에너지를 얻기 위해 이처럼 상대적으로 비효율적이고 비생산적인 방법을 택하는 이유는 명백하다. 그들은 산소에 접근할 수 없기 때문이다. 세포군이나 세포를 둘러싼 결합 조직에 산소를 공급하는 모세혈관은 유해한 노폐물, 식품 첨가물이나 화학 물질 같은 유해 물질, 과도한 단백질, 분해된 세포 찌꺼기로 심하게 폐색될 수 있으며, 그럴 경우 충분한 산소와 영양분을 공급할 수 없다.

암세포는 산소와 영양 공급이 차단되어 있으므로 당분에 대한 만족할 줄 모르는 욕구를 가지고 있다. 이것은 또한 왜 설탕이 들어간 음식을 갈망하는 사람들이 암에 걸릴 위험이 더 높은지, 또는 왜 암 환자들이 많은 양의 단것을 원하는지 설명해준다. 암세포에 의한 포도당의 혐기성 파괴에서 비롯되는 주요 노폐물은 젖산인데, 이것은 건강한 사람의 선천적인 알칼리성 체질과는 대조적으로 암 환자의 몸이 왜 그토록 산성이 높은지를 설명할 수 있을 것이다.

독성이 있는 몸은 산소와 에너지의 농도가 매우 낮다. 이것은 암이 가장 쉽게 퍼지는 환경을 만든다. 독소와 암세포의 식량이 없어지고 산소 농도가 급격히 높아지지 않는 한, 암과 관련된 소모적인 신진대사는 자기 증식을 하고 암은 더욱 확산된다. 이때 만약 죽음이 일어난다면 그것은 암에 의한 것이 아니라 신체 조직의 낭비와 최종적인 산성 혈증 때문이다.

유전적 돌연변이는 현재 암의 주요 원인으로 여겨지고 있지만, 사실 그것은 '세포 기근'의 결과일 뿐이며, 종종 성공하지 못할지라도, 생명과 생존을 위한 인체의 필사적인 시도 그 이상도 그 이하도 아니다. 감염과 싸우기 위해 항생제를 사용할 때 유사한 일이 사람의 몸에서 일어난다. 항생제 공격을 받은 감염 유발 세균은 대부분 죽지만 일부는 살아남아 자체 유전자를 재설계하면서 항생제 내성이 생긴다.

어느 누구도 죽고 싶어 하지 않는 것처럼 박테리아도 마찬가지다. 똑같은 자연의 법칙이 우리 몸의 세포에도 적용된다. 암은 인체가 살려고 하는 마지막 시도일 뿐이지, 많은 사람들이 추정하듯 죽으려고 하는 것이 아니다. 유전자 돌연변이가 없다면, 독성이 있고 혐기성 환경에 사는 세포들은 질식해서 소멸될 것이다. 사실 항생제로 공격받는 박테리아와 유사하게 많은 세포들이 독성 공격에 죽지만 일부는 자연 환경의 비정상적인 변화에 가까스로 적응한다. 세포들은 그들의 마지막 생존 전술이 신체를 유지하는 데 실패하면 결국 자신들도 죽는다는 것을 알고 있다.

암을 이해하고 현재보다 더 성공적으로 치료하기 위해서, 우리는 암에 대한 우리의 생각을 근본적으로 바꾸어야 할지도 모른다. 또한 우리는 체내에서 암의 목적이 무엇이며, 왜 면역 체계가 암의 확산을 막지 못하는지 물어야 할 것이다. 암이 몸을 죽이기 위해 나타나는 자가 면역 질환이라고 주장하는 것으로는 충분하지 않다. (신체가 자살을 시도한다는) 관념은 신체의 핵심 원리에 어긋난다. 암은 인체의 마지막 생존 시도라고 말하는 것이 훨씬 더 이치에 맞는다.

위장관의 과도한 노폐물과 담즙관, 결합 조직, 혈액, 림프관에서 나오는 퇴적물을 제거하면 암세포는 그들의 잘못된 유전 프로그램을 멈추거나 되돌릴 수밖에 없다. 크게 손상되지 않는 한, 그들은 정상적인 건강한 세포가 될 수 있다. 깨끗하고 산소 공급이 잘되는 환경에서 살 수 없는 혐기성 세포와 심각하게 손상된 세포들은 간단히 사라진다. 간과 담낭에서 담석과 다른 독소를 깨끗이 청소하면 신체의 소화력이 크게 향상되어 소화 효소의 생성을 증가시킨다. 소화 효소 및 대사 효소는 매우 강력한 항암 성질을 가지고 있다. 정화 과정을 통해 인체가 해독되어 적절한 영양분을 공급받을 때, 이 효소들은 인체의 세포에 쉽게 접근할 수 있다. 영구적으로 손상된 세포나 종양 입자는 쉽고 빠르게 중화되어 제거된다.

세계에는 이런 식으로 암을 치료하는 사람들이 많다. 어떤 이들은 진단된 종양이 어떤 형태의 치료도 받지 못한 채 자발적 완화에 들어 갔기 때문에 이것을 알 수 있지만, 대부분의 종양들은 진단을 받은 적 도 없기 때문에 결코 암에 걸렸는지도 알지 못한다. 한 차례 독감으로 악취를 풍기는 가래가 나오거나 고열로 일주일 정도 고생하면서 많은 사람들이 엄청난 양의 독소를 제거하게 되고, 그와 함께 종양 조직도 제거된다. 최근 미국 텍사스주 휴스턴의 앤더슨 암센터에서 중증 환자 에 대한 암 연구 결과로 감기, 즉 감기 바이러스를 종양에 주사하여 암 세포를 죽이는 치료법이 발견됐다. 하지만 연구원들이 몇 번의 감기에 걸려도 같은 효과를 낼 수 있다는 사실을 발견하기까지는 오랜 시간이 걸릴 것이다. 이렇게 하면 신체의 자기 회복 메커니즘을 방해하지 않 고 암의 자연적 완화를 경험할 수 있으며, 비교적 가벼운 불편함만 느 낄 수 있다.

전립선암과 위험한 치료

실제로 대부분의 암은 내버려두면 저절로 사라진다는 것을 암시하 는 과학적 증거가 있다. 1992년 스웨덴의 한 연구에 따르면, 초기 전 립선암에 걸렸지만 아무 치료도 받지 못한 223명의 남성 중 19명만 진단 후 10년 안에 사망했다고 한다. 유럽 공동체의 남성 중 3분의 1 이 전립선암을 가지고 있으나 그중 1%만 죽는다는 점을 감안하면(꼭 암으로 죽는 것은 아니다), 그 질병을 치료해야 하는지 매우 의심스럽다. 특히 연구 결과에 따르면, 이 질병의 치료로 사망률이 줄어들지 않았다. 반대로 생존율은 전립선 수술을 받은 그룹에 비해 그저 주의 깊은 기다림이 '치료'의 전부였던 남성 그룹이 더 높다. 경요도적 전립선 절제술(TURP)에서는 0.25인치 파이프를 요도에 삽입하여 방광 밑부분 바로 아래까지 삽입한 후 전립선을 뜨거운 철사로 지진다. 안전한 시술은커녕, 한 연구에 따르면 수술 1년 뒤 남성의 41%가 만성 요실금 때문에 기저귀를 착용해야 했고, 88%가 성적으로 발기 불능 상태라는 결과가 나왔다.

전립선암 검진 절차조차 위험할 수 있다. 많은 연구에 따르면, 전립선 특이 항원(PSA) 검사로 검진받은 남성들이 검사받지 않은 남성들에 비해 전립선암으로 사망하는 경우가 더 많다고 한다. 《영국 의학 저널》의 최근 사설에서는 "현재 PSA 검사의 한 가지 확실한 점은 이 검사가 해를 끼친다는 것"이라는 논평을 통해 PSA 검사의 가치를 평가했다. PSA 검사에서 높은 양성 수치가 나오면 일반적으로 전립선 조직 검사가 뒤따르는데, 출혈과 감염을 초래할 수 있는 고통스러운 시술이다. 최근의 증거는 수많은 생체 검사가 전혀 불필요하다는 것을 암시한다. 어쩌면 그것들이야말로 생명을 위협하는 존재일지 모른다. 미국에서 매년 9만 8000명의 사람들이 건강검진 실수로 죽는데, PSA 검사도 그중 하나다.

PSA 검사의 또 다른 심각한 문제는 낮은 신뢰성이다. 뉴욕 시의 메모리얼 슬론 케터링 암센터가 수행한 2003년 연구에서, 연구원들은 생체 검사가 필요할 정도로 PSA 수치가 높은 남성들 가운데 절반이

──────── 건강과 치유의 비밀

정상적인 PSA 수치와 함께 후속 검사를 받은 것으로 밝혀졌다. 실제로 시애틀에 있는 프레드 허친슨 암연구센터(FHCRC)의 의사들은 PSA 검사가 40% 이상의 과잉 진단을 초래할 수 있다고 추정했다. 설상가상으로, PSA 수치가 지극히 정상으로 여겨졌던 노인들 중 15%는 전립선암을 가지고 있었으며, 일부는 비교적 꽤 많이 진행된 종양도 있었다.

PSA 검사보다 더 신뢰할 만한 검사가 있다. 잘 알려지지 않은 항말리그닌 항체(AMAS) 혈액 검사는 매우 안전하고 저렴하며 어떤 종류의 암이든 95% 이상 정확히 검진한다. 항말리그닌 항체 수준은 체내에 암세포가 존재할 때 높아지며, 다른 임상 시험에서 발견되기 몇 달 전에 검출될 수 있다.

만약 남성들이 체내에 독소가 쌓이는 것을 피하는 법을 배운다면, 전립선암은 가장 흔하고 가장 덜 해로운 암이 될 수 있다. 현재 초기 전립선암에 대한 적극적인 치료가 논란이 되고 있는데, 모든 종류의 암에 대해 그것의 진행 상태가 어떻든 논란이 되어야 한다.

비대해진 전립선을 위한 처방약은 테스토스테론이 에스트로겐으로 전환되도록 촉진하여 암의 위험을 크게 증가시킬 수 있다. 이 약을 복용하는 남성들은 심지어 여성과 같은 젖가슴이 만들어지기도 한다. 또한 남녀 모두에게 권하는 유사 에스트로겐 식품(대두 제품 등)도 조심해야 한다.

대부분의 암이 저절로 사라지는 이유는 무엇인가?

복잡한 암이든 단순한 코감기든 모든 독성의 위기는 정화 조치가 뒷받침될 때 신속한 회복으로 이어지는 치유 위기라고 할 수 있다. 그러나 증상 억제 조치로 방해될 경우, 대개 오래가지 못하는 '복구'가 만성 질환 상태로 변하기 쉽다. 불행히도, 암 연구자들은 암에 대한 자연적인 치료법을 찾으려 하지 않는데, 이는 그들이 그런 훈련을 받지 않은 데다 별다른 보상도 없기 때문이다. 설령 그들이 자연치유에 대해 더듬거리며 말한다 해도, 그것은 결코 공개되지 않을 것이다.

예일 대학교 의대 종양학과 교수인 로즈 페이팩(Rose Papac) 박사는 암을 치료하지 않고 방치했을 때 어떻게 진행되는지 살펴볼 기회가 거의 없다고 지적한 바 있다. 암의 자연 완화 사례를 연구한 페이팩은 "모든 사람이 이러한 질병을 볼 때 즉시 치료해야 한다는 압박을 느낀다"라고 말한다. 공포로 숨이 막히고, 심한 경우에는 무서운 병에 대한 신속한 치료법을 찾는 것에 대해 편집증적인 태도를 취하면서, 많은 사람들이 자신의 몸에 스스로를 치유할 기회를 주지 않고, 대신 파괴할 필요가 없는 것을 파괴하는 쪽을 택한다. 이것은 현재 극소수의 암 환자들에게서만 자연 완화가 일어나는 중요한 이유들 중 하나일 것이다.

한편, 오랜 세월에 걸쳐 수많은 연구자들이 장티푸스, 혼수상태, 폐경, 폐렴, 수두, 심지어 출혈과 같은 다양한 질환들이 암의 자연적 완화를 유도할 수 있다고 보고했다. 그러나 이러한 완화가 암의 소멸과 어떤 관련이 있는지에 대한 공식 설명은 없다. 그것들은 과학적 근거가 없는 설명할 수 없는 현상이어서, 더 이상의 암 연구에 이용되지 않는다. 결국 신체가 스스로 암을 치유하는 메커니즘을 밝히는 일에 관한 과학계의 관심은 거의 없다. 이러한 '기적의 치유'는 신장암, 흑색종(피부암), 림프종(림프암), 신경모세포종(영아에게 영향을 미치는 신경세포암) 등 특정 유형의 악성 질환에서 가장 빈번하게 발생하는 것으로 보인다.

신체의 장기 대부분이 배출 기능을 가지고 있다는 점을 고려하면 간암, 신장암, 대장암, 폐암, 림프종, 피부암은 이러한 주요 장기와 배출기관에 더 이상 지나친 독소가 쌓이지 않을 때 사라질 가능성이 더 높다는 것이 이치에 맞는다. 마찬가지로 온전한 방어 기능과 재생 기능을 갖춘 건강한 신체에서는 악성 종양이 생기지 않는다. 암은 암 성장을 촉진하는 특정 환경에서만 번성한다. 어떤 방법을 써서든 그런 환경을 정화하는 것이 암 생존에 관한 한 차이를 만들 수 있다.

폐렴이나 수두와 같은 독성 위기는 많은 양의 독소를 제거하고 세포들이 다시 자유롭게 '호흡'할 수 있도록 도와준다. 발열, 땀, 출혈, 점액 분비, 설사, 구토 등은 독소가 체외로 빠져나가는 추가의 배출구다. 독소를 분해하여 아무 방해 없이 제거하면 면역 체계는 자연스럽게 힘을 얻는다. 체내에 전반적인 독성이 감소함에 따라 새로워진 면역 자극은 더 이상 신체의 생존에 관여할 역할이 없는 악성 종양을 제거하기에 충분하다. 달갑지 않은 수두, 폐렴, 발열 등이 실제로 사람의 생명을 구할 수 있는 (또 다른 비과학적 표현을 사용하자면) '신의 선물'일 수도 있다. 그 선물을 거절했다가는 목숨을 잃을 수도 있다. 많은 사람들이 질병의 모든 단계를 거치지 않아 불필요하게 죽는다. 질병은 인체가 유독 물질을 배출하기 위해 다양한 시도를 하는 것에 지나지 않는다. 질병의 증상을 치료할 때 그런 것처럼, 이러한 독의 출구 경로를 차단하면 신체는 질식하고 중요한 기능이 정지될 수 있다.

자연의 원리에 어긋나는 면역 프로그램을 통해 어린이들의 질병을 억제하면 결국 아이들을 암 발병 위험에 빠뜨릴 수 있다. ('소아 질병'이라고 잘못 부르는) 수두, 홍역 및 기타 자연적인 자기 면역 프로그램은 어린이의 면역 체계가 심각한 독성 위기를 겪지 않고도 잠재적인 질병 유발 물질에 더 효율적으로 대응할 수 있도록 돕는다.

미국에서만 연간 55만 명이 넘는 사람들이 암으로 사망하는 상황에서, 이 나라에서 강제되는 의무적인 예방접종 프로그램의 정당성은 매우 의심스럽다. 검증되지 않고 비과학적인 면역성을 확립하는 표준적인 접근 방식은 보다 우수한 신체 자체의 자기 면역 프로그램을 손상시키고 무용지물로 만들 수 있다.

신체는 암을 일으키는 독소를 제거하는 치유 위기를 통해 자연 면역력을 얻는다. 제조된 예방접종이 직접적이든 간접적이든 암의 원인이 되는 것은 상관없다. 그러나 현대의 예방접종 프로그램은 신체가 잠재적으로 생명을 구할 수 있는 치유 위기를 발생시키는 것조차 방해한다는 점을 알아야 한다.

건강과 치유의 비밀

암 - 누가 치유하는가?

암의 완전한 완화에 들어가 암으로부터 자유로워진 이들은 암을 유발하고 치료하는 메커니즘을 밝힐 가능성 또한 가장 높은 사람들이다.

불치의 림프종으로 살 수 있는 기간이 얼마 남지 않았다는 진단을 받았을 때 앤의 나이는 마흔셋이었다. 암세포를 퇴치하는 가장 흔한 방법인 방사선 치료와 화학 요법 치료가 강력하게 추천되었다. 앤은 그 치료법이 2차 암의 위험을 크게 증가시킬 뿐만 아니라 잠재적으로 심각한 부작용을 일으킨다는 것을 알고 있었다. 그녀는 암이 불치병이라면 왜 치료하면서 고통스러운 부작용을 겪어야 하냐고 주장하며 치료를 거부했다.

앤은 자신이 불치병에 걸렸다는 것을, 즉 죽음을 받아들였기 때문에 '이행'을 더 쉽게 해줄 다른 방법을 자유롭게 찾을 수 있었다. 그녀는 자신의 운명을 수동적으로 받아들이기보다는 기분 좋은 것에 중점을 두기로 결심하고 자기 삶의 만족도를 향상시키는 데 적극적인 역할을 하기 시작했다. 그녀는 침술과 약초학에서 명상에 이르기까지 다양한 시도를 했는데, 이것은 모두 세포에 주의를 기울인다는 분명한 신호였다. 앤의 암은 몇 달 후에 완화되었다. 그리고 1년 안에 암의 명백한 징후들이 사라졌는데, 그녀의 담당 의사가 놀랄 만한 일이다. 그리고 20여 년이 지난 지금, 그녀는 암의 흔적도 없을 뿐만 아니라, 지금보다 더 건강하고 활력 있게 살아온 적이 없다고 한다.

린다는 서른여덟 살 때 악성 흑색종(피부암의 가장 공격적인 형태) 진단을 받았다. 몇 번의 수술이 실패하면서, 그녀는 자신의 암이 '말기'가 될 정도로 진행되었고, 이제 1년 정도밖에 살지 못한다는 것을 알게 되었다. 린다 역시 화학 요법과 방사선 치료를 거부하고 그 대신 요가, 기도, 채식주의 식단, 명상 등 보다 긍정적인 치료법에 초점을 맞췄다. 사형 선고를 받고 22년이 지난 오늘날, 그녀는 피부 자극의 흔적조차 없이 건강하다.

앤과 린다는 걷잡을 수 없는 '공격적' 질병의 수동적인 희생자가 아니라 건강한 몸과 마음을 창조하는 적극적인 참여자가 됨으로써 자신들의 삶에 대한 태도를 완전히 바꾸었다. 자기 책임감을 갖는 일은 암에 집중하는 대신 의식적으로 건강을 창조하는 쪽으로 관심의 방향을 돌리는 그들의 첫걸음이었다.

그녀들의 암이 완화된 것을 '기적의 치유'라고 부르는 것은 확실히 옳지 않다. 오늘날에는 거의 모든 종류의 암을 비롯하여 당뇨병이나 사마귀, 심지어 에이즈까지 다른 질병들의 놀라운 회복을 입증하는 충분한 자료가 있다. 병의 마지막 단계에서도 암의 자발적 완화가 일어날 수 있다는 사실은 면역 체계가 기존의 종양으로부터 신속하고 효과적으로 몸을 맑게 해줄 뿐만 아니라 그 원인을 규명한다면 새로운 종양이 형성되는 것을 막을 수 있는 잠재력이 있음을 보여준다. 암세포는 공격하고 죽여야 한다는 태도에서, 그것들을 평화롭게 놔두고 생활 속에서 에너지를 떨어뜨리는 영향을 제거하는 것으로의 태도 변화는 면역 체계가 그 증상(암 종양)을 없애기에 충분한 강력한 자극제가 될 수 있다. 근본 원인이 없다면 암은 단순한 감기처럼 무해하다.

앤이나 린다 같은 사람들은 예외적인 사례가 아니라, 오히려 일반 원칙이 될 수 있다. 키프로스의 사업가인 미할리스가 신장암으로 내게 왔을 때, 그는 의사들이 한 달밖에 살지 못할 거라는 통보를 해주었다고 말했다. 의사들은 이미 그의 신장 중 하나를 제거했고, 두 번째 신장 역시 '그렇게 오래가지 못할 것'이라고 믿었다. 그러나 미할리스가 암이 자라는 것을 막기 위해 몸에서 충분한 독소를 제거하기에 한 달은 충분했다. 제6장과 제7장에 기술된 정화 절차는 그에게 매우 효과적인 것으로 밝혀졌다. 이전에는 술을 많이 마시고, 육식을 좋아하고, 그리고 밤늦게까지 즐겼던 그는 하루하루의 정력을 소모하는 것을 그만두기로 결심했다. 나는 미할리스처럼 자신의 생활 방식을 바꾸려고 결심한 사람을 그전까지 본 적이 없다. (의사들이 그가 살아 있는 것을 볼 줄은 몰랐기 때문에 놀랍게도) 3개월 후 독일에 있는 그의 암 클리닉을 방문했을 때 신장암이나 다른 질병의 흔적은 발견되지 않았으며, 14년이 지난 후에도 그는 여전히 건강하고 활동적이다.

암의 완화가 자발적으로 나타나는 경우는 매우 드물고, 때로는 뚜렷한 이유 없이 발생한다. 신체는 암을 신체, 정신, 영혼의 치유 위기로 보고 정화를 통해 극복할 수 있는 정신적·육체적 방해물로 간주한다. 치유 과정에 적극 참여하고 자기 책임감을 갖는 것(자기 자신에 대한 사랑의 표현)은 암을 포함한 모든 유형의 질병 치료에 절대적으로 필요하다. 암에 걸린다는 것은 종양학자나 외과 의사의 처분만을 바라는 무력한 희생자가 되는 것과 다르다.

암의 필요를 제거하기 위한 유용한 조언

1990년대 유럽인을 상대로 한 임상에서 암 환자를 대거 진찰한 결과, 나는 암의 종류에 관계없이 모두 간과 담낭에 많은 양의 담석이 쌓인다는 사실을 알았다. 일련의 간 청소를 통해 간과 담낭의 돌들을 제거하고, 간 청소를 하기 전후에 결장과 신장을 깨끗이 해주면,[20] 대부분의 암이 자연적으로 제거되기 위한 신체적인 전제 조건이 만들어진다. 이는 말기암으로 간주되는 암에도 동일하게 적용된다.

이후 건강한 식생활과 생활 방식이 유지된다면 치유는 영구적일 가능성이 높다. 과일과 채소가 암 치료 효과와 암을 예방한다는 증거는 얼마든지 있다. 영국 식품연구소에서 행한 연구는 양배추, 케일, 브로콜리, 방울양배추와 같은 배추속에 속한 채소가 항암성 화합물을 함유하고 있어 암세포의 자살을 부추긴다는 사실을 밝혀냈다. 조직과 혈액에서 강한 정화 효과를 보여주는 이 채소들을 규칙적으로 먹으면 전반적인 독성을 크게 줄이고 암세포에 대한 신체의 필요성을 없앤다.

이러한 맥락에서, 암세포의 당분 갈망에 대한 바르부르크 박사의 통찰력은 큰 도움이 된다. 암세포는 당분 없이는 빠르게 증식할 수 없다. 만약 당신이 암에 걸렸다면, 정제된 가공 설탕 섭취를 즉시 중단해야

---

20 이 정화 과정의 수행 방법에 대해서는 필자의 책 《의사들도 모르는 기적의 간 청소》 또는 이전 장들에서 확인할 수 있다.

한다. 영양학적으로 정제된 설탕은 섭취한 당분의 동화에 필요한 영양소를 전혀 함유하지 않는다. 이러한 당류의 섭취는 (그나마 남아 있는) 체내의 영양소와 에너지를 고갈시켜 다른 일에 사용될 것을 거의 남겨두지 않는다. 암은 사람을 죽이지 않는다. 다만 장기 조직의 낭비가 사람을 죽이는 것이다. 암과 낭비는 서로 함께한다. 규칙적인 설탕 섭취는 암세포에 영양을 공급하지만, 건강한 세포를 굶주리게 만든다.

스테비아나 자일리톨 같은 천연 감미료는 인체의 영양분과 에너지 자원을 강탈하지 않는다. 스테비아는 칼로리가 제로여서 암세포의 먹이가 될 수 없다. 자일리톨은 약간의 칼로리(설탕보다 약 40% 적다)를 함유하고 있지만 혈액으로 천천히 분비되어 혈당 지수가 훨씬 낮다. 적당히 섭취하면, 크게 문제 될 것 같지는 않다. 그러나 파스타, 흰 빵, 페이스트리, 케이크 같은 정제된 탄수화물은 빠르게 포도당으로 분해되어 정제된 설탕이 하는 것과 똑같이 작용한다. 따라서 초콜릿, 아이스크림, 탄산음료처럼 설탕이 풍부한 음식료는 반드시 피해야 한다. 우유, 요구르트, 치즈도 피해야 한다. 암세포는 유당(락토오스)에서 번성하기 때문이다.

성조숙증과 유방암의 관계

미국을 비롯한 현대 국가의 소녀들은 매우 어린 나이에 사춘기에 접어들고 있는데, 이것이 유방암의 위험을 증가시키는 것으로 나타났다. 수십 년 전만 해도 생리, 유방 발달, 음모와 겨드랑이 털 등 여성 사춘기의 생물학적 징후는 일반적으로 열세 살 이상에서 발생했다. 오늘날에는 여덟 살 정도의 소녀들에게서 이러한 징후가 점점 더 많이 보이고 있다. 아프리카계 미국 소녀들은 특히 성조숙증에 더 취약하다. 심지어 대여섯 살의 소녀들도 성조숙증을 겪는다. 조기 사춘기는 소녀들에게 호르몬과 관련된 유방암의 주요 위험 인자인 에스트로겐을 더 많이 노출시킨다. 생물학자인 샌드라 스타인그래버(Sandra Steingraber)가 발표한 자료에 따르면, 열두 살 이전에 첫 월경을 하는 소녀들은 열여섯 살에 첫 월경을 하는 소녀들에 비해 유방암에 걸릴 확률이 50% 더 높다. "우리는 매년 여자아이의 첫 월경 기간을 늦출 수 있으며, 그로부터 우리는 수천 건의 유방암을 예방할 수 있다"고 그녀는 말한다.

이런 추세의 잠재적 원인으로는 소아 비만율과 운동 부족의 증가, 우유 및 대두 이유식, 우유에 첨가되는 소 성장 호르몬, 육류에 들어 있는 호르몬 및 항생제, 두유나 두부와 같은 비발효 콩 제품, 비스페놀A 및 프탈레이트(유아용품, 물병 그리고 음료수 캔의 내부 코팅과 같은 많은 플라스틱에서 발견된다), 호르몬 균형에 영향을 미치는 다른 인공 화학 물질(화장품, 이쑤시개, 샴푸, 모발 염료에서 발견된다), 가정과 학교에서의 스트레스, 과도한 TV 시청과 미디어 사용 등이 있다.

인공조명과 암의 관계

제5장에서 설명했듯이, 멜라토닌 호르몬과 암 사이에는 강한 연관성이 있다. 텍사스 대학교의 세포 및 구조 생물학 교수인 러셀 레이터

——————— 건강과 치유의 비밀

(Russell Reiter)에 따르면, 멜라토닌은 돌연변이로부터 유전 물질을 보호한다고 한다. 그는 런던의 한 모임에서 "밤의 빛은 신체의 멜라토닌 생산을 억제함으로써 암과 관련된 돌연변이의 위험을 높일 수 있다"고 말했다.

워싱턴 대학교 역학부의 스콧 데이비스(Scott Davis) 학부장은 "밤의 빛과 암의 연결고리는 표면적으로 억지스러운 것처럼 보일 수 있지만, 그에 대한 근본적인 생물학적 근거가 있다"고 말했다. 데이비스는 야간 조명이 여성 호르몬 생산에 어떻게 영향을 미치며, 이것이 유방암의 위험에 어떤 영향을 미치는지에 대해 연구해왔다. 데이비스는 "밤의 빛 그리고 야간 근무와 유방암 위험 사이의 관계를 발견했다"고 말했다. "이 연구는 야간작업이 멜라토닌의 활동을 방해하고, 이는 여성들에게 호르몬의 과잉 생산으로 이어진다는 것을 보여준다."

여기서 전하는 메시지는 오후 10시 이전에(주변에 인공조명 없이) 하루 여덟 시간 정도 규칙적인 수면을 취하라는 것이다. 또한 (선글라스나 자외선 차단제를 사용하지 않고) 햇빛에 정기적으로 노출되어야 한다. 이 두 가지 모두 암을 치료하고 예방하는 가장 효과적인 방법 중 하나다.

운동과 암의 관계

운동이 암 환자들에게 유익한지 해로운지에 대한 논란은 끊임없이 있어왔다. 존스홉킨스 대학교가 발행한 보고서에 실린 새로운 연구는 그러한 의심을 일축하고 암 퇴치 수단으로 운동의 이점을 지적한다.

화학 요법을 받고 있는 암 환자에 관한 한, 운동은 치료와 관련된 피로를 퇴치하는 가장 좋은 방법 중 하나다. 존스홉킨스 대학교의 종양학 및 산부인과 부교수인 데버러 암스트롱(Deborah Armstrong)은 "항암 치료를 받는 동안 강한 운동 요법은 권장되지 않지만, 암 진단을 받기 전에 운동을 했다면 어느 정도의 활동을 유지하도록 노력해야 하고, 운동을 하지 않았다면 걷기나 수영 같은 가벼운 운동을 시작할 것을 권한다"고 말한다.

운동은 치료와 관련된 피로를 돕는 데 그치지 않고 암 치료에 적극 기여한다. 몇 가지 획기적인 연구가 이를 증명한다. 암세포는 전형적으로 산소가 부족한 상태에서 발생하고, 운동은 체내 세포에 여분의 산소를 공급하고 면역 반응을 향상시키는 직접적인 방법이므로 이것은 결코 놀라운 일이 아니다. 또한 연구원들은 운동이 종양의 성장을 촉진시키는 특정 호르몬의 생산을 조절할 수 있다고 믿는다.

그러나 너무 힘든 운동은 안 된다. 매일 30분씩 또는 일주일에 몇 시간씩 하는 운동이 세포 내 산소를 크게 늘리는 데 필요한 전부다.

《미국 의학협회 저널》에 실린 한 연구에서 연구원들은 유방암에 걸린 2987명의 여성을 추적 조사했는데, 암 진단 후 일주일에 한 시간 이상 걷기 운동을 한 여성들은 유방암으로 사망할 확률이 낮았다. 대장암에 걸린 573명의 여성을 대상으로 한 또 다른 연구에서는, 대장암 진단 후 일주일에 여섯 시간 이상 적당한 운동 프로그램을 실시한 여성들이 일주일에 한 시간 미만으로 운동한 여성들보다 암에 의한 사망률이 61% 적었다. 모든 경우에서 환자의 나이, 암의 진행 단계, 체중과 관계없이 운동의 보호 효과가 있는 것으로 밝혀졌다. 《임상종양학 저널(*Journal of Clinical Oncology*)》에 실린 세 번째 연구는 3기 대장암을 앓고 있는 832명의 남녀에게 운동이 미치는 영향을 조사한 후 위의 결과를 확인했다.

일반적인 암 치료법의 진실

만약 당신이 여전히 화학 요법을 치료의 선택 사항으로 생각한다면, 암보다 훨씬 더 심각한 병에 걸릴 수 있다는 점을 기억해야 한다. 다음은 일반적인 부작용이다.

종양학자들, 대학교수, 의학 박사가 현대의 암 치료 효과에 대해 다음과 같이 말했다.

- 화학 요법과 방사선 치료는 두 번째 암의 발병 위험을 최대 100배까지 늘릴 수 있다.

  ─새뮤얼 엡스타인(Samuel S. Epstein), 1987년 9월 9일 의회 기록

- 만약 내가 암에 걸렸다면, 표준 암 치료센터에는 절대 가지 않을 것이다. 그런 곳에서 멀리 떨어져 사는 암 환자들에게 기회가 있다.

  ─조르주 마테(Georges Mathé, 프랑스 암 전문가)

- 데이터를 해석하는 훈련을 받은 화학자로서, 화학 요법이 유익함보다 훨씬 더 큰 해를 끼친다는 명확한 증거를 의사들이 무시한

다는 것을 나로서는 이해할 수 없다.

　　　　　　　　　—앨런 닉슨(Alan C. Nixon, 전 미국화학회 회장)

• 이 나라의 암 환자들은 대부분 화학 요법으로 죽는다. 화학 요법
　은 유방암, 대장암 또는 폐암을 제거하지 않는다. 이 사실은 10년
　넘도록 문서화되었지만, 의사들은 여전히 이들 종양에 화학 요법
　을 사용한다.

　　　　　　—알렌 레빈(Allen Levin, 캘리포니아 대학교 의학전문대학원)

• 암 연구자, 의학 저널, 대중 매체 모두 일반 악성 종양을 가진 많
　은 사람들이 효험이 없는 약물을 복용하고 있는 상황에 기여했다.

　　　　—마틴 샤피로(Martin Shapiro, 캘리포니아 대학교 로스앤젤레스 캠퍼스)

• 두 가지 형태의 암을 제외하면 화학 요법은 치유 효과가 없다. 화
　학 요법은 고문과 같고, 수명을 단축시킬 수도 있다.

　　　　　　　—캔디스 퍼트(Candace Pert, 조지타운 대학교 의대)

• 기본적으로 화학 요법은 대부분의 경우에 효과가 없다.

　　　　　　—랠프 모스(Ralph Moss, 전 슬론 케터링 암센터 정보국장)

• 많은 종양학자들이 변함없는 실패에도 희망을 잃지 않고 거의 모
　든 종양에 화학 요법을 권한다.

　　　　　　—앨버트 브레이버먼(Albert Braverman), 《랜싯》(1991)

• 화학 요법이 장기에 발생한 대부분의 암으로 고통받는 환자들의 삶을 눈에 띄게 연장할 수 있다는 과학적인 증거는 없다. 수술에 너무 앞서 있는, 모든 암의 80%를 차지하는 악성 종양에 대한 화학 요법은 과학적인 황무지다.

　　　　　　　　　—울리히 아벨(Ulrich Abel, 하이델베르크 대학교)

• 종양학자의 75% 이상이 암에 걸렸을 경우 그 무익함과 받아들일 수 없는 독성 때문에 화학 요법 실험에는 참여하지 않을 것이라고 말했다. —울리히 아벨

• 미국에서 화학 요법을 받는 암 환자의 비율은 75%에 이른다.

　　　　　　　　　　　　—존 로빈스(John Robbins, 종양학자)

• 화학 요법으로 생명을 구할 수 있는 암 환자의 비율은 3%다. 오늘날까지 (대다수의 암에 대해) 화학 요법이 생존이나 삶의 질에 긍정적인 영향을 미친다는 결정적인 증거는 없다. 화학 요법과 방사선 치료는 몸을 제대로 돌보지 못한다. 이 치료법들은 환자들의 몸을 파괴하는 것이지 치유하는 것이 아니다. 환자를 파괴하지 않고 암이 파괴되는 것은 의사들의 희망 사항이다. 이러한 치료법은 암세포를 죽이지만, 면역 체계의 세포를 포함한 좋은 세포들도 죽인다. 그것은 한 사람이 낫기 위해 필요한 세포들이다. 만약 암 환자가 충분한 면역 체계를 남긴 채 치료에서 살아남는다면, 환자는 일시적으로 좋아지는 것처럼 보일 수 있지만, 이미

그의 몸과 면역 체계에 큰 손상을 입은 뒤일 것이다. 이런 치료법을 써서 파괴하는 대신 자연 요법으로 면역 체계에 직접 영양을 공급해주는 것이 얼마나 좋은가. 그러면 면역 체계 스스로 아무런 부작용 없이 암세포를 죽이고 동시에 몸을 치유할 수 있다.

—로레인 데이(Lorraine Day, 캘리포니아 대학교 의과대학 부교수)

수술, 방사선 치료, 화학 요법이 효과 있다는 주장은 대부분의 암에 유효하지 않다. 의학적 치료를 전혀 받지 않는 환자들은 여전히 더 잘 치유하고 생존율이 더 높다. 그러나 일부 무작위 암 실험을 포함한 많은 암 실험은 이러한 치료법이 효과적이며 생명을 구한다고 주장한다. 2007년 10월, 대중 매체는 유방암과 일부 다른 암의 사망률이 처음으로 몇 퍼센트 감소했다는 뉴스를 퍼뜨려 암과의 싸움에서 실질적인 진전이 이루어지고 있음을 시사했다. 그러나 아래에 설명된 것처럼 생존 수치는 기존 암 치료의 효능을 측정하는 척도로서 신뢰할 수 없는 데다 오해의 소지가 있다.

언론은 암의 조기 발견이 낮은 사망률의 주요 원인이라고 언급했다. 어떤 의미에서는 그들의 말이 맞지만, 잘못된 이유 때문에 그렇다. 조기 발견은 암으로 인한 전체 사망률을 변화시키지 않는 것으로 나타났다. 검사에 따른 조기 진단은 단지 생존 시계를 더 일찍 시작할 뿐이다. 즉 환자는 여전히 같은 기간 안에 죽을 수 있지만 더 오래 산 것처럼 보인다는 것이다.

예를 들어 45세의 두 여성에게 같은 유형의 유방암이 발병한다고 해보자. 종양 크기는 정확히 똑같고, 가까스로 감지할 수 있는 정도의 크기다. 여성 두 명 중 한 명(여성 A)은 유방암 초기 진단을 받아 치료 받고 있다. 다른 여성(여성 B)은 정기 검사를 받지 못해 3년 더 암에 대해 모르고 있다. 그녀의 암은 4기 종양으로 발전했다. 암이 1기에서 4기로 성장하려면 3년이 걸릴 수 있다. 두 여성 모두 51세에 사망한다. 그렇다면 누가 더 오래 살았는가? 암 업계에서 우리가 믿기를 원하는 바에 따르면, 여성 A는 여성 B보다 3년을 더 살았다는 것이지만, 물론 이것은 사실이 아니며 단지 그렇게 보일 뿐이다. 여기서 속임수가 발휘된다.

암이 진단에서 시작되지는 않지만, 사망률을 계산하는 방법은 이렇다. 여성 A는 초기 진단 후 6년 동안 살았기 때문에, 5년 생존 기준을 적용했을 때 유방암 생존자로 간주될 것이다. 그녀는 '생존자' 명단에 오른다. 그녀가 1년 후에 죽었다는 것은 중요하지 않다. 반면, 여성 B는 암 진단 후 3년 만에 죽어 '사망자' 명단에 올랐다. 이 숫자 놀이의 최종 결과는 암의 조기 발견으로 사망률이 낮아지는 것처럼 보인다는 것이다. 사실은 그 반대인데도 말이다. 매일 점점 더 많은 사람들이 암에 걸리고 있으며, 이러한 추세는 변하지 않고 있다.

암 산업은 조기 진단이라는 방법으로 치료 후 암 생존 기간을 5년이라는 결정적인 기준 이상으로 '확장'하여 사망률을 '낮추고' 생존자의 수를 '증가'시킨다. 그 결과, 현대적인 암 치료법은 이제 우리 모두가 그토록 기다려온 의학적인 '돌파구'에 도달한 것으로 예고되고 있다. 최근의 미디어의 총동원과 업계의 후원을 받는 암 인식 캠페인은 더 많은 사람들이 (의료 산업에 큰 위험이 되고 있는) 비용이 덜 드는 대안 치료 방법을 찾는 대신, 성공한 의료 치료법을 선택하도록 장려할 것이라는 것이 이 업계의 희망이다. 현재 미국의 거의 모든 사람들은 암에 걸려 죽은 사람이나 화학 요법, 방사선 치료, 수술이라는 전통적인 치료를 받아 큰 고통을 겪은 사람을 알고 있다. 비교적 소수의 사람들만 이러한 치료법들 때문에 살아남는데, 그들은 치료 덕분에 살아남았다기보다는 그런 치료에도 불구하고 살아남은 것이다. 여전히 암 산업은 계속 성장하고 있지만, 그것이 오히려 암의 진정한 치유 방법을 찾는 데 걸림돌이 되고 있다.

대중들은 암 종양이 진짜 살인자라서 어떤 대가를 치르더라도, 그리고 가능한 한 빨리 파괴되어야 한다는 생각에 세뇌되고 있다. 현재 진행되고 있는 초기 암 진단법이 효과가 있으며 이미 사망률을 낮췄다는 것을 대중에게 증명하는 것은, 많은 사람들이 급진적인 현대적 치료법을 추구할 충분한 이유가 된다. 그러나 암은 신체의 나머지 부분과 무관한 국소적 질환이 아니다. 암은 많은 장기, 조직 또는 신체 전체에 영향을 미치는 '체계적 장애'다. 종양이 조기에 제거되든 말든 종양과 같은 암의 증상을 제거한다고 해서 암의 근본 원인이 제거되는 것은 아니다. 앞에서 설명했듯이, 종양은 문제가 아니다. 그것은 해결책의 일부다. 환자가 암의 원인을 제거하지 않는 한, 암의 조기 발견과 치료는 거의 재발을 막지 못한다. 대부분의 암의 경우, 고도로 억제되고 파괴적인 암 치료는 결국 원래의 암보다 더 공격적이고 빠르게 퍼지는 암(생존 반응)으로 이어진다. 처음에 '벌어놓은' 시간은 마지막에 없어질 것이다.

현대의 암 치료는 면역 체계에 손상을 입히거나 파괴하여 염증을 일으키고 신체를 다른 질병에 걸리기 쉬운 상태로 만드는 원인이 된다.

만약 어떤 남성이 대장에서 암 종양을 제거하고 여러 차례의 화학 요법을 받았으나 4주 뒤 포도상구균 감염으로 죽었다면, 사망진단서에는 암이 아닌 감염으로 죽었다고 기록될 것이다. 암 치료로 인한 죽음은 암으로 인한 죽음보다 더 빈번하게 발생한다. 암이 아닌 다른 병으로 죽어가는 암 환자들은 암 사망률을 더욱 낮추어 암 산업에만 이익을 준다.

암을 치유하기 위해서는 암이 질병이고 우리를 죽이려 한다는 생각을 버려야 한다. 또한 우리는 신체가 암과 같은 급격한 생존 메커니즘에 의지하도록 강요하는 원인을 찾아내고 제거하는 법을 배워야 한다. 암으로부터 자신을 치유하는 것은 큰돈이 드는 것도 아니고 어려운 일도 아니지만, 무엇보다 몸과 자신을 믿고 사랑하고 존중해야 한다. 몸은 언제나 스스로 치유할 준비가 되어 있고 열심이지만, 치유가 일어나기 위한 전제 조건을 만드는 것은 당신에게 달려 있다.

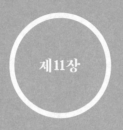

제11장

당뇨병의
숨겨진 세 가지 원인

당뇨병은 미국 인구의 8% 이상을 괴롭힌다. 그리고 많은 사람들이 당뇨병은 유전되며 몸은 유전적 결함의 피해자라는 믿음을 가지고 있다. 비록 유전적 이유들이 당뇨병의 발현에 일정한 역할을 할 수도 있지만 대부분의 경우는 그렇지 않다. 그들은 왜 췌장 세포가 어느 날 갑자기 자멸하기로 결심하는지(제1형 당뇨), 혹은 50세 이상의 사람들에게서 갑자기 인슐린 저항성이 증가하는지(제2형 당뇨)에 대한 이유를 설명하지 못한다.

많은 환자와 의사들이 신체가 어떻게든 실수해서 제 역할을 하지 못할 때 질병이 나타난다고 추측한다. 이 생각은 모든 논리에 어긋나며, 과학적으로도 옳지 않다. 이 세상에서 모든 결과는 근본적인 원인이 있다. 의사들이 특정 췌장 세포가 인슐린의 생산을 멈추게 하는 원인이 무엇인지 모른다고 해서 당뇨병이 신체가 스스로 공격하고 파괴하는 것으로 추정되는 자가면역 질환이라는 것을 의미하지는 않는다. 신체는 당뇨병을 일으킴으로써 잘못된 행동을 하지도 않고, 스스로 목숨을 끊으려고도 하지 않는다. 몸은 절대로 당신을 고통스럽게 하고 비참하게 만드는 데서 즐거움을 찾지 못한다.

인체의 지혜와 지능을 의심하는 대신, 우리는 인체에서 인슐린 생성 능력을 정지시키고 제2형 당뇨병을 증가시키는 상황을 이해할 필요가 있다. 인체는 믿을 수 없을 정도로 정교한 생존 메커니즘을 고안하는 방대한 지략으로, 불충분한 영양 공급, 정서적 고통 그리고 해로운 생활 방식을 통해 이미 야기된 것보다 더 많은 해악으로부터 당신을 보호하기 위해 온갖 노력을 기울인다. 이러한 관점에서 볼 때 질병은 그 사람이 의도치 않은 자살을 하지 못하도록 끊임없이 노력하는 신체의 필수적인 부분이 된다. (예를 들어 루푸스, 암, 류머티즘성 관절염과 같은 자가면역 질환 등이) 자기 자신을 공격하는 것처럼 보여도 당신의 몸은 언제나 당신 편이며 결코 당신에게 적대적이지 않다고 분명히 말할 수 있다.

당뇨병이 발병하는 메커니즘이 있듯이 그것을 뒤집는 메커니즘도 있다. 제1형이든 제2형이든 간에 당뇨병을 되돌릴 수 없는 질병으로 여기는 것은 인체의 본질을 깊이 이해하지 못하고 있음을 반영한다. 균형을 회복하거나 항상성을 회복하는 전제 조건이 충족되면 신체는 완전한 회복과 치유 능력을 발휘한다.

우리는 상처를 치료하거나 부러진 뼈를 치유하는 방법을 알고 있다. 우리 중 일부는 면역 체계가 손상되거나, 처방약이 혈액 응고 메커니즘을 방해하거나, 신체가 유독성 노폐물로 심하게 폐색되었을 때 이 능력을 '잃어버릴' 수도 있다. 제1형 당뇨병의 경우, 췌장 세포는 일에 지쳐서 인슐린 생산을 멈추는 것이 아니다. 그리고 제2형 당뇨병의 경우, 인체에 있는 60조 개의 세포는 인슐린을 싫어해서 거부 반응을 보이는 것이 아니다. 두 경우 다 여러 가지 이유로 세포가 제 역할을 하지 못하게 되어 있는데, 이 모든 것은 기본적으로 우리의 통제 아래 있다. 만약 우리가 먹고 사는 방식을 통해 세포를 직간접적으로 파괴하

———— 건강과 치유의 비밀

는 행위를 멈춘다면, 세포들은 쉽게 재설계되거나, 다시 살아나거나, 새로운 세포로 대체될 수 있다.

췌장을 치료하는 것은 부러진 뼈를 치료하는 것과 크게 다르지 않다. 그러나 치유가 일어나기 위해서는 치유를 촉진하는 변화를 만들어야 하고, 그에 대항해서는 안 된다. 당뇨병을 증상 수준에서 치료하는 것은 어렵고 실제론 치료하는 것을 막는다. 반면에 인슐린을 분비하는 췌장 세포의 오작동을 일으키는 원인을 파악하여, 그 원인을 제거하는 것은 어렵지 않다. 이들 전문화된 세포가 정상적으로 기능을 수행하려면 적절한 영양분이 필요하다. 인슐린은 우리가 필수 영양소(단백질, 설탕, 지방), 특히 포도당을 신체의 세포에서 섭취할 때 필요로 하는 가장 중요한 호르몬이다. 만약 이러한 영양분을 세포에 전달하는 인슐린이 없다면, 특히 당분은 혈액 속에 갇혀 위험할 정도로 높은 수준까지 상승하게 된다.

인슐린 의존성 당뇨병의 경우(두 가지 유형 모두에 적용할 수 있다), 혈류에서 과다한 당분, 지방, 단백질 분자를 제거하기 위해 인슐린을 혈액에 주입하는 것이 이치에 맞아 보인다. 그러나 무엇 때문에 신체가 이런 난처한 입장에 처하게 되었는지 조사하고 바로잡지 않은 채, 환자에게 인슐린 주사를 놓아 혈당을 낮추는 것만으로는 문제가 해결되지 않을뿐더러, 우리가 알게 될 것처럼 상황이 더욱 악화된다. 이러한 임시방편의 해결법은 진정한 치유를 불가능하게 만드는 동시에 많은 다른 질병의 발병 위험을 증가시킨다.

두 가지 유형의 당뇨병으로 고통받는 환자들이 심장병, 암, 뇌졸중, 실명, 알츠하이머병 등의 위험이 높아진다는 것은 이제 (다시 한번) 사실로 알려져 있다. 인슐린의 수치가 올라가면 뇌에 염증이 생겨 알츠하이머병의 위험이 높아질 수 있다. 이 발견은 《신경학 기록보관소(Archive of Neurology)》에 보고되었다.

노스웨스턴 대학교의 연구원들에 따르면, 알츠하이머병이 실제로 제3의 당뇨병이 될 수 있다는 많은 증거가 발견되었다고 한다. 뇌 속의 인슐린과 인슐린 수용체는 학습과 기억력에 매우 중요하다. 이런 이유로 뇌는 스스로 인슐린을 만든다. 2005년에는 알츠하이머병에 걸린 사람들이 인슐린과 인슐린 수용체가 더 낮은 것으로 밝혀졌다. 뇌에서 인슐린은 시냅스에서 인슐린 수용체와 결합하는데, 이것은 신경 세포가 살아남고 기억이 형성되도록 하는 메커니즘을 촉발시킨다. 노스웨스턴 대학교의 새로운 연구에서는 알츠하이머 환자의 뇌에서 '아밀로이드 베타 유도 단백질(ADDL)'이라는 독성 단백질이 발견되었는데, 이 단백질은 신경 세포에서 인슐린 수용체를 제거하고 이 신경 세포가 인슐린 내성을 갖게 한다. 결과적으로, 뉴런들은 충분한 포도당을 섭취할 수 없고, 따라서 기억 기능을 퇴화시키고 차단한다. 2004년에 연구원들은 당뇨병 환자들이 알츠하이머병에 걸릴 위험이 65% 더 높다고 밝혔다.

알츠하이머병, 심장병, 뇌졸중, 암, 실명 등의 위험이 실제로 당뇨병 때문인가 혹은 그에 대한 치료 때문인가 하는 의문이 제기된다. 나는 여기서 당뇨병은 인과 관계가 아닌 증상 차원에서 치료되기 때문에 위험한 병이 되었음을 주장한다. 비인슐린 의존형 당뇨병 환자가 인슐린 주사를 맞으면 심각한 해를 입거나 심지어 사망에 이를 수도 있다. 그리고 놀라운 일일 수도 있겠지만, 그리 흔하지는 않더라도 잘못된 혈액 검사에서 높은 양성 수치가 나와 인슐린 주사를 맞는 건강한 사람에게도 당뇨가 나타난다. '한번 당뇨병 환자는 영원한 당뇨병 환자'라는 말은 의료 개입의 슬픈 결과물이다. 하지만 반드시 이렇게 될 필요는 없다.

예를 들어 토론토 병원의 과학자들은 최근에 거의 완전한 치유로 이어질 수 있는 놀라운 발견을 했다. 연구진은 고추의 활성 성분인 캡사이신을 당뇨병에 걸린 쥐에게 주사해 췌장에서 통증 뉴런 오작동 효과를 상쇄시켰다. 쥐들은 하룻밤 사이에 건강해졌다. 전통적인 입장은 오직 신체의 면역 체계가 췌장을 공격함으로써 당뇨가 일어나는 것으로 규정하고 있다. 그러나 새로운 연구는 이 규정이 사실이 아니라는 것을 보여준다. 분명히 우리의 신경은 췌장의 적절한 기능에 중요한 특정 신경 펩타이드들을 분비한다. 위와 같은 간단한 방법을 통해 적절한 신경 기능을 회복하는 것만으로도 상황은 끝날 수 있다. 캡사이신은 관절통이나 다른 염증성 질환 치료에서 이미 그 치유 특성을 입증했다. 이것은 치료가 복잡하지도 않고 큰 비용이 들지 않는다는 것을 보여준다.

제2형 당뇨병과 관련해서는 자연적인 방법으로 치료할 수 있고, 세포가 인슐린 흡수에 저항하는 음식을 피함으로써 치유될 수 있다는 충분한 증거가 있다.

정제된 탄수화물 - 인슐린 저항의 원인

제2형 당뇨병 환자에게 주어지는 가장 일반적인 지침 중 하나가 탄수화물 섭취를 줄이거나 심지어 끊는 것이다. 그것들이 함유하고 있는 당분이 혈당을 비정상적인 수준으로 끌어올려 생명을 위태롭게 할 수도 있다는 말을 듣는다. 이런 주장에는 기본적인 진실이 있다. 그러나 다음 절에서 보겠지만, 또한 오해의 소지가 매우 많다. 우선 이 진술의 올바른 부분을 이해하자.

정제되고 가공된 탄수화물은 당뇨병 환자의 건강뿐만 아니라 일반인의 건강에도 심각한 영향을 미친다고 말하는 것은 확실히 옳다. 식물성 식품의 정상적인 소화 작용의 결과, 몸은 복합 탄수화물을 복합당(글리코겐)으로 전환하여 간과 근육에 저장한다. 신체는 필요할 때마다 세포 에너지를 생성하기 위해 글리코겐을 포도당으로 변환한다. 반면에 정제된 탄수화물 식품(과자, 감자칩, 케이크, 캔디, 아이스크림, 파스타, 흰 빵, 청량음료 등)을 섭취하면 실제로 이 과정을 우회하고, 당분이나 녹말(녹말은 당분이다)은 몇 분 만에 혈류로 들어간다. 이런 단당류를 많이 섭취할수록 혈당은 점점 높아진다. 당신의 췌장은 지속적으로 증가하는 혈당을 억제하기 위해, 혈액에 여분의 인슐린을 주입해야 한다. 인슐린은 혈류에서 당분을 꺼내 세포로 운반한다. 세포 표면에는 혈당의 유입을 조절하기 위해 여닫히는 작은 문처럼 작용하는 인슐린 수용체가 있다.

——————— 건강과 치유의 비밀

신체가 세포에 사용할 수 있게 하는 매우 귀중한 포도당과, 콜라를 마시거나 아이스크림콘을 먹은 직후 혈류로 강제 투입되는 쓸모없는 당분 사이에는 큰 차이가 있다. 세포들은 산성이면서, 표백되거나 가공된, 그리고 에너지가 없는 당분(빈 칼로리)을 좋아하지 않는다. 이 세포 독성으로부터 스스로를 보호하기 위해, 세포들은 인슐린이 문을 두드릴 때, 그것이 적절하고 사용 가능하며 질 좋은 포도당을 전달하려 할 때조차도 장벽을 세운다. 그 결과, 당분은 혈액 속에 남는 것 말고는 선택의 여지가 없다. 그래서 생긴 혈당의 증가는 췌장에 의한 인슐린 분비량을 더욱 늘리고, 이는 다시 더 많은 세포 문을 닫게 하고 혈당을 더 올린다. 이러한 상태를 '인슐린 저항성'이라고 한다. 인슐린 생산이 더 이상 혈당 상승을 따라가지 못하면 제2형 당뇨병이 생긴다. 이 때문에 제2형 당뇨병은 인슐린 저항성의 심각한 예가 된다. 인슐린 저항성은 다음을 포함한 신체의 많은 합병증을 유발할 수 있다.

- 심장병
- 동맥 경화
- 동맥벽 손상
- 콜레스테롤 수치 증가
- 비타민 및 미네랄 결핍
- 신장병
- 지방 연소 메커니즘 중단
- 지방 축적 및 저장
- 체중 증가

《당뇨 케어 저널(Diabetes Care)》의 보고서에 따르면, 시리얼이 인슐린에 대한 저항력을 낮추는 데 도움이 될 수 있다고 한다. 신체가 인슐린에 민감할수록 세포가 혈류에서 포도당을 효율적으로 섭취하게 되는데, 제2형 당뇨병에 걸린 사람이라면 누구에게나 바람직하다. 이전의 연구는 수용성 섬유질과 불용성 섬유질을 많이 섭취하는 사람들이 제2형 당뇨병의 발병률이 낮다는 것을 보여주었다. 독일 연구팀은 불용성 섬유질이 당뇨병 위험을 얼마나 낮추는지 알아보기 위해, 한 조각당 10g의 불용성 섬유질이 들어 있는 특별한 빵을 고안했다. 연구원들은 과체중과 비만 여성 17명에게 매일 세 조각의 빵을 먹으라고 했는데, 빵은 그들의 섬유질 섭취량을 하루 권장량인 20~35g 수준으로 올려놓았다. 여성들의 인슐린 민감도는 빵을 먹은 지 3일 만에 8% 향상되었다. 과일, 채소, 곡물과 콩류, 견과류, 씨앗과 같은 가공되지 않은 자연식품을 섭취함으로써 불용성 및 가용성 섬유질 섭취를 자연스럽게 늘릴 수 있다. 너무 단순하게 들리겠지만, 음식은 여전히 최고의 약이다.

동물성 단백질 – 설탕보다 더 해롭다

영양학적으로 비어 있는 음식이 영양실조, 섭식 장애, 비만으로 이어진다는 것은 의심할 여지가 없다. 갑자기 해로운 혈당이 치솟는 것을 피하기 위해서는, 건강한 사람들도 정제된 설탕이나 전분이 가득한 음식을 먹어서는 안 된다. 단 음식과 전분이 많은 음식에 대한 갈망은 세포 대사에 심각한 장애가 있음을 나타낸다.

그러나 동물성 단백질을 섭취함으로써 생기는 효과와 비교했을 때 설탕은 그리 큰 문제가 아니다. 예를 들어 당뇨병 환자들은 신체가 스테이크 한 조각을 처리하는 데 필요한 인슐린의 양이 약 227g의 백설탕을 처리하는 데 필요한 인슐린의 양과 같다는 말을 거의 듣지 못한다. 어떤 의사도 이 말을 하지 않는 이유는 스테이크가 혈당 수치를 실질적으로 증가시키지 않으므로 고기가 특히 당뇨병 환자들에게 안전한 음식처럼 보이기 때문이다. 그렇게 '질병'이 진행되면서 조용히 그리고 눈에 띄지 않게 악화될 수 있다.

제2형 당뇨병 환자의 인슐린 저항성은 췌장이 인슐린을 생산할 수 있지만 세포가 이에 대해 무감각한 상태를 나타낸다. 인슐린은 포도당과 다른 영양소가 세포로 들어가기 위해 통과해야 하는 '문'을 여는 '열쇠' 역할을 한다.

개방된 '문'이 너무 적거나 문에 달린 '자물쇠'가 '녹이 슬어서' 이 호르몬이 존재함에도 불구하고 열기 어려울 때 인슐린 저항성이 발생한다. 세포가 인슐린에 너무 자주, 그리고 너무 많은 양으로 접촉하면 세포는 손상되어 암으로 변할 수 있다.

규칙적인 단백질 식사는 세포들이 인슐린에 점점 더 저항력을 갖게 하며, 처음에는 혈당 수치를 올리지 않다가 결국에는 제2형 당뇨병을 초래한다. 우리가 자주 먹는 설탕과 정제된 지방을 함유하고 있는 간식도 중요한 역할을 하지만, 이미 설명했듯이 훨씬 덜하다.[21] 그러나 우리가 세 번째 위험한 식품으로 살펴볼 정제된 지방은 당뇨 발생에 중요한 역할을 한다.

아무리 건강한 신체일지라도 췌장 세포는 규칙적으로 섭취한 동물성 단백질을 처리하는 데 필요한 만큼의 인슐린을 생산할 수 없다. 사용되지 않은 단백질 중 일부는 간에서 분해되지만, 당뇨병 환자는 이 능력이 크게 떨어진다. 나머지 단백질들은 세포 간 액체로 흡수될 때까지 혈액에서 순환한다. 그러나 당뇨 환자의 세포막은 인슐린이 세포로 들어가는 것을 점점 가로막기 때문에 당분, 단백질, 지방산도 거부된다. 과도한 당분 일부는 지방으로 변환될 수 있고 이 지방은 조직에 축적될 수 있는 반면에, 단백질은 세포 간 조직이나 결합 조직에서 다른 방법을 통해 제거되어야 한다. 몸이 과도한 단백질을 처리하는 과정은 앞의 두 장에서 말한 것과 같다. 신체는 과도한 단백질을 콜라겐 섬유로 전환시켜 모세혈관 벽의 기저막에 저장한다. 이러한 단백질의 소멸 작용은 단백질이 당뇨병 환자에게 아무런 문제가 되지 않는 것처럼 보이게 한다.

반면에 당분은 이처럼 추적할 수 없을 것 같은 탈출로를 가지고 있지 않다. 세포 간 유체가 이용되지 않은 당으로 포화되면 혈류의 농도는 자연스럽게 상승한다. 단백질 섭취가 계속되면서 기저막은 세포들이 인슐린 저항성을 포기하고 당분이 다시 세포막을 통과하게 허용하

---

21 여기서 논의된 조건과는 별도로, 인슐린 저항성 당뇨병의 발달을 촉진하거나 이미 존재하는 경증, 무증상 또는 일시적인 당뇨병의 원인이 될 수 있는 다른 조건들이 있다. 그것들은 임신, 코르티손이나 프리드니손과 같은 스테로이드의 과잉 생산 또는 과다 투여, 성장 호르몬의 과잉 생산(말단비대증), 감염, 장기적이거나 심각한 스트레스 등이다.

건강과 치유의 비밀

더라도 단당류가 더 이상 통과할 수 없을 정도로 많은 단백질 섬유를 축적한다.

단백질과 당뇨의 연관성을 이해하는 일이 매우 중요하기 때문에, 나는 제6장에서 설명한 내용을 반복할 것이다. 만약 당신이 육류와 같은 농축 단백질 음식을 먹는다면, 당신의 몸은 이러한 음식에서 나온 아미노산으로부터 단백질을 합성하기 위해 많은 인슐린이 필요하다. 연구에 따르면, 단백질 합성의 자극은 인슐린의 전형적인 작용이다. 단백질 합성에 대한 인슐린의 자극 효과를 상실하면 성장을 지연시키고 체중 감소를 불러온다. 단백질 식사에서 파생된 아미노산이 단백질로 합성되기 위해 췌장은 인슐린을 분비해야 한다. 즉 단백질을 많이 섭취할수록 인슐린도 많이 만들어야 하므로 인슐린 저항성과 제2형 당뇨병의 가능성이 높아진다.

따라서 일반 크기의 스테이크를 먹었을 때 당신의 췌장은 탄산음료 한 캔에 들어 있는 설탕의 12배를 먹는 것에 대한 반응으로 필요한 생산량보다 더 많은 인슐린을 분비하도록 강요한다. 게다가 대부분의 미국인들처럼 식사하면서 감자와 달콤한 디저트를 먹고 탄산음료를 마시면 인슐린 저항성은 더욱 높아진다. 현재 당뇨는 미국에서 가장 빠르게 증가하는 질병으로, 그 이유는 쉽게 알 수 있다.

단백질 대사에 대한 인슐린의 영향은 복잡하고, 단백질의 합성 및 분해의 변화를 수반한다. 단백질 섭취가 과도하면 분해를 돕기 위해 인슐린 분비량이 증가한다. 단백질 합성과 탄수화물 및 지방 대사의 조절은 이제 예상치 못한 방식으로 연결되었는데, 예를 들어 포도당 대사를 조절하기 위해 인슐린이 사용하는 것과 동일한 신호 시스템 중 많은 부분이 단백질 합성의 조절에도 관여하는 것으로 밝혀졌다. 즉 단백질의 과다 섭취는 인슐린 저항의 직접적인 원인이 되고 제2형 당뇨병의 발병으로 이어질 수 있다는 것이다.

따라서 단백질 식품을 지나치게 많이 섭취하면 제2형 당뇨병은 만성 질환이 된다. 하지만 병의 진행은 거기서 그치지 않는다.

정제된 지방과 기름 – 맛있는 독?

1930년대에 의사들은 퇴행성 질환 중 많은 부분이 인슐린 저항성 당뇨병으로 알려진 내분비계의 기능 상실 때문이라고 생각했다. 인체의 혈당 조절 시스템의 심각한 변형은 거의 모든 질병으로 나타날 수 있는 근본적인 장애로 이해되었다. 이처럼 심각한 불균형을 초래한 데는 다른 이유가 있지만, 앞서 논의했듯이 잘못 만들어진 지방과 기름이 가장 큰 원인 중 하나다. 이 지방과 기름이 입 안에서는 맛있을지 모르지만, 그것들은 몸에서 독처럼 작용한다. 그것들의 파괴적인 작용은 신체가 정상적인 세포 대사를 유지할 수 없게 만드는 심각한 영양 결핍으로 이어진다.

최근 몇 년간 좋은 지방과 나쁜 지방에 대한 관심이 매우 높았다. 현재 몇몇 식품 회사들은 나쁜 지방을 피했다고 주장하지만, 여전히 그것을 함유한 수천 가지의 음식이 있다. 지방과 오일 업계는 포화 지방은 나쁜 지방이고, 불포화 지방은 좋은 지방이라고 계속해서 믿고 싶어 한다. 그러나 이것은 잘못된 정보다. 매우 유익한 포화 지방도 많고, 건강에 좋지 않은 불포화 지방도 많기 때문이다. 지방의 가치를 판단할 때 유일한 기준은, 그것들이 자연 그대로 남아 있는지 아니면 인공적인지 하는 것이다. 독특한 향이 나는 스프레드나 낮은 콜레스테롤의 조리용 오일이 가진 놀라운 이점을 칭송하는 지방과 오일 업계의 광고는 믿을 수 없다. 그들의 영리한 광고 캠페인은 당신의 건강을 증진시키는 데 관심이 없다. 그들은 단지 콩기름, 면실유, 유채씨유 같은 값싼 정크 오일의 시장을 만드는 일에만 관심이 있다.

1930년대 초까지만 해도 가공식품은 별로 인기가 없었는데, 소비하기에 안전할 만큼 신선하지 않다는 의심 때문에 사람들에게 거부당했다. 막대한 잠재 이익을 위해 식품을 대량 생산하는 자동화된 공장 기계가 들어왔을 때 지역 농부들은 극렬히 반대했다. 그러나 이러한 저항은 무너지고 아무도 보지 못했던 '새로운' 음식에 대한 관심이 높아졌다. 마가린을 비롯한 정제 및 수소화된 제품이 미국 식품 시장에 도입되었을 때 낙농업계는 격렬하게 반대했지만, 여성들은 이 제품이 자신들이 사용하던 라드보다 더 실용적이라는 것을 알았다. 제2차 세계대전 동안 유제품 부족으로 마가린이 시민들 사이에 흔한 음식이 되면서 코코넛 오일, 아마 오일, 생선 기름은 미국의 식료품 가게 진열대에서 사라졌다.

천연 오일이나 코코넛 오일 같은 유익한 지방을 반대하는 신흥 식품 업계의 캠페인은 많은 미국인들을 갑자기 사로잡은 심장마비의 원인으로 포화 지방을 비난한 언론의 대대적인 허위 정보에서 시작되었다.

이후 코코넛 오일은 30년 넘게 식료품점에서 찾아볼 수 없다가 최근에야 건강식품점에 다시 등장했다. 코코넛 오일과 건강에 좋은 다른 기름들은 콩기름, 면실유, 유채씨유를 포함한 값싼 정크 오일로 대체되었다. 코코넛 오일의 강력한 체중 조절 효과는 일반인들 사이에서 널리 퍼진 비만을 예방하는 데 도움이 된다. 미국인의 식단에서 코코넛 오일을 제거한 이후, 비만은 미국과 세계의 주요 질병 원인이 되었다.

만약 당신이 두 가지 유형 중 한 가지 당뇨병을 앓고 있으며 몸의 자연적인 당 조절 메커니즘을 영구히 회복하기를 원한다면, 일정 기간 동안 가공식품, 식당 음식, 패스트푸드에 들어 있고 '건강'식품처럼 판매되는 것을 포함하여 인공적으로 생산된 지방과 기름을 엄격히 피해야 한다. 더 해로운 기름 중 하나는 유채 씨앗으로 만들어진 유전자 변형 카놀라유다. 유채는 인간이 섭취하기에 적합하지 않다. 캐나다에서 생산되어 카놀라유라는 이름을 얻은 유채씨유는 (아직도 계속되고 있는) 콜레스테롤 열풍의 전성기에 미국에서 거대하고 즉각적인 시장을 발견했다. 유채씨유는 가격이 저렴하여 식당과 식비를 줄이려는 사람들이 많이 사용한다. 카놀라유가 큰 인기를 끈 이유는 콜레스테롤이 매우 적기 때문이다. 그러나 이 기름의 문제 중 하나는 가열해서는 안 된다는 것이다. 하지만 가열은 식당과 가정의 조리 과정에서 표준적인 관행이다. 1998년 1월 26일 오메가 뉴트리션의 자료에 따르면, "열은 카놀라에서 발견되는 오메가3 필수 지방산을 변형시켜 총 콜레스테롤 수치를 높이고 좋은 콜레스테롤(HDL)을 낮추는 부자연스러운 트랜스 지방 형태로 만든다".

일본의 연구원들은 카놀라유가 풍부한 식단을 먹인 쥐의 수명이

40% 짧다는 것을 발견했다. 그 쥐는 '심장, 신장, 부신, 갑상선의 지방 변성'을 일으켰다. 캐나다의 과학자들은 카놀라유 섭취로 이어지는 고혈압, 뇌졸중과 관련된 두려움을 완화시키기 위해 몇 년 동안 큰돈을 썼다. 캐나다 보건부는 그들의 테스트가 일본 데이터와 일치하지만, 카놀라유는 인간에게 아무 위험도 주지 않는다고 주장한다. 그러나 카놀라유는 심장의 섬유성 병변 발달, 폐암, 전립선암, 빈혈, 변비와 상관관계가 있다. 카놀라유에서 발견되는 긴 사슬 지방산은 뇌의 신경 세포를 둘러싸고 있는 스핑고미엘린을 파괴하는 것으로 밝혀졌다. 카놀라유 섭취와 관련된 다른 질병과 질환에는 시력 상실과 광범위한 신경학적 장애가 포함된다.

카놀라유가 짧은 기간 존재해왔고 장기적인 효과가 3~5년 만에 나타나지 않을 수도 있는데, 이 정부는 어떻게 안심할 수 있었을까? 미국 식품의약국(FDA)이 인간에 대한 의학적 연구를 포함한, 기간이 길고 비용이 많이 드는 승인 과정을 피하도록 카놀라유 산업을 허용한 것도 이상하지 않은가? 쥐가 카놀라유를 먹었을 때 나타난 놀라운 반응을 볼 때, 최소한 심장마비와 뇌졸중 희생자의 일정 비율이 정기적으로 카놀라유를 섭취했기 때문이라고 할 수 있지 않을까? 카놀라유는 대부분의 가공식품, 구운 제품, 냉동식품 그리고 식당 음식에 포함되어 있는데, 사람들이 전례 없는 속도로 도처에서 병에 걸리는 것이 무엇 때문인지 궁금해할 만하지 않은가?

그렇다면 정제되고 가공된 기름과 지방은 실제로 신체에 어떤 작용을 할까? 우선 그것들은 심각한 위장관 장애를 일으킬 수 있다. 미국의 위 식도 역류 질환, 과민성 대장 증후군, 크론병, 변비, 대장암 등을 앓고 있는 사람들의 수는 다른 질병 환자들의 수를 넘어선다. 튀긴 음식들과 패스트푸드는 젊은이들에게 인기 있는 선택이 되었다. 그들 중 점점 더 많은 수가 당뇨병에 걸린다. 유채(카놀라) 기름은 폐기종, 호흡기 질환, 빈혈, 자극 감수성, 뇌암, 실명 등을 유발한다.

카놀라유를 정제할 때나 마가린 생산에 사용되는 고온은 포화 지방보다 많은 필수 지방산을 손상시킨다. 앞서 논의한 바와 같이, 열은 불포화 이중 결합의 많은 부분을 '트랜스 지방산' 구성으로 전환하는 것으로 알려져 있다. 이러한 인공적인 식품들 중 일부에 포함된 고품질 필수 지방산은 인간의 건강에 필요하지만, 손상되거나 부패한 경우라면 유해한 것이다. 실제로 제1형 당뇨병과 같은 자가면역 질환으로 이어지는 강력한 면역 반응을 일으킬 수 있다.

세포가 건강하고 정상적으로 기능하려면, 현재 포도당 이론에서 중요한 활동을 하는 것으로 알려진 원형질막이 시스형(하나 또는 두 유전자좌에 두 개의 상이한 유전자가 동일 DNA 가닥에 나란히 배열된 형태-옮긴이) 오메가3 불포화 지방산의 보완재를 포함할 필요가 있다. 이것은 세포막을 미끄럽고 유동적으로 만들어, 포도당 분자가 에너지 생성을 위해 세포막을 통과하여 세포 내부로 들어갈 수 있게 한다. 또한 이것은 균형 잡힌 혈당 수치를 유지한다. (천연 저온 압착유와 미처리 지방과는 대조적으로) 열처리된 지방과 기름을 규칙적으로 섭취하면 세포막은 건강한 지방산을 잃고 유해한 트랜스 지방산과 짧은 사슬 포화 지방산으로 대체된다. 그 결과, 세포막이 두꺼워지고 딱딱해지고 끈적끈적해지며 포도당 운반 메커니즘을 억제하여 혈당이 상승한다.

신체의 나머지 부분은 세포막이 막히는 심각한 결과를 겪는다. 췌장은 고혈당을 다루기 위해 인슐린을 추가로 뽑어내는데, 이는 몸 전체에 염증을 일으킬 수 있다. 간은 과잉 당분 일부를 지방으로 전환하여 지방 세포로 저장하려고 한다. 이것이 몸을 뚱뚱하게 만들 수 있다. 비뇨 기계는 혈액 속의 나머지 당분을 없애기 위해 과도한 업무를 수행한다. 결국 신체는 세포 에너지가 부족하여 만성 탈진 상태에 들어간다. 부신은 혈류에 스트레스 호르몬을 추가로 주입하여 감정의 변화, 불안, 우울증을 일으킨다. 그 결과 내분비선이 오작동하고, 지속적인 인슐린 추가 수요에 의해 지친 췌장은 충분한 인슐린 생산을 하지 못한다. 체중이 매일 조금씩 늘어날 수도 있다. 심장과 폐는 폐색되어 뇌를 포함한 신체의 모든 세포에 산소를 공급하지 못한다. 체내의 각 장기와 기관은 이처럼 간단한 식단 구성 실수에 의해 영향을 받는다. 이 모든 것은 우리가 당뇨병이라고 부르는 것으로, 자연이 그토록 관대하게 제공하는 신선한 음식으로 구성된 자연식을 먹음으로써 쉽게 피할 수 있고 심지어 되돌릴 수도 있는 후천적인 질병이다. 자연보다 더 좋은 음식을 만들 수 있다는 생각은 대량 살상 무기로 변한 잘못된 생각이다.

당뇨병 신드롬을 펼치는 드라마

혈류에서 당분이 갇히고 증가하기 시작할 때 당분을 먹으면 생명을 위협할 수 있다. 신체의 세포와 장기에 도달하는 포도당이 충분하지 않아도 치명적일 수 있다. 심장 세포에 포도당이 고갈되면 심부전이 발생한다. 그리고 신장 세포에 포도당이 고갈되면 신부전이 발생한다. 또 눈이 포도당을 얻지 못하면 시력이 떨어진다. 뇌세포가 충분한 포도당을 얻지 못하면 알츠하이머병이 발생할 수 있다. 동일한 오작동의 운명이 연료가 부족한 근육과 뼈세포뿐만 아니라 당분이 부족한 간, 췌장, 위장에도 다가온다. 포도당을 충분히 섭취하지 못할 때 몸은 음식, 특히 설탕, 단 음식, 녹말 음식, 단 음료 등을 갈망하는데, 이는 과식과 더 많은 폐색으로 이어지고, 심장마비와 암으로 이어질 수 있다.(이전 장 참조)

제2형 당뇨병은 체내 60조 개의 세포 각각에 영향을 미치기 때문에 당뇨병 환자들은 거의 모든 장애를 일으키기 쉽다. 이러한 사실은 오랫동안 의학계에서 부정되어오다가 최근 주요 의학 연구를 통해 확인되었다. 심장병, 암, 관절염, 다발성 경화증, 알츠하이머병, 파킨슨병 등을 포함하여 우리를 괴롭히는 대부분의 만성 질환들은 사실 별개의 질병이 아닐 수도 있다. 우리는 이미 알츠하이머병이 세 번째 형태의 당뇨병, 즉 '제3형 당뇨병'이라는 것을 알고 있다. 같은 원인 혹은 원인들을 공유하면서, 그것들은 질병의 독특한 증상으로 몸의 다른 부분에서 자신을 드러낸다. 예를 들어 당뇨병, 암, 심장병, 치매는 동일한 근본 원인을 공유하므로 동일한 치료가 필요하다는 것을 임상 의사들이 인식할 때가 올 것이다.

제2형 당뇨병 초기 단계에서 췌장은 (과도한 단백질로 인한) 혈관 벽의 폐색에, 어쩌면 과도한 당분이나 전분 섭취에 과도한 양의 인슐린을 분비하는 방식으로 반응하려고 한다. 균형이 맞지 않는 과도한 양의 인슐린을 계속 생산함으로써, 세포들은 인슐린에 훨씬 더 저항력을 갖게 된다. 세포들은 인슐린을 차단하여 너무 많은 인슐린의 세포 손상으로부터 스스로를 보호하거나, 그렇지 않으면 세포 돌연변이에 직면해야 할 것이다. (몸에 너무 많은 인슐린은 암을 유발할 수 있다.) 그러나 결국 복잡한 호르몬 피드백 메커니즘과 효소 신호를 통해 췌장은 혈당치의 증가와 세포의 당분, 단백질, 지방산의 부족을 모두 인식하게 된다. 따라서 췌장은 인슐린을 생성하는 많은 세포(이자섬)를 비활성화, 파괴 또는 '잠에 들게' 한다. 이로써 비인슐린 의존성 당뇨병이 인슐린 의존성 당뇨병이 될 수 있는 발판이 마련됐다.

췌장에 의한 인슐린 분비 감소로 이어지는 여러 가지 이유가 있다. 췌장에 영양분을 공급하는 모세혈관의 기저막이 단백질 섬유로 폐색되면 인슐린 생성 및 소화 효소 생산과 같은 중요한 기능이 억제된다. 간, 담낭 등의 담즙관에 있는 돌멩이들이 담즙 분비를 급격히 감소시킬 때도 마찬가지다. 점점 더 많은 사람들이, 작은 콜레스테롤 담석으로 구성된 담즙 슬러지가 총담관으로 들어가 바터 팽대부에 쌓이게 된다. 담즙은 소장으로 들어가기 전에 췌장 효소를 활성화시켜 음식물의 소화를 돕는다. 담즙의 흐름이 제한되면 췌장에서 파견된 효소가 모두 활성화되지 못한다. 췌장에 남은 이러한 미사용 효소가 췌장 세포를 손상시키거나 파괴할 수 있으며, 이는 당뇨병과 췌장암의 흔한 원인인 췌장염으로 이어진다. 어떤 경우든, 췌장이 충분한 인슐린을 생산할 수 없는 것은 적어도 일시적으로나마 생명을 구할 수 있다. 몸은 종종 다른 중요한 부분을 구하기 위해 한 부분을 희생한다.

그러나 이러한 암 예방적 자기 보존 행위는 혈류에서 당분을 운반할 충분한 인슐린이 주위에 없다는 것을 의미한다. 제2형 당뇨병 환자가 인슐린 결핍이 되면 의사들은 혈당 제제 외에 인슐린을 처방하고 단백질 식품을 계속 먹게 하는 경우가 많다. 따라서 이전까지 인슐린에 의존하지 않았던 당뇨병 환자는 인슐린 주사를 맞아야 하는데, 이는 그의 건강 위험을 크게 증가시킨다. 이것은 전혀 불필요한 일이다. 나는 그런 인슐린 의존성 환자들을 채식주의자로 바꾸고, 불과 6주 이내에 20~30년 만에 처음으로 당뇨병의 주요 징후와 증상에서 자유로워지도록 만들었다.

만성 질환은 원인이 해결되지 않을 때 만성이 된다. 인슐린 주사는 환자의 회복을 막는 원인이다. 그것은 인슐린에 대한 세포의 저항력을 키우고, 췌장이 인슐린을 생성하는 세포를 계속해서 파괴하도록 한다. 인슐린 주사를 대체할 만한 자연적인 것들은 많다. 하루에 1티스푼의 계피만 갈아 먹어도 혈당의 균형을 맞출 수 있다. 강황은 비슷한 효과를 지닌 놀라운 허브/향신료다. 브로콜리와 다른 채소들뿐만 아니라 정기적으로 온몸을 햇빛에 노출시키면(비타민 D 생산)[22] 잠재적으로 위험한 인슐린 주사보다 혈당 조절 효과가 뛰어나다.

단백질 식품을 삼가고, 간의 담석을 청소하고(담석은 당뇨병의 주원인이다. 자세한 것은 《의사들도 모르는 기적의 간 청소》참조), 균형 잡힌 식사를 하고, 이 책에서 주장하듯 균형 잡힌 생활은 단순히 질병의 한 가지 증

---

22 캘리포니아 대학교 로스앤젤레스 캠퍼스(UCLA) 의과대학 연구진은 비타민 D 수치가 가장 높은 피실험자와 비교했을 때, 비타민 D 수치가 가장 낮은 사람들은 췌장 기능이 약해지고 인슐린 저항력이 더 커지는 등 제2형 당뇨병 증상을 보인다는 사실을 발견했다. 피부가 자외선에 노출되면 신체는 비타민 D를 생산한다.

상을 고치려 하는 것보다 정상적인 신체 기능을 회복하는 데 훨씬 효과적이다. 만약 당신이 당뇨병 환자라면 자신의 건강에 책임을 짐으로써, 또 자기 삶에 대한 책임을 짐으로써 당신의 세포에 다시 '달콤함'을 넣을 기회를 갖게 된다.

과체중이 되는 위험

미국 국가 통계에 따르면, 미국인 약 1600만 명이 당뇨 진단을 받고 있다. 실제로 이 수치는 훨씬 더 높다. 추가로 540만 명이 이 장애를 갖고 있지만 이런 사실을 모르고 있는 것으로 추산된다. 성인 당뇨병으로 불리기도 하는 제2형 당뇨병은 이제 여섯 살 이상의 아이들에게도 일상적으로 나타난다. 가난한 사람들은 햄버거, 프라이드치킨, 파스타, 감자, 정제된 단 음식과 고도로 가공된 음식료 같은 값싼 패스트푸드로 식단이 구성되어 있기 때문에 특히 위험하다. 이러한 식품을 섭취하면 일반적으로 혈당이 급격히 증가하여 다량의 인슐린 생성을 자극한다. 혈액 속에 인슐린이 너무 많으면 신체는 인슐린 분비를 억제하는 화학 물질 소마토스타틴을 생성한다. 그리고 이 자연스러운 반응이 어느 시기에 이르면 당뇨병으로 변한다. 아프리카계 미국인들은 백인들에 비해 당뇨병에 걸릴 위험이 60%나 높고, 히스패닉계 미국인들은 90%나 더 높다. 진단되지 않은 당뇨병 환자들을 고려할 때, 의사들이 진단하는 것보다 더 많은 당뇨 환자가 있다.

2004년 11월, 미국 당국은 당뇨병 진단을 받는 미국 성인의 수가 증가하고 있다고 말했다. 미국 질병통제예방센터(CDC)의 연구에 따르면, 1999년부터 2002년까지 19세 이상 당뇨병 환자의 54.8%가 비만으로 나타났다. 이는 1988~1994년 사이에 같은 연령대에서 45.7%인 것과 비교되었다. 비만이나 과체중인 당뇨병 환자까지 범위를 확대했을 때 1999~2002년 사이에 85.2%로 급증한 데 비해 이전 기간의 비율은 78.5%였다. 미국 비만협회에 따르면, 약 6900만 명이 비만 또는 심각한 고도 비만이다.

CDC 연구에서는 가장 일반적으로 사용되는 체질량 지수가 25~29일 때 과체중으로 간주하고, 30 이상이면 비만으로 분류했다. 당뇨병의 위험을 결정하기 위해 체질량 지수를 이용하는 것은 온전히 신뢰할 만한 것은 아니며 정상 수치를 실제보다 낮게 권장할 수도 있다. 인간 통계 분석에서 평균을 내는 것은 항상 실제 수치를 왜곡하는 결과를 낳는다.

현재 사용되는 체질량 지수 계산과 함께 존재하는 왜곡을 제거하면 거의 모든 당뇨병 환자가 과체중이거나 비만일 가능성이 높다. 마찬가지로 과체중이거나 비만인 사람은 실제 당뇨병으로 간주될 수 있고, 최소한 어느 정도 인슐린 저항성을 가진 것으로 여길 수 있다. 과체중인 사람은 비정상적인 양의 새로운 세포가 축적되기 때문에, 이러한 여분의 세포가 요구하는 영양소를 충족시키기 위해 이용할 수 있는 인슐린이 충분하지 않게 된다. 그리고 췌장이 정상적인 양 혹은 약간의 여분의 인슐린을 만들지는 모르지만, 불어난 체중은 상대적인 인슐린 부족을 초래한다. 결국 췌장은 계속해서 과도하게 팽창하고 스트레스를 받는다. 상대적 인슐린 결핍의 부작용은 췌장 세포가 인슐린 생산을 완전히 중단하는 절대적 인슐린 결핍과 동일할 수 있다.

미국 당뇨병협회에 따르면 당뇨병은 연간 17만 8000명의 사망(정확하지 않을 수 있다),[23] 5만 4000명의 팔다리 절단, 1만 2000명에서 2만 4000명에 이르는 실명 환자에 대한 책임이 있다. 당뇨병 환자들의 시각 장애는 비당뇨병 환자에 비해 25배나 많다. 시력을 잃을 수 있는 당뇨 망막 병증은 40세 이상의 미국인 410만 명에게 영향을 미친다. 이 질환은 당뇨병의 가장 흔한 눈 합병증이다. 존스홉킨스 대학교가 발표한 보고서(2007년 10월 19일)에 따르면, 거의 모든 제1형 당뇨병 환자와 제2형 당뇨병 환자의 70% 이상이 당뇨 망막 병증을 앓고 있다고 한다. 당뇨 망막 병증은 망막 손상이 특징이다. 다른 장기 당뇨 합병증으로는 크고 작은 혈관의 이상, 신경증(신경 손상), 피부 손상, 잇몸 손상, 치아 손상 등이 있다.

머지않은 시기에 합병증으로 인한 사망의 주요 원인으로서 당뇨병이 심장병과 암을 모두 넘어설 것으로 추정된다. 점점 더 많은 과학자들과 의사들이 이 모든 '질병'들 사이에 존재하는 강력한 연관성을 보길 바란다. 그것들은 공통적인 원인을 공유하지만 다른 증상으로 나타나는 신진대사 장애들이다.

---

23 미국 국립보건통계센터의 자료에 따르면, 가장 최근의 수치인 2001년에는 93만 4550명의 미국인이 이 질병의 통제가 불가능한 증상으로 사망했다.

자가면역 (제1형) 당뇨

제1형 당뇨병은 미국에서 70만 명의 사람들에게 영향을 미친다. 이 질병은 어린이들에게 흔한 만성 대사 장애다. 백인들, 특히 스칸디나비아 사람들이 가장 큰 위험을 가지고 있으며, 아시아계나 아프리카계 사람들이 이 형태의 당뇨병이 발병할 위험이 가장 낮다. 제1형 당뇨병은 보통 어린이나 30세 미만의 성인에게서 진단된다. 나중에 설명하겠지만, 위험의 차이는 유전적 요인보다는 식이 요인에 의한 것이 더 크다. 제1형 당뇨병은 수년 동안 눈에 띄지 않게 진행될 수 있다. 그러나 이후 며칠에서 몇 주에 걸쳐 증상이 빠르게 나타나며, 이것은 혈당 수치가 정상 범위를 상회(고혈당)하는 데 기인한다. 초기 증상으로는 밤에 소변을 자주 보는 것, 어린아이들이 밤에 이불에 오줌을 싸는 것, 극심한 갈증과 입이 마르는 것, 체중 감소와 때로는 지나친 배고픔이 있다.

제1형 당뇨병은 췌장에서 인슐린을 생성하는 세포(베타 세포라고도 함)의 파괴로 인한 인슐린의 부재로 정의된다. 제1형 당뇨병 환자들은 혈당 수치를 조절하기 위해 인슐린 주사에 의존한다. 이 당뇨병은 어느 연령대에서나 발생할 수 있지만, 가장 흔히 발병하는 시기는 사춘기다.

제2형 당뇨병의 경우, 인슐린 저항성 때문에 체내의 세포가 에너지에 필요한 포도당을 얻을 수 없다. 제1형 당뇨병도 세포의 포도당이 부족해지지만, 이 경우에는 인슐린을 사용할 수 없기 때문이다. 세포의 포도당이 고갈되면 신체는 에너지로 쓰기 위해 지방을 분해한다. 이로 인해 케톤이나 지방산이 혈류로 유입되어 당뇨병성 케톤산증이라는 화학적 불균형(대사성 산증)을 불러온다. 이때 치료하지 않고 방치하면 매우 높은 혈당은 빨갛고 뜨겁고 건조한 피부, 가쁜 호흡, 불안, 혼란, 아침에 일어나기 어려움, 혼수상태 그리고 심지어 죽음으로 이어질 것이다.

어린 시절 마시는 우유가 제1형 당뇨병의 위험을 높인다는 과학적 증거가 늘고 있다. 《미국 당뇨병학회지(*Diabetes*)》(2000)에 실린 연구에서는 당뇨병에 걸린 형제가 있는 아이들이 하루에 우유를 0.5L 이상 마시면, 이 장애가 발생할 가능성이 우유를 덜 마신 아이들에 비해 다섯 배 이상 높다는 사실을 밝혀냈다.

우유의 어떤 성분이 당뇨의 위험을 높이는지는 확실치 않지만, 연구원들은 여러 단백질 중 하나가 면역 체계가 췌장에서 인슐린을 생성하는 세포를 공격하게 하는 원인일 수 있다고 의심했다. 유제품의 호르몬은 인간의 호르몬과 매우 닮아서 자가면역 반응이 일어나는 경우가 많다. 이것은 관절염, 과민성 대장 증후군, 크론병, 림프 부종, 림프 폐색, 목의 가래, 피로, 암 그리고 다른 질환들을 일으킬 수 있다.

많은 제1형 당뇨병 환자들이 유전적으로 그 병에 걸리기 쉬운 것으로 알려져 있지만, 같은 유전적 변이를 가진 다른 사람들은 결코 당뇨병에 걸리지 않을 것이다. 이는 식이 요인이 장애에 시달리게 하는 결정적 역할을 한다는 것을 암시한다. 실제로 연구에 따르면, 적어도 3개월 동안 모유를 수유한 아기들은 제1형 당뇨병의 발병률이 낮으며 성인이 되었을 때 비만이 될 가능성이 낮다고 한다. 또한 이 연구는 우유와 우유를 원료로 하는 이유식에 대한 초기 노출과 제1형 당뇨병의 발달을 연계시킨 다른 연구 결과를 지원하고 검증한다. 임상 연구는 모유 수유를 한 아이들이 제2형 당뇨병에 걸릴 위험도 줄여준다는 것을 보여주었다.

위험한 현대 의학 치료법

당뇨병 진단 후, 의사들은 일상적으로 경구용 저혈당제나 인슐린을 처방한다. 그러나 당뇨병의 원인을 알려주는 경우는 거의 없다. 현재 이용 가능한 경구용 저혈당제로는 비구아니드(biguanide), 글루코시데이스(glucosidase) 억제제, 메글리티나이드(meglitinide), 설포닐유레아(sulfonylurea), 치아졸리딘디온(thiazolidinedione) 등이 있다.

비구아니드는 간에 저장된 포도당의 정상적인 분비를 억제하여 혈당을 낮추며, 그에 따라 섭취된 탄수화물에서 포도당의 장내 흡수를 방해하고, 지엽적인 포도당 흡수를 증가시킨다. 이는 신체의 모든 장기와 기관의 기능을 심각하게 방해할 수 있다.

글루코시데이스 억제제는 췌장이 탄수화물을 소화하기 위해 생성하는 아밀라아제 효소를 방해하도록 만들어졌다. 탄수화물의 소화가 이루어지지 않으면 혈당이 상승하지 않는다는 것이 바탕에 깔린 이론이

———— 건강과 치유의 비밀

다. 이것은 몸 전체에서 세포의 기아로 이어질 수 있는 접근법이다.

　메글리티나이드와 설포닐유레아는 췌장을 자극하여 이미 혈중 인슐린이 높아진 환자가 인슐린을 추가 생산하도록 설계되었다. 대부분의 의사들이 인슐린 수치를 측정하지 않기 때문에, 자주 처방되는 이 약은 저혈당증을 포함한 많은 부작용을 일으키고 있다. 혈중 인슐린 과잉은 혈관을 심각하게 손상시키고, 고혈당과 유사한 장애를 초래할 수 있다.

　치아졸리딘디온은 간암을 일으키는 것으로 알려져 있다. 치아졸리딘디온 계열의 하나인 레줄린(rezulin)은 혈류에서 말초 세포에 의한 포도당의 흡수를 자극하고, 간의 정상적인 포도당 분비를 억제한다. 이 약은 100명이 넘는 당뇨병 환자들을 죽이고 더 많은 사람들을 괴롭힌 뒤에야 판매가 금지되었다. 경구 저혈당제나 인슐린 주사는 신체의 세포에 의한 포도당의 흡수를 늘리는 데 아무런 영향을 미치지 않는다. 이는 근본적으로 당뇨병 환자가 이 치료법들 중 어떤 것으로도 개선이나 치유를 기대할 수 없다는 것을 의미한다. 그와 반대로, 이러한 정통적인 치료법으로 인한 예후는 심장이나 신장 기능 상실 또는 다른 주요 기관의 기능 상실로 인한 장애와 조기 사망을 증가시키고 있다. 실제로 연구 결과는 당뇨병 약물이 당신의 심장마비 위험을 250% 높인다는 것을 보여주었다!

　어떤 당뇨병 약은 다른 약들보다 덜 위험하지만, 그럼에도 불구하고 여전히 복용을 고려해야 할 만큼 위험하다. 예를 들어 《뉴잉글랜드 의학 저널》(2007년 5월 21일)에 의하면, 널리 사용되는 당뇨병 약인 아반디아(Avandia)는 최근 높은 심장마비 위험과, 어쩌면 사망의 위험과 연관이 있는 것으로 보인다. 약 2만 8000명의 환자들을 아우르는 수십 개의 연구 결과를 분석한 결과, 글락소스미스클라인에서 만든 아반디아가 심장마비 위험을 43% 더 높이는 원인이 되는 것으로 나타났다. 미국 정부는 안전 경보를 발령했지만 미국 식품의약국(FDA)은 이 약물에 대한 경고 수준을 강화하도록 요청하지 않았다. 나는 감히 다음과 같은 간단한 문제를 제기한다. "당뇨병 환자의 80%가 심장병으로 죽는다는 것이 이상하지 않은가?" 그리고 "검증된 이러한 위험을 경시함으로써 누가 이익을 얻는가?"

의사들은 당신의 병을 낫게 하려고 당신을 치료하는 것이 아니다. '치유'는 그들이 사용조차 해서도 안 되는 단어다. 대부분의 의사와 그의 환자들은 빠른 치료법을 원하고, 제2형 당뇨병의 경우 치료법은 혈당을 낮추는 약으로 구성되어 있다. 그리고 이 약들은 일시적으로 당신의 증상을 조절하고 혈당을 낮출 수 있지만, 장애의 원인을 해결하는 데는 아무 도움이 되지 않는다. 혈당을 낮추는 약의 문제 중 하나가 시간이 흐르면서 그 효과를 잃을 수 있다는 것이다. 이것은 심장마비로 죽을 가능성을 극적으로 증가시킬 수 있다. 설령 그만큼 나쁘지 않더라도, 이 약들은 당신의 삶을 더 비참하게 만들 수 있다. 일반적인 부작용으로는 체중 증가, 콜레스테롤 및 트리글리세리드 수치 증가, 메스꺼움, 설사, 변비, 위통, 졸음, 두통이 있다.

원인 치유하기

　당신의 몸이 스스로를 치유하게 하고, 당뇨병(특히 제2형 그리고 아마도 제1형)의 증상으로 이어지는 원인을 제거하기 위해선 육류, 생선, 가금류, 달걀, 치즈, 우유와 같은 동물성 단백질을 피해야 한다. 회복 단계 동안 식당 음식과 거의 모든 가공식품에서 발견되는 값싸고 정제된 기름이나 지방을 섭취하는 것을 엄격히 거부하라. 건강에 좋은 지방과 저온 압착된 코코넛 오일, 올리브 오일, 참기름, 기버터 같은 기름은 사용할 수 있다. 전자레인지에서 조리된 음식을 먹지 마라. 냉동식품, 통조림 제품, 남은 음식은 피한다. 손상된 췌장 세포를 치료하기 위해 당살초(gymnema sylvestre)를, 신경 기능을 향상시키기 위해 달맞이 꽃 오일을 복용한다. 오일과 계피를 포함한 혈당 균형 식품, 허브 및 향신료에 대한 내용은 제7장을 참조하라. 두 가지 유형의 당뇨병을 역전시키려면 주요 배출 기관(간, 대장, 신장)의 청소가 필수적이다.

　식품 포장지의 성분표를 꼼꼼히 읽는다. 가공식품에 두세 개 이상의 별도 품목이 들어 있으면 몸에 아무 소용이 없다. 무엇보다 과일, 신선한 샐러드, 조리된 채소, 곡류, 콩류, 견과류, 씨앗 등 자연에서 생산된 음식을 섭취하는 것이 좋다. 스테비아, 자일리톨, 약간의 꿀 등을 제외하고, 설탕 및 파스타나 감자 같은 탄수화물이 많은 음식은 엄격히 피한다. 설탕보다 더 나쁜 것이 인공 감미료와 그것들을 함유한 제품이다. 당신은 어떤 대가를 치르더라도 이것들을 피해야 한다. 인공 감미료를 섭취하면 다른 모든 지침을 따른다 해도 회복세를 역전시킬 것이다.(제14장의 아스파탐 및 기타 감미료 참조) 대부분의 비타민 보충제는 당뇨병 환자에게 효과가 없고, 신장에 먼저 해를 입힌다.(제14장 참조) 또한 모든 가공된 음료와 과일 주스를 피한다. 과일은 통째로 먹되, 식사와는 별도로 섭취한다.

회복기에는 수동으로 직접 혈당을 체크한다. 한동안은 혈당 기준표를 사용하는 것이 좋을지도 모른다. 여러분이 스스로 취하고 있는 치유책을 알고, 이를 지지하는 의사와 함께하라. 또한 혈당이 정상 범위에서 안정될 때까지 알코올 섭취를 피한다. 카페인은 물론 다른 자극제도 마찬가지다. 카페인과 니코틴 같은 자극제는 간에서 혈류로 당분을 방출하도록 촉진한다.

인슐린 저항성이 생기기 직전이거나 당뇨병 전으로 간주되는 사람도 같은 지침을 따라야 한다. 당뇨병에 걸릴 위험을 감수하고 싶지 않은 사람들에게도 마찬가지로 적용된다. 예를 들어 청량음료는 당뇨병을 일으키는 것으로 알려져 있다. 하버드 대학교 공중보건대학 연구원들은 제2차 '간호사 건강 연구'에 참여한 5만 1000명 이상의 여성들을 대상으로 9년간의 식생활과 의학 자료를 조사했다. 연구 기간 동안 이 집단에서 700건이 훨씬 넘는 제2형 당뇨병이 진단되었다. 이 연구는 하루에 한 컵 이상의 청량음료를 마시는 여성들이 이런 음료를 마시지 않는 여성들에 비해 제2형 당뇨병의 위험이 80% 증가한다는 것을 발견했다.

식단과 신체 활동 같은 주요 생활 습관 요인을 바꾸는 일이 모두에게 쉽지 않을 수도 있다. 그러나 혈당을 조절하는 경우, 선택권은 당신

　　　　　　　　　　건강과 치유의 비밀

에게 있다. 앞의 연구에서처럼 청량음료 대신 신선한 물을 마심으로써 삶과 죽음의 차이를 만들 수 있다. 만약 당신이 그러한 선택을 할 수 없다고 생각한다면, 당뇨병이 생겼을 때 이 장에서 제시된 간단한 제안들 대신 훨씬 더 제한적이고 복잡한 생활 방식을 따라야 한다는 점을 떠올려라.

당뇨는 질병이 아니다. 그것은 신체가 건강하지 못한 식생활과 생활 방식의 결과를 피하려는, 생존을 위한 복잡한 메커니즘이다. 수백만 명의 사람들이 이 질병으로 고통받거나 죽는다. 당뇨병의 대유행은 인간이 만든 것으로, 말하자면 공장에서 만든 것이다. 당뇨의 대유행은 많은 사람들이 인간이 섭취하기에 안전하지 않은 음식을 거부함으로써 중단될 수 있다.

제12장

에이즈에 관한 진실

에이즈(AIDS)는 1980년에 처음 진단되었지만, 과학자들과 정책 입안자들의 노력에도 불구하고 여전히 미스터리 질병으로 남아 있다. 과학자들은 일반적으로 인간 면역 결핍 바이러스(HIV)에 의해 발생하는 것으로 여겨지는 이 질병의 해독제를 아직 찾지 못했다. 오늘날까지 병원체 HIV가 어떻게 에이즈를 유발하는지에 대한 설득력 있는 의학 지식은 없다. 현재의 에이즈 이론은 감염자에게 나타날 수 있는 에이즈의 종류를 예측하지도 못하고, 그 질병이 발병하는 데 얼마나 걸릴지를 결정하는 정확한 체계도 없다. HIV와 에이즈 이론은 에이즈에 걸릴 위험이 있는 사람들을 식별하는 데 진정으로 도움이 될 정보를 포함하고 있지 않다.

에이즈 치료와 관련하여, 최근까지 환자들은 암 화학 요법으로 개발된 소수의 약들 중에서 선택할 수 있었지만 탈모, 빈혈, 근육 악화, 메스꺼움 그리고 다른 면역 억제 효과와 같은 극단적인 부작용을 감수해야 했다. 원래 사용하던 약물에 비해 독성이 덜한 세 가지 약(단백질 가수분해 효소 억제제)의 혼합물이 새롭게 도입된 것은 HIV를 억제할 수 있다는 점에서 처음에는 희망적이었다. 그러나 HIV 변종들이 신약들에 대한 저항성을 키우면서 신약의 누적 실패율은 현재 50%에 도달했고 계속 증가하고 있다. 이미 환자의 20~30%가 단백질 가수분해 효소 억제제에 내성을 지닌 바이러스에 감염되어 있으며, 상황은 나날이 악화되고 있다. 비록 그 약이 많은 에이즈 환자들에게 '새로운 삶의 희망'을 주었지만(약물이 HIV를 억제하기 때문은 아니지만, 다른 대부분의 질병을 유발하는 원인들을 최소한 잠시나마 제압하기 때문에), 새로운 에이즈 치료에 대한 희열은 이내 사라졌고, 그와 함께 의학 분야에서는 치료법을 찾을 수 있다는 희망 역시 사라졌다.

신뢰할 수 있는 잠복기(HIV에 감염되고 에이즈 증상이 발병하는 데 걸리는 시간)가 없다는 사실은 병의 시작조차 예측할 수 없게 만든다. 첫 번째 에이즈 피해자들은 감염 후 1년 이내에 사망할 것으로 예상된다는 말을 들었지만, 오늘날 그 유예 기간은 12년에서 15년으로 늘어나 HIV 감염이 의심될 때 즉시 치료할 수 있게 되었다. 이것은 분명 마지막 개정안이 아니다. HIV에 감염된 사람들 대다수는 계속해서 에이즈에 걸리지 않고 있으며 그중 극히 일부만 폐렴, 혈액암, 치매와 같은 에이즈 증상을 일으킨다.

이 상황이 더욱더 혼란스러운 것은 앞으로 얼마나 많은 사람들이 에이즈에 걸릴지 보건 당국이 예측할 수 없다는 점이다. 왜냐하면 HIV에 감염된 100만 명의 미국인 중 극히 일부만 에이즈에 걸리기 때문이다. 대유행의 처음 20여 년간 에이즈 환자의 95%는 주요 위험 그룹들(매우 활동적인 동성애자, 헤로인 중독자 또는 몇몇 혈우병 환자)이었고, 이후에 점점 더 많은 이성애자들이 HIV 양성 반응을 보이는 것으로 밝혀졌다.

공식 추산에 따르면, 1990년대에는 감염된 사람의 3분의 2가 전염병이 폭발한 아프리카에 있었고, 5분의 1은 최근 들어 급속도로 증가하는 아시아에 있었다. 2003년 말 현재, 전 세계 약 3460만~4230만 명이 HIV에 감염되어 살고 있으며, 2000만 명 이상이 에이즈로 사망했다. 그해에만 약 480만 명이 HIV에 감염되었고 약 290만 명이 에이즈로 죽었다. 그러나 우리가 곧 보게 될 것처럼, 이러한 추정치는 매우 결함이 있는 데다 조작되어 있다.

1999년의 통계는 오늘날의 양상을 전혀 뒷받침하지 않는 수치를 보여주었다. HIV 감염자 중 공식적으로 사망률이 50~100%로 공표된 가운데, 우리는 당시 감염자 수가 600만~800만 명에 이를 것으로 추산했던 아프리카와 전체 인구의 6% 이상이 HIV 양성 반응을 보인 아이티에서 더 많은 사망자를 냈어야 했다. 하지만 1990년대에 아프리카 대륙에는 25만 명의 에이즈 환자만 있었고 아이티는 거의 없었다. 이것은 에이즈에 관한 매우 간단하면서도 가장 중요하고 묻지 않을 수 없는 질문으로 이어지는데, 바로 "무엇이 그것을 야기하는가?"라는 질문이다.

비록 대부분의 사람들에겐 에이즈가 그런 것처럼 보이지만, 지금까지 에이즈가 전염성 질병이라는 과학적 증거는 없다. 최근 발표된 연구에서 알려진 것은 HIV가 이성애자들 사이에서 극히 드물게 퍼질 뿐이며, 따라서 전 세계 수백만의 에이즈 희생자들이 관련된 전염병엔 책임이 없다는 것이다. HIV가 에이즈를 유발한다는 것을 보여주는 증거도 없다. 반면에 인간의 유전자 파편으로 구성된 레트로바이러스 HIV가 인간 세포를 파괴할 수 없다는 것은 확립된 사실이다. 하지만 세포 파괴는 모든 에이즈의 주요 특징이다. HIV의 주요 발견자인 뤼크 몽타니에(Luc Montagnier)조차 HIV가 에이즈를 유발하는 데 전적으로 책임이 있다고 생각하지 않는다. 사실 그는 HIV만으로는 에이즈를 일으킬 수 없다는 것을 보여주었다. 또한 에이즈가 헤로인 등의 마약, 항생제, 흔히 처방되는 에이즈 약, 항문 성교, 기아, 영양실조, 탈수증 등 면역 위험 요인에 의해 유발되는 독성 증후군이나 대사 장애일 수 있다는 증거도 늘어나고 있다. 에이즈 연구의 최전선에서 일하는 수십 명의 저명한 과학자들이 이제 공개적으로 에이즈의 바이러스 가설에 의문을 제기하고 있다.

결함이 있는 HIV 검사
- 에이즈 전염병의 진정한 원인

주디스가 HIV 양성 판정을 받았을 때, 그녀는 적어도 얼마 동안은 그 병을 예방하는 많은 에이즈 약이 있다는 말을 들었다. 하지만 그 약들이 자신을 얼마나 아프게 만드는지 알았을 때, 그녀는 약을 먹지 않기로 결심했다. 초기 진단을 받고 약 18개월 뒤에 주디스는 병에 걸릴 기미를 보이지 않았고, 주디스의 의사는 재검사를 권했다. 새로운 검사에서 음성 판정이 나와 두 번째 검사를 했는데, 이번에는 확실하지 않은 것으로 판명되었다. 이미 혼란스러운 상황이 더 혼란스러워진 것이, 그녀가 실시한 세 번째 검사는 HIV에 양성 반응을 보인 것으로 밝혀졌다. 실제로 무슨 일이 일어나고 있는지 검사로는 알 수 없었던 주디스는 의학 문헌을 찾아보기 시작했고, HIV 검사가 매우 부정확할뿐더러 HIV 가설조차 전혀 정확하지 않다는 사실을 알게 되었다.

주디스는 HIV 양성 반응을 보인 이후 자기처럼 심각한 질병의 징후가 없는 건강한 두 아이(현재 두 살과 여섯 살)를 낳았다. 그녀는 아이들의 HIV 검사를 한 적이 없다. 온 가족이 유기농 음식을 먹고 온전히 정상적인 생활을 즐긴다. 주디스와 그녀의 아이들만 그런 것은 아니다. 에이즈 약을 먹지 않고 질병의 징후를 보이지 않는 건강한 HIV 양성자도 수천 명이 있다. 그러나 신뢰할 수 없는 검사의 피해에서 벗어날 수 있는 사람은 소수에 불과하다.

HIV는 면역 체계가 항체의 무장을 통해 바이러스를 죽인 후에야 인체에서 발견될 수 있다. HIV 항체의 존재는 그 바이러스가 더 이상 할역할 없이 무해해졌음을 증명한다. HIV 검사 절차는 감염된 사람들에게 사형을 선고하는 것이 아니라 바이러스가 성공적으로 파괴되었음을 알리는 방법이 되어야 한다.

현재 가장 많이 사용되는 HIV 검사는 효소 면역 분석법(ELISA)이고, 이론적으로는 정확한 것처럼 보인다. 환자의 혈액 샘플은 HIV 단백질의 혼합물에 첨가된다. 혈액에 HIV 항체가 있다면 그것들이 단백질에 반응하는데, 이는 환자가 HIV에 감염되었다는 증거로 여겨진다. 웨스턴 블롯(Western Blot, 특수 단백질 검출 검사 – 옮긴이)이라고 부르는 또 다른 검사는 종종 확인용으로 쓰인다. 그러나 이러한 검사들은 환자의 혈액에서 실제 바이러스를 검출할 수 없다. 게다가 매우 믿을 수 없는 것이어서 쓸모없을 뿐만 아니라, 세계적으로 유례없는 트라우마와 고통의 원인이 되기도 한다. 1990년 러시아에서는 2만 명의 '환자'

가 ELISA 검사에서 양성 반응을 보인 후 단 112명만 웨스턴 블롯 검사를 통해 검증되었다. 프랑스 정부는 최근 9건의 HIV 검사법을 철회했는데, 너무 신뢰할 수 없기 때문이다. 만약 극단적인 실패율 대신 전세계 4000만 명의 HIV 감염자들에게 이러한 HIV 검사의 실제 양성률을 적용한다면, 우리는 단지 22만 4719명의 HIV 감염자들을 갖게될 것이다. 특히 HIV에 감염된 대부분의 사람들이 주디스와 그녀의아이들처럼 평범하고 건강한 삶을 살고 있기 때문에 누구도 이를 대규모 전염병이라 부를 수 없을 것이다.

위의 수치는 사실 더 낮을 수도 있다. 사람들이 HIV 피해자 목록에계속 추가되는 유일한 이유는 점점 더 많은 사람들이 HIV 검사를 받기 때문이다. 가장 많이 사용되는 HIV 검사는 항체 검사인데, 이는 그것들이 사람의 혈액에서 정상 단백질과 상호작용할 수 있다는 것을 의미한다. 실제로 모든 의학 문헌에 열거된 흔히 발생하는 70가지 조건들이 있는데, 이는 검사 결과를 양성으로 만드는 것으로 알려져 있다. 그런 조건들로는 효모 감염, 간단한 코감기나 기침감기, 독감, 류머티즘성 관절염, 간염, 포진, 최근의 접종, 약물 사용, 임신 등이다. 세계에는 이런 상황을 겪었거나 경험하고 있는 사람들이 수억 명이나 된다. 그들에게 에이즈 검사를 하는 것은 그들이 가지고 있지 않을지도모르는 질병을 자동적으로 선고하는 것이다. 그것이 바로 세계보건기구(WHO)와 수많은 자선 에이즈 단체들에 의해 촉진된 인도주의적 에이즈 캠페인에서 하고 있는 것이다.

바이러스 부하 검사로 불리는 또 다른 HIV 검사는 심지어 같은 혈액 샘플에서도 상반된 결과를 낼 수 있다. 일반 대중은 HIV 검사가

HIV 감염 여부를 판단하는 믿을 만한 방법이라고 생각한다. 만약 그들이 HIV 검사 키트에 대한 거부권을 읽는다면, 그들은 아마도 약간 의심하게 될 것이고, 적어도 그것이 제공될 수 있다면 더 많은 증거를 요구할 수도 있을 것이다. 검사 키트의 권리 포기 각서에는 다음과 같이 적혀 있다. 즉 "현재 인간의 혈액에 HIV-1 항체의 존재와 부재를 규명하는 인정된 기준은 없다" 또는 "바이러스 부하(AMPLICOR HIV-1 MONITOR) 검사는 HIV에 대한 선별 검사 또는 HIV 감염 여부를 확인하기 위한 진단 검사용이 아니다" 또는 "HIV-1 감염의 유일한 진단 기준으로 이 키트를 사용하지 마십시오"와 같은 것들이다. 그리고 이런 낭패에 더하여 "검사 직전의 임신, 수혈…… 그리고 다른 잠재적인 불특정 반응들"로 인해 양성 결과가 나올 수 있다.

만약 HIV 검사가 실제 진단 목적으로 사용되지 않는다면, 당신은 그것이 어디에 쓰이는지 물어볼 수 있을 것이다. 이 검사가 HIV 감염 여부를 확인하는 데 쓰이지 않는다면 수억 명의 아프리카와 아시아 사람들이 왜 에이즈 검사를 받는가? HIV 검사 결과에 영향을 미칠 수 있는 '잠재적인 불특정 반응'이 얼마나 될까? 게다가 이 검사가 그런 주장을 뒷받침할 수 없다는 것을 너무나 잘 알고 있는 세계보건기구는 왜 HIV에 감염된 사람이 4000만 명에 이른다고 선언한 것일까?

에이즈 검사는 과학적 뒷받침이 없는 전염병의 통계를 내기 위해 사용되지만, 치명적인 질병 같은 것에 속고 있다고 믿을 이유가 없는 무고한 사람들에 의해 맹목적으로 사실로 받아들여지고 있다. 이 정보는 HIV 양성 반응을 보이는 사람들과 공유될 필요가 있지만, 이러한 '환자'들에게 은폐되고 있다. 대다수의 아프리카인, 아시아인, 남미인들이 그럴 것이라고 기대할 수는 없지만, 그들이 스스로 연구하지 않는 한, 이 겁에 질리고 혼란스러우며 의심하지 않는 사람들은 자신들이 치명적인 바이러스에 감염되었다고 착각하게 된다. 대부분의 에이즈 관련 종사자들은 HIV 이론과 이러한 검사 절차의 이면에 있는 과학적 사실이나 그 결함을 알지 못한다.

한 연구에서는 다발성 경화증 환자의 41%가 혈액에 P24 단백질에 대한 항체가 있음을 보여주었다. 그러나 ELISA 검사가 이를 정확히 암시했다 해도 그것이 HIV에 감염되었다는 것을 의미하지는 않는다. HIV의 공동 발견자인 바이러스 학자 로버트 갤로(Robert Gallo) 박사가 거듭 지적했듯이, P24는 HIV에만 국한된 것이 아니다. 말라리아, B형·C형 간염, 결핵, 상열감, 유두종 바이러스 사마귀, 매독, 나병, 그 외 여러 가지 질환의 원인이 되는 바이러스에 이미 감염되었거나 현재 감염된 사람에게 ELISA 검사를 적용하면 에이즈 피해자로 판정될 확률이 매우 높다. 아프리카와 다른 개발도상국에서, HIV 검사는 몸이 안 좋거나 이런 질병 중 하나로 진단된 사람들에게 수행된다. 계속해서 확대되는 HIV 검사 캠페인의 양상을 볼 때, 이들 질병의 영향을 받는 사람들, 즉 수억 명의 사람들을 고려하면, 가능한 허위 양성 판정의 수는 1억 명을 훨씬 넘을 수 있다.

하버드 대학교 공중보건대학의 에이즈 전문가인 맥스 에식스(Max Essex) 박사는 웨스턴 블롯 검사로 HIV 양성 반응을 보인 아프리카인들 중 85%가 나중에 음성 반응을 보였다는 사실을 발견했다.

HIV 검사에서 거짓 양성 결과가 나오는 또 다른 원인은 사람들이 수혈을 받은 후, 또는 동성애 활동이나 약물을 복용한 후 다른 사람의

——————— 건강과 치유의 비밀

정액과 바이러스 물질에 노출되었을 때 만들어내는 항체의 종류가 매우 다양하기 때문이다. 약물 복용자들과 동성애자들은 일반인들보다 훨씬 더 많은 항체를 만드는 것으로 알려져 있다. 따라서 그들이 잘못된 에이즈 검사의 희생자가 될 확률은 그렇지 않은 것보다 더 높다.

이 모든 것이 의미하는 바는 얼마나 많은 사람들이 HIV 바이러스에 감염되었는지 믿을 만한 검사 방법이 없다는 것이다. 또한 에이즈들 중 실제로 HIV와 관련된 질병이 얼마나 많은지에 대해서는 아무것도 말할 수 없다.

최초의 HIV 검사를 고안한 노벨상 수상자 캐리 멀리스(Kary Mullis)는 '에이즈 바이러스'의 타당성에 대해 공개적으로 의문을 제기했다. 멀리스에 따르면, PCR로 알려진 그의 매우 예민한 탐지 기술은 휴면 상태로 비활동적이고 아무도 해칠 수 없는 HIV를 발견하는 데만 사용된다고 한다. 멀리스는 이렇게 말한다. "나는 HIV가 에이즈의 가능성 있는 원인이라는 것을 보여주는 참고 자료를 건네줄 단 한 명의 바이러스 학자도 찾을 수 없다." PCR는 에이즈가 바이러스에 의해 야기될 수 없다는 것을 증명한다! 이는 또한 자가면역 결핍 증후군(AIDS)은 바이러스의 존재 없이도 발생할 수 있다는 것을 의미한다.

HIV는 독감만큼의 원인도 아니다

감염으로 사망할 확률이 50~100%라는 당초의 HIV-에이즈 가설과 달리 실제로 사망하는 HIV 감염자는 극소수에 불과하고, 다른 질병보다 많지 않다. 1983년 에이즈 환자의 혈액을 침팬지에 주입했을 때 모두 HIV 양성 반응을 보였지만 10년 뒤 검사했을 때는 이 중 어느 침팬지도 질병의 징후를 나타내지 않았다. 1984년의 또 다른 실험에서, 150마리 이상의 침팬지들이 정제한 (고농축) HIV 주사를 맞았지만 오늘날까지 질병의 증상은 나타나지 않았다. 그러나 이 실험이 보여준 것은 그들의 면역 체계가 인간에게 일어나는 것과 마찬가지로 한 달 안에 바이러스에 대항하는 항체를 만들어냈다는 것이다. 항체가 있으면 미생물에 대한 면역력이 영구적으로 확보된다. 동물들이 HIV로부터 에이즈에 걸리지 않듯이, 인간들 역시 HIV로부터 에이즈에 걸리지 않을 수 있다.

소아마비, 독감, 간염 등을 유발하는 바이러스와 같은 인간 바이러스들 가운데 HIV는 가장 무해한 바이러스 중 하나일 수 있다. 그것은 우리의 면역 체계에 의해 빠르고 쉽게 중화된다. 알려진 모든 바이러스의 잠복기는 간염 바이러스처럼 최대 6주를 넘지 않는다. 면역 체계에 의해 제거되기 전에 증상을 일으키지 않는 세균은 질병의 원인으로 간주할 수 없다는 것이 잘 확립된 생물학적 법칙이다. 어떤 바이러스도 면역 체계가 활성화된 정상적인 건강한 신체에서 10~15년 동안 생존할 수 없다. 그리고 이론상으로는 몇몇 바이러스 입자가 10년 이상 생존할 수 있다 해도, 그들은 여전히 면역 체계를 극복해야 하고, (물론 다른 원인에 의해 면역 체계가 파괴되지 않는 한) 그 사람의 면역력을 손상시키기에는 수적으로 충분치 않을 것이다.

에이즈 이론은 HIV가 면역 체계의 T4 세포를 파괴하므로 신체는 모든 종류의 감염과 질병에 걸리기 쉽다고 주장한다. 하지만 HIV에

————— 건강과 치유의 비밀

감염된 T4 세포의 수가 너무 적어서 광범위한 파괴를 야기할 수 없으며, HIV가 T4 세포를 파괴하는 것보다 더 빠르게 인체가 T4 세포를 재생할 수 있다는 사실은 이미 1980년대 중반에 밝혀졌다.

우리가 알고 있는 에이즈의 시작 이후, 의료 종사자와 혈우병 환자를 포함한 수천 명이 우연히 HIV에 감염되었지만, 그중 소수의 사람들에게서만 에이즈가 발병했고, 사실 이것은 사회의 다른 어떤 집단보다 더 많이 발병한 것이 아니다. 에이즈가 발병한 보건 종사자들 중 90%가 에이즈 환자들의 주요 위험 집단인 동성애자와 정맥 주사 약물 사용자들에 속했다. 지금까지 HIV 감염만으로 에이즈에 걸린 사람이나 동물은 단 하나도 없었다. 이 사실은 HIV가 수십 가지 종류의 에이즈 질환을 유발하는 유일한 매개체로서의 역할을 한다는 이론을 재고하기에 충분한 이유가 된다. HIV 바이러스의 공동 발견자인 뤼크 몽타니에는 이미 HIV가 에이즈를 유발할 수 없다고 지적했다.

HIV는 다른 모든 바이러스처럼 행동한다

인류는 HIV 바이러스가 발견되기 오래전부터, 그리고 많은 사람들이 에이즈 검사를 받기 전부터 HIV 바이러스와 함께 살았다. 다른 종류의 바이러스도 마찬가지다. 예를 들어 헤르페스 바이러스는 미국인 셋 중 두 명꼴로 존재한다. 또 다른 3분의 2는 헤르페스 계열의 거대 세포 바이러스를 가지고 있다. 미국인 다섯 중 네 명은 엡스타인-바 바이러스를 가지고 돌아다닌다. 이 바이러스 중 일부는 단핵증, 즉 '키스병'(키스가 전염 경로인 경우가 많아 미국에서는 이런 이름으로 부름 - 옮긴이)을 일으킨다. 심지어 더 많은 사람들이 유두종 바이러스의 숙주가 되고 있는데, 이것은 사마귀의 원인으로 알려져 있다. 지구상에는 각각 특정 전염병과 관련된 최소한 12개 정도의 바이러스를 몸에 지니지 않은 사람이 거의 없다. 그러나 어느 과학자도 바이러스 전염병의 대량 발생을 알리려고 이러한 사실을 인용하지 않을 것이다. 경험 많은 바이러스 학자들은 이 바이러스들이 휴면 상태, 즉 면역 체계에 의해 중화된 상태라는 것을 알고 있다. 그들은 또한, 다른 요인을 통해 면역 체계가 손상되거나 억제되지 않는 한, 이것이 감염된 사람들을 재감염으로부터 면역되게 만든다는 것을 알고 있다.

만약 HIV, 헤르페스 그리고 지구상의 인간과 동물들에게 잠재해 있는 바이러스들이 사람들을 죽일 수 있다면, 수십억 명의 환자들을 치료할 사람은 거의 남아 있지 않을 것이다. HIV는 (몸 자체에서 생산되는) 인간 레트로바이러스로 숙주 세포에 완전히 귀속되며, 따라서 HIV가 감염된 어떤 세포도 파괴할 수 없다. HIV가 파괴적인 힘을 가지려면 활성 바이러스 입자를 말 그대로 몸에 범람시켜야 할 것이다. 그러나 HIV는 가장 민감한 검사에도 불구하고 말기 에이즈 환자에서도 거의 발견되지 않는다. 일부 에이즈 환자들에서 발견되는 HIV 바이러스의 흔적은 비활성인데, 이는 HIV가 해가 없으며, 따라서 인체의 파괴에 책임이 없다는 것을 의미한다.

정밀 조사 중인 연구

(바이러스에 감염되지 않은 사람들과 비교해) HIV에 감염된 사람들만 에이즈에 걸릴 수 있음을 보여주는 연구들은 많다. 그러나 이것은 단지 상관관계일 뿐, 인과 관계가 아니다. 비록 그에 대한 증거는 없지만, 이 생각은 과학자들과 일반 대중 모두에게 HIV가 에이즈를 유발한다고 믿도록 납득시키는 가장 강력하고 설득력 있는 논거가 되었다. 하지만 이러한 연구들 중 어떤 것이든 분석해보면 HIV에 감염된 피실험자 그룹이 매우 활동적인 동성애자, 헤로인 중독자 그리고 주요 질병의 병력이 있는 환자와 같은 에이즈 위험 범주에 속하는 사람들로만 구성되어 있음을 알게 될 것이다. 대조적으로, 감염되지 않은 대조군 그룹은 건강한 이성애자로 구성되어 있었다. 다시 말해 에이즈는 이미 HIV 이외의 원인으로 면역력이 손상된 사람에게서만 발병하는 것으로 보인다.

1990년대의 공식 통계는 전체 에이즈 피해자의 90%가 남성이고, 부유한 나라에 살고 있는 에이즈 피해자의 95%가 이 같은 위험 범주 가운데 하나 이상에 속한다는 것을 보여준다. 하지만 앞의 연구들에는 그러한 구별이 존재하지 않는다. 두 집단의 공통점은 나이뿐이다. 그러나 면역력이 결핍된 25세의 헤로인 중독자가 몸에 하나 또는 여러 가지 비활성 바이러스가 있든 없든 간에 25세의 건강한 의대생보다 면역 질환을 앓을 가능성이 더 높다는 점은 분명하다. 점점 더 많은 이성애자들이 HIV 양성 반응을 보인다는 것은, 이 질병의 새로운 추세와 관련되었다기보다는 그 집단에 대한 검사의 확장과 관련이 있다.

얼마나 많은 이성애자들이 바이러스로 인한 사마귀를 가지고 있을까?
수백만 명이다! 그리고 수혈을 받거나 말라리아, B형·C형 간염, 결
핵, 상열감, 매독 그리고 다른 조건들을 일으키는 바이러스를 일생에
한 번이라도 접촉한 사람은 얼마나 될까? 역시 수백만 명이다! 이 사
람들 모두 HIV 검사를 받게 되면, 그들의 혈액 속에 무해한 레트로바
이러스 P24에 대한 항체를 생성했을 것이므로 양성 반응을 보일 가능
성이 높다. 우리가 보게 될 것처럼, 이성애자의 성관계는 HIV를 퍼뜨
리는 이유가 아니다.

지난 15년 동안 몇몇 과학자들은 HIV에 감염된 사람들과 비슷한
수의 감염되지 않은 사람들을 비교하는 환자 통제 연구를 제안했는데,
그들은 모두 동일한 건강 위험이나 의료 기록을 공유하게 될 것이다.
그러나 대부분의 과학자들은 면역 억제 효과를 제거하기보다는 바이
러스를 파괴하는 데 초점을 맞추고 있어 그러한 연구에 별 관심이 없
었다.

통계 오류의 무덤

1985년에 HIV 검사가 시작된 이후 미국에서만 100만 명의 HIV 감
염자가 꾸준히 발생하고 있다. HIV 검사가 정확한 양보다 훨씬 더 많
은 양의 거짓 양성 반응을 보인다는 사실을 고려하면, 실제로 HIV에

감염된 미국인은 그리 많지 않을 것이다. 진위 여부와 관계없이 이 가운데 1993년까지 에이즈 진단을 받은 사람은 3분의 1도 안 되고 이 중 12만 1000명이 살아 있었다. HIV에 감염된 미국인의 3분의 2 이상이 1985년 이후 에이즈 증상이 전혀 나타나지 않았으며, 해마다 큰 격차가 벌어지고 있다. 새로운 에이즈 환자 수는 실제로 몇 년 동안 감소해왔고, 지금까지 매년 새로운 에이즈 환자가 에이즈 희생자의 총계에 추가되고 있음에도 불구하고 1996년에 급격히 감소했다. 새로운 에이즈 치료법이 1996년에야 나왔지만, 같은 기간 동안 미국 전역의 에이즈 사망자 수는 크게 감소했고, 1997년 상반기에는 44%가 감소했다. 새로운 치료법이 도입되기 전에 서유럽에서도 이와 비슷한 흐름이 이어졌다. 비록 제약 회사들의 광범위한 광고 캠페인은 대중들로 하여금 자신들이 그렇게 만들었노라 믿게 만들고 싶겠지만, 새로운 치료법은 그러한 감소와 전혀 관련이 없었다.

1993년 1월 1일 자정에 억지로 꾸민 듯한 에이즈 폭발이 일어났다. 1992년의 마지막 날, 《로스앤젤레스 타임스》는 "HIV 양성인 4만 명의 미국인들이 새해 첫날 에이즈 진단을 받은 채 깨어날 것"이라고 보도했다. 예측한 바와 같이, 1993년 첫 3개월 동안 새로운 에이즈 환자 수는 전년 동기에 비해 204% 증가했다. 이런 의도된 통계적 오류는 보다 가벼운 형태의 질병이 에이즈의 공식 목록에 포함되면서 생긴 것이다.

이와 같은 데이터 조작은 세계 에이즈 수치에도 영향을 미쳤다. 개발도상국에서 발생하는 토착 질병이 점점 더 많이 에이즈로 정의되는 질병 그룹에 추가되어 제3세계에서 에이즈가 폭발하고 있다는 잘못된 인상을 주고 있다. 세계보건기구가 발표한 통계에 따르면, 1995년 에이즈는 25%나 급증해 130만 명에 달했다. 물론 이 수치는 의도적인 통계적 오류, 잘못된 HIV 검사 그리고 기존의 질병 이름을 에이즈로 바꾸었기 때문에 10년 후 다시 세 배가 되었다.

HIV 감염자가 미국보다 많은 세계의 다른 지역에서 실제 에이즈 감염자 수는 현저히 적다. 예를 들어 1985~1995년에 HIV에 감염된 것으로 알려진 600만~800만 명의 아프리카인들 중 25만 명만 에이즈, 혹은 무엇이라 부르든 간에 이전에 결핵, 상열감, 설사, 슬림병(에이즈의 별칭 – 옮긴이)으로 알려진 병에 걸렸다고 한다. 이 오래된 질병들은 그 후 에이즈로 이름이 바뀌었고, 이 병은 에이즈를 개발도상국의 대규모 전염병으로 전락하게 했다. 결핵만으로 사망하는 사람이 많고(매년 수백만 명), 아프리카에서 에이즈 검사 실패율이 높은 것(85% 이상)을 감안하면 실제 에이즈 환자가 있다 해도 5만 명을 넘지 않을 것이다.

300만 명의 HIV 감염자를 가진 자이르(콩고민주공화국의 옛 이름 – 옮긴이)만 해도 에이즈 환자는 불과 수백 명, 즉 0.02%에 못 미친다. 그 수가 이렇게 적다면, 어떤 과학 연구도 에이즈에 의한 것이라고는 생각할 수 없을 것이다. HIV에 감염된 100만 명의 인구를 가진 자이르의 이웃 나라 우간다는 8000명의 에이즈 환자만 발생시켰다. HIV에 감염된 아이티인 36만 명 중 에이즈에 걸린 사람은 수백 명에 불과하다. 대부분 영양실조 상태인 아이티의 에이즈 환자들은 흔한 사망 원인인 톡소플라스마증을 앓고 있다. 이 수치는 신뢰성이 크게 떨어지는 효소 면역 분석법(ELISA)과 웨스턴 블롯 검사보다 훨씬 더 부정확하고 훨씬 더 많은 거짓 양성 반응이 나온, 오래된 HIV 검사가 전 세계 수

——— 건강과 치유의 비밀

백만 명에게 적용되었기 때문에 여전히 과장된 것일 수 있다.

개발도상국은 매우 활동적인 동성애자, 정맥 주사 약물 중독자, 혈우병 환자들 사이에서 발견되는 것과 같은 특별한 건강상의 위험을 가지고 있지 않기 때문에 에이즈 발병률이 이처럼 낮을 수 있다. 과거에 다양한 기회 감염의 오랜 병력을 가지고 있거나 항문 성교를 하고 수혈을 받고 독성이 있는 중독성 약물을 복용한 사람들은 HIV가 있건 없건 에이즈 위험 그룹에 속한다. 이러한 요인들은 면역 체계를 심각하게 손상시키므로, 이 그룹에 속한 사람들은 인간 면역 결핍 증후군을 '취득'할 가능성이 가장 높다.

각 그룹의 특정한 건강상의 위험은 특정 유형의 질병에 책임이 있다. HIV의 유무에 관계없이 헤로인 중독자는 결핵, 헤르페스 감염, 체중 감소가 가장 많고, 혈우병 환자는 폐렴을 일으킨다. 이 사실은 HIV를 무해한 바이러스로 만든다. 오늘날 HIV가 없는 폐렴과 결핵은 HIV에 감염된 사례만큼이나 많다. 카포시 육종 역시 더 이상 배타적인 '에이즈 질환'이 아니다. 슬림병은 HIV 양성 반응을 보이는 아프리카인들만큼이나 HIV 음성 반응을 보이는 아프리카인들에게도 흔하다. 아프리카 대부분의 지역에서 HIV 검사 장비의 부족은 의사들로 하여금 단지 증상만으로 미래의 에이즈 환자를 진단하도록 강요하는데, 이는 매우 신뢰할 수 없을뿐더러 비과학적인 관행이다. 그러나 이러한 사례들은 에이즈가 여전히 계속해서 퍼지고 있다는 전반적인 '통계적 증거'에 추가된다.

치솟는 에이즈 전염병은 결함이 있는 과학, 신뢰할 수 없는 에이즈 검사 그리고 제3세계의 개발되지 않은 잠재 이익에 아무 제한 없이 접근하기 위해 온 힘을 쏟는 탐욕스러운 제약 산업이 만들어낸 대량 기만의 산물이다. 개발도상국들은 지금까지 국민 건강을 위해 현대 의학에 의존하기를 거부해왔다. 에이즈는 그들을 크게 놀라게 했고, 그 결과 세계보건기구(WHO) 같은 국제기구 및 그들의 든든한 후원자인 거대 제약 회사들이 가하는 엄청난 압박에 굴복했다. 역사적으로 개발도상국은 부유한 나라들에 이용되어왔다. 이러한 착취는 에이즈로 고통받는 국가들이 고조되는 위기를 통제할 수 있도록 도와주겠다는 관대한 제의에 숨겨져 있는데, 그것은 HIV가 치명적인 바이러스로 명명되기 오래전부터 존재하던 위기였다.

HIV는 새로운 바이러스가 아니다

증가하는 에이즈 전염병의 조작된 통계적 증거 대부분은 잘못된 검사 절차와 HIV가 새로운 바이러스라는 잘못된 가정 때문에 일어났다. HIV 양성 반응을 보이는 사람들은 다른 사람에게 바이러스를 얻은 것으로 여겨진다. HIV 검사 절차는 바이러스가 사람의 몸에 얼마나 오래 있었는지에 대해 아무것도 밝히지 않는다. 따라서 (1983년 이전에 아무도 그것을 발견하거나 검사하지 않았기 때문에) HIV가 새로운 바이러스임에 틀림없다는 가정 아래, 우리는 HIV가 다른 인간 레트로바이러스들처럼 수십 년 혹은 심지어 수 세기 동안 존재했을 가능성을 전혀 고려하지 않았다. 만약 HIV가 정말 오래된 바이러스이고 이 주장을 뒷받침할 충분한 증거가 있다면, 우리는 HIV의 흔적(HIV에 대한 항체)을 많은 사람들, 특히 개발도상국에서 찾을 수 있을 것이다.

HIV는 1980년보다 훨씬 이전에 존재했던 바이러스로 밝혀졌다. 1998년 미국 록펠러 대학교의 애런 다이아몬드 에이즈 연구센터에서 실시한 연구는 1959~1982년에 아프리카에서 수집된 혈액 검사를 통해 HIV 바이러스가 1959년부터 존재했음을 증명했다. 이 연구와 다른 관련 연구에 근거하여, 현재 그 바이러스는 1940년대 또는 1950년대 초에 사람들에게 처음 전염된 것으로 추정된다.

1985년 HIV 검사가 서구에 도입된 이후 1990년대 중반까지 전 세계적으로 HIV 감염자 수는 일정하게 유지되어왔다. 그러나 HIV 검사 캠페인은 아프리카의 새로운 나라들로 확대되었고, 최근 아시아에서도 감염자 수가 '극적으로 증가'했다. 하지만 이들이 HIV 바이러스를 얼마나 오랫동안 가지고 있었는지, 심지어 부모로부터 HIV 바이러스를 받았는지에 대한 정보도 없다.

HIV-에이즈 이론의 이전 버전(1990)에 따르면, HIV에 감염된 사람들은 몇 년 안에 에이즈로 사망한다. 그러나 이것은 다음에 열거된 중요한 건강상의 위험을 통해 면역 체계가 파괴된 소수의 HIV 감염자들에게 적용될 수는 있지만 정확하지도 않을뿐더러 정확했던 적도 없었다. 주요 건강 위험은 세계 거의 모든 곳에서 존재하기 때문에, 특히 HIV는 1940년대부터 존재했기 때문에 이전에 아무도 검사되지 않은 지역에서 HIV 감염자 수가 '증가'하는 것은 너무 쉽다. WHO는 〈신세계 보건 보고서 1996〉에서 "현재 2100만 명 이상이 HIV에 감염됐다"고 밝혔다. 8년 후 1억 회의 ELISA 검사가 수행되면서 그 수는 거의 두 배가 되었다. WHO는 이 수치상의 '증가'가 이처럼 극도로 부정확한 HIV 검사가 이전에 검사 지역이 아니었던 세계 인구에까지 확대된 데서 비롯된다는 사실을 생략하고 있다. 사실 HIV는 오래전에 퍼지는 것을 멈췄다. 게다가 HIV를 발견한 과학자가 인정했듯이, HIV는 에이즈를 일으킬 수 없다.

새로운 증거: HIV는 이성애자에게 거의 전염되지 않는다

HIV가 이성애자에게 퍼지는 일은 거의 없기 때문에 개발도상국에서는 적어도 65년 동안 이 바이러스가 존재해왔다. 감염된 혈우병 환자의 아내들을 상대로 한 연구는 HIV 양성인 사람이 HIV 음성인 이성과 무방비 상태에서 1000회 이상의 성관계를 가져야 바이러스가 겨우 한 번 통과할 수 있다는 것을 보여주었다. 1997년 《랜싯》에 발표된 또 다른 연구에서, 파리의 코생포르 루아얄(Cochin-Port Royal) 병원 의사들은 남자가 HIV 양성인데 아이를 갖고 싶어 하는 부부들의 위험을 조사했다. 그들의 연구 결과는 안정된 이성애자 커플들 사이의 무방비 상태에서 이루어지는 성관계 1000건당 1건의 감염률과 일치한다. 따라서 개발도상국에서 이성애자들 사이의 무방비 상태 성관계가 (실제로는 그렇지 않지만 HIV 검사가 100% 신뢰할 수 있다 하더라도) 높은 수치의 HIV 양성 반응에 대한 책임을 져야 한다고 말할 수 없을 것이다.

그러나 감염된 임신부에 대해서는 사정이 다르다. 태아는 9개월 동안 엄마의 혈액에 직접적이고 지속적으로 노출된다. 이 기간 동안 바이러스가 아기에게 옮아갈 확률은 50%다. 레트로바이러스는 출생 전에 (어머니에서 아이로 전달되어) 새로운 숙주에 도달했을 때 살아남는다. 이러한 바이러스의 전달 방법은 성관계를 통한 전달보다 적어도 500배는 더 효율적이다. (혈액 수혈은 바이러스에 감염되는 또 다른 방법이다.)

부유한 나라들의 상황과는 대조적으로, 제3세계 국가들의 HIV는 두 성별에 균등하게 분포되어 있는데, 이는 그것이 수 세기 동안 엄마에서 아이로 전해졌음을 의미한다. HIV가 치명적인 죽음의 바이러스였다면, 새로 태어난 아기들은 이런 죽음의 바이러스로부터 스스로를 방어하기에 충분한 면역력을 갖지 못했기 때문에, 감염된 엄마의 아기들은 분명 기형적으로 태어났거나, 유산되었거나, 죽었을 것이다. 설령 어떻게든 살아남았다 해도, 그들은 에이즈에 감염되기 전 아기들에게 주어진 잠복 기간인 최대 2년밖에 버티지 못한다. 결국 바이러스의 확산은 엄마에게서 감염된 모든 신생아들이 죽음으로써 자동적으로 중단되었을 것이다.

개발도상국은 동성애 비율이 낮기 때문에, 새로운 세대에게 HIV를 물려줄 유일한 방법은 (50% 확률의) 태아 전염 경로였다. 여자아이들은 엄마가 되었을 때 다시 아이들에게 바이러스를 옮길 확률이 50%가 될 것이다. 따라서 아프리카에서만, HIV가 600만~800만 명의 사람들을 감염시키기 위해서는 여러 세대 동안 이 바이러스가 존재해야만 했다. 아프리카 일부 국가들에서 콘돔 사용이 증가하면서 감염률이 둔화되었다는 최근의 주장은 거의 설득력이 없다. 왜냐하면 아프리카에서 HIV 감염의 주요 경로는 엄마에서 태아에게 전달되는 것이기 때문이다.

누가 에이즈에 걸리는가?

HIV가 대부분 다른 경로를 통해 전염되는 산업화된 세계에서는 상황이 많이 다르다. 가장 취약한 이들은 매우 활동적인 동성애자, 주삿바늘을 공유하는 헤로인 중독자, 수혈을 받는 혈우병 환자다. 이는 질병을 유발하는 미생물이 면역 결핍이라는 하나의 공통된 위험 요인을 공유하는 다른 사람들에게 전달될 수 있는 주요 경로 그리고 쉬운 경로를 의미한다. 즉 구성원들 사이에 HIV가 흔히 존재하는 사회의 집단들은 가장 큰 건강상의 위험을 가지고 있고, 따라서 에이즈 증상을 일으킬 가능성이 더 높다. 하지만 높은 콜레스테롤 수치가 심장병을 유발하는 책임을 지지 않듯이, 건강 위험 집단들 사이에서 HIV가 가장 집중적으로 발생하므로 에이즈를 유발한다고 비난할 수는 없다. 이것들은 단지 상관관계에 불과하다. 또 다른 문제는 정액, 약물, 수혈, 간염, 엡스타인-바 바이러스 그리고 HIV 검사에서 생물학적 거짓 양성 반응을 일으키는 것으로 알려진 다른 질병들이나 요인에 노출된 동성애 남성, 마약 중독자, 혈우병 환자들은 HIV의 실체를 증명할 때 사회에서 가장 신뢰할 수 없는 집단을 대표한다는 것이다.

13년 전에 예언된 바와 같이, 에이즈는 이성애자 사회를 침범해왔거나 혹은 그런 것처럼 보인다. 자궁경부암 등의 여성 질환이 최근 들어 에이즈로 이름이 바뀌면서 여성들에게도 에이즈가 영향을 미친 것으로 보인다. 하지만 대부분의 에이즈 환자들은 여전히 남성이다. 신체를 심하게 학대하고 면역 체계를 약화시키는 모든 것은 뇌졸중, 암, 에이즈 질환에 관계없이 질병을 일으키는 책임을 져야 한다. 스트레스,

부족한 영양 섭취, 탈수, 수면 부족, 알코올, 담배, 항생제, 독한 약, 과도한 성행위 등은 면역 체계를 손상시킬 수 있다. 반면에 HIV와 같은 휴면 상태의 바이러스 물질은 건강한 신체에 해를 끼치지 않는다.

면역 위험 요인에 지속적으로 노출되는 사람도 후천성 면역 결핍 증후군(에이즈)을 일으키기 쉽다. 누군가는 이렇게 주장할지도 모른다. "부모를 통해 HIV에 감염되어 폐렴으로 죽는 무고한 아기는 어떨까? 이것은 에이즈가 아닌가?" 그러나 많은 아이들이 HIV를 가지고 있든 없든 폐렴으로 사망하고 그들이 이전에 HIV와 마주쳤든 아니든 그것은 질병의 결과에 큰 영향을 미치지 않는다. 하지만 큰 차이를 만들 수 있는 것은 폐렴을 어떻게 치료하느냐다.

에이즈를 일으키는 진짜 원인

현재 35개 이상의 질병이 에이즈로 개명되었는데, 모두 하나의 (비활성) 바이러스에 의한 것으로 추정된다. 10~15년 전까지만 해도 일반적인 폐렴으로 여긴 것이 HIV와 연관되어 있다면 이제는 에이즈다. 칸디다증, 결핵, 카포시 육종, 자궁경부암도 마찬가지다. 아프리카인이 '슬림병'을 앓고 있고 혈액 속에 HIV 항체가 있다면, 그는 에이즈에 걸렸다는 말을 듣는다. 만약 그가 그 병으로 죽었다면, 분명히 에이즈로 죽었을 것이다. 이 단순한 논리는 일반인들의 귀에 설득력 있게 들릴지도 모른다.

반면에 아프리카인이 이전의 HIV 감염 없이 슬림병 진단을 받고 나서 그 후에 죽는다면, 에이즈는 사망 원인으로 간주되지 않는다. 적어도 HIV가 없는 슬림병의 종류는 HIV가 수반되는 경우만큼이나 많고, 레트로바이러스 HIV는 슬림병에 수반되는 주요 특징인 세포 파괴를 일으킬 수 없는 것으로 판명되었다는 점을 주목해야 한다.

만약 HIV 바이러스가 에이즈를 일으키는 책임을 지지 않는다면, 에이즈의 원인은 무엇인가?

마약

에이즈가 발견되기 약 10년 전에 산업화된 세계에서는 대마초, 마리화나, 환각제부터 LSD, MDA, PCP, 헤로인, 코카인, 아질산아밀, 부틸니트라이트, 암페타민, 바르비튜레이트, 염화에틸, 아편 그리고 다른 '맞춤' 약물에 이르기까지 처방되지 않은 약물의 사용이 급격히 늘어났다. 1974년까지 500만 명의 미국인들이 코카인을 사용했고, 11년 후에 그 수치는 2200만 명을 넘어섰다. 1990년에 미국 마약단속국은 코카인 10만 kg을 압수했는데, 1980년에는 500kg에 불과했다. 코카인 과다 복용 피해자는 1981년 3000명에서 10년 만인 1990년 8만 명으로 늘어나 2400%가 증가했다. 암페타민 사용도 급격히 증가했다. 1989년 마약단속국은 1981년의 200만 회 분량에 비해 크게 늘어난 9700만 회 분량을 압수했다. 또한 1970년대에는 최음제가 크게 유행했다. 1980년까지 500만 명의 미국인들이 아질산아밀, 즉 '파퍼(임시 마약류로 지정된 불법 마약류 - 옮긴이)'의 단골 이용자가 되었다.

에이즈 대유행은 마약 남용의 엄청난 급증에 뒤이어 일어났다. 마약을 사용하는 환자들에게서 몸과 마음이 심하게 파괴되는 것을 본 의사들은 마약이 그저 사람을 죽이는 것보다 훨씬 더 큰 해를 끼칠 수 있다는 것을 이해한다. 마약은 면역 체계를 포함한 사람의 주요 기능을 체계적으로 파괴하는 것으로 알려져 있다. 앞에 제시된 수치가 결코 전체 인구 내에서 마약의 총 사용량을 나타낼 수는 없지만, 마약 남용이 에이즈를 일으키는 가장 큰 역할은 아니어도 중요한 역할을 한다는 것을 확실히 보여준다. 대부분의 마약 복용자들은 혈액에 P24를 가지고 있다. HIV 검사는 그들을 값비싸고 잠재적으로 파괴적인 에이즈 약으로 치료해야 하는 HIV 양성 환자로 만들 가능성이 높다.

최근까지 25~44세의 남성들 사이에서 마약 사용이 가장 집중되어 있었고, 그래서 에이즈 또한 이 연령대에서 가장 흔했다. 에이즈 환자 열 명 중 아홉은 남성이고, 마약 소지 혐의로 체포된 모든 사람의 90%도 남성이었다. 이 중 75%는 25~44세였고 남성들 중 72%의 에이즈 환자가 정확히 같은 연령대에서 발생했다. 이것이 순전히 우연일 수 있었을까?

1983~1987년에 이 연령대 남성들의 사망률은 매년 평균 1만 명씩 증가했고 같은 기간 동안 에이즈 사망자도 똑같이 증가했다. 1980년대에 이 연령대의 남성들에서는 약물 과다 복용으로 인한 사망이 두 배로 늘어난 반면, 혈액에 마약을 주입한 간접적 결과인 패혈증으로 인한 사망은 네 배로 증가했다. 같은 기간에 같은 연령대의 에이즈 환

자들도 마찬가지였다.

지금은 더 많은 여성들이 중독성 마약에 관련되어 있다. 모든 이성 애자 에이즈 환자 중 4분의 3과 여성 에이즈 환자 중 3분의 2가 주사 약물 사용자들이다. 에이즈로 태어난 아기들의 3분의 2는 마약을 주 사하는 엄마가 있다. 이러한 수치에 경구용 또는 흡입된 형태로 복용 한 마약은 포함되지 않는다.

그러나 에이즈 환자들의 주요 비율은 여전히 25∼44세의 활발한 동 성애 남성들 사이에서 발견된다. 이 집단은 다량의 마약류뿐만 아니라 항바이러스제 등을 남용하고 있다. 수많은 미국의 연구들은 남성 동성 애 에이즈 환자의 95% 이상이 전형적으로 파퍼 흡입과 규칙적인 중독 성 마약 사용을 인정한다는 것을 확인했다.

에이즈 환자들은 이미 존재하는 면역 손상으로 고통받고 있는데, 이 는 수년간의 마약 남용으로 발생한다. 이미 손상된 면역 체계가 없다 면 에이즈가 발병할 가능성은 극히 낮다. 이와 같은 위험군들 중 어느 하나라도 에이즈 검사를 받으면, 그들의 몸이 약물, 정액, 혈액, 바이 러스 등에 의한 질병에 대항하기 위해 만든 항체가 많기 때문에 양성 반응을 보일 가능성이 높다.

아기들이 에이즈에 걸리는 이유

아기들은 엄마의 마약 남용에 강한 영향을 받는다. 에이즈 증상을 가진 아기들의 3분의 2는 HIV 양성 반응 여부를 떠나 마약을 주사하 는 엄마가 있다. 나머지 중 상당수는 비주사 마약을 사용하는 엄마들 이다. 헤로인은 가장 일반적으로 주사되는 마약 중 하나다. 꾸준한 마약 사용자들은 면역력의 주요 부양자였던 백혈구 손실과 림프절 부기, 발열, 급속한 체중 감소, 뇌 기능 장애, 치매 그리고 현저한 감염 과민성 증상을 보인다. 헤로인 중독자들은 종종 폐렴, 결핵 그리고 다른 기회 감염뿐만 아니라 소모 증후군(지나치게 체중 감소가 일어나는 증상 – 옮긴이)으로 죽는다. 이러한 질병들에서는, 일반적으로 HIV의 증거로 받아들여지는 단백질 P24가 충분히 존재한다. P24는 HIV에만 있는 것이 아니라 대부분의 전염병과 공유됨에도 불구하고 에이즈로 분류되어왔다.

무엇보다 불행한 일은 아기들이 마약 중독에 무방비 상태라는 점이다. 최근 연구는 담배를 피우는 임신부가 발암성 화학 물질을 아기에게 전달한다는 것을 보여주었다. 태아가 어머니의 혈액에 직접 주입된 헤로인에 노출되었을 때, 태아의 뇌에서 무슨 일이 일어나는지를 상상하는 것은 어려운 일이다.

코카인을 사용하는 어머니에게서는 많은 아기들이 심각한 정신 지체를 가지고 태어나며, 결핵과 폐 질환에 취약하다. 마약은 단순하고 비활동적인 바이러스에 비해 확실히 면역 기능을 손상시키는 에이즈의 전형적인 증상을 보여줄 확률이 훨씬 높다.

항생제

에이즈 환자들은 항생제를 오래 복용해온 경우가 많다. 비위생적인 성행위에서 발생하는 성병과 기생충을 막기 위해 항생제에 의존하는 매우 활발한 동성애 남성들 사이에서, 항생제는 에이즈를 발병시키는 주요 공동 인자가 될 수 있다. 많은 동성애자들이 의사로부터 항생제에 대한 공개 처방을 받는데, 의사는 그들에게 성관계 전에 약을 삼켜야 한다고 충고한다. 그중 일부는 면역 체계가 그 약들이 만들어내는 파괴적인 부작용에 굴복하기 전까지 테트라사이클린 같은 독성 약물을 18년간 복용해왔다. 이 특별한 약은 햇빛에 극도로 민감하게 반응한다. 햇빛에 노출되면 회복할 수 없을 정도로 피부를 태울 수도 있다. 이 약의 피해자들은 햇빛에 노출되지 않아 생기는 우울증의 일종인 계절성 정서 장애(SAD)를 앓는 경우가 많다. 또한 이 약은 신체의 기본적인 신진대사 기능을 방해하는 것으로 알려져 있는데, 이것은 어떤 종류의 질병도 일으킬 수 있다. 게다가 이 약은 강한 면역 억제제 역할을 하며, 가장 나쁜 부작용 중 하나는 내장의 유익한 박테리아를 파괴하는 것이다. 이런 박테리아를 파괴하면 효모와 다른 감염을 유발하는 박테리아를 위한 공간을 만들어 몸 전체에 퍼지고 질병 증상의 지속적인 재발 현상을 일으킨다.

흔히 사용되는 또 다른 약은 메트로니다졸(브랜드명은 플라질 – 옮긴이)과 디요오도하이드록시퀸이 있다. 둘 다 아메바성 설사에 쓰이는데, 심각한 환각과 우울증을 일으킬 수 있다.

코르티코스테로이드, 설파제, 셉트라(septra)는 다양한 질환에 처방되고 심각한 부작용을 동반한다. 이 약들은 심각한 소화 장애를 일으키며, 활동적인 동성애자들 사이에서 흔히 볼 수 있는 영양이 결핍된 식단으로 인해 악화되면 세균, 바이러스, 기생충을 유발하는 질병에 대한 몸의 방어력을 체계적으로 파괴한다. 그래서 이전에 건강했던 젊은 남성들은 점점 더 노쇠하고 연약한 사람들에게서만 발견되는 노화 지표를 빠르게 하는 기회 감염으로 고통받는다.

수혈

앞에서 언급한 모든 위험 요인은 선진국인 미국의 에이즈 환자의 94%를 야기한다. 하지만 나머지 6%는 어떤 위험 범주에도 속하지 않는 것처럼 보인다. 이 작은 비율의 절반 이상이 수혈을 통해 에이즈에 '감염'되었고, 이것은 일반 대중들에게 HIV가 에이즈의 확실한 징후인 것처럼 보이게 만든다.

그러나 에이즈 생존 통계를 자세히 분석해보면 수혈자의 절반 이상이 수혈 후 첫해 안에 사망하는 것으로 나타났다. HIV에 감염되지 않은 환자들도 마찬가지다. 수혈 실패에 대한 위험 그룹은 아주 어린 사람들과 아주 나이 든 사람들 그리고 심각한 부상을 입은 사람들 사이에서 발견된다.

정상적인 상황에서 건강한 사람은 절대 수혈을 받지 않는다. 이미 오랜 병을 앓고 있거나 수술과 같은 심각한 의학적 개입 후에만 수혈이 이루어진다. 마취만으로도 면역 억제제 작용을 하며, 수술 후 감염성 미생물을 막기 위해 투여하는 항생제도 마찬가지다. 만약 환자가 장기 이식을 받는다면, 그는 면역 체계가 새로운 장기를 거부하지 못하게 하는 스테로이드와 다른 약들을 받게 될 것이다. 많은 장기 수급자들이 평생 이 약을 복용해야 하지만, 이 약들은 전반적인 면역력을 억제하기 때문에, 아주 짧은 시간 내에 '관련되지 않은' 문제로 사망하는 경우가 많다. 그러나 의사들은 이러한 죽음을 약의 부작용 탓으로 돌리는 경우가 거의 없고, 유가족들에게 자신들이 할 수 있는 모든 노력을 기울였다고 말한다. 하지만 이와 같은 문제가 HIV 양성 환자에게서 일어나면 사인은 에이즈로 간주된다. 그리고 피해자들은 에이즈가 수혈을 통해 전염될 수 있다는 '통계적 증거'의 일부가 된다.

미국에서는 정기적인 수혈에 의존하는 2만 명의 혈우병 환자 중 4분의 3 이상이 혈액 공급을 통해 HIV에 감염되었음에도 불구하고 에이즈 진단을 받는 사람은 거의 없다. 사실 혈우병 환자의 사망률이 오늘날처럼 낮은 적이 없었다.

수혈이 잘못된 HIV 검사 양성 판정을 가져올 수 있다는 사실이 증명되었다. 《랜싯》에 발표된 연구를 보면, 환자들은 수혈 직후 혈액에서 HIV 항체가 대량 발견되었고 이후에는 감소했다. 약물 남용이나 수술과 같은 다른 요인으로 면역 체계가 이미 심하게 손상되거나 약해진 경우, 수혈은 생명을 위협하는 면역 결핍증이나 에이즈에 걸릴 위험을 크게 증가시킬 수 있다.(다음 장 참조) 만약 수혈이 HIV 인간 레트로바이러스에 대항하는 항체를 만들어낼 수 있다면, HIV에 오염된 혈액이 전적으로 혈액 수급자의 HIV 감염의 원인이라고 주장하는 것은 오해의 소지가 있다.

에이즈 - 전염병이 아닌 대사 장애

수년 동안 에이즈 환자들은 병세가 악화되기 전에 아미노산의 급격한 불균형을 겪는 것으로 알려져왔다. 균형 잡힌 단백질 신진대사는 건강한 면역 체계의 전제 조건이다. 체내 일부 아미노산의 농도가 너무 높거나 낮으면 면역 체계는 더 이상 급성 감염과 싸울 수 없다. 이것은 특히 에이즈에 해당된다.

에이즈 환자의 기초 단백질 대사와 관련된 생리적 불균형은 앞의 요인 중 어느 하나만으로도 발생할 수 있는데, 모두 몸에 엄청난 스트레스를 준다. 이런 엄청난 스트레스에 대한 반응으로, 신체는 근육 단백질을 비상시 재사용에 필요한 기본 아미노산으로 분해하기 위해 고안된 코르티손 같은 스트레스 호르몬을 유발한다. 이는 신체가 스스로를 먹이로 삼고 있음을 의미한다. 스트레스가 지속되면 아미노산 균형이 더 이상 유지될 수 없어, 결국 에이즈에서 흔히 발견되는 면역 체계의 붕괴를 초래한다.

필수 아미노산을 얻기 위해 자신의 세포를 파괴하는 과정에서, 신체는 파괴된 세포핵에서 나온 파편을 포함한 많은 양의 세포 파편을 처리해야 한다. 이러한 DNA나 RNA 조각들 중 일부가 레트로바이러스 HIV로 분류되는 것으로 보인다. 이 파편에는 다양한 종류가 있기 때문에 HIV1, HIV2 등의 HIV도 발견된다. 이것은 HIV 오염 혈액에 감염되거나 HIV에 감염된 사람들과 접촉한 적이 없는데도 HIV 양성인 사람들이 그토록 많은 이유를 설명해준다. 캐나다의 훌다 클라크(Hulda Clark) 박사가 수행한 연구는 부모가 HIV 음성임에도 불구하고 아기들이 HIV 양성을 나타낼 수 있다는 것을 보여주었다.

HIV는 사람들이 생각하는 것보다 훨씬 더 흔하다. 지속적으로 극심한 스트레스를 받는 사람들은 그들의 면역 체계가 항체를 만들어내는 과정에서 혈액에 많은 HIV가 존재할 수 있다. 에이즈 검사를 할 일이 거의 없기 때문에, 그들은 이 바이러스에 맞닥뜨렸다는 사실을 알아내지 못할 수도 있다. 또한 신뢰할 수 있는 에이즈 검사를 받았다 하더라도, HIV1에 대해 양성 반응을 보이지 않을 수도 있다. 그러나 만약 그 검사가 HIV3나 다른 변종들에 대한 항체의 존재도 조사한다면, 이 사람은 HIV 양성으로 판명될 수도 있다. 여러 해 동안, 대다수 국가들의 검사 시설은 많은 HIV 유형 중 하나만 탐지할 수 있었다. 오늘날 사람의 혈액은 두 종류의 HIV를 검사할 수 있는데, (HIV 검사의 높은 오진율과 양성 비율을 고려할 때) HIV 양성인지 아닌지를 판단하기에는 아직 충분하지 않다.

마약 중독자, 매우 활동적인 동성애자, 불균형한 아미노산 풀(amino acid pool, 음식에서 섭취한 아미노산 및 체내에서 합성한 아미노산의 총칭 – 옮긴이)을 가진 엄마에게서 태어난 아기, 수혈이 필요하거나 수혈했던 사람들, 영양 부족, 굶주림 또는 그 외 다른 정신적 충격을 받은 사람들은 모두 불균형한 아미노산 풀을 갖고 있으며, 따라서 HIV 입자 생성의 가능성이 있는 사람들이다. 강도 높은 스트레스 반응은 세포핵의 파괴를 유발하고, 이는 떨어져나온 DNA나 RNA 조각을 늘린다. 신체의 자연스러운 첫 반응은 이 조각들에 대한 항체를 생산하는 것이다. 앞에서 언급한 바와 같이 다발성 경화증, 말라리아, B형·C형 간염, 결핵, 상열감, 유두종 바이러스, 그 밖의 많은 질병으로 신체가 레트로바이러스 P24에 대한 항체를 만들 수 있다. 큰 병이나 끊임없는 스트레스로 인해 면역력이 떨어지면, 질병을 일으키는 물질이 몸을 침범한다. 신체의 가장 취약하고 노출된 곳에서 에이즈가 가장 먼저 발병할 가능성이 높다.

영양실조, 탈수, 굶주림도 에이즈를 유발할 수 있다

약물로 인한 영양실조에서 보았듯이, 영양 부족은 자신의 몸에서 영양분을 섭취할 정도로 신체의 스트레스 반응을 활성화시킨다. 이는 아미노산 풀의 균형을 유지하기 위해 필요하다. 그러나 너무 많은 근육 세포가 분해되어 부족한 아미노산을 방출할 때, 인체가 항체를 만들어 중화시키려는 다량의 DNA나 RNA 조각이 생성된다. 세포 탈수 현상에서도 같은 스트레스 반응이 일어난다. 이 때문에 심하게 탈수된 사람은 HIV 양성 반응을 보일 것이다.

개발도상국들, 특히 아프리카에서는 영양실조, 탈수, 기아 문제가 수 세기 동안 존재해왔다. 기근 중에 사람들은 자연스럽게 자신의 몸을 먹이로 삼고 살아간다. 이러한 신체의 생존 시도의 부산물이 HIV 물질인데, DNA나 RNA 조각으로 구성되어 있다. 결과적으로 면역 체계는 이러한 바이러스 입자들을 무해하게 만드는 항체를 생산한다. 비록 아프리카의 많은 사람들이 그들 삶의 어느 단계에서 기근을 겪었던 부모로부터 비활성 HIV를 물려받았음에도 불구하고, 어떤 사람들은 영양실조에 대한 신체의 자연스러운 반응으로 스스로 HIV를 만들어낸다.

개발도상국에서 에이즈 검사가 도입되는 곳이면, 많은 사람들이 잘못된 HIV 검사로 인해 혹은 그들이나 그들의 부모가 한때 기근을 견뎌야 했기 때문에 HIV 양성 반응을 보인다. 후자의 HIV는 주로 영양실조나 그와 관련된 질병의 결과인데, 이는 36만 명의 HIV 감염자와 영양실조가 있는 아이티인의 경우에서 뚜렷이 드러난다. 이와는 대조적으로, 선진국의 HIV는 대부분 전자의 원인에서 비롯된다. HIV와 AIDS는 전혀 별개의 문제지만, 다른 문제들이 서로 결합하여 발생할 수도 있다.

에이즈를 유발하는 에이즈 치료제

크리스티의 이야기는 슬픈 이야기다. 그녀의 입양아인 대니얼과 마사는 HIV 양성 반응을 보였다. 두 아이의 생모인 크리스티의 조카는 장기 마약 복용자여서 아이들을 키울 수 없었기 때문에 크리스티는 자신이 아이들을 돌볼 것을 제안했다. 대니얼은 HIV 양성 아동들을 위한 아동센터에 두 번, 즉 태어나자마자 한 번 그리고 네 살 때인 최근에 다시 보내졌다. 그녀의 다른 아이도 몇 달 전 센터로 옮겨가 계속 그곳에 있었다. 크리스티는 아이들에게 처방된 에이즈 치료약 사용을 거부하여 태만한 부모라는 비난을 받았다.

아이들은 깨끗한 건강증명서를 받아왔고, 아픈 기색을 전혀 보이지 않았다. 하지만 시 보건 당국은 아이들이 약을 복용하지 않았다는 것을 알게 되자 보호자로부터 아이들을 떼어내 에이즈 클리닉에 보내 치료를 의무화하고, 그 후 아동센터에 보냈다. 아이들은 몸을 쇠약하게 하고 잠재적으로 치명적인 AZT, 네비라핀(Nevirapine), 에피비어(Epivir), 제리트(Zerit)와 같은 에이즈 치료약을 매일 복용해야 한다.

건강한 HIV 양성 아이들에게 약을 먹이는 목적은 무엇인가? 에이즈 연구는 전 세계 약물 판매에서 가장 큰 이익을 창출할 것이다. 아직 실행 중이거나 최근에 끝난 어린이들의 약물 연구 목록이 있다. 이 연구는 미국 국립 알레르기 감염병연구소(NIAID), 국립아동보건 인간발달연구소(NICHD) 등의 정부 기관과 글락소(Glaxo), 화이자(Pfizer), 스퀴브(Squibb), 제넨테크(Genentech) 같은 거대 제약 회사들의 후원을 받고 있다. 그중 하나인 'HIV 감염 아동의 신체 특성에 대한 항HIV 치료 효과'는 소모와 지질 영양 이상을 유발하는 것으로 알려진 약을 사용하여 '소모 및 지질 영양 이상(지방 재분배)'의 원인을 규명하고자 한다. 또 다른 연구는 '4~22세의 고도 에이즈 환자들을 일곱 가지 약물로 치료하는 것의 안전성과 효능'을 살펴보고 있으며, 일부는 보통의 경우보다 복용량을 늘려 연구한다. 이 연구에 포함된 일곱 가지 약품 모두 시중에 유통되는 약물에서 나타나는 가장 심각한 부작용을 일으키는 것으로 알려져 있지만, 네 살짜리 아이들에게도 '평소보다 많은 복용량'으로 투여된다. 세 번째 연구는 스타부딘이라는 약물을 단독으로 사용하거나 디다노신과 함께 사용하고 있다. 약물을 동시에 사용했을 때는 임신부들이 목숨을 잃었다.

그리고 생후 2개월에서 여덟 살까지의 아이들을 대상으로 한 백신 연구에서는 살아 있는 바이러스 백신이 수두를 일으킬 수 있음에도 불구하고 아이들은 '살아 있는 수두 바이러스'를 투여받고 있다.

또 다른 연구는 '뇌척수액 내 HIV 수준'을 측정한다. 뇌척수액을 얻으려면 위험하고 침습적인 요추 천자(척수액을 얻거나 약제를 주입하기 위해 요추에서 척수막 아래 공간에 긴 바늘을 찔러 넣는 것-옮긴이) 시술을 해야 한다. 그리고 믿기 힘들겠지만, HIV에 감염된 엄마에게서 태어난 HIV 음성 어린이들을 대상으로 실험용 HIV 백신을 사용하는 연구가 있다. 법적으로 납치된 이 아이들의 부모나 보호자들은 자기 아이들이 이 임상 시험의 실험 대상이라는 것을 알지 못한다. 법은 그들이 아이들을 인간 생체 실험의 홀로코스트(제2차 세계대전 중 나치 독일이 자행한 유대인 대학살-옮긴이)로부터 구하려 하는 것을 막는다. 미국 국립보건원은 마약에 중독된 가난한 어머니들에게서 태어나 보살핌을 받을 수 없는 HIV 양성 어린이들을 시험 대상으로 이용할 수 있도록 법적으로 허용하고 있다. AZT와 네비라핀을 이용한 수십 차례의 임상 시험이 1990년대 후반까지 진행됐다. 그리고 지금까지 진행 중이거나 완료된 227개의 연구가 있다. 이 연구들은 미국 국립보건원 산하 기관의 후원을 받고 있으며, 많은 연구들이 테스트 대상 약품을 만들어내는 제약 회사들로부터 공동 후원을 받고 있다. 이 연구들은 표준 에이즈 치료제인 뉴클레오사이드 억제제, 단백질 억제제, 네비라핀을 사용한다. 이러한 약물의 경고 라벨에 설명된 부작용은 다음과 같다.

- 정상적인 세포 분열 억제
- 암
- 심장병
- 혈액 생성 억제
- 골수 파괴

- 빈혈증

- 임신부 사망

- 자연 유산

- 선천성 결손증

- 심각한 간 손상 및 간 기능 저하

- 췌장 기능 저하

- 근육 위축

- 발달 장애

- 어린이와 성인의 죽음

- 새로운 단백질을 만드는 신체의 능력에 대한 간섭

- 기형아 출산

- 얼굴, 팔, 다리의 기형

- 등과 어깨의 혹

- 복부 팽만

- 약물 독성으로 인한 장기 장애

- 스티븐스-존슨 증후군: 기괴하고 격렬한 피부 질환

독성이 있는 이 약들은 인간의 면역 체계를 파괴하고(에이즈) 치료 효과가 없는 것으로 나타났지만, 그럼에도 불구하고 일상적으로 처방되고 있다. 에이즈 치료제 생산자들은 약품 라벨에 다음과 같은 경고문을 붙임으로써 책임 소송으로부터 자신들을 보호한다.

"이 약은 당신의 HIV 감염을 치료하지 못한다. 항레트로바이러스 치료를 받는 환자들은 기회 감염과 HIV 질병의 다른 합병증을 계속 경험할 수 있다. 환자들은 현재로선 장기적인 효과를 알 수 없다는 점을 유의해야 한다."

사람들이 이 약을 먹는 이유는 HIV 양성 반응을 보이기 때문이다. 그들의 유일한 (종종 치명적인) 실수는 그들이 HIV 검사 키트 라벨과 약품 라벨을 읽거나 이해하지 못한다는 것이다. 이것은 아이들이 관련되었을 때 특히 슬프다.

아동복지국(ACS)은 크리스티가 대니얼에게 약을 먹이지 않았다고 강하게 비난했다. 그들은 대니얼에게 '기적의 약'인 네비라핀을 복용하도록 강요했고, 6개월 이내에 대니얼은 장기 장애로 생명 유지 장치를 달아야 했다. 그들이 그녀의 건강한 딸 마사에게 에이즈 치료제를 주입했을 때, 그것은 그녀의 면역 체계를 완전히 파괴시켰고, 그렇지 않았다면 그녀가 결코 경험하지 못했을 지속적인 질병의 폭발에 취약하게 만들었다. 여기서 떠오르는 의문은 왜 에이즈 환자들을 그들의 면역 체계를 죽이는 약으로 치료하는 것이 의사들에게 허용되고 장려되는가 하는 것이다. 그들이 면역력을 기르도록 돕는 것이 더 이치에 맞지 않을까? 우리가 일반적인 질병과 에이즈 유형의 질병에 구체적으로 대처하려면 이러한 의문들이 계속해서 제기되어야 할 것이다.

요약 : 인간의 DNA나 RNA 조각으로 이루어진 HIV는 에이즈의 원인으로 간주될 수 없다. 에이즈는 신진대사와 면역 체계를 아우르는 질병들의 대명사로, 하나 또는 여러 가지 위험 요인 때문에 발생한다. 건강한 사람이 외부 공급원, 즉 HIV에 감염된 혈액과 접촉하거나 산모를 통해 HIV를 획득하는 경우, HIV는 숙주의 면역 체계에 의해 무

건강과 치유의 비밀

해한 비활성 상태가 된다. 그런 사람은 이전에 만났던 다른 바이러스 입자들과 마찬가지로 혈액 속에 HIV에 대한 항체를 만들었을 것이다. 예를 들어 HIV에 감염된 대부분의 아프리카인이나 아시아인에게서 볼 수 있듯이, 그들은 HIV가 없는 다른 어떤 사람들보다 에이즈에 걸릴 위험이 크지 않다.

하지만 비정상적인 세포 파괴를 일으키는 사람의 혈액에서 DNA나 RNA 파편(HIV)이 생기는 것은 심각한 면역 결핍을 나타낸다. 영양실조, 기아, 탈수, 반복적인 부상 또는 내부 폐색에 의한 세포 질식은 신체의 아미노산 풀의 불균형을 초래한다. 몸은 그러한 불균형을 바로잡으려고 빠져나간 아미노산을 보충하기 위해 자신의 세포핵을 분해한다. 체내에 아미노산이 하나라도 부족하면 다른 아미노산의 비율 구성도 균형을 잃는다. 이것은 몸 전체에 걸쳐 세포와 그 핵에 동시에 치명적인 영향을 미칠 수 있다. 세포핵의 파괴는 DNA나 RNA 파편을 낳는데, 그 파편들은 레트로바이러스라고 불리는 인간의 단백질로 구성되어 있다. HIV는 이런 방식으로 생길 수 있는 많은 레트로바이러스 중 하나다. 따라서 세포핵의 파괴를 통해 몸 안에서 생기는 HIV는 에이즈의 원인으로 간주될 수 없다. 그것은 인체의 생존을 위한 싸움에서 피할 수 없는 부산물이다. 이 싸움은 결국 에이즈라는 면역 체계의 파괴로 이어질 수 있다.

에이즈-각성의 과정

인류는 거짓 정보와 올바른 정보를 구별할 새로운 차원의 이해로 빠르게 각성하고 있다. 우리는 더 이상 추문이 대중의 눈을 가리지 못하는 시대에 살고 있다. 어떤 주제에 대한 진실도 결국 집단의식의 지배를 받게 될 것이다. 사람들은 자기 내부에서 무엇이 옳고 그른지 쉽게 알 수 있을 것이다. 에이즈 현상은 누군가에게 자신의 문제에 대한 해결책을 찾도록 촉구할 수 있는 큰 도전 중 하나다. 나의 첫 에이즈 환자였던 앤드루는 거의 즉각적으로 이 사실을 깨달았다.

5년 전 앤드루를 만났을 때, 그는 에이즈 증세가 완전히 진행된 젊은 동성애자였다. 그는 정서적으로 불균형하고 우울하고 극도로 예민했다. 그는 아테네에서 살았는데, 그에겐 밤의 생활이 유일한 '가치 있는 것'이었다. 나는 그가 다시 '낮의 사람'이 되도록 동기를 부여했다. 아유르베다의 일상, 몸의 정화 절차, 개선된 영양 공급, 매일매일의 명상 등은 곧 피부의 다발성 병변을 개선시켰고, T세포 수를 꾸준히 늘렸으며, 그가 가장 눈에 띄게 느낀 것은 식욕과 소화력의 향상이었다. 그의 삶은 기쁨으로 가득했다. 그 기쁨은 그가 과거에 경험했던 것과는 사뭇 달랐다. 클럽, 마약, 밤의 생활보다는 잠에서 깨어나 태양과 자연과 낮의 생활에 감사하는 즐거움이었다.

몇 년 후 앤드루를 만났을 때, 그는 에이즈에 관한 모든 징후에서 완전히 벗어나 있었다. 그는 자신이 여전히 HIV 양성이라는 생각을 받아들였고, 내가 그에게 이 바이러스에 대해 제공한 것을 이해하고 있었기에, 자기에게 항체가 있는지 없는지는 더 이상 중요하지 않았다. 그가 알고 있는 것은 자존감과 행복을 위해 에이즈를 극복했다는 점이었다. HIV의 오명은 더 이상 그에게 치욕이 아니었다. 앤드루는 (존재하지 않는) 질병의 희생자가 아니라 사랑과 감사와 인정을 받을 가치가 있는 사람으로 변해 있었다. 이것이 에이즈가 할 수 있는 일이다. 에이즈는 더 큰 사랑, 존엄성, 목적을 가지고 살아가는 사람을 일깨울 수 있다.

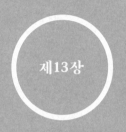

제13장

현대인의 여덟 가지
잘못된 믿음

항생제, 미생물 그리고 우리가 집착하는 이유

항생제가 정말 필요한가?

항생제는 60년 가까이 건강 분야를 지배해왔다. '마법의 총탄' 혹은 '기적의 약'으로 알려진 항생제는 질병을 일으키는 박테리아 무리를 빠르게 파괴한다. 항생제는 감염을 막고 고통을 완화하기 위해 의학계에서 사용하는 가장 인기 있는 선택이다. 매년 작성되는 모든 처방전 여섯 개 중 적어도 하나는 항생제 처방전이다. 항생제는 매우 빠른 치료 효과를 보이기 때문에 의사와 환자들에게 인기가 많다.

고질적인 방광염, 인후염, 가려운 피부 발진에 항생제가 자주 처방되는 시대에 성장한 우리는 의사가 처방하는 '마법 총알'이 그러한 세균 감염에 대처하는 최선의 선택임을 쉽게 받아들일 것이다. 비록 모든 의대생들이 (감기와 독감을 포함한) 바이러스성 감염이 항생제에 반응하지 않는다는 사실을 알고 있지만, 이 병에 걸린 수백만 명은 여전히 의사로부터 항생제 처방을 받는다. 1983년 3200만 명 이상의 미국인들이 일반 감기 치료를 위해 의사를 방문했고, 그중 95%가 처방약을 들고 집으로 돌아갔다. 그중 절반 이상은 불필요한 항생제 처방을 받았다. 25년이 지난 지금(2008), 이런 추세는 거의 두 배가 되었다.

환자들은 광범위 항생제를 한 번만 복용해도 장내 생물군과 혈액 형성 골수를 4~5년 정도 심하게 손상시킬 수 있다는 사실을 거의 알지 못한다. 또 약품 라벨이나 지침서에 쓰인 부작용 목록을 대부분 읽지 않는다. 그들은 의사들이 자신에게 가장 좋은 것이 무엇인지 알고 있다고 믿을 뿐이다.

하지만 많은 의사들이 페니실린이 감기나 독감을 치료하지 못한다는 사실조차 모른다는 것은 매우 당황스러운 일이다. 항생제는 바로 그 설계 때문에 면역 체계를 손상시키고, 따라서 감기보다 더 심각한 문제가 될 수도 있다. 게다가 감기는 질병이 아니라 독소를 제거하려는 신체의 첫 번째 최고 비상 대책이다. 바이러스는 이러한 정화 반응이 일어나는 계기가 될 뿐이다. 만약 당신이 감기에 걸리면 저주가 아닌 축복이라 여기고, 신체가 스스로 치유할 수 있도록 해야 한다.

많은 사람들이 시간이 오래 걸리는 치유보다 빠른 '치료법'을 선호하여, 항생제는 오늘날 가장 선호하는 치료법 중 하나가 되었다. 그러나 감염을 유발하는 박테리아를 확인하려면 최소 24시간이 걸릴 수 있다. 이 때문에 시간에 쫓기는 의사는 질병으로부터 우리를 보호하는 데 도움이 되는 미생물을 포함하여 모든 미생물을 소탕하는 광범위 항생제를 사용한다. 이것은 아주 드물게 생명을 위협할 정도의 감염에서는 정당화될 수 있지만, 비교적 가벼운 감염에서는 분명 아니다. 설상가상으로, 많은 경우에 실험실 샘플을 분석하기도 전에 감염 증상이 있는 환자에게 특정 항생제를 투여한다. 잘못된 약을 먹거나 아무 이유 없이 약을 먹을 확률은 최소 50%에 이른다.

만약 축농증을 앓고 있는 사람이 빈손으로 진료실을 떠나면서 더 자연스럽게 자신의 병을 치료하는 방법에 대한 조언을 받는다면, 그는 의사가 자신의 일을 하지 않았거나 무책임하다고 생각할 수 있다. 또 바이러스 감염에 직면한 의사 역시 환자에게 충분한 역할을 하지 않았다는 비난을 받기보다는, 특히 환자가 어린아이일수록 비교적 '안전한' 선택지인 항생제 처방을 선호한다. 그렇지 않으면 의사는 환자로부터 소송당할 수도 있다. 비록 어린이에게 정말 항생제가 필요한 확률은 10만 건에 1건 정도로 낮지만, 의사를 찾는 아이들의 95%가 그러한 약을 투여받는다. 이처럼 항생제는 지나치게 걱정하는 엄마들을 '안심'시키기 위해 남용되고 있다.

면역 체계를 손상시키는 항생제

뉴욕의 가정의학과 의사이며 자연의학 옹호자인 프레드 페스카토레(Fred Pescatore) 박사는 "항생제는 면역 체계를 가로챔으로써 신체가 스스로를 방어할 수 없게 할 수 있다"고 주장한다. 이 항생제들은 양성 또는 무해한 감염에 대해서도 일상적으로 처방된다. 어떤 경우든 감염은 질병이 아니다. 감염은 과식, 탈수, 정크푸드 섭취, 그리고 이전에 항생제에 노출되었던 것과 같은 단순한 사건으로 생기는 독성 물질을 중화하고 제거하려는 신체의 자연스러운 반응이다. 신체가 항생제에 노출되면 큰 대가를 치른다. 이 약물의 독은 감염성 박테리아(병원균)

뿐만 아니라 음식물을 소화시키고 독소를 제거하며 비타민 B 같은 중요한 미량 영양소를 만들어내는 데 도움을 주는 박테리아도 함께 파괴한다. 필수적이고 유익한 박테리아가 항생제 때문에 근절되면서, 장내 유해 박테리아 수가 급격히 증가하여 장 내부를 지배하고, 영양가 있는 음식도 강한 자극제나 독으로 변한다.

약 75%가 위장관 내에 있는 면역 체계는 강력한 방어력을 동원하여 병원균과 자극제를 중화시키려 한다. 면역 체계는 염증의 복잡한 생물학적 반응을 이용하여 유해한 자극으로부터 몸을 보호하고 환부의 치유 과정을 시작한다. 이러한 염증 반응은 신체 어디에서나 일어날 수 있다. 림프절의 팽창, 열, 피부 발진 등은 모두 면역 체계가 제대로 반응하고 있으며 온전하다는 징후다. 이 싸움은 이전의 항생제가 면역 체계를 억제하고 자연스러운 장내 생물군을 손상시킨 정도에 따라 2일에서 6일 이상 걸린다.

항생제 치료는 환자가 병을 정복했다는 인상을 주면서 감염 증상을 가리는 데 그치지만, 실제로는 상황을 더욱 악화시킨다. 항생제는 미래에 만성병이 발병할 수 있는 토대를 마련한다. 신체가 스스로를 해독하는 것을 돕기 위해 이용하는 급성 질환을 항생제가 중단시킴으로써, 독소는 더 이상 순환하지 않고 조직과 장기의 더 깊은 구조에 쌓인다. 항생제의 상당 부분은 간의 담즙관 안에 남아 있는데, 이것은 담즙 생물군을 변화시키고 간내 담관과 담낭에 담석을 만든다.

각각의 새로운 항생제 치료는 면역 체계와 장내 생물군뿐만 아니라 담즙 생물군을 더욱 교란시켜 질병을 일으키는 미생물들이 몸 전체에 퍼질 수 있는 공간을 만들어준다. 항생제를 규칙적으로 복용하면 면역 체계가 약해지고 수동적이 되어 암, 심장병, 관절염, 당뇨, 다발성 경화증, 에이즈로 이어지는 질환 등 생명을 위협하는 질환으로부터 더 이상 몸을 방어할 수 없게 된다. 이것은 선진국과 후진국을 따지지 않고 모든 사람들에게 적용된다.

동아프리카의 많은 집단이 수십 년 동안 '실험 목적'을 위해 항생제에 노출되어왔다. 생명을 위협하는 부작용 때문에 선진국에서 금지된 약들이 개발도상국의 약국에서 판매되고 있다. 이 약들의 강력한 면역 억제 효과는 아프리카에서 전에는 결코 발생하지 않았던 새로운 질병들의 출현을 설명할 수 있을 것이다. 결과적으로, 이러한 면역 억제 약물이 결핵과 같은 오래된 전염병의 재발을 촉발시켰을지도 모른다.

생물학 전쟁

감염 치료에 대한 항생제 접근법은 인간 사회에 어느 누구도 예상치 못했던 엄청난 피해를 주고 있다. 수십 년 동안 항생제에 의해 '성공적으로' 제압당했던 미생물들은 이제 항생제 치료에 반항하는 슈퍼 세균과 같은 이른바 '항생제 내성 유기체'들을 생산하여 복수하고 있다. 매년 약 9만 명의 미국인이 약에 내성이 생긴 '슈퍼 세균' 때문에 치명적인 감염을 겪을 가능성이 있다. 미국 질병통제예방센터(CDC)에 따르면, 더 많은 사람들이 에이즈보다 이 슈퍼 세균으로 인해 죽는다. 최근 슈퍼 세균에 의한 감염이 발생하여 미국 학교에서 10대들이 사망했는데, 이는 항생제를 무분별하고 무책임하게 사용한 결과를 반영한다.

이전에는 병원 환경에서만 발견되던 약물 내성 슈퍼 세균은 현재 교도소, 체육관, 로커룸 그리고 열악한 도시들을 통해 확산되고 있다. 이 세균은 심장 주위의 혈액, 신장, 간, 폐, 근육으로 들어갈 수 있다. 대부분 생명을 위협하는 혈류 감염이 나타난다. 그러나 CDC 연구원들이 주도한 연구에 따르면, 이 사례의 약 10%가 이른바 육식성 질병과 관련이 있다고 한다.

살아 있는 유기체들이 가능한 한 오래 살아남기를 원하는 것은 자연의 법칙이다. 따라서 독성이 있는 항생 물질의 규칙적인 공급에 노출된 박테리아는 독에 면역이 되려고 노력할 것이다. 박테리아는 그러한 공격에서 살아남기 위한 그들만의 정교한 방어 전략을 가지고 있는데, 그것은 공격적인 박테리아나 바이러스에 대항하여 스스로를 방어해야 할 때 우리가 하는 것과 비슷한 방식이다. 박테리아가 항생제 공격을 피하는 한 가지 가능한 방법은 그들의 유전자를 변형시키는 것이다. 그 결과 박테리아는 약의 활성 성분에 내성을 갖게 되고, 결과적으로 약물을 비효율적으로 만든다.

당신은 왜 그토록 많은 브랜드의 항생제가 비교적 짧은 기간만 시중에 머물러 있는지 궁금했을 것이다. 그 이유 중 하나는 박테리아가 항생제를 계속 한발 앞서기 때문이며, 이후에는 더 강력한 약물로 새로 생성된 박테리아 변종을 죽여야 한다. 시장에서 브랜드를 철수하는 또다른 이유는 같은 환자에게 약을 반복적으로 투여함으로써 발생하는 심각한 부작용이 점점 더 빈번해지고 있기 때문이다.

우리가 약들을 더 많이 사용할수록, 박테리아의 저항력은 더 강해질 것이다. 이 분야의 최고 연구자들은 이미 자신들이 지는 싸움을 하고 있다는 것을 인정한다. 우리는 모든 질병을 일으키는 박테리아가 적어도 하나의 항생제에 저항하는 돌연변이를 일으킬 정도로 항생제를 남용해왔다.

항생제가 박테리아 군집을 공격하면 그들 대부분은 죽는다. 하지만 몇몇 미생물들은 파괴에 저항하는 돌연변이 유전자를 가지고 있기 때문에 살아남는다. 이 돌연변이 박테리아가 저항성 유전자를 다른 박테리아에 전달하고, 24시간 이내에 각각 1677만 7220개의 자손을 항생제에 똑같은 내성을 가진 상태로 남겨둘 수도 있다.

악몽은 여기서 그치지 않는다. 돌연변이 박테리아는 그들이 접촉하는 다른 관련 없는 미생물과 저항성 유전자를 공유하며, 모든 종류의 미생물이 치료에 내성을 갖게 한다. 잘 알려진 미생물학자 스탠리 팰코(Stanley Falkow)는 박테리아는 한 번도 만난 적이 없는 약물에 내성을 가짐으로써, 다른 약들과 대립할 수 있는 '영리한 작은 악마'라고 말한 적이 있다. 이렇게 해서 박테리아는 약물의 어떤 공격도 피할 수 있는 슈퍼 세균이나 슈퍼 미생물이 된다. 그들은 특히 병원과 양로원 등 항생제가 가장 많이 사용되는 곳에 잠복해 있다. 최근의 연구 결과에 따르면, 오늘날 병원을 찾는 사람들의 5~10%가 이곳에 살고 있는 항생제 내성 박테리아에 감염될 것이라고 한다.

슈퍼 세균들은 수술실의 살균된 환경을 제외하고, 냉난방 시스템의 먼지 입자, 욕실, 화장실, 심지어 음식에서도 볼 수 있다. 그것들은 오늘날 병원에서 일어나는 사망의 대부분을 설명한다. 이 세균들은 질병, 부상, 수술 또는 이전에 항생제와 마주쳐 면역 체계가 손상된 환자들을 '선택'한다. 면역력이 강한 사람들의 경우, 이 세균들은 숙주를 감염시키지 않은 채 피부나 코에서 살 수 있다. 즉 정상적인 상황에서 우리는 감염되지 않은 채 세균과 함께 살 수 있고, 설령 감염된다 하더라도 우리 몸은 이들에게 면역성을 갖는 동안 효과적으로 세균을 다루게 될 것이다. 그러나 간단한 감염을 치료하기 위해 첫 번째 항생제를 복용하는 순간, 세균에 대한 자연적인 저항성은 급격히 감소한다.

항생제의 무차별적인 남용은 우리가 이해할 수 있는 것보다 더 많은 피해를 주고 있다. 항생제는 현존하는 가장 강력한 면역 억제제 중 하나다. 아프거나 죽는 대부분의 사람들은 실제로 병 때문에 죽는 것이 아니다. 그들은 면역 체계가 고갈되는 동안 몸속에 침입한 세균에 의한 감염으로 죽는다. 이것은 암, 에이즈 그리고 다른 대부분의 이른바 '죽음의 병'에 모두 적용된다. 부검 결과에서는 에이즈로 사망한 많은 환자들이 실제로 HIV에 감염된 적이 없지만 항생제 내성 슈퍼 세균 때문에 죽은 것으로 밝혀졌다. 이 세균들은 에이즈와 비슷한 증상을 일으킨다. 실제로 얼마나 많은 에이즈 희생자들이 항생제 내성균의 희생자들인지 판단하기는 어렵다.

어린이에게 천식을 일으키는 항생제

사람들은 왜 그렇게 많은 어린이들이 어린 나이에 천식에 걸리는지 궁금해할 것이다. 미국 흉부외과협회 저널인 《체스트(CHEST)》는 이 현상을 어느 정도 밝혀냈다. 이 저널은 몬트리올의 매니토바 대학교와 맥길 대학교 연구원들이 수행한 연구 결과를 발표했는데, 이 연구는 어린 시절의 천식과 항생제 사용을 연관시킨다. 연구원들은 생후 첫해에 항생제를 사용하면 일곱 살까지 천식에 걸릴 위험이 두 배가 될 수 있음을 보여주었다. 그들은 1만 3116명의 어린이에 대한 정보를 포함하여 항생제 외에도 성별, 모계 천식 이력, 거주지, 이웃의 소득 수준, 반려동물 보유 여부, 그리고 일곱 살 때 형제자매 수가 포함된 다양한 위험 요소들과 천식 발생률을 비교한 방대한 자료를 조사했다. 이 연구에 따르면, 항생제 치료 횟수가 많을수록 천식 발생률이 더 높았다고 한다.

흥미롭게도 같은 연구는 생후 1년간 집에 반려견이 있을 경우 항생제를 사용해도 천식에 걸릴 위험을 줄여준다는 것을 보여주었다. 수석 연구원 애니타 코지르스키(Anita Kozyrskyj)는 "개는 집 안으로 세균을 들여오는데, 이러한 노출은 영아의 면역 체계가 정상적으로 발달하기 위해 필요한 것으로 생각된다. 또 다른 연구들은 어린 시절에 개의 존재가 천식의 발달을 막아준다는 것을 보여주었다"고 말했다.

질병과의 전투에서 패배한 건가?

세계는 지금 엄청난 수의 사람이 만든 새로운 전염병을 경험하고 있을 뿐만 아니라, 오래된 질병들도 다시 유행하고 있다. 1978년, 유엔은 세기가 끝날 때까지 전염병 퇴치를 목표로 하는 '전체의 건강, 2000년' 결의안을 채택했다. 하지만 세균들은 협조하지 않았다. 이전에는 알려지지 않았던 최소한 29개의 질병 외에도 말라리아, 결핵, 폐렴, 콜레라, 황열병, 이질 등 20개의 잘 알려진 질병이 재발했다. 이 질병들을 일으키는 세균들은 오늘날의 항생제로는 대응할 수 없을 정도로 빠르게 변이하고 있다.

한때 말라리아를 치료했던 약품들이 모기에서 유래된 기생충에 의해 오염되고 있다. 돌연변이의 '변하는 외투'는 과학자들을 당황하게 한다. 어제의 '슈퍼 항생제'는 오늘날 자멸의 무기가 되었다. 100년 동안 퀴닌 기반의 약을 말라리아에 걸리지도 않은 사람들에게 예방약으로 사용함으로써 기존의 치료법을 거스르는 새로운 종류의 퀴닌 저항성 말라리아의 진화를 촉진시켰다.

또 다른 모기열인 출혈성 뎅기열은 최근 인도, 아프리카, 중남미 일부 지역에서 적어도 반세기 이상 사라졌다가 다시 발병하고 있다. 1991년에는 아시아계 콜레라균이 라틴아메리카에 유입되어 최소 130만 명이 사망했다. 그러나 고통받는 것은 개발도상국만이 아니다. 미국의 전염병 사망률은 1980~1992년에 58% 증가했다. 출혈성 뎅기열은 1995년 텍사스에 도착했다. 우리는 예전과 같은 증상 위주의 접근법을 사용하면서 이길 수 없는 싸움에 빠져 있는 것 같다. 가장 당혹스러운 것은 과거에 질병에 대한 '마법의 총알' 접근법을 사용했던 사람들이 세계를 휩쓸고 있는 새로운 전염병의 물결에 크게 기여했다는 점이다. 어떤 의미에서 인간은 이제 생물학적 유기체를 죽이기 위해 고안된 약물을 사용하는 대신에 자신의 실수를 깨닫고 자연적인 치유 방법을 채택하도록 강요받고 있다. 결핵은 이러한 학습 과정의 대표적인 예다.

건강과 치유의 비밀

결핵―자연의 반격

한때 세계 최고의 죽음의 질병이었던 결핵은 여러 가지 약물에 대한 저항력을 키워오며 매년 수백만 명의 생명을 앗아간다. 세계보건기구는 결핵을 세계적인 비상사태로 선포했다. 이 질병은 1990년에 전 세계적으로 300만 명가량의 사망자를 낸 세계 최고의 죽음의 병원체라는 이름을 얻었다. 질병 치료에 항생제를 사용한 지 50년이 지나면서 결핵균은 치료에 내성을 갖게 되어 비옥한 토양을 발견하는 곳마다, 특히 위생 상태가 매우 열악한 개발도상국에서는 수많은 죽음을 초래하고 있다.

하지만 서구도 더 이상 결핵으로부터 안전하지 않다. 첫 번째 대유행은 1990년 뉴욕에서, 그다음은 미국과 영국의 몇몇 지역에서 발생했다. 2007년에 결핵에 감염된 미국 남자가 비행기를 타고 여행한 것과 관련된 사건은 전 세계에 공포의 파도를 일으켰다. 이 슈퍼 세균들은 순식간에 전 세계를 여행할 수 있다. 에이즈 환자, 정기적으로 항생제 치료를 받는 사람들이나 가난하고 비위생적인 환경에서 사는 사람들이 특히 위험에 처해 있다. 결핵 치료에 이용되는 항생제 40종 가운데 효과가 있는 것은 아직까지 한두 가지뿐인 것으로 보인다.

감염성 질환 치료에 항생제를 선호하는 우리의 집단행동 결과는 누구도 예측할 수 없다. 당신은 제8장을 통해 햇빛이 결핵의 가장 성공적인 치료법이었다는 점을 기억할 것이다. 자외선은 여전히 슈퍼 세균을 포함한 모든 세균에 대한 자연의 해독제지만, 약에 대한 우리의 집착은 부작용이 없는 무료 해법의 사용도 방해한다. 하지만 당신과 내가 항생제를 사용하지 않기로 마음먹으면, 건강한 세상을 만드는 변화를 일으킬 수 있다.

몇 년 전 약물 처방에 관한 주요 보고서에 따르면, 처방된 약의 80%가 '과잉 처방'으로 밝혀졌는데, 이는 그것들이 만들어내는 부작용을 제외하고는 우리가 약을 복용하든 말든 별 차이가 없다는 것을 의미한다. 우리는 이제 '의료' 약물을 대량으로 남용한 대가를 치르고 있다. 우리는 고도로 정교한 항생제 내성 무기, 가장 영리한 치료법에도 도전하는 슈퍼 세균이라는 적을 만들었다.

결핵은 지난 2세기 동안 10억 명의 생명을 앗아갔지만, 그 후 이 치명적인 질병은 공중위생 대책과 항생제 덕분에 지구상에서 거의 근절되었다. 항생제를 사용하지 않았다면 그 병은 결코 억제될 수 없었을 것이라고 주장할 수도 있다. 그러나 최근의 통계 검토 결과를 보면 결핵 항생제가 도입되기 전에 새로운 위생 조치의 도입으로 이미 결핵이 급격히 감소했음을 알 수 있다. 이것은 항생제가 아니라 위생 상태의 개선이 결핵을 근절시켰음을 보여준다.

지금의 상황도 크게 다르지 않다. 불결함은 전염병을 퍼뜨리는 주요 원천이므로 위생 상태가 좋지 않은 곳에서 결핵이 발생한다. 그러나 좋은 위생은 깨끗한 담수, 영양가 있는 음식, 적절한 위생 조건뿐만 아니라 우리 몸 안의 청결도 포함한다. 현대의 생활 방식과 식습관은 우리의 내장을 오물 덩어리로, 병원균의 이상적인 번식지로 바꿔놓았다.

현대 치료에 저항하는 결핵과 다른 전염성 질병들은 인간들로 하여금 자신과 자신의 세계를 위해 변화하도록 강요한다. 실제로 집단 전염병 없이 편안하게 살기 위해 우리는 식단을 향상시키는 것에서부터 생활 방식의 균형을 잡고, 환경 오염을 대폭 줄이고, 규칙적으로 몸을 태양에 노출시키고, 심리적인 건강을 증진시키는 것까지 거의 모든 것을 바꿔야 한다. 이러한 요소들은 결핵을 포함해 모든 종류의 질병을 일으키는 세균에 대한 자연적인 저항력을 기르는 것과 관련한 모든 차이를 만들어낸다.

인간의 생활 방식에서 단 한 가지의 간단한 변화, 즉 규칙적인 태양 노출이 수백만 명의 생명을 구할 수 있다. 런던 퀸메리 대학교 의과대학과 임페리얼 칼리지 런던의 웰컴트러스트 센터 연구원들은 결핵에 노출된 환자들을 대상으로 런던의 뉴엄 대학병원과 노스윅 파크 병원에서 연구를 수행했다. 그들은 결핵 환자의 90% 이상이 비타민 D 결핍증을 가지고 있다는 것을 발견했다. 그들의 연구 결과는 전 세계적으로 매년 200만 명 이상이 사망하는 이 질병으로 인해 가장 위험한 런던 지역 사회에서 비타민 D 결핍의 발생률이 매우 높다는 것을 확인한 연구에서 나왔다. 영국은 10월에서 다음 해 4월 사이에 햇빛의 양이 피부에서 비타민 D를 만들기에 충분치 않아서, 많은 사람들이 겨울과 봄 동안 비타민 D가 부족해진다.

우리 몸속 비타민 D의 주요 원천은 피부를 햇빛에 노출시키는 데서 나온다는 것이 사실이다. 과학자들은 2.5mg의 비타민 D를 한 번만 복용해도 최소한 6주 동안 결핵 및 이와 유사한 박테리아에 대항하는 면역 체계를 강화하기에 충분하다는 것을 보여주었다. 물론 햇빛이 보충제보다 더 효과적이다. 건강한 인간, 동물, 식물의 필수 요소인 정기적인 태양 노출은 결핵을 영원히 예방하고 근절시킬 수 있다.

항생제 내성이 있는 유기체는 지구 표면에서 근절될 수 없으며, 앞의 연구를 통해 알 수 있듯이 이것은 필요하지도 않을 수도 있다. 유전적으로 변이되긴 했지만, 미생물들은 여전히 생존을 위해 더러운 환경을 필요로 한다. 그들의 식량이 제한될 때 그들의 개체 수는 자연적으로 줄어든다. 우리 몸의 '생태계'는 이러한 자연의 법칙에서 벗어나지 않는다. 자연의 법칙을 무시하고 가벼운 전염병에 항생제를 사용해도 될 만큼 인간이 강력하다는 믿음은 육안으로 볼 수도 없는 소수의 미생물에 의해 산산조각 난다. 더 많은 사람들이 그들을 '먹이고 싸우지' 못하게 할수록, 그들은 우리 인간들에게 덜 위험해질 것이다. 이것은 인간의 생존을 위한 중요한 교훈이다.

칸디다-미생물 대 미생물

많은 자연 건강 관리 제공자들이 '유익한' 박테리아와 '유해한' 박테리아의 적절한 균형을 갖춘 깨끗한 장내 조직이 최적의 건강 상태를 유지하는 가장 중요한 기초 중 하나라는 것을 인정한다. 건강한 내장에는 400종이 넘는 박테리아가 살고 있는데, 그 안에서도 수천 종의 변종이 있다. 장내 생물군을 구성하는 두 종류의 박테리아 사이의 미묘한 균형은 항생제 사용으로 쉽게 교란된다.

감염에 대한 항생제 사용의 가장 흔한 부작용 중 하나가 내장의 자연적이고 심지어 필수 효모균인 칸디다 알비칸스의 과잉 성장이다. 대중적인 오해는 칸디다 알비칸스가 신체의 중요한 적이어서 모든 수단을 동원하여 근절되어야 한다는 것이다. 그러나 이보다 사실과 더 거리가 먼 것은 없다. 칸디다 알비칸스는 '부생식물(腐生植物)'이라고 불리는 신체의 필수 미생물 중 하나로, 이는 죽거나 잠재적으로 독성이 있는 조직을 이들이 분해한다는 것을 의미한다. 칸디다는 신체의 심각한 독성 위기를 예방하기 위해 증식할 뿐이다. 칸디다 알비칸스는 몸을 해치려고 나타나는 것이 아니다. 칸디다의 과성장 문제는 신체가 스스로를 해독하면서 점차 완화되는 경향이 있다.

또한 칸디다 알비칸스는 당분의 분해를 돕는다. 탄수화물 소화가 불완전하거나 손상된 경우, 이런 미생물들의 급격한 증가를 예상할 수 있다. 정상적인 상황에서 대부분 점막 안에 존재하는 칸디다 박테리아는 유산균, 비피도와 같은 유익한 '프로바이오틱' 박테리아에 의해 억제된다. 우리 몸에는 세포보다 더 많은 유익한 박테리아가 있고, 제거된 배설물의 3분의 1은 이 작은 도우미들로 이루어져 있다. 우리는 그것들 없이는 살 수가 없다. 과도한 양의 소화되지 않은 탄수화물(당류)이 내장에 존재할 경우, 장내에는 유해한 노폐물과 손상되거나 죽은 세포가 존재하며 (프로바이오틱 박테리아에 비해) 파괴적인 유형의 박테리아가 증가한다. 따라서 칸디다의 급증 역시 필요해진다.

어떤 종류의 감염과 연관된 특정 미생물들을 대상으로 하는 항생제는 내장의 프로바이오틱 박테리아도 함께 죽인다. 이후 칸디다 생산은 가열 상태로 들어가 장내 곳곳에 곰팡이처럼 번지면서 음식을 분해하는 효소의 활동을 크게 방해하여 소화가 잘 안 되고 부푼다. 칸디다가 계속 성장하면 장벽을 관통하는 촉수를 발달시켜 독소가 뇌를 포함한 신체의 다른 부분으로 들어갈 수 있다. 이는 모든 범위의 신체적·정서적 증상을 야기할 수 있다. 여기에는 축농증, 중이염, 위장 장애, 체중 증가, 수분 정체, 호르몬 불균형, 정신 혼란, 우울증, 불면증, 불안, 만성 피로, 질염, 월경 전 증후군, 요로 감염, 아구창, 피부 및 손톱 감염, 결막염, 변비, 신장 질환, 담석, 특히 설탕과 단것이 들어간 음식에 대한 갈망 등이 포함된다.

항생제 외에도 피임약, 호르몬 대체 요법(HRT) 등의 약물이 칸디다를 유발하는 것으로 나타났다. 특히 후자의 두 가지는 질 내 포도당을 80%까지 증가시키는데, 칸디다 박테리아에게는 풍족한 음식을 의미한다. 지방과 당분이 많이 함유된 전형적인 정크푸드 식단은 칸디다의 확산에 기여한다. 대부분의 다른 장애들과 마찬가지로 칸디다 역시 독성의 위기에 불과하며, 축적된 독소와 질식된 죽은 세포를 제거하려는 신체의 자연스러운 반응 중 하나일 뿐이다. 칸디다는 독소를 '소화'해야 할 곳이면 어디든 퍼진다. 몸의 에너지 저장소를 강탈하는 모든 영향은 독소의 축적을 초래하고 칸디다를 더 확산시킨다.

칸디다 감염에 대처하기

칸디다와 관련된 장애를 치료받은 환자 3000명을 대상으로 조사한 결과, 90%가 감염되기 전에 항생제를 지나치게 장기 복용한 것으로 나타났다. 항생제는 칸디다균을 박멸할 수 없다. 약물로 그것들을 제거하려고 할수록, 그들은 더 많은 저항력을 갖게 되고 재생 속도가 더 빨라질 뿐이다.

당신이 칸디다(효모)에 감염되었다면, 증식을 일으키는 독소와 음식을 빼앗아 그것들을 굶주리게 할 수 있다. 간에 담석이 있는 한, 재감염은 거의 확실하다. 모든 담석을 배출하는 일련의 간 청소는 그것들을 다루는 가장 철저한 방법 중 하나다. 3~5일 동안 물만 마시며 단식하는 것도 칸디다의 과대 성장을 진정시키는 것으로 밝혀졌지만, 오랫동안의 단식은 많은 사람들에게 어려운 일이다. 음식 공급원(독성 노폐물)이 줄어들면, 효모균은 곧 원래의 장소로 철수하여 줄어들 것이다. 간 청소와 함께 소화기 질환과 독성을 최소화하는 음식으로 구성된 식단은 장내 생물군을 회복시킨다. 신선한 샐러드, 갓 익힌 채소, 바스마티 쌀, 낱알 곡물, 콩, 렌틸콩, 신선한 재료로 끓인 야채수프, 떡, 오트밀/포리지, 바나나는 대부분의 칸디다 환자들에게 적합하다. 육류, 생선이나 죽은 동물의 사체로 만든 제품은 피해야 한다. 유해 박테리아는 죽은 세포를 목표로 한다는 것을 기억하라. 신선한 물을 충분히 마시고 쓴맛이 나는 허브차를 많이 마신다.

평소 섭취하는 음식료에 근육 검사를 적용한다. 다음과 같은 식품은 팔 근육을 약하게 하고, 칸디다의 성장을 더욱 촉진시킬 가능성이 높다. 예를 들면 설탕, 효모 또는 빵, 케이크, 비스킷과 같은 효모 함유 식품, 초콜릿 및 단 음식, 토마토케첩, 과일(바나나 제외), 알코올, 버섯, 하드 치즈 및 블루치즈, 식초 및 김치와 같은 발효 제품, 커피, 차, 청량음료, 스포츠 음료, 담배 또는 다른 자극제와 같은 것들이다. 또 피임약과 호르몬 대체 요법을 포함한 호르몬 대체제 사용을 잠시 중지해야 할 수도 있다.

한 달 동안 식단을 제한하고 나서 이전에 먹었던 음식들을 다시 도입할 수도 있지만, 그 음식들이 복부 팽창의 원인이 된다면 적합한 식단이 아니다. 칸디다는 당신을 더 건강하고 더 만족스러운 생활 방식으로 이끄는 방법이 될 수 있다.

칸디다 침 테스트: 칸디다 문제가 있는지 알아보려면 간단한 침 테스트를 해본다. 아침에 일어났을 때 입을 헹구고 신선한 물 한 컵을 준비한다. 입 안에 침을 모은 다음 컵에 침을 뱉는다. 다음 30~40분 동안, 특히 처음 몇 분 동안 침에서 어떤 일이 일어나는지 관찰한다. 칸디다 감염이 있는 경우 다음 현상 중 적어도 하나가 나타난다.

1. 물 위에 떠 있는 침에서 끈이 형성되어, 물속 아래쪽으로 가지를 뻗는다.
2. 유리 밑바닥에 괴상하게 생긴 침이 고인다.
3. 물속에 흐린 얼룩들이 떠 있다.

가지가 빨리 형성되고 흐린 얼룩이 형성될수록 칸디다 과성장 현상이 만연한 것이다. 위의 현상이 나타나면 칸디다가 몸의 다른 부분으로 퍼져나간 것이다. 그러나 침이 그냥 위에 뜬 채 물이 맑게 유지된다면, 칸디다의 영향을 받지 않은 것이다. 만약 칸디다가 광범위한 과대 성장을 하고 있다면, 낮에 이 테스트를 해도 똑같은 결과를 보여줄 것이다.

다음 증상 중 세 가지 이상을 경험할 경우, 칸디다 과대 성장에 시달릴 수 있다.

• 밥을 먹을 때나 밥을 먹은 직후 더부룩한 느낌이 든다.

- 밥을 먹으면 가스가 생긴다.

- 위산 역류를 경험한다.

- 머리가 몽롱해지거나 졸음 또는 두통을 앓고 있다.

- 부비강이나 귀가 자주 감염된다.

- 아무 이유 없이 피로에 시달린다.

- 입이 마르는 경향이 있다.

- 시력이 종종 흐렸다가 맑아지고, 다시 흐려지는 것을 반복한다.

- 특히 오후에 혈당이 떨어진다(저혈당증).

- 식사 때를 놓치면 몸이 떨리고, 식후에 졸리고, 자는 동안 땀을 흘린다.

- 변비, 설사 또는 둘 다 자주 걸린다.

- 빈혈이 있다.

- 피부 발진으로 고생한다.

- 발톱 및 손톱 무좀이 있다.

- 반복되는 질 효모 감염이나 사타구니에 생기는 피부병(완선)이 있다.

다른 증상으로는 단기 기억력 상실, 감정의 변화, 현기증, 균형 감각 상실, 귀의 과민성/이명/가려움 또는 귓속 진물, 대변의 점액, 잦은 감기, 가슴 답답함, 혀의 백태, 입 냄새, 갑상선 기능 장애, 우울증 또는 당분에 대한 갈망이 있다.

항생제가 마약 중독에 책임이 있는가?

항생제 남용은 개인의 삶뿐만 아니라 가족의 삶까지 망칠 수 있다. 미국의 연구는 마약 사용이 20년(1968~1988) 동안 400% 증가했음을 보여준다. 이 연구는 전체 증가분의 95%를 빈번한 처방약 복용과 연관시켰다. 이 기간 동안 전체 증가분의 5%만 호기심, 사회 집단에 의한 압력, 마약 범죄 조직 등의 요인에 의한 것으로 추정된다. 이 오래된 연구는 지금도 여전히 시사하는 바가 있는데 지난 20년 동안 처방약의 사용이 크게 늘었기 때문에 더 그렇다.

신경생리학 분야의 최근 연구 결과는 항생제가 물질 중독을 일으키는 방법에 대한 몇 가지 설명을 제공한다. 진통제, 신경안정제, 마약류 등과 마찬가지로 항생제를 섭취하면 세포 표면의 수용 부위를 차지해 통증 완화, 안정, 우울증 완화 등과 같은 예상된 반응을 촉발시킨다. 이러한 외부 화학 물질의 지배를 받는 동안, 세포의 수용체 부위는 더 이상 신체 자체의 약물을 받고 반응할 수 없다. 이후 신체는 엔도르핀, 인터류킨, 세로토닌, 도파민 등과 같은 자체 약물의 생산을 감소시킨다. 이러한 자연적인 약물은 모든 사람이 자연스럽게 원하는 만족, 행복, 창의성의 경험과 관련이 있다.

예를 들어 엔도르핀은 정신과 신체의 전체 시스템의 '행복하고 조화로운 기능'에 필요한 아주 강한 모르핀 화합물로 구성된다. 우리는 자연스럽게 그것들에 중독되어 있다. 그것들이 충분히 분비되지 않을 때, 우리는 대안을 찾기 시작한다. 초콜릿, 알코올, 설탕, 담배 등에 대한 지속적인 열망은 이미 이러한 뇌 약물의 분비가 감소했음을 보여준다. 누군가가 콜라, 커피 또는 음료가 절실하게 필요하다고 느낀다면 그/그녀는 이미 여기에 중독되어 있는 것으로, 이것은 신체 자체의 쾌락 약물 생산에 대한 간섭을 나타내는 증상이다. 더 이상의 간섭은 심지어 그의 몸이 제공할 수 없는 안도감이나 즐거움을 약속하는 훨씬 더 강한 모르핀 타입 약물이나 모르핀을 생산하는 물질을 찾도록 촉구할 수도 있다.

젊은이들이 항생제나 다른 약물을 지속적으로 사용하는 것이 신체의 쾌락 약물 생산에 방해가 되는 유일한 것은 아니다. 마약 중독은 해결되지 않은 개인적인 갈등, 가족 문제, 사회적 차별, 그리고 삶의 행복을 방해하는 인연의 불일치 같은 것들을 수반하는 복잡한 문제다. 총이 사람을 죽였다고 비난할 수 없듯, 마약이 중독 전염병의 진범으로 인식되어서는 안 된다. 중독자의 내적 공허함이나 행복의 결여, 그리고 그에 따른 쾌락 호르몬의 실종은 이미 (마약 중독의) '여정'을 시작하고 싶은 유혹에 빠지기 전부터 그를 '중독'으로 만든다. 나이, 배경, 사회적 지위에 관계없이 불만족스럽고 불행한 사람들만 행복을 위한 외부 대용품의 충동을 느낀다. 그들은 약물 중독자 위험군에 속한다.

아기와 어린이들에게 처방되는 규칙적인 항생제 코스는 소화와 면역성을 포함한 그들 몸의 많은 주요 기능을 손상시킬 뿐만 아니라, 그들에게서 내적 행복감과 삶의 만족감을 빼앗을 수 있다. 더 나쁜 것은, 이 치료법이 발달의 기본권도 빼앗을 수 있다는 점이다. 미국의 800가구를 대상으로 9개월 동안 조사한 결과, 20가지 이상의 항생제를 복용한 1~12세 사이의 어린이들이 자폐증부터 언어 장애까지의 발달 장애에 걸릴 확률이 50%나 더 높았다. 대부분의 어린이들은 항생제를 투여하기 전에 정상적으로 발달하고 있었다.

의사들은 항생제를 투여받은 후 1~2세의 어린이들이 퇴행하고, 말을 잃으며, 금단 증상과 행동 장애가 생기는 것을 관찰했다고 보고했다. 항생제를 복용한 아이들은 안절부절못하고 불안해하고 지루해하고 짜증 내고 분노의 폭발 징후를 보이는 경우가 많다. 따라서 항생제는 담배, 커피, 알코올이든 또는 비처방 약물이든 간에 물질 남용의 간접적인 원인이 될 수 있다.

자연이 가장 잘 안다-자연스럽게 감염을 제거하기

자연은 모든 병을 치료한다. 이러한 특성은 지구상의 생명체를 지탱하기 위해 기본적으로 필요한 것이다. 만약 자연이 질병으로부터 스스로를 치유할 수 없다면 지구상의 생명체는 이미 수백만 년 전에 사라졌을 것이다. 나무, 꽃, 과일, 채소를 포함한 식물은 물론 동물과 곤충 심지어 가장 작은 아메바와 박테리아까지 매우 정교한 방어 메커니즘을 갖추고 있다.

인간의 면역 체계는 모든 종들 가운데 가장 정교하고, 몸속에 침입하는 모든 유기체에 대한 면역력을 발달시킬 수 있다. 그러나 우리의 치유 체계의 힘은 우리의 생각, 감정, 우리가 먹는 음식, 우리가 들이마시는 공기의 질, 우리가 마시는 물, 우리가 살고 있는 환경, 그리고 우리가 무엇을 하고 보고 들을 것인지 선택하는 데 달려 있다. 이런 다양한 영향의 전부 또는 대부분이 우리를 기분 좋게 만든다면, 우리의

──────── 건강과 치유의 비밀

면역 체계는 여전히 효율적이다. 단 하나의 우울한 생각이나 두려운 감정이라도 면역 체계를 억제하는 데 충분해서 우리 몸을 미생물이 침범하기 쉽게 만들 수 있다. 최근의 연구는 부정적인 성격이 긍정적인 성격보다 병에 걸릴 위험이 훨씬 높다는 것을 발견했다.

부정적인 생각이나 감정 또는 신체적 경험과 같은 간단한 것들이 어떻게 신체의 근육, 장기, 면역 체계에 대한 에너지 분배를 빠르게 방해하는지를 이해하려면, 제1장에서 설명한 근육 검사를 사용한다. 그것은 당신이 생각하고, 행동하고, 보고, 듣고, 먹는 것을 선택하는 데 도움을 줄 것이다. 질병이나 감염에 대항하는 면역 체계를 지원하기 위해 전통 의학으로 알려진 자연적인 치료법을 사용할 수도 있다.

예를 들어 아유르베다 의학, 한의학, 동종 요법(인체에 질병 증상과 비슷한 증상을 유발시켜 치료하는 방법-옮긴이)은 거의 모든 질병에 대한 치료법을 제공한다. 그들은 약물처럼 몸속의 치유 메커니즘을 방해하지 않는다. 대신, 이 의학들의 정화 절차와 면역 자극 처방들은 신체가 독소를 제거하거나 병원균을 다루기 쉽게 해준다. 이러한 자연적인 방법과 처방의 부수 이익은 그것들이 신체에서 상당한 위약 반응을 일으킬 가능성이 약물보다 훨씬 높다는 것이다.

만약 당신이 감염이나 다른 질병으로 고통받는다 해도 당황할 이유가 없다! 질병에 대한 당신의 태도는 그 문제를 극복하기 위한 가장 강력한 수단이다. 두려움은 우리 몸의 치유 반응을 방해한다. 이 공포를 경험하면서 친구에게 팔 근육을 시험해 보라고 하면 근육으로 가는 에너지의 흐름이 더할 수 없이 낮다는 것을 알게 될 것이다. 이처럼 에너지의 흐름을 약화시키는 영향에 굴복하지 않고, 신체의 치유 노력을 돕기 위해 긍정적인 조치를 취하기로 결심하라. 우리 몸은 이 세상에 존재하는 최고의 약국이고, 자신의 몸보다 더 나은 의사는 있을 수 없다는 것을 믿으라. 항생제나 다른 약물을 복용하기 전에 (운동 요법의 근육 검사를 통과한) 자연 정화 요법을 사용하는 것이 가장 좋다. 약물은 생명을 위협하는 상황에서만 유용하다. 그리고 항생제나 약물을 복용했을 때는 정화 프로그램으로 부작용을 상쇄해야 한다.

예를 들어 커피 관장이나 간·담낭 청소는 간에 축적된 항생제 잔류물과 다른 독소들을 제거하는 데 도움을 준다. 신장 청소는 신체가 배출하는 독소가 제거되어 신장, 방광, 피부에 잔류하지 않게 해준다. 아유르베다 의학의 뜨거운 물 요법(이온화된 물을 마시는 것)은 조직을 깨끗이 한다. 일찍 잠자리에 들면 소화와 면역 기능을 향상시킨다. 운동은 세포에 산소를 더 많이 공급하는 수단이 되고, 몸에서 유독성 노폐물을 제거한다. 또한 햇빛의 치유력을 과소평가하지 말라. 적절히 사용하면 햇빛만으로도 많은 질병을 없앨 수 있다. 그리고 신선한 물을 충분히 마시면 신체가 수분을 유지하게 되고, 해독이 원활하고 효율적으로 이루어질 수 있다.

마지막으로, 오늘날의 의학계에는 충격적으로 들릴지 모르지만, 새로운 연구는 2500년 전의 의사들이 수많은 심각한 감염을 막는 비결을 알고 있었음을 보여준다. 피 뽑기! 최근 시카고 대학교의 연구에 따르면, 폐렴과 다른 생명을 위협하는 질병의 주원인인 포도상구균 박테리아는 피 뽑기가 효과적이라고 한다. 그 이유는 아주 간단하다. 포도상구균과 다른 세균들은 혈액 속의 철분을 좋아한다. 따라서 체내의 혈액량을 줄이면 세균들의 음식물(철분) 공급량이 크게 줄어 혈액의 매력이 떨어진다. 같은 이유로 생리하는 여성들은 출혈이 시작되기 전에 자연적으로 철분을 낮춰 감염으로부터 보호받고 있으며, 임신 9개월째에는 자연의 완벽한 지혜 덕분에 같은 일을 한다.

당신의 피를 이용하는 거래

정말 수혈이 필요한가?

우리는 헌혈이 매우 인도주의적인 행동이며, 많은 사람들의 생명을 구하는 데 도움이 된다는 분명한 생각을 가지고 자랐다. 수혈은 지금 당장 출혈과 함께 생명을 위협하는 외상을 입은 환자나 중요한 수술을 기다리는 환자에게 의료 비상조치의 표준적인 부분이다. 그러나 이러한 수혈이 일반적으로 믿는 것만큼 안전하거나 필요치 않을 수 있다. 점점 더 많은 의학 전문가들이 수혈을 시대에 뒤떨어지고 검증되지 않은, 심지어 위험한 방법으로 여기고 있다. 하지만 수혈은 응급 상황에서 의료 개입의 주요 방법으로 여전히 일상적으로 사용되고 있으며, 의료적 정당성이 없고, 언제 의료 개입을 적용해야 하는지에 대한 지침이 없는 경우가 많다.

혈액 알부민, 혈장, 전혈(全血) 또는 적혈구를 포함한 혈액의 여러 부분이 의료 절차에 사용된다. 1989년 발간된 《블러드 테크놀로지, 서

비스 및 이슈(*Blood Technologies, Services and Issues*)》에서 미국 기술 평가 태스크포스는 다양한 혈액 제제의 남용을 조사했다. 이 조사는 적혈구의 20~25%, 알부민의 90%, 환자에게 수혈되는 신선 동결 혈장의 95%가 불필요하다는 결론에 도달했다. 이 상황은 연구가 끝난 뒤에도 변하지 않았다.

1998년 《미국 의학협회 저널》에 실린 캐나다 팀의 연구는 제한된 양의 수혈을 받았을 때 사망한 환자가 더 적다는 것을 밝혀냈다. 임상 과정에서 제한적인 집단에는 수혈량을 52% 줄였고, 이 환자들의 3분의 1은 아예 수혈을 하지 않았다. 정상적이고 자유로운 수혈을 받은 대조군의 사망률은 24%로, 제한적 수혈군의 18%와 비교됐다. 임상 시험의 수석 연구원인 폴 허버트(Paul Herbert)는 "수혈을 적게 하는 것이 더 많은 수혈보다 낫다"고 말했다. 제한적인 수혈 전략은 수혈된 17명의 환자 중 한 명의 생명을 효과적으로 구할 수 있다.

수술을 기다리는 환자들에게 수혈을 허가하는 가장 일반적인 기준은 낮은 헤모글로빈 수치다(적혈구의 헤모글로빈은 신체의 다른 세포로 산소를 운반하는 데 사용되고, 적혈구는 이러한 임무 수행을 위해 철분을 필요로 한다). 여성은 선천적으로 남성보다 적혈구 수치가 낮지만 의료진은 남성과 여성 모두에게 동일한 기준값을 적용한다. 미국 기술국은 최종 성명에서 "철분 결핍성 빈혈이 여전히 수혈의 주요 원인 중 하나"라고 밝혔다.

수혈을 정당화하는 표준 헤모글로빈 기준치는 혈액 100ml당 10g 미만이다. 하지만 이 수치는 개들의 헤모글로빈 수치를 연구하는 동안 혈액학자의 오독에서 나온 것이다! 인간 생리학과의 확립된 연관성이 전혀 나타나지 않았던 이 연구 결과는 그 후 모든 마취과 학생들의 주요 참고 지침이 되었다.

핏속에 숨어 있는 위험

수혈을 통해 질병이 전염될 수 있다는 것은 잘 알려진 사실이다. 그러나 다른 사람의 피를 통해 바이러스를 받는 것 외에도, 환자들은 수혈의 결과로 더 심각한 합병증을 일으킬 수 있다. 많은 연구들이 암 환자에게 수혈했을 때 면역 체계의 억제를 유발하여 재발과 2차 암을 일으킬 수 있음을 보여준다.

후두암 환자에 대한 통제된 연구에서는 수혈을 받지 않은 환자의 재발률이 14%로 나타난 데 비해 수혈을 받은 환자는 65%로 나타났다. 보다 구체적인 연구에 따르면 대장암, 직장암, 자궁경부암, 전립선암으로 고생하면서 전혈 수혈을 받은 환자의 재발률은 적혈구만 수혈을 받은 환자의 네 배에 이르는 것으로 나타났다.

혈액 성분은 정기적으로 방사선을 쐬는데, 이는 수혈을 받는 사람의 면역 체계에 의한 외래 혈액 거부 반응을 피하기 위한 것으로 추측된다. 하지만 어떤 연구도 이러한 관행이 혈액 세포에 해롭지 않다는 것을 보여주지 않으며, 단순히 부정적인 결과가 없다고 가정할 뿐이다. 그러나 오늘날 우리가 방사능의 위험에 대해 알고 있는 것을 인지한다면, 방사선을 쐰 혈액 세포가 특히 아기들과 산모들에게 주어질 경우 건강에 위험할 수 있다고 똑같이 가정할 수 있다.

수혈을 그토록 위험하게 만드는 것은 그 효과와 안전을 증명하는 무작위적인 이중맹검법 통제 연구가 한 번도 없었기 때문이다. 수혈을 정당화하려는 어떠한 과학적 증거도 없다. 항생제처럼, 수혈은 사람의 생명을 구하기 위한 최후의 수단으로 사용될 수 있다. 그러나 표준적 관행으로 사용되는 것은 원하는 결과를 달성하지 못할 뿐만 아니라 이로움보다 해를 끼치고 있는지도 모른다.

다수의 연구에서 수술 중 수혈을 받으면 감염 위험이 네 배 증가한다는 것이 확인되었다. 수술실 환경과 의료 기기의 높은 무균성을 고려하면, 수혈은 실제로 환자를 감염 예방책이 존재하지 않았던 200년 전의 수술 상태로 되돌아가게 한다. 혈액 감염 위험은 그대로 유지되고 있으며, 실제로는 항생제 내성 유기체의 증가와 함께 악화되었다.

유전적 혈액 연구는 혈액이 지문처럼 독특하게 개인적이라는 것을 증명함으로써, 합병증을 감수하지 않고는 다른 사람에게 옮겨질 수 없음을 보여준다. 사람의 혈액은 저마다 항체, 항원, 전염성의 다양한 물질을 포함하고 있는데, 대부분은 과학이 아직 규명하지 못했다. 이처럼 혈액에 함유된 감염원 대다수가 확인조차 되지 않았기 때문에 수혈을 더욱더 위험하게 만든다. 그러나 혈액 매개 감염이 진단된다 하더라도 이미 많이 늦다. 미국에서만 수혈로 인한 새로운 간염 환자가 연간 23만 명에 이른다. 에이즈 검사의 경우와 마찬가지로 C형 간염 바이러스에 대한 혈액 검사 역시 헛된 것으로 판명되었다. Riba-2, Murex ELISA 등 새로 개발된 검사들도 4분의 3이 틀렸다는 것이 입증됐다.

게다가 혈액으로 HIV에 감염되는 것과 비교할 때 수혈은 환자의 T

세포 백혈병 발병 위험을 열 배나 증가시킨다. 또한 수혈은 예측할 수 없는, 생명을 위협하는 알레르기 반응을 일으킬 수도 있다. 큰 복부 수술을 받는 환자들의 경우 수혈이 장기 기능 부전의 주원인이 된다. 수혈뿐만 아니라 '순수한' 외래 혈액도 안전하지 않다는 사실이 점점 더 명백해지고 있다.

수혈의 대안

수혈에 대한 모든 대체 기법은 우선 출혈을 멈추게 하고, 두 번째로 유체의 손실량을 대체하는 데 기초한다. 이것은 다양한 방법으로 달성될 수 있다.

자가 수혈: 관상동맥 우회술, 선천성 심장 수술, 암의 외과적 제거 등 큰 수술을 받은 후 (수술 전에 미리 뽑아놓은) 환자 자신의 혈액을 공급하는 매우 안전한 방법이다.

혈액 희석: 콜로이드(녹말 또는 젤라틴)나 결정질(설탕 또는 식염수)과 같은 인공 혈량 증량제를 통해 체내를 순환하는 유체의 양을 유지하는 기술이다. 1만 명이 넘는 수술 환자를 대상으로 한 주요 연구는 성인들이 1000~2000ml의 혈액(전체 부피의 약 3분의 1)을 빠르게 손실할 수 있고 혈액 희석이 적절히 유지된다면 돌이킬 수 없는 충격에 빠지지 않을 수 있다는 것을 보여주었다. 또 다른 연구들은 성인 환자들이 수

술 중에 정상 헤모글로빈 수치보다 7~10배 더 낮은 수준에서도 견딜 수 있고 여전히 생존할 수 있다는 것을 보여준다. 6000명의 심장 절개 수술 환자를 대상으로 한 대규모 연구는 수혈을 완전히 피하고 혈량 증량제만 사용함으로써 환자들이 개선된 결과를 얻으며 비용도 덜 드는 것을 확인했다. 게다가 다른 사람의 혈액을 통해 질병에 걸릴 위험도 없다.

그 밖의 다른 방법들은 과다한 출혈을 제한하기 위해 환자의 체온과 혈압을 낮추는 데 사용된다. 적혈구 생산을 늘리는 약도 유용할 수 있다. 이 모든 방법들은 부작용이 거의 없거나 전혀 없다. 의사들은 여호와의 증인들을 수술할 때마다, (일반 수혈로 얻은 것보다 더 높은 성공률로) 무혈 수술법을 사용할 수밖에 없다. 이러한 성공은 의사들과 몇몇 동료들이 이 방법을 채택하도록 동기를 부여했다.

당신의 피는 당신의 생명

혈액은 단지 영양분과 산소의 분배를 위한 매개체가 되는 것보다 훨씬 더 중요하다. 우리의 피는 우리 몸에 있는 것 중에 가장 소중한 것이다. 혈액은 우리의 모든 생각, 감정, 기억들을 운반하고 그것을 신체의 모든 부분에서 이용할 수 있게 해준다. 피는 우리 몸의 생명의 창조자이며 사람마다 개성이 다르다. 우리는 저마다 혈액의 독특한 디자인을 가지고 있고, 그것은 우리의 신체 구조와 성격의 독특함을 공동으로 책임진다. 피를 몇 가지 유형으로 분류하는 것은 모든 인간의 근본적인 독특함을 무시하는 것이다.

실제로 세상의 모든 각자에게는 한 종류의 혈액만 존재한다. 혈액은 (암호가) 해독된 DNA를 운반하는데, 이 DNA는 어떤 영양소를 어디로 보내야 하는지 알고 있다. 그것은 우리의 필요, 불일치, 장점, 약점을 알고 대응한다. 혈액은 우리의 의식 상태에 따라 스스로를 재정비하는 패턴과 기하학적 디자인으로 채워져 있다. 새로운 욕망, 느낌 혹은 의도는 즉시 혈액과 그것이 접촉하는 신체의 모든 부분을 재조정한다. 다른 사람의 피를 받을 때, 당신은 그의 유전 정보와 성격 일부도 함께 받는다. 수혈을 통해 외래 DNA가 갑자기, 그리고 예기치 않게 사람의 혈액으로 들어가면 면역 체계는 쉽게 침체될 수 있다. 게다가 면역 체계는 기증자의 혈액에 존재하는 많은 바이러스 입자와 독소를 물리칠 수 없다.

우리 혈액의 질은 우리의 생각, 느낌, 감정에 따라 변한다. 부정적인 생각은 독성이 있는 피를 만들고, 행복한 생각은 건강한 피를 만든다. 예를 들어 두려움은 당신의 피를 아드레날린으로 채우고, 사랑스러운 생각은 혈액에 인터류킨이 넘쳐흐르게 한다. 둘 다 당신의 마음을 움직이지만 정반대의 효과로 작용한다. '아드레날린 주사'는 심장에 공포감을 주지만, '인터류킨 주사'는 심장에 행복감을 주고, 암으로부터 당신을 보호해준다.

수혈은 몸과 정신의 혼란을 일으킬 수 있다. 반면에 수혈을 거부하고 대체 치료를 받지 않는 것은 생명을 위태롭게 할 수도 있다. 수혈이 필요하지만 대안적이고 안전한 방법을 선호한다면, 국가의 혈액 수혈

공동체와 상의할 수 있다. 그들은 앞의 수혈 절차 중 어느 하나라도 경험이 있는 의사와 연락을 취할 수 있을 것이다. 만약 당신이 여호와의 증인인 척한다면, 병원은 대안적인 접근법을 준비할 것이다.

초음파 검사의 위험

1980년대 중반까지 전 세계 1억 명 이상이 태어나기 전에 초음파 검사를 받았다. 오늘날 유럽과 북미에 있는 임신부들은 임신 중에 적어도 한 번의 초음파 검사를 받게 될 것이다. 출산을 앞둔 임신부들은 임신 진단 때 첫 번째 초음파 검사를 추천받는다. 그중 소수만 그것이 정말 필요한지 의문을 제기하고, 그것의 잠재적인 위해를 알고 있는 임신부는 극소수에 불과하다. 초음파 검사를 하는 것이 초음파 검사를 하지 않는 것보다 더 많은 이점을 제공한다는 어떤 연구도 없는데, 대부분의 여성 잡지, 신문, 임신 관련 서적들은 태아의 안전과 건강한 발달을 위해 초음파 검사를 권장한다. 미국 산부인과협회는 공식 성명에서 임신부에 대한 일상적인 초음파 검사가 임신 결과를 향상시킬 것이라는 사실을 아직 입증하지 못했음을 인정했다.

한편 뉴욕의 연구진은 초음파 검사를 받은 임신부 1만 5000명을 대상으로 연구한 결과, 초음파 검사가 미숙아, 태아 사망, 다산아, 말기 난생아 등과 같은 위험 범주에서 어떤 이득도 제공하지 않는다고 결론지었다. 실제로 지금까지 초음파 검사에서 임상적으로 가치 있는 정보는 발견되지 않았다. 반대로 오늘날 초음파 검사가 산모와 태아 모두에게 해로울 수 있다는 증거는 그 어느 때보다 많다. 영국 산모서비스협회(AIMS)는 초음파 검사 결과를 잘못 해석해 건강한 아기를 낙태시킨 사례들을 기록했다. 하지만 대부분의 사례가 보고되지 않아 얼마나 많은 여성들이 비슷한 사례를 겪었는지 추정하기란 거의 불가능하다.

1990년에 핀란드의 연구원들은 초음파를 이용한 대규모 실험 연구를 실시했다. 초음파 검사에서 250명의 임신 초기 여성이 태반이 자궁경관을 덮고 있어 아기가 정상적으로 태어나지 못하게 하는 전치태반이 있는 것으로 진단되었다. 산모들은 제왕 절개 수술을 해야 한다는 통보를 받았다. 그러나 출산이 다가왔을 때는 네 명의 여성만 전치태반을 가지고 있었다. 거의 모든 경우에 자궁이 자라기 시작했을 때 태반이 밖으로 비켜갔다. 아이러니하게도 초음파 검사를 전혀 받지 않은 대조군에도 네 명의 여성이 전치태반이 있었는데, 그들 모두 아기를 안전하게 분만했다.

인간 실험체

《랜싯》, 《캐나다 의학협회 저널》, 《뉴잉글랜드 의학 저널》과 같은 유명한 의학 저널들이 모두 초음파 사용의 유해성을 논했음에도 불구하고, 주류 의학은 부정적인 증거를 거의 무시했다. 심지어 미국 식품의약국(FDA)조차 초음파의 위험성에 대해 언급했다. AP통신의 기사에 따르면, 이 기술에 대한 그들의 입장은 다음과 같다. "초음파는 에너지의 한 형태인데, 실험실 연구는 그것이 낮은 수준에서도 방해 진동과 온도 상승 같은 물리적 효과를 인체 조직에서 낼 수 있다는 것을 보여주었다. (……) 초음파가 태아에게 무해하다고 볼 수는 없다."

전 세계 수백만 명의 여성들이 초음파의 잠재적인 위험성을 알지 못한 채 사상 최대의 의학 실험에 참여하고 있다. 그녀들의 아기가 바로 실험 대상이다. 아기들은 그들의 섬세한 전자기장이 고농축 초음파 선량에 의해 왜곡되고 잘못 정렬되거나 손상될 때 외부 및 내부 유해 영향에 취약해진다. 초음파에 대한 노출은 자연스럽지도 않고 어떤 인간에게도 적합하지 않다. 기계가 의사보다 실수를 저지를 가능성이 낮다고 해서 기계에만 진단을 의존할 수는 없다. 모든 진단 자료는 적절히 해석되어야 치료의 지침 역할을 할 수 있다. 앞의 연구에서 입증된 바와 같이, 여성의 임신 중 초기 합병증의 98.4%는 의학적 개입 없이도 신체가 그러한 문제들을 완벽하게 처리하는 방법을 알고 있기 때문에 저절로 해결된다. 기계들은 자신들의 판독 값이 잘못된 진단으로 판명될 수도 있다는 것을 알지 못한다.

초음파를 무분별하게 사용하여 생기는 폐해는 허위 진단만이 아니다. 1993년 오스트레일리아 연구원들은 3000명의 여성들을 연구한 결과, 임신 18~38주 사이에 빈번한 초음파 검사를 받았을 때 정상보다 최대 3분의 1까지 작은 아기를 낳을 수 있다는 사실을 발견했다. 비슷한 연구는 (아기의 혈액 공급 조사를 위해) 도플러 초음파 검사를 받은 아기들이 초음파 검사를 받지 않은 아기들보다 태어날 때 체중이 적다는 것을 보여주었다.

——— 건강과 치유의 비밀

만약 초음파 검사가 아기의 출생 때 체중을 줄인다면, 아기의 성장에 더 중요한 다른 기능은 어떨까? 캐나다 캘거리의 한 교수는 자궁이 초음파에 노출되었을 때 아이들에게서 언어 장애가 두 배나 자주 발생한다는 것을 발견했다. 캐나다 의사 제임스 캠벨(James Campbell)은 태아 초음파 한 번으로도 언어 지체를 일으키기에 충분하다는 것을 발견했다. 노르웨이의 연구는 초음파 검사가 발달 중인 태아에게 가벼운 뇌 손상을 초래할 수도 있다고 시사했다.

스웨덴의 한 대규모 연구는 초음파 검사와 왼손잡이의 연관성을 보여주었는데, 이것은 종종 임신 중 가벼운 뇌 손상의 결과다. 이 연구는 초음파 검사를 하지 않은 대조군에 비해 초음파 검사 그룹에서 왼손잡이가 될 가능성이 32% 더 높다는 것을 보여주었다. 말할 필요도 없이, 1975년 이후 의사들이 임신 말기에 (주로 아이의 성별을 판별하기 위해) 공격적인 초음파 검사를 시작하면서, 특히 남자 아기들 사이에서 왼손잡이 비율이 급격히 증가했다.

초음파는 약물 승인에 쓰인 것과 다른 범주를 통해 진단 도구로 승인되었다. 과학은 이러한 다른 에너지 사용의 영향을 아직 연구하지 않았다. 이런 상황에서 초음파 검사는 '법적 보호'의 우산 아래 있다. 초음파 검사의 안전성을 뒷받침하는 과학적 연구가 전혀 없다는 점을 의사와 임신부 모두 알아야 한다.

그러나 오늘날 임신부의 초음파 검사는 일상적인 관행이 되어버려 초음파 검사를 하지 않으려는 여성이 드물다. 초음파가 발명되기 전에도 여성들은 자기 아기와 교감할 수 있었지만, 초음파 검사는 아기가 태어나기 훨씬 전에 부모들이 아이의 성별을 알 수 있는 기회를 준다.

오늘날 당신은 아기가 남자인지 여자인지 알아낼 수 있는데, 이것은 놀랄 일이 아니다. 당신은 아이의 출생일을 직접 계산할 수도 있지만, 합병증이 없다면 기계의 도움으로 정확한 출산 날짜를 얻을 수 있다. 초음파 검사를 통해 아기가 다운 증후군을 앓고 있는지 알 수 있지만 그 상태가 얼마나 심각한지는 알 수 없다. 일반적으로 아기들은 태어나기 전이나 태어난 직후에 치료받을 수 없기 때문에 초음파가 제공하는 추가 정보는 거의 또는 전혀 차이가 없다. 스위스 의사팀은 초음파 검사를 통해 발표된 실험 결과를 모두 검토했지만 초음파 검사를 사용했을 때 아기들의 상태가 호전될 수 있다는 증거를 내놓지 못했다.

게다가 미국의 한 대규모 실험 연구는 초음파 검사를 받는 것과 초음파 검사를 받지 않는 것을 비교했을 때 태아 사망률이나 아픈 아기의 출산에 아무 차이가 없다는 결론을 내렸다. 하지만 가장 당혹스러운 것은 최신 초음파 기술이 아무런 사전 실험 없이 사용된다는 점이다. 그것은 콘돔으로 덮여 있고 여성의 질에 직접 삽입되는 질 탐침으로 구성되어 있다. 의사들은 이 새로운 기술로 태아의 사진을 더 잘 찍을 수 있지만, 아기는 더 많은 양의 초음파를 받게 된다.

많은 건강 전문가들이 초음파 검사의 폭넓은 사용에 대해 크게 우려하고 있으나, 임신부들은 초음파 사용에 수반되는 해로운 결과를 알지 못한다. 초음파 검사는 일상적으로 처방되지만 당신은 그것을 거부할 권리가 있다. 초음파 검사는 산모가 의사나 조산원이 이유를 찾을 수 없는 국소적 통증이나 합병증을 겪는 경우에만 고려되어야 한다. 하지만 그런 경우는 드물다.

무해한 감염에 대한 독성 백신

선도적인 과학자들과 의사들은 지난 수십 년 동안 디프테리아, 소아마비, 콜레라, 장티푸스, 말라리아 같은 질병으로부터 아이들을 보호하기 위해 예방접종이 필요하다는 점을 열렬히 홍보해왔다. 그러나 예방접종이 불필요할 뿐만 아니라 오히려 유해할 수도 있다는 증거가 늘어나고 있다. 호수에 치명적인 화학 물질을 붓는다고 오염 물질에 면역이 되는 것은 아니다. 마찬가지로 백신에 포함된 살아 있는 독을 아이들의 혈류에 주입하는 것은 미래 세대들에게 건강한 삶을 살아갈 기회를 거의 주지 못한다. 미국의 어린이들은 생후 6년 이내에 30여 건의 예방주사를 맞고, 영국의 어린이들은 약 25회 맞는 것으로 추정된다. 생후 15개월 이내에, 아홉 개 이상의 다른 항원을 포함한 백신이 아기들의 미성숙한 면역 체계에 주입된다. 백신 연구에 엄청난 노력과 비용을 들였음에도 불구하고, 의학은 효과 있는 콜레라 백신을 만들어내지 못했고 말라리아에 대한 약은 단 하나의 약초만큼도 효과적이지 않았다. 디프테리아는 지구상에서 거의 사라졌음에도 불구하고 유독성 예방접종 프로그램과 여전히 싸우고 있다.

볼거리에 대한 예방접종도 매우 의심스럽다. 초기에는 감염 가능성을 줄여주지만, 면역력이 떨어진 후에는 볼거리 감염의 위험이 증가한다. 1995년 영국 공중보건연구소가 시행하고《랜싯》에 발표된 연구는 홍역/볼거리/풍진 예방주사(MMR 백신)를 맞은 아이들이 예방주사를 맞지 않은 아이들보다 경련을 겪을 가능성이 세 배 더 높다는 것을 보여주었다. 또한 이 연구는 MMR 백신이 희귀 혈액 질환을 앓는 어린이의 수를 다섯 배나 증가시켰다는 것을 발견했다.

홍역 백신이 도입되기 전에 홍역에 의한 사망률이 95%나 감소했다는 점이 흥미롭다. 영국의 경우, 유아들 사이에 널리 퍼진 백신 접종에도 불구하고, 최근 홍역 발병이 거의 25% 증가했다. 미국은 1957년부터 홍역 백신 접종을 시행했지만, (어쩌면 그것 때문에) 꾸준히 증가하는 홍역에 시달리고 있다. 몇 차례 등락을 거듭하던 홍역이 갑자기 다시 급감하고 있다. 미국 질병통제예방센터(CDC)는 이것이 서구에서의 홍역 발병의 전반적인 감소와 관련이 있을지도 모른다고 인정했다.

이러한 증거 외에도, 많은 연구들은 홍역 백신이 효과적이지 않다는 것을 보여준다. 예를 들어 1987년《뉴잉글랜드 의학 저널》에 보도된 바와 같이, 1986년 텍사스 코퍼스크리스티에서 발생한 홍역 사태에서 희생자의 99%가 예방접종을 했다는 사실이 밝혀졌다. 1987년에는 홍역 발병의 60%가 적령기에 예방접종을 받은 어린이들에게서 발생했다. 1년 후 이 수치는 80%까지 올라갔다.

MMR 백신은 홍역을 예방하지 못하고 심지어 질병에 걸릴 위험을 키우는 것 외에도 수많은 부작용을 일으킨다는 것이 증명되었다. 부작용으로는 뇌염, 뇌 합병증, 경련, 심신 성장 지체, 고열, 폐렴, 수막염, 무균성 수막염, 볼거리, 비정형 홍역 그리고 혈소판 감소증과 같은 혈액 장애, 치명적 쇼크, 관절염, 아급성 경화성 범뇌염(SSPE), 반신 마비, 사망 등이 있다. 1985년 《랜싯》에 발표된 연구에 따르면, 아이들이 백신을 접종하여 '가벼운 홍역'을 앓는다면, 동반된 덜 발달된 발진이 나중에 암과 같은 퇴행성 질환을 일으키는 원인이 될 수 있다.

홍역은 위험한 소아 질환이 절대 아니다. 홍역이 실명으로 이어질 수 있다는 믿음은 질병을 앓는 과정에서 빛에 대한 민감도가 높아지는 데 근거한 잘못된 믿음이다. 이 문제는 방을 조금 어둡게 하면 가라앉고 회복과 함께 완전히 사라진다. 오랫동안 홍역은 가난한 생활을 하며 영양실조에 시달리는 어린이들 사이에서만 발생하는 것으로 알려진 뇌 감염(뇌염)의 위험을 증가시키는 것으로 여겨졌다. 상류층 아이들은 10만 명 중 1명만 감염된다. 게다가 홍역 예방접종을 받은 아이들의 절반도 이 질병으로부터 보호받지 못한다.

독일 보건 당국이 발행하고 1989년 《랜싯》에 발표한 보고서에서, 볼거리 백신은 뇌막염, 열성 경련, 뇌염, 간질 등 27개의 특정한 신경 반응을 일으키는 것으로 밝혀졌다. 유고슬라비아의 한 연구는 볼거리 뇌염 1000건당 1건을 백신과 직접 연관시켰다. 미국 《소아 감염병 저널(Pediatric Infectious Disease Journal)》은 1989년 "발병률이 볼거리 백신 접종 405건당 1건에서 7000건당 1건까지 다양하다"고 보고했다.

볼거리는 일반적으로 가벼운 질병이고 백신의 부작용이 심하지만, 여전히 MMR 백신에 포함되어 있다. 풍진 백신은 어린이들의 3% 그리고 성인 여성들 중 20%가 관절염을 일으키는 것으로 알려져 있지만, 풍진 백신 역시 MMR 백신에 포함되어 있다. 1994년 미국 보건 당국은 풍진 백신을 처음 접종한 사람의 11%가 관절염에 걸릴 것이라고 의사들에게 공인했다. 증상은 가벼운 통증에서 심각한 불구에 이르기까지 다양하다. 또 다른 연구들은 풍진 백신에 직접 반응하여 관절염에 걸릴 확률이 30%임을 보여준다.

연구에 따르면, 백일해 백신은 36%의 아이들에게만 효과가 있다고 한다. 1994년 《세계 의학 저널(World Medicine)》에 발표된 고든 스튜어트(Gordon Stewart) 교수의 보고서는 백신 접종의 위험이 그 이점보다 크다는 것을 보여주었다. 백일해 백신은 모든 백신들 중에서 단연코 가장 위험하다. 1992년까지 미국에서 사용되던 백일해 백신 DTP에는 발암 물질인 포름알데히드와 유독성 금속인 알루미늄과 수은이 들어 있었다. 이 백신과 개량형인 DTaP는 모두 효능만 검증되었고 안전성 검사를 받은 적이 없다.

새로운 백신은 예전 백신과 다를 바 없는 것으로 판명되었다. 두 백신 모두 사망, 근사(近死), 발작, 발달 지연, 입원 등의 원인이 된다. DTaP는 이 연령대에서 백신을 테스트한 적이 없지만 생후 6주 정도의 아기에게 접종된다. 백일해 백신으로 일어날 수 있는 17가지 잠재적인 건강 문제 중 하나가 영아 돌연사 증후군(SIDS)이다. 캘리포니아 대학교 로스앤젤레스 캠퍼스의 추정에 따르면, 백신 접종의 직접적인 결과로 연간 1000명의 미국 영아가 사망한다.

이것들과 다른 백신들은 인간에게 안전성을 시험한 적이 없고, 단지 동물들에게만 실험한다. 백신이 인간에게 처음 투여되기 전까지는 안전함이 증명될 수 없다. 인간에게 백신을 주는 것은 그들을 인간 '실험용 쥐'로 만든다. 그들이 어떤 반응을 보일지 예측하기란 불가능하다. 이는 백신을 접종하는 사람들이 감수해야 할 위험이다. 어떤 사람들은 죽고, 또 어떤 사람들은 살겠지만 병에 걸리는 해가 바뀔 뿐이고, 또 다른 많은 사람들은 심각한 장기적인 결과 없이 살 것이다. 그러나 모든 백신은 (면역력을 만들기 위해) 예방하고자 하는 바로 그 질병을 일으키도록 설계되어 있기 때문에, 정말로 안전한 백신은 효과 없는 백신이 된다.

어린이들은 면역 체계가 백신의 독에 무방비 상태여서 가장 취약하다. 아이들은 DTP 주사를 맞은 후 정상보다 사망률이 여덟 배나 높다. 미국 국립보건원(NIH)의 제임스 섀넌(James R. Shannon)이 "어떤 백신도 어린이들에게 접종하기 전에는 안전한 것으로 증명될 수 없다"고 말한 것은 이에 대한 그의 이해를 보여준다.

소아마비에 대한 예방접종 프로그램은 백신 생산업체의 경제적 이익 외에는 아무 이득이 없다. 소아마비를 퇴치한 과학자는 1970년대 이후 미국에서 발생한 소수의 소아마비 환자가 백신에 사용한 살아 있는 바이러스 때문으로 의심하고 있다. 소아마비 치료에 생백신 (약화시킨 생균이나 살아 있는 바이러스를 이용한 백신 – 옮긴이) 사용이 금지된 핀란드와 스웨덴에서는 10년 동안 단 한 건의 소아마비도 발생하지 않았다. 백신으로 쓰인 살아 있는 바이러스가 일반적으로 위생 수준이 높은 오늘날 소아마비를 일으킬 수 있다면, 40~50년 전의 소아마비 대유행 역시 위생과 영양 상태의 수준이 아직 매우 낮았던 상태에서 소아마비에 대한 예방접종으로 인한 것일 수도 있다. 미국에서는 1957~1958년에 소아마비 환자가 50% 증가했고, 집단 예방접종이 도입된 후인 1958~1959년에는 80% 증가했다. 다섯 개 주에서는 소아마비 백신이 투여된 후에 소아마비 환자가 두 배로 늘었다. 예방접종 프로그램에도 불구하고, 위생 상태와 시설이 개선되자마자 바이러스성 질병은 순식간에 사라졌다. 과거에 소아마비가 발병한 이유가 무엇이든 간에(자연 면역에 관한 부분 참조), 오늘날에는 더 이상 존재하지 않는 질병에 대해 전체 인구를 대상으로 한 예방접종은 매우 의심스럽다. 그것은 소아마비 예방접종의 동기에 중요한 의문을 제기한다.

또한 사람에게 일부 유인원 바이러스(SV40)가 감염된 역사는 소아마비 백신의 사용과 관련이 있다.《미국 의학 저널(*American Journal of Medicine*)》에 따르면 인간의 뇌종양과 골암, 악성 중피종, 비호지킨 림프종에서 소아마비 백신의 존재를 보고한 연구들이 많다고 한다. 소아마비 백신은 특히 어린이들에게서 암과 더 관련 있는 것으로 보인다. 과거 소아마비 백신의 사용으로 인한 암은 여전히 미국에서 연간 2만 명의 사망자를 내고 있다. 소아마비 자체가 오랫동안 아무도 죽이지 않았다는 사실을 고려하면 그야말로 터무니없는 일이다.

강제 예방접종

어린이나 성인을 위한 대부분의 백신 접종은 불필요하다. 그리고 백신은 대규모 예방접종이 없었다면 일어나지 않았을 부작용과 역반응 때문에 매년 수백 명의 사망자를 낸다. 미국 메릴랜드주(州)와 카운티 공무원들의 최근 발표(2007년 11월 14일)에 따르면, 자녀를 강제 예방접종에 참여시키지 않은 부모들은 감옥에 갈 위협을 받았다. 주 검찰 총장 글렌 아이비(Glenn F. Ivey)는 메틸수은이 함유된 백신을 접종하기 위해 아이들을 법원에 데려오기를 거부하는 부모들을 형사 처벌할 것이라고 강력히 선언했다. 2007년 11월 17일에는 1600명의 학생과 그 부모들이 주사를 맞기 위해 순회 재판소에 출두하라는 명령을 받았다. 부모들은 이제 독성이 매우 강한 이 화학 물질로 인한 자폐증, 뇌 손상 또는 죽음으로 자녀를 잃거나, 국가의 의료적 횡포에 맞서 자녀들을 보호하려 한 죄로 감옥에 가야 할 위험을 무릅써야 한다.

백신 접종 공격에 속수무책인 아이들과 함께 군인들도 집단 예방접종 대상이 됐다. 군인들은 전쟁 준비 태세를 명분으로 모든 종류의 예방접종에 따라야 한다. 그들은 천연두, 탄저병, 리신 등의 생물 독소에 대항하여 그들을 '보호'하기 위해 만든 주사를 끊임없이 견뎌낸다.

여러 군인들이 백신에 들어 있는 검증되지 않은 화학 물질 때문에 사망했고, 또 다른 병사들은 심하게 병들기도 했다. 비자발적으로 초음파 연구에 동원된 여성들과 마찬가지로, 군인들은 대규모 약물 연구의 실험 대상이 되었다. 그렇지 않으면 제약업계가 어떻게 합법적으로 인간을 대상으로 독을 실험할 수 있을까?

병사의 예방접종은 의무 사항이다. 예방접종을 거부하는 군인들은 군법 회의, 교도소 혹은 불명예 제대까지 감수해야 한다. 지금까지 병사들에게 주입된 100만 개 이상의 백신 접종으로 인한 일반적인 부작용은 관절통, 극심한 피로, 기억력 감퇴 등이 있다. 의무적인 탄저병 백신은 더 나쁜 영향을 미친다. 미국 회계감사원(GAO)이 발행한 최근 보고서는 예방접종 대상자의 1~2%에서 장애, 만성 질환, 사망 등의 심각한 부작용을 초래할 수 있음을 확인했다. 이 수치는 덜 위험한 것처럼 보이지만, 복무 중인 미군 220만 명에 적용했을 때 약 4만 4000명의 사병들이 영안실에 있을 가능성이 크다. 이는 전쟁 사망자보다 몇 배나 더 많은 수다. 하지만 군인들이 백신 접종을 거부할 권리를 확보하는 것을 도우려는 노력이 시작되었다. 그것이 성공하기를 바라자.

백신을 통한 질병 예방이 빠르게 큰 사업으로 바뀌고 있는데, 최고의 고객은 미국 국방부다. 군인들이 없었다면, 제약 회사들은 오히려 백신 생산을 꺼릴 것이다. 그것들은 상당히 싼 가격에 제공되어야 하고, 또한 끊임없이 변화하는 살인 벌레들을 따라잡기 위해 끊임없이 (큰 비용을 들여) 재조정되어야 한다. 백신 산업은 전쟁 기간 동안 활기를 띠고 번창한다. 수많은 종류의 백신이 완벽한 시장을 찾는다. 제조물 책임 소송도 없고, 누구의 심한 반대도 없다. 그리고 안전을 위한 실질적인 통제도 없다. 미국 식품의약국(FDA)은 의약품 사업에서 수십억 달러의 이익을 확보하기 위해 검증되지 않은 백신도 '안전하다'고 선언하고 있다. 덕분에 경제는 성장하지만, 또한 점점 더 병들고 있다. 그러나 경제가 계속 성장하기 위해서는 질병이 필요하다.

근거 없는 백신 접종 히스테리

홍역, 수두, 성홍열 같은 일부 질병의 경우, 한 차례 발병이 평생 면역력을 제공한다고 오랫동안 알려져왔다. 홍역이나 성홍열을 두 번 경험하는 경우는 극히 드물다.

하지만 일반적인 이해와 달리 염증성 감염병은 바이러스나 박테리아에 우리가 감염되었을 때 시작되는 것이 아니라, 우리 몸이 반응할 때 시작된다. 우리 몸의 반응의 크기(질병의 심각성)는 감염의 규모뿐만

건강과 치유의 비밀

아니라 우리 내부의 체력과 내재된 힘에 의해 영향을 받는다. 몸이 사용하는 치유력은 감정, 정신적 기반, 식생활, 생활 방식, 환경 등 여러 가지 요인에 따라 달라진다. 우리의 면역력은 감염원에 대한 예방접종을 받았는지 여부에 달려 있지 않은 것이 확실하다. 강한 면역력의 주요인은 세균을 막거나 퇴치하는 우리의 면역 체계 능력이다. 면역 반응의 기력이 약하면 세균이 우리를 감염시킬 가능성이 높다. 그러나 일반적으로 세균의 '침입'은 우리를 방해하지 않고 조용히 일어난다. 질병의 증상은 면역 체계가 해로운 영향으로부터 자신을 적극 방어할 필요가 있다고 결정할 때에만 발생한다.

루이 파스퇴르는 질병이 세균에 의해 생긴다고 추정한 최초의 연구자였다. 파스퇴르의 세균 이론은 병균이 우리를 쫓는 것은 우리에게 아무런 대가도 치르지 않으면서 스스로의 생존을 위해 우리를 잡아먹을 필요가 있기 때문이라고 주장했다. 그는 처음에 전염병/염증 질환은 세균이 우리를 잡아먹는 직접적인 결과라고 믿었다. 그러한 질병의 숙주 조직에 대한 미시적 연구에서 파스퇴르, 코흐와 그의 동료들은 많은 숙주 세포가 죽어가는 동안 세균이 증식한다는 것을 반복해서 관찰했다. 연구원들은 세균이 건강한 세포를 공격하고 파괴하여 체내에서 질병 과정을 시작한다고 결론지었다. 이러한 가정은 나중에 잘못된 것으로 판명되었지만, 이미 과학계에 데뷔한 상태였고, 세균이 감염을 일으킨다는 잘못된 생각은 논쟁의 여지가 없는 현실이 되었다. 오늘날 이 개념은 현대 의학 시스템의 근본적인 '과학적 진실'로 계속해서 퍼져나가고 있다.

파스퇴르는 박테리아가 자연의 다른 곳에서 썩어가는 유기 물질에 끌리는 것과 마찬가지로 자연적으로 세포 사망이 증가하는 현장에 끌린다는 결론을 쉽게 내릴 수 있었을 것이다. 파리, 개미, 까마귀, 독수리 그리고 물론 박테리아는 죽음이 있는 쪽으로 끌려간다. 이것이 왜 신체에는 다른가? 약하고 손상되거나 죽은 몸의 세포는 잘라낸 과일 조각처럼 세균에 감염되기 쉽다. 파스퇴르와 그의 뒤를 따르는 연구원들은 세균을 포식자나 청소부로 생각했다. 만일 그들이 세포가 (독성 강화와 같은) 생화학적인 이유 때문에 죽는다고 가정했다면, 질병과 건강에 대한 우리의 생각은 지금과는 전혀 달랐을 것이다. 우리는 염증성/감염성 질환의 발생이 궁극적으로 세균에 기인하는 것이 아니라 부패와 죽음의 힘을 필요로 하는 인간의 다양한 약점에 있다는 사실을 알고 자랐을 것이다. 세균은 우리가 만들어내는 독과 맞닥뜨릴 때에만 우리에게 독이 된다. 우리의 몸은 세균이 적이기 때문에 그들과 싸우는 것이 아니다. 고열이나 에너지 고갈과 같은 면역 체계의 반응은, 몸 전체의 궁극적인 멸종을 초래할 수 있는 유해 물질로부터 몸을 정화하기 위한 것이다.

극도의 독성이 있는 상황에서 면역 체계는 그들이 제거하려는 독에 압도되어 사람을 구할 수도 있고 구하지 못할 수도 있다. 세 번째 시나리오에서는 면역 체계가 독과 세균에 전혀 반응하지 않고 급성 질환 증상(열, 염증, 통증)이 나타나지 않는다. 그 결과는 만성적이고, 알레르기나 자가면역 질환으로 알려진, 몸이 쇠약해지는 질병이다.

면역 체계가 몸의 기능을 성공적으로 회복시키는 시나리오에서, 신체는 구조 임무를 시작하게 만든 세균에 대한 면역력을 얻는다. 백신 과학은 어떻게 하면 먼저 병을 경험하지 않고도 전염성 염증 질환에 평생 면역성을 부여할 수 있는가 하는 문제를 추구해왔다. 그들의 가정은, 혈액 속에 질병을 일으키는 세균에 대한 항체를 갖게 되면 자동적으로 그것들로부터 보호된다는 것이다. 하지만 세균으로부터의 보호가 항체의 존재 때문인지 아니면 정상적인 건강한 면역 반응 때문인지를 보여주는 증거는 없다. 백신의 독이 면역 체계를 손상시키거나 마비시키지 않는 한, 후자가 사실일 가능성이 더 높다.

세균의 수나 성장률이 일정한 임곗값을 초과할 때에만 면역 체계에 인식되어 특정 자극성 병원체에 꼭 맞는 항체가 형성된다. 세균이 많이 존재한다는 것은 산성 노폐물이 쌓여 세포 조직이 손상되거나 약해졌음을 의미한다. 그 정도의 감염 수준에서는 세포와 조직이 심각한 통제 불능 상태가 되고, 일단의 세균이 마구 번식하여 면역 체계의 완전한 방어 반응을 일으킨다. 이것이 바로 의사들이 말하는 '급성 염증 반응'이다. 증상은 대개 발열, 부신에 의한 스트레스 호르몬의 방출, 혈액·림프·점액의 증가, 염증 부위로의 백혈구 유입 등이 있다. 이 영향을 받는 사람은 통증, 구역질, 구토, 설사, 허약, 오한을 겪을 수 있다. 땀을 빼내고 질병을 몰아내는 것은 건강한 면역 체계를 반영하는 신체의 자연스러운 반응이다. 정말 아픈 사람은 그런 치유적인 반응을 내놓을 수 없다.

일단 우리가 어떤 특정한 질병의 도전을 성공적으로 통과하면, 그것을 다시 경험할 가능성이 적다. 어찌 된 일인지 질병과 그에 대한 몸의 반응은 우리를 그 질병의 재발에 면역이 되게 만들었다. 하지만 백신 접종이 우리 몸에 감염을 일으키는 것으로 보이는 일부 세균에 대한 항체를 만들도록 강요함으로써 똑같은 작용을 할 수 있다는 것은 의심스러운 일이다. 특정 질병에 대한 예방접종에도 불구하고, 백신으로 보호받아야 할 바로 그 병에 걸릴 수 있고 더 나쁜 결과를 초래할 수도 있다는 것을 보여주는 사례가 계속 나타나고 있다. 특정 항체가 존재한다고 해서 질병으로부터 누군가를 보호할 수 있는 것이 아니라, 세포의 면역 체계만이 우리를 보호할 수 있다. 과학이 예방접종을 통해 항체를 부여하는 방법을 알고 있는 것은 사실이지만, 그것이 특정 질병의 경험을 통해서만 발전하는 면역력을 부여한다는 것은 잘못된 가정이다. 항체만으로는 면역력을 만들어내기에 충분하지 않다. 항체 수치가 높아도 헤르페스와 같은 여러 질병이 반복해서 재발한다는 것은 잘 알려진 사실이다. 항체가 존재하든 존재하지 않든, 전염병에 대한 면역력은 우리의 세포 면역 체계에 의해서만 부여될 수 있다. 신체를 병균에 노출시키면 실제 질병을 경험할 때와 비슷한 면역 반응을 일으킨다는 이론은 심각한 결함을 가지고 있다.

예방접종의 필요성은 통계적 오류에 근거한 것인가?

앞서 언급한 바와 같이, 혹시 모를 전염병으로부터 우리 몸을 보호하기 위해 백신을 접종하자는 생각은 예방접종의 선구자로 여겼던 루이 파스퇴르에게서 나온 것이다. 1993년 역사학자 제럴드 게이슨(Gerald L. Geison)은 파스퇴르의 100개의 메모장을 대중에 공개했다. 놀랍게도, 그의 메모에는 백신 실험의 부정적인 결과가 포함되어 있는 반면, 공개된 데이터는 그 실험들을 혁명적으로 보이게 만들었다. 발

──────── 건강과 치유의 비밀

표된 그의 가장 화려한 면역 실험 결과는 사기임이 판명되었다. 공식적인 통계 연구가 면역 프로그램이 그들이 근절해야 할 질병의 극적인 증가를 직접 일으킨다는 사실을 밝혀내기 전까지, 그의 연구의 진위는 조금도 의심할 여지가 없었다.

몇몇 국가의 공식 통계와 천연두, 디프테리아, 콜레라, 장티푸스, 소아마비, 결핵, 기관지염, 파상풍 등의 발병에 대한 역사적 통계 분석은 놀라운 결과를 보여주었다. 예를 들어 프랑스의 디프테리아는 강제 예방접종 시작과 함께 사상 최고치로 증가했다가 백신 접종이 철회되자 곧바로 다시 떨어졌다. 1925~1944년에 디프테리아에 대한 강제 예방접종이 도입되었던 독일의 상황도 크게 다르지 않았다. 이 기간 동안 디프테리아 희생자의 수는 4만 명에서 24만 명으로 증가했으며, 예방접종을 한 환자에서 감염 발생률이 더 높았다. 제2차 세계대전이 끝난 1945년, 독일에서는 더 이상 백신을 구할 수 없었고, 그로부터 몇 년 뒤 병에 걸리는 사람은 5만 명 이하로 떨어졌다.

통계 자료에 따르면, 이들 질병의 대부분은 백신 프로그램이 도입되기 한참 전에 매우 빠르게 지속적으로 감소하고 있었다. 질병의 대유행은 시골 사람들이 대도시로 이사하면서 발생했다. 거리는 쓰레기장이 되었고, 공기와 물을 오염시켜 전염병의 근원이 되었다. 혼잡한 도시를 정화하고 위생 상태와 위생 시설, 주거 환경을 개선한 것만이 전염병을 막을 수 있었고 개인과 집단 건강의 급격한 개선으로 이어질 수 있었다. 백신 프로그램은 아무 관련이 없었다.

자연적으로 면역력을 획득하는 방법

인간은 극단에서 또 다른 극단으로 가는 경향이 있는 것 같다. 지금 면역과 세균 사이의 자연적인 균형이 다시 한번 흐트러지고 있는데, 이번에는 위생을 지나치게 강조한 것이 그 원인일 수도 있다. 지나친 청결은 질병을 일으키는 물질에 대한 면역력의 자연 발달을 억제할 수 있다. 가령 소아마비의 원인 물질은 세계의 몇몇 원주민들 사이에서 매우 흔하지만, 그들에게 바이러스는 전혀 해가 없다. 그들은 자연과 더러운 것에 밀접하게 접촉함으로써 스스로를 면역시킨다. 그들은 식사하기 전에 손을 씻는 일이 거의 없고, 그것이 무엇이든 음식과 함께 그들의 입에 들어가는 것은 해로운 미생물에 대한 그들의 자연적인 저항력을 형성하도록 돕는다.

서구에서는 높은 수준의 위생적인 생활 환경이 시작된 금세기 초에야 소아마비가 무서운 질병이 되었다. 더러운 것과 미생물에 정기적으로 노출되면 사람의 면역 체계가 활성화되어 강하고 자연적인 면역력을 유지한다. 반면에 통풍이 거의 되지 않고 위생 시설이 열악한 대도시의 인구 밀도가 높은 지역에서는 위생 대책이 강화될 필요가 있었다.

토착민들은 그럴 필요가 없었다. 그들은 필요하다면 의식 행사 중에 서로 상처를 입히거나 피부에 상처를 내는 식으로 면역력을 높였다. 그들은 상처가 곪도록 놔두었는데, 오늘날 우리는 이것이 면역력을 강화하는 매우 효율적인 방법이라는 것을 알고 있다. 그들에게 있어 피를 흘리는 것은 다른 종류의 음식을 구할 수 없는 지속적인 육류 소비 기간 동안 필수적인 생존 행위였다. 이것은 그들이 혈액을 맑게 유지

———— 건강과 치유의 비밀

하고, 그렇지 않았다면 생명을 위협하는 질병으로 이어졌을 몸의 단백질 저장량을 줄이는 데 도움이 되었다.(심장 질환에 관한 제9장 참조)

아이들은 면역 체계가 고갈되고 더 심각한 방어 문제에 대처하기 위해 큰 도움이 필요하기 때문에, 자주 '뜻하지 않게' 다치거나 심지어 흙을 먹기도 한다. 따라서 당신이 본의 아니게 몸에 상처를 냈을 때는, 전체론적 관점에서 보려고 노력하는 것이 좋다. 당신의 혈액이나 혈관에 과도한 단백질이 있을 수 있고, 출혈은 혈액의 희석과 심장 질환을 예방하는 것일 수도 있다. 이런 자기 조절 메커니즘은 매우 강력하여, 어떤 면역 프로그램이나 엄청난 양의 비타민과 미네랄 보충제보다 당신을 더 건강하게 해준다. 이 불특정 형태의 면역은 강하고 건강한 장내 생물군(우리 면역 체계의 3분의 2가 장내에 있다)을 유지하기 위해 때때로 필요할지도 모른다. 건강과 면역력을 유지하려면, 우리는 매일 박테리아나 바이러스로 싸워야 한다.

영국 브리스틀 대학교 아동보건연구소에서 실시한 최근 연구는 7년 동안 1만 4000명의 어린이를 대상으로 삶의 모든 측면을 관찰했다. 그들은 철저한 위생 상태가 오히려 아이들의 건강을 해치고, 면역 체계를 약화시키며, 천식과 같은 질병에 쉽게 걸리게 만든다는 것을 발견했다. 몇십 년 전만 해도 천식, 습진, 고초열 같은 질병은 거의 존재하지 않았다. 오늘날에는 인구의 3분의 1이 알레르기로 고통받고 있다. 이제 과학자들은 세균을 없애거나 피하는 약에 대한 집착과, 비누와 물에 대한 지나친 의존이 서구 세계가 왜 바이러스, 면역 관련 질병, 알레르기에 의해 타격받았는지를 설명해줄 것이라고 말한다.

'우리가 사용하지 않으면 쓸모없게 된다'는 원칙은 면역 체계에도 적용된다. 면역 체계는 무엇이 정말 해로운지 인지하는 능력을 발휘하기 위해 일상적으로 세균과 바이러스에 대한 규칙적인 노출과 적응을 필요로 한다. 철저한 위생은 면역 체계가 더 강하고 더 효율적이 되기 위해 싸워야 하는 박테리아와 다른 전염성 물질의 수를 급격히 감소시킨다. 알레르기는 면역 체계가 무해한 입자(집 먼지, 꽃가루 등)를 이전에 거의 노출되지 않았던 유해한 침입자로 인식할 때 발생한다. 신체는 그들을 물리치기 위해 독으로 감싸는데, 이것은 다시 염증, 가려움, 부기, 콧물 등의 증상을 일으킨다. 브리스틀 대학교의 연구는 얼굴과 손을 하루에 서너 번 씻고 하루에 한 번 목욕하는 아이들이 비누와 물을 자주 사용하지 않는 아이들보다 천식 발생률이 훨씬 더 높다는 사실을 발견했다.

대가족의 아이들도 천식이나 고초열을 앓을 가능성이 적다. 한 지붕 아래 사는 아이들이 많아 경미한 감염원이 끊임없이 집 안으로 유입되는데, 이는 면역 체계가 항상 바쁘게 움직이며 경계심을 갖고 있음을 의미한다. 만약 박테리아의 침입에 대한 인체의 자연적인 반응 결과로 감염이 일어나면, 면역 체계는 항체라 불리는 '전투 세포'를 만들어낸다. 그러나 이러한 정상적인 대응, 즉 감염이 인공 살균제나 항생제 때문에 약화되거나 예방된다면 항체는 더 이상 만들어지지 않고 면역 체계가 약화되어 오작동하기 시작한다. 이와는 대조적으로, 감염이 완전히 진행되도록 내버려두면 면역 체계를 강화시켜, 이후 질병을 일으키는 세균에 대해 훨씬 더 회복력이 강해진다.

지나친 청결함과 감염에 대한 두려움은 일반적으로 함께 움직인다. 면역 체계를 강화하는 자연적인 방법을 사용하지 못하는 많은 사람들

건강과 치유의 비밀

이 감염에 대해 편집증적인 반응을 한다. 그들에게는 항생제와 백신도 효과가 없다.

백신 접종 – 신체, 뇌, 영혼에 대한 공격

백신은 단백질, 박테리아 및 바이러스성 물질과 함께 방부제, 중화제, 운반제로 구성되어 있다. 세균성 뇌수막염에 대한 백신은 독성이 매우 강한 다른 성분들과 함께 소의 뇌와 심장으로 만들어진다. 광우병에 놀란 이탈리아는 1997년 1월 인간 광우병의 원인이 될 수 있다는 우려로 백신을 압수할 것을 명령했다. 이러한 이질적이고 파괴적인 물질의 혼합물을 혈류에 직접 주입할 경우, 인체는 독을 중화시킬 기회를 찾을 수가 없다.

정상적인 상황에서는 섭취한 음식료 등이 점막, 장 내벽 또는 간을 통과해야 혈액, 심장, 뇌와 같은 중요한 영역으로의 이동이 허용된다. 혈류에 갑자기 독이 나타나게 되면 독성(알레르기 반응)으로 인한 사망을 예방하기 위해 항체의 무기 전체를 사용하는 면역 체계의 반격과 맞닥뜨리는 경우가 많다. 이 알레르기 반응은 갑작스럽고 때로는 치명적이며, 과민성 쇼크 반응으로 알려진 붕괴를 초래할 수 있다. 과민성 쇼크의 원인으로는 디프테리아, 파상풍, B형 간염, 백일해 등에 대한 백신 접종이 있다. 어린아이들의 면역 체계는 이런 종류의 맹공격에 효과적일 만큼 충분히 성숙하지 못했다.

그에 못지않게 위험한 것이 길랭–바레 증후군인데, 이는 마비를 초래하고 홍역, 디프테리아, 인플루엔자, 파상풍, 구강 소아마비 백신에 대한 면역 작용으로 발생한다. 백신의 높은 독성을 고려할 때 결코 놀랄 일이 아니다. 면역 체계가 약한 아이들이 체질과 면역 체계가 훨씬 강한 아이들보다 더 심각한 합병증을 경험한다는 것은 잘 알려진 사실이다. 백신은 여전히 아이들의 건강 상태와 상관없이 무차별적으로 주어진다. 유아기의 많은 아이들은 그들이 감당할 수 없는 독으로 가득 차 있는 백신을 주입하기 때문에 나중에 건강해질 기회조차 얻지 못한다. 발달 단계의 아이는 아직 완전한 자연 면역력을 얻지 못했기 때문에 자신을 보호할 능력이 거의 없다.

류머티즘성 관절염, 뇌염, 다발성 경화증, 백혈병, 다른 형태의 암, 심지어 에이즈 같은 만성 질병이 초기 단계에서 투여된 백신과 관련 있다는 증거가 늘어나고 있다. 류머티즘성 관절염은 노인들만 괴롭히는 것으로 여겼던 관절의 염증성 질환이다. 그러나 최근에는 이 병이 젊은 세대들 사이에 퍼졌고, 홍역과 풍진 예방접종이 원인으로 확인되었다.

미국 식품의약국 연구원들은 백신, 특히 B형 간염 주사를 맞으면 탈모가 생길 수 있다는 것을 발견했다. 이들은 매년 5만 명의 미국인이 예방접종 후 탈모를 겪는 것으로 추산하고 있다. 이 보고서는 1997년 《미국 의학협회 저널》에 발표되었다.

백신 접종 프로그램의 위험에 대한 불충분한 정보로 인해 이미 발생했거나 앞으로 발생할 피해와 고통을 추정하기란 거의 불가능하다. 부모들은 자녀들에게 가장 좋은 것을 해주기를 원하며, 아이들을 건강하고 안전하게 지키기 위해 무거운 책임감을 짊어지고 있다. 부모들은 아이들의 건강을 소홀히 하거나 그들에게 어떤 해도 끼치고 싶어 하지 않으므로, 잘못된 정보는 부모들에게 강한 갈등을 일으킬 수 있다.

그러나 보건 당국은 부모들이 자녀들에게 가장 좋은 것을 선택하도록 지원하는 데 별 도움이 되지 않는다. 다음과 같은 훼손된 증거에도 불구하고, 그들은 여전히 예방접종을 지지한다. 가령 백신의 보존제로 사용하는 수은 기반의 티메로살은 자폐증과 관련이 있다. 이런 증거에도 불구하고, 알려진 신경 독소라는 사실을 고려할 때 전혀 안전하지 않은 수준의 수은이 백신에 첨가되고 있다. 캘거리 대학교에 의해 수행된 연구는 수은 이온이 아기와 어린아이들의 뉴런을 발달시키는 세포막을 변화시켜 자폐증에 직접 관여한다는 것을 보여주었다.

1990년대 후반, 미국 공중위생국과 소아과학회는 어린이들을 위한 백신에서 티메로살을 제거해달라고 제약 회사에 청원했다. 왜 그랬을까? 미국 질병통제예방센터(CDC) 통계를 조사한 연구에서 연구원들은 티메로살이 들어 있는 백신을 세 개만 맞으면 티메로살이 없는 예방접종을 받는 아이들에 비해 자폐증에 걸릴 확률이 27배나 높다는 사실을 발견했다. 그것은 무려 2700%나 증가한 것이다. 이보다 더 많은 증거가 필요한가? 분명히, 미국 정부는 그런 것 같다.

부시 대통령은 2004년 대선 공약에도 불구하고 비용 문제로 티메로살이 포함된 소아용 독감 백신을 금지한다는 내용을 담은 법안에 거부권을 행사하겠다고 약속했다. 현재(2009년 7월), 의학 연구소가 티메로살이 포함된 백신에 노출되지 말 것을 권고했음에도 불구하고, 티메로살이 포함된 백신이 모든 임신부, 유아, 아동에게 계속 권장되고 있다. 미국 환경보호국에 따르면, 출산 연령의 여성 여섯 중 한 명은 태아에게 신경학적 손상을 입힐 정도로 혈류에 많은 수은이 있다고 한다.

1988년 CDC가 영유아 권장 예방접종 프로그램을 추가 투입하면서 자폐증 비율이 높아진 것은 단순한 우연의 일치일까? 1980년대에 자폐증 비율은 1만 명의 아이들 중 6명에 불과한 것으로 추정되었다. 오늘날에는 150명의 아이들 중 1명은 자폐증이 있고, 어떤 지역에서는 자폐증이 50명 중 1명 가까이에 영향을 미친다. 미국 식품의약국은 티메로살이 신경독(수은이 신경독이라는 것을 매우 잘 알고 있다)이 될 수 있음을 인정했고, 2004년에는 티메로살이 포함된 백신이 자폐증과 관련이 있다고 진술했다. 미국에는 2003년 현재 150만 명의 자폐아들이 있으며, 이미 치솟고 있는 의료비에 매년 900억 달러를 더하고 있다.

주요 제약 회사의 연구실과 미국 정부의 국립보건원에서 수년간 일한 전직 백신 연구원(데이비스 박사, 당연한 이유로 그의 진짜 이름은 언급할 수 없다)에 따르면, 모든 백신이 건강에 위험하다. 그는 인터뷰에서 백신이 인간의 면역 체계에 영향을 미쳐 면역력을 떨어뜨린다고 말했다. "백신은 실제로 그들이 예방해야 할 질병을 일으킬 수 있다. 또한 그들이 예방해야 할 질병이 아닌 다른 질병들을 일으킬 수 있다"라고 이 과학자는 덧붙였다.

여러 백신을 다루는 동안, 데이비드 박사는 백신에 들어 있는 많은 오염 물질을 발견했다. 그는 리마벡스(Rimavex)라는 홍역 백신에서 다양한 닭 바이러스를 발견했다. 소아마비 백신에서는 뇌를 먹는 아메바라 불리는 가시아메바와 유인원 거대 세포 바이러스를 발견했다. 로타바이러스 백신에서는 유인원 거품 형성 바이러스(SFV), MMR 백신에서는 조류암 바이러스도 발견되었다. 탄저병 백신에는 다양한 미생물이 존재했고, 몇몇 다른 백신에는 잠재적으로 위험한 효소 억제제가 존재했다. 풍진 백신에는 오리·개·토끼 바이러스가, 독감 백신에는 조류 유출 바이러스, MMR 백신에는 페스티바이러스가 존재했다.

문제는 일부 소아마비 백신, 아데노바이러스 백신, 풍진 백신, A형 간염 백신, 홍역 백신이 인간 태아 조직으로 만들어졌다는 사실을 많은 사람들이 모른다는 것이다. 데이비스 박사는 이들 백신에서 때때로 태아 조직에서 나온 박테리아 조각과 소아마비 바이러스로 여겨지는 것들을 발견했다. 게다가 그는 인간의 머리카락과 점액 '조각'도 발견했다. 이런 오염과는 별도로 포름알데히드, 수은, 알루미늄 같은 표준 화학 물질도 백신에 주입된다는 점을 언급할 필요가 있다. 그런 무시무시한 독성 물질의 혼합물이 어린이의 혈류로 직접 주입될 때 후손들의 미래 건강에 무슨 일이 생길지는 당신의 상상에 맡긴다.

데이비스 박사는 어떤 백신에 대해서도 장기적인 연구가 이루어지지 않았고, 어떤 방법으로도 장기적인 후속 조치가 이루어지지 않는다는 점을 인정했다. 백신이 문제를 일으키지 않는다는 가정을 만들면서 왜 아무도 확인하지 않는 것일까? 게다가 백신 반응은 주사를 맞은 직후 모든 부정적인 반응이 일어나도록 규정되어 있다. 그러나 백신은 분명히 투여된 후 오랜 시간 몸에 작용한다. 화학적 중독과 마찬가지로 반응도 매우 점진적일 수 있다. 신경학적 문제는 시간이 흐르면서 발전할 수 있다. 실제로 수은이 함유된 백신은 몇 달 동안 아무런 피해도 보이지 않을 수 있다. 그리고 아이가 뚜렷한 이유 없이 자폐증이 되었을 때 과연 누가 시험하거나 조사하고 있는가? 백신을 관리하는 사람들은 다음과 같이 주장한다. "이 백신은 안전하다." 그 주장을 뒷받침할 과학적 연구가 없고, 안전을 보장하기 위한 시험 절차가 마련되어 있지 않은데, 어떻게 그들이 이처럼 확신할 수 있을까? 그 반대가 사실이다 — 백신이 안전하지 않다는 증거는 많다.

제약 회사 머크가 최근에 승인을 획득한 인유두종 바이러스(HPV) 백신인 가다실(Gardasil)의 효과와 부작용에 대한 의문이 최근 미국과 오스트레일리아에서 대두되고 있다. 이 백신은 자궁경부암을 예방하기 위해 어린 소녀들에게 접종되는데, 이로 인해 매년 약 3700명의 여성들이 목숨을 잃는다. 2007년 6월 9일,《영국 의학 저널》은 백신을 접종한 직후 미국에서 세 명의 사망자가 발생했다고 보도했다. 이는 공익 감시 기관인 사법감시단(Judicial Watch)이 보고한 1637건의 부작용 중 하나였다. 사법감시단은 정보자유법을 이용해 미국 식품의약국으로부터 이 같은 보고서를 입수했다. 이 보고서는 미국 식품의약국의 백신 부작용 보고 시스템(VAERS)을 통해 제출되었다.

《디 에이지(The Age)》는 오스트레일리아 멜버른에서 한 가톨릭 고등학교 여학생 25명이 첫 백신 주사를 맞은 뒤 두통과 메스꺼움, 어지럼증을 경험했다고 보도했다.

이 백신의 제조업체인 머크는 6만 명 이상의 목숨을 앗아간 바이옥스(Vioxx)를 만들었고, 바이옥스의 치명적인 부작용을 숨기려 했던 바로 그 회사다. 비록 자궁경부암은 약물이 아닌 접근법으로 쉽게 예방할 수 있지만, 머크는 미국 모든 주에서 이 예방접종을 의무화하려고 애쓰고 있다. 이 거대 제약 회사는 나중에 자궁경부암에 걸릴 위험이 있는 비교적 적은 수의 어린 소녀들을 돕는 데 관심이 없는 것이 분명하다. 그들은 오히려 암 백신의 거대한 잠재 시장을 열고 싶어 한다.

머크의 자체 보고서는 가다실이 일부 '비백신' HPV로부터 여성을 보호하지 않는다는 점을 깨닫는 것이 중요하다고 말한다. 즉 소녀들이 위험을 감수하고 백신을 맞더라도 여전히 인유두종 바이러스에 감염될 수 있다는 말이다.

면역을 유지하는 방법

지금까지 백신 접종으로 입은 피해는 상당하며, 어떤 예방접종 프로그램도 없이 생길 수 있는 문제들의 몇 배를 능가한다. 면역력을 얻기 위한 자연적인 방법들은 많다. 이 책에 설명된 모든 절차와 자연 요법은 당신과 당신의 가족이 평생 질병에 대한 자연 면역력을 유지하는 데 도움을 준다. WHO에 따르면, "일반 전염병에 대한 최고의 백신은 적절한 식단"이라고 한다. 신선한 과일과 채소를 포함한, 가공되지 않고 정제되지 않은 음식들은 어린이가 자연 면역력을 쌓을 수 있도록 도와주고 성인들에게는 그것을 유지하도록 도와준다.

신생아가 얻을 수 있는 가장 강력한 면역 강화제는 의사가 탯줄을 자르지 못하도록 기다리게 한 뒤, 산모가 아이에게 젖을 먹이는 것이다. 이렇게 하면 아기는 미래의 어떤 감염 물질도 효과적으로 다룰 수 있는 면역 체계를 형성하는 데 필요한 모든 항체를 얻게 된다. 물론 그러지 않아도 병이 발생하면 몸은 신속하게 대처하고, 사실 그런 질병으로부터 큰 이익을 얻을 것이다.

《소아과(*Pediatrics*)》 저널에 발표된 2006년 연구에 따르면, 모유 수유는 신생아의 생애 첫 한 시간 안에 시작되어야 한다. 연구원들은 그렇게 했을 때 생후 첫 한 달 안에 사망할 신생아의 41%를 구할 수 있다고 결론지었다. 출산 직후 먹이는 모유는 유아가 모유를 계속 먹을 가능성을 높일 뿐만 아니라 초유, 즉 산모의 첫 모유를 주는 것이다. 연구 결과가 증명했듯이, 초유에는 항체와 필수 영양소가 풍부해 처음부터 강력한 면역 체계를 구축하도록 해준다. 따라서 조기 모유 수유는 수유 개선과 출혈 감소로 산모들에게도 좋다. 게다가 일찍 젖을 먹이면 엄마와 아기가 자연스럽게 유대감을 갖는데, 이것은 아기의 평생 심리 발달에 중요하다.

우리의 완벽하지 못한 환경에서 어린이의 건강한 면역 체계가 완전하고 적절히 성숙하기 위해서는 때때로 홍역, 수두 그리고 볼거리와 같은 전염병에 걸릴 필요가 있다. 우리는 인간이 만든 이론과 실천보다 자연과 우리의 몸을 신뢰하는 법을 배워야 한다. 인간의 DNA는 지구상에서 수백만 년 생존해왔고, 특히 면역 체계를 강화하는 데 도움이 되는 몇 가지 무해한 전염병을 다루는 방법을 확실히 알고 있다.

우리의 면역 체계는 정상적인 염증 반응으로, 질병에 반응함으로써 활동적이고 온전하다는 것을 보여준다. 이 방어 반응은 체내에 축적된 독소와 감염 물질을 발진, 열, 기침을 통해 제거한다. 치료 과정은 자연스럽게 면역 체계를 자극하여, 그 사람이 질병에서 회복되었을 때 지체되거나 반복되는 질병 없이 다른 형태의 감염에 대응할 수 있는 충분한 면역력을 갖게 해준다.

어린이들의 건강을 되찾는 자연 요양

만약 당신의 아이가 수두, 볼거리, 홍역을 앓고 있다면, 이는 아이가 면역력을 향상시켜야 한다는 것을 의미한다. 어린 시절에 이런 흔한 병을 앓은 아이들은 그것들로부터 많은 혜택을 받는다. 그들은 이후에 더 강해지고 심지어 신체적으로나 감정적으로나 혹은 둘 다의 성장을 가속화한다. 자연 건강 치료사들은 정상적인 소아 질환을 면역력을 발달시킬 수 있는 좋은 기회로 여긴다. 당신이 자연적인 방법으로 아이를 간호할 때 아이는 더 건강해지고 장기적으로 질병에 더 잘 저항할 수 있다.

아이들이 이런 질병에 걸렸을 때, 주된 조언은 그들의 치유력을 장려하는 것이다. 그것은 아이들이 충분한 휴식을 취하도록 함으로써 달성된다. 학교나 어린이집 등에서 데리고 나와 집에서 간호한다. 액상 해열 진통제와 같은 약은 신체의 치유 반응을 억제할 뿐이며, 미래에 '관련 없는' 신체적·정서적 문제를 더 많이 야기할 뿐이다.

어린이들이 질병을 앓는 기간은 부모로부터 추가의 보살핌을 받는 시간이다. 아이는 더 많은 포옹을 받고, 침대에서 식사하며 잠잘 때 이야기를 들을 수 있다. 물론 아이들의 병이 매우 불편하게 느껴지고, 아이들에게 가혹하게 대함으로써 자신들의 좌절감을 보여주는 부모들도 있다. 그러나 아픈 아이들에게는 특별한 치료와 안심이 우선순위다. 특히 그들이 겁먹거나 불안해할 때 필요하다.

아픈 아이는 너무 많은 라디오, TV, 심지어 방문객에게 노출되어 흥분하거나 자극을 받아서는 안 된다. 책 읽어주기, 그림 그리기, 보드 게임과 같은 조용한 활동은 그들이 병에 함몰되지 않도록 도와준다. 일찍 잠자리에 들어 더 많은 잠을 잘 수 있도록 해주고, 피곤하면 낮잠도 잘 수 있게 해줘야 한다.

아픈 아이들은 체내의 독소를 제거하기 위해 음료를 충분히 마셔야 한다. 따뜻한 물은 가장 좋은 음료로, 첫 번째 선택이 되어야 한다. 허브차와 신선한 재료로 압착한 희석된 과일 주스(볼거리에 걸린 경우 감귤류 과일 주스는 제외)도 섭취할 수 있다. 차가운 음료, 아이스크림, 설탕 또는 설탕이 함유된 음식, 우유, 요구르트 또는 다른 유제품, 육류, 생선 또는 다른 형태의 단백질 식품은 아이에게 주지 마라. 질병을 앓고 있는 동안에는 아이의 소화력이 약해지므로, 그런 음식들은 소화 시스템을 부패시키고 산성화시킬 뿐이며 내장의 점액 벽을 더욱 자극할 것이다. 아픈 동물과 마찬가지로 아픈 아이들은 일반적으로 음식을 원하거나 필요로 하지 않는다. 물만 마시면서 단식하는 것이 신체의 치유 반응을 촉진하는 가장 좋은 방법이다. 아이가 배고프다고 느낄 때 갓 조리된 야채죽, 수프, 메이플 시럽이 약간 들어간 죽과 같은 뜨거운 시리얼이나 질 좋은 꿀을 주어라. 아이들은 병이 났을 때 자신에게 무슨 일이 일어나고 있으며 그것이 곧 지나가리라는 것을 알 필요가 있다. 아이들은 또한 당신이 항상 자기들 곁에 있기를 원한다.

만약 당신의 아이가 열이 난다면, 그것은 건강한 면역 반응의 징후다. 온도가 상승하면 몸이 적극적으로 상황을 책임지고 감염을 퇴치하고 있다는 것을 의미한다. 부모들은 높은 체온이 그들의 아이가 매우 아프다는 것을 의미하지 않는다는 점을 기억해야 한다. 최근 밝혀진 바와 같이 섭씨 41도나 그보다 약간 높은 체온조차도 여전히 생명을

건강과 치유의 비밀

위협하는 수준으로 여겨지지 않는다. 나는 1983년 인도에서 말라리아로 앓아누웠을 때 41.5도의 체온에도 해열제 복용을 거부했고, 세 번째 열이 난 뒤 매우 빨리 회복되었다. 그 이후 말라리아의 재발이 없었다. 우리가 기억해야 할 가장 중요한 것은 열에 시달리는 생후 6개월 미만의 아기들은 빨리 탈수되는 경향이 있기 때문에 물을 많이 마셔야 한다는 것이다. 스펀지에 미지근한 물을 적셔 수분을 공급해주면 치유 단계 동안 몸을 더 편안하게 유지할 수 있다. 물에 적신 스펀지로 아이의 얼굴과 이마를 문지르는 것도 한 방법이다.

또 다른 기본 규칙은 한기를 느끼고 열이 나는 아이를 따뜻하게 덮어주는 것이다. 이것은 특히 밤에 땀을 흘리게 하고 열을 떨어뜨리는 데 도움을 주며, 신체의 '싸움'이 거의 끝났음을 의미한다. 몸이 너무 뜨겁고 열이 많은 아이들은 시원하게 유지해야 하고 때로는 미지근한 물로 목욕을 해야 한다. 만약 당신의 아이가 발진, 고통스럽게 부은 분비선, 기침 또는 눈이 아프고 끈적거리는 증상을 동반한다면, 아이는 합병증 없이 회복될 가능성이 가장 높다. 만약 아이에게 특이한 증상이 있을 때는 가정 치료 요법을 위해 아유르베다 의학, 동종 요법, 한방 요법 등의 자연 요법 치료사와 상담할 수 있다. 몸의 치유 반응에 방해가 될 수 있으므로 아이들이 아픈 동안이나 후에 아스피린을 주지 않는 것이 좋다. 아이가 위의 질병이나 증상들 중 하나를 가지고 있을 때 의사가 항생제를 고집한다면, 다른 의견을 줄 수 있는 의사를 찾으라. 대부분의 경우 약은 필요 없다. 1987년《영국 의학 저널》에 발표된 한 대규모 연구에서는 1만 8000명의 어린이들이 뇌막염에 대한 동종 요법 치료를 받았는데, 아이들 중 누구도 감염되지 않았고 치료로 인한 부작용도 없었다.

일반적인 예방책으로, 아이를 너무 일찍 어린이집이나 탁아소에 데려가지 말아야 한다. 탁아 시설은 세균성 뇌수막염의 위험을 24배 증가시킨다. 상업적으로 운영되는 어린이집은 온갖 종류의 벌레들이 '방문'한다. 생후 첫해의 가장 안전한 환경은 자신의 집이다.

독감 예방?

독감 백신으로부터 자신을 보호하라!

백신 산업은 독감 백신이야말로 건강한 겨울을 맞는 열쇠가 된다고 주장한다. 비록 38년 동안 심각한 독감 유행이 발생하지 않았지만, 그들의 백신은 매년 수백만 명에게 처방된다. 당신은 건강한 사람들에게 왜 해마다 변종이 생기는 일반적으로 무해한 바이러스를 몸에 주입하는지 궁금할 것이다. 독감 백신은 결코 정확할 수 없지만, 고용주들은 근로 일수의 손실을 피하기 위해 매년 수백만 명의 직원들에게 독감 예방주사를 맞도록 장려한다.

인플루엔자는 항상 극동 지역에서 시작되고, 이후 초겨울에 서부로 확산되어 2월과 3월이면 절정에 이른다. 그것은 보통 A형, B형 또는 C형의 세 가지 유형 중 하나로 나타난다. 지난 몇 년 동안은 A형이 지배적이었다. 독감 예방접종이 성공적이지 못한 이유는 독감 바이러스의 변종이 매년 다른 데다 소위 예방 효과라고 하는 것이 6개월 동안만 지속된다는 점이다. 그래서 당신은 매년 가을이면 다른 바이러스에 대한 새로운 예방접종을 요구받는다. 문제는 제약 회사들로서도 어떤 신종 플루 바이러스가 겨울철에 강타할지 여름에 미리 알 수가 없다는 것이다.

백신 생산자들은 살아 있는 바이러스로 구성된 백신을 암탉의 알에서 배양한다. 백신이 몸에 주사되면 주사 부위가 빨갛게 붓거나 아프고 가벼운 독감 등의 부작용을 일으킬 수 있다. 면역 억제제를 복용하고 있거나 심장 질환이 있는 사람들에게는 심각한 합병증이 발생한다. 만약 당신에게 달걀 알레르기가 있다면, 독감 예방주사를 맞았을 때 당신의 건강이 위험할 수도 있다.

평균적으로 건강한 사람이 독감에 걸리는 것은 그리 심각한 문제가 아니다. 오히려 그것은 미래의 신종 플루 바이러스에 대비해 자연 면역력을 키우는 기회가 된다. 자연이 매년 이처럼 새로운 형태의 바이러스를 만들어 정확한 시기에 퍼뜨리는 이유는 식물, 동물, 인간 모두에게 생태학적 균형과 강한 면역력을 보장하기 위해서다. 자주 그리고 쉽게 감염되는 사람은 간이나 담낭에 수백 개의 돌이 쌓인 간을 갖고 있을 가능성이 높다. 온갖 종류의 전염성 박테리아와 바이러스를 가지고 있는 담석은 지속적인 면역 억제의 주범이다. 간에서 담석을 제거하는 것은 어떤 종류의 감염에도 대비할 수 있는 최선의 예방책이다. 이런 식으로 간 청소를 한 사람들은 더 이상 감기나 독감에 걸리지 않는다고 보고된다.

2002년까지 사용된 독감 바이러스 백신은 '살아 있는' 바이러스가 들어 있고 너무 심각한 역효과를 일으켰기 때문에 새로운 백신을 급조해야 했다. 새로운 독감 백신의 제조법은 '아단위 바이러스'라고 불리는데, 기본적으로 원래의 바이러스가 작은 조각들만 남을 때까지 '혼합하고, 이어 붙이고, 짓무른' 훼손된 바이러스다. 이것은 결코 바이러스를 덜 위험하게 만들지 않는다. 사실 신체가 항체를 생산하도록 강요하는 백신 속의 항원이나 이물질 단백질은 여전히 살아 있는 바이러스처럼 독성이 있고 유해하다.

아단위 바이러스 외에 많은 물질들이 독감 백신에 추가되는데, 그것이 무엇인지 안다면 몸에 주입하고 싶지 않을 것이다. 여기에는 다음과 같은 것들이 포함된다.

- 적혈구 응집을 일으키는 항원을 만들어 심혈관 질환을 유발하는 헤마글루티닌
- 세포막에서 뉴라민산을 잘라내 몸속 수조 개의 세포막을 약화시키는 뉴라미니다아제
- 유독한 동물성 노폐물인 알란토인이라는 백색 결정체. 알란토인은 질소 함량이 높아 비료로 사용되며, 인체에 들어오면 신장 및 방광 결석으로 이어진다.
- 광범위 항생 물질인 젠타마이신은 박테리아의 성장을 억제하기 위해 달걀 배양액에 첨가된다(백신은 달걀에서 배양된다).
- 방부제로 사용되며 바이러스를 비활성화하는 데 사용되는 포름알데히드(발암성)

건강과 치유의 비밀

- 독성 화학 물질인 부틸인산염과 폴리소르베이트 80
- 부틸인산염과 폴리소르베이트 80의 '주요 부분' 제거를 위한 수지(樹脂)
- 백신 혼합물을 보존하기 위한 수은 유도체 티메로살
- 에틸렌글리콜의 중합체인 폴리에틸렌글리콜. 개와 양의 포식자를 독살하는 데 사용된다.
- 마취 성질을 갖고 있으며 태아의 발달에 이상을 일으키는 기형 유발 물질인 페닐에테르 혹은 그 화합물. 이 화학 물질은 동물의 고환 위축을 유발한다.

백신 생산자들은 백신이 독감으로부터 당신을 보호할 것이라고 장담하지 못한다. 그들은 백신이 "감염 가능성을 감소시킨다. 또 당신이 그 병에 걸려도, 더 가벼운 질병이 될 것이다"라고 조심스럽게 말한다. 일부 생산자들은 "지금과 같은 인플루엔자 바이러스 백신이 모든 변종의 인플루엔자 바이러스에 효과가 있는 것은 아니라고 확실히 알려져 있다"는 식으로 제품에 대한 불확실성을 표현하고 있다. 아마도 이 효과의 가장 좋은 교훈은 일본에서 나온 것인 듯싶다. 일본에서 행한 강제적인 독감 예방접종(1967~1987)은 아무 도움도 주지 않았고, 오히려 더 많은 독감과 백신 관련 죽음을 초래했다.

면역력이 조금 약해진다 해도 독감의 해로움으로부터 당신을 보호할 훨씬 좋은 기회가 있는데, 왜 당신의 건강을 독성 화학 물질의 혼합물에 맡기려 하는가? 수백만 년 동안 진화해온 우리 몸의 정교한 면역 체계는 인간이 만든 그 무엇보다 독감으로부터 당신을 더 잘 보호할 수 있다. 필요한 것은 당신의 기본적인 보살핌뿐이다. 반면에 새로운 독감 예방주사를 맞을 때마다 면역 체계는 더 고갈되고 부작용이 더 뚜렷해지고 심해진다. 그리고 당신은 여전히 독감에 걸릴지도 모른다. 다음 목록은 예방접종을 했을 때 생길 수 있는 결과들이다.

예방접종의 가장 빈번한 부작용

- 예방접종 부위의 따가움
- 통증 또는 과민성
- 홍반
- 염증
- 피부 변색
- 경화
- 응어리
- 가려움증과 요도염을 포함한 과민성 반응
- 발열
- 거북함
- 근육통
- 관절통
- 무기력증
- 오한
- 어지럼증
- 두통
- 림프선염
- 발진
- 메스꺼움
- 구토
- 설사
- 인두염
- 혈관병
- 혈관염
- 사망 가능성을 동반한 천식 쇼크 및 과민성 쇼크

백신은 분명 면역성을 만들어내지 않는다. 면역 체계를 파괴하는 독을 섭취한다고 해서 면역력이 생기는 것은 아니다. 이탈리아 과학자들이 행한 연구는 독감 백신이 성인들에게서 단지 6%의 임상적 발병을 감소시켰으며, 나이가 들수록 효과는 감소하는 경향이 있음을 보여주었다. 그들은 보편적인 면역력이 보장되지 않았다고 결론지었다. 간단히 말해, 손 씻기와 다른 위생적이고 영양적인 조치들이 효과 면에서 독감 백신보다 훨씬 뛰어나다. 만약 당신이 좋은 위생과 영양가 있는 음식을 먹고 내장과 간을 깨끗이 유지한다면, 인플루엔자는 결코 치명적인 질병이 되지 않는다. 반면에 독감 예방접종은 질병의 씨앗을 몸에 뿌리는 확실한 방법이다. 모든 백신은 독성이 있으며, 언젠가는 터질 시한폭탄처럼 작용한다.

사람들이 독감에 걸리는 이유

독감은 혈류에 외래 물질과 독성 물질을 직접 주입함으로써 자연 면역력을 떨어뜨린다. 세상의 어떤 동물도 몸속으로 침입하는 바이러스에 대항하여 스스로를 방어하기 위해 그렇게 부자연스럽고 피상적이며 조잡한 수단을 선택하지는 않는다. 바이러스 입자와 접촉하는 일반적인 경로는 폐를 통해서다. 인구의 대부분은 정상적이고 건강한 면역 체계를 가지고 있으며 질병에 걸리지 않고 침략자들을 완벽하게 다룰 수 있다. 그러나 인체의 면역 전사들이 백신 부족 이외의 이유로 일시적으로 '파업'을 일으키면, 독감 바이러스는 인체에 아무 제한 없이 접근하여 감염을 일으킬 수 있다.

정기적인 예방접종은 면역력이 고갈되는 주요 원인 중 하나다. 해마다 접종되는 독감 예방주사는 면역 체계와 몸의 세포가 다시 제거할 기회를 주지 않고 외래 독성 물질로 반복해서 부담을 준다. 독성 바이러스 입자는 거의 20년 동안 세포와 담석 속에 잠재되어 있을 수 있다. 그것들이 다시 나타날 때는 심각한 세포 손상을 일으킬 수 있다. 새로운 예방접종을 할 때마다 면역 체계는 혈액에 갑자기 나타나는 살아 있는 바이러스를 중화시키기 위한 노력에서 점점 더 제한된다. 면역 체계는 바이러스에 대한 항체를 생성하여 그것을 제압할 수 있지만, 이 만남은 숙주의 면역 체계를 쓸데없이 피로하고 약하게 만든다.

모든 종류의 백신이 면역력 손상 이외에도 유전 물질에 변화를 일으켜 신체 내에 광범위한 오작동을 일으킨다. 백신은 어린이들에게서 악성 질병이 증가하는 원인일 수도 있다. 집단 예방접종 프로그램은 어린이들이 독감을 일으키는 것과 같은 무해한 바이러스에 취약할 정도로 약한 면역 체계를 만들어냈다. 우리는 볼거리와 홍역을 암, 백혈병, 만성 피로 증후군으로 대체했는지도 모른다.

독감 예방접종은 주로 노인과 어린이를 대상으로 한다. 영국에서는 대부분이 아주 고령인 1만여 명이 독감과 관련된 질병으로 죽는다. 따라서 독감 바이러스로부터 보호하기 위해 노인들에게 백신을 접종하는 것이 합리적으로 들릴 수 있다. 그러나 백신 접종자라 해도 완전한 보호는 없다. 백신을 맞은 노인들 중 20% 이상이 여전히 더 치명적인 변종 독감에 걸리고, 많은 사람들이 가벼운 형태의 독감에 걸린다. 예방접종을 하지 않은 동일한 연령대의 노인들과 별 차이가 없다! 노약자는 예방접종 여부와 관계없이 독감으로 사망할 확률이 높다. 요컨대 독감 예방주사의 실익이 없다는 의미다. 그리고 많은 노인들의 노쇠함을 고려할 때, 독감이 그들을 죽게 했는지 혹은 다른 무언가가 그들의 죽음을 초래했는지를 알 수 있는 방법이 전혀 없다. 독감 시즌일 때와 그렇지 않을 때의 사망률은 거의 비슷하다. 그러나 우리가 에이즈에서 보았던 것처럼, 통계는 의료 사업을 지속하기 위해 하나의 목적만을 가진 이론들을 뒷받침하는 방식으로 조작될 수 있다. 예를 들어 어차피 죽음을 앞둔 사람이 독감에 걸려도, 그는 독감 피해자로 등록될 것이다.

그들을 보호해줄 것이라는 잘못된 믿음으로 노인들에게 백신을 주는 대신, 우리는 좋은 식단과 사회적 노력 그리고 운동 프로그램을 통해 질병에 대한 저항력을 향상시킴으로써 그들을 도울 수 있다. 많은 노인들이 적절한 영양분을 섭취하지 못하고, 우울증을 앓고 있다. 이 두 가지 요인은 강력한 면역 억제제 역할을 한다. 다른 노인들은 집이 없거나 혼자 산다. 연구에 따르면, 이러한 것들은 노년층의 질병과 죽음에 대한 주요 위험 요소들이다. 일련의 간 청소만으로도 자연 면역력을 강화하고 소화를 개선하여 노화 과정을 늦추고 건강을 회복하며 정신 기능을 높일 수 있다.

노인들이 사회에서 중요한 역할을 하는 개발도상국에서는, 충분한 음식이 제공되기만 하면 일반적으로 질병 발생률이 낮다. 이런 나라에선 노인들이 바이러스 변종보다 영양실조로 사망할 가능성이 더 높다.

정기적으로 독감 주사를 맞는 성인들이 고혈압, 당뇨병, 통풍, 파킨슨병 등의 악화와 각종 알레르기 질환의 증가를 겪는다는 보고가 늘고 있다. 1976년 미국의 광범위한 독감 예방접종 프로그램은 신경계에 영향을 미치는 길랭-바레 증후군을 대규모로 발생시켰다. '돼지 독감 사태'로 알려진 이 대유행은 노인들이 예방접종을 받은 지 몇 시간 만에 656명을 마비시켰고, 30명의 노인이 죽은 채 발견되었다. 보상금 청구가 엄청났고, 그로 인해 예방접종 프로그램의 진행 속도가 느려졌지만 그것도 잠시였다.

물론 노인들은 독감 백신 프로그램이 핵심 타깃으로 삼는 그룹 중 하나다. 그래서 우리는 해마다 노인들이 독감에 특히 취약하다는 말을 듣는다. 또한 우리는 정부 관리들이 치명적인 독감 유행에 대한 두려움으로 숨을 죽이고 있다는 말도 듣는다. 미국에서는 매년 약 3만 6000명이 독감과 관련된 합병증으로 사망하는데, 대부분이 노인이라는 말을 듣기도 한다. 그러나 이 문제의 현실은 전혀 다르다. 당신은 작년에 얼마나 많은 사람들이 독감으로 죽었다고 생각하는가? 백신 연구의 선도자인 셰리 텐페니(Sherri J. Tenpenny)에 따르면, 175명도 안 된다. 그럼에도 불구하고 미디어 캠페인에서 전하는 공식 입장은 새로운 시즌마다 수천 명의 사람들을 죽이는 또 다른 치명적인 독감 유행에 대비해야 한다는 것이다.

또 다른 고위험군인 어린아이들의 경우는 어떤가? 일본의 연구진은 한 살 미만의 영유아가 백신을 접종한 후 항체 반응도 제대로 내지 못하는 것으로 나타났다. 독을 가득 채운 백신으로 어린이들을 괴롭히는 일은, 제약 회사들의 배를 불리는 것 외에는 의미가 없다.

예방이라는 미명

백신을 생산하는 제약 회사들이 백신을 개발한 과학자들보다 사람들에게 더 강력한 영향을 미치는 것 같다. 1980년 초, 세계 유수의 바이러스 학자 중 한 명이자 소아마비 백신의 선구자인 앨버트 사빈 (Albert Sabin) 박사는 인구의 90% 이상은 독감 백신이 불필요하다고 주장하며 독감 백신 사용에 격렬히 반대했다. 하지만 백신 산업이 건강과 질병에 대한 보호를 명분으로 예방접종을 찬양하는 것을 멈추게 만들지는 못했다.

더 심각한 것은 독감 백신에 대한 적절히 통제된 임상 시험이 없었다는 점이다. 독감 백신의 장기적인 영향에 대해선 아무것도 모르기 때문에, 우리는 자신도 모르게 면역력이 약해지고 만성 질환을 앓고 있는 세대들을 만들어내는지도 모른다. 독감 예방접종은 검증되지 않은 비과학적인 관행이며, 어떤 과학 문헌도 안전성을 증명하거나 보증하지 않는다. 독감을 포함한 감염과 싸우는 가장 효과적인 방법은 그것을 예방하는 것이다. 건강을 증진시키는 요법을 대체할 수 있는 것은 없다. 그리고 백신 접종은 실질적인 보호를 제공하지 않는다. 몸에 이질적이고 독성이 있는 바이러스 물질을 주입하는 것은 우리 삶의 만족도를 향상시키는 데 역효과를 낸다. 미국 국립 알레르기 및 감염병 연구소의 존 실(John Seal) 박사는 모든 독감 예방접종이 길랭-바레 증후군을 일으킬 수 있음을 가정해야 한다고 경고했다. 이런 의미에서 예방은 치유보다 낫지 않다.

알코올 – 합법적 마약

알코올 섭취와 관련하여 많은 논란이 제기되어왔다. 어떤 사람들은 술이 당신을 흥분시키고, 긴장과 억제를 줄이며, 당신의 삶에 더 많은 재미를 가져다줄 수 있다고 말한다. 술은 종종 개인적인 문제와 대인 관계에 대한 부담에서 잠시 '탈출'하기 위한 수단으로 여겨진다. 알코올은 당신을 행복하고 느긋하게 만들 수 있지만 또한 부작용도 있다. 술은 당신의 정신과 감각 그리고 몸의 조정 능력을 통제하지 못하게 한다. 숙취는 알코올이 정신, 신체, 영혼의 정상적인 기능에 미치는 강력한 독성을 보여준다.

사람들은 왜 술을 마실까? 자제력을 상실하는 것이 실제로 사람을 행복하게 만들지는 않기 때문에 술에 취하는 것은 재미로 여겨지기 힘들다. 하지만 술에 동반되는 부작용에도 불구하고, 많은 사람들이 계속해서 '또 다른 술'을 마시는 데 끌린다. 그리고 술은 왜 우리를 취하게 만드는가?

이 두 가지 질문에 대한 답은 즐거움과 행복의 주요 화학적 등가물인 뇌 호르몬 세로토닌에 있다. 밤의 어둠이 짙어지면서 세로토닌은 멜라토닌 호르몬으로 분해된다. 그러나 술은 이 과정을 늦춤으로써 '좋은 기분'을 유지시킨다. 그러나 세로토닌이 제때 분해되지 않으면 섭취한 알코올로부터 인체가 생산하는 독성 물질인 아세트알데히드와 반응한다.

이 화학 반응은 환각 효과가 있는 모든 화학 물질을 생성하는데, 이 물질들은 테트라히드로-베타-카르볼린이라고 알려져 있다. 뇌의 화학 물질인 도파민이 존재할 때 합성되는 살솔리놀은 세로토닌의 분해를 막는다. 그런 다음 도파민은 모르핀과 다른 종류의 알칼로이드의 전구체인 노르라우다노솔린이라는 새로운 화학 물질을 형성하기 시작한다. 즉 당신이 술을 마실 때 술에 중독된다고 생각한다면, 그것은 잘못된 생각이다. 실제로 당신은 모르핀에 중독되는 것이다.

그러나 알코올 섭취가 반드시 중독으로 이어지는 것은 아니다. 유전적 성향은 어떤 사람들을 다른 사람들보다 아세트알데히드로부터 더 많은 모르핀이나 아편제를 생산하게 만든다. 정상적인 상태에서는 대부분의 사람들이 술에 취해 생기는 부작용 때문에 더 이상 술을 마시지 못하게 된다. 따라서 신체는 그런 환각제를 충분히 만들어 중독을 일으킬 기회를 거의 갖지 못한다. 하지만 규칙적인 알코올 섭취는 결국 이 기회를 늘릴 수 있다.

어떤 사람들은 술 마시는 위험을 무릅써서는 안 된다. 아시아인, 특히 중국인과 한국인들은 유독성 아세트알데히드를 분해하는 효소가 부족하여 소량의 알코올도 빠른 맥박, 복통, 얼굴이 붉어지는 증상을 일으킨다. 또한 아세트알데히드에 대한 자연 방어력이 없기 때문에 첫 번째 술을 마신 이후에 의식을 잃는 사람도 있다.

맥주 - 최면과 불룩한 배

만약 맥주 원료인 홉(hop)의 냄새를 맡을 기회가 있다면, 당신은 그것이 최면 효과가 있다는 것을 알 것이다. 삼과의 식물을 수확하면서 당신은 매우 졸릴 수 있다. 하시시와 마리화나를 생산하는 데 쓰이는 대마초는 홉과 가까운 친척이다. 맥주의 이완 효과는 다른 물질들 중에서도 홉의 성분인 호페인(hopein)에서 나온다. 호페인은 모르핀의 일종이다.

이슬람 국가를 제외하고 맥주 소비는 합법적이지만 모르핀, 마리화나 또는 다른 환각제 복용은 범죄 행위로 취급된다. 만약 누군가 정기적으로 많은 양의 맥주를 마시고 취한다면, 그는 마약에 의한 환각 상태에 빠졌을 때만큼 '자아에서 이탈'했거나 육체적·정신적으로 무능해진 것이다. 환각을 일으키는 마약 복용자가 무고한 보행자를 덮치는 것이나, 모르핀이 함유된 맥주를 마신 술주정뱅이가 사람들에게 달려드는 것이나 별 차이가 없을 것이다. 음주 운전을 하다 적발되면 법에 따라 처벌을 받는다. 만약 그가 술에 취했어도 운전을 하지 않는다면, 법은 그를 건드릴 수 없다. 누군가가 맥주를 마시고 난폭해지면 그것은 환각제의 영향을 받은 마약 사용자가 난폭해지는 것과 비슷한 이유 때문이다.

그들의 정신에 변화를 주는 효과와는 별도로, 홉은 남성들의 성욕 억제 작용을 하는 것으로 알려져 있다. 홉은 일반적으로 송아지, 양, 닭을 살찌우는 데 쓰이는 여성 호르몬인 다이드제인과 제니스테인을 함유하고 있다. 일반적인 믿음과 달리 신체는 위스키나 다른 알코올음료에 함유된 수많은 칼로리 중 어떤 것도 에너지를 생산하거나 지방 비축량을 늘리는 데 이용할 수 없다. 맥주는 또 다른 여성 호르몬인 에스트로겐을 함유하고 있는데, 이 호르몬은 여성의 난소에서도 형성된다. 맥주를 마시는 사람의 전형적인 맥주 배와 가슴 성장은 이러한 여성 호르몬에 의한 것으로, 맥주의 칼로리와는 아무런 관계가 없다.

이미 언급된 향정신성 화학 물질 외에 맥주의 맥아에도 호르데닌이라 불리는, 정신에 영향을 미치는 물질이 들어 있다. 호르데닌은 보리의 발아에서 비롯되며 잘 알려진 각성제인 에페드린 및 메스칼린과 관련이 있다. 또한 이뇨 작용이 강한데, 특히 밤중에 배뇨가 잦아진다. 맥주 한 잔을 처리하기 위해서는 적어도 세 잔의 물을 인체의 세포에 공급해야 한다. 따라서 맥주는 과음하는 사람들에게서 흔히 발견되는 심각한 탈수 현상을 일으킬 수 있다. 맥주를 마시는 사람의 몸이 탈수 신호를 보내면 맥주를 더 마시고 싶어질 수도 있고, 그러면 탈수가 더욱 심해진다.

이러한 모든 요인은 체중 증가, 조직 산성화, 독소 정체, 몸의 부기를 유발할 수 있다. 또한 맥주 제조에 무기질(금속) 칼슘이 풍부한 '경수(硬水)'를 사용하면 맥주를 마시는 사람들의 신장 결석과 신장 질환의 발생률을 높일 수 있다. 또한 모든 알코올음료를 규칙적으로 섭취하면 간과 담낭에 담석이 생긴다. 알코올은 알칼리성 담즙의 pH를 크게 변화시켜 담즙관 막힘으로 이어진다. 따라서 알코올 섭취는 신체의 모든 질병의 원인이 될 수 있다.

레드와인의 미스터리

알코올음료가 간과 뇌세포에 미치는 파괴적인 영향에 대해 오늘날 우리가 알고 있는 사실에도 불구하고, 당신은 혈액 순환에 도움을 주기 위해 매일 한두 잔의 레드와인을 마시라는 권고를 받았을지도 모른다. 그러나 이 권고는 오해의 소지가 있다. 그것은 음주가 그렇게 나쁘지 않다고 믿게 만들지만, 사실 심장에 이로운 것은 와인 속의 알코올이 아니다. 위스콘신 대학교 의과대학 존 폴츠(John Folts) 박사 팀의 연구는 하루 226~283ml의 포도즙이 혈소판이라 불리는 혈구에 강력한 영향을 미쳐 심장마비로 이어질 수 있는 응고 작용을 덜하게 만든다는 것을 발견했다.

많은 음식에서 발견되는 플라보노이드라는 자연 물질은 강력한 항응고 성질을 가지고 있다. 이 물질은 보라색 포도 주스와 레드와인에 많이 들어 있다. 심지어 포도즙은 심장마비를 예방하는 방법으로 널리 권장되는 아스피린보다 더 강력할 수도 있다. 연구는 아스피린과 레드와인 모두 혈소판의 활동을 약 45% 늦춘 반면, 포도 주스는 혈소판의 활동을 75%나 감소시킨다는 것을 발견했다. 그러나 레드와인을 마신 뒤 혈액이 맑아지는 것이 플라보노이드에 의한 것인지, 아니면 와인에 함유된 알코올의 이뇨 작용에 의한 것인지는 분명하지 않다.

보라색 포도즙을 포도주로 바꾸면 플라보노이드 일부를 잃게 된다. 레드와인을 옹호하는 효과를 누리려면 보라색 포도의 신선한 즙을 마시는 것이 좋다. 식물성 식품은 약 4000가지의 플라보노이드를 함유하고 있다. 과일과 채소가 풍부한 식사는 건강한 순환계를 유지하는 가장 좋은 방법 중 하나지만, 술은 그렇지 않다. 레드와인에 함유된 플라보노이드가 혈액에 어느 정도 이로운 영향을 미칠 수는 있으나, 알코올의 이뇨 효과 때문에 처음에는 혈액을 맑게 만들지만 나중에는 이전보다 혈액을 더 탁하게 만든다. 증거가 필요하면 레드와인이나 다른 알코올음료를 손에 들고 있는 동안 제1장의 근육 검사를 친구에게 부탁해보라. 당신의 팔 근육 검사 결과가 약하다면, 레드와인에 남겨질 수 있는 포도 주스의 어떤 이익도 무효가 되었다는 것을 보여준다. 와인에 들어 있는 알코올은 실제로 근육으로 가는 에너지의 흐름을 멈추게 한다.

우리의 식품을 이용한 더러운 사업 - 유전자 조작

식품과 관련된 유전공학은 인류의 식량 생산을 소수의 힘 있는 사람이나 정부의 손에 넘길 가능성이 큰, 매우 수익성 높은 사업으로 급격히 변화하고 있다. 누가 됐든 세계 식량 생산을 통제하는 사람이 세계를 지배할 것이다. 이 계획은 식량 생산의 진보와 개선을 명분으로 세계 굴지의 식품 산업들이 생산하고 특허권을 소유하고 있는 유전자 조작 씨앗의 이용에 모든 나라들을 의존하게 만든다. 농산품 제조업체 몬산토는 정확히 그렇게 하고 있다. 2005년 1월 몬산토는 상업용 과일과 채소 종자 회사인 세미니스(Seminis)를 인수한다고 발표했다. 이 거래는 14억 달러의 경제적 가치가 있다고 한다. 세계의 대다수가 농작물을 재배하기 위해 유전자 조작 씨앗을 사용한다면, 인간이 만든 프랑켄슈타인 음식은 인간의 생명을 희생시킬 것이다. 세계에서 가장 부유하고 가장 영향력 있는 사람들이 모인 집단의 목적은 세계 인구의 규모를 획기적으로 줄이는 것이다. 왜 그럴까? 세계의 인구와 천연자원이 줄어들면 80억 인구보다 더 쉽게 통제할 수 있기 때문이다. 유전공학적으로 조작된 식품이 이 계획에 결정적인 역할을 하고, 나머지 인류가 대자연의 어머니인 지구의 관리자로서 책임을 다하지 않는 한, 그 계획은 성공할 가능성이 매우 높다.

독성 있는 감미료 아스파탐도 생산했던 몬산토는 강력한 제초제인 라운드업(글리포세이트)에 내성을 갖게 하려고 관련 없는 종의 식물에서 추출한 유전자를 콩과 식물 속에 끼워 넣고 있다. 농부들은 관련된 위험이 보이지 않는 한, 당연히 그런 기적의 식물을 환영할 것이다. 라운드업에 내성을 가진 콩(대두) 씨앗은 이제 잡초를 죽이기 위해 라운드업을 심하게 뿌려도 콩에 손상을 입히지 않는다. 잡초가 콩을 질식시키는 것이 문제가 아니라, 소비자에게 더 큰 문제가 생긴 것이다! 새로운 콩은 유독성 제초제인 라운드업으로 심하게 오염되었다.

오늘날 이용 가능한 콩의 약 80%를 이루는 이러한 유전자 변형 콩 제품은 카네이션, 시밀락, 엔파밀, 이소밀, 네오케어 등의 아기용 조제식뿐만 아니라 도리토스, 프리토스, 식물성 기름, 콩기름, 마가린 등에서도 발견되었다. 대두는 현재 수천 가지 일반 식품들의 재료가 되었으며, 대중들은 체계적으로 해로운 제초제에 중독되어 있다.

음식의 유전공학적 가공 과정에는 세포핵에 들어갈 수 있을 만큼 작은 살아 있는 바이러스의 사용이 수반되어 다른 유전 물질을 감염시킨다. 닭의 암은 종종 라우스 육종 바이러스에 감염되어 생긴다. 닭의 암 바이러스는 양식 어류를 더 빨리 자라게 하는 성장 호르몬 유전자를 이식하는 매개체로 쓰인다. 바이러스가 물고기를 감염시키면, 저녁 식탁의 접시에 담겨 당신을 감염시킬 것이다. 유전적으로 변형된 음식들이 많기 때문에, 우리의 몸은 일반적으로는 우리 몸에서 발견되지 않는 수많은 바이러스의 숙주가 된다.

　마찬가지로 닭의 백혈병 바이러스는 가금류를 개량할 때 인간의 유전자를 삽입하는 매개체로 이용되어왔다. 레트로바이러스는 인간에게 이식할 대동맥을 배양하기 위해 인간 태아 세포를 돼지에 삽입하는 데 사용되었다. 돼지에게서 배양된 대동맥이 인체에 이식되었을 때, 돼지의 레트로바이러스가 사람에게 감염되었다.

　이 바이러스들이 유전공학의 일부로 사용될 때, 그들은 서로 결합하여 식물과 동물의 새로운 질병을 만들어낸다. 이렇게 만든 음식을 먹음으로써, 이 바이러스에서 나온 이물질이 우리의 장을 통해 흡수되어 우리의 세포에 통합될 수 있다. 유전자 연구와 식량 생산 덕분에, 우리는 이제 방어할 방법이 없는 새로운 질병을 만들어내기 직전에 있다.

　특정 해충, 살충제, 제초제 또는 항생제에 내성을 갖도록 하기 위해 외래 유전자를 포함하는 식품이 점점 많아짐에 따라, 이러한 유전자 운반체들은 결국 우리 장내 세균을 감염시키면서 장내에 머물 것이다. 감염된 장내 미생물은 항생제뿐만 아니라 어떤 종류의 치료에도 내성을 갖게 될 것이다.

미국 정부는 유전자 조작 식품의 안전성에 대한 어떤 검사나 증거도 요구하지 않기 때문에, 많은 보수를 받는 유전학자들은 그들의 사악한 유전공학 프로그램을 설계하는 것에 대해 자유롭고 제한 없는 지배권을 가지고 있다. 지금까지 감자, 옥수수, 사탕수수, 토마토, 면화(비행기에서 나눠주는 구운 견과류의 면실유를 만드는 데 사용된다)에 이미 새로운 유전자가 심어져 식물이 살충제에 내성을 갖게 되었다. 유전공학적으로 만들어진 카놀라유 또한 우리 몸을 중독시킨다.

1994년, 소의 우유 생산을 늘리기 위해 고안된 유전자 조작 성장 호르몬인 rBGH의 사용이 미국에서 승인되었다. 미국 농부들의 약 3분의 1이 우유 생산을 가속화하기 위해 그것을 사용하고 있다. 성장 호르몬을 만드는 데 쓰이는 바이러스 또한 당연히 우유 안에 있다. 권위 있는 의학 전문지《랜싯》은 1998년 rBGH를 주입한 소에서 나오는 성장 호르몬인 인슐린 유사 성장 인자(IGF-1)가 소폭 증가한 여성들의 유방암 발병률이 일곱 배나 높다고 보도했다. 이 보고가 나오기 2년 전에《국제보건학 저널(International Journal of Health Sciences)》은 IGF-1의 농도가 rBGH 우유에서 열 배 더 높고 우리의 장을 통해 흡수될 수 있으며, 암에 걸릴 위험을 증가시킨다고 말했다.

유전자 조작 식물의 사용이 늘어남에 따라 우리는 다음과 같은 상황에 직면할 것이다.

1. 수천 종의 식물 멸종
2. 소규모 농부들은 모두 농업을 포기해야 함
3. 우리 몸이 다룰 줄 모르는 프랑켄슈타인 음식의 창조

4. 모든 제초제에 내성이 있는 슈퍼 잡초

5. 살충제에 내성이 있는 식물

6. 치료법이 없는 새로운 바이러스 및 질병

이미 가공식품의 60%는 한 가지 이상의 유전자 변형 식품을 함유하고 있다. 현재 수백만 명이 반딧불이(개똥벌레) 유전자나 닭 유전자를 가진 감자칩, 또는 수많은 유전자가 들어 있는 토마토를 함유한 살사 소스를 소비하고 있다. 브로콜리 수프의 크림은 그 안에 박테리아 유전자를 가질 수 있으며, 샐러드드레싱은 (모두 유전자 조작에 의해 만들어진) 카놀라유나 식물성 기름 또는 콩기름으로 만들어질 가능성이 크다. 심지어 딸기도 더 이상 무해하지 않다. 이제 딸기 안에는 '비공개 유전자'가 포함될 수 있기 때문에, 이 맛있는 과일을 먹을 때 당신이 무엇을 먹고 있는지 결코 모를 것이다. 치즈는 유전적으로 조작된 박테리아 레닛(rennet, 우유를 치즈로 만들 때 사용되는 응고 효소-옮긴이)을 가지고 있다. 수많은 브랜드의 사과 주스는 누에 유전자를 포함하고 있으며, 포도는 바이러스 유전자를 함유할 수 있다. 송어, 연어, 메기, 배스 그리고 심지어 새우도 유전적으로 '농축'되어 있다.

다국적 기업들은 우리의 음식을 빠르게 바꾸고 있지만 아무도 그것을 막지 못한다. 그들은 식품에 라벨을 붙일 필요가 없기 때문에 누구에게도 책임이 없으며, 정부(최소한 미국 정부)는 그들에게 어떠한 안전성 테스트도 요구하지 않는다.

콩 - 기적의 음식인가 건강 위협인가?

콩 제품은 식품 산업으로 크게 성장했다. 콩은 세상을 구할 기적의 식품이라는 찬사를 받아왔다. 하지만 인상적인 영양 성분에도 불구하고, 콩 제품은 아래 설명된 이유들 때문에 생물학적으로 몸에는 쓸모가 없다. 오늘날 콩은 수천 가지의 다른 식품에 들어 있고, 이것은 선진국과 후진국 모두에서 질병의 엄청난 증가를 가져왔다.

콩이 독성 살충제와 제초제를 사용하는 농장에서 재배되고 많은 콩이 유전자 조작 씨앗으로 재배된다는 사실을 감안할 때, 점점 늘어나는 증거가 콩이 중요한 건강상의 위험 요소임을 시사한다. 미소(된장), 템페(tempeh, 인도네시아의 대두 발효 식품-옮긴이), 그리고 세심하게 발효된 다른 콩 제품들과 같은 몇 가지 예외를 제외하면, 콩은 인간이 섭취하기에 적합하지 않다. 콩, 두유, 일반 두부는 심각한 건강의 위험을 증가시킨다. 게다가 콩은 흔한 식품 알레르기 유발원이다. 많은 연구에서 콩 제품은 다음과 같은 것으로 밝혀졌다.

- 여성의 유방암, 남녀 모두의 뇌 손상, 영아의 기형 발생 위험을 높인다.
- 특히 여성의 갑상선 질환에 기여한다.
- 콩 제품은 (신장의 칼슘과 결합하는 산화물의 농도가 지나치게 높기 때문에) 신장 결석을 촉진한다.

- 면역 체계를 약화시킨다.
- 심각하고 치명적일 수 있는 식품 알레르기를 유발한다.
- 노인층의 뇌 중량 감소를 가속화한다.

2007년에는 부모가 두유와 사과즙만을 먹여 6주 된 아기를 굶겨 죽인 혐의로 종신형을 선고받았다. 현재 콩 전문가들은 이 사례와 다른 몇몇 아기들의 입원 또는 유사한 상황에서 사망한 사건에 이어, 모든 두유 제품에 대해 명확하고 적절한 경고 라벨을 요구하고 있다.

미소, 템페 등 제대로 발효된 콩 제품만 쉽게 흡수될 수 있는 콩 영양소를 공급한다. 콩 제품을 영양이 풍부하고 건강하게 만들기 위해서는, 일본에서 사용되는 전통적인 준비 방법에 따라 조심스럽게 발효되어야 한다. 콩이 몸에 이로우려면 적어도 두 해 여름 동안, 이상적으로는 5~6년간 발효되어야 한다.

콩에 발암성이 있으며, DNA와 염색체 손상을 야기한다는 문서화된 과학적 증거에도 불구하고 수십억 달러 규모의 콩 산업은 이 가치 없는 음식을 가장 널리 쓰이는 '영양 식품' 중 하나로 만들었다. 프로틴 테크놀로지 대변인은 성명을 통해 자신들이 "반대자들을 탄압하고, 과학자들을 매수해 증거를 제시하며, TV 채널과 신문을 소유하고 있으며, 의과대학을 조종할 수 있고 심지어 정부에까지 영향을 줄 수 있다"고 밝혔다. 강력하고 부유한 콩 산업이 곧 사라질 것이라고 기대할 수는 없지만, 우리는 여전히 발효되지 않은 콩 제품이나 콩이 함유된 음식을 피하는 선택을 할 수 있다.

제14장

우리를 아프게 하는
잘못된 믿음들

비타민 희열 – 막연한 추측

비타민은 모든 것에 좋은 듯싶다. 신생아는 성장해야 하고, 여성은 행복해야 하며, 남성은 능력을 유지하거나 향상시키기 위해 사용하고, 운동선수들은 건강을 유지하기 위해 섭취하며, 노인들은 좀 더 젊어지거나 독감을 피하기 위해 복용한다. 심지어 음식도 비타민이 얼마나 들어 있느냐에 따라 좋은 것과 나쁜 것으로 분류된다. 화학적 합성에 의해 생산된 이후로, 비타민은 전 세계의 모든 약국 등에서 구입할 수 있게 되었다. 북미와 유럽에서는 성인의 10~20%에 이르는 8000만~1억 6000만 명이 항산화제를 복용하고 있다. 매출을 추적하는 정보자원공사에 따르면, 2006년 미국인들은 월마트를 제외한 식료품점, 약국, 소매점에서 영양 보충제와 비타민을 구입하는 데 23억 달러를 지출했다.

당신은 건강을 유지하기 위해 더 이상 비타민이 풍부한 음식을 모두 먹을 필요가 없다. 하루에 몇 알씩 알록달록한 비타민 알약을 먹으면 건강이 좋아진다고 광고가 말해준다. 그러나 만약 당신이 이 '상식적인' 조언에 주의를 기울이지 않는다면, 의사들은 당신이 비타민 부족으로 건강을 위험에 빠뜨릴 수 있다고 말한다.

그래서 우리는 목숨을 거는 두려움으로 고분고분 행동한다. (수면 부족 혹은 과식 때문일 수 있는) 피곤함을 느끼거나 집중력 저하에 시달릴 때 비타민 B 알약을 처방받을 수도 있다. 그리고 (스트레스를 받거나, 너무 열심히 일하거나, 정크푸드를 너무 많이 먹어서 생길 수 있는) 감기에 걸리면 비타민 C가 있다. 비타민 E는, 당신이 들은 바와 같이 심장마비를 예방하는 데 도움이 된다(그래서 당신은 더 이상 제9장에서 설명한 것처럼 심장병의 진정한 위험 요인에 주의할 필요가 없을지도 모른다). 이런 식으로 우리는 감기에서 암까지 모든 종류의 질병을 퇴치하기 위해 매년 수십억 달러를 비타민 알약에 쓴다.

오늘날 인공 비타민은 거의 모든 가공식품에 첨가되는데, 그것은 당신에게 너무 좋은 것이어서가 아니라, '비타민이 많은' 음식이 더 잘 팔리기 때문이다. 시리얼, 빵, 우유, 요구르트, 사탕, 심지어 개 사료도 비타민이 첨가된 제품이 다른 제품보다 더 빨리 슈퍼마켓 진열대를 떠난다. 흡연자, 육식가, 설탕 중독자 그리고 술을 많이 마시는 사람들은 이제 축복받은 식품 산업 덕분에 비타민 결핍을 두려워할 필요 없이 계속해서 자멸적인 습관을 즐길 수 있다. 마법의 식품 보충제는 형편없는 식단에 대한 보험이 되었고, 아무도 정크푸드를 먹으면서 죄책감을 느낄 필요가 없다. 게다가 그 주장을 뒷받침할 실질적인 증거가 없더라도, 과학 연구는 많은 양의 보충제를 복용하는 것이 질병으로부터 당신을 보호할 수 있다고 한다. 판매 수치에서 나타나듯이, 대중들은 비타민을 많이 섭취할수록 건강해진다고 믿는다.

하지만 비타민이 정말 건강에 좋을까? 현대 사회에서 엄청난 양의 비타민이 소비되고 있음에도 불구하고, 아직도 농장에서 기른 신선한 식품에 의존하는 나라들을 제외한 모든 곳에서 전체적인 건강은 나빠지고 있다. 비타민의 대량 섭취가 이런 추세에 대한 공동의 원인도 될 수 있을까?

주로 합성적으로 생산되는 인기 있는 보충제의 가치에 의문을 제기하는 증거들을 추가한 많은 연구에 따르면, 전 세계 수천만 명이 섭취하는 항산화 비타민이 최소한 수명을 늘리지는 않는다. 덴마크 코펜하겐 대학병원의 코레인 그룹(Cochrane Hepato-Biliary Group) 연구팀은 수천 명을 대상으로 한 별개의 연구에 대한 대규모 리뷰 연구에서 비타민 A, E, C와 베타카로틴 그리고 셀레늄이 수명을 연장시키는 효과를 발견하지 못했다고 한다. 코레인 그룹은 건강 개입에 관한 과학적 증거에 대해 체계적인 검토를 하는 존경받는 국제 전문가 네트워크다. 2007년《미국 의학협회 저널》에 발표된 항산화제에 대한 새로운 보고서의 경우, 연구원들은 23만 2606명이 참여한 68개의 연구를 처음으로 분석했는데 사망률에 대한 유의미한 영향은 발견하지 못했다. 가장 신뢰할 수 있는 연구를 더 자세히 살펴봤을 때, 그들은 실제로 비타민을 복용하는 사람들의 사망 위험이 더 높다는 것을 발견했다. 비타민 E를 복용하는 사람들의 경우 4%, 베타카로틴의 경우 7%, 그리고 비타민 A의 경우 16%다.

나트륨과 물은 나트륨 수치를 유지하고 인체에 수분을 공급하기 위해 필수적이지만, 너무 많은 나트륨과 물은 신체의 전해질 균형을 심각하게 손상시킬 수 있다. 예를 들어 비타민 A의 과다 섭취는 여성의 탈모, 복시(複視), 두통, 구토를 유발하는데, 이는 모두 비타민 중독의 징후다. 만약 여성이 임신을 한다면, 보충제는 태아에게까지 해를 끼칠 수 있다. 우리가 앞으로 보게 되듯이, 비타민은 사람의 생명을 위태롭게 할 수도 있다.

비타민 결핍-아니면 다른 것?

17세기 초에 일본은 많은 이들을 죽음으로 몰아넣은 각기병이라는 질병에 시달렸다. 1860년까지 일본 해군의 3분의 1 이상이 체중 감소, 잦은 심장병, 식욕 감퇴, 과민성, 발이 타는 듯한 느낌, 집중력 부족, 우울증 등을 일으키는 병에 걸렸다. 이 증상은 일본의 주식인 쌀이 다른 음식으로 대체될 때마다 빠르게 사라졌다.

30년 후 네덜란드 의사 크리스티안 에이크만(Christiaan Eijkman)은 닭에게 흰쌀을 먹이는 실험을 했다. 닭은 체중 감소, 허약, 신경 감염 징후 등 여러 가지 증상이 나타났는데, 에이크만은 이를 각기병증이라고 해석했다. 닭에게 현미를 먹이자 증세는 사라졌다. 곧바로 에이크만은 쌀의 껍질(쌀겨)에서 이전에 알려지지 않은 몇 가지 물질을 발견했다. 그중 한 가지는 B_1으로 명명되었다. 이것은 비타민의 시대를 열었다. 하지만 나중에 밝혀진 바와 같이, 각기병은 비타민 B_1 결핍에 의한 것이 아니었다. 사람들은 백미 먹는 것을 중단하면 더 이상 각기병을 앓지 않는다. 처음부터 '쌀-비타민 B_1-각기병'으로 접근할 것이 아니라, 이 질병에는 비타민 결핍 이외의 다른 원인이 있었을 것이라는 사실을 알아챘어야 했다. 일본 해군은 다시 백미를 먹은 후 3일 이내에 사망했지만, B₁ 결핍증은 그보다 훨씬 더 오랜 시간이 걸린다. 이 불가사의한 질병의 근원은 1891년 일본의 한 연구원이 각기병이 시트레오비리딘(citreoviridin)이라는 독소에 의해 생긴다는 사실을 발견했을 때 밝혀졌다. 시트레오비리딘은 불결하고 습한 환경에 저장된 흰쌀에서 곰팡이에 의해 만들어진다.

하지만 지금까지도 비타민 B₁ 결핍이 각기병의 원인이라는 가정이 여전히 전 세계 의학 교과서에 남아 있다. B₁ 결핍이 피로, 식욕 감퇴, 탈진, 우울증, 과민성, 신경 손상 등의 증상을 일으킨다는 사실이 입증된 적은 없지만, 이러한 증상을 보이는 많은 환자들에서 비타민 B 결핍증이 있다고 한다. 비타민 B₁에 관한 실험 연구가 진행되는 동안, 참가자들은 그들이 받은 단조로운 식단에 대해 불평했다. 또한 식단에서 B₁을 받았는지 여부에 상관없이 피로와 식욕 감퇴를 겪었다. 그들이 정상적인 식생활로 돌아오자마자 B₁이 없어도 저절로 증상이 사라졌다.

또 다른 B군 비타민은 니코틴산 혹은 니아신으로 알려져 있다. 이 비타민은 매우 유명해졌고 현재 많은 음식에 첨가되어 있다. 니아신은 설사와 치매 그리고 펠라그라라는 피부병으로부터 우리를 보호해주는 것으로 여겨진다. 펠라그라는 옥수수를 먹는 사람들 사이에 더 널리 퍼져 있지만, 옥수수를 먹는 모든 사람들이 펠라그라를 얻는 것은 아니다. 펠라그라는 상한 옥수수에 의한 식중독 때문에 걸리는 것으로 밝혀졌다. 관련된 독은 T2-톡신(T2-toxine)으로 확인되었으며 니아신 대사를 방해하여 펠라그라를 일으키는 것으로 알려졌다. 충분한 양의 니아신을 섭취하는 것이 중요하지만, 비타민 D와 마찬가지로 체내에서 자체 생산되기 때문에 진짜 비타민이 아니다.

얼마나 필요한지는 누구도 모른다

미국 정부와 세계보건기구(WHO) 같은 국제기구들은 건강을 유지하기 위해 필요한 모든 비타민에 대해 일일 권장 섭취량을 제안하는 수치를 자주 발표한다. 하지만 다른 나라의 영양 전문가들은 당신의 몸이 비타민을 얼마나 많이 섭취해야 하는지에 대해 다른 의견을 가지고 있다. 예를 들어 미국인은 적어도 60mg의 비타민 C를 섭취해야 하는 반면, 영국인은 30mg만 섭취하는 것이 더 낫다고 생각한다. 프랑스인은 80mg의 비타민을 섭취해야만 건강을 유지할 수 있는 반면, 이탈리아인은 45mg이 필요하다고 한다. 우리 몸의 기본적인 영양 요구 조건은 지난 수천 년 동안 변하지 않았지만, 이러한 수치는 몇 년마다 '조정'된다.

비타민의 필요성, 체질, 흡수율이 사람에 따라 제각각 다르므로, 얼마나 많은 비타민이 우리에게 좋은지는 아무도 모른다. 비타민은 세포와 조직에 공급되기 전에 먼저 소화되어야 한다. 하지만 간내 담관이 담석으로 폐색되어(필자의 책《의사들도 모르는 기적의 간 청소》참조) 소화 능력(소화의 불 아그니)이 떨어졌다면, 음식이나 비타민도 제대로 소화되지 못한다.

과학자들이 우리의 비타민 요구량을 계산할 때는, 일반적으로 우리가 비타민을 충분히 섭취하도록 하기 위해 원래 필요한 비율에 50%의 '안전 비율'을 더한다. 그리고 소화 과정 동안 음식으로부터의 비타민 흡수율이 100% 미만이기 때문에, 이 수치는 한 번 더 늘어난다. 우리는 인간의 신체가 필요로 하는 각각의 비타민 양을 알지 못하기 때문에, 우리가 필요로 하는 비타민의 양을 분석하는 공식적인 방법은 부적절하다.

또한 바나나, 사과, 콜리플라워 한 조각에 얼마나 많은 비타민이 들었는지도 알려져 있지 않다. 비타민 함량은 과일의 크기, 성숙도, 토양의 상태, 원산지, 수확 시기, 살충제 사용에 따라 크게 변동한다. 이러한 과일에 함유된 비타민 중 얼마나 많은 비타민이 실제로 우리의 혈액 속에 들어가는지는 우리의 소화 능력과 체형에 달려 있다. 즉 당신이 섭취하는 비타민의 양이 반드시 당신의 몸이 흡수하고 궁극적으로 사용하는 양은 아니다. 흡수 문제를 복잡하게 만드는 것은 당신의 몸이 영양분을 흡수하는 능력이 매일 똑같지 않다는 사실이다. 이 모든 것이 공식적인 영양 수치를 매우 신뢰할 수 없는 추측에 불과한 것으로 만든다.

비타민 이론은 인간의 생리가 신체의 조직을 포화시킬 만큼 항상 비타민으로 가득 채워야 한다는 가정에서 비롯된다. 그러나 이러한 가정은 과학적인 연구에 의해 입증된 적이 없다. 영양학에서는 인간의 비타민 요구량을 계산하는 동안, 신체의 대사 과정이 많은 비타민을 필요로 하는 최고 속도로 진행된다고 가정한다. 하지만 우리의 몸은 최고의 용량으로 밤낮없이 움직이는 기계가 아니다. 우리는 마라톤 선수가 아니다. 아니, 마라톤 선수일지라도 매일, 매월 그리고 매년 24시간 뛰지는 않는다.

우리 몸의 조직을 비타민으로 포화시키는 것이 바람직한 일인지조차 의심스럽다. 우리 몸에는 일정량의 지방 조직이 필요하지만, 그렇다고 해서 우리 몸 전체를 지나치게 지방으로 채워야 한다는 뜻은 아니다. 산소 역시 우리 몸의 모든 기능에 필수적인 것이지만, 공기 중의 산소 농도가 너무 높으면 심각한 신체 손상을 일으킬 수 있다. 왜 비타민만 예외가 되어야 하는가?

비타민 결핍이 비타민 부족으로 유발되는 경우는 드물다

식단에서 비타민 섭취가 불충분하다고 해서 비타민 결핍이 일어나는 것은 아니다. 비타민 결핍은 오히려 세포 간 액체로 충분한 양의 비타민을 분산시킬 수 없는 폐색된 모세혈관망에 의해 발생한다. 이는 다양한 원인들 때문에 일어날 수 있는데, 그중에서도 단백질 식품의 과식이 주요 원인이다.

육류, 생선, 치즈, 우유 등 단백질 음식이 풍부한 식단은 결국 체내 크고 작은 혈관의 기저막을 차단하게 된다. 스트레스, 과도한 자극, 탈수는 이런 상태를 악화시킬 수 있다. 이후 혈관 기저막과 결합 조직이 두꺼워지면서 비타민을 포함한 기본 영양소가 세포에 도달하는 것이 점점 어려워지고 있다. 가공 및 정제된 지방, 튀긴 음식에 들어 있는 트랜스 지방산을 섭취하면 세포막이 두꺼워지고 폐색되어 영양소가 세포 내부에 도달하는 것을 방해한다. 이 모든 것이 체내의 신진대사 노폐물과 독소의 양을 증가시키고, 간에 부담을 주며, 담석의 성장을 돕는다. 담석은 담즙의 흐름을 억제하는데, 이것은 소화의 불인 아그니를 억누르고 지방을 포함한 기본적인 영양소의 동화를 점점 더 방해한다. 지방이 제대로 소화되지 않으면 간에 저장되어 있는 수용성 비타민 A, D, E, K가 결핍된다. 이런 문제는 저지방 식품을 먹음으로써 더 악화된다.

예를 들어 비타민 A가 결핍되면 몸 안의 모든 장기, 혈관, 림프관 등의 필수적인 부분을 형성하는 상피 세포가 손상된다. 이것은 어떤 종류의 질병도 일으킬 수 있다. 비타민 A는 눈의 각막을 유지하고, 희미한 빛 속에서 시력을 유지하며, 미생물 감염의 심각성을 줄이기 위해서도 필요하다. 비타민 A는 지방 흡수가 정상일 때만 소장에서 제대로 흡수된다. 담석이 간과 담낭의 담즙 흐름을 방해하는 한, 지방 흡수는 정상일 수 없다. 따라서 음식에 포함된 비타민이 체내의 세포에 도달할 수 있도록 담석을 제거하고 소화 기관을 깨끗이 하는 것은 매우 합리적인 일이다.

만약 비타민을 사용할 수 없는데 비타민을 더 섭취할 경우, 몸이 해로울 수 있다. 또 비타민을 분해하고 제거해야 하는 추가의 부담도 떠안게 된다. 비타민은 강한 산이어서 과다하게 섭취하면 신장을 손상시키는 비타민 중독(비타민 결핍증)을 일으킬 수 있고, 비타민 결핍으로 인해 동반되는 것과 똑같은 증상을 유발할 수 있다. 제대로 처리할 수도 없는 대량의 비타민으로 몸을 가득 채우는 대신, 축적된 독소와 혈관 벽에 저장된 단백질로부터 몸을 깨끗이 하고, 간에서 담석을 제거하는 것이 건강에 더 유익하고 효율적이다. 엄청난 양의 비타민을 섭취할 경우, 일시적으로 이러한 영양소의 확산 압력을 증가시키고 증상을 빠르게 완화시킬 수 있지만, 그런 식의 '효과'는 수명이 짧다. 소화 기능이 손상되었을 때 비타민을 더 섭취하면 당신의 건강을 해칠 수 있다.

일반적인 믿음과 달리 비타민은 독립적인 기능을 가지고 있지 않고, 신체에서 '팀'으로 작용한다. 만약 비타민을 음식이 아닌 보충제 형태로 섭취하면, 한 가지 비타민이 초과되었을 때 다른 비타민을 억제할 수 있기 때문에 역효과를 불러올 수 있다. 앞서 논의한 바와 같이, 보충제로서의 전형적인 비타민 복용량은 신체의 진정한 요구 조건을 초과한다. 식품으로부터 분리되고 추출된 비타민은 신경계를 자극하는 경향이 있다. 그런 자극을 받고 에너지가 충만해짐으로써, 당신은 자연스럽게 이 비타민들이 도움이 된다고 생각한다. 그러나 흥분제는 결코 당신에게 여분의 에너지를 주지 않고, 오히려 신체가 에너지를 소비하고 포기하도록 강요한다.

건강에 도움이 되는 비타민의 가장 좋은 공급원은 신선한 과일, 채소, 곡물, 콩류, 견과류, 씨앗 등이다. 과일과 채소는 자연의 식품 착색제인 피토케미컬로 알려진 중요한 필수 영양소를 포함하고 있다. 이들은 과일과 채소의 색깔을 만든다. 그리고 비타민 D를 얻기 위해, 가장 값싸고 품질이 좋은 것은 햇빛이다. 비타민 B12는 당신의 입과 내장에 사는 미생물들로 이루어져 있다. 다른 비타민의 공급원을 찾을 필요가 없다.

비타민 알약의 숨겨진 위험

비타민 D와 비타민 A
비타민 D로 알려진 칼시페롤은 신체가 스스로 생산할 수 있기 때문에 진정한 의미의 비타민이 아니다. 인체는 태양에서 나오는 자외선의 도움으로 피부에 있는 콜레스테롤(7-디하이드로콜레스테롤)에서 비타민 D를 합성한다. 비타민보다는 호르몬과 같은 작용을 하는 비타민 D는 강한 뼈와 치아를 유지하는 데 필요한 칼슘과 인의 흡수 및 이용을 촉진한다. 비타민 D 수치가 식단을 통해 영향을 받을 수는 없지만, 공식 영양 교과서는 성인의 하루 요구량을 2.5마이크로그램(μg)으로 권장한다. 아기들과 모유는 비타민 D가 가장 결핍된 것으로 여겨지는데, 이는 자연이 모유를 발명했을 때 결정적인 실수를 저질렀음을 암시한다. 엄마들은 이 중요한 비타민을 추가로 섭취하지 않았을 때 아기가 구루병에 걸리거나 뼈의 변형을 겪을 수 있다는 경고를 듣는다.

하지만 엄마들이 비타민 D를 과다 복용했을 때의 위험에 대해 알려주는 경우는 드물다. 비타민 D 중독은 구루병과 매우 유사하다. 독일 기센 대학교의 에른스트 린드너(Ernst Lindner) 교수는 많은 양의 비타민 D를 섭취하면 뼈에서 칼슘이 빠져나가 뼈의 변형을 불러올 수 있다고 경고했다. 그는 또한 음식에 비타민 D를 첨가하는 것은 매우 위험하다고 강조했다.

뼈의 변형은 모유를 먹이지 않은 아기들에게서 더 잘 나타난다. 값비싼 비타민 D 알약이 출시되기 전까지, 구루병은 모유를 통해 효과적으로 치료되었고, 첨언하자면 수천 년 동안 그래왔다.

자연은 모유에 아주 적은 양의 비타민 D만 공급할 필요가 있다고 판단했다. 연구 결과에서 알 수 있듯이, 엄마가 비타민 D 보충제를 복용할 때 모유 속 비타민 D의 양은 증가하지 않는다. 이것은 엄마의 몸이 아기가 (비타민에) 중독되는 것을 막기 위해 비타민 D를 걸러낸다는 것을 증명한다. 아기의 몸은 한번 햇빛에 노출되면 쉽게 비타민 D를 합성한다. 자연광에 노출되는 것은 인간이 타고난 가장 자연스러운 일 중 하나이기 때문에, 모유에 이 비타민이 들어 있는 것은 불필요하다. 식물들이 자라기 위해 햇빛을 필요로 하듯, 인간들도 햇빛을 필요로 한다. 아기들 사이에서 비타민 D 결핍의 주요 원인은 그들을 자연광이 거의 없거나 전혀 없는 어두운 방에 두는 것이다. 그러나 태양에 노출되는 양이 적더라도, 아기들은 건강한 뼈의 형성에 필요한 양의 칼슘을 혈액에서 충분히 흡수할 수 있다. 모유를 먹이는 동안 유아는 많은 양의 유당과 인 카세인을 공급받는데, 이 둘은 뛰어난 칼슘 운반체다. 만약 아기들에게 구루병을 유발할 만한 것이 있다면, 바로 엄마의 젖이 부족하고 햇빛에 노출되지 않는 것이다.

성인들은 모유를 먹인 유아들만큼 비타민 D 섭취의 보호를 받지 못한다. 노르웨이 트롬쇠 대학교가 발표한 보고서에 따르면, 400IU 권장량보다 약간 높은 양의 비타민 D를 장기간 섭취했을 때(많은 사람들이 하루에 4000~5000IU를 섭취한다!) 심장마비를 일으키고 퇴행성 관절염과 관절염의 원인이 될 수 있다는 것을 보여주었다. 뉴욕 대학교 골드워터 메모리얼 병원에서 나온 또 다른 연구 결과는, 비타민 D를 많이 섭취하면 심장 조직에 마그네슘 결핍을 일으키고 심근경색을 유발할 수 있다는 점을 시사했다.

임신부는 특히 위험하다. 식단을 통한 비타민 D 섭취는 태아의 신장 석회화와 심각한 정신 지체를 가져온다. 식단에서 비타민 D를 추가로 섭취하는 엄마에게서 태어난 아기들은 대동맥판막 협착증이라 불리는 특정한 종류의 선천성 심장병에 걸리고, 안면 뼈의 심한 변형을 보일 수도 있다.

그리고 비타민 D 보충제는 동맥경화의 원인으로, 치명적일 수 있다. 1991년에 미국인 몇 명이 우유에 들어 있는 비타민 D로 인해 사망했다. 생산 과정에서 보충제가 추가되었는데, 측정에 결함이 있었던 것이다. 비타민 농도를 측정하는 기구가 망가진 것이 우유에 비타민 D를 과잉 첨가하게 된 원인으로 작용했다는 것이 검사 결과 드러났다. 다른 사례에서는 우유가 제대로 섞이지 않았다.

이제 이 부분이 복잡해진다. 우유는 비타민 D의 효능을 최대 열 배까지 높여주는데, 우유 생산자들은 이를 일상적으로 무시한다. 90단위의 비타민 D가 첨가된 우유는 독성이 있어 성인 한 명을 죽일 수도 있다. 그러나 비타민 D가 첨가된 우유가 더 잘 팔린다. 당신이 더 많은 비타민 D가 필요하다고 느낀다면, 규칙적으로 일광욕을 하거나 산책을 하는 것이 가장 좋다. 하지만 자외선 차단제 사용은 피한다.

비타민 A를 너무 많이 섭취하면 태아에게 기형을 일으킨다는 것도 잘 알려진 사실이다. 이 때문에 식품에 비타민 A의 사용을 금지하는 법이 있다. 그러나 비타민 A가 농장에서 사육하는 동물의 간에 축적되고 있다는 것이 잘 알려져 있음에도 불구하고, 이 법은 동물 사료에는 적용되지 않는다. 임신부들은 아기에게 해를 끼치지 않으려면 간을 섭취하지 말라는 경고를 받는다. 만약 임신한 여성이나 태아에게 비타민 A를 추가로 공급하는 것이 독성이 있다고 여겨진다면, 나머지 사람들 역시 안전하다고 할 수 없다.

비타민 B

피리독신 또는 비타민 B6는 여섯 가지 물질의 조합이다. 이 비타민은 대부분 결합된 형태로 만들어지기 때문에, 분석적인 방법으로 그것이 얼마나 식품에 포함되어 있는지 측정하지 못한다. 우리에게 얼마나 필요한지도 믿을 만한 진술을 할 수 없다. 영양 교과서는 하루 섭취량을 $1 \sim 2 \mu g$으로 제시하는데, 이는 순전히 추측이다. 이 비타민에 대해 알려진 것은 부작용뿐이다.

비타민 B6는 우울증, 월경 전 긴장 증상, 정신분열증, 어린이 천식에 종종 약으로 쓰인다. 1983년 과학자들이 많은 양의 비타민 B6를 투여받은 환자들의 손과 발에 강력한 순환기 장애를 동반하는 증상을 발견하기 전까지 비타민 B6는 안전한 것으로 여겨졌다. 환자들은 (최근에 특정 장애에 재사용되는) 탈리도마이드 약물에 의한 증상과 비슷한 증상을 보였다. 임신 중에 비타민 B6를 다량 복용한 산모들도 아기들의 기형을 보고했다. 신경 손상이 비타민 중독과 연결되기까지는 오랜 시간이 걸렸다. 밝혀진 바와 같이 다발성 경화증 진단을 받은 많은 환자들이 비타민 B6에 중독되어 있었다. 오늘날 비타민 B6를 복용하고 있는 사람들은 그것이 내부로부터 서서히 몸을 손상시킨다는 것을 전혀 모르고 있다.

코발라민, 즉 B12 비타민이 육류, 생선, 달걀, 치즈 등과 같은 동물성 식품에서만 발견된다는 말은 명백히 거짓이다. B12는 발효된 식물성 식품과 조류에서도 검출되었다. 이 비타민의 결핍은 치명적인 빈혈과 척수의 신경섬유 퇴화를 야기한다. 동물성 식품을 섭취하지 않는 사람들은 반드시 B12 결핍을 갖고 있는데, 이 때문에 그들의 건강이 위험하다는 주장은 비과학적이고 근거도 없으며 오해의 소지가 다분하다. 우리의 장과 입에 있는 수십억 개의 유익한 박테리아는 비타민 K, B_1, B_2를 생산하고, 에너지를 공급하는 짧은 사슬 지방산 외에도 충분한 양의 비타민 B_{12}를 생산한다. 건강한 사람이 평생 필요로 할 비타민 B_{12}의 양은 새끼손가락 손톱의 반 정도 크기다.

게다가 간은 비타민 B_{12}를 수년 동안 저장할 수 있고 이 비타민을 재활용하는 방법을 알고 있다. 이러한 사실은 (대중들의 생각과 달리) 균형 잡힌 식사를 하는 채식주의자들이 B_{12} 결핍에 시달리지 않는 이유를 잘 설명해준다. 나는 개인적으로 그것을 증명할 수 있다. 35년 전, 엄격한 채식주의를 시작하기 전에 나는 심한 만성 빈혈을 앓았다. 그런데 육류, 가금류, 달걀, 생선, 치즈, 우유를 끊자 두 달 만에 사라졌다.

어떤 이유로든 신체가 이 비타민을 더 필요로 한다면, 신체는 본능적으로 늘어난 수요를 충족시킬 음식을 원할 것이다. 그러나 간과 장이 폐색되어 있으면 육식을 하건 채식주의자가 되건 간에 B_{12} 결핍이 생길 수 있다. 게다가 항생제와 다른 의약품을 복용하면 입과 장에 있는 유익한 박테리아를 파괴하는데, 이것은 B_{12} 결핍의 가장 흔한 원인이다.

니아신은 가장 인기 있는 비타민 B 중 하나다. 아침 시리얼을 포함하여 많은 제조 식품에 첨가된 니아신 역시 위험이 없는 것은 아니다. 정신과 질환에 시달리는 환자에게 다량의 니아신(3g)을 투여한 뒤 확인해보니 간염과 다른 간 질환이 새로 생겼다. 니아신 독소의 또 다른 증상으로는 안면 홍조, 가려움증, 부정맥, 신경과민 등이 있다. 또한 다진 고기와 햄버거에 니아신을 불법으로 사용했을 때 반복해서 비슷한 증상을 보이고 있다. 육류에 니아신을 첨가하는 주된 이유는 육류를 빨간색으로 물들이고 신선한 느낌을 주기 위해서다. 고기를 먹은 직후 토마토처럼 밝은 빨간색으로 변했다가 가려움증이 생긴다면 니아신 중독에 걸렸을 가능성이 높다.

B군 비타민의 하나인 엽산 역시 흔한 식품 첨가물이고, 잠재적으로 가장 해로운 것 중 하나다. 연구원들은 말라리아 위험 지역의 사람들이 엽산 결핍증을 앓고 있다는 것을 처음 발견한 후에, 그들의 면역 체계가 이 비타민 때문에 말라리아 바이러스에 더 잘 견딜 수 있다는 믿음으로 이것에 비타민 B라는 이름을 붙여주었다. 이 엽산을 투여받은 아이들은 치료 후 기분이 더 나빠졌고, 혈액 속에 말라리아 유발 물질이 전보다 더 많이 들어 있는 것으로 밝혀졌다.

이러한 현상은 말라리아 병원체가 확산되기 위해서는 다량의 엽산이 필요하다는 것을 설명해준다. 이 비타민이 결핍된 사람들은 말라리아 감염으로부터 자연적으로 보호된다. 케냐의 한 영국 의사는 엽산을 복용한 어린이들이 말라리아에 걸린 것을 발견했다. 그는 한 무리의 원숭이들에게 엽산을 주고 엽산이 결핍된 또 다른 무리의 원숭이와 비교했다. 엽산을 먹인 원숭이들은 모두 말라리아에 감염된 반면, 비정상적으로 낮은 수치를 가진 원숭이들은 건강을 유지했다.

현재 전 세계 인구의 40% 이상이 말라리아의 위협을 받고 있는데, 이는 개발도상국에만 국한된 일이 아니다. 말라리아는 빠르게 전 세계 주요 사망 원인이 되고 있다. 수백만 명의 건강한 사람들이 가진 것으로 추정되는 비타민 결핍을 돕기 위해 비타민을 공급함으로써 발생할지도 모르는 비참한 결과는 상상조차 할 수 없다. 어떤 사람에게는 비타민 결핍인 것이 다른 사람에게는 생명을 구하는 반응일 수 있다. 질병으로부터 우리를 보호하는 자연과 인간 생리의 자기 조절 메커니즘을 너무나 조잡하게 간섭하기 때문에 많은 사람들이 자신들의 생명을 걸어야 한다는 것은 슬픈 일이다.

비타민 C

비타민 중에서 가장 인기 있는 것은 아스코르브산 또는 비타민 C인데, 이 비타민이 결핍되면 다발성 출혈, 느린 상처 치유, 빈혈, 괴혈병(혈관의 손상) 등을 일으킨다. 사실 이 비타민이 고농도로 함유된 붉은 고추, 감귤류, 크랜베리로 괴혈병을 치료하는 것은 매우 쉽다. 헝가리 과학자 센트 조에르키(Szent Gyoerkyi)가 오렌지 속의 비타민 C가 효과적인 물질임을 밝혀낸 이후, 비타민 C와 오렌지 주스가 같은 이점이 있다는 것은 상식이 되었다. 그러나 밝혀진 바와 같이, 괴혈병은 비타민 C만으로 치료될 수 없다. 당신이 얼마나 많은 양의 비타민 C를 복용하든 간에, 혈관은 손상된 채로 남아 있을 것이다. 이와는 달리 오렌지나 붉은 고추를 몇 개만 먹으면 상처 자국도 남기지 않고 괴혈병이 빠르게 치료된다.

비타민 C가 풍부한 과일은 비타민 C_2로 알려진 다른 비타민 성분을 최소한 하나 더 함유하고 있다. 괴혈병은 비타민 C와 비타민 C_2를 함께 섭취해야만 치료할 수 있다. 조에르키가 비타민 C를 연구했을 때, 그는 두 가지 비타민 C 화합물을 모두 포함시켰다. 그러나 세월이 흐르면서 과학계는 C_2를 생략하기 시작했고 지금은 아무도 그것에 대해 이야기하지 않는다.

미국에서 비타민이 유행했을 때, 갓 태어난 아기들이 괴혈병에 걸리는 일이 갑자기 증가했다. 당시 괴혈병은 오래전에 근절된 병이라고 여겼었다. 수수께끼 같은 확산을 조사한 결과, 괴혈병에 걸린 아기의 산모들이 아기에게 좋다는 믿음으로 (C_2가 없는) 비타민 C 조제품을 추가로 복용한 사실이 밝혀졌다. 비타민제를 섭취한 산모의 몸은 섭취한 것보다 더 많은 비타민을 제거하기 시작했다. 아기들 또한 태어났을 때 엄마에게서 받은 비타민 C를 제거하는 일을 계속했다. 왜냐하면 그들이 자궁에 있을 때 배운 것이기 때문이다. 그들의 이유식은 많은 양의 비타민 C가 포함되어 있지 않았기 때문에, 곧바로 위험한 아기 괴혈병에 걸린 것이다.

비타민 C를 규칙적으로 섭취하는 성인의 몸도 비슷한 반응을 일으킬 수 있다. 신체는 자신이 섭취하거나 흡수할 수 있는 양보다 더 빠르고 많은 양의 비타민 C를 제거하도록 프로그램되었기 때문에 괴혈병에 걸릴 수도 있다. 성인들은 비타민을 규칙적으로 복용하다가 갑자기 복용을 끊었을 때 더 많은 합병증을 일으키는 것으로 알려져 있다. 또한 비타민 C를 많이 섭취하면 또 다른 비타민, 즉 비타민 B_{12}를 파괴할 수 있다고 한다. 많은 양의 비타민이 우리에게 안겨주는 더 큰 피해가 무엇인지 알 수 있는 연구는 거의 없지만, 이런 강력한 물질을 인체에 실험하는 것은 폭발물을 다루는 것과 비슷하다.

친구 중 하나는 몇 주 동안 비타민 C를 하루에 2g씩 복용한 후 신장이 심하게 부풀어 올랐다. 친구의 비타민 복용을 중단시키고 약초로 만든 차를 마시게 하자 신장의 과다한 비타민이 제거되고 신장의 크기도 정상으로 돌아왔으며 기능도 회복했다. 비타민 섭취에 대한 현재의 불확실성과 혼동에 더하여, 사람들이 비타민 C를 복용하는 주요 이유 중 하나이기는 하지만, 비타민 C가 감염으로부터 당신을 보호한다는 결정적인 증거는 여전히 없다.

혹 비타민 C가 감염을 막을 수 있었다 하더라도, 많은 경우 신체에 재앙이 될 수 있는 것으로 드러났다. 감기가 절정에 이르지 못하도록 막는 것은 축적된 독소를 제거하려는 인체의 노력에 방해가 되고, 따라서 미래의 질병의 첫 번째 단계가 될 수도 있다. 만약 신체가 건강하지 못한 생활 방식, 식단, 스트레스 때문에 '독성'이 쌓인 상태라면, 신체의 가장 중요한 일차적 대응은 스스로 정화할 수 있도록 독성 위기를 시작하는 것이다. 감기는 질병이 아니므로, 질병인 것처럼 치료해서는 안 된다. 독소를 제거하고 스스로 정화시키는 신체의 활동을 막는 것은 매우 무분별한 행동이다.

감기 예방책으로 비타민 C를 나눠주는 것도 역효과를 낼 수 있는 습관이다. 소량의 비타민 C는 체내에 정화 반응을 일으킬 수 있지만, 대량의 비타민 C는 이미 진행 중이거나 어쩌면 생명을 구할 수 있는 정화 과정을 방해할 수 있다. 신체가 과다한 양을 문제없이 제거할 수 있기 때문에 비타민 C나 B와 같은 모든 수용성 비타민이 무해하다고 자주 제기되는 주장은 사이비 과학이며, 오해의 소지가 있다. 청산가리도 수용성이지만 사람을 죽일 수 있다.

2004년 11월《미국 임상영양학 저널》에 게재된 새로운 연구는, 심장을 위해 비타민 C를 많이 섭취하는 당뇨가 있는 노년층 여성들은 스스로에게 득보다 해를 끼친다고 보고했다. 폐경기가 지난 2000여 명의 당뇨병 여성을 15년 동안 추적한 이 연구는 하루에 300mg 이상의 비타민 C 보충제를 복용한 여성들이 보충제를 복용하지 않은 여성들에 비해 심장병이나 뇌졸중으로 사망할 가능성이 두 배나 높다는 것을 알아냈다. 흥미롭게도, 음식에서 나온 비타민 C의 과다 섭취는 심혈관 질환으로 인한 사망 위험과 관련이 없었다.

연구원들은 당뇨병에서 흔히 볼 수 있는 낮은 수준의 비타민 C를 교정하기 위해 보충제를 복용하는 것이 반드시 옳은 선택은 아니라고 주장한다. 연구팀의 수석 책임자는 이 연구가 나이 든 여성들에게 초점을 맞췄지만, 연구 결과가 남성들에게도 적용될 수 있다고 말한다. 미니애폴리스 미네소타 대학교의 데이비드 제이컵스 주니어(David R. Jacobs Jr.)는 로이터 통신과의 인터뷰에서 "우리의 연구 결과가 다른 연구에 의해 검증된다면, 당뇨병 환자들이 다른 사람들보다 보충제를 복용하는 데 더 신중해야 한다는 것을 암시한다"고 말했다.

현재 권장되는 비타민 C 섭취량은 남성이 하루 90mg, 여성은 75mg이다. 비타민 C는 건강에 꼭 필요하지만, 연구 결과들은 보충제가 심장병과 뇌졸중의 위험을 낮추는 데 도움이 되는지에 대해 상반된 결과를 보여주었다. 제이컵스에 따르면, 고혈당이 당뇨병 환자의 신체 세포를 해치는 것과 같은 방식으로 비타민 C가 세포 단백질을 손상시키는 것으로 밝혀졌다고 한다. 제이컵스는 자신과 동료들이 보충제보다는 완전한 영양소를 가진 식단을 통해 비타민 C를 섭취하는 것을 선호한다고 말했다.

제이컵스와 그의 팀은 식품에 함유된 항산화제가 '생물학적 균형'을 갖고 존재할 수 있는 반면에 비타민 알약은 그러한 균형이 결여될 수 있다고 말한다. 그들은 한 가지 항산화제를 많이 복용하면 항산화제와

건강과 치유의 비밀

산화촉진제의 균형을 '방해'할 수 있다고 추측한다. 이러한 발견은 다른 항산화제인 비타민 E의 높은 일일 투여량이 수명을 연장하지 못할 뿐만 아니라 오히려 일찍 사망할 위험을 높일 수 있다는 다른 연구 결과들을 뒷받침한다.

신체는 활성 산소가 없으면 살 수 없다는 점을 이해하는 것이 중요하다. 신체는 공기와 음식을 화학 에너지로 바꾸기 위해 활성 산소의 연쇄 반응을 이용한다. 또한 활성 산소는 외부 침입자와 박테리아를 공격하고 파괴하는 모든 면역 반응에 필수적인 역할을 한다. 활성 산소를 제거하거나 줄이기 위해 비타민 C와 같은 항산화제를 사용할 경우, 몸에 너무 많은 활성 산소를 가지고 있는 것보다 더 심각한 해를 끼칠 수 있다. 2007년 8월 10일자 학술지 《셀(Cell)》에 발표된 연구는 항산화제의 과다 사용이 심부전으로 이어질 수 있다는 것을 보여준다.

전에도 자주 말했듯이 의학과 영양학 모두 신체의 타고난 지혜를 계속 과소평가하고 있다. 인체를 이해하고 치료하기 위한 그들의 고립주의적 접근은 신체가 어떻게 작용하는가에 대한 약간의 지식에 바탕을 두고 있는 반면, 타고난 지혜를 무시함으로써 생명을 위태롭게 한다. 건강에 좋은 자연식품을 몸에 공급하고 인공 화학 물질이 잔뜩 들어 있는 가공식품의 섭취를 피하거나 현저히 줄인다면, 신체는 자동적으로 활성 산소와 다른 모든 과정을 스스로 조절할 것이다. 어떤 식으로든 불균형을 피하기 위해, 당신은 오직 한 가지 원천(과일, 채소, 곡물, 콩류, 견과류, 씨앗, 허브, 향신료, 차 등을 포함한 음식)에서만 항산화제를 얻어야 한다.

자연적인 형태의 비타민 E가 해로운지에 대해서는 명확하지 않다.

하지만 나는 비타민 E로 인한 부작용이 합성 비타민을 복용하기 때문이라고 굳게 믿고 있다. 비타민 E의 혜택을 크게 보았다고 주장하는 사람들이 많다. 문제는 일반인들이 이 중요한 구분을 인식하지 못하고 있다는 점이다. 사실 대부분의 사람들이 건강을 해칠 수 있는 합성 비타민을 복용한다.

그건 그렇고, 당신은 중국이 약과 비타민을 가장 많이 수출하는 나라 중 하나라는 사실을 알면 놀랄지도 모른다. 미국에서 판매되는 비타민 C의 약 90%가 중국산이다. 또한 중국은 세계 아스피린의 50%와 타이레놀의 35%를 생산한다. 비타민 A, B12, E의 대다수도 마찬가지다. 이 제품들에 대한 안전 규정도 없고 최소한의 검사만 있기 때문에, 당신은 자신이 무엇을 얻게 될지 전혀 알 수 없다. 중국에서 만든 반려동물 사료와 장난감 사건, 그리고 독성 식품과 치약의 사례들은 우리가 전혀 모르는 곳에서 유래한 음식과 보충제를 조심해야 한다는 것을 보여주었다.

결론

비타민 결핍증을 앓고 있는지, 그리고 언제 앓고 있는지를 확인할 믿을 만한 방법이 없는 이 시기에 비타민이 제공하는 행복감은 세계인들을 강타했다. 비타민 섭취의 유해성을 검토하면, 만약 비타민 결핍이 실제로 존재한다 해도 그것은 소화기 계통의 혹사와 그에 따른 모세혈관망의 폐색에 의한 것이거나, 비타민을 과다 섭취함으로써 야기될 가능성이 높다. 혈관 벽 폐색과 장 질환은 비타민이 체내의 세포, 조직, 장기, 기관에 도달하지 못하도록 막는다. 이런 상황에서 여분의 비타민을 섭취하면 우리 몸의 비타민 비축량을 비우는 방어 메커니즘을 촉발시킬 수 있다.

더욱이 각각의 체질마다 비타민이 얼마나 필수적이고 건강에 도움이 되는지도 알 수 없으며, 섭취한 음식에서 인체가 얼마나 많은 비타민을 흡수할 수 있는지도 알 수 없다. 게다가 더 많이 섭취한 비타민을 신체가 자동적으로 사용하리라는 생각은 잘못된 것이다. 우리는 얼마큼의 비타민이 위를 상하지 않게 하고, 얼마큼이 소화될 것이며, 이 중 얼마나 많은 비타민이 혈액과 신체 세포에 흡수될 수 있는지 알 수 없다. 하지만 알려진 것은, 합성적으로 만들어진 멀티비타민 알약은 장내 흡수율이 3~5% 이하라는 점이다. 나머지는, 운이 좋다면 변기로 흘러들어갈 것이다. 지구상에 비타민 요구량과 흡수율이 일치하는 사람은 없다. 한 사람에게 정상적인 것이 다른 사람에게는 정상적이지 않을 수 있고, 이로 인해 '모든 사람을 위한 표준화된 비타민 요구량'이 잠재적으로 해롭지는 않더라도 의문스럽다.

오늘날 우리의 음식에는 비타민이 고갈되어 있기 때문에 합성적으로 만들어진 비타민의 추가적인 도움을 필요로 한다는 주장은 부분적으로만 옳다. 현대 국가에서 대부분의 사람들이 소비하는 음식들은 산성이 강하다. 이는 그런 음식들이 혈관을 손상시키고 신체의 비타민과 미네랄을 고갈시킨다는 것을 뜻한다. 체내에서 산성화 효과가 가장 큰 식품으로는 우유, 유제품, 육류 및 육류 제품, 통조림 또는 냉동식품, 표백되고 정제된 밀가루로 만든 흰 빵, 파스타 및 페이스트리, 정제된 설탕, 알코올음료, 다이어트 음료, 청량음료, 스포츠 음료, 포장된 과일 주스, 보존 식품, 시리얼, 초콜릿, 케이크, 감자칩, 수소화 오일과 지방 그리고 대부분의 패스트푸드와 정크푸드 등이 있다. 일일 필수 비타민의 과장된 비율은 심각한 영양 결핍자에게만 해당된다. 가장 이상적인 식품은 유기농으로 재배한 신선한 과일, 채소, 콩류, 곡물 식품 등이 있으며, 이것들은 신체에 공급하고도 남을 만큼 충분한 비타민을 함유하고 있다.

생명 에너지가 전혀 들어 있지 않은 비타민 알약은 건강하고 신선한 음식을 대신하지 못한다. 과일과 채소처럼 자연에서 얻은 것이 아니라 인위적으로 만들어진 비타민은 소화의 불인 아그니와 체내 미네랄 및 비타민의 미묘한 균형을 모두 뒤엎을 수 있다. 이것은 특히 멀티비타민 처방약에 적용된다. 치아에서 아말감 충전재를 제거하기 전과 후와 같이 비타민을 추가로 섭취하는 조건이 있을 수 있지만, 한 번에 10~14일 이상 복용해서는 안 된다. 그래도 복용해야 한다면 비타민의 부작용을 잘 알고 있는 의사의 감독 아래 하는 것이 가장 좋다. 합성 비타민은 어떤 경우든 피해야 한다.

여성의 심장을 위한 비타민 C, E, 베타카로틴과 같은 항산화제의 잠재적 이점을 조사한 대규모 연구는 아무런 이점도 발견하지 못했다. 이 연구는 2007년 8월 14일 CNN에 보도되었다. 당신은 효과가 없지만 부정적인 영향을 줄 수 있는 비타민 보충제에 많은 돈을 쓰는 것이 가치 있는 일인지 여부를 결정해야 할 것이다.

미네랄 보충제를 섭취하는 것은 어떨까?

지구의 토양과 바위에서 발견되는 미네랄 염은 무기질로 분류되며, 몸이 이것을 흡수하려면 식물의 구조 내에 포함되어야 한다. 대부분의 미네랄 보충제는 무기질인데, 이것을 복용했을 때 신체의 여러 조직에 축적되기 때문에 관절염, 알츠하이머, 동맥경화 등 심각한 건강 문제를 야기할 수 있다. 특히 칼슘 보충제는 악명이 높다. 사용 가능한 것들 중 유기농 미네랄의 가장 좋은 원천은 신선한 채소와 과일이다. 일부 견과류와 씨앗도 미네랄이 풍부한데, 참깨는 100g당 무려 1160mg의 칼슘을 공급한다. 슈퍼 곡물인 치아 시드는 수많은 미네랄로 가득 차 있다.

미네랄은 비타민과 달리 식물에 의해 합성될 수 없다. 식물은 토양에서 미네랄 염(무기 화합물)을 흡수하여 콜로이드 미네랄(유기 화합물)로 변환한다. 금속 광물이라고도 불리는 무기질 미네랄은 건강한 소화기관에 흡수되기가 매우 어렵고, 소장이 유독성 노폐물로 영향을 받으면 더욱 그렇다. 아주 건강한 성인의 금속 광물 흡수율은 3~5% 정도인데, 나머지는 아무런 유익함 없이 단지 신체 기관을 통과하지만, 해를 끼치지 않는 경우가 많다.

이런 미네랄들은 킬레이트 상태, 즉 동화 작용을 개선하기 위해 아미노산이나 단백질이 그것들을 감싸고 있는 상태이지만, 그것들은 여전히 무기질이어서 신체의 세포에는 거의 쓸모가 없다. 반면에 이온화된 미네랄은 흡수율이 98%로 (옹스트롬 크기의) 유기 미네랄만 인간의 생체에서 사용하게 되어 있음을 보여준다.

작물 수확 후 토양에 미네랄을 보충해주지 않으면 미네랄 결핍이 심해진다. 그러나 현대적인 농업 방식은 토양에 미네랄을 다시 보충해주지 않는다. 지속적으로 고갈되기 전의 토양은 90~100개의 여러 미네랄이 포함되어 있었다. 이집트의 나일강이나 인도의 갠지스강과 같은 큰 강은 매년 큰 홍수를 일으켜 빙하와 산의 새로운 미네랄을 토양에 가져다주며 토양을 비옥하게 만들었다. 이 지역에 사는 사람들은 완벽할 정도로 건강했고 평균 120~140년을 살았다. 하지만 숲의 침식과 댐의 건설로 상황이 달라졌다. 지금은 식물성 식품에서 발견되는 미네랄이 12~20개에 불과하다.

현대의 화학 비료에 함유된 것(질소, 인, 칼륨)은 무엇이든 정상으로 보이는 농작물을 기르기에 충분할 수 있지만, 건강해 보이는 식물성 식품일지라도 미네랄이 부족하여 형편없는 맛으로 나타난다. 이런 식물성 식품을 먹는 우리들은 꾸준히 미네랄을 잃고 있다. 그리고 소화기관까지 효율적으로 기능하지 않으면 건강의 위기가 닥칠 수 있다. 오늘날 거의 모든 질병은 하나 또는 다수의 미네랄이나 미량 미네랄의 결핍과 연관되어 있거나 혹은 그것이 원인이다.

금속 광물로 구성된 보충제를 먹는 것은 상대적으로 흡수율이 낮을 뿐만 아니라 비생리적인 가치 때문에 비효율적이다. 예를 들어 철분 보충제를 복용하는 사람들에게서 흔히 볼 수 있듯이, 많은 양의 금속 광물은 몸에서 독성으로 작용할 수 있다. 철분이 그들을 아프게 할 수도 있는데, 그것은 독성 금속에 대한 위장의 자연스러운 반응이다. 산화철은 다름 아닌 '녹'이다. 새로운 연구는 철분 보충제를 섭취했을 때 심근경색에 걸릴 위험을 세 배로 증가시킬 수 있다는 것을 보여주었다.

칼슘 보충제를 복용하면 아연 결핍으로 뼈를 약화시킬 수 있다. 금속 광물로 구성된 고농축 미네랄 보충제는 다른 미네랄의 흡수를 가로막아 신체의 전체적인 생화학적 균형을 깨뜨릴 수 있다. 대부분의 금속 광물은 굴 껍데기, 석회암, 토양, 점토, 탄산칼슘, 해수염에서 추출된다. 사실 금속 광물을 섭취하면 심각한 미네랄 결핍을 초래할 수 있다.

반면에 여분의 이온화된 액체 상태의 미네랄은 유익하다. 식물로부터 얻은 미네랄은 수용성, 이온화, 효소 활성으로 인체가 소화 및 활용하기 쉽다. 예를 들어 라파초 차에 함유된 철은 이온화된 형태여서 즉각적이고 긍정적인 효과를 보여준다.

식물성 미네랄은 과다 섭취해도 부작용이 거의 없다. 비타민의 경우처럼 심각한 미네랄 결핍은 영양 부족, 너무 많은 산성 음식료, 과잉 자극, 탈수, 스트레스 등으로 발생한다. 이러한 요인 중 한 가지 이상에 의해 바로 제거되거나 파괴된다면, 미네랄 보충제를 섭취하는 것이 별 의미가 없다. 따라서 미네랄 보충제에 많은 돈을 쓰기 전에 먼저 결핍의 원인을 제거하는 것이 좋다.

시리얼과 정크푸드 - 우리 아이들을 위한 독

세기의 '슈퍼푸드'

아침 식사용 시리얼이 지금처럼 인기를 끈 적은 없었다. 비타민과 미네랄이 풍부한 이 식품은 특히 젊은 세대들에게 힘과 건강, 활력을 약속한다. 아이들에게 필요한 '완벽하게 균형 잡힌' 모든 식이 영양을 함유하고 있는 것처럼 보이지 않는 시리얼 제품은 거의 없는 듯싶다. 그러나 가족 건강에 대한 이런 '가치 있는' 기여에도 불구하고, 많은 어린이들이 건강하지 않고 면역력 결핍의 징후를 보인다. 시리얼에 첨가된 비타민은 비타민을 파괴하는 당분으로부터 아이들을 보호하는 것처럼 보이지만, 이런 보장이 더 이상 보장되지 않는 것 같다.

미국과 유럽의 아침 식사 시리얼 중에서 부동의 1위를 차지하고 있는 콘플레이크 외에도, '맛있고 건강에 좋은' 새로운 아침 식사 식품은 그 어느 때보다 판매가 급증하고 있다. '건강한' 아침 식사의 주요 마케팅 목표는 어린이들이다. 연구에 따르면, 79%의 가정이 하루를 시작하기 위해 미리 만들어진 아침 식사용 시리얼을 사용한다고 한다. 아이들은 대개 기존 제품들과 같은 성분을 함유하고 있지만 새로운 모양과 색상으로 나오는 최신 제품을 더 선호한다. 건강해 보이는 가족이나 자연 경관을 잘 묘사한 제품 포장은 부모들에게 그 내용물이 순수하고 자연스럽고, 유기농으로 재배되며, 가족 모두에게 좋을 것이라고 약속한다. 아이들은 제품 포장에 있는 행복한 모습의 친근한 디자인을 좋아한다. 몇몇 아이들은 "만약 미키 마우스, 도널드 덕, 벅스 버니, 공룡들이 시리얼을 좋아한다면, 그것은 나에게도 좋을 것"이라며 논쟁할 것이다.

포장은 어린이들에게 강력한 영향력을 미친다. 캘리포니아 패커드 소아병원 연구원들은 3~5세 사이의 어린이 63명에게 햄버거, 프렌치 프라이, 치킨 너깃, 미니 당근, 우유 등을 제공하면서 맛보기 테스트를 요청했다. 일부는 맥도널드 로고가 찍힌 포장지에 싸여 있었고, 일부는 로고가 없는 포장지에 싸여 있었다. 예상대로 대부분의 아이들이 맥도널드 포장지에 싸인 음식이 로고가 없는 동일한 음식보다 더 맛있다고 생각했다.

아무 의심 없는 엄마들에게 아름답게 포장된 음식이 실제로 아이들에게 좋다는 것을 납득시키는 데는 많은 시간이 걸리지 않는다. 아이를 위해 가장 좋은 영양분을 확보하려는 엄마들은 식탁에 있는 제품의 높은 영양가를 알면 마음이 놓인다. 그것은 시리얼이 균형 잡힌 양의 탄수화물, 단백질, 지방을 비롯해, 가장 중요한 것은 모든 필수 영양 보충제들이 농축되어 있다고 설득력 있게 광고한다. 만약 (대부분의 저온 살균과 균질화 과정을 거친) 적절한 양의 우유를 이런 슈퍼푸드에 첨가한다면, 아이는 자연이 제공하는 가장 좋은 하루의 시작을 열 것이라고 엄마는 믿을 것이다.

충격적인 폭로

그러나 현실은 정반대다. 미국의 한 연구팀은 공장에서 만든 아침 식사용 시리얼이 인간의 '진정한' 슈퍼푸드임을 세계에 증명하기로 결정했다. 그들은 젊고 건강한 실험용 쥐에게 가장 중요한 비타민과 미네랄이 풍부한 아침 식사용 시리얼을 먹였다. 연구원들은 240마리의 쥐를 두 그룹으로 나눈 뒤 한 그룹에는 시리얼과 물을, 다른 그룹에는 일반 음식과 물을 주었다. 실험은 45일 동안 계속되었는데, 그 결과는 전혀 예상치 못한 충격이었다. 영양학적 상식과 광고에 따라 튼튼하고 활력 있는 다 자란 쥐로 변해야 하는 시리얼을 먹인 쥐들은 거의 죽을 지경이었다. 시리얼 쥐들은 지방간, 빈혈, 고혈압으로 고생했다. 별도의 실험에서는 쥐에게 쓸모없는 옥수수 전분과 백설탕으로 만든 콘플레이크를 먹였다. 이 그룹의 몇몇 쥐들은 목숨을 잃었다. 연구원들은 이 동물들이 시리얼을 먹으면서 더 빨리 자랄 것으로 예상했지만, 그들은 조금도 자라지 않았고 심지어 일부는 체중이 감소했다.

특히 당도가 높은 시리얼을 먹은 쥐들은 성장률이 가장 낮았다. 다음은 연구 결과를 요약한 것이다.

- 지방 함량이 가장 적은 제품들은 쥐의 콜레스테롤 수치를 크게 올렸다. 몇몇 제품들은 쥐의 콜레스테롤 수치를 낮출 수 있었지만 역시 지방간을 유발시켰다.
- 소량의 소금만 함유한 시리얼을 먹인 쥐들은 혈압이 높아진 반면, 소금 함량이 높은 시리얼을 먹은 쥐들은 혈압이 낮아졌다.

- 철분이 풍부한 일부 제품은 빈혈이 있는 동물들의 혈중 헤모글로빈 농도를 높였어야 했다. 그러나 결과는 연구원들에게 놀라움을 안겨주었다. 첫째, 철분 섭취량 증가와 헤모글로빈 수치의 연관성은 없었다. 쥐들은 다량의 철분을 섭취했음에도 불구하고 빈혈 상태를 유지했다. 둘째, 혈액 속에 철분이 거의 없는 쥐들은 간 속에 지나치게 많은 양의 철분을 축적하여 빈혈이 악화되었다(비슷한 이유로 빈혈 때문에 고생하는 사람들에게 철분을 추가로 주는 것의 효과는 매우 의심스럽다).

맛있는 음식처럼 보이는 독

우리가 이 실험에서 도출할 수 있는 결론은 식단과 영양에 대한 순전히 이론적인 접근법(식단과 일일 영양 권장량)이 사람들의 건강 수준을 높이기에 불충분했을 뿐만 아니라, 실제로는 현재 평가할 수 있는 것보다 더 많은 해악과 혼란을 야기했다는 것이다. 음식에 대한 신체의 자연스러운 반응과 모순된 영양 이론을 신성시하는 식품 산업은 비록 '식품'들이 중독성이 있고 몸에 혼란을 일으키더라도 공식적인 영양 요구 조건을 충족하는 한 어떤 제품이든 생산할 수 있는 허가를 받았다. 수백만 명의 사람들에게 식품을 제공하기 전에 인공 식품을 동물에게 실험하는 법은 없다. 일반적으로 소비자들은 설령 플라스틱을 함유하고 있더라도, 유명한 회사에서 생산하는 식품은 당연히 안전할 것이라고 여긴다. (이런 식품들의 독성 유무를 알기 위해 동물을 이용하는 것은 잔인하며, 나는 동물 실험을 옹호하지 않는다. 나에게는 인공적으로 만든 모든 음식이 인체에 해로운 영향을 끼친다고 믿을 만한 이유가 있기 때문에 여러분이 그런 음식들을 먹지 말 것을 권한다.)

모든 정부가 이런 황당한 추세를 지지하는 것은 아니다. 2004년 8월 《가디언》에 따르면, 식품 산업과 거대 제약 회사들의 지배를 덜 받고 있는, 건강을 중시하는 유럽의 몇몇 정부들은 유해한 관행으로부터 국민을 보호하고 있다.

덴마크 보건 당국 관계자들은 최근 켈로그에서 생산한 18종의 아침식사용 제품과 시리얼에 비타민과 미네랄 첨가를 금지했다. 금지 이유로는 이러한 제품을 정기적으로 먹었을 때 어린이와 임신부의 건강을 해칠 수 있다는 증거가 늘고 있다는 것을 들었다. 시리얼은 아기들이 접하는 최초의 고형 식품 중 하나로, 소아과 의사들은 4~6개월 사이에 아기들에게 시리얼을 먹이도록 권장한다. 이런 의사들의 조언은 아기들의 식단에 추가된 시리얼이 인슐린 의존성 당뇨병의 위험을 증가시켰다는 연구 결과와 완전히 상반된다.

켈로그는 다른 나라에서와 마찬가지로 일부 시리얼과 시리얼 바에 철분, 칼슘, 엽산, 비타민 B6를 첨가하기를 원했었다. 그러나 덴마크 보건 당국은 시리얼에 들어 있는 독성 첨가제가 아직 태어나지 않은 태아뿐만 아니라 아기들의 간과 신장에 심각한 해를 끼칠 수 있다고 믿고 있다. 정부 연구소는 켈로그가 제공한 성분 목록을 검토한 후 이 금지 조치를 알렸다.

—————— 건강과 치유의 비밀

통곡물의 미스터리

최근, 미국 최대의 식품 생산 회사인 제너럴 밀스(General Mills)는 어린이들을 위한 인기 있는 곡물 제품들 중 일부에 통곡물을 사용할 것이라고 발표했다. 가공된 밀가루는 통밀가루로 대체될 것이다. 현재 통곡물이 유행하고 있기 때문에 그 변화는 시기적절해 보인다.

문제는 이 통곡물이 진짜 통곡물과 동일한 품질이 아니라는 것이다. 새로 개발한 제분법은 통곡물을 갈아서 균일한 크기의 입자로 만든다. 《유에스에이 투데이(*USA Today*)》에 따르면, 제너럴 밀스의 임원들은 새로운 유형의 통곡물 개발 이면에 있는 새로운 기술에 대해 논의하지 않을 것이다. 그렇다면 중요한 비밀은 무엇일까? 그들은 우리에게 통곡물 제품이 더 건강하다는 그들의 주장을 받아들일 것을 요구하면서, 구체적인 세부 사항은 알려주지 않고 있다. 두 번째로 큰 식품 회사인 콘아그라(ConAgra)에서는 제너럴 밀스의 '통곡물'과 비슷한 울트라 그레인을 사용하고 있다. 울트라 그레인은 가공된 곡물의 모양, 질감, 맛을 가지고 있다.

이 새로운 식품 생산 추세에 관한 질문은 바로 이것이다. "그들은 어떻게 전혀 다른 통곡물을 만들 수 있었는가?" 통곡물 제품은 유통 기한이 매우 짧은데, 정제된 곡물 제품만큼 유통 기한을 늘리기 위해 그들이 곡물에 어떤 짓을 한 것이 틀림없다.

비록 진짜 통곡물이 이런 슈퍼푸드에 첨가된다 해도, 이것이 그것들을 건강식품으로 바꾸지는 않을 것이 확실하다. 제너럴 밀스의 트릭스(Trix) 한 컵에 무엇이 들어 있는지 생각해보자. 인기 있는 이 시리얼의 무지갯빛은 그것이 인공 착색제로 뒤범벅되었음을 보여준다. 신선함을 유지하려면 '보존'하는 방부제가 있어야 한다. 트릭스는 세포막을 막고 혈관을 손상시키는 (카놀라유와 미강유에서 발견되는) 트랜스 지방산도 많이 함유하고 있다. 한 컵에 들어 있는 13g의 정제된 설탕은 말할 것도 없이 근육과 뼈에서 미네랄을 누출시키고, 인슐린 저항성의 초기 단계로 이끈다. 공장에서 만들어지는 시리얼을 건강하게 제조한다는 개념은 절대 불가능하다.

식품업계는 제품의 맛, 색깔, 질감을 향상시키기 위해 다양한 용제와 화학 물질을 사용한다. 식품 생산자들은 식품 생산에 대해 자유로운 권한을 갖고 있고, 우리 아이들이 또 다른 달콤한 맛의 독에 빠져드는 것으로부터 자유로운 사람은 아무도 없다. 그러나 합성적으로 식품을 생산하고, 합성적으로 만들어진 비타민과 미네랄을 첨가하여 '건강'하게 만드는 일반적인 관행은 선진국의 어린이와 성인 모두에게 피해를 주는 많은 건강 문제의 근간을 이루고 있다.

시리얼이 건강에 좋은지 해로운지 알아보려면, 제1장에 설명된 간단한 근육 검사를 사용할 수 있다. 아이들을 식료품점에 데려가 다른 제품들을 시험해볼 수도 있다. 이는 아이들에게 자신의 몸과 몸의 반응을 신뢰하도록 가르칠 뿐 아니라 건강에 좋아 보이는 것이 모두 실제로 건강에 좋은 것은 아니라는 사실을 깨닫게 할 것이다. 합성 가공된 '영양소'는 동물과 인간에게 이질적이다. 실험실 음식을 맛있고 매력적으로 만드는 것이 그것들을 무해하게 만드는 것은 아니다.

지금의 간편한 시리얼 시대 이전에 흔히 사용되던 조리된 시리얼에는 밀로 만든 크림, 절단 귀리, 옛날 방식의 오트밀/포리지, 호밀 조각, 낱알 곡물, 거친 옥수숫가루, 쌀로 만든 크림 등이 들어 있었다. 이런 것들은 간편한 시리얼보다 준비하는 데 더 많은 시간이 걸리지만, 적어도 당신은 그 안에 무엇이 들어 있는지 알 것이다.

식품 첨가물에 의한 어린이 과잉 행동

음식이 어린이들에게 피해를 주고 있다. 2004년 6월 《소아 질환 기록(Archives of Disease in Childhood)》의 새로운 보고서에 따르면, 인공 식품 착색제와 벤조산염 방부제가 유아기의 과잉 행동을 늘린다고 한다.

영국 사우샘프턴 종합병원의 존 워너(John O. Warner) 박사와 동료들은 277명의 미취학 아동의 행동에 미치는 인공 식품 착색제와 벤조산염 방부제의 영향을 연구했다. 처음에는 36명의 아이들이 과잉 행동과 알레르기 증상을 함께 보였고, 75명은 과잉 행동만, 79명은 알레르기 증상만 보였으며, 87명은 두 가지 증상 모두 나타나지 않았다.

연구 결과: 아이들의 식단에서 식품 첨가물을 제거하자 자녀의 과잉 행동에 대한 보고가 줄어들었다. 그리고 식품 첨가물이 다시 추가되었을 때 과잉 행동이 증가했다. 과잉 행동의 정도는 연구를 시작할 때 과잉 행동 상태나 알레르기의 유무에 관계없이 식품 첨가물에 노출되었을 때 현저히 강해졌다. 워너 박사는 로이터와의 인터뷰에서 "첨가제는 이전의 알레르기 및 행동 상태와 무관하게 과잉 행동에 영향을 미친다"고 말했다.

당신의 아이들이 '과잉 행동 장애'나 '주의력 결핍 과잉 행동 장애

(ADHD)'를 앓고 있다면, 반드시 정크푸드를 피해야 한다. 유기농 식품을 사용한 메뉴를 선택하고, (농약, 항생제, 호르몬제, 방사선, 유전자 조작 씨앗을 사용하지 않은) 유기농 식재료를 사용해야 한다. 특히 식품 라벨에 다음의 화학 물질이 포함되어 있는지 확인하고 피해야 한다.

- 선셋옐로(E110, 황색 6호)는 오렌지 젤리와 스쿼시, 살구 잼 등에 사용되는 인공 색소로 네슬레의 초콜릿 간식 스마티에도 들어 있고, 루코제이드(영국 및 미국의 유명 스포츠 음료)에도 들어 있다.
- 영국에서 가장 논란이 되고 있는 착색 첨가제 중 하나인 타르트라진(E102, 황색 5호)은 탄산음료, 아이스크림, 사탕, 잼 등에 사용되는 노란색 염료다.
- 붉은색 염료인 카모이신(E122, 적색 3호)은 젤리, 사탕, 블라망주, 마지팬, 치즈케이크 믹스에 사용된다. 특이한 케이크에서도 발견할 수 있다.
- 폰소 4R(E124, 적색 7호) 역시 빨간색이며 유럽산 통조림 과일, 젤리, 살라미 등에 사용된다. 네슬레의 스마티에도 들어 있다.

첨가제 이외에도 과도한 설탕 섭취는 어린이들의 발달에 파괴적인 영향을 미친다. 설탕은 당뇨병과 비만을 포함한 많은 질병의 씨앗이다. 1998년 미국 영양사협회의 저널에 발표된 한 연구는 어린이들이 하루 칼로리의 20%를 설탕으로 섭취한다는 것을 보여주었다. 아이들은 매일 평균 29티스푼의 정제 설탕을 섭취한다. 10대들은 매년 평균 약 42kg의 정제 설탕을 먹는다. 유감스럽게도 이 수치는 조사된 이후로 계속 증가하고 있다. 설탕은 몸에 어떤 영양적 가치도 없는 '가짜' 칼로리로 구성되어 있다. 설탕은 몸에서 귀중한 미네랄을 빼앗고 면역 체계를 병원체에 취약하게 만든다. 오늘날 설탕은 어린이들 사이에서 엄청난 비만 문제를 불러일으켰다.

자연 그대로의 식품

섬유질 과다에 의한 역효과

과일과 채소의 섬유질은 몸에 해롭지 않지만 곡물 껍질에서 나온 섬유질은 건강에 매우 위험하므로 피해야 한다. 식이섬유의 예상되는 이점에 대해 수행된 연구는 섬유질이 풍부한 음식을 먹는 것이 오히려 기본적인 생리적 과정을 교란시킬 수 있다는 것을 보여준다. 내장을 통한 음식 흡수는 속도를 늦추거나 서두르지 말아야 한다. 그러나 섬유질은 내장을 통한 음식의 이동을 비정상적으로 빠르게 하여 영양소 흡수를 감소시킨다. 섬유질 농축 식품이나 거친 섬유질을 함유한 식품을 섭취하면 철분, 칼슘, 인, 마그네슘, 당, 단백질, 지방, 비타민 A, D, E, K의 흡수를 현저히 억제할 수 있다. 예를 들어 시리얼 섬유질(곡물 껍질)에서 발견되는 파이테이트는 칼슘, 철분, 아연과 결합하여 소화가 잘 안 되고 흡수를 어렵게 한다.

통밀빵과 흰 빵에서 영양분을 활용하는 신체의 능력을 비교한 연구에서 피실험자들은 통밀빵보다 흰 빵에서 더 많은 철분을 흡수했다. 놀랍게도, 통밀빵이 흰 빵보다 50%나 많은 철분을 함유하고 있었지만, 몸은 그것을 흡수하지 못했다. 더구나 곡물 껍질은 칼슘, 철분, 아연, 인, 질소, 지방, 지방산, 스테롤의 분비를 유발하여 몸에서 이러한 물질들을 고갈시키는 것으로 나타났다.

이러한 발견은 영양 결핍과 관련된 질환으로 고통받는 사람들에게 특히 중요하다. 섬유질을 너무 많이 섭취함으로써 건강상의 위험에 처할 수 있다.

영국 왕립암연구기금의 와산(H. S. Wasan) 박사와 굿래드(R. A. Goodlad) 박사는 대장암의 위험과 관련하여 1996년에 다음과 같이 말했다.

"최소한 인간 실험에서 개별 성분들이 결정적인 영향을 미치지 않는다는 사실이 밝혀질 때까지, 우리는 식품에 섬유질 보충제를 첨가하는 데 자제력을 보여야 하며, 그것이 건강에 유익하다는 근거 없는 주장은 제한되어야 한다고 촉구한다. (……) 영양분이나 기능성 식품으로 받아들여지고 있는 특정 식이섬유 보충제는 일반인들의 현대적인 식습관에 영향을 미칠 수 있는, 알려지지 않은 잠재적으로 해로운 방법이다."

———— 건강과 치유의 비밀

초콜릿 – 사실과 허구

저탄수화물 열풍으로 인한 매출 감소 이후 식품업계의 부진한 판매 촉진을 위한 최근의 필사적인 시도는, 그들이 생산하는 건강하지 못한 제품이 안전할 뿐만 아니라 심지어 건강에 유익하다는 것을 증명하기 위한 '과학적' 연구에 크게 투자하도록 만들었다. 믿기 어렵겠지만, 초콜릿은 이제 건강식품으로 여겨지고 있다. "건강한 식단에 초콜릿을 더하면 심장 건강이 좋아질 것이다." 이것이 그들이 지금 당신을 믿게 하려고 하는 것이다.

초콜릿이 혈관 기능을 향상시킨다는 새로운 연구가 있긴 하다. 이것은 제약업계와 마찬가지로 식품업계가 건강을 완전히 무시한 채 자신들의 제품을 얼마나 더 많이 사길 원하는지를 여실히 보여준다.

《미국 대학 영양 저널(JACN, *Journal of the American College of Nutrition*)》 편집자들에 따르면, 플라보노이드가 풍부한 다크초콜릿은 동맥의 유연성을 향상시키는 동시에 혈액 응고를 예방하는 데 도움이 되는 항산화제를 늘릴 수 있다고 한다. 이것이 그럴 가능성이 높고 사실일 수도 있지만, 이 연구의 문제점은 (플라세보) 대조군 그룹을 포함하지 않았다는 것이다. 따라서 비교할 만한 대상이 없다. 게다가 당신이 가게에서 사는 흔한 초콜릿은 동맥의 유연성을 향상시키지 않는다. 그런 효과를 갖고 있는 것은 다크초콜릿과 코코아콩에 들어 있는 플라보노이드다. 이와 동일한 플라보노이드가 사과, 포도, 브로콜리, 양파, 딸기 그리고 그 밖의 수십 가지 음식에서도 발견되는데, 연구에 참여했던 피실험자들 중 몇몇은 초콜릿 외에도 그런 것들을 많이 섭취했을 가능성이 높다. 물론 이 연구는 초콜릿 생산업체인 마스캔디(Mars Candy Company)가 후원했는데, 이 회사는 '연구'를 위해 초콜릿도 제공할 만큼 관대했다. 이 연구가 실질적인 가치를 지닌다면, 왜 연구원들은 브로콜리나 과일, 포도 주스 그리고 초콜릿과 같은 대부분의 식물성 식품에서 발견되는 플라보노이드가 동맥에 이롭다고 발표하지 않았을까? 그들은 기업의 후원 때문에 '초콜릿이 동맥에 유익하다'고 발표할 의무가 있었다.

이 모든 것은 초콜릿에 들어 있는 다른 성분, 즉 설탕, 우유, 방부제, 착색제, 인공 향료 등을 완전히 무시한 것이다. 마스캔디로부터 보조금을 지원받는 미국 영양학협회(ADA) 웹사이트에는 '초콜릿: 사실과 허구'라는 제목의 섹션이 있다. 비록 당분 섭취가 제2형 당뇨의 큰 요인이 되긴 하지만, ADA는 "당뇨병이 있다면, 당신의 식단에 어떻게 초콜릿을 포함시킬 수 있는지 건강 전문가에게 물어보라"고 충고한다. 그것은 '지당한' 충고처럼 들린다. 하지만 나라면 ADA의 어떤 식이요법 조언도 듣지 않을 것이다. 그 조언을 따랐다가 어떤 병에 걸릴지 어느 누구도 알 수가 없다.

이 문제의 진실은 진짜 초콜릿은 발효되고 볶은 코코아콩으로 만들어지며 영양분이 가득하다는 것이다. '초콜릿'이라는 단어는 멕시코의 아즈텍 문명에서 온 말로, '쓴 물'이라는 의미다. 그들은 초콜릿을 다산의 여신과 연관시켰다. 초콜릿은 항상 음료로 사용되었을 뿐 고형 식품으로는 사용되지 않았다. 그들은 초콜릿의 많은 이점을 알고 있었다.

오늘날 대부분의 '가짜' 초콜릿은 코코아 버터, 우유 또는 분유, 설탕, 그리고 부드럽고 풍미를 좋게 하는 유화제 같은 성분들로 만들어

　　　　　　　　　　　　　　　　　　建강과 치유의 비밀

진다. 가장 좋은 다크초콜릿은 적어도 70%의 코코아를 함유하고 있는 반면, 가장 비싼 밀크초콜릿은 약 50%의 코코아를 함유하고 있다. 고급 화이트초콜릿은 약 30%의 코코아를 함유하고 있다. 그리고 대부분의 대량 생산 초콜릿은 겨우 7%의 코코아와 코코아 버터 이외의 지방을 함유하고 있다. 이런 '초콜릿' 제품들은 코코아 함량이 낮거나 사실상 아예 존재하지 않기 때문에 초콜릿과는 거의 관계가 없다.

대부분의 사람들이 소비하는 초콜릿은 비교적 저렴하다. 코코아 분말 함량을 줄이거나 다른 지방으로 코코아 버터를 대체함으로써 생산 비용을 줄이기 때문이다. '초콜릿이 심장 건강에 좋다'는 마스캔디를 비롯한 제조업체들의 발표는 판매되는 초콜릿의 극히 일부에만 적용되므로 오해의 소지가 있다. 이것은 대부분의 사람들이 가장 싼 초콜릿을 구입한다는 것을 잘 알고 있는 생산자가 만들어낸, 모든 종류의 초콜릿을 더 많이 팔기 위한 마케팅의 일환이다. 그러나 초콜릿의 건강상 이점은 발효되고 볶은 코코아콩과 자연적이고 건강한 재료를 가진 더 비싼 다크초콜릿에만 해당된다.

쓴맛이 강한 다크초콜릿은 아스피린과 같이 혈액을 맑게 하는 효과를 보였지만, 부작용과 심장마비 및 뇌졸중의 위험을 증가시키지는 않았다. 그러나 일반 초콜릿은 건강상의 이점이 없으면서 체중 증가와 비만 등 많은 부작용을 일으킨다.

생식과 조리된 음식 중 뭐가 더 나을까?

찬성론과 반대론

생식을 찬성하는 주장은 매우 설득력 있게 들린다. 음식은 완전한 상태에서 가공되지 않은 채로 섭취되어야 한다. 그래야만 음식의 타고난 장점과 활력에서 이익을 얻을 수 있다. 우리는 날음식에 함유된 풍부한 비타민, 미네랄, 미량 원소로 어떤 결핍도 겪지 않을 것이다. 우리는 자연 속의 다른 동물들처럼 살아야 한다. 그들이 건강하고 강한 이유는 음식을 가공하거나, 채소를 조리하거나, 빵을 굽지 않기 때문이다. 반면에 우리는 조리, 가공, 굽는 과정에서 필수적이고 건강을 증진시키는 영양소를 파괴함으로써 오늘날 만연해 있는 비타민과 미네랄의 결핍을 야기한다.

생식 옹호자들은 일반인들이 조리되지 않은 음식을 더 많이 먹을수록 더 많은 질병을 예방할 수 있다고 주장한다. 그렇게 함으로써 치료에 드는 비용을 수십억 달러 절약할 수 있을 것이다. 만성 질환자 중에는 생채소와 물에 불린 곡식 덕분에 갑작스러운 안도감과 개선을 경험하는 환자가 많다.

생식을 통해 얻는 이점은 매우 효과가 좋은 것처럼 보여서, 사람들은 비록 맛이 좋지 않을지라도 날음식만 계속 먹기로 결정할 수도 있다. 그러나 햇볕에 익은 과일을 제외한 날음식을 통으로 계속 먹는 것이 우리 중 일부에게 해로울 수도 있을까? 그리고 왜 세계 인구의 98%가 날것과 차가운 음식보다 조리되고 따뜻한 음식을 선호할까? 우리 모두 타고난 본능을 버린 것일까?

독일 프랑크푸르트 대학교 의대 카를 피를레트(Karl Pirlet) 교수는 환자들이 생식을 중단한 이후 건강을 회복한 사례가 무궁무진하다고 주장한다. 그는 환자들이 통으로 생식을 먹고 나서 몇 년 후(어떤 경우에는 10~20년 후) 신체적인 장애를 겪었다는 사실을 발견했다. 그 양상은 다양했지만 관절과 동맥의 퇴화에서 볼 수 있는 갑작스러운 노화로 인해 모두 두드러져 보였다. 대부분의 환자들이 허약하고 기운 없어 보였으며, 배가 불룩 튀어나와 있었다. 그들의 몸은 더 이상 딱딱한 곡식과 날채소를 분해할 수 없을 만큼 쇠약해져 있었다. 한마디로 굶어 죽기 직전이었다.

그렇다면 날음식이 우리에게 좋지 않다는 것을 의미하는가? 이것은 각자의 체질과 상태에 따라 다르다. 소화의 불인 아그니가 강하고 운동량이 많은 체질의 젊은 사람은 부작용 없이 수년간 그러한 식단에 대처할 수 있다. 하지만 결국에는 그들조차 생통곡식과 생채소를 분해하는 일에 지칠 것이다.

생식을 시작하는 많은 사람들이 이미 건강 문제와 약한 아그니로 고통받고 있다. 다량의 식이섬유를 분해할 수 없게 되면 장내 박테리아가 대신 그 일을 떠맡는다. 그것은 음식의 발효와 부패를 초래한다. 발효 과정에서 박테리아가 만들어내는 독은 면역 체계를 크게 자극하고 인체가 이를 폐기하는 데 도움을 준다. 이런 강한 정화 반응은 처음에는 장에 쌓인 배설물을 깨끗이 하고 변비를 멈추게 하며, 격렬한 면역 활동을 통해 많은 에너지를 방출한다. 폐색과 변비의 완화 및 늘어난 에너지와 활력은 사람들이 보기에 확연하여 '긍정적'인 징조로 여겨진다. 이러한 반응은 심지어 암의 자연적 완화나 관절염의 완화를 초래할 수 있다. 그러나 결국 장은 독성 가스와 독성 화합물을 다루지 못하고 풍선처럼 부풀어 오를지도 모른다.

영양사들은 섬유질만이 암모니아와 같은 독성 물질을 흡수할 수 있고 장벽을 손상으로부터 보호할 수 있기 때문에 더 많은 섬유질을 섭취하라고 충고할 수도 있다. 그러나 소화되지 못한 섬유질의 발효와 부패가 암모니아를 생산하는 만큼 추가로 섭취한 섬유질이 그것을 다시 흡수할 가능성은 거의 없다. 영양학에서는 음식의 영양 성분만으로 생리적 가치의 유무를 판가름할 수 있다고 가정한다. 하지만 이 방식은 그런 영양 성분을 소화, 흡수 및 대사하기 위해 제대로 기능하는 소화 기관이 필요하다는 상식적인 이해를 전제하지 않는 한 불완전하고 오해의 소지가 있다. 약한 소화 기관은 과일즙에서도 독을 만들 수 있다. 그러므로 "당신이 먹은 음식이 곧 당신이다"라는 말은 부분적으로만 옳다. 오히려 당신이 소화시키고 신진대사를 할 수 있는 음식이 당신이다. 즉 장기간의 생식은 그것을 제대로 소화할 수 있는 경우에만 몸에 좋은 것이다. 생식이 효과가 있는지 없는지에 대한 최종적인 판단은 당신 자신이다.

무엇이 식물을 독으로 만드는가?

이 행성의 모든 미생물, 곤충, 식물, 동물 그리고 인간은 살아남기를 원한다. 하지만 그들을 파멸로 이끄는 잠재적인 위험들이 도사리고 있다. 이런 이유로 식물을 포함한 모든 생물은 자신들에게 위협을 가하는 것들로부터 스스로를 지키는 정교한 방어 기구를 개발했다.

어떤 생물종이든 적이나 포식자들을 어려움에 빠뜨리는 것은 당연하다. 그렇지 않으면 생태학적 균형이 불가능할 것이다. 수많은 이, 해충, 딱정벌레, 메뚜기들의 공격에도 식물들은 살아남아 지구를 푸르게 하고 산소를 공급해왔다. 이것은 그들의 고도로 발전된 '건강 관리 시스템' 덕분이다. 우리의 몸과 비슷하게, 식물은 자신의 생존과 건강을 지키는 면역 체계를 가지고 있다. 가짓과의 식물처럼 치명적인 가시나 독을 쓰거나, 이나 딱정벌레 등과 같은 곤충들처럼 뚫을 수 없는 밀랍 덮개로 몸을 감싸기도 한다. 만약 포식자들 중 어느 하나가 어떻게 해서든 식물의 내부로 들어갈 수 있다면, 식물의 태생적인 방어 메커니즘은 우리의 방어 반응과 마찬가지로 침략자들을 파괴하려고 한다.

공기, 음식, 물 속에 존재하는 유해한 미생물들은 우리 몸의 내부에 도달하지 못한다. 그것들은 우리의 코, 폐, 타액, 위액에 있는 효소에 의해 즉시 중화된다. 나머지는 대식 세포와 T세포를 포함한 항원과 면역 세포의 정교한 무기로 구성된 면역 체계에 의해 처리된다.

그러나 식물들은 메뚜기와 소, 쥐, 인간과 같은 동물들이 그들을 먹을 수 있기 때문에 스스로를 보호하기 위해 더 많은 일을 해야 한다. 이러한 이유로, 지금까지 그들이 생산하는 2만 종의 항체가 알려져 있는데, 이것도 그들이 생산할 수 있는 것의 극히 일부에 불과하다. 이 항체들은 동물이나 인간이 섭취할 때(항원으로 간주된다) 그들을 병들게 할 수 있고, 식물을 섭취하는 것을 멈추게 하거나, 적어도 모든 항체를 먹어 치우지 못하게 한다.

식물종이 멸종되는 것을 막는 또 다른 방법은 식물의 껍질, 잎, 뿌리, 씨앗에 저장되어 많은 음식에서 발견되는 천연 방부제인 독성 살리실산염에 대한 반응이다. 채소에서는 껍질이나 겉잎에 주로 집중되어 있다. 과일의 살리실산염 함량은 과일이 완전히 익지 않았을 때 가장 높고 숙성 과정에서 감소한다. 햇볕에 적절히 숙성된 (태양으로 조리된) 과일과 수확 후 익힌 과일은 신체에 큰 이로운 영향을 끼친다. 일반적으로 날음식, 말린 음식, 주스는 조리된 음식보다 더 높은 농도의 살리실산염을 함유하고 있다. 많은 날음식에 포함된 자연적인 독을 피하기 위해, 고대 문명은 전통적으로 그 음식을 조리하는 방법을 갖고 있었다.

왜 음식을 조리하는가?

세계에서 가장 오래된 건강 과학인 아유르베다는 음식을 맛과 효과에 따라 분류한다. 아유르베다 의학에서는 여섯 가지 맛, 즉 단맛, 신맛, 짠맛, 알싸한 맛, 떫은 맛, 쓴맛을 모두 섭취했을 때 신체가 중요한 영양소를 많이 생산하도록 자극을 받아 균형을 유지한다는 것을 강조한다. 맛의 감각은 특정 음식이 우리에게 적합한지 아닌지를 아는 몸의 최고 심판관이다. 맛의 감각은 혀의 미뢰에 위치하여 끊임없이 변화하는 신체의 요구 조건에 맞추어 건강한 음식에 대한 우리의 타고난 본능과 욕구를 조절한다.

쓴맛을 느끼는 미뢰는 매우 발달되어 있어 쓴맛의 미세한 흔적도 감지한다. 쓴 음식은 알칼로이드를 함유하고 독성이 있을 수 있기 때문에 우리는 이 감각을 가지고 있다. 만약 혈액 속에 독소가 쌓이면 신체는 쓴맛을 내는 해독제나 그것을 정화하고 균형을 되찾는 약을 필요로 한다. 피를 정화하는 약초나 차는 대체로 쓴맛이 난다. 인간의 몸은 의도적으로 혹은 첨가된 설탕이 맛의 장벽을 간신히 뛰어넘은 후에야 주로 쓴맛이 나는 초콜릿, 커피, 차, 맥주를 받아들인다. 그런 음식료는 모르핀 형태의 화합물을 함유하고 있어 매우 빠르게 인간의 기호를 사로잡는다. 이 때문에 중독으로 이어지기도 한다. 상추, 브로콜리, 잎이 무성한 녹색 채소 등 쓴맛이 약간 나는 음식이 많다. 그러나 이러한 음식의 쓴맛은 당분으로 구성된 탄수화물에 의한 자연적인 단맛과 균형을 잘 이룬다. 따라서 이 음식들은 정화 효과는 있지만 독으로 작용하지는 않는다.

남아메리카 인디언들은 음식이 부족할 때만 감자를 먹는다. 하지만 그들이 감자를 먹을 때는, 감자에 남아 있을지도 모르는 독소를 흡수하고 체내에서 제거하는 것으로 알려져 있는 점토와 섞는다. 이러한 관행은 비타민과 미네랄도 제거하는데, 이것은 그들의 건강에 아무런 차이를 만들지 않는 것처럼 보인다. 점토는 전 세계 많은 종류의 민간 의학에서 설사 중에 박테리아에 의해 생성되는 독소를 흡수하기 위해 사용된다.

황야에 사는 원주민들은 우리의 요리 절차와 비슷하게 음식을 준비한다. 각각의 식물, 씨앗 또는 뿌리는 그것을 먹을 수 있게 하는 별도의 준비 과정을 필요로 한다. 예를 들어 어떤 뿌리는 껍질을 벗기고 반나절 동안 물에 담갔다가 30분 동안 굽는다. 때때로 음식을 정성 들여 준비하는 것은 매우 중요한 목적, 즉 인체가 항원으로 취급하는 자연 식품의 독이나 식물 항체를 제거하는 데 도움이 된다.

심지어 동물들도 음식을 '준비'한다. 예를 들어 소는 위장에서 한 번 '익힌' 음식을 되새김질하여 다시 씹는다. 소는 독소를 제거하기 전에 혈액이 꽃, 곡식, 풀의 성분을 흡수하지 못하도록 네 개의 위장을 가지고 있다. 새들은 위장의 근육이 곡식을 씹기 전에 그것을 발효시키기 위해 목에 주머니를 가지고 있다. 토끼는 위험한 음식을 다루는 그들만의 방법이 있다. 바로 자신의 배설물 일부를 먹는 것인데, 이는 같은 음식을 두 번 씹는 것의 대안이다.

영양가 낮은 식품-생존의 열쇠

오랜 시간 실험된 음식 준비 방법은 우리가 모든 영양소가 보존된 상태에서 음식을 먹도록 되어 있다는 이론을 약화시킬지도 모른다. 하지만 우리 행성의 원주민들이 식단에서 충분한 비타민과 미네랄을 섭취하지 않고도 어떻게 수천 년 동안 살아남을 수 있었을까? 그것은 극미량의 독소만 그들의 소화 기관에 들어가도록 했기 때문이다. 처리해야 할 독성이 너무 적어서, 그들의 음식에 함유된 소량의 영양소만으로도 생리의 건강한 기능을 유지하기에 충분했다. 그리고 그들의 몸이 나머지를 생산했다.

예를 들어 인체는 (우리의 소화기 계통의 산물인) 중탄산나트륨과 기타 미네랄 및 특정 효소를 사용하여 칼슘을 만드는 여덟 가지 방법을 가지고 있다. 몸은 그 자신이 공장이다. 몸은 다양한 미네랄과 비타민을 만들 수 있다. 스스로 생산할 수 없는 것은 내장에 살고 있는 수조 개의 유익한 박테리아가 그 역할을 맡는다. 그것이 무엇이든 신체가 필요로 하는 복합 영양소는 가장 단순한 음식에서도 생산할 수 있다. 이것은 북멕시코의 어떤 부족들이 옥수수(주로 전분)와 약간의 콩만 먹고 어떻게 살 수 있는지, 그리고 세계에서 가장 '잘 먹는' 사람들보다 더 건강할 수 있는지를 설명해준다. 그들의 소화 체계는 필연적으로 정교하고 효율적이어서 몸이 필요로 하는 모든 것을 옥수수(그리고 콩)에서 생산할 수 있다. 이와는 대조적으로, '잘 먹는' 우리의 신체는 비효율적이어서 필수적인 비타민과 아미노산을 만드는 방법조차 잊어버렸다.

날것을 통으로 먹는 것은 우리에게 많은 비타민을 공급할 것이다. 만약 토양이 비옥하다면 많은 미네랄도 공급할 것이다. 그러나 이것이 반드시 우리가 그것들을 모두 필요로 하고 그렇게 많은 양을 사용할 수 있다는 것을 의미하지는 않는다. 생식을 시작한 직후에 에너지와 생기가 넘쳐나는 것은 비타민 때문이 아니라 음식에 포함된 효소 억제제와 항체가 대량으로 유입되는 것에 대항하려는 갑작스러운 면역 체계의 동원에 의한 것이다. 시간이 지날수록 소화기 계통은 비타민과 미네랄의 대량 공급에 더 의존하게 된다. 그리고 우리가 먹는 음식에서 갑자기 그것들이 충분하지 않을 때, 몸은 비타민 결핍이나 미네랄 결핍에 시달리는데, 이것은 소화가 약하다는 또 다른 의미일 뿐이다. 우리의 시대는 게으른 소화기 계통이 특징이다. 우리는 기본적인 영양소를 다량의 외부 공급에 의존하도록 길들여져왔다.

우리가 식물과 채소의 자연 항체를 '순화시켰기' 때문에 오늘날 식사하면서 신선한 샐러드를 쉽게 먹을 수 있게 된 것이다. 이것은 그 음식들을 '독성이 덜하도록' 만들지만 동시에 곤충, 벌레, 딱정벌레, 메뚜기, 곰팡이 그리고 혹독한 기후 조건에 의한 모든 종류의 공격에도 취약하게 만들었다. 식물들이 많은 적들의 공격에 저항하도록 만들기 위해 우리는 식물들에게 잃어버린 항체를 보충하도록 화학적으로 만들어진 독(살충제, 농약, 비료)을 공급한다. 그 결과, 우리는 식물의 면역 체계를 손상시켰고, 재배되는 대부분의 식물은 우리의 화학적 도움 없이는 숙성 단계에 이르지 못한다.

반면, 야생에서 자라는 약초들은 면역력을 유지했고 생존하는 법을 잘 알고 있다. 그것들은 강력한 약재를 함유하고 있는데, 이는 그 식물들의 항체에 지나지 않는 것들이다. 그런 약초들도 자연적인 환경과 기후 조건에서 벗어나 재배되면 약효가 떨어지기 때문에 약초로서의 기능도 떨어진다. 그래서 약초 중에는 더 이상 약효를 내지 못하고 단지 요리에 사용되어 음식의 맛만 내는 것들이 많다.

결론

영양소는 우리 음식의 유일한 성분이 아니다. 또한 자연식품은 독성 식물 항체를 포함하고 있는데, 식재료를 조리하지 않고 통으로 먹는 사람들이 고려해야 할 사실이다. 아유르베다 의학은 6000년 전에도 이런 위험성을 알고 있어서, 음식의 상당 부분을 준비하고 요리할 것을 권했다. 인류는 음식물을 소화하기 쉽게 만들고 독성 물질을 제거하기 위해 100만 년 이상 음식물을 준비할 때 불을 사용해왔다. 유기농으로 재배된 샐러드, 과일, 조리된 채소 등에 쌀, 밀, 곡물로 조리된 주식을 적절히 구성한 혼합 식단은 모든 체질의 사람들에게 다양한 자연식품의 선택권을 제공한다.

당신이 가공하지 않은 날음식만 먹는 경향이 있다면, 그것은 당신의 몸이 청소를 필요로 한다는 것을 의미한다. 몸이 보내는 편안함과 불편함의 신호에 계속 주의를 기울여야 한다. 만약 당신이 이런 음식들을 싫어하게 된다면, 그것은 당신의 몸이 그런 것들을 충분히 먹었고 더 이상 유독하고 자극적인 항원에 대처할 수 없다고 말하는 것이기 때문에 즉시 혼합 식단으로 돌아가야 한다. 생채소나 그것으로 만든 주스로 구성된 일종의 '정화 식품'은 강한 면역 반응을 일으켜 많은 사람들의 생명을 구했다. 이것은 장내에 여러 해 동안 남아 있었을지도 모르는 유독성 노폐물을 제거하는 데 도움이 되었다. 신체는 항체가 장에 손상을 입히기 시작하면 대개 명확한 불쾌감을 나타내는 메시지를 보내는데, 이때가 바로 정화를 중단해야 할 때다.

당신의 신체적 요구, 감정적 상태, 행동, 소화 능력, 환경적 요인, 지리적 조건 그리고 많은 다른 영향들은 당신의 몸이 각각의 새로운 날에 어떤 종류의 음식을 필요로 하는지를 결정한다. 당신은 특정한 한 가지 연료로만 움직이는 기계가 아니다. 당신은 헤아릴 수 없는 영향에 따라 매 순간 변화하는 살아 있는 유기체다. 우리는 음식의 선택에 관한 신체의 지혜와 자연적 본능에 점점 더 의존함으로써, 인간이 만든 제한적인 영양의 법칙에서 벗어나 우리 스스로에게 영양을 공급하기 위해 정말로 필요한 것을 발견할 수 있다.

우유 논란

우유는 인간의 소비에 적합한가?

우유는 온갖 부작용 때문에 지난 몇 년간 비난의 대상이 되었다. 건강 전문가들은 많은 환자들이 유제품에 알레르기가 있거나 우유 함유 식품에 대한 과민증을 앓고 있다고 보고한다. 습진, 천식, 편두통, 변비, 고초열, 관절염, 위장병, 림프 부종, 심장병, 고환암은 모두 유제품의 높은 소비량과 관련이 있다.

그런 사례 중 하나가 열한 살의 팀이었는데, 소년의 부모가 나를 보기 위해 데려왔었다. 팀은 생후 5개월 때 천식에 걸렸다. 이전에는 코르티손과 흡입기, 세 가지 다른 종류의 약으로 치료하고 있었다. 소년의 몸 상태는 계속 악화되었고 포진과 다른 독성 증상들을 일으켰다. 나를 방문하기 6개월 전, 팀은 감기에 걸려 항생제로 치료를 받은 적이 있었다. 이후 그의 폐는 심한 폐색의 징후를 보였다. 팀은 늘 피곤해서 친구들과 뛰어놀 수 없다고 불평했다. 신경학적인 근육 검사 결과, 팀은 우유나 유제품에 매우 민감한 알레르기 반응을 보였다. 그의 부모는 아이가 5개월 되었을 때 모유를 끊고 분유를 먹였다는 것을 확인해주었다.

팀의 천식은 그의 몸이 우유의 단백질을 분해하지 못해서 일어난 것이었다. 분해되지 않은 단백질 파편이 강한 면역 반응을 일으켜 항문에서 폐에 이르는 점액 내벽 전체를 악화시켰다. 어린 시절 내내 우유와 유제품 등 동물성 단백질을 대량으로 섭취했기 때문에 그의 상태는 만성적이었다. 이 음식들을 2주 동안 중단하자 천식과 포진이 가라앉았고 이후 한 번도 재발하지 않았다.

어미 고양이의 젖이 새끼 고양이만을 위한 것이듯 소의 젖은 송아지만을 위한 것이 아닐까? 가령 우리는 아기들에게 사람의 모유 대신 개의 젖을 먹이는 것을 고려해야 할까? 개의 젖에 함유된 영양소 비율은 인간의 요구 조건에 맞지 않는다. 소의 젖도 마찬가지다. 우유에는 인간의 모유에 비해 단백질이 세 배, 칼슘이 네 배 더 들어 있다. 이 정도의 양은 어떤 나이에도 인간의 생리에 적합하지 않다.

우유는 송아지를 먹이는 데 필요한 정확한 양의 칼슘과 단백질을 함유하도록 설계되어 있는데, 이는 인체에 필요한 양의 최소 서너 배가 될 것이다. 우리가 인간의 모유를 송아지에게 준다면, 그 송아지는 살아남을 수 있을 만큼 충분히 튼튼하게 자라지 못할 것이다. 이와는 대조적으로, 인간의 아기들은 그들 삶의 초기 단계에서 송아지보다 더 많은 탄수화물을 필요로 한다. 이 때문에 우유에는 인간의 모유에 비해 탄수화물이 절반밖에 들어 있지 않다. 반면에, 송아지는 아기들보다 더 많은 소금을 필요로 한다. 자연적으로 우유의 소금 함량은 모유보다 세 배 더 높다. 아시아, 아프리카, 오스트레일리아, 남아메리카에 살고 있는 원주민 대부분이 우유를 인간의 소비에 적합한 식품으로 여기지 않는 것은 다 이유가 있다.

일단 젖을 뗀 포유류는 더 이상 배고픔이나 갈증을 해소하기 위해 젖을 찾지 않는다. 고전적인 연구에 의하면, 만약 14~18개월 동안 모유를 먹인 아기들에게 다양한 종류의 자연적이고 적절한 음식 중에서 고를 수 있는 선택권이 주어졌을 때, 세 명 중 두 명은 더 이상 모유를 음식으로 원하지 않을 것이라고 한다. 우유를 먹는 아기들은 대체로 부어 있거나 뚱뚱해 보이는 경향이 있다. 우유를 마시고 소화가 되지 않아 한 살짜리 아이의 간에 담석이 생기는 것은 드문 일이 아니다. 이 중 상당수는 대장균, 가스, 부기 등에 시달려 울음을 터뜨리고 수면 장애를 일으킨다. 또 편도선염, 중이염, 호흡 곤란, 과도한 점액 방출, 입에서 침을 흘리는 경우도 있다.

의학 박사이자 《퓨어 앤드 심플(*Pure & Simple*)》의 저자인 마이클 클레이퍼(Michael Klaper)는 우유 논란을 이렇게 요약한다.

"인체는 개의 젖, 말의 젖, 기린의 젖이 필요 없는 것처럼 소의 젖도 필요로 하지 않는다."

———— 건강과 치유의 비밀

우유로 인한 골다공증

서구의 모든 연령대들 사이에서 우유 과민증이 점점 보편화되고 있기 때문에, 영양사와 의사들은 소의 우유가 인간에게 자연스러운 음식이 아닐지도 모른다는 의심을 품고 있다.

우유는 점액이 많이 생기는 식품으로, 위장관 전부에 자극과 폐색이 생길 수 있다. 우유를 규칙적으로 섭취하면 장막 안쪽이 점점 굳어지고 침투성이 거의 없는 코팅만 남게 된다. 이것은 뼈를 형성하는 데 필요한 칼슘, 마그네슘, 아연 등의 영양소 흡수를 제한한다. 우유나 유제품이 소화 기관을 계속 막고 있는 한, 자연적인 약으로 치료하는 것은 사실상 불가능하다. 이 약들은 장내의 점액이 굳어진 층을 뚫고 들어갈 수 없다.

우유가 뼈에 필수적이라는 잘못된 믿음을 갖지 않는다면 대부분의 사람들이 우유를 마시지 않을 것이다. 골다공증 또는 골관절염에 잘 걸리는 경우 다음과 같은 사실을 고려해보라.

- 우유는 칼슘이 풍부하지만 칼슘 대 마그네슘 비율이 높으면 흡수되기 어려울 수 있다. 특정한 사람이나 체질에서는 필요하지 않은 곳에 칼슘이 퇴적되어 뼈와 신체 다른 부분의 석회화가 진행될 수 있다.
- 우유에 함유된 칼슘은 카세인이라는 화학 물질과 결합되어 있어 인간의 장막에 적절히 흡수되기에는 너무 조잡하다. 우유는 사람의 모유보다 300배나 많은 카세인을 함유하고 있다.

- 우유에는 칼슘보다 많은 양의 인이 들어 있다. 그 정도의 인을 대사하기 위해서는 추가의 칼슘이 필요하고, 인체는 자신의 뼈, 치아, 근육에서 칼슘을 추출하는데, 결국 그 부위에서 칼슘 부족을 초래한다. 갑작스러운 칼슘의 손실을 보상하기 위해 신체는 더 많은 칼슘을 동원하려고 한다. 앞서 언급했듯이, 몸은 필요한 미네랄을 제조하는 몇 가지 방법을 가지고 있다. 만약 신체가 외부의 칼슘 공급에만 의존한다면, 현재 인구의 80%는 30세까지 뼈의 질량의 3분의 1 정도는 잃었을 것이다. 이러한 자기 조절 메커니즘 덕분에, 우리는 칼슘 섭취가 거의 없는 열악한 식단에서도 살아남을 수 있다. 심지어 우리는 칼슘 결핍을 일으키지 않고 몇 주 동안 증류수만 마시며 단식을 할 수도 있다(증류수는 몸에서 칼슘을 제거한다). 그러나 유제품 섭취가 오래 이어지면 칼슘 비축량이 보충되는 것보다 더 빨리 고갈되어 뼈조직의 손상으로 이어진다.
- 우유 단백질은 식물성 단백질의 약 세 배만큼 황이 포함된 아미노산을 함유하고 있다. 인체가 산성의 죽음으로부터 스스로를 구하기 위해 많은 양의 미네랄을 동원하지 않는다면, 우유와 유제품의 규칙적인 섭취는 혈액을 산성으로 변화시키고 결국에는 죽일 것이다. 그러나 이런 긴급 조치가 장기적으로는 조직과 장기의 미네랄 결핍과 그에 따른 산성 혈증으로 이어진다.
- 모세혈관의 결합 조직과 기저막에 과도한 양의 우유 단백질을 저장하면 필수 미네랄과 비타민의 체내 조직에 대한 확산을 감소시킨다. 이는 특히 뼈와 관절을 형성하는 조직에서 영양소의 고갈을 유발한다.

소는 일생 동안 튼튼하고 단단하게 뼈와 이빨을 유지하며, 대부분의 칼슘을 풀에서 얻는다. 고릴라, 코끼리 그리고 다른 동물들도 골다공증에 걸리지 않는다. 그들은 때때로 석회암을 핥지만, 이것만으로는 무거운 골격을 만들고 재건하는 데 필요한 많은 양의 칼슘을 공급하기에 충분하지 않다. 만약 다 자란 동물들에게도 젖이 가장 유용하고 중요한 칼슘 공급원이었다면, 자연은 분명 일생 동안 그들에게 젖을 공급하는 방법을 고안했을 것이다. 그러나 밝혀진 바와 같이, 그들은 삶의 시작 단계에서만 젖을 먹을 수 있다.

인체는 우유를 소화하기 위해 많은 양의 담즙을 필요로 한다. 우유를 규칙적으로 마시면 결국 담즙을 만드는 간의 능력이 저하될 수 있다. 저지방 우유를 마시면 문제가 더 심각해진다. 저지방 우유는 우유에 함유된 지방을 소화하기 위한 담즙을 덜 필요로 하지만, 우유 단백질은 고농도의 유지방 없이는 자연적으로 소화될 수 없다. 게다가 담즙이 충분하지 않으면 칼슘을 제대로 소화하거나 흡수할 수 없다. 소화되지 않은 다량의 우유 단백질은 체내의 산도를 증가시키고, 사용되지 않은 칼슘은 관절, 동맥, 신장의 석회화를 일으킬 수 있다. 이것은 지방 함량을 낮춘 단백질 식품을 건강에 유해하게 만들 수 있다.

잎이 많은 녹색 채소는 우유보다 네 배나 많은 칼슘을 함유하고 있다. 아몬드, 검은 당밀, 참깨, 브로콜리, 브라질 너트, 수수, 귀리 그리고 감귤류에도 칼슘이 풍부하다. 소화 기관이 효율적으로 기능한다면 이러한 식품에 포함된 칼슘은 인간의 소화 기관에서 쉽게 흡수된다. 골다공증과 골관절염은 심한 폐색과 불균형한 식생활로 인해 유발되는 대사 질환이며, 칼슘 섭취가 부족해서 생기는 경우는 거의 없다. 선진국에 사는 사람들보다 훨씬 적은 단백질을 섭취하는 아프리카 같은 곳에서는 골다공증이 사실상 알려져 있지 않다.

당뇨병 및 알레르기와 관련된 우유 섭취

당뇨병에 대한 초기 연구는 인슐린 의존성 당뇨병의 빈도가 모유 수유와 관련 있다는 것을 밝혀냈다. 아기에게 모유를 먹이는 기간이 길수록 나중에 당뇨병에 걸릴 위험도 줄어들었다. 그러나 이 연구는 어머니의 모유가 아닌 분유를 먹는 아이들이 당뇨병의 가장 유력한 후보라는 사실이 밝혀지면서 수정되었다. 보다 정확한 연구는 당뇨병 환자들이 혈액 속에 특정 단백질에 대항하는 놀라운 수의 항체를 가지고 있다는 것을 보여주었다. 당뇨병은 신체가 스스로에게 방어 체계를 가동한다는 의미의 '자가면역 질환'으로 여겨진다. 여기서 신체가 싸우려 하는 특정 단백질은 우유의 유장(우유에서 지방과 카세인을 제외한 후에 잔류하는 액체 - 옮긴이)에서 나온다. 우유 단백질이 인체의 결합 조직에 들어가면 인체의 면역 세포(백혈구)가 공격해 제거하는 것은 당연한 일이다. 면역 체계에 의한 이런 반응이 조직을 둘러싼 세포에 염증(치유에 필수적인 것)을 일으킨다는 사실이 자가면역 질환으로 오해되어서는 안 된다.

치즈를 만드는 데 우유가 쓰인 이후부터 치즈 생산의 부산물인 유장은 돼지의 사료가 되었다. 이러한 관행은 과학자들이 유장에 큰 영양적 가치를 부여한 뒤에도 계속되었다. 아무도 이 '귀중한' 우유 성분을

———— 건강과 치유의 비밀

마시려 하지 않았기 때문에, 유장은 음식과 섞였다. 이것은 선진국에서 알레르기가 극적으로 증가하는 것과 관련이 있다. 과학자들은 우유의 베타카세인이 면역 반응을 유발할 수 있고, 이것이 다시 항원과 교차 반응하여 알레르기 반응을 일으킬 수 있다는 사실을 밝혀냈다. 알레르기는 신체가 건강과 생존에 위험하다고 생각하는 물질과 싸우기 위한 반응이다.

현재 수백만 명의 서구인이 우유 또는 분유, 유장을 함유한 제품으로 인한 알레르기에 시달리고 있다. 이것이 세계 대부분의 사람들이 우유를 마시지 않는 이유일 것이다. 선진국의 '알레르기 대유행'은 유아용 식품, 신선한 치즈, 즉석 수프, 다이어트 식품 등을 포함한 수많은 식품에 첨가된 '기적의 음식' 유장에 의해 발생했을 것이다. 순수 자연식품을 먹고 살지 않는 한, 우리가 먹는 식품들에는 이 우유 단백질이 넘쳐나고 있다.

우유 호르몬을 조심하라

소 성장 촉진 호르몬(BST, Bovine Somatotrophin)은 소의 우유 생산량을 20~30%까지 늘릴 수 있는 호르몬이다. 미국에서 BST는 1994년 식품의약국(FDA)에 의해 허가되었다. 농부들에게 논란의 여지가 많은 호르몬을 사용할 수 있는 법적 허가를 내준 것이었다. 이 허가에는 이전까지 미국에 없던 새로운 라벨 정책이 수반되었다. 전통적인 낙농업자들은 우유에 '호르몬 무사용'이라고 표기하는 것이 금지된 반면, 이 호르몬을 사용하는 사람들은 BST를 사용한다고 표기할 필요가 없다. 통제되지 않는 호르몬 섭취는 심각한 건강 문제를 일으킬 수 있기 때문에 BST를 사용하는 농부들 사이에서는 사람들이 호르몬 사용 우유보다 천연 우유를 더 선호할 것이라는 큰 우려가 있어왔다. 그들의 압력이 앞에서 말한 법적 허가를 이끌어냈다.

호르몬을 이용한 우유 생산량 증가 면허의 부여는 이미 우유 생산량이 소비량보다 많은 시기에 이루어졌다. 대부분의 선진국들이 가격을 조작하기 위해 소의 건강과 무관하게 엄청난 양의 우유와 버터를 내다 버린다. 소는 당연히 종족 번식의 요구에 따라 일정량의 우유를 생산하도록 만들어졌다. 호르몬에 의한 우유 생산량의 인위적인 증가는 많은 양의 항생제를 투여할 필요가 있는 소의 질병을 유발한다. 그 약의 독은 우유와 유제품에 스며든다. 젖소의 젖통을 자연적인 용량 이상으로 늘릴 때 그들이 얼마나 많은 고통을 겪어야 하는지는 논쟁거리로 여겨지지도 않는다.

우유는 모두에게 해로울까?

우유는 송아지를 기르는 데 사용되는 음식이다. 다른 종의 젖은 이상적이지 않다. 정상적인 상황에서는 어린 동물들이 돌아다니면서 종이 다른 동물들에게 우유 좀 달라고 애원하는 모습을 발견하지 못할 것이다. 다른 종의 젖에 대한 부작용도 예상된다. 하지만 우유가 알레르기나 다른 질병을 일으킨다면 왜 정기적으로 우유를 소비하는 사람들은 똑같은 문제를 겪지 않는가? 한 가지 이유는 우유에서 지방을 제거하지 않기 때문이다. 우유를 변형시키지 않고 그대로 두면 천연 성분과 관련하여 완전한 균형이 잡혀 있다. 우유에서 한 가지 본질적인 부분, 즉 지방을 제거함으로써, 우유 단백질은 더 이상 완전히 소화될 수 없게 되고 따라서 신체의 면역 체계가 싸워 없애기 시작하는, 소화되지 않고 자극적인 단백질의 '잔류물'이 있을 것이다.

일단 우유가 저온 살균(섭씨 60~80도로 30~40분간 가열 - 옮긴이) 방법으로 처리되면 자연 효소가 파괴된다. 그러나 이 효소는 우유 영양소를 체세포에 공급하기 위해 필요하다. 갓 태어난 송아지들에게 저온 살균된 우유를 먹이면 6개월 안에 죽는다. 저온 살균 우유나 멸균 우유로 만든 조제분유를 먹는 아기의 작은 장내에서 일어나는 혼란을 상상할 수 있을 것이다. 앞에서 말한 바와 같이, 그런 아기들은 대개 배 앓이를 하고, 몸이 붓고 통통해지며, 점액질을 분비하고, 감기에 자주 걸리고, 안절부절못하며, 많이 운다. 가장 좋은 조언은 가능한 한 오래 모유를 먹이고, 유제품에 기초한 이유식을 완전히 피하고, 코코넛 밀크(모유와 가장 가까운 것) 같은 대체 식품과 약간의 아몬드 밀크 또는 쌀가루를 섞어 끓인 우유를 사용하고, 아기가 고형식을 먹을 준비가 되었을 때 갓 으깬 과일, 채소, 쌀을 먹이는 것이다.

저온 살균하지 않은 우유를 끓이면 이로운 점이 있는 것처럼 보인다. 끓이는 동안 우유 단백질이 아미노산으로 분해되기 시작하는데, 이는 소화 및 흡수에 좋다. 이것이 인디언들이 항상 우유를 끓여 먹는 이유 중 하나일 것이다. 그들은 또한 우유의 지방이 제거되면 부작용이 생긴다는 것을 알고 있다. 어떤 이유에서인지 우유 단백질은 달걀이나 고기 단백질과 달리 가열해도 응고되지 않는다. 게다가 많은 우유 효소들이 살아남는다. 인디언들은 우유를 보존하고 세균을 죽이기 위해 은화나 은수저를 우유에 넣는다. 은은 항균성이 강하다. 또한 그들은 점액 폐색을 피하기 위해 우유를 끓이기 전에 울금이나 마른 생강을 두세 조각 넣는다.

차가운 우유는 소화시키기가 매우 어렵다. 차가운 우유가 따뜻한 위벽에 닿으면 위의 신경 종말(神經終末)은 무감각해지고, 세포는 팽팽해지거나 수축한다. 이것은 우유 단백질을 소화하기 위해 필요한 위액의 분비를 억제한다. 차가운 우유는 알레르기 반응을 일으키는 것으로 알려진 우유 단백질들을 소화하지 못하게 하는 원인이 될 수도 있다. 효소는 식품에 작용하기 위해 특정한 온도를 요구한다. 온도가 너무 낮으면 단백질이 적절히 분해되기 어렵고, 따라서 점액 내벽 자극이 심해진다.

만약 우유가 점액 분비를 유발한다면, 그것은 우유가 당신에겐 '음식'이 아니라는 의미다. 나는 미국에서 우유 섭취로 폐색과 과민성을 보이지 않는 사람을 아직 만나지 못했다. 생우유는 저온 살균, 균질화 처리된 우유보다 잠재적으로 유해한 박테리아를 덜 함유하고 있음에도 불구하고 캘리포니아, 워싱턴, 조지아를 제외한 미국의 모든 지역에서 생우유를 판매하는 것은 불법이다. 저온 살균, 균질화 처리된 우유는 그 자체로 식품으로서의 자격이 없다. 균질화 과정은 효소(잔틴 산화 효소)를 분해하는데, 이 효소는 변형된(작아진) 상태에서 혈류로 들어가 동맥벽과 반응하여 신체가 콜레스테롤 층으로 그 부위를 보호하게 만든다.

─────── 건강과 치유의 비밀

저온 살균하지 않은 생우유의 수요가 급증하고 있다. 웨스턴 프라이스 재단 대표인 샐리 팰런(Sally Fallon)에 따르면, 현재 미국 전역에서 생우유를 마시는 사람들의 수는 약 50만 명에 이르며, 그들 중 다수는 기꺼이 법을 어기고 '지하 암시장'과 다른 독특한 방법으로 우유를 구입하고 있다. 생우유는 그 나름의 위험이 따른다. 젖소들이 유기농 농장에서 자라더라도, 젖소들의 젖은 매일, 매월, 매년 끊임없이 채워지고 비워지기를 반복한다. 지속적으로 젖을 짜내는 것은 어떤 동물에게든 부자연스럽다. 그로 인한 젖 주머니의 반복적인 부상은 감염과 염증을 일으키고, 죽은 세포(고름)가 많이 생긴다. 특히 나이 든 소에서 짜낸 우유에는 수백만 단위의 고름이 발견된다. 우유가 생우유인지 저온 살균된 것인지는 중요하지 않다. 죽은 세포는 모든 우유 안에 남아 있다. 박테리아는 죽은 세포에 끌리고, 생우유는 저온 살균되지 않았기 때문에 세균 오염에 더 취약하다.

다시 말하지만, 당신이 우유에 대한 건강상의 이점을 확신하지 못한다면, 근육 검사가 좋은 단서를 줄 것이다. 아니면 우유나 치즈를 먹은 다음 날 아침에 혀의 상태를 보라. 백태가 덮여 있다면 우유를 삼가야 한다. 혀에 백태가 생겼다면 내장의 점액이 악화된 것이고, 이는 소화 기관의 혼란을 반영한다. 나의 경우, 생우유와 치즈를 많이 먹고 수년 동안 고통스러운 소아 류머티즘성 관절염, 변비, 림프 폐색, 심장병, 빈혈로 고생했고 간과 담낭에 많은 담석이 생겨났다. 그러나 동물성 식품을 끊은 직후 건강이 정상으로 돌아왔다.

모든 면에서 그렇듯이, 엄격한 채식주의자들은 일반 채식주의자나 비채식주의자들에 비해 비슷하거나 혹은 더 나은 건강을 누리고 있는 것으로 보인다. — 콜린 캠벨 박사(코넬 대학교 영양학과 교수)

아스파탐과 그 밖의 달콤한 살인 약품

아스파탐은 다이어트 콜라를 비롯한 수천 가지 '다이어트' 식품의 감미료다. 한때 대형 제약 회사의 최고 경영자였던 도널드 럼즈펠드는 레이건 행정부 시절에 이 독성 있는 식품/약품을 시장에 내놓는 데 성공했다. 그는 자신의 정치적 영향력을 이용해 아스파탐을 암뿐만 아니라 뇌종양의 원인으로 지목한 식품의약국(FDA) 독성학자의 보고서를 폐기 처분했다. 1996년 FDA는 발작, 실명, 비만, 고환암, 유방암 및 뇌종양, 성기능 장애, 사망 등 92건의 아스파탐 부작용 목록을 발표했는데, 이는 1만 건의 소비자 불만으로부터 얻은 것이다.

사람들은 기발한 광고 캠페인의 세례 속에 아스파탐과 다른 인공 감미료들이 단맛을 내기는 하지만 날씬함을 유지하도록 해주고 심지어 체중 감량에 도움을 주는 무해한 식품 첨가제인 것처럼 믿도록 만들어졌다. 그러나 감미료들은 '식욕 강화제'로 특허를 받은 것이다. 그리고 이 약들은 정말 약속한 대로 작용한다. 즉 탄수화물을 갈망하게 해서, 결국 당신을 뚱뚱하게 만든다.

이제 아스파탐 약물은 그것이 일으키는 많은 질병들 중 하나인 겸

건강과 치유의 비밀

상 적혈구 빈혈을 치료하는 특허까지 얻었다. 연구원 칼 마니온(Carl Manion)은 아스파탐을 한 번 복용하면 혈액 속의 겸상 적혈구 수치를 낮춘다는 것을 발견했다. 아스파탐은 포름산으로 대사되는데, 포름산은 세포에서 세포로 전달되어 세포를 모두 죽이고 죽은 조직의 물집을 남긴다.

아스파탐은 상승 작용을 일으키는 메탄올 독이다. 메탄올은 아스파탐 사용자들의 자손들에게 자폐증, 주의력 결핍증과 같은 심각한 선천적 결손과 주요 발달 장애를 일으키는 것으로 알려져 있다. 1950년대 이후 현대에 이르면서 유해한 예방접종 프로그램과 함께 아스파탐, MSG, 불소 화합물이 젊은 세대들에게 밀려들면서 고교 졸업생의 평균 지능지수(IQ)는 10%나 떨어졌다.

값비싼 단맛

아스파탐, 수크랄로스와 사카린은 가장 일반적인 인공 감미료로, 체중을 걱정하는 사람들 사이에서 큰 인기를 얻었다. 사람들은 자신에게 좋은 일을 하고 있다는 믿음에서, 단맛에 대한 욕구를 채우면서도 자신을 뚱뚱하게 만들지 않는 '이상적인' 단것을 발견했다는 사실에 감격한다. 그러나 인공 감미료는 뇌 손상과 다른 신경 계통의 문제를 일으키는 건강상의 주요 위험 요소라는 증거가 계속해서 나오고 있다.

인공 감미료 사용은 영국에서만 1988~1993년까지 5년 동안 총 61만 5000톤에서 180만 1000톤으로 급증했고, 아스파탐은 370%, 사카린은 250% 증가했다. 미국의 상황은 훨씬 더 심각하다. 인공 감미료 사용이 급증한 것은 단맛을 내는 효능과 관련하여 매우 중요하다. 사카린은 일반 설탕보다 400배 이상 달고, 아스파탐은 200배, 스플렌다는 둘 사이에 끼여 있다. 최근에 승인된 감미료인 네오탐은 초강도의 단맛을 가지고 있어 '슈퍼 아스파탐'으로 불린다.

영국 정부에 의해 독성이 없고 안전하다고 여겨지던 사카린과 아스파탐은 모두 인간의 먹이사슬 속으로 들어갔다. 두 감미료는 음료뿐만 아니라 어린이 젤리, 막대사탕, 캔디, 푸딩 그리고 통조림 파스타에서도 발견된다. 다양한 제품명으로 판매되는 아스파탐은 미국 내 1만 4000여 개의 식품에 들어 있고, 영국 등 유럽 국가에서는 수백 개의 제품으로 나와 있다. 이 제품들에는 과일 주스, 다이어트 음료, 차나 커피의 설탕 대용품, 즉석 아침 식사, 껌, 코코아 그리고 다른 인스턴트 음료, 의약품, 식품 보충제 그리고 요구르트까지 포함된다.

영국 정부는 명확한 경고 문구(그렇게 안전하다면 왜 사람들에게 경고할까?)를 요구했지만, 소수의 제조업체만 그들의 상품 라벨을 '지저분하게' 하고 소비자들을 혼란스럽게 할 것이라고 주장하며 이에 응했다. 그러나 식품에 아스파탐이나 사카린이 들어 있는지를 아는 것보다 모르는 것이 소비자에게 더 혼란스럽다.

영국 BBC 방송이 한 프로그램에서 실시한 조사에 따르면, 국민의 40%가 식품은 말할 것도 없고 과일 주스와 음료에서 인공 감미료를 발견하지 못할 것으로 예상한다고 한다. 그러나 '무설탕'이라는 라벨을 붙인 제품일지라도 인공 감미료가 들어 있지 않은 음료는 거의 없다. 가장 인기 있는 브랜드는 그것들이 천연 제품이라는 인상을 주지만, 사실은 합성 감미료를 포함하고 있다. 유럽연합은 생산자들에게 이런 음료에 '감미료 포함'이라는 라벨을 붙이도록 촉구했지만, 조사에 따르면 소비자 중 최대한 50%가 더 이상 그런 제품을 사지 않을 것이라고 한다.

제품명 스플렌다(Splenda®)의 성분인 수크랄로스라는 감미료도 마찬가지다. 사람들을 현혹하는 단맛을 가진 이 성분은 식품 산업의 또 다른 프랑켄슈타인 같은 식품 첨가물이다. 이것은 설탕 분자를 염소 처리하여 생산된다. 염소 처리된 분자는 체지방에 축적되었다가 여러 해 뒤에 다시 나타날 수 있다. 스플렌다는 합성 물질이며 DDT처럼 염소 성분을 가지고 있어 자가면역 질환(사실은 이런 독을 공격하고 중화시키는 신체의 자연스러운 반응)을 일으킬 수 있다. 수크랄로스나 스플렌다는 안전하지 않다. 최초의 연구에서 스플렌다는 많은 건강상의 문제를 일으킨다는 것이 밝혀진 바 있다.

스플렌다에 쓰이는 수크랄로스는 유럽 국가에서 아직 사용 승인을 받지 못했다. 수크랄로스에 관한 인체 연구는 거의 발표되지 않았다. 감미료를 사용하는 당뇨병 환자를 상대로 한 작은 연구는 장기간 혈당 수치를 나타내는 표시자인 당화 혈색소(HgbA1c)이 통계적으로 유의미하게 증가했음을 보여주었다. 미국 식품의약국에 따르면, 당화 혈색소의 증가는 당뇨병에 대한 통제를 감소시킨다.

동물에 대한 연구는 수크랄로스가 쥐나 토끼에게 다음과 같은 문제들을 일으킬 수 있다는 것을 보여주었다.

- 가슴샘 축소(최대 40% 수축)

- 간과 신장 확장
- 비장과 가슴샘의 림프절 위축
- 맹장 무게 증가
- 성장률 감소
- 적혈구 수 감소
- 골반 비대증
- 임신 기간 연장
- 임신 중절
- 태아 체중 및 태반 중량 감소
- 설사

　많은 유럽 국가들이 충분한 이유로 인공 감미료 사용을 중단했다. 동물 실험을 통해 사카린이 방광암을 유발할 수 있다는 사실이 밝혀졌다. 그리고 유럽 라마치니 재단이 실시한 아스파탐에 대한 최근 연구는 다이어트 탄산음료에서 섭취하는 수준의 양으로 아스파탐을 섭취할 경우 모든 종류의 암(림프종, 백혈병, 유방암)이 용량 의존적인 증가를 일으킨다는 것을 보여준다. 이 연구는 세계에서 가장 널리 읽히는 환경과학지인 《환경 보건 전망 저널(*Environmental Health Perspectives*)》에 게재되었다. 이 연구는 동물에서 아스파탐의 암 유발 효과를 기록한 라마치니 재단의 이전 연구 결과를 재확인시켜준다.

　유럽 식품위원회는 특히 어린이들의 감미료 과다 섭취에 대해 우려하고 있다. 1990년대 중반 영국 정부는 체중 1kg당 2.5mg의 사카린이 하루 섭취 허용량(안전)이라고 발표했다. 오늘날 평균적인 사람은 하루에 약 14mg/kg의 사카린을 소비한다. 당뇨병 환자들조차 그 정도의 사카린을 섭취한다. 모든 사람이 사카린을 사용하거나 그것이 함유된 음식을 먹는 것은 아니어서, 많은 사람들이 하루에 20mg/kg 이상을 소비한다고 볼 수 있다. 많은 어린이들과 성인들이 반복적인 감미료 섭취를 통해 다양한 음식과 음료의 단맛을 '기대'하는데, 이것은 그들 대부분이 타고난 것이 아니다. 이것들은 자연적인 맛을 가리는데, '달콤한' 함정에 빠진 것에 대해 지불해야 할 대가가 있다.

요즘 인공 감미료에 들어 있는 성분들을 확인해보라. 예를 들어 뉴트라스위트(NutraSweet®)는 포름알데히드, L-페닐알라닌, 아세트알데히드, 벤즈알데히드, 메탄, 디메톡스, 프로파논, 에테인, 프로판, 벤젠, 파라포름알데히드, L-아스파틴산 등의 치명적인 화학 물질을 함유하고 있다. 이런 화학 물질을 몰라도 된다. 다음에 네오탐이나 아스파탐 혹은 수크랄로스가 함유된 식품을 먹거나 마실 때는 자연에서 얻은 것이 전혀 없다는 사실을 기억하라. 이 화학 물질들 중 어떤 것도 사람이 섭취하기에는 적합하지 않다. 포름알데히드만 해도 강력한 암 유발 물질이다.

정치와 윤리

다행히도 이들 유해 제품의 추가 피해를 막으려는 운동이 커지고 있다. 2004년 4월 6일, 설탕 대용품으로 인공 감미료 아스파탐을 생산하거나 사용하는 12개 회사를 상대로 세 개의 개별적인 소송이 캘리포니아 법원에 제기되었다. 이 소송들은 식품 회사들이 그 안에 들어 있는 감미료인 아스파탐이 신경 독소라는 것을 알면서도 다이어트 콜라, 무설탕 껌, 플린스톤즈 비타민, 요구르트, 어린이용 아스피린과 같은 제품들을 대중에게 판매함으로써 사기 및 보증 위반을 저질렀다고 주장한다.

아스파탐은 첨가물로 가장한 약물이다. 이것은 다른 약물과 상호작용하고, MSG와 함께 시너지 및 추가 효과를 보여주는 화학적 초민감 유도제다. 1970년으로 거슬러 올라가면 아스파탐의 40%를 차지하는 아스파르트산에 대한 연구는 그것이 쥐의 뇌에 병변을 일으킨다는 것을 보여주었다. 또한 아스파탐에 의해 유발된 세로토닌 고갈이 과잉 행동과 정신 질환으로 이어지는 것으로 나타났다.

아스파탐을 섭취하면 두통, 기억 상실, 비만, 고환과 유방 및 뇌의 종양, 발작, 시력 상실, 혼수상태, 암을 유발할 수 있다. 또한 섬유근육통, 다발성 경화증, 루푸스, 주의력 결핍 장애, 당뇨병, 알츠하이머, 만성 피로, 우울증과 같은 질병과 질환의 증상을 악화시키거나 유사한 증상을 일으킨다.

오늘날 아스파탐은 5000개가 넘는 음식, 음료수, 약에서 발견된다.

감미료가 당신을 살찌게 하는 이유

8만 명의 여성을 대상으로 한 미국의 주요 통제 연구는 정기적으로 인공 감미료를 사용하는 사람들이 사용하지 않는 사람들보다 매년 더 많은 체중 증가를 경험했다는 것을 보여주었다. 더 놀라운 것은 감미료가 널리 사용되면서 일반 설탕과 설탕이 들어간 음식의 소비도 늘어났다는 사실이다. 즉 인공 감미료를 많이 섭취할수록 음식 욕구가 강해져 '식욕 강화제'로서의 특허가 입증되는 것이다.

이 식품 독이 우리를 뚱뚱하게 만들고 있다는 꼼짝 못할 증거가 있다. 퍼듀 대학교에서 실시된 연구는 인공 감미료를 먹인 실험 대상자들이 그 이후에 일반 설탕을 먹인 그룹보다 세 배의 칼로리를 소비했다는 것을 보여준다. 연구에 따르면, 많은 양의 설탕은 어느 누구에게도 좋지 않지만, 인공 감미료보다는 설탕을 먹는 것이 살이 덜 찐다고 한다.

대부분의 주류 의사들은 비만 환자들에게 체중 감량을 위해 다이어트 탄산음료, 저칼로리 설탕 등을 섭취하라고 권고하는데, 그들의 충고는 환자들이 열량을 갈망하게 하고 건강에 좋지 않은 탄수화물을 폭식하게 만든다. 다이어트 식품과 음료가 큰 인기를 끌면서 비만 전염병이 들불처럼 번지고 있다. 다음과 같은 설명이 이 미스터리의 실마리를 제공한다.

신체는 마치 온도 조절 장치처럼 특정한 식사에서 얻는 에너지(또는 칼로리)의 양을 조절하는 메커니즘을 가지고 있다. 당신의 몸이 섭취한 음식에서 충분한 에너지를 공급받았을 때 입, 위, 장, 간은 모든 에너지 요건이 충족되었다는 메시지를 뇌에 보낸다. 그러면 신경계는 더 많은 음식에 대한 욕구를 멈추게 하는 호르몬을 분비한다. 포화 상태가 아니라면 당신은 계속 먹고 싶어 할 것이고 만족감을 느끼지 못할 것이므로 이와 같은 포화 상태의 설정은 삶의 만족도를 위해 필수적이다. 예를 들어 특정한 식사 동안 에너지가 매우 적거나 최소한의 에너지 요구 조건을 충족시킬 만큼 충분한 칼로리가 없는 음식을 먹는다면, 몸은 다음 식사 때 더 많은 음식을 먹도록 당신을 유혹할 것이다. 몸은 이와 같은 방식으로 앞의 식사에서 채우지 못한 에너지 손실을 보충한다. 소화력이 낮거나 당신이 먹는 음식에서 충분한 에너지를 얻지 못하는 경우에도 같은 일이 발생한다.

반면에 지금 이 순간 당신의 몸이 필요로 하는 것보다 칼로리 함량이 더 많은 식사를 한다면, 몸은 당신에게 다음 식사 때 에너지를 덜 섭취하라는 신호를 보낼 것이다. 몸은 당신의 개인적인 '설정치' 또는 에너지 분배 지점을 가능한 한 균형 있고 정상으로 유지하기 위해 노력할 것이다. 스스로 충분히 먹을 수 있는 기회를 박탈하고 몸의 에너지 요구를 충족시키지 못할 때마다, 당신은 다음 날 혹은 그다음 날 더 많은 음식을 찾게 될 것이다. 그것은 만성적인 과식으로 이어져 많은 저에너지 음식을 장관(腸管)에 담는다. 몸은 저에너지 식품을 제대로 소화 및 흡수할 수 없어 지방과 노폐물로 바꾸고, 그것이 당신의 림프계, 소화 기관, 순환계를 막는다.

바로 이때 몸이 '기근' 신호를 보내는 것이다. 당신은 즉각적인 에너지를 느낄 수 있는 음식, 특히 설탕, 초콜릿, 달콤한 음료, 커피 등과 같은 정제된 탄수화물을 갈망하기 시작한다. 하지만 그것들은 '빈' 에너지만을 함유하고 있으며, 혈당 수치를 잠시 올릴 뿐이다. 조금 뒤엔 혈당 수치가 정상 이하로 떨어져 우울증, 무기력증, 탈진의 원인이 될 수 있다.

만약 당신이 과체중이고 하루에 섭취하는 칼로리를 제한함으로써 체중을 줄일 수 있다고 믿는다면, 당신은 크게 실망할 것이다. 당신의 몸은 며칠 내로 에너지가 고갈되어 음식을 먹고 싶어 할 것이고, 따라서 식욕이나 갈망이 증가하게 된다. 그런데도 충분히 먹지 않으면 나중에는 우울증에 빠져 게걸스럽게 폭식할 수도 있다. 당신의 몸은 주기적인 기근이 진행된다고 생각하여 다음 식사까지 버틸 수 있도록 음식 일부를 지방 퇴적물로 바꾸려고 한다. 각각의 '자발적 기근' 또는 '체중 감량' 식단이 끝나면, 당신의 몸은 그전보다 더 빨리 살이 붙을 것이다. 이것이 바로 요요 현상이다.

정상적인 상황에서, 신체는 칼로리를 열로 변환하고 그 후에 열은 간단히 증발한다. 순환이 잘되는 갈색 지방 조직은 대동맥 근처와 팔뚝에 위치하며 에너지의 주요 원천이다. 새로운 연구는 일부 비만인 사람들에게서 이 메커니즘이 교란될 수 있고 최상의 식이요법도 소용없으리라는 것을 암시한다. 잦은 다이어트를 통해 신체의 소화 기관을 남용하는 것이 이 문제의 주원인일 수 있다.

인공 감미료는 저에너지 식품이고 비생리적이기 때문에 신체는 앞서 설명한 방법으로 이것을 처리한다. 신체는 잠재 에너지의 완전한 부재를 인식하고 '에너지 부족' 신호를 보낸다. 그것은 결과적으로 더 많은 음식에 대한 욕구를 자극한다. 이 원칙은 식품 산업에서나 동물 사료에서나 잘 알려져 있고 보편적으로 적용되는 관행이다. 동물 사료에는 고농축 사카린이 함유되어 있어 동물들의 식욕을 자극하여 더 자주 먹고 더 빨리 지방이 자란다. 똑같은 메커니즘이 어린이를 포함한 인체에 적용된다. 2007년 캐나다 앨버타 대학교의 보고서에 따르면, 칼로리가 충분한 음식 대신 다이어트 음식을 먹는 어린이들이 성장한 뒤 과식과 비만으로 이어질 수 있다고 한다. 수석 연구원인 데이비드 피어스(David Pierce) 교수는 "우리가 배운 것처럼, 어린이들이 저칼로리 과자나 식사보다는 일상 활동을 하기에 충분한 양의 칼로리를 갖고 있으며 건강하고 균형 잡힌 식사를 하는 것이 더 좋다"고 말했다.

신체 속이기

아스파탐, 수크랄로스, 사카린과 다른 감미료들은 인간과 동물 모두에게 '달콤한' 음식의 범주에 속한다. 자연식품의 단맛은 당분에 의해 생긴다. 당분은 위벽을 곧장 통과해 움직이므로 3~5분이면 혈류에 나타날 것이다. 하지만 너무 적거나 너무 많은 당분은 모두 위험할 수 있기 때문에 신체는 혈당 수치를 조절해야 한다. 신체는 간단한 반사 메커니즘을 통해 자동으로 혈당 수치를 조절한다. 당분이 미뢰에 닿아 혀가 단맛을 느끼면 인슐린을 분비하라는 지시가 췌장에 내려지는데, 이는 당분을 세포가 이용할 수 있도록 하기 위해 필요한 것이다. 인공 감미료를 먹으면 몸은 인슐린을 분비해 자연스럽게 단맛에 반응한다. 하지만 몸은 기대했던 당분을 혈류에 받는 것이 아니라 단백질 화합물을 공급받는다. 췌장은 이미 정상적인 절차에 따라 예상된 양의 인슐린을 분비했고, 인슐린은 당분을 찾아 혈류를 떠돈다. 하지만 거기서 당분을 찾을 수 없는 인슐린은 대신 혈류 속의 당분 일부를 제거한다. 이것은 효과적으로 혈당 수치를 낮춘다. 그러나 이러한 상황은 생명을 위태롭게 할 수 있기 때문에, 당신의 몸은 갑작스럽고 강한 '욕구'가

건강과 치유의 비밀

되는 '배고픔' 신호를 빠르게 보낸다. 인공 감미료가 들어간 음식은 혈당 증가에 대한 수요를 충족시킬 수 없으므로, 당신은 설탕이 든 음식을 찾기 시작한다.

당신은 일반 설탕에 함유된 칼로리를 절약하는 대신, 더 달콤한 음식에 대한 욕구와 필요를 인위적으로 높인 것이다. (칼로리 없는) 인공 감미료가 함유된 음식을 더 많이 섭취하는 것으로 이 욕구를 충족시키려 한다면, 먹고 싶은 충동이 전보다 더 강해져서 과식하게 될 것이다. 연구원들은 모든 혈액 검사에서 정상치인 경우에도 음료수에 들어 있는 인공 감미료를 섭취한 후 더 많은 음식을 먹고 싶은 충동이 90분까지 지속될 수 있다는 점을 발견했다.

인체에 인공 감미료를 지속적으로 공급하면 더욱 심각한 상황이 벌어진다. 감미료가 단맛을 느끼는 미뢰를 반복적으로 자극하여 뇌는 계속해서 먹고 싶은 충동을 유지한다. 동시에 간은 뇌로부터 당분을 방출하기보다 저장하라는 지시를 받아 만성 피로를 일으킨다. 진짜 당분이 혈류로 들어오는 것으로 잘못 가정했던 췌장은 결국 속았다는 것을 깨닫고 인슐린의 분비를 감소시킨다. 누군가는 이것이 문제를 해결한다고 생각할지 모르지만 몸은 우울증으로 반응한다.

비만, 우울증, 뇌 손상을 일으키는 감미료

짧은 시간 동안 기분을 좋게 하는 것으로 알려진 당분은 인슐린의 도움으로 뇌의 세로토닌 분비를 증가시킨다. 세로토닌은 행복의 신경 전달 물질이다. 인슐린 분비가 일어나지 않으면 행복은 낮은 상태를 유지한다. 이 상황에서 벗어나는 유일한 방법은 인슐린을 다시 분비할 수 있도록 당분을 섭취하는 것이다.

칼로리를 적게 섭취할수록 체중이 줄어든다고 믿을 수도 있다. 그러나 식품 제조업자들은 당신이 인공 감미료가 포함된 음식료를 더 많이 소비할수록, 자신들의 설탕 함유 식품과 음료 또한 더 많이 원할 것이라는 사실을 알고 있다. 다이어트 식품과 다이어트 음료는 설탕 소비와 비만의 엄청난 증가뿐만 아니라 우울증의 대유행을 불러왔다. 나는 몇 년간 수많은 우울증 환자들을 보아왔는데, 그중 상당수가 정기적으로 인공 감미료를 사용했다. 그들은 다이어트 식품과 '저칼로리' 제품을 멀리함으로써 정상적인 기분으로 돌아왔고 과도한 체중도 줄일 수 있었다.

감미료는 비만과 우울증을 유발하는 것 외에도 불면증, 두통, 현기증, 기억력 상실, 메스꺼움, 월경 전 증후군, 공황 발작, 간질 발작, 심지어 유방암으로 이어지는 유방선의 과잉 자극까지 연관되어 있다. 특히 아스파탐은 중추신경계에 광범위한 손상을 일으킬 수 있다. 장내에 들어간 아스파탐은 흥분성이 강한 신경 전달 물질 아미노산, 아스파르트산과 페닐알라닌, 메틸알코올과 포름알데히드로 변환된다.

메틸알코올은 인공 감미료를 섭취함으로써 생기는 가장 위험한 물질 중 하나다. 이것은 혈류로 직접 들어가 뇌 장벽을 통해 중추신경계로 이동하여 신경 전달 물질에 영향을 미치고 뇌 기능을 변화시키며 뇌 손상을 일으킬 수 있다. 메틸알코올은 실명을 유발할 수 있고, 포름알데히드는 암을 유발할 수 있다.

아스파탐은 미국 식품의약국에 보고된 식품에 대한 전체 부작용의 75% 이상을 차지한다. 수백 명의 항공기 조종사들은 감미료를 섭취한 뒤에 기억 상실과 혼란, 두통, 발작, 시각 장애, 위장 장애 등의 증상이 나타났다고 보고했다. 임신부가 체중 증가를 피하기 위해 다이어트 음료를 다량 섭취할 경우, 태반에 메틸알코올이 축적되어 태아의 정신적 지체를 일으킬 수 있다. 또한 태아는 감미료와 관련된 위장관 질환과 설사 때문에 '모성 영양실조'의 위험에 처할 수도 있다.

아스파탐 외에 다른 감미료들도 비슷한 양상을 보인다. 청량음료에 더하여, 그것들은 고환 손상과 신체의 다른 주요 부위의 질환과도 연관되어 있다. '쾌락을 증가'시키는 화학 물질을 이용하여 어린이의 뇌를 자극하는 것이 어떤 경우에는, 나중에 강한 마약이나 많은 양의 알코올 같은 더 강한 중독성 물질을 찾도록 그들의 감각을 프로그래밍할 것이다. 최근에 새로 나온 감미료인 아세설팜 K도 발암성, 즉 암을 유발할 수 있다고 1996년 《영국 의학 저널》에 발표된 보고서에서 밝혔다. 심각한 건강 문제를 피하려면 천연 원료에서 나오는 음식료를 고집하는 것이 가장 좋다.

타가토스라고 불리는 설탕은 '라이트', '저칼로리', '무설탕', '저지방', '저염분' 등의 명칭이 표시된 제품에 들어 있는 차세대 감미료 중 하나다. 고요산 혈증(高尿酸血症)은 타가토스를 섭취함으로써 나타나는, 건강에 좋지 않고 받아들일 수 없는 결과다. 일부 연구자들은 고요산 혈증이 허혈성 심장 질환의 위험 요인이며, 지질 이상, 고혈압, 뇌졸중, 임신중독증과 관련 있다고 보고 있다. 이것은 당뇨병과 관련하여 특히 위험한데, 고요산 혈증이 췌장에 해를 끼칠 뿐만 아니라 신체의 다른 장기와 기관에도 큰 해를 끼칠 수 있기 때문이다. 혈액 속에 요산이 너무 많으면 관절에 통증이 있는 통풍이 생기기 쉽다. 자신과 가족을 전 세계적인 속임수의 끔찍한 결과로부터 보호하고 당신이 먹는 음식으로부터 이익을 얻고 싶다면 과일, 채소, 곡물, 견과류, 씨앗 그리고 콩류에서 시작하라. 그리고 자연 재료를 이용하여 스스로 음식을 준비해야 함을 명심하라.

다이어트 식품 – 과체중 부스터

'완벽한' 다이어트

과거의 식이요법은 1kg의 체지방이 7000kcal를 함유하고 있기 때문에 매일 1000kcal를 적게 섭취하면 일주일에 1kg의 체지방을 덜어낸다는 단순한 수학적 개념을 바탕으로 했다. 이 방정식이 논리적이고 설득력 있게 들렸기 때문에, 많은 사람들이 하루 칼로리 섭취량을 조절함으로써 체중을 줄이려고 노력했다. 그러나 이 이론은 틀렸다. 칼로리 섭취량을 줄이면 줄일수록 체중 증가 속도가 빨라진다.

많이 사용되는 체중 감량법들과 식단 계획의 결과를 분석하면 다음과 같은 사실을 알 수 있다. 다이어트를 하는 사람들은 다이어트를 끝내기 전에 포기한다. 계속하는 사람들 중 일부만 체중을 감량하고, 대부분은 원래의 체중으로 되돌아간다. 체중 감량 시장의 최대 열풍은 '다이어트용(라이트)' 식품 소비와 관련된 것이다. 이름에서 알 수 있듯이, 이런 신제품은 당신을 더 가볍게 만들어줄 것을 약속한다. 그 제품들에는 살찌는 물질이 들어 있지 않으므로 당신이 원하는 만큼 먹어도 살찌지 않을 것이다. 이런 것들이 있다면 당신은 더 이상 자신을 제한하거나 식욕을 억제할 필요가 없고, 동시에 날씬해진다.

이러한 이유 또는 그와 유사한 이유로 '다이어트 식품'은 선진국에서 큰 인기를 얻었다. 그리고 식품 제조업자들은 칼로리가 적은 음식을 생산하라는 영양학자들의 요구를 들어주었다. 소비자들은 이 새로운 식품이 무지방에 설탕이 없고 대신 지방 대용품, 물, 인공 감미료를 함유하고 있다는 사실에 안도감을 느낀다. 이것은 엄청난 양의 칼로리를 절약한다. 그리고 음식에 인공적인 맛을 더하고 다른 형태의 화학 조작으로 혀의 미뢰는 그것이 진짜라고 믿는다. 인간은 마침내 인간에게 이상적인 음식을 만드는 데 성공한 듯싶다. 적어도 대다수 소비자들이 믿기 시작한 것은 바로 이것이다.

하지만 저지방이나 무지방 음식이 건강하다는 이론은 거짓말이라는 것이 밝혀졌다. 《미국 의학협회 저널》이 2006년 2월 발표한, 여성 4만 8835명을 대상으로 8년간 실시한 연구에서 참가자들은 저지방 식단에서 측정 가능한 체중 감량에 실패한 것으로 밝혀졌다. 반대로, 그들 대부분은 저지방 요법을 따르더라도 심혈관 질환에 걸릴 위험이 훨씬 더 큰 과체중을 유지했다. 게다가 연구는 저지방 식단이 암과 심장 질환에 걸릴 위험을 피하는 것과 관련하여 건강상의 이득이 전혀 없다는 것을 보여주었다. 미국 납세자들이 4억 1500만 달러를 지불하게 만든

이 연구는 얻은 것 하나 없이 낭비된 것으로 보인다. 대중 매체, 의료 산업 및 식품 제조업자들은 이 중요한 발견에 별로 주목하지 않았다. 한편 저지방 편집증은 계속 고조되고 있다.

'저지방'과 그 '놀라운' 효과

지금까지 식품 기술의 가장 위대한 '성과' 중 하나로 알려졌던 '저지방 버터'를 예로 들어보자. 이 첨단 기술 제품에는 버터의 지방 함량이 최소한 절반은 물로 대체된다. 버터 맛이 나고, 버터처럼 퍼지고, 입 안에서 버터처럼 녹아내리지만, 실제로는 대부분 물이다. 물을 버터로 바꾸려면 물과 지방을 섞을 수 있는 유화제인 젤라틴 등과 섞은 다음 인공 색소, 아로마, 방부제를 넣어야 한다. 그러나 일반인이 라벨에서 제품이 이런 방식으로 조작되었는지 여부를 감지하기란 어렵다. 하지만 알아낼 방법이 있다. 프라이팬에 저지방 버터나 저지방 마가린을 넣은 뒤 무슨 일이 벌어지는지 보라. 인공 지방은 빠르게 분해되어 진짜 모습인 물로 변한다.

'올레스트라(Olestra)'는 콜레스테롤 제로의 지방 공백을 메우기 위해 미국 시장에서 판매 허가를 받은 지방 대체물이다. 이 지방 대체물은 일반 지방의 성질을 흉내 내는데, '입 안의 느낌'과 맛이 비슷하다. 무지방 감자칩, 다이어트용 과자, 콜레스테롤을 낮추는 토르티야는 이제 지방이 많은 미국 식단에서 주요 식품이 될 수 있다. 이런 '불량 식품'을 모두 먹으면서도 뚱뚱해지거나 심장병의 위험을 높이지 않는다면 그야말로 멋진 일 아닌가? 다만 이 비생리적인 음식의 유일한 문제는 부작용이다.

이 가짜 지방은 항문실금과 설사를 일으킬 수 있다. 또 플라스틱처럼 소화가 잘 안 되는데, 이는 그것이 완전히 변하지 않은 채로 나온다는 것을 의미한다. 제조업체들은 이 제품의 인기가 떨어지는 것을 막기 위해 대장의 지방 제거를 늦추는 혼합물인 '항항문실금제'를 첨가했다.

이 제품들의 더 심각한 부작용 가운데 하나는 그것들이 장내를 통과할 때 몸속의 지용성 비타민 A, D, E, K까지 제거한다는 것이다. 이러한 이유로, 미국의 식품 제조업체들은 과즙이 함유된 제품에 이 비타민들을 강화해야 한다. 이것은 이러한 식품들이 인간의 소비에 안전하다는 잘못된 인상을 준다. 그러나 통제되지 않은 비타민 K 섭취는 혈우병 환자의 생명을 위태롭게 할 수 있고, 임신부는 비타민 A를 너무 많이 섭취함으로써 아기의 생명을 위태롭게 할 수 있다. 올레스트라는 몸에서 비타민을 제거하는 것(그리고 몸을 혼란스럽게 하는 것) 외에도 암, 심장병, 뇌졸중을 예방하는 카로티노이드의 흡수도 감소시킨다. 가짜 지방은 동물도 속일 수 없다. 지방 대체물인 올레스트라를 20개월 동안 개에게 먹인 결과, 몸무게가 줄기는커녕 오히려 늘었다.

올레스트라는 음(陰)의 영양가를 가진 최초의 식품 첨가물이다. 이 '플라스틱' 식품이 수십 년 동안 우리의 먹이사슬에 남아 있다면 얼마나 많은 피해를 입힐지 상상하기 어렵고, 설상가상으로 올레스트라 사용에 의한 건강상의 손상을 추적하기란 극히 어려울 것이다. 올레스트라나 이와 유사한 식품의 부작용에 대해 더 이상의 연구가 이어질 가능성은 매우 낮다. 따라서 자신과 가족의 건강을 책임지는 것은 우리 각자의 몫이다. 우리가 그런 합성 음식의 구매를 멈춘다면, 그것들은 등장하자마자 시장에서 사라질 것이다.

알리(Alli)라는 이름으로 판매되고 미국 식품의약국이 승인한 최신 다이어트 약품 올리스타트(Orlistat)를 조심하라. 이 새로운 약은 지방 감소에 전혀 영향을 미치지 않는 오래된 처방약 제니칼(Xenical)의 저용량 버전이다. 알리는 이런 유형에서 처방전 없이 살 수 있는 첫 번째 약으로 불티나게 팔리고 있다. 하지만 진짜 핫케이크를 즐기는 대신 기름 냄새가 나는 가스, 무른 변, 복통 등 불쾌하고 당혹스러운 부작용을 경험할 수도 있다. 이 약의 공식 웹사이트(MyAlli.com)는 약을 복용했을 때 "어두운 색 바지를 입고, 갈아입을 옷을 갖고 출근하는 것이 현명한 생각"이라고 밝히고 있다.

글락소스미스클라인은 다이어트 프로그램을 통해 체중을 줄이기로 결심한 7000만 명의 미국인을 감안할 때 연간 500만~600만 명의 미국인이 이 약을 살 것이라고 예측했다. 이 약은 섭취한 지방의 약 25%의 흡수를 막는다. 그러면 하루에 3000kcal의 식단에서 약 225kcal가 제거될 것이다. 대신 기름기 많은 무른 변과 가스를 얻을 것이다.

체중 감량 산업에 의해 광고되고 판매되는 모든 다이어트 제품의 총 매출은 체중 문제에 대한 해결책을 필사적으로 찾는 소비자들로부터 연간 580억 달러를 벌어들인다. 올리스타트는 체중을 줄이기 위해 식이 지방의 흡수를 차단하도록 설계되었다. 이것은 중요한 지용성 비타민 A, D, E, K와 베타카로틴의 흡수를 방해하기 때문에 사용자들은 매일 종합 비타민을 섭취해야 한다. 알리의 공식 웹사이트는 올리스타트만으로는 체중 감량을 달성할 수 없다는 점을 인정하면서 균형 잡힌 식단과 규칙적인 운동의 중요성을 강조하는데, 이것이야말로 효과가 없는 모든 체중 감량 제품에서 발견되는 전형적인 부인이다.

비만을 유발하고 에너지를 줄이는 고단백 식품과 저칼로리 식품

앳킨스 다이어트를 좋아하는 사람들에게는 그리 좋은 소식이 아니다. 40~59세의 남녀 4000명 이상이 참여한 4개국의 연구 결과는 앳킨스 다이어트를 추종하는 사회에 놀라운 결론을 내렸다. 즉 지구상에서 가장 마른 사람들이 가장 많은 탄수화물을 먹는다는 것이다.

노스웨스턴 대학교의 린다 반 혼(Linda Van Horn) 연구팀장은 로이터 통신이 보도한 기자회견에서 "고탄수화물, 고식물성 단백질 식단은 예외 없이 낮은 체중과 관련이 있으며, 고단백질 식단은 체중이 더 많이 나가는 것과 관련이 있었다"고 말했다.

물론 이것은 여러분이 좋아하는 도넛, 감자튀김, 파스타 그리고 흰빵이 여러분을 날씬하게 만든다는 것을 의미하지는 않는다. 이러한 정제된 탄수화물은 우리 몸이 1차 에너지원으로 필요로 하는 복합당을 제공하지 않는다. 곡물, 과일, 채소, 견과류, 씨앗, 콩에서 발견되는 복합 탄수화물만이 신체의 에너지 요구량을 채우는 데 적합하다. 가장 주목할 만한 발견은 더 많은 동물성 단백질을 섭취할수록 몸무게가 더 무거웠다는 사실이다.

다이어트 식품이 체중을 증가시키는 이유

많은 사람들이 왜 다이어트 식품을 먹은 이후로 살이 쪘는지 궁금해한다. 아니면, 그들은 다이어트 식품이 날씬해지는 데 도움이 되지 않는 것은 아닌지 물을지도 모른다. 이 질문에 대한 답은 간단하다. 저에너지 식품은 에너지를 고갈시키고, 따라서 신진대사가 느려져 가벼운 음식조차 소화하기가 점점 더 어려워지고 체중 감량마저 힘들게 한다. 여기에 더해 다이어트 식품을 두어 번 먹고 나면 몸이 에너지를 빼앗긴다는 것을 깨닫기 시작한다. 결과적으로, 몸은 당신에게 에너지 함유 식품을 섭취하라는 긴급 메시지를 보낸다. 탄수화물은 세로토닌과 베타엔도르핀 수치를 정상으로 유지하기 때문에 먹지 않으면 짜증이 나고 안절부절못하고 기분이 언짢아진다. 당신은 그런 불편을 극복하기 위해 평상시보다 저에너지 음식을 더 많이 먹는다. 하지만 그것의 대부분은 지방과 노폐물로 변환된다. 이런 자연스러운 반응은 모두에게, 심지어 어린이들에게도 일어난다.

아이들은 타고난 본능과 더 많이 소통하고 있으며, 아직까지는 다이어트, 칼로리, 다이어트 식품에 대한 이론에 영향을 받지 않았다. 연구원들은 아이들의 식습관을 시험하면서, 어린이들이 다이어트 식품을 섭취했을 때 음식으로부터 더 적은 칼로리를 흡수하고 체중이 감소하는지 알아내고 싶어 했다. 과학자들은 다이어트 식품(저칼로리)을 포함한 식단을 가진 아이들이 실제로 식욕이 늘면서 다이어트 식품으로 인한 에너지 손실의 균형을 맞추기 위해 음식을 더 많이 먹기 시작했다는 사실을 발견하고 놀랐다.

신체는 모든 활동을 수행하기 위해 얼마나 많은 에너지가 필요한지 끊임없이 인식하고 있으며, 그 요구를 충족시키기 위해 우리가 얼마나 많이 먹어야 하는지에 대한 적절한 신호를 보낸다. 물론 요구 조건은 날마다 바뀐다. 따라서 매 끼니 얼마나 먹어야 하고, 얼마나 많은 칼로리를 소모해야 지방이 축적되지 않는지에 대한 이론적 체계는 무용지물에 가깝다. 그러한 이론은 신체의 자연적이고 독특하게 프로그램된 체중 조절 메커니즘을 강하게 방해한다. 너무 많이 먹거나 잘못된 음식을 먹는 것에 대한 불안은 소화 기능을 정지시킬 수도 있는데, 이는 당신이 섭취한 음식의 많은 부분을 소화되지 않은 유독성 노폐물로 바꾸고 있다는 것을 의미한다. 그것은 시스템을 더 막히게 하고 몸에 무게를 더한다.

신체는 언제 만족할 만한 수준에 이르렀는지 항상 알고 있다. 이것은 한 무리의 아이들에게 6일 동안 연속해서 그들이 원하는 만큼, 그리고 원하는 것은 무엇이든 먹을 수 있게 한 또 다른 실험에서 확인되었다. 아이들에게는 사탕, 케이크 그리고 '건강하지 못한' 다른 음식들도 허용되었다. 부모들은 어떤 식으로든 아이들에게 영향을 주는 것이 허용되지 않았다.

연구원들은 24시간씩 6일 동안, 각각의 아이들이 식사 때마다 무엇을 얼마나 먹었는지 세심하게 기록했다. 어떤 아이들은 끼니에 따라 아주 조금만 먹는 경우도 있었지만 다음 번 식사에서는 양을 크게 늘렸다. 아이들의 칼로리 섭취량은 식사 때마다 크게 변동했으나 하루 종일 계산했을 때의 칼로리 섭취량은 그대로였다.

'노폐물 체중' 증가

　많은 연구들이 다이어트 식품은 식욕과 과식을 조장하고 체중을 줄이지 않는다는 것을 보여준다. 음식에 포함된 효소 에너지가 많을수록 우리는 더 빨리 만족감을 느낀다. 그러나 다이어트 식품만 에너지가 고갈되고 불만족스러운 것은 아니다. 정제되고 가공되고 화학 처리된 식품에는 신체가 음식 소화를 돕기 위해 필요한 에너지의 일종인 프라나(힌두 철학에서 모든 생명체를 존재하게 하는 힘 - 옮긴이), 즉 생명 에너지가 들어 있지 않다.

　고도로 정제된 흰 밀가루 제품에는 칼로리가 많을 수 있지만 몸은 이런 형태의 '죽은' 에너지를 사용할 수 없다. 우리의 소화 기관은 프라나를 많이 함유한 살아 있는 음식이나 다양한 주식에서 에너지를 추출하도록 프로그램되어 있다. 몸은 육류, 콘플레이크 또는 다이어트 식품과 같은 생명 없는 음식을 소화할 수 없는 음식으로 간주하여 가능한 한 빨리 '폐기'하려고 한다. 그런 음식들이 하는 일이라곤 발효되고 부패되어 내장을 폐색시키는 것뿐이다. 노폐물, 즉 체중이 늘기 시작하고 장내 '혈관'이 가득 차면 체내의 다른 부위에 노폐물을 분배하기 시작한다.

　이렇게 노폐물로 체중이 늘어나면 당신은 다이어트를 시도할 수도 있다. 그러나 다이어트를 자주 할수록 성공률은 떨어진다. 각각의 새로운 식단은 다른 종류의 신진대사를 필요로 한다. 자연적인 체중 조절 메커니즘을 지속적으로 남용하는 것은 신선하고 건강에 좋은 어떤 음식도 인체에 의해 수용되거나 이용될 수 없을 정도로 소화의 불 아그니를 감소시킨다. 이 단계에 이르면 비만인 사람들은 거의 아무것도 먹지 않는데도 살이 찌고 있다며 불평한다.

다이어트 식품 생산자들은 그것을 모두 알고 있다. 슈퍼마켓에서 다이어트 식품을 구할 수 있게 된 이후, 일반 식품 판매도 증가했다. 다이어트 식품이 식욕을 억제하고 일반 식품의 소비를 줄이는 효과가 있었다면, 다이어트 식품은 결코 식품 시장에 진출하지 못했을 것이다. 이 인공 식품들은 확실히 사람들을 더 건강하게 만들려는 목적을 가진 것이 아니다.

칼로리 목표의 낭패

오늘날 음식과 관련된 혼란 속에서 가장 실망스러운 점은 우리 세대가 인류 역사상 최초로 어떤 음식이 우리에게 좋고 나쁜지를 아는 자연적 본능을 상실했다는 것이다. 우리는 우리가 최상의 방법으로 영양을 공급받고 있다는 것을 확실히 하기 위해 전문가나 영양학자들에게 그 역할을 맡겼다. 음식은 더 이상 신의 선물이 아니라 칼로리나 열량, 비타민, 지방, 단백질과 다양한 아미노산 성분, 탄수화물, 미량 원소 등을 포함한 화학 성분의 단순한 집합으로 간주된다. 일일 권장 영양 섭취량 수치가 정말 정확하다면, 모든 사람들이 최소한 한두 가지의 비타민, 미네랄, 미량 원소 따위가 부족할 터이므로 이 세상 어느 누구도 건강할 수 없을 것이다. 한 가지 예를 들자면, 우리는 비타민 D 결핍을 피하기 위해 엄청난 양의 간과 청어를 먹어야 할 것이다. 하지만 평생 생선이나 간을 먹어본 적이 없는 사람도 그것을 규칙적으로 먹는 사람보다 비타민 D가 적지는 않다.

사실, 일일 권장 영양에 대한 공식적인 수치는 믿을 수 없고 오해를 불러일으킬 수 있다. 오스트리아 빈 대학병원의 주요 연구에서 연구원들은 공식 권장 영양 수치에 따라 환자 식단의 영양가를 계산한 다음, 실험실에서 동일한 식품들을 갖고 그것들의 진정한 영양 성분을 분석했다. 실험은 38일 동안 지속되었는데, 결과는 놀라웠다. 계산된 칼로리 수치는 화학적 분석을 통해 실제로 측정한 수치보다 3분의 1이 더 높았다. 탄수화물에 대한 차이는 44%, 단백질은 50%, 지방은 60%로 나타났다. 이 연구의 결론은 어떤 과정도 식품에 무엇이 들어 있는지 확실히 보여주지 못한다는 것이었다. 게다가 토마토, 감자, 과일, 채소 등은 계절, 준비 과정, 보관 방법에 따라 영양 성분이 다르고 기후, 토양, 지리적 조건이 달라 나라마다 성분이 다르다.

또한 통으로 먹는 식품에 함유된 소화가 잘 안 되는 섬유질에서는 칼로리 흡수가 되지 않는다는 정보는 잘못된 것이다. 우리 몸에 섬유질을 소화시키는 효소가 없다는 것은 사실이지만, 우리는 이 일을 효소보다 훨씬 더 잘할 수 있는 많은 박테리아가 장내에 있다. 모든 섬유질은 소화되지 않은 상태로 대장까지 도달한다. 자연의 박테리아가 식이섬유를 쉽게 분해하듯이 장내 생물군을 이루는 세균도 장을 통과하는 섬유질을 소화한다. 이렇게 되면 발효로 인한 가스가 발생하고 대장에 흡수되어 에너지의 원천 역할을 하는 각종 지방산을 방출하게 되는데, 이는 섬유질이 칼로리를 공급한다는 것을 의미한다. 예를 들어 펙틴은 사과에서 발견되는 섬유소로 100g당 283kcal를 공급할 수 있는데, 이는 100g의 아이스크림과 맞먹는다!

칼로리 목표에 따라 음식을 먹는 데에서 생기는 딜레마는 어느 누구도 특정 음식에 얼마나 많은 칼로리가 담겨 있는지 확실히 알 수 없고, 각 개인이 얼마나 많은 칼로리를 사용하는지 알 수 없다는 것이다. 연구는 과체중인 사람이 날씬한 사람보다 평균적으로 더 많은 칼로리를 소비하지 않는다는 것을 입증했다.

만약 과다한 칼로리 섭취가 항상 체중 증가로 이어진다면, 세상 사람들은 모두 비만이 되어 있을 것이다. 칼로리 이론에 따르면, 하루에 초콜릿 두 개(50kcal)를 추가로 먹는 사람은 10년 안에 25kg의 체지방이 쌓여야 한다. 이론에 따라, 그가 60년 동안 그렇게 많은 초콜릿을 먹었다면 어떻게 되었을지 상상해보라.

다행히 몸은 칼로리를 계산하는 기계가 아니다. 강한 소화의 불 아그니를 갖고 있으면 더 많은 칼로리를 이용할 수 있다. 아그니가 약하면 대부분의 칼로리는 사용되지 않고 많은 음식들이 소화되지 않은 채 남게 된다. 결과적으로 신체의 에너지 요구 조건이 더 이상 충족되지 않는다. 이것은 신진대사율과 일반적 순환을 떨어뜨리고, 그 결과로 발생하는 유독성 노폐물의 축적은 신체 조직과 장기의 중요한 부분을 폐색시킨다. 림프계는 심하게 막히고 다량의 림프액을 유지하면서 체중 증가에 수반되는 부기가 생긴다.

자연스러운 체중 조절

체중 감량은 몸속의 체중 조절 메커니즘이 회복되면 자연스럽게 일어난다. 과도한 체중은 소화와 신진대사를 방해할 때 나타나는 증상이다. 게다가 체내 만성 독성의 징후이기도 하다. 축적된 독소를 먼저 제거하지 않고 증상(과체중)을 제거하려 하면 그 결과는 매우 해롭고 실망스러운 것으로 판명될 수 있다.

갑작스러운 체중 감량은 순환하는 혈액에 갇혀 있는 독소의 홍수를 일으키고 치명적인 부작용(간 기능 저하, 신장 기능 저하, 심근경색)을 불러올 수 있기 때문에, 신체에는 지나친 체중 감량에 대한 자연적인 저항력이 있다. 신체는 결코 비합리적으로 행동하지 않는다. 따라서 체중 조절은 체중 증가에 대한 책임이 있는 신진대사 문제의 근본 원인을 제거하는 것부터 시작되어야 한다.

보스턴의 연구원들은 췌장에서 고농도의 인슐린을 분비하는 사람들이 적은 양의 인슐린을 생산하는 사람들보다 살을 빼는 데 더 어려움을 겪는다는 사실을 발견했다. 그러나 이런 사실은 몇몇 의사들이 말하는 것처럼 유전자와는 관계가 없다. 2억 명의 미국인이 과체중이거나 체중을 줄이지 못하는 이유는 유전적 결함 때문이 아니다. 과체중인 사람들이 더 많은 인슐린을 분비한다는 것은 잘 알려져 있다. 그러나 인슐린의 과잉 분비는 과체중의 원인이 아니라 체중 증가의 결과다. 2억 명이 과체중인 이유는 인슐린 저항성이 높아졌기 때문이다.(인슐린 저항성의 원인에 대해서는 제11장 참조) 세포의 인슐린 수용체가 인슐린을 차단하면 혈당이 상승하기 시작한다. 췌장은 혈당의 증가를 다루

———— 건강과 치유의 비밀

기 위해, 즉 혈액에서 혈당을 제거하는 일을 돕기 위해 더 많은 인슐린을 만든다. 이 위험한 상황에 대처하는 한 가지 방법은 신체가 과도한 양의 당분을 지방으로 바꾸는 것이다. 지방이 쌓일수록 몸을 움직이고 운동할 가능성이 적다.

또한 인슐린은 인체의 지방을 연소하는 호르몬인 '호르몬 감수성 지질 분해 효소'를 억제한다. 이 호르몬은 지방을 혈류로 배출시켜 연료로 사용하는 역할을 한다. 일단 이 호르몬이 비활성화되면, 신체는 더 이상 에너지를 얻기 위해 지방을 태울 수 없다. 신체는 지방 대신 근육에 저장된 아미노산과 복합당을 연료로 사용해야 한다. 이것은 다시 그 사람을 약하고 지나치게 배고프게 만들며, 인슐린 분비와 지방 생성을 늘리는 끝없는 반복을 이어갈 것이다. 이런 악순환에서 벗어나려면 인체의 인슐린 분비량을 낮게 유지해야 한다. 낮은 인슐린 수치는 당신의 몸이 많은 양의 호르몬 감수성 지질 분해 효소를 생산할 수 있게 해주고, 필요에 따라 지방을 연소시킨다. 이것은 당신의 체중을 자연스럽게 조절해준다. 가공되거나 정제된 식품은 모두 인슐린 수치를 증가시켜 인체의 에너지 비축량을 감소시킨다. 과체중인 사람들은 다음과 같은 요인에 의해 약해졌을 수 있다. 다음 목록은 체중 증가에 책임이 있는 요소들이다.

- 정크푸드(미국인의 전형적인 식사)
- 과로
- 운동 부족
- 감각 과잉

- 고단한 생활 방식과 피로

- 수면 부족은 배고픔을 증가시킨다.

- 불규칙한 식습관

- 저녁 식사를 많이 하고 간식을 자주 먹는다.

- 영양가 없는 저에너지 식품 섭취를 보상하려는 과식

- 커피, 차, 담배와 같은 자극제

- 음식의 살충제와 다른 화학 물질들은 호르몬의 활동을 변화시켜 체지방을 증가시킬 수 있다.

- 에어컨과 난방은 땀과 떨림을 막아주기 때문에 칼로리가 많이 소모되지 않는다.

- 항우울제와 당뇨병 약은 잠재적인 부작용으로 체중이 증가한다.

- 대부분의 다른 약들은 체중 증가를 유발하고, 소화 기능을 억제하는 경향이 있다.

- 청량음료 및 스포츠 음료(옥수수 시럽 및 소금 함량이 높음)

- 매일 마시는 물의 양이 적당하지 않음

- 스트레스에 대한 부정적인 반응

- 음주

- 해결되지 않은 갈등(소화를 저해함)

- 두려움과 다른 감정의 격앙

- 그 밖의 다른 영향

숙면-체중 감소

미국인들은 하루 평균 여섯 시간 정도 잠을 잔다고 한다. 누군가에게는 충분할지 모르지만, 체중을 걱정하는 사람들에게는 그렇지 않다. 북미 비만연구협회(NAASO)의 연례 과학 회의에서 발표된 컬럼비아 대학교의 연구에 따르면, 사람들은 건강을 유지하기 위해 매일 밤 여섯 시간 이상의 수면을 취해야 한다. 연구원들은 국민건강영양검진조사(NHANES)에 참여한 약 1만 8000명의 피실험자에게서 10년 동안 수집된 자료를 사용했다. 이 연구는 일반적인 식습관과 건강 습관에 대한 정보를 수집했다. 컬럼비아 연구팀은 비만의 원인으로 알려진 다른 요인들을 고려한 후, 다음과 같은 추정치를 보고했다.

- 매일 밤 7~9시간 정도 잠을 잔 피실험자에 비해 하루에 네 시간 이하의 수면은 비만 위험을 73%까지 증가시킨다.
- 하루 평균 다섯 시간 수면을 하면 비만 위험이 50% 증가한다.
- 하루 평균 여섯 시간 수면을 하면 비만 위험이 23% 증가한다.

연구원들은 수면 부족과 비만의 연관성이 신체의 화학 작용을 변화시켰다고 믿는다. 연구에 따르면, 수면 부족은 뇌에 배고픔 신호를 보내는 호르몬인 그렐린을 늘린다. 이때 선택되는 음식은 바로 먹을 수 있는 탄수화물 간식이다. 동시에 렙틴이라는 단백질의 수치가 떨어진다. 렙틴은 식욕 억제에 도움이 되므로 수치가 낮으면 식욕이 증가한다. 이것은 당신이 먹을 것을 찾도록 만든다. 너무 많은 그렐린과 너무 적은 렙틴이 결합하면, 몸이 필요로 하지도 않고 제대로 소화하지도 못하는 여분의 음식을 섭취할 수 있는 토대가 갖춰진다. 그 결과는 장 폐색과 체중 증가다.

정상적인 아이들보다 더 살이 찌는 아이들이 있다면, 충분한 수면을 취하지 못하고 있기 때문일 것이다. 주요 TV 방송국이 발표한 최근 연구(2007년 11월)에 따르면 3학년 학생이 한 시간 이상 더 잘 때마다 6학년까지 비만이 될 위험은 40% 감소한다고 한다. 또한 어린아이들은 적어도 아홉 시간의 수면이 필요하고, 10대들은 날씬하고 건강하게 지내기 위해 10~12시간의 수면이 필요하다고 한다.

한편 2007년 11월에 발표된 독립적인 연구는 수면 부족이 뇌 장애도 일으킨다고 한다.

신체 정화

인체는 정상 체중을 회복하기 전에 독소를 제거해야 한다. 신체 정화는 역효과를 일으키지 않고 완만한 체중 감량을 보장한다. 이 책에 기술된 모든 정화 절차 중에서 가장 강력하고 철저한 것은 간 청소다. 이것의 가장 중요한 효과는 소화의 불인 아그니를 복구하는 것이다. 아그니가 강해지면 음식은 더 효율적으로 소화되고 장에 쌓인 노폐물은 줄어든다. 그러나 이것은 관장 혹은 그와 유사한 방법으로 대장을 청소한 후에만 일어난다. 신장을 정화하면 신체에서 분비되는 독소가 신장에 쌓이지 않는다. 여기서 가장 중요한 원리는 먼저 배출 기관에서 축적된 노폐물을 제거했을 때 자연스럽게 체중 감소가 일어난다는 것이다.

이 모든 것이 효과적으로 신체의 건강과 정상 체중을 회복시킬 것이다. 그러나 한 번의 간 청소로는 아그니를 영구적으로 회복하기에 충분치 않다. 담석을 모두 제거하려면 더 많은 정화가 필요하다. 매번 간 청소를 한 후, 에너지가 증가하거나 복부가 더 팽팽하게 느껴질 수 있으며, 몇 킬로그램의 체중을 감량할 수도 있다. 그러나 일주일도 채 안 돼 나태해져서 음식에 대한 갈망이 나타날 수도 있다. 이것은 간 안쪽의 담석이 바깥쪽으로 나와 주요 담관을 다시 막아서 아그니가 다시 한번 감소했음을 보여준다. 당신의 간이 완전히 깨끗해질 때쯤 식단과 생활 방식도 건강하고 균형이 잡힌다면, 당신의 체중은 이상적이고 에너지는 무한해야 한다.

MSG – 비만 요인

우리는 가공식품에 점점 더 의존하고 있으며, 미국 식품의약국은 매년 점점 더 많은 화학 물질을 식품 첨가물로 승인하고 있다. 이 화학 물질 중 일부는 식품의 유통 기한을 늘리는 반면, 다른 것들은 박테리아를 죽이고, 맛을 개선하고, 지방과 탄수화물을 대체하고, 음식의 향과 색깔을 향상시킨다. 천연 식품에 화학 물질을 첨가하는 것이 꼭 필요한 것은 아니지만, 그것은 생산업체의 이윤을 몇 배로 증가시킨다. 소비자는 맛있게 식사하며 섭취하는 화학 물질 중 일부가 신경 독성이고 발암성(암 유발)이라는 사실을 전혀 모른다. 가장 위험한 독 중 하나가 글루탐산모노나트륨(MSG)이다.

1968년 워싱턴 대학교 의과대학에서 실시한 연구에서 MSG를 먹인 실험용 쥐는 그 후 망막 손상을 일으켰고 기괴할 정도로 비만이 되었다. 쥐들은 자율신경계와 내분비계의 기능과 밀접하게 관련되어 있는 뇌의 시상하부에 병변이 생겼다. 호르몬 불균형은 종종 비만을 초래한다.

2004년 5월 13일, 150개 이상의 연구들이 이 초기 연구를 확인했다. 지금은 MSG가 비만으로 이어지는 시상하부에 미치는 영향에 대한 연구가 아스파르트산에 대한 연구보다 더 많다. 동물 연구 과정에서 신경과학자들은 글루탐산과 아스파르트산(아스파탐의 40%)이 뇌의 동일한 수용체에 부하를 가하며, 동일한 뇌 병변과 신경내분비 장애를 일으킨다는 사실을 발견했다. MSG의 피해자들은 대개 강박적인 식습관을 갖게 된다.

MSG는 신생아와 어린아이의 혈뇌 장벽을 쉽게 통과할 수 있다. 태아는 독성 화합물로부터 거의 보호받지 못한다. 다양한 질병, 노화, 약물 남용, 아스파탐, MSG와 같은 식품 첨가물의 규칙적인 섭취는 모두 혈뇌 장벽과 뇌 자체를 손상시킬 수 있다. 많은 건강 관리 제품, 보충제, 의약품과 마찬가지로 대부분의 가공식품은 MSG를 함유하고 있기 때문에 임신부가 이것으로부터 아기를 보호한다는 것은 거의 불가능하다.

출생 후, 유아는 유년기 예방접종을 통해 MSG와 아스파르트산에 노출된다. 모든 유아용 조제 식품은 약간의 글루탐산나트륨과 아스파르트산을 함유하고 있다. 콩으로 만든 저자극성 조제분유를 섭취하는 유아는 식료품 진열대에서 발견되는 어떤 음식보다 많은 양의 흥분 독성 아미노산(글루탐산, 아스파르트산, L-시스테인)을 섭취하게 될 것이다.

MSG는 소비자들에게 그것의 존재에 대한 실마리를 주지 않는 흔한 음식에 종종 첨가된다. MSG와 아스파탐 모두 체중에 영향을 미치는 것으로 인식되는 뇌의 시상하부에 병변을 일으킨다. 당신과 아이들의 체중이 걱정된다면, 마트에서 당신의 카트에 담긴 식료품에 MSG가 포함되어 있는지 살펴보자.

식이 보충제, 채식주의자들이 사용하는 가공식품, '화학 비료를 쓰지 않았다'는 표시가 붙은 제품 등은 MSG를 숨기기 위해 업계에서 즐겨 찾는 방법들이다. 캘리포니아는 더 많은 농작물에 MSG를 뿌리는 것을 허용하는 법안을 내놓았다. 코에 뿌리는 독감 백신 플루미스트(FluMist)는 다른 많은 생바이러스 백신들처럼 MSG를 함유하고 있다. 글루탐산모노나트륨은 미국 질병관리본부가 화학 물질의 독성 목록에서 '돌연변이 유도 물질 및 생식 억제제'로 설명한다.

'유기농'이라고 표기된 개인 건강 관리 제품들이 점점 더 많아지고 있는데 실제로는 글루탐산나트륨이 들어 있다. 비누, 샴푸, 보디 케어 제품들은 그 안에 가수분해 단백질을 함유하고 있듯이 글루탐산염 계면활성제를 포함하게 될 것이다. 그런 MSG의 상당 부분이 피부를 통해 당신의 몸속으로 들어간다.

마지막으로 '나쁜 유전자'가 비만의 원인이라는 일반적인 잘못된 믿음은 뉴질랜드 과학자들에 의해 산산조각 났다. 오클랜드 대학교 리긴스 연구소의 과학자들은 그들의 획기적인 연구에서, 어머니의 나쁜 식습관으로 야기되는 비만에 대한 유전적 성향은, 어린 시절의 좋은 영양 공급을 통해 역전될 수 있다는 것을 발견했다. 만약 유전자에 비만을 일으키는 원인이 있다면 그것을 되돌릴 수는 없을 것이다.

전자레인지 - 죽음의 가열

당신은 전자레인지가 물, 음식 그리고 당신의 몸에 무슨 일을 하는지 궁금해한 적이 있는가? 러시아 연구원들은 전자레인지로 조리한 거의 모든 식품에서 영양가 감소, 발암성 화합물, 뇌 손상을 유발하는 방사성 물질을 발견했다. 연구 결과에 따르면, 전자레인지로 조리한 음식을 먹었을 때 기억력 및 집중력 상실, 정서적 불안정, 지능의 감퇴를 초래할 수 있다. 또한 러시아 과학자들은 전자레인지로 조리한 모든 식품에서 90%까지 영양가가 감소(혹은 '생명 에너지'의 심각한 손실)했다는 것을 발견했다. 그리고 짧은 조리 시간에도 불구하고 스트레스 감소 및 암과 심장병 예방과 관련 있는 비타민 B 복합체, 비타민 C, E는 물론 최적의 뇌와 몸의 기능에 필요한 필수 미량 미네랄 모두 전자파에 의해 무용지물이 되었다. 전자레인지로 조리된 음식의 영양가는 마분지와 다를 바 없다. 영양 결핍으로 악화되고 싶지 않다면, 주방에서 이 가전제품을 치워버리는 편이 더 나을 것이다. 주방 가구에 방사선이 축적되어 그 자체로 일정한 방사선 공급원이 되고 있는 것으로 밝혀졌다.

음식을 조리할 때 전자레인지를 사용할 경우, 림프계 장애와 특정 암으로부터 신체를 보호하지 못하는 것으로 밝혀졌다. 연구에서는 전자레인지로 조리된 음식을 먹는 사람들의 혈액에서 암세포 형성률이 증가한다는 것을 발견했다. 또한 러시아인들은 위암과 장암의 증가율 외에도 소화기암과 배설 장애 그리고 육종을 포함한 세포 종양의 더 높은 생성 비율을 보고했다.

전자레인지의 극초단파는 음식을 '음식'으로 만드는 분자 결합을 끊는다. 전자레인지는 초당 10억 회 이상의 진동수로 물 분자를 어지럽게 휘저어 음식과 포장 안의 수분을 끓이는 극초단파를 발생시킨다. 이 광적인 마찰은 음식 분자를 분열시키고, 음식의 화학적 구성을 인체가 음식으로 인식할 수 없는 기묘한 새로운 구성으로 재배치한다. 몸은 음식의 분자 구조를 파괴함으로써 이 쓰레기 같은 음식을 무해한 노폐물로 만드는 것 외에 다른 방법이 없다.

전자레인지로 손상된 음식을 먹으면 체내에 상당한 스트레스 반응이 일어나 혈액 화학 작용을 변화시킬 수 있다. 전자레인지로 파괴된 유기농 채소를 먹으면 콜레스테롤이 치솟을 것이다. 스위스 과학자 헤르텔(Hertel)에 따르면, "혈액 콜레스테롤 수치는 식품의 콜레스테롤 함량보다 스트레스 요인에 의해 더 영향을 받는다". 러시아 정부는 50년 넘게 전자레인지 사용을 금지해왔지만 ('경제적' 이유로) 전자레인지가 최근 러시아 시장에 도입됐다. 미국 가정 열 곳 중 아홉 곳에서 전자레인지가 요리를 대신했고, 미국과 중국의 전자레인지 제조업체들은 러시아에서도 같은 일이 일어나기를 바라고 있다.

법의학 연구 보고서에서 윌리엄 콥(William P. Kopp)은 다음과 같이 말하고 있다. "전자레인지로 조리한 식품의 영향은 장기적이고, 인체 내에서 영구적이다. 전자레인지로 조리한 모든 식품의 미네랄, 비타민, 영양소는 인체가 거의 또는 전혀 혜택을 받지 못할 정도로 감소되거나 변형된다."

2000마리의 고양이들에게 단 1분 동안이라도 전자레인지에서 조리된 음식과 물만 주는 고전적인 실험을 진행했다. 선정된 음식들은 가장 영양가 있고 자연적인 음식이었다. 고양이들 모두 6주 안에 원인을 알 수 없는 죽음을 맞이했다. 이 실험의 놀라운 결과를 조사하는 동안, 고양이들이 음식을 잘 먹는 것처럼 보였지만, 그들 몸속의 세포들은 사실상 영양 성분들의 흔적을 가지고 있지 않다는 것이 밝혀졌다. 고양이들은 영양가 있는 음식에도 불구하고 문자 그대로 굶어 죽었다. 전자레인지의 극초단파는 음식을 치명적인 독으로 만들었다. 미국과 다른 나라들에서 음식을 요리하기 위해 전자레인지에 의존하는 것과 큰 관련이 있는 전례 없는 질병 대유행을 보았을 때, 우리는 개발도상국들뿐만 아니라 러시아, 그리스, 이탈리아, 프랑스와 같이 건강한 요리법이 주류인 몇몇 나라들의 예를 따르는 것이 현명할지도 모른다.

TV에 의한 자폐증

당신에게 세 살 미만의 아이들이 있고 그들의 건강이 걱정된다면, 2007년 4월 24일 영국 가디언 신문의 온라인 부문인 '가디언 언리미티드'에 나오는 충고를 받아들여야 한다. 가디언은 TV 시청이 그들의 신체적·정신적 행복에 끼칠 수 있는 해로운 영향을 어린아이들의 자폐증과 연관 짓는 새로운 연구를 보고했다. 이 연구에 따르면, 세 살 미만 어린이들의 TV 시청은 언어와 사회성 발전을 저해할 수 있고, 주의력 결핍 장애, 자폐증, 비만과 같은 건강 문제의 위험을 증가시킬 수 있다.

보고서에 따르면, 아이들의 뇌는 세 살 이전에 급속한 발달을 거치며 그들이 노출되는 모든 것에 반응하여 물리적으로 형성되고 있다고 한다. 또한 이 시기에 어린이를 일정 시간 빠르게 움직이는 이미지에 노출시키는 것은 관심을 지속시키는 능력을 억제하고 그들의 사회성 발전을 방해할 수 있다고 지적한다.

또 다른 연구는 TV가 어린이들에게 불규칙한 수면 패턴을 유발하고, 운동 부족과 함께 오는 생리적 문제를 복합적으로 일으키는 휴식 대사율을 감소시킬 수 있다고 주장한다. 그 외에도 TV에 일찍 노출되었을 때 자폐증의 원인이 될 수 있다는 것을 보여주는 다양한 연구가 있다.

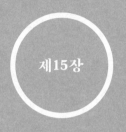

제15장

의사가 당신에게
반드시 말해야
하는 것들

의료 진단의 잠재적 위험

미국에서 사망의 주요 원인이 무엇이라고 생각하는가? 여러분은 암이나 심장병 같은 질병이라고 말할지도 모른다. 대부분의 죽음이 질병과 관련 있는 것은 사실이지만, 실제로는 의사들이 관리하거나 처방한 치료법 때문인 경우가 많다. 1995년《미국 의학협회 저널》은 의사들이 매년 25만 명의 사망자를 내는 세 번째 주요 사망 원인이라면서 이를 인정했다. 이 같은 추세는 더욱 심해져 오늘날(2007년 현재) 미국에서 의사들은 실제로 사망의 주원인이다. 좀 더 정확히 말하면 의사들이 처방하는 불필요한 절차와 약뿐만 아니라 그들이 저지르는 실수와 잘못된 진단이 주요 사망 원인이다. 지금까지 발표된 수천 건의 연구와 통계 검토 자료를 바탕으로 판단했을 때, 2007년에 의사로 인한 연간 사망자는 대략 78만 3986명으로 추산된다. 이에 비해 심장 질환으로 인한 사망은 연간 69만 9697명이고, 암으로는 연간 55만 3251명이 사망한다. 모든 의사에 의한 사망의 5~20%만 보고되기 때문에, 실제로는 100만 명이 넘는 환자가 사망할 수도 있다. 놀랍게도 현재의 의료 체계에서 내리는 질병의 진단이 가장 위험하다.

질병의 분류는 진단에서 시작된다. 사람이 겪고 있는 불편함이나 고통의 특정한 증상에 따라 의사를 찾아가는 것은 질병의 진단으로 이어질 가능성이 가장 높으며, 의사는 질병의 이름과 설명으로 그것을 이해한다. 그러나 확실한 진단을 받기 전에 일련의 검사를 받아야 하는데, 여기에는 의사의 상징이 된 청진기, 혈압을 재는 장치, 맥박을 통한 심장 박동 측정, 혈액과 소변 검사, 엑스레이 등이 있다. 오늘날 의사들은 당신의 몸을 감시하고 측정하는 데 1400개 이상의 검사 절차를 사용할 수 있다.

경우에 따라서는 이러한 진단 방법의 사용이 적절하고 사람의 생명을 구할 수도 있지만, 대부분은 정당하지 못하고 오해의 소지가 있으며 잠재적으로 해로울 수 있다. 첨단 진단 도구는 이론적으로 공정하고 정확한 결과를 낳는 것처럼 보이지만, 실제로는 온전히 신뢰할 수 없으며 위험한 약물이나 수술 절차처럼 오히려 건강에 해가 될 수 있다. 따라서 일상적으로 적용되는 것이 아니라 훨씬 더 선택적으로 적용되어야 하며 비상 상황에서만 적용되어야 한다. 다음은 가장 일반적으로 사용되는 진단 방법과 그 차이점이다.

심전도 및 뇌전도 – 기계가 거짓말을 할 수 있다

심장 활동을 모니터링하는 데 자주 쓰이는 방법 중 하나가 심전도 측정이다. 반복적으로 실시된 검사에서 심전도 전문가가 실시한 진단 중 최소 20%가 거짓인 것으로 나타났다. 또 같은 사람이 두 번 검사를 받았을 때 모든 심전도 측정값의 20%가 다른 것으로 밝혀졌다. 심근경색을 겪은 사람에게 심전도 측정을 실시했을 때, 기계는 환자의 4분의 1에서만 비정상적인 심장 기능을 감지했고, 또 다른 4분의 1에서는 심근경색의 징후를 찾지 못했으며, 나머지 절반에서는 어떤 판단도 내릴 수 없었다. 가령 병원 위를 날아다니는 제트기 때문에 심전도 판독에서 갑자기 '이상' 곡선이 발생하면 심근경색 가능성이 있는 '위험한' 그룹으로 분류되기도 한다.

《뉴잉글랜드 의학 저널》에 발표된 1992년의 한 연구 보고서는 심전도 검사가 신뢰할 수 없다는 것을 증명했다. 건강한 사람들을 대상으로 이 검사가 실시되었을 때, 50% 이상이 비정상적인 심장 질환을 가진 것으로 나타났다. 즉 건강한 어린이나 성인이 건강검진에서 심전도 전문가로부터 긴급한 치료를 요하는 심장을 가지고 있다는 진단을 받았을 때, 이 진단이 거짓일 가능성은 놀랍게도 반반이다. 따라서 잠재적으로 유해할 수 있는 약물로 불필요한 치료를 받지 않으려면 심전도 측정값이 올바른지 확인하기 위한 추가 진단이 필요하다. 신중을 기하는 측면에서 다른 병원 두세 군데에서 심전도 판독을 하는 것도 강력히 권장된다.

뇌 활동을 측정하고 뇌종양과 간질을 감지하는 데 사용되는 뇌전도(EEG) 검사도 신뢰성이 떨어지는 진단 결과를 내는 경우가 많다. 간질 발작을 앓는 사람의 20%에서 정상이라는 판독 결과가 나온다. 더 심각한 점은, 건강한 사람의 15~20%에서 비정상적인 뇌전도 결과를 발생시킨다는 것이다. 뇌전도 기계가 얼마나 믿을 수 없는지 보여주기 위해 인형의 머리에 연결했을 때, 인형이 살아 있다는 판독 결과가 나오기도 했다. 많은 비용이 들고 잠재적으로 위험한 치료 프로그램을 피하려면 뇌전도 검사에서 나오는 진단에만 의존해서는 안 된다.

엑스레이 – 조심해서 다루어라!

진단 도구 중 가장 위험한 것이 엑스레이 기계다. 의사를 방문하는 사람들은 한 번 이상 고주파의 이온화 방사선(엑스레이)에 노출된다. 엑스레이의 부작용에 대해 지금까지 밝혀진 사실들은 다음과 같다.

- 태아가 산모의 자궁에 있는 동안 엑스선에 노출되었을 때, 암에 걸릴 위험은 40%, 신경계의 종양 위험은 50% 그리고 백혈병 위험은 70% 증가한다.
- 오늘날 손상된 갑상선을 가진 사람들 중 다수가 암에 걸렸는데, 대개 그들은 20~30년 전 머리, 목, 어깨 또는 가슴 부분에 엑스선을 쬐었다.
- 치과에서 엑스레이를 10회 촬영하는 것만으로도 갑상선암을 유발할 수 있다.
- 엑스레이 촬영은 골수암의 일종인 다발성 골수종과 깊이 연관되어 있다.
- 미국 의회에서 과학자들은 하복부에 엑스선을 쬐는 것이 자녀 세대에 전가할 수 있는 유전적 손상을 일으킬 위험이 있다고 말했다. 또한 그들은 당뇨병, 고혈압, 관상동맥 심장 질환, 뇌졸중, 백

내장 같은 '노화의 전형적인 질병'을 과거의 엑스레이 노출과 연관시켰다.

- 매년 최소 4000명의 미국인이 엑스레이 관련 질병으로 사망하는 것으로 추정된다.
- 영국에서는 환자에게 사용되는 엑스선의 20~50%가 필요 없는 것이다. 미국에서는 전체 엑스레이 촬영의 3분의 1이 불필요하다고 FDA는 보고하고 있다.
- 영국에서는 의사들이 요구한 엑스레이가 전체 인구의 방사선 피폭의 90% 이상을 차지한다.
- 많은 병원에서 사용하는 오래된 엑스레이 장비는 진단 목적에 필요한 것보다 20~30배 높은 양의 방사선을 방출한다.

엑스레이의 부작용은 원래의 질환보다 더 큰 건강상의 위험을 일으킬 수 있으므로 응급 상황이 아닌 한 피해야 한다. 당신은 환자로서 엑스레이 진단을 거부할 권리가 있다. 당신의 특정한 건강 문제를 의사와 상의함으로써, 엑스레이 노출이 정말로 필요한지 아닌지를 알아낼 수 있다. 오늘날 많은 의사들이 이러한 우려를 환자와 공유하고 그들의 정확한 상태를 결정하기 위한 다른 방법을 찾으려고 노력한다.

유방 조영술-꼭 필요한가?

최근 한 연구는 여성의 유방암을 감지하기 위해 엑스선을 사용하는 유방 조영술이 부정확하다는 것을 보여주었다. '양성' 판정이 나온 유방 조영술 검사 100건 중 1~10건만 진짜다. 이는 유방암을 앓고 있지 않은 여성이 유방암으로 진단될 확률이 90~99%에 이른다는 의미다. 이런 검사를 일생에 한 번만 받는 것이 아니어서 유방암 오진의 희생자가 될 가능성은 매우 높다.

영국에서는 매년 약 10만 명의 여성이 유방암 오진을 받고, 불필요한 생체 검사와 알려지지 않은 수의 유방 절제 수술을 받는다. 많은 여성들이 잘못된 진단 결과로 우울증, 절망감 그리고 죽음에 대한 두려움으로 고통받고 있다. 미국에선 유방암 진단에 가장 인기 있는 '예방적' 방법이 된 이후 유방 조영술이 급증하고 있다.

그러나 유방 조영술을 암의 증상 발생 전 검출을 위한 진단 도구로 제안하는 것은 기만적이고 의심스럽다. 대부분의 경우, 유방암이 조기에 발견되든 나중에 발견되든 별 상관이 없다. 질병의 결과를 좌우하는 것은 암의 유형과 그것이 초기 단계에서 전이(신체의 다른 부분에서도 발달한다는 의미)되는 경향이 있는지 여부다. 일반적인 믿음과 달리, 조기 발견은 이러한 종류의 암에 의한 사망률을 낮추지 못했다. 또한 많은 유방 조영술을 시행함으로써, 여성들은 유방 조영술이 예방하려는 바로 그 질병에 걸릴 위험이 증가하거나 혹은 이미 존재하는 그 질병이 악화될 위험에 처할 수 있다. 유방 조영술은 사람들이 생각하는 것처럼, 유방암 예방을 위한 '마법의 총알'이 아니다. 우선 유방 조영술은 암의 다소 발달된 단계를 보여줄 정도로 큰 크기의 종양만 감지할 수 있기 때문에 효과가 제한적이다.

이 진단 방법에서 가장 불안한 것은 일반적인 유방 조영술 촬영 중에 행하는 지나친 가슴 압박이다. 좋은 사진을 찍고 종양을 발견하지 못했다는 이유로 고소당하지 않기 위해 기술자는 가슴을 더 세게 짓누른다. 유방을 짓누르면 종양 조직을 포함한 내부 조직을 파열시킬 수 있다. 만약 종양이 있다면, 유방 조영술을 시행함으로써 암세포 덩어리를 부수어 그 속에 든 치명적인 독을 퍼뜨려 다른 장기에 병을 생기게 할 수도 있다. 새로운 연구에서는 작은 종양이 특히 잠재적으로 치명적인 손상을 입기 쉽다는 것을 밝혀냈다.

유방 조영술 중 강제적인 유방 압박은 허용 가능한 위험으로 간주될 수 없으며, 특히 검사가 매우 효과적이지 않은 경우에는 더욱 그렇다. 유방암을 검사하는 데 유방 조영술이 신체검사보다 (설령 있다고 해도) 아주 조금 더 효과적일 뿐이라는 연구 결과가 많다. 그렇다면 왜 불필요하게 질병을 악화시킬 수 있는 방법을 사용하는 것일까? 유방 조영술은 모든 병원, 의사, 암센터의 주요 돈벌이 수단이다. 여성들은 이 검진이 유방암으로 인한 사망 위험을 50~75%까지 감소시킨다고 믿고 있다! 실제로 미국 예방 서비스 태스크포스(USPSTF)가 실시한 조사에 따르면, 유방암으로 인한 사망을 한 명이라도 막으려면 40~74세의 여성 1200여 명을 14년간 매년 검진해야 한다고 한다.

여성들에게는 다행히도, 종양을 놓친 결과로 인한 소송이 엄청나게 늘어나면서 한때 유방 조영술을 선호했던 의사와 병원들이 그것을 점점 더 꺼리도록 만들었다는 점이다.

미국 국립암연구소의 1997년 보고서는 40대 여성을 10년 동안 추적하지 않는 한, 유방 조영술이 사망률 개선에 아무런 도움이 되지 않는다고 밝혔다. 또 다른 연구들은 유방 조영술을 받은 여성들과 받지 않은 여성들이 거의 같은 유방암 사망률을 보여준다는 것을 밝혀냈다. 유방 조영술로 발견된 이상 중 90%가 넘게 (악성이 아닌) 양성이라는 사실에도 불구하고 40대 미국 여성의 63%가 1~2년마다 유방 조영술을 받고 있다. 이것은 유방암 발병을 예방하고자 하는 건강한 여성들에게 큰 위험을 안겨준다. 유방 조영술의 강력한 암 유발을 고려할 때, 해마다 유방 조영술 검사를 받는 것은 아무 이점이 없다.

유방암의 예방은 유방 조영술에서 시작되는 것이 아니라, 몸과 마음에 대한 적극적인 책임감에서 출발한다. 대부분의 자연식품은 암 예방 효과가 있다. 미국 시카고 일리노이 대학교 식품연구단장인 존 페주토(John Pezzuto)는 최근 발표된 암 예방 연구를 언급하면서 "이 연구는 과일과 채소를 많이 섭취하는 식단이 암에 대한 좋은 방어 수단이라는 것을 보여준다"고 말했다.

특히 여성들이 유방암의 위험에서 안전하다고 느끼기 위해 진단 도구로서의 신뢰성이 매우 낮은 유방 조영술에 의존할 필요가 없다. 간, 신장, 대장 청소만으로도 암을 예방하고, 멈추며, 퇴행시키기에 충분하다.

염색제, 색조 화장품(매일 화장하는 여성들은 매년 2.27kg의 화학 물질을 몸에 흡수하는데 그중 상당수가 발암 물질이다), 탈취제, 치약, 샴푸, 보습 크림, 핸드로션 등은 림프관으로 다량의 화학 독소를 배출하여 림프관 폐색과 높은 수준의 독성을 유발한다.

브래지어 착용의 위험성에 관한 평가
매일 착용하는 브래지어는 적절한 림프 흐름을 방해하고 유방암에 걸릴 가능성을 높인다. 브래지어가 가하는 압력을 측정하는 실험을 수행한 연구원 데이비드 모스(David Moth)는 "가장 가벼운 브래지어라도 여전히 림프관 내에서 발견되는 것보다 더 큰 압력을 가한다는 것을 암시한다"고 말한다.

브래지어 착용과 유방암의 연관성을 확인하는 연구들이 있다. 1991년 시에(C. Hsieh) 박사와 트리코폴로스(D. Trichopoulos) 박사는 유방암의 위험 인자로 유방의 크기 및 왼손잡이/오른손잡이에 관한 연구를 통해 브래지어를 착용하지 않은 폐경 전 여성이 브래지어를 착용한 여성에 비해 유방암 발병률이 절반 이하라는 점에 주목했다. 이 연구 결과는 1991년 《유럽 암 저널(European Journal of Cancer)》에 발표되었다. 《시간생물학 인터내셔널(Chronobiology International)》에 발표된 또 다른 연구(2000)에서는 브래지어 착용 시 멜라토닌 생산량이 감소하고 체온이 상승한다는 사실이 밝혀졌다. 멜라토닌은 숙면, 노화 방지, 면역 체계 강화 그리고 유방암을 비롯한 특정 암의 성장을 늦추는 강력한 항산화제이자 호르몬이다.

이 주제에 관한 가장 포괄적인 연구는 의학연구원인 시드니 싱어(Sydney Singer)에 의해 수행되었다. 싱어는 뉴질랜드 원주민이면서 서구 문화에 통합된 마오리족의 유방암 발병 비율이 서구인들과 동일한 반면, 고립된 오스트레일리아 원주민들은 유방암이 거의 없다는 사실을 발견했다. '서구화'된 일본인이나 피지인 그리고 브래지어를 착용하기 시작한 다른 문화권도 마찬가지였다.

1990년대 초반에 싱어 박사는 미국의 5개 도시에서 4500명의 여성을 대상으로 브래지어 착용 습관을 조사했다. 그는 하루 24시간 내내 브래지어를 착용하는 여성 넷 중 세 명이 유방암에 걸린다는 사실을 발견했다. 하루에 12시간 이상 브래지어를 착용하지만 잠을 잘 때는 착용하지 않는 여성 일곱 중 한 명은 유방암에 걸렸다. 이에 비해 하루에 12시간 이하로 브래지어를 착용하는 여성들의 경우 152명 중 유방암에 걸린 여성은 한 명에 불과했고, 브래지어를 거의 착용하지 않거나 전혀 착용하지 않는 여성들의 경우에는 168명 중 한 명꼴로 유방암이 발병했다. 다시 말해 24시간 내내 브래지어를 착용하는 것과 전혀 착용하지 않는 것의 유방암 발병 위험 차이가 125배였다는 것이다.

유방 확대 수술의 위험에 관한 평가

연간 30만 명 이상의 여성들이 유방 확대 수술을 받는다. 유방 확대 수술과 유방 조영술은 당신의 건강을 해칠 수 있다. 나는 유방에 삽입한 실리콘이 파열된 여성들로부터 많은 편지를 받았다. 한 여성은 이렇게 말했다. "23년 동안 아무 문제 없이 그것들을 몸에 지니고 있었는데, 어느 날부터 새기 시작했어요. 내가 아는 것이라곤 가슴이 아프고 팔이 저리고 감각이 없다는 사실뿐이었죠. 나는 얼른 꺼내고 다시는 삽입하지 않았습니다. 의사는 운이 없는 파열이었고 림프절과 가슴에도 실리콘이 들어가 있었는데, 마치 접착제 같아서 모두 걷어낼 수밖에 없었다고 말했답니다." 유방 보형물에는 많은 다른 성분들이 있다. 알루미늄과 백금 같은 중금속은 액체를 실리콘 젤로 바꾸는 촉매제로 사용된다. 실리카는 필러로 사용되는데, 그것이 폐에 들어가면 치명적이다.

식염수로 만든 보형물은 어떨까? 생리식염수 보형물 역시 실리콘 보

건강과 치유의 비밀

형물보다 좋은 것도 아니다. 애틀랜타의 수전 콜브(Susan Kolb) 같은 성형외과 의사들은 보형물이 곰팡이에 의해 검게 변하는 것을 보았다. 곰팡이는 쉽게 혈액으로 침투하여 자살 충동을 포함한 심각한 질병의 증상을 유발할 수 있다. 위험은 실제적이고 심각하며, 합병증 발생률이 매우 높다. 그리고 이 위험이 존재하는 이유를 알 수 있다. 1L짜리 생리식염수 라벨에는 섭씨 25도에서 보관하고 약 18개월 후 폐기하도록 적혀 있다. 보형물에 채워진 식염수는 수년 동안 섭씨 36.5도의 체내에 저장되어 있으면서 자연스럽게 곰팡이와 다른 미생물이 자라기에 완벽한 매개체가 된다. 많은 여성들이 10년 이상 생리식염수 보형물을 몸에 지녀왔고, 원인을 알 수 없는 질병과 임상 감염의 증상을 겪고 있다. 식염수 보형물을 몸에 지닌 여성들은 실리콘-겔 보형물을 몸에 지닌 여성들이 경험하는 것과 같은 자가면역 문제에 대해 불평한다.

의학 실험실을 믿을 수 있는가?

의학 진단 분야에서 가장 취약한 부분 가운데 일부는 의학 실험실에서 이루어진 세균 검사와 관련이 있다. 1975년 미국 질병통제예방센터(CDC)는 전국 의학 실험실에 대한 조사 결과를 발표하면서 다음과 같은 사항을 배포했다.

- 세균 검사의 10~15%가 미흡했다.
- 가장 간단한 임상 시험의 30~35%가 거짓으로 판명되었다.

- 정확한 혈액형을 결정하기 위한 검사의 12~18%, 혈청 및 헤모글로빈 수치를 결정하기 위한 검사의 20~30%가 부정확했다.
- 모든 검사의 4분의 1 이상이 잘못된 결과를 보여주었다.
- 실험실의 31%가 간단한 형태의 빈혈도 검사할 수 없었다.
- 다른 실험실들에서는 검사 대상자 세 명 중 한 명꼴로 감염성 단핵증(상열감)을 거짓으로 발견했다. 실험실 중 10~20%가 백혈병(혈액암)이 없는 혈액에서 백혈병을 검출했다.

1989년 의학 저널 《랜싯》의 사설은 많은 실험실 진단 검사가 시간과 돈을 낭비하는 것이라고 직설적으로 발표했다. 한 연구는 630명의 환자 중 6명만 일상적인 혈액 및 소변 검사로 질병이 진단되었다는 것을 보여주었다. 1000명의 환자를 대상으로 한 또 다른 연구에서는 오직 1%만 일상적인 혈액 및 소변 검사를 통해 혜택을 보았다.

세라는 30대 후반으로, 몇 가지 위장 문제를 겪고 있다. 주치의는 그녀를 전문의에게 보냈는데, 그는 이것을 '포괄적인 추천'이라고 묘사했다. 전문의는 그녀를 진찰하고 대변 잠혈 검사(FOBT) 등 몇 가지 검사를 했다. 검사 중 하나가 양성으로 나오자 전문의는 대장 내시경 검사를 다시 권했다. 그리고 세라에게 검사에 따른 위험은 없다고 장담했다.

대장 내시경 검사는 최근 들어 대장암이나 대장 용종을 검출하는 표준 절차가 되었다. 이 검사는 침습적 시술로, 유연한 관 모양의 기구를 대장에 삽입하는 동안 진정제가 필요하다.

세라가 전문의에게 처음의 검사 결과가 오진일 수 있는지 물었을 때, 그는 대변 잠혈 검사가 때때로 잘못된 양성 결과를 가져올 수 있다고 말했다. 세라는 불필요하게 대장 내시경 검사를 받을 가능성에 대한 의구심을 해소하기 위해 다른 위장병 전문의에게 의뢰해달라고 했다. 새로운 대변 잠혈 검사 일정을 잡은 후, 의사는 그녀에게 잘못된 양성 결과를 막기 위해 검사 전 3~5일 동안 피해야 할 사항들의 목록을 건네주었다. 다음은 그 목록이다.

- 붉은 육류, 생선, 브로콜리, 감자, 버섯, 캔털루프 멜론, 자몽, 당근, 양배추, 콜리플라워, 무, 예루살렘 아티초크, 순무 섭취
- 철분이 풍부한 음식 섭취 혹은 철분 보충제 복용
- 아스피린이나 이부프로펜과 같은 아세트아미노펜 또는 비스테로이드성 항염증제 복용
- 비타민 C 200mg 이상 보충제 복용

알고 보니, 세라는 이 검사에 허용되는 복용량의 여섯 배에 해당하는 비타민 C 이외에도 목록에 적힌 음식들 중 일부를 먹고 있었다.

세라의 사례에서 드는 의문은 "대변 잠혈 검사를 받는 많은 사람들이 의사로부터 이 목록을 받지 못하고 있고, 얼마나 많은 사람들이 그들을 대장 내시경 검사 후보로 만드는 잘못된 양성 검사 결과를 얻게 되는가?"다. 나는 이것이 대부분의 환자들에게 적용되고 있을 것으로 추측한다.

이와는 다르게, 《미국 의학협회 저널》에 보고된 캐나다의 한 연구는 음성 판정, 즉 암이 발견되지 않은 경우, 대장 내시경 검사는 10년 간

격이 적당하다고 확인했다. 대장암을 발견하기 위해 10년 주기의 검사가 오랫동안 추천되어왔지만, 새로운 연구는 10년이 지난 후에도 반복적인 검사가 거의 또는 전혀 도움이 되지 않는다는 것을 보여준다. 매니토바 대학교에서 암을 연구하는 연구원들은 1989~2003년 사이에 대장암 음성 판정을 받은 3만 6000명의 환자들을 대상으로 그들의 진료 기록을 조사하며 이 집단에서의 대장암 발생률을 지방 소도시 인구의 발병률과 비교했다. 연구팀은 대장 내시경 검사에서 음성 판정을 받은 후 10년 이내에 대장암에 걸릴 위험이 매우 낮았고 그 기간을 넘어서도 낮은 수준에 머물렀다는 사실을 밝혀냈다. 실제로 10년 후에는 대장암 발병 위험이 72%나 낮았다. 10년마다 대장 내시경 검사를 표준 검사로 해야 한다는 과대포장에도 불구하고 말이다.

진료실에서 만들어지는 고혈압?

당신이 의사를 방문하면서 심각한 신체적 문제를 예상하는 두려움을 느낀다면, 당신의 불안은 스트레스 반응을 촉발시키고 혈압을 상승시킬 수 있다. 이런 현상을 '백의(白衣) 고혈압'이라고 한다. 의사가 (옛날 방식으로) 혈압을 측정하는 동안, 혈관에 가해지는 혈압계의 압력이나 그에 수반되는 긴장은 혈압을 더욱 상승시킨다. 이완기 혈압을 판독하기 위해 혈압계의 압력이 낮아질 때쯤이면 불가피하게 인위적으로 상승된 혈압 수치를 갖게 된다. 두 가지 요인, 즉 불안과 혈압 측정은 아무 질병이 없는 사람도 고혈압으로 만들기에 충분하다.

건강과 치유의 비밀

건강한 혈압은 하루의 시점에 따라 최대 30mmHg까지 엄청나게 차이가 날 수 있다. 당신이 고혈압이라는 것을 확신하기 위해서는, (세계보건기구에서 권장하듯이) 6개월에 걸쳐 매일 몇 번씩 측정하거나, 항상 측정할 수 있도록 휴대용 혈압계를 갖고 있어야 할 것이다. 더 복잡한 것은 수축기 혈압이 팔마다 8mmHg까지 차이가 날 수 있다는 점이다. 심한 경우에는 최대 20mmHg까지 차이가 나기도 한다.

의사나 간호사가 사람이 누워 있는 동안 혈압을 재는가, 혹은 앉은 자세나 서 있는 자세에서 재는가에 따른 문제도 있다. 만약 서 있는 상태에서 재려면, 의사는 혈압을 재기 전에 얼마나 기다려야 하는가? 또 세 가지 다른 자세에서 그 사람의 심박수도 확인하는 것일까? 앉아 있을 때 혈압을 재는 것만으로는 그가 얼마의 시간 동안 서 있을 때는 무슨 일이 일어나는지에 대해 제대로 알 수 없을 것이다. 그러나 주치의에게 이처럼 세밀한 검사를 의뢰하는 환자가 얼마나 될까? 환자의 일반적인 행동 방식은 의사에게 질문하지 않고 그가 하는 대로 따르는 것이다. 최근 한 연구에 의하면, 70% 이상의 의료 종사자들이 미국 심장협회가 세운 적절한 팔 위치를 따르지 못했다고 한다. 이 자세는 팔꿈치를 약간 구부리고 심장 높이로 유지할 것을 요구한다.

캘리포니아 대학교 샌디에이고 캠퍼스의 연구에서는 100명의 피실험자가 여섯 개의 다른 자세에서 혈압을 측정했다. 연구원들은 피실험자들이 팔을 몸에 수직으로 하고 앉았을 때, 고혈압이 22%로 기록되었다는 것을 발견했다. 그러나 같은 피실험자가 팔을 몸에 평행하게 붙였을 때는 41%가 고혈압이었다. 이것은 매우 중요한 의문을 제기한다. 즉 "의사나 간호사가 적절한 측정 지침을 따르지 않음으로써 얼마나 많은 사람들이 고혈압으로 판명된 '진단서'를 들고 병원을 떠나는 가?" 나의 보수적인 추정으로는 수십만 명이다.

임신부의 혈압 검사에 관해서는, 이용 가능한 몇 가지 검사 중 어느 것이 진정 신뢰할 수 있는지에 대한 의견이 일치되지 않는다.

고혈압은 일시적인 스트레스로부터 사태가 진정된 후 정상 수준으로 되돌아가는 경우가 많다. 백의 고혈압은 병원을 나서면 곧바로 혈압이 정상 수준으로 돌아온다. 그러나 혈압이 만성적으로 높든 그렇지 않든, 실제 상태에 거의 혹은 전혀 영향을 미치지 않는 항고혈압 약물을 복용하도록 요구받을 수도 있다. 이런 약물들은 두통, 무기력, 메스꺼움, 졸음, 발기부전 등의 심각한 부작용을 일으킬 수 있다. 고혈압 약이 인기 있는 이유는 환자들이 하루에 한 알씩 먹으면 심장마비 가능성을 막을 수 있다고 믿기 때문이다. 1997년《미국 의학협회 저널》이 발표한 연구에서는 24시간 측정하는 휴대용 장치가 아닌 의사에 의한 혈압 측정이 이뤄질 경우 고혈압 약물이 과다 처방될 수 있다는 사실을 발견했다.

고혈압 환자 양성

더욱더 충격적인 사실은 의료 체계가 실제로 존재하지 않는 곳에서 문제를 만들어내려고 한다는 것이다. '정상'으로 여겨지는 혈압은 지난 35년 동안 거의 12차례 수정되었다. 미국 의학협회의 권고안은 현재 115/70mmHg 이상을 '높음'으로 인용하고 있다. 불과 10년 전만 해도 이 수치는 140/90mmHg로, 이 역시 실제로는 상당히 낮은 혈압이다. 아마도 조만간 100/60mmHg를 가진 사람들까지 위험에 처했다고 생각할 것이다. 모든 사람들이 고혈압과 심장병 위험 그룹에 속한다고 여겨지기 전까지 그들은 이 속임수를 얼마나 많은 사람들이 받아들이기를 원하는가?

미국과 여러 나라들에서는 우리의 의학 정책에 대해 잘못된 방향으로 가고 있다. 우리는 무분별하게 인구의 상당수를 고혈압 환자로 만들어왔다. 그것도 이들이 전혀 아프지 않을 때 말이다. 500명의 피실험자를 대상으로 한 이스라엘 벤구리온 대학교의 연구를 보도한 로이터 온라인의 최근 기사에 따르면, (오늘날의 기준으로) 경미한 고혈압을 가진 70세 이상의 환자들이 그보다 혈압이 낮은 사람들보다 더 분명하고 창의적으로 생각했다고 한다. 연구에서 처방약으로 치료받아야 할 정도로 혈압이 높다고 간주된 남성과 여성 모두 (또한 임상적으로 치료받지 않은 고혈압 환자도) 인지 기능, 기억력·집중력 검사에서 매우 뛰어난 성과를 보였다. 그리고 놀랍게도 '정상' 혈압이거나 약물로 혈압을 낮춘 사람들은 세 그룹 중 가장 나쁜 성적을 보였다. 이 연구는 노인들이 단지 혈압에서뿐만이 아닌 과잉 의료를 받고 있음을 암시한다. 우리가 혈중 콜레스테롤 수치에서 보았듯이, 노인들의 정상 혈압은 당연히 젊은 사람의 혈압보다 높다. 부작용이 있는 약으로 혈압을 낮추는 것은 뇌세포와 신체의 다른 부위에 해로울 뿐만 아니라 비윤리적이기도 하다.

연구는 고혈압 약물을 복용함으로써 사망률이 별다른 영향을 받지 않고 유지된다는 것을 밝혀냈지만, 약물의 부작용은 심각해서 종종 폐의 파괴와 심장마비를 불러온다. 이와는 대조적으로, 많은 통제된 연구들은 이완 요법과 식생활 및 생활 방식의 변화가 약물이 하는 것보다 더 빠르고 일관되게 사람의 혈압을 낮출 수 있다는 것을 보여주었다. 균형 잡힌 채식만으로도 혈압을 영구적으로 정상화할 수 있다. 앞에서 설명한 물 요법도 정상 혈압을 회복하는 자연스럽고 빠른 방법이다. 매일 하는 전신 오일 마사지도 혈압 안정에 큰 도움이 된다. 저온 압착 참기름을 식용유나 샐러드드레싱으로 사용하면 고혈압을 줄이는 데 도움이 되고 약물 의존도를 낮춘다. 최근 연구에 따르면 60일간 하루 35g의 저온 압착 참기름을 섭취한 참가자(평균 58세)는 혈압을 평균 166/101mmHg에서 134/84mmHg로 낮췄다.

이 책에 소개된 다른 정화 방법들도 혈압을 개선한다. 특히 간과 신장 청소는 고혈압을 완전히 제거하기에 충분하다.

결론

나는 몇 가지 진단 기법을 예로 들어 의학적 검사의 잠재적인 단점과 위험을 강조했다. 혈관 조영술, 뼈 스캔, CT 촬영, MRI, 종양 표지자 검사, 자궁경부암 검사처럼 앞에서 언급한 것과 똑같이 위험한 검사도 많다. (자궁경부암 검사 자체는 해가 없는 반면, 암에 대한 양성 검사 결과는 제10장에서 설명한 것처럼 암을 억제하는 치료법을 선택하도록 유도할 수 있다.) 이러한 '객관적인' 진단 방법의 높은 거짓 양성 판독 비율은 질병의 진단이 비전문가가 생각하는 것만큼 뚜렷하고 명백하지 않음을 보여준다.

오늘날 만성 질환에 대한 임상 진단법은 대부분 증상 지향적이어서 증상의 원인을 숨기고 치료되지 않은 상태로 방치한다. 반면에 자연의학의 노련한 의사가 사용하는 원인 지향적인 진단 기법은 만성 질환자의 몸에 만연한 불균형의 본질을 드러낼 수 있을지도 모른다. 이런 의사는 제3장에서 설명한 네 가지 주요 질병 위험 요인의 제거를 치료 계획에 포함시킬 것이다.

그러나 사고, 부상, 중증 화상, 기타 여러 가지 급성 질환의 경우, 주류 현대 의학의 노련한 의사의 손에 생명을 맡기는 것보다 더 나은 선택은 거의 없을 것이다.

의학적 치료는 거의 안전하지 않다

세상의 모든 약이 바다에 던져졌다면, 물고기에게는 나쁜 일이고 인간에게는 좋은 일이다. ─ 올리버 웬들 홈스(하버드 대학교 의대 교수)

현대 의학에서 질병 치료는 논란이 많은 사안이다. 한편, 많은 생명이 의료적 절차와 약물을 통해 구조된다. 반면 치료 과정에서 생기는 부작용이 목숨을 앗아갈 수도 있다.

당신이 의사를 찾아가 약이나 시술에 대한 처방을 받을 때, 당신은 (그리고 당신의 의사는) 그의 권고가 광범위한 검사와 과학적 검토에 의해 증명되었다고 가정할 가능성이 매우 높다. 그러나 우리가 '과학적으로 검증'되었거나 '효과가 입증'된 것으로 믿고 받아들이는 의학 치료의 85~90%가, 실제로 그들의 주장을 뒷받침하는 단 하나의 과학적 연구도 없이 널리 사용되었다는 것은 공표된 사실이다.

약물은 예외여야지 규칙이 아니다

《타임스》는 2004년 '약물 인간'이란 기사를 보도했다. 나는 지금 우리처럼 약물에 의존하는 것이 호모사피엔스의 진화 단계로 간주될 수 있을지 정말 의심스럽다! 오히려 그것은 인류 소멸의 신호로 보아야 한다.

모든 질병에 대한 성공적인 치료법이 있다는 환상은 점점 더 복잡한 형태의 질병과 엄청난 의료비 증가를 불러왔다. 퇴원하는 환자들은 무엇이 잘못되었든 치유했다는 확신을 가지고 떠난다. 그들은 이 문제가 '해결'되었기 때문에, 다시 삶을 살아갈 수 있다고 믿는다. 약물, 수술 그리고 다른 치료들은 이런 식으로 우리를 속인다.

페니실린이 시장에 처음 나왔을 때, 그것은 죽어가는 환자들을 며칠 안에 되살릴 수 있는 놀라운 약으로 여겨졌다. 몸을 정화하고 독성을 제거하려는 몸의 노력을 돕는 단순한 방법만으로도 똑같은 결과를 얻을 수 있었겠지만, 실제로 페니실린은 많은 생명을 구했다. 오늘날 페니실린은 종종 처방되는 이유가 되는 바로 그 문제를 일으킨다. 부작용으로는 피부 발진, 설사, 발열, 구토, 단핵증, 알레르기성 쇼크, 실신, 심정지, 부정맥, 저혈압 등이 있다.

페니실린에 적용되는 것은 다른 대부분의 약에도 적용된다. 약물의 부작용은 종종 그것이 주는 편익보다 더 무거우며, 환자들은 약물을 복용하는 데 동의하기 전에 그것들이 일으킬 수 있는 합병증을 알아야 한다. 이러한 '진화'의 징후는 널려 있다. 넥시움(Nexium), 프레바시드(Prevacid), 리피토(Lipitor), 아스피린, 셀레브렉스(Celebrex), 크레스토(Crestor) 같은 약들이 흔한 용어가 되었다. 당신의 이웃, 친구, 친척들은 이런 약을 적어도 하루에 한 알, 심한 경우에는 여러 알씩 몇 달 혹은 몇 년 동안 복용하고 있다. TV나 미디어에는 그런 약들 덕분에 '삶의 질이 향상되었다'는 찬사로 가득하다. 신문은 심지어 한 걸음 더 나아간다. 경이로운 약물의 예상 효능을 '증명'하는 최근의 연구에 대한 기사 한두 개 없이 지나는 날은 하루도 없다.

2003년 미국인들은 약물 구매에 1630억 달러를 썼는데, 이는 과일과 채소, 모든 유제품과 제과 제품 구매에 든 비용을 합친 것보다 더 많은 금액이다. 그래서 당신 주변에는 식료품점보다 약국이 더 많은 것이다! 우리는 건강을 유지하기 위해 음식보다 제약 제품에 더 의존한다. 약물 인간은 살아 있는 현실이 되었다.

현재 모든 급성 질환뿐만 아니라 모든 만성 질환에도 복용할 수 있는 약이 있다. 이 약을 파는 사람들에게는 너무나 기쁘게도, 약을 복용하는 사람들은 더 높은 수준의 건강이나 행복에 도달하지 못한다. 물론 이것은 제약 회사들이 여러분의 삶을 더 쉽고 편안하게 만들기 위한 것으로 추정되는 수십억 개의 추가 약들을 설계하고 제조하는 것을 막지는 못한다.

당신이나 당신 아이의 관심이 가끔 방황할 때 사용하는 약이 있다.

당신은 월경 전후의 통증을 줄이거나 끝내기 위해 약을 살 수도 있다. 원치 않는 임신을 했을 때 낙태를 유도하는 알약이 있다. 식욕을 억제할 수 없다면 알약을 하나 삼키는 것만으로 해결할 수 있다. 만약 당신이 식욕이 없다고 불평한다면, 의사는 당신을 위해 식욕을 돋우는 알약을 처방해줄 것이다. 알레르기를 멈추게 하는 알약이나 (페로몬을 이용하여) 이성을 유혹하는 약도 있다. 기분을 좋게 하고 스트레스를 예방하는 약도 많다. 약에 의존하면 결국은 우울해질 것이다. 하지만 그런 경우를 대비한 약도 존재한다. 그러나 항우울제가 우울증을 진정시키는 것은 아니다. 사실 그런 약의 사용은 스스로 목숨을 끊게 할 수도 있다.

인터넷에서 조금만 검색해보면 생각할 수 있는 모든 신체적·정서적 어려움에 대한 약을 찾을 수 있다.

약물 캡슐 드라마 개봉

의료 행위는 그것을 추천할 철학도 상식도 없다. 아픈 사람의 몸에는 이미 불순물로 가득 차 있다. 약물을 복용하면 불순물이 더 많아져 더욱 당황스럽고 치료하기가 더 어려워진다.

— 엘머 리(전 의학협회 부회장)

유명한 내과 의사인 윌리엄 오슬러(William Osler) 박사는 약물을 복용해야 하는 딜레마를 다음과 같이 간단히 표현했다. "약을 먹는 사람은 두 번 회복해야 하는데, 한 번은 질병에서 또 한 번은 약에서 회복해야 한다." 항상 의약품과 함께 제공되는 지침 목록에 나열되어 있으므로, 복용을 고려 중인 처방약의 부작용 여부를 확인해야 한다. 그러나 지침 목록에도 죽음을 포함한 많은 잠재적인 부작용이 다 열거되어 있지 않다는 점을 명심하라. 미국 식품의약국(FDA)은 의사들로부터 심각한 부작용이 자주 제기되어 대중의 압력을 받을 때에만 가끔씩 약물의 철회를 명령한다.

좀처럼 언급되지 않는 의약품 부작용이 자주 나타나는 것은 그 약물에 대한 중독의 발달이다. 베스트셀러《나는 현대 의학을 믿지 않는다 (Confessions of a Medical Heretic)》의 작가 로버트 멘델존(Robert Mendelsohn) 박사는 이렇게 말했다. "우리는 약물 남용을 남성의 전유물 그리고 헤로인, 코카인, 마리화나 같은 불법 마약으로 생각하기 쉽다. 합법적인 처방약에 의존하는 수백만 명의 남녀에게 더 큰 문제가 존재한다는 사실을 알게 되면 놀랄지도 모른다." 처방약이 합법적이고 의사가 처방해 준다고 해서 그것이 환각제보다 덜 중독적인 것은 아니다.

특히 노인들은 의사가 처방한 약을 복용할 때 주의해야 한다. 듀크 대학교의 새로운 연구는 처방된 약물을 복용하는 노인들 중 20% 이상이 노령 환자에게 해로운 것으로 알려진 약을 복용하고 있다는 불안한 증거를 보여준다.《랜싯 신경학(Lancet Neurology)》(2007년 5월 1일)에 발표된 또 다른 연구는 뇌졸중을 예방하기 위해 정기적으로 아스피린과 와파린을 복용하는 노인들이 오히려 뇌졸중의 위험을 높일 수 있다는 것을 보여주었다. 특히 75세 이상의 건강한 노인들에게 아스피린은 좋은 일보다 해로운 일을 더 많이 할 것이다. 이러한 약물과 관련된 뇌졸중은 일곱 배 증가했다. 연구원들은 이 같은 약의 사용이 증가함에 따라 75세 이상의 뇌내출혈성 뇌졸중의 주요 원인으로 고혈압을 곧 추월할 것이라고 결론지었다.

약은 모든 사람, 특히 노인들에게서 영양분의 흡수를 크게 방해할 수 있다. 예를 들어 제산제는 빈혈 예방에 필요한 필수 비타민 중 하나인 비타민 B12의 흡수를 현저히 감소시킨다.

영양소 결핍과 관련된 다른 약들은 시장에서 자주 처방되는 약들 중 하나다. 항생제, 항우울제, 항염증제, 혈압약, 콜레스테롤 강하제, 에스트로겐, 신경안정제 등이 그것이다. 이 약들 중 어떤 것이든 몸에서 귀중한 비타민과 미네랄을 제거할 수 있다. 그리고 이 약들 가운데 두 개 이상이 결합할 때, 특히 나이 든 환자에게서 빈혈의 발병 위험이 기하급수적으로 증가한다. 빈혈은 심장병이나 암처럼 만성적인 건강 문제를 가진 환자의 사망 위험을 극적으로 증가시킬 수 있는 심각한 질환이다.

많은 의사와 환자들이 빈혈과 관련된 위험을 과소평가한다. 빈혈은 혈액의 산소를 운반하는 능력의 결핍이다. 헤모글로빈은 적혈구의 단백질로, 몸 전체에 산소를 운반한다. 혈액의 이러한 기능이 방해를 받으면 허약함, 피로, 집중력 저하, 성기능 장애, 호흡 곤란, 어지러움, 창백한 피부 등의 증상이 나타나기 쉽다.

빈혈은 심장병의 근본적인 증상을 악화시킬 수 있고, 허약함의 위험 요인이 될 수 있다. 만약 당신이 빈혈 진단을 받았다면, 의사는 당신이 철분 결핍으로 고생하고 있으며 철분 보충제를 먹어야 한다고 말했을 것이다. 그러나 진실은 혈중 철분 수치가 낮아야 하는 근본적인 조건이 있을 때만 간이 음식물에서 철분 흡수를 정상 이하의 수준으로 제한한다는 것이다. 예를 들어 간내 담관이 막혀 과도한 철분이 간에서 빠져나오지 못하면 혈중 철분 수치가 독성 농도에 도달해 혈색소증을 일으킬 수 있는데, 이는 췌장과 간을 파괴할 수 있는 질환이다. 신체는 죽음을 막기 위해 음식에서 가능한 한 철분을 적게 흡수하려 할 것이다. 철분 흡수 결핍의 또 다른 원인은 만성, 저준위 위장 출혈 중 적혈구 손실일 것이다. 이런 내부 출혈은 아스피린이나 비스테로이드성 항염증 약물 복용, 대장 용종, 위궤양, 위장암 때문에 생길 수 있다. 가장 자연스러운 혈중 철분 손실은 여성의 월경 기간 직전이나 산모가 아기를 낳기 전 마지막 몇 주 동안 발생한다. 철분은 유해 세균이 즐겨 먹는 영양소여서 몸은 혈중 철분 수치를 낮게 유지함으로써 (월경기와 분만 과정에서 공기에 노출되는) 혈액이 공기 중에 떠다니는 세균에 매력적이지 않도록 만들어 치명적인 혈액 감염을 예방한다. 현대의 의학적 접근법은 신체가 내부와 외부의 도전에 어떻게 반응하는가에 대한 지식과 이해에 기초하지 않으므로, 대부분의 의사들은 그 문제에 대한 근본적인 원인이나 지혜를 완전히 무시한 채 증상을 고치는 데 만족한다. 빈혈의 경우, 철분제를 처방하는 것은 환자의 생명을 위태롭게 할 수 있다.

빈혈은 만성 염증, 만성 감염, 류머티즘성 관절염, 신장 장애에 의해서도 발생할 수 있다. 다시 한번 말하지만, 이러한 질병을 근본적인 위협에 대한 신체의 적절한 대응으로 보지 않고 증상에 대한 억제제를 사용함으로써 심각한 결과를 초래할 수 있다. 사회적으로 보았을 때, 우리는 지금 과거 어느 때보다도 병들어 있다. 조금 더 오래 살 수는 있게 되었지만 삶의 질은 더 낮아졌다.

의료 산업과 제약업계는 생존과 건강을 위해 더 많은 약을 복용해야 한다고 노년층을 설득하는 데 성공했다. 그 바람에 현재 노인들은 매년 25개의 처방전을 받는다! 그러나 약물 섭취의 다양성은 심각한 약물 상호작용의 가능성을 증가시키는 동시에, 환자들이 질병과 싸울 때 필요한 영양소를 강탈한다. 최근 연구에 따르면, 이런 상황은 매우 심각한 문제로 확대되었는데, 응급실 환자의 20%는 약물 관련 부작용이나 상호작용을 겪고 있는 노인들이다. 또 다른 문제는 약물 과다 복용이다. 2002년의 한 연구는 220만 명의 노인들이 권장 복용량보다 더 많은 약을 복용하는 것을 확인했다. 이 문제에 대한 유일한 해결책은 노인들로 하여금 질병의 증상을 억누르게 하기보다는 건강 문제의 근본 원인을 다루도록 돕는 것이다.

의사에 의한 질병

의원성 질병(의사가 원인인 질병)은 우리 시대에 가장 빠르게 퍼지는 '전염병' 중 하나다. 의사는 심장병과 암의 뒤를 잇는 미국의 3대 사망 원인 가운데 하나로 꼽힌다. 유명한 내과 의사 찰스 페이지(Charles E. Page) 박사는 이렇게 말한 바 있다. "질병의 원인은 대부분 의사들이 치료를 위해 맹목적으로 처방하는 독성 약물에 있다." 사소한 질환에 대한 의학적 개입은 많은 환자들에게 생명을 위협하는 상황을 초래했다. 따라서 우리는 이런 질문을 던지게 된다. 질병과 치료 중 어느 것

건강과 치유의 비밀

이 당신의 건강에 더 위험한가? 미국 보건복지부가 발표한 다음과 같은 통계가 그 해답을 제공할 수도 있다.

미국에는 70만 명의 의사가 있고, 의사들에 의해 일어난 사고사는 연간 12만 건이다. 그러므로 당신이 의사 때문에 죽을 위험은 상당하다. 하버드 대학교의 최근 연구에서, 연구원들은 '장시간' 근무하는 의사들이 짧은 교대 시간을 가진 의사에 비해 다섯 배나 많은 진단 오류를 범했다는 것을 발견했다. 단순한 진단상의 오류가 아니었다. 한 예로, 장시간 근무를 하는 한 의사는 강력한 혈압약을 적절한 복용량보다 정확히 열 배를 처방했다. 또 다른 사례에서는 잠이 부족한 인턴이 동맥에 튜브를 삽입하는 데 실패하면서 환자의 폐가 크게 쇠약해지는 원인이 되었다.

또 다른 예로, 한 환자는 신경안정제 과다 복용으로 심장 박동과 혈압이 위험할 정도로 떨어져 고통을 겪었다. 병원들은 비용을 절감하고 더 많은 수익을 올리는 전략을 짠다. 더 많은 의사를 고용해서 비용을 지불하기보다는 경험이 적은 의사들의 교대 근무 시간을 두 배로 늘린다. (연구 보고서는 인턴들이 주당 평균 80시간 근무하는 것으로 보고한다.)

처방약과 일반의약품에 숨어 있는 죽음

환자들은 의사에 의한 사고사 외에도 처방약과 일반의약품의 부작용으로 사망 위험에 직면한다. 2005년 1월의 보고서에 따르면, 위험한 관절염 치료제 바이옥스(Vioxx)는 13만 5000명 이상의 사망자를 냈다. 아스피린과 같은 수많은 일반의약품을 고려해보자. 이 '안전한' 약은 잠재적으로 치명적인 내부 출혈의 위험을 늘리고, 혈액이 덜 응고될 가능성을 더욱 높인다!

아스피린과 이부프로펜을 동시에 복용하면 심장 질환에 의한 사망 위험이 두 배가 된다는 사실을 알고 있는가! 8년 동안 7000명이 넘는 환자의 의료 기록을 조사한 결과, 예를 들면 관절염 통증 완화 등과 같이 어떤 이유로든 아스피린과 이부프로펜을 동시에 복용할 경우, 이 두 가지 강력한 약물이 상호작용하는 방식 때문에 심장마비나 뇌졸중으로 사망할 가능성이 두 배나 된다고 한다. 영국 의학연구위원회가 수행하고 의학 저널 《랜싯》에 발표한 이 연구는 2007년 4월 5일 〈류머티즘성 질환 연보〉에 게재된 또 다른 연구에 의해 검증되었다. 처방전 없이 살 수 있는 일반의약품이 환자에게 치명적일 수 있음을 증명한 셈이다. 실제로 미국에서는 해마다 약 5만 6000명의 일반의약품 사용자들이 합병증 때문에 응급실을 찾는다. 미국에서 해마다 약 50억 개의 일반의약품이 판매된다고 해서 그것이 안전하다고 믿어야 하는 것은 아니다.

타이레놀이라는 이름으로 판매되는 아세트아미노펜을 예로 들어보자. 심혈관 문제를 일으키는 것 외에도, 간부전의 가장 흔한 원인은 당신이 믿고 있는 C형 간염이 아니라 타이레놀이다. 산후 통증을 겪는 여성이 복용하는 타이레놀3는 모유에서 치명적인 모르핀 농도가 나오도록 만들 수 있다. 토론토의 신생아 타리크 자미슨(Tariq Jamieson)이 모유의 아편 독성으로 사망한 것과 관련한 소송은 모유 수유하는 엄마들에게 타이레놀3와 같은 약을 처방하는 것의 위험성에 새로운 충격

　　　　　　　　　　　　　　　　——— 건강과 치유의 비밀

을 던지고 있다. 2007년 6월 15일자 《국립 의학 리뷰(*National Review of Medicine*)》에 따르면, 타리크는 모유 수유 11일 후에 사망했다. 타리크는 신생아에게 안전하다고 여겨지는 것보다 여섯 배나 높은 아세트아미노펜과 모르핀의 혈중 농도를 가지고 있는 것으로 밝혀졌다. 타이레놀3는 아세트아미노펜과 코데인(세계에서 가장 널리 사용되는 마약 진통제)을 모두 함유하고 있다. 코데인은 체내에서 모르핀으로 대사된다.

엄마들은 의사들이 처방약이나 일반의약품의 위험으로부터 자신들과 아기들을 보호해주기를 기대하면 안 된다. 의사들은 그 약들을 직접 만들지 않았을뿐더러 그 약들에 무엇이 들어 있는지 전혀 알지 못한다. 심지어 부작용 리스트를 아예 보지도 않는다. 따라서 환자들은 자신들이 복용하는 약의 부작용을 알 필요가 있다. 작은 증상의 불편함을 피하려고 메스꺼움, 구토, 변비, 현기증, 졸음, 시력 변화, 심신과 기분 변화, 느리거나 불규칙한 호흡 혹은 심장 박동, 소변량 변화, 짙은 소변, 노랗게 물든 눈이나 피부, 위통, 극심한 피로, 치명적 간 질환 및 알레르기 반응 등과 같은 부작용을 감수하면서 타이레놀을 복용하는 것은 이해할 수 없는 일이다.

미국 소비자연맹이 실시한 조사에 따르면, 성인의 44%가 알면서도 일반의약품 진통제의 권장 복용량을 초과한 반면, 16%만이 경고 라벨을 읽은 것으로 나타났다! 연방 관리들은 매년 15만 명 이상의 미국인들이 일반의약품으로 판매되는 진통제의 합병증 때문에 응급실을 찾는 것으로 추정하고 있다. 대부분의 의사와 환자들이 생각하는 이 '해롭지 않은' 약들은 매년 1만 6000명의 미국인들을 죽인다.

게다가 아스피린이 두통을 없애는 데 좋다고 믿을 수도 있지만,

2004년 7월호《미국 심장 저널(*American Heart Journal*)》에 보도된 새로운 연구는 특정 심장 질환자들이 아스피린을 사용했을 때 실제로 심근경색이 일어날 위험이 더 클 수 있다는 것을 보여준다. 이 연구의 수석 연구원인 영국 헐 대학교의 존 클리랜드(John G. F. Cleland) 박사는 심근경색 후 아스피린을 사용하는 것의 이론적 효용에 대해 "확실한 증거를 가진 해로움보다 과대평가되어 있다"고 말했다. 일단 치료를 시작했다가 중단하는 것도 문제다. 프랑스의 한 연구는 정기적인 아스피린 복용을 갑자기 중단했을 때 협심증과 치명적인 심근경색이 얼마나 심하게 유발될 수 있는지를 보여주었다. 연구원들은 심지어 아스피린 요법이 "어떤 경우에도 안전하게 복용을 중단할 수 없는 요법"이라고 말했다.

약물 치료와는 대조적으로, 약 2000개의 과일에 대한 15개월간의 연구는 가장 많은 과일 섭취를 포함한 식단을 가진 사람들이 가장 적은 양의 과일을 먹은 사람들에 비해 어떻게 심근경색과 다른 심장 질환의 위험을 70% 이상 줄였는지를 보여주었다. 채소 섭취도 비슷한 효과를 냈다. 매주 세 번 이상 채소를 섭취한 사람은 채소를 전혀 먹지 않은 사람보다 심장마비 위험이 약 70% 낮았다.

누군가가 죽어가고 있을 때 약으로 구할 수 있다면 항생제의 존재는 의미가 크다. 그러나 독감 바이러스H1N1에 감염된 아이들에게 항생제인 클로람페니콜은 매우 위험하다. 골수를 파괴하는 것으로 알려진 이 약은, 이후의 많은 수혈과 회복을 전혀 보장할 수 없는 다른 치료법을 필요로 한다. 하지만 클로람페니콜은 인후염 같은 사소한 질환에도 여전히 처방되고 있다.

미국 시사 주간지 《뉴스위크》가 인용한 연구에 따르면, 항생제가 감기나 독감과 같은 바이러스 감염에 쓸모없음에도 불구하고, 일반 감기의 치료를 원하는 미국인 열 명 중 일곱이 항생제를 복용하고 있다고 한다. 이처럼 강력하지만 효과가 없는 약들이 가벼운 질병을 앓고 있는 환자에게 투여될 때, 환자나 의사 모두 감염된 사람의 몸에서 그 약물이 만들어낼 수 있는 혼돈에 대해선 알지 못하는 듯하다. 항생제는 숙주의 장에 침입한 세균과 상당수의 유익균을 죽인 후, 썩어가는 그들의 사체를 제거하는 거의 불가능한 임무를 몸의 면역 체계에 남겨둔다. 장의 유익한 박테리아도 함께 파괴되었기 때문에, 대부분 부패 단백질로 이루어진 이 유독성 혼란을 치료할 사람은 '아무도' 없다.

일부 단백질은 결합 조직에 들어가 모세혈관과 동맥의 기저막에 채워진다. 시간이 지나 순환계의 폐색이 증가하면 심장마비, 뇌졸중 또는 울혈성 심부전으로 이어질 수 있다.

약품들이 이처럼 너무 강한 부작용을 일으켜 '더 이상' 정당화될 수 없다는 이유로 많은 약품들이 시장에서 매일 퇴출되고 있다. 하지만 어찌 된 일인지, 제약 회사들과 미국 식품의약국은 모든 약이 함유하고 있는 독이 '항체' 지향적이기 때문에, 즉 신체 일부를 파괴하고 있기 때문에 잠재적으로 위험하다는 사실을 강조하는 것을 생략하고 있다.

고혈압 치료에 쓰이는 칼슘 통로 차단제인 니페디핀은 심근경색을 비롯한 심각하고 때로는 치명적인 부작용과 연관되어 있다. 《미국 의학협회 저널》은 심한 부작용 때문에 니페디핀을 금지해야 한다고 주장하지만, 이 약은 여전히 전 세계적으로 특정 고혈압 응급 상황에서 처방된다. 미국 국립심장폐혈액연구소(NHLBI)는 니페디핀을 사용할 때는 신중할 것을 의사들에게 경고했다. 1995년에 《랜싯》에 발표된 한 연구는 칼슘 통로 차단제를 투여받은 환자들이 이뇨제나 베타 차단제를 투여받은 환자들보다 심장마비에 걸릴 확률이 60% 더 높다는 것을 발견했다. 니페디핀은 모든 칼슘 통로 차단제 중 가장 위험한 것으로 밝혀졌다.

베타 차단제도 위험하다. 1998년, 《미국 의학협회 저널》은 이 약을 복용하는 노인들이 갑작스럽고 치명적인 심근경색을 겪을 가능성이 더 높다고 보고했다. 의학 정보 온라인 데이터베이스(Medline) 검색을 통해 10건의 실험을 새로 분석한 결과, 고혈압 치료에 30년 넘게 사용돼온 베타 차단제가 설탕으로 만든 위약보다 효과가 없다는 사실이 밝혀졌다.

고혈압을 낮추는 데 쓰이는 미국 의약품 레서핀(reserpine)은 유방암 발병률을 300%까지 높이는 것으로 나타났지만, 여전히 고혈압 환자들에게 사용되고 있다. 이뇨제와 항고혈압 약품(혈압을 낮추기 위한 약품)을 포함한 몇몇 종류의 약들은 신장암을 유발하는 것으로 의심된다. 또한 베타 차단제 아테놀(atenol)은 이 약물로 치료받는 고혈압 환자들에게 암이 두 배나 흔하다는 사실이 밝혀진 후 의심을 받고 있다. 영국과 미국의 연구는, 약물을 복용하는 환자의 20~33%만 의사가 정한 혈압 목표치에 도달하는 데 성공했음을 보여주었다. 그 정도는 플라세보 위약으로도 가능하다. 이것은 고혈압에 대해 소위 긴급 처방이라고 시행되는 치료를 더욱 의문스럽게 만든다.

고혈압 치료약의 또 다른 부작용은 갑작스러운 혈압 강하다. 따라서 이 약들은 현기증과 추락 사고의 주요 위험이 될 수 있으며, 노인들의

———————— 건강과 치유의 비밀

뼈와 엉덩이가 골절되는 주요 위험 요인으로 여겨질 수 있다. 1994년 《영국 의학 저널》은 (혈압을 낮추는 데 쓰이는) 이뇨제가 당뇨병의 11배 증가를 유발한다는 연구 결과를 발표했다. 1993년 《미국 의학협회 저널》에 보도된 바와 같이, 심근경색 후 ACE 억제제(고혈압과 울혈성 심부전 치료에 주로 사용되는 약들의 총칭)가 너무 빨리 투여되면 치명적인 신장 손상과 사망까지 초래할 수 있다.

당뇨병 환자에게 사용되는 '기적의' 약 인슐린도 당뇨병성 실명을 유발하는 것으로 판명되었다. 루푸스, 류머티즘성 관절염, 피부 트러블 등에 유용한 말라리아 치료제 플라케닐(Plaquenil)이 처방되는 경우도 많다. 영국에서는 하루 복용량이 체중 1kg당 6.5mg을 넘지 않는 한 당국이 사용을 금지하지 않기 때문에, 이 약의 판매가 합법적이다. 미국에서는 0.75g까지 복용한 어린이들 사이에서 다수의 사망자가 보고되어, 소아에게 플라케닐을 처방한 의사들은 소송 위험에 직면해 있다. 이 약을 사용한 어린이들만 건강과 생명이 위태로워진 것은 아니다. 눈병, 건선, 간 질환을 앓고 있는 사람들이나 알코올 중독자, 임신부 등도 상태가 악화될 수 있다. 이 약의 부작용으로는 예민함, 초조함, 악몽, 경련, 신경성 난청, 흐릿한 시력, 부종, 머리카락 탈색, 탈모, 재생 불량성 빈혈, 거식증, 메스꺼움 등이 있다.

위산 생산을 줄이기 위해 만든 약들도 부작용이 존재한다. 여러 심각한 건강 문제들 중에서도 폐렴을 피하고 싶다면 제산제를 멀리하고 위산 역류의 근본 원인을 다루는 것이 좋다. 어떤 접근법을 선택하든 위산 분비를 억제하는 것은 시간이 흐를수록 장기적인 부작용을 동반하는 심각한 개입이다. 정상적인 소화 과정을 준비하는 위장의 능력을 과소평가할 때 모든 장애의 원인이 된다.

또 위산 역류 때문에 속쓰림을 일으키는 약도 많다. 비스테로이드성 항염증제(NSAIDs)인 이부프로펜을 예로 들어보자. 이부프로펜은 주로 관절염, 생리통, 발열, 통증 등의 증상에 사용되며, 특히 염증이 있는 경우에는 더 자주 쓰인다. 이부프로펜이 주성분인 애드빌(Advil)을 자주 복용하면 수년간의 고통스러운 위통을 초래할 수 있다. 오늘날 모든 위산 역류 사례의 70%가 오랜 항염증제 복용과 연관되어 있을 수 있다. 몇십 년 전에 이런 약들이 소개된 이후, 우리는 위산 역류 질환의 엄청난 증가를 경험하고 있다. 사례는 다시 한번 질병의 원인을 다루지 않은 채 항염증제를 복용하는 것은 전혀 해결책이 될 수 없으며, 오히려 이전에 존재했던 것보다 훨씬 더 큰 문제로 이어진다는 것을 보여준다.

암을 유발하는 항암제를 생각해보자. 타목시펜(Tamoxifen)은 유방암을 예방하기 위해 고위험 여성에게 처방되는 일반적인 약으로 보통 5년간 복용한다. 그러나 이스라엘에서 수행된 연구는 타목시펜이 암을 유발할 수 있다는 결과를 냈다. 《국제 산부인과암학회지(*International Journal of Gynecological Cancer*)》에 게재된 연구에 따르면, 타목시펜으로 유방암을 치료했을 때 자궁암 발병률과 사망률이 증가할 위험이 높아진다고 한다. 하나의 암을 또 다른 하나의 암으로 바꾸는 것은 암 환자에게 제공되어야 할 치료법이 아니다.

프로작 스캔들

사람들을 '행복하게' 만드는 데 가장 많이 쓰이는 항우울제는 프로작(Prozac, 플루옥세틴)이다. 미국에서만도 현재 수백만 명의 사람들이 스트레스를 많이 받는 생활 환경에 대처하기 위해 프로작을 사용하고 있다. 이것은 사람들이 그 약이 안전하다고 믿도록 이끌지도 모른다. 그러나 프로작에 대한 첫 연구는 이 약이 결코 무해하지 않다는 것을 보여준다. 캘리포니아 대학교의 연구원들은 임신 중에 프로작을 복용한 여성들이 기형아를 출산할 가능성이 두 배 이상 높다는 사실을 발견했다. 임신 후 마지막 3개월까지 이 약을 복용하고 있다면, 조산할 가능성이 거의 다섯 배, 특수 치료의 도움이 필요할 가능성이 두 배다. 또한 아기는 아홉 배에 달하는 호흡 곤란, 신생아 청색증(산소 부족), 신경과민의 위험에 직면한다. 프로작의 다른 부작용으로는 불안, 심각한 체중 감소, 부정맥, 시각 장애, 떨림, 메스꺼움, 설사, 천식, 관절염, 골다공증, 위출혈, 성욕 감퇴, 발기부전 등이 있다.

더 나쁜 소식이 기다리고 있다. 2005년 1월 2일, CNN은 일라이 릴리(Eli Lilly & Co.)가 작성한 내부 문서를 통해, 15년 전 이 회사가 프로작을 복용한 환자들이 다른 항우울제를 복용한 환자들보다 자살을 시도하고 적대감을 보일 가능성이 훨씬 높다는 데이터를 입수했다고 보도했다. 일라이 릴리는 프로작의 부작용에 대한 대중의 인식을 최소화하려고 했다.

1988년의 일라이 릴리 문서는 환자의 3.7%가 프로작을 복용하고 자살을 시도한 것을 보여주는데, 이는 흔히 쓰이는 네 가지 항우울제

중 어느 것에 비해서도 12배가 넘는 것이다. 프로작의 성분명인 플루옥세틴을 복용한 환자 1만 4198명의 임상 시험을 인용한 이 문건에는 약물을 복용하는 동안 2.3%의 환자가 정신병적 우울증을 앓았다고 명시돼 있다. 이것은 프로작 다음으로 높은 비율을 나타내는 또 다른 항우울제에 비해 두 배 이상 높다. 게다가 이 문서는 환자의 1.6%가 과격성을 보인 사건을 보고했는데, 이는 다른 네 가지 중 어느 한 가지 일반 항우울제를 복용한 환자들이 보고한 것보다 두 배 이상 많은 수치라고 언급했다. 마지막으로 문서에서 검토한 실험은 프로작 사용자들의 0.8%가 고의적인 부상을 입었다고 보고했는데, 이는 다른 항우울제와 관련된 비율의 여덟 배에 해당한다.

'플루옥세틴 임상 시험에서의 활성화와 진정'이라는 제목의 문서에서 저자들은 이 약이 환자의 19%에서 신경과민, 불안, 동요 또는 불면증을 유발할 수 있으며, 13%의 환자들에게 진정 작용을 일으킬 수 있다고 말했다.

《영국 의학 저널》은 켄터키주 루이빌에서 플루옥세틴을 복용하다 직장에서 여덟 명을 살해한 인쇄기 기술자 조지프 웨스베커(Joseph Wesbecker)의 5년 전 사건이 드러난 1994년에 이 문서가 사라졌다고 보도했다.

미국 식품의약국은 최근 항우울제가 동요, 공황 발작, 불면증, 공격성과 같은 부작용을 일으킬 수 있다고 경고했다. 이것은 이제 식수에서 프로작이 발견될 정도로 많은 양을 복용하고 있는 영국 사람들에게 정말 나쁜 소식이다. 환경론자들은 이 항우울제의 축적을 (수도에 약물을 넣는 식의) '숨겨진 집단 투약'이라고 묘사하며 긴급한 조사를 요구하고 있다. 환경청은 프로작이 강과 식수 공급에 사용되는 지하수 둘 다에 쌓이고 있다고 밝혔다.

미국에서도 프로작이 벌써 몇 달째 주요 수로에서 발견되고 있다. 베일러 대학교의 독성학자 브룩스(Brooks)는 텍사스주 댈러스의 한 호수에서 잡힌 푸른 아가미 생선의 조직에서 프로작의 활성 성분(플루옥세틴)의 흔적을 발견했다. 브룩스는 플루옥세틴이 프로작 사용자들의 소변에서 정수 처리장을 거쳐 호수로 유입된 것으로 추측했다.

토론토 대학교의 연구원들은 최근 《랜싯》에서 모든 종류의 항우울제가 노인들이 복용하기에 위험하며, 넘어지고 골절될 위험이 크게 증가한다는 것을 보여주는 연구 결과를 발표했다.

하루에 400만 명의 아이들이 매일 오후가 되면 리탈린(Ritalin)을 복용하려고 학교 양호실 앞에 줄을 선다. 수백만 명의 어린아이들이 치료받고 있는 문제의 근본 원인을 찾을 틈도 없이 주의력 결핍증 처방약을 복용하는 것은 진정한 형태의 '의료 과실'이다. 리탈린이나 이와 유사한 약을 복용하면 하룻밤 사이에 결과가 나오지만, 그 행동의 근본 원인을 알아내는 데는 몇 주 또는 몇 달이 걸릴 수도 있다. 너무 많은 경우에 정신적 자극, 열악한 집중력, 초조함을 유발하는 것은 설탕, 인슐린 저항성, 영양 부족이다. 아이에게 기울이는 애정 어린 관심은 그들이 안정감을 느끼게 하고 정서적·육체적 균형을 회복하도록 돕기에 충분하다.

스테로이드, 관절염 치료제 및 비스테로이드성 항염증제

미국의 한 의학 조사에선 합법적인 처방약으로 죽는 사람이 헤로인이나 코카인 같은 마약으로 죽는 사람보다 세 배나 많은 것으로 드러났다. 이 연구는 미국에서 연간 최소 3만 명의 목숨을 앗아가는 약물의 사용 금지 조건을 설명하지 않는다. 이들은 약을 복용하지만 이러한 약물을 위험하게 만들 수 있는 조건(약물 알레르기를 포함)을 가진 사람들이다. 약물 부작용으로 얼마나 많은 사람들이 입원하는지 알아내기란 거의 불가능하지만, 신중한 공식 추정에 따르면 그들이 오늘날 미국과 영국의 병원에 누워 있는 사람들의 약 5%를 차지하고 있다고 한다. 스테로이드는 이전에 극도의 생명을 위협하는 상황에서만 쓰였던 또 다른 그룹의 약에 속한다. 그러나 오늘날 이 약물은 햇빛에 타는 것, 피부 발진, 여드름 그리고 상열감과 같은 사소한 문제들에 사용된다. 환자들은 이러한 약을 사용함으로써 발생할 수 있는 위험을 거의 알지 못한다. 스테로이드의 부작용으로는 고혈압, 위궤양, 경련과 현기증, 어린이의 성장 억제, 생리불순, 근력 약화, 상처 치유 지연, 시력 문제, 피부 위축, 알레르기성 쇼크, 성욕 상실, 골밀도 감소, 조울증, 잠복성 당뇨병의 출현 등이 있다. 이제 스테로이드는 심지어 아기에게까지 염증의 초기 징조에서 사용된다. 하지만 이 약은 단 한 가지 질환도 고칠 수 없다. 스테로이드가 하는 일은 비정상적인 상태에서 신체가 정상적으로 반응하지 못하도록 막는 것이다. 이런 약물에 의한 새로운 질병은 더욱 강한 약물을 사용하는 더 많은 치료가 필요하고, 따라서 이미 생긴 부작용에 더 많은 부작용이 추가된다.

최근의 관절염 '특효약'은 생명을 거는 것보다 차라리 관절염을 갖고 사는 것이 더 나을 정도로 강한 부작용을 낳는다. 부타졸리딘 알카(Butazolidin alka)라고 알려진 한 유명 브랜드의 제조업체는 소비자에게 이 특별한 약이 매우 강해서 단기간 사용 후에도 백혈병(혈액암)을 발생시켰다고 경고할 의무가 있었다. 또한 이 약은 두통뿐만 아니라 간염, 고혈압, 현기증, 의식 불명 등 92가지 부작용을 일으킬 수 있다. 제조사는 특히 40세가 넘은 환자들에게 약을 복용함으로써 발생할 수 있는 위험에 대해 설명하고, 가능한 한 최소 복용량, 그러나 여전히 효과적인 복용량을 사용하도록 주치의에게 조언한다. 제조업체는 이 약이 질병의 상태를 호전시키는 데 아무런 영향을 주지 않으면서 심각하고 생명을 위협하는 반응을 일으킬 수 있다는 것을 인정한다!

열 개 이상의 비스테로이드성 항염증제(아스피린, 이부프로펜, 아세트아미노펜 포함)의 통칭인 NSAIDs는 류머티즘성 관절염 및 골관절염 치료에 사용된다.[24] 그러나 지난 몇 년 동안 이런 약들은 반복되는 두통이나 염증과 같은 간단한 질환 때문에 사람들에게 주어졌다. 하지만 통증 완화의 대가인 약물의 강한 독성 때문에 생긴 위출혈로 환자가 사망할 수도 있다. 비스테로이드성 항염증제 처방에 대한 경고는 다음과 같다. "만성적으로 비스테로이드성 항염증제를 복용하는 환자에게는 경고 증상이 있든 없든 출혈, 궤양, 천공 등의 심한 위장관 질환이 언제든 발생할 수 있다." 만약 이것이 러시안룰렛(하나의 총알만 장전한 권

---

[24] 이스라엘 텔아비브 대학교의 새로운 연구와 마이애미 대학교의 두 번째 연구는 생강 추출물(6주 이상 동안 매일 255mg)이 골관절염 치료에 최적일 수 있다는 결론을 내렸다.

총을 머리에 겨누고 방아쇠를 당기는 목숨을 건 게임 – 옮긴이)처럼 들리지 않는다면, 이 약물을 복용한 사망자 수가 당신을 설득할 수 있을 것이다. 영국에서는 매년 4000명이 비스테로이드성 항염증제 때문에 죽는다. 미국에서는 사망률이 영국보다 최대 다섯 배 이상 높다. 매년 수십만 명이 비스테로이드성 항염증제를 복용해 직접 발생한 위출혈로 병원에 입원하고 있다. 다른 부작용으로는 대장 천공, 대장염, 크론병, 흐릿한 시야, 파킨슨병, 간 및 신장 손상, 간염, 고혈압 등이 있다.

수백만 명의 미국 청소년들이 매일 복용하는 20년 된 여드름 약은 의심할 여지 없이 자살, 우울증, 정신 이상, 폭력적이고 공격적인 행동, 감정의 변화, 정서적 불안정, 편집증, 성격 변화 등 일련의 부정적인 정신 질환과 연관되어 있다. 이는 어떤 약이 아무리 흔히 처방된다 하더라도 그것이 아주 약간이라도 안전한지 궁금하게 만든다.

오늘날 엄청나게 다양한 약을 구할 수 있게 되면서, 의사들은 처방하는 각각의 약에 대한 부작용을 연구할 시간이 없고, 환자들은 약에 수반되는 부작용 목록을 결코 읽지 않는다. 약 포장에 인쇄된 사용 금지 조건을 읽거나 의사에게 약의 부작용을 물어보는 것은 소수의 환자들뿐이다. 의사는 치료의 위험에 대해 환자에게 알려야 할 법적 의무뿐만 아니라 도덕적 의무를 가지고 있지만, 대부분 이 중요한 단계를 생략한다. 제약 회사는 부작용과 사용 금지 조건이 열거되어 있는 한 법적으로 보호받는다. 약을 먹을지에 대한 결정을 환자에게 맡기는 것이다.

생명을 구하기 위한 부작용 설명서 읽기

일반적인 약물 사용으로 발생하는 부작용은 상상할 수 있는 가장 기괴한 증상으로 발전할 수 있다. 독성 표피 괴사라는 합병증으로 진행될 수 있는 스티븐스-존슨 증후군(SJS)은 약물 부작용에 의해 발생한다. 일반적인 처방약을 복용하기 전에, 당신은 이 치명적인 반응에 대해 스스로에게 정보를 제공할 필요가 있다. 문제가 될 만한 약물 목록에는 항간질제 및 항경련제, 설파제, 암피실린, 알로푸리놀 및 비스테로이드성 항염증제 그리고 일부 백신(탄저병 등)도 포함된다.

이러한 약물에 대한 무서운 사실은 그것에 대한 신체의 반응을 전혀 예측할 수 없다는 점이다. 가령 인기 있는 비스테로이드성 항염증제인 이부프로펜을 백 번 복용했을 수도 있지만, 신체가 언제 갑자기 그 약에 과민하게 반응할지는 확실히 알 수 없다. 당신의 몸이 그 약과 싸우기 시작하면, 그것은 당신의 피부를 죽이고 말 그대로 태우는 극단적인 염증 반응을 보일 것이다. 이러한 부작용은 유아, 청소년부터 노인까지 모든 연령에서 발생할 수 있다. 사망률은 25~80%에 이른다. 혹여 살아난다 해도 완전히 망가질 정도로 평생의 상처를 입는다. 이런 약을 복용하는 사람이 늘면서 피해자도 속출하고 있다.

이 약들 중 어떤 것도 복용할 진짜 필요성은 없다. 증상을 억제하는 것은 몸 자체의 치유 노력을 위태롭게 하고 상황을 더 악화시킬 뿐이다. 만약 당신이 스티븐스-존슨 증후군이나 독성 표피 괴사의 위험에 빠뜨리는 처방을 선택한다면 발진, 물집, 타오르는 듯한 발열과 같은 알레르기 반응의 징후를 관찰하고, 약물 복용을 즉시 중단하라. 그리고 목숨이 위태로울 수 있으므로 의사가 약을 중단시킬 때까지 기다리지 마라.

치매 예방약의 위험

더욱 의기소침하게 만드는 소식이 있다. 앞에서도 말했듯이, 60세 이상의 미국인들은 제약 회사의 최고 고객이다. 그들은 항우울제와 혼동되지 않기 위해 비정형 항정신병 약이라고 불리는 정신 조절제의 종류를 처방받을 가능성이 가장 높은 집단이다. 오늘날 의사들은 이 약들이 알츠하이머병과 관련된 치매의 초기 및 중간 단계의 치료에 가장 좋은 방법 중 하나라고 생각한다. 그러나 최근 몇 달 동안, 네 개의 주요 의료 기관이 비정형 항정신병 약물들이 갖고 있는 심각한 위험에 대해 경고하고 있다. 이런 약물들이 일으키는 부작용으로는 비만, 혈액 지질 불균형, 성인 당뇨병(제2형) 등이 있다. 이 질환들은 심장병에 걸릴 가능성을 증가시키거나 심근경색 혹은 뇌졸중을 유발한다.

당뇨병관리협회, 미국 당뇨협회, 미국 정신의학협회, 미국 임상내분비학자협회 그리고 몇몇 협회들이 이 종류의 약물에 대해 경고하기 위해 힘을 합쳤다. 이런 전례 없는 움직임을 보이는 이유는 이 약을 생산하는 회사들이 아무도 약을 복용하려 하지 않을 것을 우려해 라벨에 부작용을 표시하기를 거부했기 때문이다. 2003년에 미국 식품의약국(FDA)은 이 회사들에 부작용 표시를 명령했지만 지금까지 그들은 따르지 않았다.

말도 많고 탈도 많은 제약 사업

나프로신(Naprosyn)은 관절염 치료에 사용되는 미국 태생의 흔한 약이다. 비록 FDA가 종양 형성 및 사망률과 관련하여 제조사가 동물에 대한 약물 검사를 보고한 문서를 위조했다는 것을 발견했음에도 불구하고, 이 약품의 판매 금지는 정부의 권한 밖에 있다.

과잉 행동이나 어린이 고혈압 치료에서도 비슷한 스캔들이 일어나고 있다. 아이가 정서적 긴장과 관련된 24가지 증상 중 하나로 고통받고 있는지 여부를 판단하기 위한 진단 기법이 존재하지는 않지만, 행동이 비정상적이라고 여겨지는 100만 명 이상의 미국 어린이들이 정신과 관련된 약물을 복용하고 있다. 이 아이들은 '뇌가 약간 손상되었다'는 취급을 받는다. 나프로신의 부작용은 종종 심각하다. 아이들은 성장이 늦고 고혈압, 신경과민, 불면증 등이 나타나며 지나치게 수동적이고 무기력하게 변한다. 그들은 우울해지고 무관심해지는데, 이는 약을 복용한 어린이들의 일반적인 증상이다. 설탕, 초콜릿, 자연의 원리에서 벗어나는 사탕, 감자칩, 시리얼 그리고 모든 정크푸드와 같은 자극적인 음식을 제거하듯이 그들의 식단에 변화를 주는 것은 대부분의 아이들에게 도움이 된다. 많은 어린이들이 인공 색소와 방부제, 청량음료, 포장 판매되는 과일 주스 그리고 무엇보다도 뇌 손상을 일으킬 수 있는 인공 감미료에 알레르기가 심하다. 앞서 논의한 바와 같이 인공 감미료는 부자연스럽고 달콤한 맛이 나는 음식료에서 발견된다.

신약의 임상 시험은 대부분 제약업계의 자금 지원을 받고 있으며, 그 제품의 효과와 효능에 대해 의사들에게 제공되는 정보는 모두 제약 회사에서 나온 것이다. 노벨상 수상자 네 명을 포함한 존경받는 과학자들에 의해 수행된 조사는 신약에 대한 임상 시험이 매우 추잡하다는 것을 보여준다. FDA가 이러한 실험들을 수시로 점검했을 때, 관련 연구자의 20%가 잘못된 양의 약물을 적용하거나 문서를 위조하는 변칙적인 관행을 적용했다는 것을 발견했다. 조사된 '임상 시험'의 3분의 1에서는 전혀 실험이 이루어지지 않았고, 또 다른 3분의 1은 실험을 실시하기 위한 표준 요건을 준수하지 않았다. 1975년 11월 3일, 《미국 의학협회 저널》은 모든 임상 시험의 3분의 1만 신뢰할 수 있다고 보고했다.

대부분의 의약품들이 과학적 뒷받침과 명분도 없이 시장에 진입하고 있는 이러한 상황에서, 의사와 환자 모두 약물 사용에 신중을 기해야 한다. 현재 환자들이 복용하고 있는 특정 약물이 앞으로 15~20년 후에 암, 당뇨병, 심장병을 유발하지 않으리라는 것을 증명할 장기적 연구가 없기 때문에, 우리는 그런 부작용이 나타나지 않을 것이라고 확신할 수가 없다. 자신의 생명이 위험에 처해 있지 않은 한, 특히 다른 약과 결합하여 부작용이 서너 배 이상 증폭되는 경우에는 약을 피하는 것이 좋다. 약에 대해 자세히 알고 싶다면 약의 포장에 동봉된 부작용 목록을 읽거나 해당 지역의 약물자문위원회에 문의하라(사용 가능한 경우). 대부분의 의사들은 그들이 제약 회사로부터 받은 정보를 전달할 수 있을 뿐이다.

일반 개업의들은 약물 반응을 보고하는 경우가 드물기 때문에 약물 부작용의 총체적인 문제는 매우 복잡하다. 《영국 임상약학 저널(*British Journal of Clinical Pharmacology*)》은 1997년 대부분의 처방약들은 의사들

——————— 건강과 치유의 비밀

이 해당 기관에 부작용 사례를 거의 보고하지 않아, 실제로 보이는 것보다 더 위험하다고 보도했다. 이 비극적인 상황은 프랑스 연구원들이 확인해주었는데, 그들은 처방약의 부작용에 대한 대규모 과소 보고를 발견했다. 프랑스의 연구는 2만 4433건의 부작용 중 오직 한 가지만 다양한 약물 감시 기관에 보고된다는 것을 밝혔다. 모든 약물은 독성이 있으며, 설령 그들이 우연히 몇 가지 효능을 가지고 있다 하더라도 대부분의 경우 이것이 해당 약물의 안전성을 보증하지 않는다.

이런 점에서 의사들은 결백하지 않다. 의사 네 명 중 셋은 자신이 처방해주는 약의 독성 부작용에 대해 환자에게 말하지 않는다. 많은 의사들이 환자에게 관련된 위험을 설명할 시간이 없다고 주장한다. 하지만 그들은 자신의 처방약으로 인한 부작용 때문에 발생한 질병으로 환자들이 계속 방문하는 동안 그것을 설명할 시간이 충분하다. 환자들은 이에 대해 자신만의 결론을 내릴 필요가 있다. 다음의 사실들은 환자들이 결정을 더 쉽게 내리는 데 도움이 될 것이다.

- FDA는 지난 10년 동안 바이옥스, 셀레브렉스, 알리브 등 치명적인 부작용을 일으키는 12가지 약품을 승인했다.
- 《미국 의학협회 저널》은 몇 년 전 FDA 승인 약물의 부작용으로 인해 매년 12만 5000명의 미국인이 사망한다고 보고했다. 2004~2005년 사이에 발생한 신약 파문 이후 이런 양상은 열 배에 이를 것으로 보인다.
- FDA는 콜레스테롤을 낮추기 위해 스타틴 약인 바이콜(Baycol)의 판매를 승인했다. 나중에 발견된 이 약의 심각한 부작용 중 하

나는 근육 조직의 파괴가 일어나는, 횡문근융해증이라고 알려진 잠재적으로 치명적인 질환이었다. 이러한 부작용에도 불구하고 FDA는 이 치명적인 부작용과 연관된 다른 스타틴 약물의 사용을 계속 승인하고 있다.

- FDA는 약물에 대한 자연적인 대안을 적극 억제해왔다. 예를 들어 콜레스테롤을 낮추는 약물의 안전하고 효과적인 대안으로 알려진 홍국(홍국균인 붉은누룩곰팡이를 멥쌀밥의 밥알 표면에 배양한 약 누룩-옮긴이)은 2001년 FDA에 의해 사용이 금지되었다.
- 환자 다섯 중 한 명은 환자가 갖고 있지 않은 건강 문제에 대한 처방전을 쓰는 주치의에 의해 완전히 오진된다.
- 병원의 처방전 중 20%는 명백히 잘못된 것이어서, 더 많은 처방전이 필요한 심각한 부작용을 일으킬 수 있다.

피임약: 재앙적 위험

미국에서만 약 1500만 명의 여성들이 피임약을 복용하고 있다. 피임약은 원치 않는 임신을 예방하는 가장 쉬운 방법 같지만, 실은 가장 위험한 방법이다. 자연적인 피임 방법은 최소한 성공률이 같고 비용이 전혀 들지 않지만, 좀처럼 공개되지 않는다. 보건 당국자들이 피임약의 심각한 부작용을 거듭 경고함에도 불구하고, 이 약은 '최고의 안전한' 피임법으로 간주된다.

피임약을 꾸준히 복용하는 여성은 그렇지 않은 여성보다 순환기 질

건강과 치유의 비밀

환, 간 종양, 두통, 우울증, 암에 걸릴 확률이 더 높다. 위험은 나이 들수록 더해진다. 30~40세의 피임약을 복용하는 여성들은 비사용자인 동갑내기 여성들보다 심장마비로 사망할 위험이 세 배 더 높다. 40세가 넘었지만 여전히 피임약을 복용하는 여성은 고혈압에 걸릴 위험이 여섯 배 높고, 뇌졸중에 걸릴 위험이 네 배 높으며, 혈전이 형성되어 심장에 가까운 동맥에 정착할 수 있는 질환인 혈전증과 색전증이 생길 위험이 다섯 배 높다. 혈전증의 위험은 단기 사용자들 사이에서 가장 크다.

1996년 8월, 피임약이 유방암을 일으키는 '시한폭탄'과 같다는 충격적인 기사가 신문마다 넘쳐났다. 영국 옥스퍼드에 있는 암연구재단(ICRF)에 의해 수행된 4년간의 연구는 15만 명 이상의 여성들로부터 수집한 피임약에 대한 역학 증거를 재분석했다. 그 결과는 모든 사용자들이 피임약 복용을 멈춘 후 10년까지도 유방암에 걸릴 위험이 증가한다는 것을 보여준다.

1996년 《랜싯》에 실린 이 연구에 따르면, 피임약을 복용하는 여성들은 유방암에 걸릴 위험이 25% 증가했으며, 그 위험은 투약 중단 후 최대 5년 동안 여전히 16% 증가했다고 한다. 네덜란드 암연구소에서 수행된 또 다른 대규모 연구는 20세 이전에 피임약을 복용하기 시작한 소녀들이 유방암에 걸릴 확률이 3.5배 더 높다는 것을 보여주었다. 만 36세 이상 여성 중 4년 미만 동안 피임약을 복용한 경우 유방암 발병 위험이 40%나 증가했다. 매우 걱정스러운 점은 유방암에 걸린 36세 미만의 여성들 중 97%가 짧은 기간이라도 인생의 어느 시점에 피임약을 복용했다는 사실이다. 이것은 "많은 여성들이 피임약을 복용하는 것이 계속적인 유방암 대유행의 원인가?"와 같은 의문을 제기하게 만든다.

호르몬 치료와 피임약 분야에서 가장 경험이 많을 영국 역학학자 클림 맥퍼슨(Klim McPherson)은 인생 초반부터 장기간 피임약을 복용한 네 명 중 한 명이 유방암으로 생을 마칠 것이라고 추정한다. 1996년 9월에 끝난 또 다른 피임약 연구는 인생의 어느 때든 피임약을 복용한 여성이 자궁경부암에 걸릴 확률이 60% 증가한다는 것을 밝혀냈다.[25] 피임약으로 유방암을 발병시킬 위험이 자궁내막암과 난소암으로부터 여성을 보호하는 이점보다 더 크다는 의학적인 주장이 반복적으로 제기되었다. 어쨌든 다른 종류의 치명적인 암을 예방하기 위해 또 다른 종류의 치명적인 암을 감수하는 것은 매우 의심스러운 결론이다. 피임약은 유방암과 다른 질병들을 유발하기 때문에 아주 위험하며, 그렇기 때문에 이를 의심하지 않는 여성들에게 팔리지 말아야 한다.

코일이나 루프라고도 하는 자궁 내 장치(IUD) 역시 안전한 피임 방법이 아니다. IUD는 여러 가지 부작용과 관련이 있다. 1974년 《랜싯》의 보고서에 따르면, 다른 종류의 피임법을 사용하여 임신한 여성들

---

25 10대의 딸이 있고 자궁경부암으로부터 그녀를 보호하기 위해 예방접종을 생각한다면, 2007년 5월 19일자 《뉴잉글랜드 의학 저널》의 다음 결과를 고려해보라. 인유두종 바이러스(HPV) 자궁경부암 백신인 가다실(Gardasil)의 새로운 정보는 그것의 효과에 대해 심각한 의문을 제기하게 만든다. 가다실이 HPV의 두 가지 변종에 의한 감염을 100% 가까이 막았지만, 자궁경부암 전구체 발생률은 17%만 줄였다. 가다실은 특정 변종만 차단하기 때문에 다른 종류의 HPV가 번성할 수 있다. 백신 제조업체인 머크는 이 백신이 HPV에 의한 암 전 병변 수를 감소시킨다고 말했다. 그러나 일부에서는 머크의 연구가 백신의 효능을 증명할 만큼 길지 않았다고 지적한다. 발병하는 데 수십 년이 걸릴 수 있는 질병을 조사했음에도 불구하고 백신 연구는 3년밖에 지속되지 않았다. 미국 오하이오주는 현재 이 백신 접종을 의무화하는 것을 고려하고 있다.

의 유산율 17%와는 대조적으로, IUD를 장착하고 임신이 된 여성들은 50% 더 많은 유산을 할 가능성이 있다고 한다. 사용자들 사이에서는 골반 염증도 매우 흔하다. 다른 문제로는 경련, 요통, 자궁 외 임신 위험, 자궁 천공, 관성 불임 발생률 증가, 피부 발진, 감염 가능성 증가 등이 있다.

위험한 질병이 아닌 임신을 유방암, 자궁경부암, 뇌졸중, 혈전증 등의 발병으로 목숨을 잃는 것보다 덜 해로운 것으로 생각한다면, 경구 피임약이나 IUD와 같은 고도의 침습성 피임법을 피하는 것이 좋다. 나는 개인적으로 원치 않는 임신을 피하기 위한 가장 오래된 방법인 정신적 산아 제한을 선호한다. 정신적 산아 제한은 매우 효과적이고 비용도 들지 않으며 부작용도 없다. 이 방법은 밀드레드 잭슨(Mildred Jackson)의 소책자 《정신적 산아 제한(Mental Birth Control)》에서 몇 분 안에 배울 수 있다.

다른 방법으로는 여성이 임신 가능한 날짜를 결정할 수 있는 '배란기 측정기(Fertility Tester)'가 있다. 측정에는 침 한 방울만 있으면 된다. '페르소나'라는 또 다른 피임법도 있다. 페르소나의 컴퓨터화된 작은 장치가 간단한 소변 검사를 통해 임신이 위험할 수 있는 날들을 여성에게 알려준다. 페르소나는 지침에 따라 사용하면 93~95% 신뢰성이 있어 콘돔처럼 믿고 사용할 수 있다. 물론 어떤 경우에도 콘돔은 대안으로 남아 있다.

갱년기 – 질병인가 자연스러운 현상인가?

호르몬 대체 요법의 어리석음

오늘날 여성들 사이에서 가장 일반적으로 치료되는 '질병' 중 하나가 폐경 증상의 출현이다. 폐경 증상은 여성의 몸이 그녀의 삶에서 중요한 변화를 겪고 있다는 징후들이다. 의사들은 이러한 변화(그리고 증상들)가 다른 리듬들 중에서도 신체가 월별 주기, 임신, 출산 주기를 조절하기 위해 사용하는 여성 호르몬인 에스트로겐, 프로게스토겐의 감소에서 비롯된다고 믿는다. 급속한 노화의 징후로 여겨지는 무서운 질병인 '갱년기'의 시작을 미루고 그에 수반되는 증상을 줄이거나 없애기 위해, 의사들은 흔히 호르몬 대체 요법(HRT)이라고 알려진 방법을 처방한다. 이 약들은 골다공증, 심장병, 뇌졸중, 노인성 치매 등 호르몬 감소로 인해 나타나는 질병을 예방하기도 한다.

갱년기 여성들은 의료 당국과 언론 보도의 영향을 받아, 자신이 건강을 위협할 수 있는 심각한 호르몬 결핍으로 고통받고 있다고 생각한다. 따라서 호르몬 대체 요법이 폐경 기간과 폐경 후에 더 편안하고 안락한 삶을 사는 데 도움이 될 거라고 확신한다.

하지만 호르몬 대체 요법은 예방의학이 아니라는 것이 드러났으며, 그와 관련된 위험은 심각하다. 호르몬을 추가로 주입하면 여성의 생명을 위태롭게 할 수도 있다. 미국 보스턴 대학교 메디컬센터에서 실시한 연구에 따르면, 혈전증의 위험성은 '정상'적인 호르몬 투여 시 3.6배, 하루 1.25mg 이상을 투여할 경우에는 일곱 배 가까이 증가한다. 연구원들은 호르몬이 피임약과 마찬가지로, 사용 첫해에 가장 위험하다는 것을 알아냈다.

미국에서는 현재 500만 명의 갱년기 여성들이 호르몬 대체 요법을 사용하고 있다. 많은 연구들은 여성이 호르몬 대체 요법을 오래 사용할수록 암에 걸릴 위험이 크다는 것을 보여준다. 유방암 위험은 세 배, 자궁내막암의 위험은 네 배 증가한다. 15년간 호르몬 대체 요법을 사용한 여성에 대한 16개 연구 결과를 분석한 결과, 에스트로겐만 사용했을 때 자궁암과 자궁경부암의 위험이 20배 증가했고 에스트로겐과 프로게스토겐을 함께 사용하면 최대 30배까지 증가한 것으로 나타났다. 2만 3000명의 여성을 대상으로 한 스웨덴의 한 연구는 에스트로겐만 사용한 여성들이 그것을 사용하지 않은 통제 그룹보다 유방암에 걸릴 위험을 80% 증가시켰다는 것을 보여주었다. 프로게스토겐이 추가되었을 때, 이 여성들은 4년 후 암에 걸릴 위험을 네 배로 증가시켰다. 유방암 위험성의 연구(37개)를 종합적으로 분석한 결과, 에스트로겐의 장기 사용은 유방암 발병 위험을 60% 증가시킨다는 결과가 나왔다. 1995년《뉴잉글랜드 의학 저널》에 발표된 '간호사 건강 연구' 결과는 호르몬 대체 요법을 사용하는 60세 이상 여성들의 경우 유방암에 걸릴 위험이 71%라는 것을 발견했다. 이는 여성들이 평생 호르몬 대체 요법을 사용하거나 폐경이 시작된 후 적어도 10년 동안 호르몬 대체 요법을 사용할 것을 권하는 의사들에게 심각한 타격이다. 또한 20만 명의 갱년기 여성들을 대상으로 한 미국 암협회의 한 연구에 따르면, 10년 이상 호르몬 대체 요법을 사용하는 여성들은 짧은 기간 사용하는 여성들에 비해 난소암이 70% 증가한 것으로 나타났다.

2003년 4월 5일《랜싯》에 발표된 스미스(Smith J. S.)와 그린(Green J.)의 또 다른 연구인 '자궁경부암과 호르몬 사용: 체계적인 검토'에 의하면, 자궁경부암은 경구 피임약과 밀접하게 연관되어 있다.

과도한 에스트로겐은 암 발생 위험을 높일 뿐만 아니라 염분과 유체 정체를 유발하고, 체지방을 늘리며, 혈당 조절을 저해하고, 갑상선 호르몬을 방해한다. 또 털과 머리카락의 과도한 손실을 일으키고, 혈액 응고를 증가시키며, 우울증과 두통을 일으키고, 성욕을 감소시키며, 모든 세포의 산소 수치를 떨어뜨리고, 방광염과 같은 증상을 일으킨다. 에스트로겐이나 프로게스토겐을 사용하는 여성의 70% 이상이 6개월 후에 약을 끊을 정도로 심각한 부작용을 경험한다. 1992년《영국 의학 저널》은 호르몬 대체 요법의 부작용 중 일부를 열거했는데, 이것은 이 호르몬들이 치료해야 할 월경 전 긴장증의 증상들과 매우 유사하다.

또한 프로게스토겐은 비정상적으로 높은 혈중 칼슘 농도를 일으키고, 당분과 인슐린 농도를 변화시키며, 편두통의 정도를 강화시키고, 담석증, 간암, 요로 감염을 유발할 수 있다.

그러나 의사들은 갱년기 여성들이 모두 불편함을 겪을 것으로 잘못 가정하고, 폐경기 동안의 불편함을 피하기 위한 예방책으로 여전히 호르몬 대체 요법을 처방한다. 심지어 호르몬은 회춘 약으로 판매되고 순환기 문제에 처방되기도 한다. 우울증은 어느 연령대에서나 발생할 수 있고 호르몬 수치 저하 이외의 수많은 요인에 의해 발생할 수 있는

데, 의사들은 우울증이 나타나는 중년 여성들에게도 호르몬 대체 요법을 권장한다.

미국에서 의사들은 의사용 참고서라고 불리는 매우 상세한 매뉴얼을 사용한다. 제약업체들은 법에 따라 이 매뉴얼에 그들이 만든 약의 모든 위험을 열거해야 한다. 호르몬 대체 요법의 위험에는 자궁암, 유방 처짐이나 확대, 바람직하지 않은 체중 증가 혹은 감소, 혈압 상승, 우울증, 탄수화물 및 포도당 내성 감소, 탈모, 황달, 복부 경련, 구토, 유사 방광염 증후군이 포함된다. 이러한 부작용과 비교했을 때 폐경 증상이 오히려 가벼운 것으로 보이기까지 한다.

골 소실을 막지 못하는 호르몬 대체 요법

나이 든 많은 여성들이 뼈조직에서 미네랄의 손실로 특징지어지는 질병인 골다공증을 예방하기 위해 호르몬 대체 요법을 사용한다. 이들 중 상당수는 의사로부터 호르몬 대체 요법을 사용하지 않으면 뼈가 으스러질 것이라는 경고를 받았다. 그러나 1993년 10월 《뉴잉글랜드 의학 저널》에 발표된 매사추세츠주 프레이밍햄의 여성 670명을 대상으로 한 최근 연구 결과는 호르몬 대체 요법이 골다공증으로부터 여성을 보호하는 데 실패했음을 보여준다. 따라서 호르몬 대체 요법을 사용하는 주된 이유 중 하나가 제거된다. 대부분의 여성들이 투약하는 것보다 훨씬 긴 7~10년 이상 호르몬 대체 요법을 사용하는 여성들만 골밀도가 높았다. 그러나 10년 동안 호르몬 대체 요법을 사용한 사람들조차도 영구적으로 골다공증으로부터 보호받지는 못한다. 호르몬 대체 요법을 중단하자마자 골밀도는 급격히 감소하여 75세까지는 호르몬을 복용하지 않은 여성들보다 겨우 3.2% 높을 뿐이었다.

골밀도의 증가는 호르몬 대체 요법과 피임약에 포함된 에스트로겐과 프로게스토겐의 장기 사용의 긍정적인 효과로 여겨져왔다. 그러나 미국 피츠버그 대학교의 연구원들은 여분의 호르몬을 복용한 결과, 골밀도가 증가한 여성들도 유방암에 걸릴 확률이 훨씬 더 높다는 것을 발견했다. 따라서 유방암 위험의 지표는 앞서 가정했듯이 골밀도가 아니라 호르몬 보충제다.

대부분의 여성들이 50대부터 폐경을 시작하고, 골절의 가장 큰 위험은 80대이기 때문에, 호르몬 대체 요법을 30년 이상 사용하지 않는 한 아무런 혜택도 누리지 못한다. 이 경우 암 등 건강상의 문제가 발생할 위험이 높아 이러한 약물의 사용은 안전성이 보증되지 않는다.

1992년, 《뉴잉글랜드 의학 저널》은 에스트로겐 부족이 골다공증을 유발하지 않는다는 명확한 증거를 제시했다. 사실 몇몇 증거들은 에스트로겐이 실제로 골다공증에 기여한다는 것을 암시한다. 충분한 에스트로겐 공급에도 불구하고 여성들은 폐경 전 10~15년 동안 상당한 골 소실을 경험한다. 이 기간 동안 또 다른 여성 호르몬인 프로게스테론도 거의 감소한다. 프로게스틴(progestin)이라고 불리는 합성 프로게스테론이 현재 에스트로겐과 결합하여 제공되고 있지만, 결합된 약물은 에스트로겐 혼자 하는 것과 마찬가지로 심각한 부작용을 가지고 있다. 반면, 예를 들어 야생 참마에 함유된 천연 프로게스테론은 부작용을 일으키지 않는다. 크림 형태로 국부적으로 바르면 갱년기 증상을 크게 줄이고 뼈를 재건할 수 있다. 천연 프로게스테론은 뼈를 형성하는 세포에 영향을 미치는 반면, 에스트로겐은 뼈의 재흡수를 조절하는 세포에 영향을 미친다. 이 때문에 호르몬 대체 요법은 일시적으로 골밀도 손실률을 낮출 뿐이며, 뼈 형성 세포를 자극해 더 많은 뼈 물질을 생산할 수 없다.

신체는 합성 약물의 사용을 극도로 꺼린다. 신체는 무엇이 자연스럽고 무엇이 가짜인지 스스로 안다. 따라서 천연 프로게스테론과 합성 프로게스테론의 효과에 차이가 난다. 체내에서 프로게스테론 생산이 좋지 않은 주된 이유는 간, 생식기, 기타 배출 기관의 폐색과 불균형한 식생활과 생활 습관 때문이다.

약한 뼈의 진짜 원인은 무엇인가?

많은 건강 전문가들과 여성들이 육류, 우유와 치즈, 인스턴트 수프와 푸딩, 탄산음료, 설탕 그리고 카페인과 담배, 알코올, 초콜릿과 같은 자극제가 몸에 흡수되거나 합성될 수 있는 것보다 더 빠른 속도로 뼈에서 칼슘과 미네랄을 제거할 수 있다는 것을 인식한다. 그러한 음식은 (호르몬 감소가 골밀도 감소에 기여한다 하더라도) 호르몬의 감소가 기여하는 것보다 골다공증에 더 많이 기여한다. 한 예로, 소변을 통한 칼슘 배출 속도는 고단백 식사를 하고 나서, 즉 육류로 구성된 식사 후에 크게 증가한다. 1988년 《미국 임상영양학 저널》에 실린 1600명의 여성을 대상으로 한 연구에 따르면, 채식주의자들은 나이에 걸맞은 육식을 하는 사람들보다 골밀도가 높다. 골밀도를 늘리는 또 다른 안전한 방법은 운동이다. 1996년 《랜싯》에 발표된 연구는 (에어로빅과는 반대로) 중량 운동이 뼈의 미네랄 밀도를 14~37%까지 늘릴 수 있다는 것을 보여준다.

칼슘 흡수는 햇빛을 통해 합성되는 호르몬 형태의 비타민 D와 직결된다. 햇빛에 노출되지 않으면 골밀도 감소로 이어질 수 있다. 또한 지나친 운동과 활동(피로를 일으키는 모든 것)은 인체의 칼슘 저장소를 고갈시킨다. 체내 칼슘의 가용성이 떨어지는 주요 원인 중 하나는 담도에 담석이 축적되어 간의 담즙 분비가 감소하기 때문이다. 담즙이 충분치 않으면 칼슘이 제대로 흡수될 수 없다. 뼈의 모든 칼슘 요구 조건을 충족시키기 위해 신체는 이 미네랄을 생산할 수 있는 자신의 능력에 의존해야 한다. 예를 들어 알칼리성 인산 효소는 마그네슘과 함께 작용하여 뼈에 칼슘 결정체를 만들어낸다. 호르몬 대체 요법을 사용하는 여성들은 알칼리성 인산염의 수치가 가장 낮기 때문에 새로운 뼈조직을 충분히 생산할 수 없다. (호르몬 대체 요법은 오래된 뼈의 소실을 막는다.)

신체의 원래 설계는 자신의 뼈대를 일찍 파괴하는 것을 포함하지 않는다. 뼈가 약해지거나 파괴되었다면 그것은 간내 담석 축적, 고산성 식단, 체중 유지에 필요한 운동 부족 등 호르몬 결핍 이외의 다른 요인에 기인한다. 갱년기는 기본적인 신진대사 기능이 방해되지 않았다면 신체가 잘 대처할 수 있는 자연스러운 현상이다.

———— 건강과 치유의 비밀

호르몬 대체 요법이 심장병을 예방할 수 있을까?

호르몬 대체 요법이 관상동맥 심장 질환으로부터 몸을 보호한다는 주장은 비논리적이다. 피임약의 에스트로겐이 심혈관 질환의 위험을 높이는 것으로 알려져 있는데, 왜 우리는 호르몬 대체 요법이 이러한 상태를 예방한다고 믿어야 하는가? 네덜란드의 한 과학자 집단은 이 같은 혼란을 명확히 정리하기 위해 18개의 주요 호르몬 대체 요법 관련 연구를 분석했다. 과학자들은 호르몬 대체 요법을 사용하는 여성들이 호르몬 대체 요법 때문이 아니라, 정기적인 의료 서비스를 받을 수 있고 모든 질병의 발병률이 낮은 사회의 한 부분을 대표하기 때문에 호르몬 대체 요법을 사용하지 않은 여성들보다 더 건강하다는 것을 발견했다.(《영국 의학 저널》, 1994년 5월호)

그러나 질병에 대한 낮은 위험 그룹에 있다고 해서 호르몬 대체 요법의 부작용을 예방하는 것은 아니다. 1991년의 광범위한 '간호사 건강 연구'는 에스트로겐을 사용하지 않는 여성들보다 당뇨가 적고, 흡연이 적은 여성들로 구성되어 있음에도 불구하고 호르몬 대체 요법을 사용하는 간호사들의 허혈성 뇌졸중 위험이 46% 증가했음을 보여주었다. 6년 전 매사추세츠 프레이밍햄의 연구는 호르몬 대체 요법을 사용하면서 실제로 심장병 위험이 증가했다는 것을 시사했다. 이와 유사한 결과가 1995년 《미국 의학협회 저널》에 보고되었다. 호르몬 대체 요법과 심장병의 관계를 연구한 최초의 위약 통제 실험 중 하나는 위약을 투여한 환자보다 호르몬 대체 요법을 사용한 환자 중에서 심장병 환자가 더 많다는 것을 보여주었다. 2004년에는 이러한 호르몬을 사용하는 것이 너무 많은 여성들의 생명을 위태롭게 했기 때문에 호르몬 대체 요법에 대한 몇몇 여성 건강 계획 연구 중 하나가 중단되었다. 1만 1000명의 여성을 대상으로 한 이 8년 계획의 연구는 에스트로겐 요법이 뇌졸중 위험을 증가시킬 수 있다고 결정된 7년째에 중단되었다.

호르몬 대체 요법이 알츠하이머병을 예방할 수 있다는 주장도 근거가 없다. 호르몬 대체 요법이 뇌를 맑게 유지할 수 있다는 증거는 조금도 없다. 1993년 《미국 의학협회 저널》에 발표된 15년간의 연구는 에스트로겐 복용이 여성들 사이에서 인지 기능의 저하를 늦추지 않는다는 것을 일깨워주었다. 게다가 2003년의 한 연구는 호르몬 대체 요법이 알츠하이머병과 다른 형태의 치매 발병 위험을 증가시켰다는 것을 입증해 보였다. 미국 식품의약국은 이제 모든 호르몬 대체 약물에 대해 경고할 것을 요구한다.

로체스터 대학교의 한 연구는 호르몬 대체 요법을 사용하는 여성들이 청각 장애로 고생했다고 보고했다. 이 모든 것이 여성들의 호르몬 대체 요법 사용을 단념시키지 못한다면, 매사추세츠주 보스턴에 있는 브리검 여성병원의 최근 연구는 에스트로겐을 단독으로 복용하거나 복합 호르몬 대체 약물을 복용하는 여성들에게 천식의 위험이 급격히 증가한다는 것을 보여주었다. 이러한 건강 문제들 중 어느 것도 2002년에 호르몬 대체 요법이 다른 어떤 질병보다 더 많은 여성들을 죽이는 심장병의 위험을 증가시킨다는 사실을 알게 된 것만큼 중요한 것은 없다.

내가 보여준 바와 같이 이 위험은 2002년 이전에 알려졌지만, 가차없고 탐욕스러운 약물 생산자들에 의해 의도적으로 은폐되어왔다. 그

건강과 치유의 비밀

들의 정책은 계산적이고 교활하다. 제약 회사들은 미국 식품의약국의 검토를 준비하기 위해 실험한 후, 피해를 줄 수 있는 연구 결과는 보류하고 규제 승인을 장려하는 연구만 제출한다. 부정적인 연구 결과를 보류함으로써, 의사는 그와 관련된 몇 가지 문제에 대해 알지 못한 채 약을 처방한다. 하지만 다행히 호르몬 대체 요법 연구를 둘러싼 추잡한 관행이 대중 매체에 의해 밝혀졌다.

갱년기는 질병이 아니다

낮은 여성 호르몬 수치와 잦은 두통, 퉁퉁 붓는 증세, 상열감 그리고 일부 여성들이 폐경기에 접어들면서 겪는 우울증 사이에는 인과 관계가 아닌 상관관계만 존재한다. 여성의 신체가 중요한 기능에 영향을 줄 정도의 호르몬 결핍이 일어나도록 유전적으로 설계되었다면, 어느 연령에 도달하는 여성들은 모두 이런 증상이나 비슷한 증상을 겪어야 한다.

그러나 전 세계 여성들 중 일부만 갱년기 증상을 겪는다. 이들은 대부분 선진국에 산다. 갱년기, 불쾌함 그리고 때론 여성의 삶에 변화를 동반하는 참을 수 없는 이런 증상을 이해하려면, 우리는 이 두 가지 문제를 분리해서 그것들이 진정 무엇인지 살펴봐야 한다.

새로운 삶의 단계의 시작

폐경을 정신적·육체적 쇠퇴의 신호로 여기는 여성들은 폐경의 시작과 함께 부정적인 심리적 결과를 경험한다. 이와는 반대로 스웨덴, 핀란드, 인도, 중국처럼 여성이 중년기에 더 높은 지위를 획득하는 국가에서는 갱년기 징후가 보고되는 경우가 거의 없다. 이러한 발견은 문화적 태도의 중요성을 보여준다. 즉 여성들이 중년의 단계에 기대하거나 느끼는 것이 실제로 경험하게 될 것을 결정한다. 갱년기는 여성의 삶에서 가장 중요한 시기 중 하나로 신체적·정신적·영적 수준에서 중요한 변화가 일어나는 시기다. 이때는 삶을 재평가하고, 성숙과 지혜와 성공의 새로운 국면으로 진입하는 시점이다. 더 큰 성숙함과 지혜로, 여성은 시대에 뒤떨어진 신념과 습관을 더 쉽게 고치고, 식생활과 생활 방식을 개선하며, 삶의 더 깊은 문제에 집중하기 시작한다. 결혼 관계의 변화, 성장하여 집을 떠나는 자녀들, 병든 부모를 돌보는 것, 또는 고용과 관련된 문제들이 호르몬 변화와 일치하여 신체적·정서적 위기를 초래할 수 있다.

갱년기 여성이 겪는 내적 변화는 많은 에너지를 필요로 할 뿐만 아니라 면역 체계와 정서적 강인함을 요구할 수도 있다. 그것은 오랫동안 억압되거나 눈에 띄지 않게 남겨졌을지도 모르는 숨겨진 불안이나 신체적 불균형을 끄집어낼 것이다. 만약 여성이 갱년기 전에 큰 건강 문제를 일으키지 않고 건강하지 못한 생활을 하거나 나쁜 식생활을 하고 있었다면, 그녀는 이 과도기 동안 그리고 이후에 같은 일을 할 여유가 없을 것이다. 그것이 무엇이든 간에 그녀의 삶에서 '새로운 목적'은

건강과 치유의 비밀

순수하고 잘 기능하는 생체적 리듬을 필요로 한다.

폐경기에 접어든 여성의 난소는 의도적으로 에스트로겐의 생산을 줄인다. 폐경기는 늙거나 몸이 쓸모없어진다는 징후가 아니다. 그것은 단순히 여성이 아이를 임신하는 것을 중단시킴으로써 이전에 개발되지 않은 새로운 기술과 능력을 개발하고 성숙시키는 과정에 그녀의 남은 시간과 에너지를 쏟을 수 있게 해준다. 중년기와 노년기에는 건강한 여성의 부신과 지방 세포가 자신의 몸을 활력 있고 효율적으로 유지하는 데 필요한 여성 호르몬을 생산하는 역할을 떠맡는다. 더 이상 임신을 할 수 없기 때문에, 만약 그녀가 오래된 호르몬 수준을 유지한다면 실제로 해로울 것이다. (높은 에스트로겐 수치는 유방암을 유발한다.) 이와 같이 폐경은 호르몬 결핍을 전혀 유발하지 않는다. 하지만 갱년기가 시작되기 전에 여성이 건강하지 않다면 이야기는 다르다.

갱년기를 최상으로 만드는 방법

체질에 따른 균형 잡힌 식생활과 생활 방식은 여성 삶의 다음 단계로의 전환을 훨씬 부드럽고 편안하게 만든다. 균형이 잘 잡힌 채식 식단, 천연 섬유질이 풍부한 저유제품이나 무유제품 식단은 놀라운 효과를 발휘한다. 가공, 정제 및 보존 처리된 식품, 전자레인지로 가열한 음식, 냉동식품 또는 재가열 식품은 충분한 영양분을 함유하지만, 자연적인 생명력은 모두 빼앗긴다. 생명력이 없다면, 이러한 음식들이 혈류에 도달할 수는 있으나 신체를 건강하게 유지하기 위해 필요한 곳의 세포로 들어갈 수 없다. 이 기본적인 생리적 원리는 (앞에서 언급한 바와 같이) 2000마리의 건강한 고양이가 관련된 고전적인 실험에서 증명되었다. 고양이들은 전자레인지에서 데워진 영양가 높은 음식을 제공받았지만 6주 안에 모두 세포 기아로 죽었다.

샐러드, 조리된 채소, 곡류, 콩류로 구성된 신선한 식사는 갱년기에 가장 적합한 음식이다. 아침과 오후 식사 사이에 먹는 신선한 과일은 여성에게 영양과 생명력을 제공한다. 담즙과 다른 소화액의 분비는 한낮에 절정을 이루는데, 이것은 저녁에 먹는 것보다 점심에 더 무거운 식사를 소화하기 쉽게 해준다. 저녁에 많이 먹는 식사, 특히 오후 7시 이후에는 위장관에서 부패와 발효를 일으키는 경향이 있다.

상열감도 반드시 에스트로겐 결핍의 징후는 아니다. 그러나 항상은 아니지만 종종 갱년기에 나타나는 증상이다. 상열감은 소화되지 않은 음식에서 나온 담즙과 독소가 장내에서 다시 위, 가슴, 머리 부위로 흘러들어간다는 것을 의미한다. 이로 인해 고통받는 사람은 음식을 제대로 소화하지 못해 음식 과민증과 음식 알레르기를 일으킨다. 참고: 음식 알레르기를 검사하려면 맥박을 잰 뒤 음식 조각을 혀 밑에 놓고 다시 맥박을 잰다. 이전보다 맥박이 빠르다면 그 음식에 알레르기가 생길 수 있다.

또한 상열감은 모세혈관과 동맥의 벽에 있는 단백질 저장소에 과도한 음식 단백질이 축적되었음을 보여주는 현상이다. 이렇게 되면 혈중 단백질인 헤마토크릿과 헤모글로빈을 증가시키는데, 이것은 얼굴과 가슴에 붉은 기와 열의 모습을 띠게 한다. 고단백 식단을 섭취한다는 것은 뼈에서 칼슘이 계속 분비되어 골다공증의 위험을 가중시키고 있다는 의미이기도 하다. 혈액과 결합 조직이 탁해지면 에스트로겐을 생성하는 난소 세포와 지방 세포를 포함한 세포에 대한 영양 공급이 줄어든다. 결과적으로 에스트로겐 부족은 호르몬 균형을 방해하고, 적절한 체액 유지에 장애가 될 수 있다. 두통, 과민성, 우울증 등의 신경 장애를 일으키는 배출 기능의 약화도 생길 수 있다.

당신의 몸을 소중히 대하라

요가, 반사 요법(마사지나 지압 - 옮긴이), 명상, 이완 운동과 같은 에너지 증진 요법들 그리고 활발한 보행은 갱년기의 당신을 더 편안하게 해줄 수 있다. 이 시기는 여성의 인생에서 가장 보람 있는 단계 중 하나가 될 수도 있다. 호르몬 대체 요법이 증상을 즉각 완화시킬 수도 있지만, 자신도 모르게 독소가 포화 지점까지 쌓이게 한다. 이것은 나중에 암이나 혈전증 같은 더 심각한 질병의 원인이 된다. 호르몬 대체 요법은 신체의 신진대사 불균형을 교정하지 않는다. 반대로 인체 자체의 호르몬 합성을 방해하고, 기본적인 소화 및 대사 기능을 교란시키며, 호르몬 공급이 중단되면 강한 금단 증상을 일으킨다.

갱년기 증상을 줄이거나 피하는 최선의 예방 조치는 간, 대장, 신장을 정화하는 것이다. 오늘날 미국 중년 여성의 간내 담관에서 전형적으로 발견되는 수백, 수천 개의 담석을 제거하면 폐경기가 좀 더 편안해질 뿐만 아니라 장암, 난소암, 자궁암, 유방암, 심근경색, 경골 질환, 골다공증, 유방 낭종 및 유방 연약증, 다낭성 난소 증후군, 자궁내막

증후군, 심한 월경 출혈, 섬유종 증상, 변비, 정맥류, 담석, 월경 전 증상 등의 질환 위험을 크게 줄일 수 있다. (자세한 내용은 필자의 책《의사들도 모르는 기적의 간 청소》참조)

갱년기 문제는 여성이 자신의 삶을 정리하는 기회가 될 수 있다. 갱년기는 여성이 자기 가족을 돌보거나 일을 하느라 바쁘게 지내면서 성공적으로 처리하지 못했을지도 모르는 어떤 문제든 표면화시킨다. 중년의 변화가 중년의 위기가 될 필요는 없다. 그것은 여성의 삶에서 해결되지 않은 문제들을 다룰 수 있는 가장 큰 기회가 될 수 있고, 그로 인해 그녀는 신체적·감정적·정신적으로 모든 종류의 한계에서 자유로워질 수 있다. 그 방면의 첫 번째 그리고 가장 중요한 단계는 갱년기가 질병이 아니며 신체가 아무 잘못도 저지르지 않는다는 것을 아는 것이다. 여성의 삶에서 이 중요한 시기에 그것을 지지하고 친절과 존경으로 대하면 모든 것이 달라질 수 있다.

무엇이 의약품을 그렇게 비싸게 만드는가?

사법 개혁 조사(JRI, Judicial Reform Investigations) 덕분에 우리는 제약회사의 약품이 왜 그토록 비싼지 알게 되었다. 일부 회사들은 약의 유효 성분에 큰 비용이 든다고 주장하는데, 이것이 높은 가격으로 이어진다. 많은 약들이 한 알에 2달러 이상에 팔린다. JRI는 몇 가지 조사

──────── 건강과 치유의 비밀

를 했고 미국 식품의약국에서 승인한 유효 성분을 제약 회사에 공급하는 역외 화학 회사들을 찾아냈다. JRI는 미국에서 가장 인기 있는 약품에 대한 데이터와 가격을 수집했다. 예를 들어 인기 있는 약 자낙스(Xanax)는 136달러에 팔린다. 자낙스의 유효 성분 가격은 0.02달러이므로 자낙스의 마진율은 68만 3950%나 된다. 노바스크(Norvask)는 188.29달러에 팔리지만 0.14달러가 든다. 노바스크의 마진율은 13만 4493%, 졸로프트(Zoloft)의 마진율은 1만 1821%이다. 프로작(Prozac)은 22만 4973%의 마진율로 역대 최대 규모의 거대한 수익을 낳는 상품이다. 리피토(Lipitor)는 생산 원가(5.80달러)가 가장 비싼 약 중 하나이지만 가격은 272.37달러로 마진율은 4696%에 이른다. 어떤 일반 약품들은 3000% 또는 그 이상의 마진율을 가진다.

2007년 4월 1일에 방송된 CBS의 유명한 60분짜리 전국 TV쇼는 지금까지 미국 대중에게 1조 5000억 달러에 가까운 손해를 끼친 사상 최대의 제약 스캔들을 폭로했다. 이 사기극은 제약 회사들이 주도하고 있는데, 제약 회사들은 미국 의회에 강력한 로비를 벌여 미국 노인 의료보험이 회원들을 위해 처방약을 할인된 가격으로 사는 것을 금지하는 처방약 법안을 통과시키도록 했다. 미국 재향군인회 등 다른 기관들은 제약 회사와 직접 협상해 10대 처방약을 노인의료보험이 부담해야 하는 금액의 10%만 지불하고 구입한다. 법안이 3년 전에 통과된 이후, 노인의료보험은 재향군인회가 같은 처방약에 지불하는 것보다 평균 60% 더 지불하도록 법적으로 요구되어왔다. 노인의료보험과 같은 공급자로부터 처방약을 받는 대부분의 다른 나라들도 더 적은 금액을 지불한다. 제약 산업이 고안하고 혜택을 받는 국회의원들에 의해 승인된 노인의료보험 약품 계획은 향후 10년 동안 제약 회사들에 1조 5000억 달러 이상을 안겨줄 것이며, 이 모든 비용은 노인의료보험에 자금을 대는 납세자들이 지불하는 것이다. 다시 말해, 미국의 모든 납세자가 제약업계의 천문학적인 이익에 직접 기여한다는 얘기다.

암 산업에서 벌어지는 엄청난 폭리를 생각해보자. 새로운 항암제들은 특히 그것들이 조합되어 사용될 때 매우 비싸다. 8주 치료에 드는 약값은 1만 달러 이상이 될 수 있다. 만약 다른 약물을 추가한다면 약의 비용만 2만~3만 달러로 증가한다. 존스홉킨스 대학교의 건강 경고에 따르면, "이러한 치료법은 생존 기간을 단지 몇 달 늘리면서 암 환자와 의사, 보험사 그리고 사회 전체에 골치 아픈 문제를 던져준다". 이들 약품의 생산 원가는 판매 가격의 극히 일부분이며, 미국인 두 명 중 한 명꼴로 평생 어느 단계에서든 암에 걸릴 것이라는 점을 고려하면, 당신은 암 산업이 진정한 암 치료법을 찾으려 하지 않는 이유를 쉽게 이해할 것이다. 그리고 제약 회사들은 세계에서 가장 수익성 높은 이 사업을 키우기 위해 온 힘을 쏟는다.

수술은 거의 불필요하다

몇 년 전, 미국의 수술 절차를 조사한 미국 의회의 위원회는 매년 240만 건의 수술이 불필요하게 시행된다는 결론을 내렸다. 이런 불필

———— 건강과 치유의 비밀

요한 수술의 대가는 1만 2000명의 생명과 40억 달러의 비용이다. 최근에는 매년 약 600만 건의 불필요한 수술이 이루어지고 있다.

한 연구에 따르면 수술을 받은 대부분의 사람들은 실제로 수술이 필요하지 않았고, 그중 절반은 치료조차 필요하지 않았다고 한다. 그 가운데 상당수는 편도선염을 겪고 있는 어린이들이었다. 특히 이런 유형의 수술은 부작용이 많지 않아 부모들은 자녀의 편도선 제거에 크게 반대하지 않는다. 편도선 수술로 인한 사망률은 3000명 중 1명에 불과하여, 사망하는 아이가 당신의 아이가 아닌 한 통계적으로 대수롭지 않은 수준이다.

편도선이 면역 체계의 중요한 일부이고 머리 부위에 독소, 박테리아, 바이러스가 들어오지 못하도록 하기 위해 필요한 존재라는 것을 아는 부모는 극소수에 지나지 않는다. 많은 어린이들이 수술 후에 우울해지고 비관적이고 두려워하고 불안해지고 수줍어하는 것으로 나타났는데, 이것은 평생 동안 그들이 안고 살아야 하는 '성격 특성'이다. 자연적인 방법은 수술 없이도 편도선 감염을 극복하려는 신체의 노력을 도울 수 있다.(제10장 참조) 작은 수술에 적용되는 것은 큰 수술에도 똑같이 적용된다. 수술은 특정의 극단적인 상황에서만 필요하다.

대부분의 사람들은 염증이 있는 맹장을 제거하는 것이 필수적이며, 맹장염 진단은 일상적이고 신뢰할 수 있는 것으로 믿는다. 하지만 외과 의사들은 진단을 내리기 위해 시험적 개복술을 할 때에도 45%까지 그것을 잘못 알고 있다. 문제가 있는데 문제가 없다고 진단하는 비율도 33%에 이른다. 맹장염 환자 다섯 중 한 명은 정확한 진단을 받지 못한 채 퇴원하고, 수술로 맹장을 제거한 환자 다섯 중 한 명은 정상인 것으로 나타났다. 미국에서는 의사들의 실수로 건강한 맹장을 제거하는 경우가 매년 2만 건에 달한다.

오늘날 가장 흔한 수술 중 하나는 관상동맥 우회 수술이다. 7년간 수행된 통제 연구는 왼쪽 대동맥에 영향을 받는 매우 드문 경우를 제외하곤 관상동맥 우회 수술이 심장의 상태를 호전시키는 데 아무 도움이 되지 않는다는 것을 보여주었다. 또한 우회 수술을 받은 저위험 심장 질환 환자의 사망률이 위험도가 높은 환자보다 높았다. 《뉴잉글랜드 의학 저널》에 발표된 1998년의 연구는 가벼운 심근경색을 겪고 관상동맥 우회 수술이나 풍선 혈관 성형술을 받은 환자들이 수술 결과로 사망할 가능성이 더 높다는 것을 보여주었다. 세계 14개 주요 심장 병원의 연구원들이 참여한 또 다른 연구는 모든 우회 수술의 3분의 1이 불필요할 뿐만 아니라 환자의 죽음을 재촉한다는 사실을 발견했다.

동맥을 확장시키는 새로운 수술인 혈관 성형술은 관상동맥 우회 수술보다 생존율이 훨씬 낮다. 여러 연구 결과에 따르면, 이런 종류의 수술을 받은 환자들은 그렇지 않은 환자들만큼 심근경색을 겪을 가능성이 높다고 한다. 우회 수술 후 환자가 경험할 수 있는 가슴 통증(협심증)의 완화가 반드시 병의 개선에 기인할 수는 없다. 종종 그렇게 인식되는 통증 개선은 시술 중 신경 가닥이 절단되고, 인체의 자연 진통제인 엔도르핀의 분비 또는 위약 반응에 기인한다.

우회 수술의 경우, 동맥경화의 원인을 제거하지 않으면 새로 삽입된 관상동맥 조각이 다시 막힐 수 있다. 미국 국립보건원은 우회 수술 환자의 90%가 아무런 혜택을 받지 못한다고 추정했다. 지속적으로 개선된 것은 식생활과 생활 방식의 변화, 스트레스 감소, 금연, 규칙적인

운동 덕분이었다.(제9장 참조)

관상동맥 우회 수술이나 동맥벽에 플라크를 고정시키는 철망을 삽입하는 스텐트와 같은 동맥 확장 방법들은 찢어지는 듯한 가슴 통증을 일정 기간 동안 완화시킬 수 있다. 또한 스텐트는 혈관을 막고 있는 장애물을 제거하고 닫힌 동맥을 잠시 열어둠으로써 심근경색이 일어난 누군가의 생명을 구할 수도 있다.

그러나 밝혀진 바와 같이, 대부분의 심근경색은 동맥이 좁아지는 장애에서 비롯되지 않는다. 캘리포니아 대학교 샌프란시스코 캠퍼스의 심장병 전문의 데이비드 워터스(David Waters) 박사는 "심장학에서는 혈관이 좁아지는 것이 문제였으며, 이를 고치면 환자가 더 살 수 있다는 풍조가 있었다"고 말했다.

심장 연구자들은 이제 대부분의 심근경색이 플라크 때문에 동맥이 좁아져서 일어나지 않는다는 것을 안다. 대신 그들은 플라크 부위가 터지고, 그 부위에 응고가 형성되고, 혈류가 갑자기 차단될 때 심근경색이 일어난다고 말한다. 그들은 75~80%의 사례에서 분출되는 플라크가 동맥을 막지 않고 있으며, 스텐트나 우회 수술이 필요하지 않았을 것이라고 주장한다. 동맥벽에 붙어 있는 플라크는 부드럽고 약해서 아무 증상도 일으키지 않고 혈류를 방해하는 것으로 보이지 않는다. 이 때문에 심근경색을 예측할 수 없게 만든다. 동맥의 진정한 막힘은 심각한 가슴 통증과 호흡 곤란으로 자신의 존재를 알릴 것이다.

심장병 환자들은 수백 개의 약한 플라크를 가지고 있을 수 있으므로 외과 의사들이 그 모든 플라크를 쫓을 수는 없다. 사실 관상동맥 수술은 심장병 환자의 관상동맥에서 똑딱거리는 시한폭탄인 플라크에는 아무런 효과가 없다.

　병원 수술실에는 다른 위험이 도사리고 있다. 《뉴잉글랜드 의학 저널》보고서에 따르면, 미국에서 연간 1500명의 환자가 수술 도구를 몸 속에 품은 채 수술대를 나서고 있다고 밝혔다. 집게, 스펀지, 전극, 수축기 및 기타 온갖 기구들이 가슴, 복부, 엉덩이 그리고 질과 같은 부위에 둥지를 튼다. 이 연구 결과는 또한 당신이 과체중이라면 그러한 물건들이 몸에 남아 있을 가능성이 더 높다고 한다.

　이러한 실수로 인한 합병증은 내출혈, 감염, 때로는 죽음으로 이어진다. 실수로 몸에 남겨진 수술 도구들은 환자가 다른 수술을 받거나 엑스선 촬영이나 초음파 검사를 받을 때까지 발견되지 않는다.

공포에 의한 수술

　미국에서만 연간 100만 명의 여성이 자궁에 수술용 메스를 댄다. 이는 미국 여성의 절반 이상이 65세가 되기까지 자궁 절제술을 받게 된다는 것을 의미한다. 이 중 많은 수가 우울증, 불안감, 스트레스에 대한 과민성 증가 등의 수술 후 합병증으로 고통받는다. 나는 자궁 절제술을 받은 대부분의 여성들이 수술한 지 1~5년 뒤에 난소 질환, 유방 혹, 소화 장애 또는 유방암에 걸린 것을 직접 보았다.

　뉴욕 6개 병원에서 실시된 한 조사에 따르면, 전체 자궁 수술의 43%가 정당하지 못한 것으로 나타났다. 다른 연구에서도, 자궁경부 절제술의 10%만 적절하다고 평가했다. 자궁 절제술의 15%는 암 종양을 제거하는 것이어서 꼭 필요하지만, 나머지 85%는 자궁섬유종, 자궁내막증 또는 골반 통증과 과다 출혈 같은 다른 원인 때문이다. 매년 수천 명의 여성들이 완전 자궁 절제술(난소 제거 포함)을 하면서 수술 전 동의를 하지 않고 있다. 이들 중 소수는 법을 통해 보상받길 원하지만, 돈은 여성성을 상징하는 자궁을 돌려줄 수 없다.

외과적 관점에서도 여성에게 덜 침습적이고 덜 충격적인 선택지가 있다. 첫째, 섬유종만 제거하고 나머지 생식 기관은 그대로 유지하는 덜 침습적인 자궁근종 절제술이 있다. 그러나 이 수술은 자궁 절제술을 받는 것만큼 충격적일 수 있다. 둘째, 자궁근종 색전술(UAE)이라는 새로운 시술로, 중재적 방사선 전문의가 수행한다. 물론 이 책에서 설명하는 방법처럼 섬유종이나 다른 생식 장애를 예방하고 제거하는 데 사용되는 여러 가지 자연적인 방법도 있다. 간 청소와 식생활 변화를 통해 에스트로겐의 균형을 맞추는 것은 여성 장애에 시달리는 이들에게 매우 중요하다. 에스트로겐 수치가 낮아지면 폐경 이후 섬유종이 위축되고 사라지는 경향이 있다는 것은 잘 알려진 사실이다. 간은 에스트로겐을 분해하는 일을 담당하지만, 간내 담석으로 폐색되었을 때는 그것을 제대로 수행하지 못한다.

대부분의 섬유종은 가슴관 팽대부(복부 중앙에 위치한 주머니 모양의 림프관 집단) 혈관의 폐색이 대사성 노폐물과 여성 생식 기관에서 죽거나 노후화된 세포의 배출을 막을 때 발생한다. 대부분의 경우 변비의 내력도 있다. 섬유종의 근본 원인을 해결하면 생식 기관은 완전한 기능을 재개할 수 있다. 반면에 자궁 절제술은 위험을 감수하지 않고 시행할 수가 없다. 사망률은 1000회의 시술 중 1회인데, 심각한 합병증은 그보다 15배 더 발생한다. 부작용은 수술의 40% 이상에서 발생하고 보통 소변 정체나 요실금, 성적 반응의 현저한 감소, 난소 기능 상실, 치명적인 혈전 및 장 질환 같은 위험이 나타난다.

유도 분만, 회음 절개 및 제왕 절개

임신부는 각별한 존중과 보살핌을 받지만, 오늘날 사용되는 분만 방법은 산모와 아기 모두에게 악영향을 미칠 수 있다. 병원 출산 시대 이전에 출산을 다루는 책임은 능숙한 여성들이 맡아서 했다. 집은 출산에 적합한 장소로 여겨져 수천 년 동안 전 세계에서 흔한 관습이 되었다. 적절한 위생 조치를 취했을 때 출산과 관련한 합병증은 거의 발생하지 않았다. 그러나 오늘날에는 분만이 주로 남성 의사들에 의해 처리되고 병실의 무균 환경에서 이루어지기 때문에, 우리는 출산 합병증이 가장 많은 시대에 살고 있다. 1996년 《영국 의학 저널》이 발표한 영국, 스위스, 네덜란드의 연구는 계획된 가정 출산이 병원 분만을 포함한 모든 선택 중 가장 안전하다고 강조했다.

병원에서 분만하는 산모들은 가능한 한 모든 변화를 감시하는 많은 전자 기기의 통제를 받는데, 그것은 일이 잘못될 경우에 대비하여 수술의 필요성을 알리는 역할을 한다. 분만 중에 가장 흔한 수술 중 하나는 '회음 절개'로 알려져 있다. 이 수술은 아기의 머리와 어깨가 쉽게 빠져나오도록 회음부를 넓히는 데 도움이 된다. 이 수술의 목적은 질이 찢어지는 것을 방지하는 데 있다. 그러나 산모가 유도 분만(진통

이 없는 임신부에게 인공적으로 진통을 오게 하여 태아를 분만하는 방법 - 옮긴이)
이나 약물에 의해 무감각해지지 않았고 분만 준비가 제대로 되어 있다
면, 산모는 아이를 적절한 순간에 산도를 통해 내보내는 정확한 방법
과 시기를 완벽하게 알 것이다. 출산 과정에서의 통증이 산모에게 정
확히 무엇을 해야 하는지 말해줄 것이다. 이것은 질이 찢어지는 것을
자연스럽게 방지한다. 설령 찢어진다 해도 수술용 칼에 베인 상처보
다는 빨리 낫는다. 수술은 중요한 신경을 자르기 때문에 '회음 절개'는
산모의 성적 감수성을 낮추는데, '자연 분만'에서는 일어나지 않는 일
이다.

두 번째로 불필요하지만 분만 중에 가장 일반적으로 적용하는 수술
이 제왕 절개다. 이것은 감시하는 전자 계측기가 아기의 심장 박동에
불규칙한 징후를 나타내면, 산모의 복부와 자궁을 절개하여 태아를 분
만하는 방법이다. 아기의 심장 박동이 산모와 가까운 곳의 갑자기 큰
소음에 반응한다는 사실은 잘 알려져 있는데, 이런 일은 집보다 병원
이나 수술실에서 일어날 가능성이 더 높다. 태아는 산모의 배를 비추
는 빛이나 모니터 등 근처의 전자 제품에서 발생하는 강한 전자기장
으로 인해 심장 박동을 증가시킬 수 있다. 통제된 출산 연구에 따르면,
출산을 모니터링하기 위해 단순한 청진기가 아닌 전자 장치를 사용할
경우 제왕 절개 수술을 서너 배 더 자주 하는 것으로 나타났다.

진통 중인 산모들은 모니터에서 아기의 심장 박동이 번쩍이는 신호
를 보고 제왕 절개 수술에 동의하는 경우가 많다. 태아의 심장 활동은
산모의 자궁의 좁은 산도를 통해 끌어내는 동안 머리에 차가운 전극이
붙어 있을 때 불규칙한 변화를 일으킬 가능성이 높다. 아기가 태어나

기도 전에 아기의 머리에 전극을 연결하는 절차 자체가 심각한 결과를 초래할 수 있는 공격적인 과정이다. 앞의 연구는 전자 기기에 의해 출산이 통제된 아이들의 65%가 나중에 성장과 행동 문제를 일으킬 위험이 있다고 밝혔다.

수술실처럼 생긴 분만실에서 출산을 준비하는 것은 민감한 산모에게 공포와 스트레스 반응을 유도할 수 있다. 산모가 갑자기 불안감을 유발하는 스트레스 호르몬을 분비하는 것도 태아에게 영향을 미친다. 산모의 불안이 태아의 불안이 되고, 산모의 공포가 태아의 공포가 된다. 최근의 연구는 공포가 산모의 심장 박동을 일으킨 지 1초도 지나지 않아 태아의 심장까지 정상 속도의 두 배로 뛰게 한다는 것을 보여주었다. 두려움은 아기를 낳는 데 필요한 것을 포함하여 신체의 많은 중요한 기능을 마비시킬 수 있다.

아기의 출산 시간을 '결정'하는 것은 더 이상 산모에게 달려 있지 않다. 야생 동물과 달리, 산모는 의사의 계산이 며칠 혹은 심지어 몇 주까지 틀릴 수 있음이 알려졌음에도 불구하고 의사가 지금이 '올바른' 시기라고 말할 때 억지로 출산할 수 있다. 인위적으로 유도된 분만법은 자연 분만보다 실용적이고, 의사의 일정에 더 편리하게 들어맞는다. 하지만 유도 분만은 자연 분만보다 산모에게 많은 고통을 준다. 산모는 고통을 줄이기 위해 강한 약물을 투여받는데, 이 약물들은 모두 심각한 부작용을 가지고 있다. 이런 분만을 거친 산모와 갓 태어난 아기들 중 많은 수가 중환자실에 입원한다는 것은 잘 알려지지 않은 사실이다.

2007년 10월, 《영국 의학 저널》은 9만 4000명 이상의 출생아에 대한 주요 연구 결과를 발표했는데, (정상 분만 시기와 다르게) 계획적인 제왕 절개를 한 여성들이 자신과 아기를 심각한 합병증과 사망의 위험에 처하게 한다는 내용이었다.

제왕 절개 수술의 절반 이상이 심각한 합병증을 가지고 있다. 제왕 절개 수술을 받은 산모의 사망률은 자연 분만하는 산모보다 26배나 높다. 이 중 75~80%가 새로운 전자 모니터링 장치의 과도한 사용으로 불필요하게 시행되기 때문에, 정책 변경만으로도 제왕 절개 산모들의 사망률이 급격히 감소할 수 있다. 제왕 절개 수술 후 자궁 절제술이 필요한 위험은 자연 분만 후보다 네 배 높았다.

산모에게 해를 입히는 것 외에도, 제왕 절개로 태어난 아기들은 심각한 폐 손상에 노출되어 예전에 미숙아에게서만 발견되었던 호흡 부족을 일으킨다. 자연 분만으로 태어난 아기는 자궁 수축이 아기의 폐에 축적된 분비물을 모두 밀어내고 입을 통해 제거한다. 오늘날 제왕 절개 분만은 모든 출생아 중 25% 이상을 차지하며, 이 중 극히 일부만 정말로 제왕 절개가 필요하다. 실제 위급한 상황이 닥칠 때를 알려주는 지표가 있는데, 의사는 제왕 절개 분만이 언제 필요한지 잘 알고 있다.

외과 수술 및 의료 개입 감소 – 사망률 감소

미국 외과협회는 향후 50년 동안 미국인들의 수술 요구를 충족시키기 위해 현재 외과 의사 수의 약 50%만 필요로 할 것이라고 내다봤다. 1976년, 로스앤젤레스 카운티는 많은 의사들이 의료 과실에 대한 의료보험료 인상에 반대하는 파업을 벌이면서 사망률이 18%나 급 감했다. 캘리포니아 대학교 로스앤젤레스 캠퍼스의 밀턴 로머(Milton Roemer) 박사가 실시한 연구에서는, 카운티에서 가장 큰 병원 중 17곳 이 파업하는 동안 수술 건수가 총 60% 감소했다고 파악했다. 의사들 이 파업을 중단하고 다시 의료 활동을 시작하자 사망률도 파업 전 수 준으로 되돌아갔다.

비슷한 사건이 1973년 이스라엘에서도 일어났다. 의사들은 1개월 간의 파업을 벌여 하루 환자 수를 6만 5000명에서 7000명으로 줄였 고, 이스라엘의 사망률은 한 달 동안 50% 감소했다. 이런 일은 의사들 이 파업할 때마다 일어나는 것 같다. 콜롬비아 수도 보고타에서 의사 들이 벌인 2개월간의 업무 중단은 35%의 사망률 감소를 이끌어냈다. 이는 병원과 함께 의료 전문가들이 사망의 주요 원인이라는 것을 말해 준다.

병원 – 중대한 건강 위협

1995년《미국 의학협회 저널》의 보고서는 다음과 같이 밝혔다. "매 년 100만 명 이상의 환자들이 미국의 병원에서 상해를 당하며, 이 때 문에 해마다 약 28만 명이 사망한다. 따라서 의원성(醫原性) 질환에 의 한 사망률은 연간 자동차 사고 사망자 4만 5000명을 보잘것없는 숫자로 만들고, 다른 모든 사고를 합친 것보다 더 많은 사망자를 만든다."
이러한 통계는 1995년 이후 더 악화되었다. 응급처치 상황이 아닌 한,
병원은 아예 피하는 것이 좋다. 지금도 다음과 같은 이유로 많은 병원
이 건강에 큰 위험을 주고 있다.

- 병원은 다른 곳에서는 찾아볼 수 없는 감염성 박테리아로 가득
  차 있다. 많은 환자들을 수용하는 병원들은 때때로 치명적인 세균
  들에게는 이상적인 번식 환경이다. 병원 환자들은 면역력이 낮고
  세균들을 물리칠 저항력이 없다. 많은 미생물들이 병원의 냉각탑,
  에어컨, 난방 장치를 통해 환자에게 옮아간다. 면역력이 강한 병
  원 직원들은 세균에 지속적으로 노출되기 때문에 음식, 침구, 의
  복, 약품 등을 만짐으로써 환자들에게 세균을 옮길 수 있다.
- 일반적인 믿음과 달리, 병원은 세계에서 가장 오염된 장소다. 실
  제로 병원을 티끌 하나 없이 깨끗하게 유지하는 것은 불가능하
  고, 수십억 마리의 치명적인 감염성 세균의 번식지가 되기 위해
  서는 많은 오염이 필요하지도 않다.
- 의사들은 병원에서 질병의 가장 나쁜 전달자가 될 수 있다.
- 의사의 흰 가운도 눈에 보이는 것처럼 깨끗하지 않다. 가운을 세탁
  할 때는 수술실이나 병실 등에서 나오는 더러운 세탁물과 접촉할
  수 있다. 해로운 미생물들이 세탁기와 건조기에서 그대로 살아남
  는다.
- 침대 시트는 깨끗할지 모르지만 매트리스와 베개는 아니다. 그
  안에 사는 세균들에 감염될 확률은 20분의 1이다.

- 병원의 모든 감염의 50%는 카테터(장기 내로 삽입하기 위한 튜브형 기구-옮긴이)나 정맥 내 주입 장치와 같은 의료 기기가 살균되지 않은 채 환자와 접촉하기 때문에 발생한다. 이런 의료 기기가 보편적으로 사용되기 전에는 그러한 감염이 드물게 일어났다.
- 미국에서는 매년 9만 명 이상이 병원에서 얻은 감염으로 죽는다. 이 수치에 죽어가고 있거나 이미 수술로 인해 약해진 사람들은 포함되지 않는다. 하지만 그들 역시 병원에서 얻은 감염으로 생명을 잃는다.
- 미국 병원의 사망 원인에 대한 3년간의 연구 결과를 담은 1500페이지에 달하는 보고서에 따르면, "의료 과실로 매년 30만 명의 미국인이 병원에서 사망한다".
- 유아들은 아직 병원체에 대한 면역력을 얻지 못했기 때문에 병원에서 가장 위험한 곳은 산부인과 병동이다. 가장 취약한 아기들은 모유에 함유된 항체를 빼앗기는 아기들이다.
- 병원 환자는 최대 12종(種)의 약을 받을 수 있는데, 이 약들은 모두 심각한 합병증과 심지어 사망을 초래하는 부작용을 낳는다.
- 오늘날 대부분의 분만은 병원에서 이루어지고, 이는 가정 분만과 비교했을 때 분만 중 아기의 부상 위험이 여섯 배 증가하며, 산모의 산도 고착 비율은 여덟 배이고, 소생 기법이 네 배 이상 필요하며, 감염이 네 배 이상 증가하고, 만성적인 신체 질환 발생이 세 배 증가한다.
- 미국에서는 매년 3000명 이상의 병원 환자들이 잘못된 수술을 받는다.

──── 건강과 치유의 비밀

이런 위험과 병원 체제에 관련된 다른 주요 건강상의 위험을 고려할 때, 병원은 세계에서 가장 위험한 곳에 속한다고 할 수 있다. 따라서 나는 질병이 발생하는 것을 막기 위해 필요한 모든 것을 함으로써, 사고와 같은 응급 상황이 아니면 병원을 아예 피하도록 권유하고 있다.

결론

이 책은 질병 발현의 성격 그리고 현대 의학 및 영양학의 실천과 이론에 대해 우리가 가장 열렬히 신봉하는 많은 믿음에 도전할지도 모른다. 현재 우리가 갖고 있는 세계관은 번영하는 건강한 미래를 제공하기에 더 이상 충분하지 않은 듯싶다. 사실 그것들은 지구상에 존재하는 생명의 미래가 위험에 처해 있다는 무서운 예감을 우리에게 중첩시킬지도 모른다. 그러나 새로운 세계는 이제 막 시작되고 있다. 수 세기 동안 인류를 제한하고 공포에 떨게 했던 낡은 생활 원리의 폐지는 더 이상 말이 안 되는 산산조각 난 지식들을 남긴다. 내가 이 마지막 몇 장에서 제시한 견해는 건강과 질병의 퍼즐에 대한 최종적인 해답이 아니다. 사실 우리의 진정한 잠재력은 한계가 없는 반면, 어떤 관점이라도 한계가 있다.

에이즈 치료에 쓰이는 약인 아지도티미딘(AZT)이나, 악성 종양에 적용되는 화학 요법 약물, 방사선, 수술 등이 모두 쓸모없거나 해롭다고 말하는 것은 옳지 않다. 반대로 모든 자연 요법이 유용하거나 해가 없다고 주장하는 것 역시 옳지 않다. 플라세보 효과가 어느 한 사람에게 가질 수도 있는 힘을 생각하면, 아지도티미딘과 같은 독이라도 환자가 자신의 에이즈를 치료할 것이라고 확신하면 과즙 음료로 변할 수 있다는 것이 분명해진다. 질병과 의학은 모두 우리가 그들과 동일시하거나 어떤 식으로든 그것들에게 '활력'을 불어넣으면 '현실'로 변할 수 있는 우리 자신의 환상에 불과한 투영이다. 암으로 방사선 치료를 받고 있는 사람이 희망을 품고 부정적인 부작용을 전혀 경험하지 않으면서 자발적인 치유를 하는 것은 당연히 있을 수 있는 일이다. 반면 두통과 싸우기 위해 플라세보 알약을 삼킨 우울증 환자가 뇌졸중을 겪을 수도 있다. 혈관이 깨끗한데도 갑자기 치명적인 심근경색을 겪을 정도로 격앙되는 경우도 있다. 이와는 대조적으로, 동맥이 100% 막힌 사람은 혈관 우회로를 만들고 나서 신체적인 문제를 전혀 겪지 않을 수도 있다.

특정 약이 병을 이겨내는 데 도움이 될 거라는 확신은 암과 같은 질병이 당신의 삶을 종식시킬 수 있다는 비관적인 견해만큼이나 강력한 것일지도 모른다. 그러나 주로 낮은 자기 가치와 억압된 감정에 의한 에이즈나 다발성 경화증 혹은 암 질환이 있는 사람에게 깊은 신뢰가 존재하는 경우는 드물다. 최근 한 연구에서 밝혀졌듯이, 불신과 분노와 의심은 아픈 사람들 사이에서 더 흔하다. '독성이 없는' 성격을 가진 행복한 사람들은 좀처럼 병에 걸리지 않는다.

건강과 질병은 우리 자신에 대한 정확한 투영이며, 그것들은 우리가 누구인지에 대한 모든 것을 보여준다. 만약 누군가가 마음의 평화

　　　　　　　　———— 건강과 치유의 비밀

를 되찾기 위해 같은 에너지를 사용하는 것을 배우는 대신, 억압된 분노와 좌절의 징후일 수 있는 자신의 암을 화학 요법이나 급진적 수술을 통해 '뿌리째' 뽑으려 한다면, 그의 분노의 투영이 그런 치료가 가질 수 있는 장기적 효과를 파괴할 것이다. 여기서 말하고자 하는 기본적인 메시지는 우리가 스스로를 변화시킴으로써 그 투영을 바꿀 수 있다는 것이다. 이 책은 자신에게 일어나는 모든 일에 스스로 책임질 것을 강조한다. 그렇게 할 수 있다면, 당신이 자기 안에 있는 영원한 건강과 치유의 비밀에 대한 열쇠를 가지고 있다는 것을 발견하게 될, 적절한 변화를 만드는 힘이 생긴다.

우리들 개개인의 내면에 있는 자연 치유력은 질병의 가장 위대한 치유자다. ― 히포크라테스

건강과 젊음을 유지하기 위해 꼭 알아야 할 것들

인류학자들마다 약간의 차이는 있지만, 유인원으로부터 분리된 인간의 역사는 짧게는 100만 년에서 길게는 300만 년에 이른다고 한다. 그 긴 역사의 대부분에서 먹거리의 상당 부분을 수렵과 채집에 의존하던 인류가 농경과 목축을 시작한 시기는 가장 빠른 시점을 기준으로 삼더라도 겨우 1만 3000년 전의 일이다. 그리고 오늘날처럼 먹거리의 대부분을 집약 농법에 의해 생산된 농산물이나 축산물 혹은 그것들을 원료로 하여 만들어진 가공식품에 전적으로 의존하게 된 것은 오랜 인류의 역사에 비하면 너무나도 짧은 시간이다. 이처럼 짧은 시간에 비약적인 발전을 한 것처럼 보이는 인류가 자신들의 건강에 있어서는, 어찌 된 일인지 과거에 비해 별로 나아진 것처럼 보이지 않고 오히려 더 많은 질병과 건강 문제로 시달리고 있는 것처럼 보인다.

TV를 틀면 넘쳐나는 건강 제품과 의약품 광고들은 그만큼 현대인이 건강하지 못하다는 것을 보여주는 방증이 아닐까? 지난 수백 년간 과학과 기술의 엄청난 발전에 힘입어 상상할 수 없을 정도로 빠른 변화를 겪은 인류는 건강과 관련한 문제에 있어서도 그처럼 빠른 것이 최선인 줄 알고 살아왔다. 그런 점들을 생각해보면 오늘날 질병의 증상을 빠르게 억제하려 하고 특효약에만 매달리는 현대 의학이 주류 의학이 된 것도 더는 놀라운 일이 아닐 것이다.

인간이라는 종은 지난 수백만 년의 진화 속에서 소위 질병을 다스리고 치유하는 방법을 우리의 몸속에 내장하는 특별한 비법들을 스스로 발전시켜왔다. 우리가 질병이라고 부르는 증상들조차도 사실은 진정한 치유를 위한 우리 몸의 자발적이고 치열한 노력이 밖으로 표출되는 것 그 이상도 그 이하도 아닌 것이다. 치유의 근본적인 힘은 우리 자신에게, 바로 우리의 몸에 내재되어 있다.

아유르베다 의학의 전문가이면서 대체의학의 대가인 저자는 위대한 자연의 일부인 우리가 건강을 위해 무엇을 해야 하는지, 혹은 무엇을 하지 말아야 하는지를 이 책을 통해 알려주려고 한다. 우리가 흔히 질병이라고 부르는 것들의 대부분은 우리들 스스로가 무엇을 잘못하고 있는지, 무엇을 고쳐야 하는지를 알려주는 훌륭한 건강의 나침반이다. 건강한 정신을 갖고 있으면서 균형 잡힌 식생활과 생활 방식을 유지하는 사람들에게는 질병이 나타나지 않는다. 무언가 잘못되어 있을 때 혹은 무언가 잘못하고 있을 때 나타나는 질병의 증상을 통해, 우리는 스스로의 삶에서 무엇을 고쳐나가야 하는가를 알게 되는 것이다. 현대 의학이 권하는 치료법이나 약물을 사용해서 겉으로 드러나는 질병의 증상만을 억누르는 것은 진정한 치유와 건강의 회복에 아무 도움이 되지 않는다.

저자는 지난 수십 년 동안 수많은 환자들을 치유하면서 얻은 생생한 경험과 통찰을 통해 식습관이나 생활 방식, 운동, 햇빛 노출 등 건강에 관한 실질적인 주제들 속에서 우리가 무엇을 해야 하는지를 이 책을 통해 알려주고 있다. 자연의 일부인 인간의 몸은 스스로를 치유하려는 엄청난 동기와 힘을 지니고 있지만, 자연을 거스르고 인위적인 방법을 통해 그것을 억누르려고 하는 순간 너무나도 큰 혼란에 빠질 수밖에 없다.

아마도 이것은 몸이 가진 치유의 힘을 우리 스스로 과소평가하고 있거나 혹은 그런 치유의 힘에 대해 많이 무지하기 때문일 것이다. 빠르게 발전하는 현대를 살아가면서 우리가 점점 잃어가고 있는 것은 바로 스스로가 갖고 있는 치유의 힘에 대한 믿음이다. 자연은 우리에게 스스로를 치유할 수 있는 특별한 능력을 주었지만, 그것을 활용하는 것은 특별한 노력과 스스로의 책임이 있어야 가능하다. 자신의 몸이 가진 치유의 능력을 믿고 그것을 돕기 위한 균형 잡힌 생활과 마음가짐이 필요하다. 우리는 바로 이 책을 통해 그런 것들을 배울 수 있다.

우리의 몸과 마음은 매우 특별하고 놀라운 능력을 갖고 있지만, 스스로 그런 힘을 유지할 수 있도록 노력하지 않으면 한순간에 모든 것이 무너져 질병으로 나타난다. 건강과 젊음은 누구나 가질 수 있는 것이기도 하지만, 때로는 아무나 가질 수 없는 것이기도 하다. 스스로의 건강은 스스로가 책임져야 한다는 말일 것이다. 무엇이 나의 건강에 이로운 것인지, 무엇이 나의 건강을 해치고 있는지 스스로 공부하며 알아가는 것이 무엇보다 중요하다. 의사나 제약 회사는 우리의 건강을 책임지지 않는다. 아니, 어쩌면 그들은 우리의 '진정한 건강'에는 아무런 관심이 없을지도 모른다.

스스로의 몸이 가진 치유의 능력을 돕고 지속적인 건강과 활력을 위해 몸에 필요한 균형을 찾아가는 데에는 지름길이나 특효약이 없다. 원인을 모르는 채로 증상만 억누르거나 제거하는 것도 별 도움이 되지 않는다. 이 책에는 여러분이 건강과 젊음을 유지하기 위해 알아야 할 많은 것들이 담겨 있지만, 그것을 이해하고 검증하여 스스로 활용하는 것은 오롯이 여러분 자신의 몫이다. 다만 너무 멀리 돌아가지 않고 저자의 오랜 경험과 통찰을 조금이라도 공유할 수 있다면, 그렇게 하여 조금이라도 더 많은 사람들이 스스로의 건강을 책임질 수 있게 된다면, 이처럼 훌륭한 책을 번역한 역자에게는 그보다 더 큰 보람이 없을 것이다.

의학의 아버지로 일컬어지는 히포크라테스는 "병을 낫게 하는 것은 자연이다"라고 했는데, 우리의 몸은 자연의 일부다. 즉 병을 낫게 하는 것은 우리 스스로의 노력에 달려 있으며, 병들지 않는 것 또한 우리 스스로가 책임질 문제다. 이 책을 읽는 여러분이 부디 스스로의 건강에 책임을 지는 건강하고 균형 잡힌 삶을 살아가길 바란다.

정진근

찾아보기

　　　　　　　—————— 건강과 치유의 비밀

ABC

안드레아스 모리츠의
건강과 치유의 비밀

초판 1쇄 발행 | 2020년 11월 11일
초판 6쇄 발행 | 2024년 1월 10일

지은이 | 안드레아스 모리츠
옮긴이 | 정진근
발행인 | 김태진, 승영란
편집주간 | 김태정
마케팅 | 함송이
경영지원 | 이보혜
디자인 | 여상우
출력 | 블루엔
인쇄 | 다라니인쇄
제본 | 다인바인텍
펴낸 곳 | 에디터
주소 | 서울특별시 마포구 만리재로 80 예담빌딩 6층
전화 | 02-753-2700, 2778 팩스 | 02-753-2779
출판등록 | 1991년 6월 18일 제313-1991-74호

값 38,000원
ISBN 978-89-6744-226-2 03510